Jürgen Thorwald:
Die Patienten

Knaur®

Mit einem Dank für die Mitarbeiter:
Fritz Bolle, Herbert Bräuning, Richard F. Kaan, Jerry LeBlanc, Martha Low, Henry Marx, Dr. Lothar Reinbacher, Hannelore Rosner.

Für Castagnola

Dies ist kein Buch über Ärzte. Wo sie eine Rolle spielen, ist es nicht die Rolle der Hauptdarsteller.
Dies ist auch kein Buch über Medizin. Wo die Medizin eine Rolle spielt, ist sie nur Bühne und Kulisse.
Die Helden dieses Buches sind Menschen wie du und ich.

Dies ist kein Buch über Neger. Wo sie eine Rolle spielen, [illegible] die Rolle der [illegible] zugeteilt.
Dies ist auch kein Buch über Medizin. Wo die Medizin eine Rolle spielt, ist sie nur Bühne und Kulisse.
Die Helden dieses Buches sind Menschen wie du und [illegible]

I

»1968 hat die sogenannte Menschheit nicht nur den Mond erobert, sondern mit Louis Washkansky und Philip Blaiberg auch den ›Patienten‹ entdeckt. Da wir solche Ereignisse heutzutage mit Schlagzeilen und sonstigem Lärm begehen, haben wir die ersten entdeckten ›Patienten‹ zu einer Art von Zirkushelden gemacht.
Der Begleitspektakel ist degoutant. Aber immerhin hat die Entdeckung gezeigt, daß Medizingeschichte nicht nur von lorbeerbekränzten ärztlichen Heroen, kühnen, edlen Chirurgen, gloriosen Entdeckern neuer Pillen und humanen Heilbringern aller Art gemacht wird, sondern daß daran Leute beteiligt sind, die man Patienten nennt und ohne deren – bewußten oder unbewußten – Anteil nichts von dem entstehen würde, was man mit mehr oder weniger Berechtigung ›medizinischen Fortschritt‹ nennt.«

Leonhard Thompson, 1969

II

»Nach dieser Laboratoriums-Vorbereitung entschlossen wir uns, das Operationsverfahren zum ersten Mal an einem Patienten mit Koronarverkalkung zu erproben. Es war schwierig, einen entsprechenden Fall zu finden und die Zustimmung des Patienten zur Durchführung einer Operation an seinem Herzen zu erhalten, die niemals zuvor an einem Menschen durchgeführt worden war. Diese Zustimmung setzte so etwas wie eine heroische Geisteshaltung voraus. Aus diesem Grunde möchte ich den Namen dieses Patienten, Joseph Krehmar aus Chardon in Ohio, nennen. Ich glaube, daß er einen Beitrag zur Chirurgie geleistet hat ...«

Professor Claude S. Beck, Cleveland
»Annals of Surgery«, 1935

III

»Verzweiflung erfaßte uns ... Ich erinnere mich, daß ich meinem Team mitteilte, wir stünden vor der Wahl zwischen zwei Möglichkeiten: weiterzumachen oder aufzugeben ...
Aber der entscheidendste Anstoß zur Weiterentwicklung der Chirurgie der Mitral-Herzklappe kam nicht von den Ärzten, sondern

von den Patienten, die in ihrem verzweifelten Wunsch, Hilfe zu erhalten, uns keine Unterbrechung der Arbeit gestatteten.«

Sir Russell Brock, London
Symposium im »Henry Ford Hospital«,
Detroit 1958

IV

»All das erfordert keinen Mut von seiten des Chirurgen. Für mich handelt es sich nur darum, etwas Vernünftiges und Menschliches zu tun. Der Mut liegt auf der Seite des Patienten. Nicht jedermann erträgt den Gedanken, das Herz eines anderen in sich aufzunehmen.«

Dr. Denton A. Cooley, Houston,
»Life-Magazine«, 1968

Inhalt

Die Reparierten

1 Marvin Mason
Eileen Saxon
Barbara Rosenthal

Dr. Josef L., im April 1968:
»Im November 1944 und im Februar 1945 operierte der amerikanische Chirurg Alfred Blalock in Baltimore zum ersten Male drei Kinder, die in der Sprache der Medizin den Namen ›Blue Babys‹ trugen. Sie litten an einer angeborenen Herzkrankheit, die wissenschaftlich als Fallotsche Tetralogie bezeichnet wurde und alljährlich Tausende von Kindern vor den Augen ihrer Eltern und Ärzte hoffnungslos dahinsiechen ließ. Als die ersten Nachrichten über Blalocks Operation verbreitet wurden, erregten sie die bis dahin größte medizinische Sensation unseres Jahrhunderts. In den kommenden Jahren flogen Tausende von Müttern und Vätern mit ihren herzkranken Kindern nach Baltimore, um Heilung zu suchen. Die Blalock-Operation selbst wurde von Ärzten in der gesamten Welt übernommen und bis heute ausgeübt. Die ›Blue Baby‹-Operation. Sie wurde zum Symbol dafür, daß die Medizin die Schwelle in eine neue Dimension überschritt ...«

Marvin

Als Marvin Mason am 15. Juli 1938 im alten »St. John's Hospital« in Brooklyn zur Welt kam, machte er den Eindruck eines gesunden Kindes. Er wog sechseinhalb Pfund, war weder zu früh noch zu spät geboren, hatte dunkle Haare wie sein Vater, schöne Augen wie seine Mutter und schrie laut, wie es sich gehörte. Sein Vater, Lewis M. Mason, hatte gerade seinen Arbeitsplatz bei einem New Yorker Postamt verloren und marschierte wie Tausende andere Opfer der großen Wirtschaftskrise Tag für Tag durch New York, um einen neuen Job zu finden. Er wußte nicht, womit er Miete, Arzt und Hospital bezahlen sollte. Aber er war jung, zäh und gesund. So zierlich er aussah, so groß war seine Überzeugung, daß alles nur besser werden konnte.
Die Nachricht, daß er Vater geworden war und einen Esser mehr zu versorgen hatte, erschreckte ihn nicht. Er hatte sich einen Sohn gewünscht. Er nahm den nächsten Bus, der in die Gegend des »St. John's« fuhr, umarmte und küßte Ruth, seine junge Frau, die er

erst ein Jahr zuvor in Atlanta kennengelernt und geheiratet hatte, und betrachtete zufrieden seinen großäugigen Sohn. Ebenso zufrieden holte er Ruth und Marvin anderthalb Wochen später in ihre Wohnung in einem alten Brooklyner Haus.
Lewis M. Mason war ein besonders begeisterter Vater, der niemals die Wohnung verließ, ohne sich von Marvin zu verabschieden, und nie nach Hause kam, ohne zuerst an Marvins Bett zu gehen. Er war sicher, daß Marvin ein ungewöhnlicher Junge werden würde. Aber eines Abends, als er die Wohnung betrat, berichtete ihm Ruth, daß das Kind plötzlich blaue Lippen und Finger bekommen hatte, als sie es badete. Er glaubte, Ruth habe vielleicht irgendeinen Fehler begangen. Aber er mußte sich überzeugen, daß es nicht an Ruth lag, denn Marvins Lippen, Finger und Füße verfärbten sich auch blau, wenn er selbst das Bad besorgte oder den Jungen fütterte. Zunächst hofften beide noch, es läge vielleicht an der feuchten Sommerhitze, die wie eine stickige Mauer in den Straßen von New York stand. Aber dann bekamen sie Angst und beschlossen, Marvin zu einem Arzt zu bringen. Ruth wandte sich an einen Onkel, der in New York lebte. Er hatte einen Kinderarzt zum Freund, von dem sie hoffen durften, daß er nicht zu teuer war. Im August trugen sie Marvin in seine Praxis und sahen ahnungslos und voller Unruhe zu, während der Arzt den weinenden Jungen untersuchte. Am Ende, als er sein Stethoskop zur Seite legte, sagte er: »Sie können ihn wieder einpacken ...« Dann fügte er hinzu: »Es tut mir leid. Aber der Junge hat einen angeborenen Herzfehler ... Sie sollten sich darauf vorbereiten, daß er nicht lange leben wird – vielleicht noch ein halbes Jahr.«
Lewis und Ruth Mason stellten sich unwillkürlich vor Marvin, als müßten sie ihn vor jemandem beschützen, der ihn rauben wollte. Lewis sagte: »Das ist gar nicht möglich. Es gibt niemanden in unserer ganzen Familie, der jemals ein schwaches Herz gehabt hätte. Sehen Sie sich den Jungen noch einmal an. Sehen Sie ihn noch einmal an ...«
Doch der Arzt schüttelte den Kopf. »Ich würde nichts anderes finden«, sagte er, »und ich kann nichts für ihn tun. Niemand kann etwas für ihn tun. Es ist eine Fügung, die man hinnehmen muß ...«
»Wollen Sie ihn nicht doch noch einmal ansehen?« bat Lewis, und es klang wie ein letztes Friedensangebot. Selbst inmitten der wirtschaftlichen Depression und der Jagd nach Arbeit war er nicht der Mann, der daran glaubte, daß es in der Welt irgend etwas gab, gegen das man sich nicht wehren, ja das man nicht ändern konnte. Als der Arzt einfach den Kopf schüttelte, verwandelte sich Lewis'

Schock darüber, daß Marvin ein todkrankes Kind sein sollte, in echte Feindschaft gegen den Mann, der Marvin sterben lassen würde, ohne etwas zu unternehmen. Er nahm Marvin auf den Arm und stürmte, von Ruth gefolgt, aus dem Haus.
Sie beruhigten sich erst, als sie wieder zu Hause waren. Sie dachten daran, zu einem anderen Arzt zu gehen. Aber irgendwo in ihrem Innern spürten sie beide die Angst, der andere Arzt könne bestätigen, was sie soeben gehört hatten. So beschlossen sie, es einfach nicht zu glauben und Marvin so gut zu pflegen, wie man überhaupt nur ein Kind pflegen konnte. Jeden Tag warteten sie darauf, daß Marvin an Gewicht zunahm, und als endlich im Dezember sein kleiner, dunkler Kopf mit den großen Augen zum ersten Mal nicht mehr zur Seite fiel, wenn Ruth ihn nicht stützte, sondern sich aufrecht hielt, hatten sie das Gefühl, einen Feiertag zu erleben.
Aber als der stürmische, naßkalte New Yorker Winter 1938/39 begann, nahm Marvins ganzer Körper eine bläuliche Farbe an. Sie verschwand nicht einmal mehr, wenn er ruhig in seinem Bett lag. Sobald er weinte oder schrie, wurde sie zu einem dunklen Blau. Lewis erfuhr um diese Zeit, daß auch Ruths Vater während seines ganzen Lebens irgendein »Geräusch am Herzen« gehabt hatte. Und zwei von Ruths Geschwistern waren mit Herzen geboren worden, die sich auf der rechten statt auf der linken Körperseite befanden. Aber sie hatten sich niemals krank gefühlt.
Marvin mußte also an irgend etwas anderem leiden, und als das Frühjahr herankam, fand Lewis in einer Zeitschrift einen Artikel mit der Überschrift »Blaue Babys«. Er handelte von einer sehr komplizierten Krankheit, die nicht leicht zu verstehen war. Der Mann, der den Aufsatz geschrieben hatte, gab sich zunächst alle Mühe zu erklären, wie ein menschliches, also auch ein kindliches Herz überhaupt funktionierte. Er beschrieb es als eine sorgfältig konstruierte Pumpe in der Brust, die das Blut in einem Kanalsystem durch den Körper trieb. Die »Kanalröhren«, die vom Herzen weg in den Körper führten, hießen Arterien, die Röhren, die das Blut zurück zu der Herzpumpe brachten, hießen Venen. Auf seinem Weg durch die Arterien transportierte das Blut Sauerstoff in alle Körperteile und ihre Zellen, vom Gehirn bis zu den Zehen. Das war nötig, um den Körper am Leben zu erhalten. Gleichzeitig nahm das Blut aus den Körperzellen Kohlendioxyd auf. Es tauschte dieses sozusagen gegen den Sauerstoff aus. Wenn es sauerstoffreich in den Körper strömte, war es leuchtend rot; wenn es ohne Sauerstoff und mit Kohlendioxyd beladen zurückkam, war es purpur bis dunkelblau. Der Artikel erzählte weiter, das Herz pumpe nicht nur das

Blut durch den Körper, sondern treibe es nach seinem Rückfluß auch durch die Lungen, in denen es das Kohlendioxyd abgab und mit frischem Sauerstoff versorgt wurde, mit dem es dann von neuem auf die Reise ging. Mit der Atemluft sogen die Lungen Sauerstoff ein, gaben ihn an das Blut weiter, und beim Ausatmen beförderten sie das Kohlendioxyd nach draußen.

Bei einiger Aufmerksamkeit ließ sich dieses System ganz gut verstehen. Auch was der Artikel über das Herz selbst sagte, leuchtete ein. Er berichtete, daß das Herz zwei Vorhöfe und zwei Herzkammern besaß. Der Verfasser begann mit dem ersten der beiden Vorhöfe, der rechts oben lag. In ihn mündeten zwei dicke Venen, die das mit Kohlendioxyd beladene blaue Blut aus dem Körper zurück ins Herz leiteten. Vom Vorhof floß das Blut durch ein Klappenventil, das aus drei Zipfeln bestand und deshalb den ziemlich unaussprechlichen Namen Tricuspidalis trug, in die rechte Herzkammer. Ihre Wände bestanden aus Muskeln, die sich zusammenziehen konnten und dabei die Kammer leerpreßten. Die rechte Kammer pumpte auf diese Weise das Blut durch ein zweites Ventil, dessen Name, Pulmonalklappe, sich nicht ganz so schwierig las, in eine Arterie, welche in die Lunge hineinführte. So gelangte das blaue Blut in die Lunge und floß aus ihr, mit Sauerstoff neu beladen und wieder leuchtend rot, durch die beiden sogenannten Lungenvenen in die Herzpumpe zurück. Diese Venen mündeten nun in den linken Vorhof, und aus diesem Vorhof gelangte das Blut durch ein drittes Ventil, mit dem Namen Mitralklappe in die linke Herzkammer. Diese besaß die stärksten Muskelwände, denn ihre Aufgabe war es, das sauerstoffreiche Blut nun durch den Körper zu pumpen. Dabei preßte sie dieses Blut durch ein viertes Ventil – Aortenklappe genannt – in den dicksten Arterienkanal des Körpers, die Aorta. Von ihr aus führten viele Haupt- und Nebenarterien in die einzelnen Teile des Körpers.

Der Mann, der diesen Artikel geschrieben hatte, verstand etwas von seinem Handwerk. Aber als er zu erklären versuchte, was ein »Blaues Baby« sei, geriet er in einige Schwierigkeiten. Er mußte nämlich eine Anzahl von Mißbildungen beschreiben, mit denen das Herz eines Blauen Babys von seiner Geburt an behaftet war. Einer dieser Fehler bestand in größeren oder kleineren Löchern in der Scheidewand, welche die linke und die rechte Kammer des Herzens voneinander trennte. Wenn man dem Artikelschreiber glauben durfte, wußte niemand, weshalb diese Löcher bei manchen Kindern vorkamen und bei den meisten anderen nicht. Auf jeden Fall floß das blaue, sauerstoffarme Blut durch diese Löcher aus der rechten Herzkammer in die linke hinüber, die eigentlich nur rotes Blut voller Sauerstoff aus der Lunge empfangen sollte. Rotes und blaues Blut vermischten sich, und anstelle von rein sauerstoffhaltigem Blut pumpte das Herz eines Blauen Babys dieses Mischblut in seinen Körper, der deshalb nie mehr so viel Sauerstoff erhielt, wie er brauchte. Ein zweiter Fehler bestand darin, daß die Herzklappe, durch welche die rechte Herzkammer das sauerstoffarme blaue Blut in die Lungenarterie und weiter in die Lunge hineinpumpte, zu eng war. Infolgedessen gelangte viel zuwenig Blut in die Lunge hinein, um dort aufgefrischt zu werden. Die linke Herzkammer pumpte also nicht nur vermischtes, nicht ausreichend mit Sauerstoff beladenes Blut in den Körper. Sie bekam auch aus den Lungen viel zuwenig rotes Blut zurück.

Der Artikel fuhr schließlich fort, es gebe noch weitere Fehler, und gestand, die Ärzte hätten erst damit begonnen, alle Formen der »Blue Baby-Krankheit« zu erforschen. Aber die Beschreibung der wichtigsten beiden Mängel reichte aus, um Lewis eine Vorstellung davon zu geben, was Marvin fehlte: Marvins Blut bekam nicht genug Sauerstoff, und das erklärte, warum er nicht so rosig aussah wie andere Kinder. Der Artikel endete mit der Feststellung, daß viele Blaue Babys schon nach wenigen Monaten starben. Andere lebten länger, aber wenn sie größer wurden, bereitete ihnen jede Anstrengung Mühe und verfärbte ihre Lippen, Hände und Füße oder den ganzen Körper blau. Alle starben schließlich an Herzversagen oder Infektionen des Herzens. Einige wenige erreichten ein Alter von fünfzehn bis zwanzig Jahren, und es war, so hieß es, besonders tragisch, daß sich unter ihnen so viele schöne und kluge Kinder befanden.

Genaugenommen war es ein düsterer Bericht ohne Hoffnungen. Aber es entsprach Lewis Masons Natur, daß er nichts von solcher Hoffnungslosigkeit in sich hineinließ. Für einen zähen, trotzigen Kämpfer, wie er es war, enthielt der Artikel eher eine Ermutigung. Wenn Blaue Babys fünfzehn oder gar zwanzig Jahre alt werden konnten, weshalb sollte Marvin nicht zu denjenigen gehören, die so lange lebten. Und bis dahin konnten die Ärzte doch noch irgendeinen Weg gefunden haben, die Mängel zu reparieren. Lewis übertrug seine Zuversicht auf Ruth, und wenn sie die großen dunklen Augen in Marvins kleinem Gesicht betrachteten, waren sie sich darin einig, daß auch er zu den schönen und klugen Kindern gehörte und daß alles darauf ankam, ihn weiter zu behüten und im übrigen darauf zu achten, daß ihnen keine Nachricht entging, die eines Tages vielleicht doch irgendeine Möglichkeit zur Rettung für Marvin ankündigen könnte.

Im März 1939 – Marvin wog dreizehn Pfund und hatte langsam gelernt, aufrecht zu sitzen – erhielt Ruth einen Brief ihrer Mutter aus Baltimore. Ihre Mutter schrieb, im »Harriet Lane Home for Children« in der Johns Hopkins-Universität arbeite eine Ärztin, Dr. Taussig mit Namen; Frau Dr. Taussig, so habe sie gelesen, verstehe mehr von Blauen Babys als die meisten Ärzte in ganz Amerika.
Lewis und Ruth überlegten nicht lange. Da Lewis gerade eine Arbeit in New York gefunden hatte und sie nicht aufgeben konnte, wickelte Ruth ihren Jungen in eine warme Decke und setzte sich mit ihm in einen Greyhound-Bus, der die zweihundert Kilometer weit nach Baltimore in Maryland fuhr.

Aus den Erinnerungen einer ehemaligen Schwester am »Harriet Lane Home for Children« in Baltimore:
»Es war Ende März oder Anfang April 1939, als ich Marvin Mason und seine Mutter zum ersten Mal in der Poliklinik sah. Niemand wußte damals, welche Rolle Marvin einige Jahre später spielen würde; trotzdem fiel er mir auf, weil er so wunderbare dunkle Augen hatte und weil seine Mutter den Eindruck machte, daß sie für ihren Sohn auch durch die Hölle gehen würde.
Sie wissen vielleicht, daß das ›Harriet Lane Home‹ kein Kinderheim, sondern eine Kinderklinik der Johns Hopkins Medical School mit rund 113 Betten und einer Poliklinik war und ist, in die damals schon jeden Tag zahllose Eltern mit ihren Kindern zur Untersuchung kamen – oft sechzigtausend im Jahr. Die Klinik war ein alter Bau aus dem Jahre 1912, und wir nannten die Poliklinik, die von frühmorgens bis nachts um 12 Uhr arbeitete, ›die Grube‹. Die schwere Wirtschaftskrise war noch nicht vorüber. Die Mütter und Väter, die ihre Kinder brachten, drängten sich morgens auf die Stühle und Bänke zum Warten und hielten dort manchmal einen ganzen Tag aus, bis sie an die Reihe kamen. Viele konnten nicht mehr als 30 Cent für die Behandlung, andere gar nichts bezahlen.
Ungefähr seit dem Jahr 1937 hatte es sich herumgesprochen, daß Doktor Helen Taussig, die 1930 die Herzklinik übernommen hatte, sich besonders für Kinder mit angeborenen Herzfehlern interessierte. Sie war damals ungefähr neununddreißig, und manche Kollegen hielten sie für eine Sufragette und eine kühle, zielbewußte Neu-Engländerin. Ihr Vater war Professor der Wirtschaftswissenschaft an der Harvard University, und sie hatte zu einer Zeit Medizin studiert, als Harvard noch keine Frauen als Studentinnen zuließ. Anatomie hatte sie an der weniger feinen Boston University lernen

müssen. Dort hatte ihr Doktor Begg, der Anatom, einmal ein Rinderherz hingeworfen und dazu erklärt, es werde ihr nicht schaden, wenn sie sich genauer damit beschäftige. Sie war ans ›Johns Hopkins‹ gekommen, weil man hier Frauen erlaubte zu arbeiten. Aber mit Kindermedizin hatte sie sich nur beschäftigt, weil es mit der Inneren Medizin nicht geklappt hatte, und ursprünglich war sie auch nicht an angeborenen Herzkrankheiten interessiert. Es hatte sich schließlich so ergeben.

Von Herzkrankheiten wußte man damals, verglichen mit heute, herzlich wenig. Außer dem Hörrohr, einem Röntgengerät und noch ziemlich primitiven Elektrokardiographen gab es auf der Herzstation nichts, um Forschung zu betreiben. Trotzdem war die Taussig seit 1934 bei der Untersuchung vieler Kinder immer wieder auf gleiche Krankheitsbilder gestoßen. Zu denen, die schließlich ihre besondere Aufmerksamkeit fanden, gehörte das Bild der Blauen Babys. Irgendein Franzose, ich glaube Fallot, hatte es zwar schon früher mal beschrieben. Aber alles in allem wußte man noch nicht sehr viel darüber. Um 1938 kamen immer mehr Blaue Babys, und in der Herzklinik begrüßten sie jedes als neues Studienobjekt, an dem sie noch etwas lernen konnten.

Ich glaube, daß die Taussig damals schon eine Art Vorstellung davon hatte, wie den armen Würmern mal geholfen werden könnte. Es war klar, daß sich hier mit Medikamenten nichts ausrichten ließ, sondern daß man die Herzfehler irgendwie reparieren mußte. Aber wenn damals jemand erklärt hätte, man würde zwanzig Jahre später lebende Herzen aufschneiden und darin operieren, hätte man ihn als gefährlichen Narren bezeichnet. Und auch die Taussig war nicht Phantastin genug, um solchen Träumen nachzugeben. Aber – bei der Beobachtung einiger Blauer Babys hatte sie eine merkwürdige Feststellung gemacht. Sie wissen wahrscheinlich, daß es außer der sogenannten Blaue Baby-Krankheit noch eine Anzahl anderer Mißbildungen an den Herzen von Kindern gibt. Eine davon wurde als ›offener Ductus arteriosus‹ oder ›offener Ductus Botalli‹ bezeichnet. Dieser ›Ductus‹ ist der kleine Gefäßkanal zwischen der Lungenarterie und der Aorta, den es nur bei neugeborenen Kindern gibt und der sich einige Zeit nach der Geburt von selbst schließt, weil er nicht mehr nötig ist. Bekanntlich versorgt die Mutter ihr Kind vor der Geburt direkt mit sauerstoffhaltigem Blut. Die Lungenatmung des Kindes beginnt erst nach dessen Geburt. Seine Lungen werden daher im Mutterleib noch nicht durchblutet. Es ist die Aufgabe des Ductus arteriosus, diese Durchblutung zu verhindern, indem er den Blutstrom, noch bevor dieser die Lunge erreicht, aus der Lungenarterie direkt durch die Aorta in den Körper leitet. Nun geschieht es, daß sich der Ductus bei manchen Kindern nicht, wie von der Natur vorgesehen, schließt. Er bleibt offen. Gelegentlich geschieht das auch bei Blauen Babys – sozusagen als Zugabe zu den Herzfehlern, die sie ohnedies schon haben. In einem solchen Fall hätte man nun annehmen sollen, daß sich der Zustand der Kinder noch verschlechterte. Aber das Gegenteil war der Fall. Es ging ihnen besser als den anderen, und die Taussig erkannte auch den Grund für diese widersprüchliche Situation.

Durch die offen gebliebene Verbindung floß nämlich ein Teil des sauerstoffarmen Mischblutes, das die linke Herzkammer der Blauen Babys in die Aorta pumpte, in die Lunge zurück und erhielt dort noch einmal die Chance, Sauerstoff aufzunehmen. Die Schlußfolgerung der Taussig war ziemlich einfach. Sie nahm an, daß den Blauen Babys erheblich geholfen werden könnte, wenn man eine künstliche Verbindung zwischen ihrer Aorta und der Lungenarterie herstellte. Allerdings hatte sie damals noch keine Vorstellung, wie eine solche Verbindung gemacht werden könnte. Es war alles ein Zukunftstraum, und die Taussig, ihre Assistenten und Studenten blieben zunächst dabei, so viele Blaue Babys wie möglich zu beobachten.

Die Mütter, die mit ihren Kindern zu uns kamen, hatten natürlich keine Ahnung, daß man ihnen auch bei uns keine Heilung zu bieten hatte und daß ihre Kinder erst Studienobjekte für irgendeine zukünftige Lösung waren.«

Ruth Mason trug Marvin am 25. März über die sechs Eingangsstufen in den nicht gerade besonders freundlichen fünfstöckigen Bau des »Harriet Lane«. Man schickte sie in einen großen kahlen Raum mit Betten oder Untersuchungstischen, die durch Vorhänge voneinander getrennt waren. Dort standen auch Stühle und Bänke, auf denen Mütter und Väter mit ihren Kindern warteten, bis eine Schwester hinter einem Pult sie zur Untersuchung aufrief.

Da Ruth nur einen oder anderthalb Dollar für eine Untersuchung bezahlen konnte, erwartete sie nichts anderes, als daß sie geduldig auszuharren hatte. Im Lärm der anderen Kinder zog sie Marvin für die Untersuchung aus, wickelte ihn in eine Decke, damit er sich nicht erkältete, und wartete Stunde um Stunde, bis man ihren Namen rief. Sie trug Marvin hinter einen der Vorhänge, aber sie bekam nicht Dr. Taussig zu Gesicht, von der ihre Mutter berichtet hatte, sondern einen jungen Arzt, der Marvin abhorchte, und andere junge Doktoren, die ebenfalls ihre Stethoskope auf seine Brust setzten, bis er vor Angst schrie und sich blau verfärbte.

Schließlich sagte man Ruth, sie möge an einem Tag im April wiederkommen; darüber, was die vielen jungen Leute festgestellt hatten und ob sie Marvin helfen würden, erfuhr sie nichts.
Von da an wurde der Weg von der Garrison Road 3314, wo Ruths Mutter und eine Schwester mit ihren Kindern lebten, zu den Steinklötzen des »Johns Hopkins Hospital« zu einer Odyssee der Hoffnung, des Wartens und der Enttäuschung. Es dauerte bis zum 24. April, bis Ruth wieder einmal aufgerufen wurde und eine Schwester ihr sagte, Dr. Taussig selbst werde Marvin untersuchen. Sie geriet in große Erregung, weil sie erwartete, nun endlich eine Antwort auf die große Frage zu bekommen, ob es eine Hilfe für Marvin gab. Dr. Helen Taussig war eine schlanke, sportliche Frau. Sie trug ihr Haar in der Mitte gescheitelt und eine randlose Brille. Sie konnte mit Kindern umgehen, und sie verstand auch, daß Mütter Angst um ihre Kinder hatten und sie bei der Untersuchung nicht allein lassen wollten. So durfte Ruth ihren Sohn halten und ihn trösten, wenn er schrie. Sie faßte großes Vertrauen und war sicher, den Platz gefunden zu haben, an dem man etwas für Marvin tun würde.
Aber wenig später schwand alle Hoffnung dahin.

Ruth Mason in ihrer Erinnerung:
»Sie sagte mir, ich solle so schnell wie möglich ein zweites Baby bekommen. Und was sie damit meinte, wurde mir sofort ganz klar. Sie erwartete einfach nicht, daß Marvin noch ein Jahr lang leben würde, und sie dachte, sein Tod würde nicht so hart sein, wenn wir unterdessen ein anderes Baby hätten ... Ich hörte nur noch halb auf das, was sie sonst noch sagte – so, daß sie es für richtig hielte, wenn ich Marvin alle vier Wochen ins ›Harriet Lane‹ brächte, damit sie ihn weiter beobachten konnten ... Erst als ich draußen war, dachte ich daran, daß der erste Arzt Marvin nur sechs Monate prophezeit hatte, und Doktor Taussig gab ihm jetzt, nachdem die sechs Monate längst vorüber waren, noch ein Jahr. Es war sicher, daß sie alle nichts Genaues wußten ... Wir wollten Marvin einfach nicht sterben lassen. Wenn man jung ist wie wir damals, dann sind die Schultern noch breit und können eine Menge tragen.«

Nach einigen Wochen kam auch Lewis nach Baltimore, weil die Arbeit in New York wieder zu Ende gegangen war. Sie warteten nun gemeinsam im »Harriet Lane«, weil sie fürchteten, sonst doch irgendeine Chance zu versäumen.

Lewis M. Mason in seiner Erinnerung:
»Es gibt nichts, was so schrecklich war wie das ewige Warten ... Einmal behielten sie Marvin für einige Zeit zur Beobachtung da, und Ruth ging jeden Tag mit den Milchflaschen ins Hospital. Immer wartete sie viele Stunden. An einem Tag, an dem wir wieder Stunden dagesessen hatten, ertrug ich es nicht länger. Ein paar Assistenten standen an dem Pult und alberten mit den Schwestern, als ob sie alle Zeit der Welt hätten, während sie uns warten ließen. Ich sagte zu Ruth: ›Zieh das Baby an, wir gehen!‹ Eine Schwester lief hinter uns her, und ein paar Tage später kam jemand zu uns nach Hause und sagte, sie möchten, daß wir wiederkommen. Und so gingen wir noch einmal, und es wurde besser ...«

Als der Herbst 1939 kam, verloren sie die letzte Hoffnung, daß man im »Harriet Lane« noch irgend etwas für Marvin tun werde. Marvin war ein wenig gewachsen. Aber er rang sofort nach Atem, wenn er den Versuch machte, zu kriechen oder sich aufzurichten. Lewis Mason fand Arbeit bei einer Marine-Dienststelle in New York, wo man plötzlich Leute brauchte, weil sich der Krieg ankündigte. So entschieden sich die Masons, nach New York zurückzukehren. Während der Wintermonate wechselten sie sich im Wachen ab, damit Marvin sich nicht aufdeckte und eine Erkältung bekam, die sein Herz vielleicht nicht überstand. Einmal mußten sie doch einen Arzt rufen; der sagte ihnen, in New York werde Marvin sicherlich sterben. Sie könnten ihn aber vielleicht noch eine Weile behalten, wenn sie sich entschließen würden, nach Kalifornien in die Sonne zu ziehen. Sie überlegten nicht lange. Lewis Mason gab seine Stellung bei der Marine auf und kaufte eine Fahrkarte für den Greyhound-Bus, mit dem er am billigsten nach dem Westen kam. Nach vielen Tagen und Nächten traf er in Long Beach bei Los Angeles ein und machte sich sofort auf die Suche nach neuer Arbeit. Ruth packte ihre Habseligkeiten und alles, was sie für Marvin auf der langen Reise brauchte. Ihre Mutter fürchtete, Marvin könnte die lange Fahrt vielleicht nicht überstehen. Aber Ruth hatte nur noch den einen Gedanken, daß die Sonne ihm helfen würde, und so hielt nichts sie zurück.

Ruth Mason in ihrer Erinnerung:
»Wir fanden Verwandte in Kalifornien; als sie Marvin zum ersten Mal sahen, sagten sie, wir sollten ihn in einem Heim unterbringen. Sie redeten so lange auf uns ein, bis wir schließlich ein Heim für kranke Kinder besuchten. Aber wir kehrten sofort wieder um, als

wir einen Blick hineingeworfen hatten, und wir schworen, Marvin niemals auch nur einen Tag dort zu lassen ... Niemand außer uns wußte, welch wunderbarer Junge er war. Natürlich wurde er immer schneller blau, und er lernte auch nur sehr langsam das Gehen. Wenn er ein paar Schritte ging, war er so schrecklich erschöpft, daß er sich auf den Boden kauerte. Aber er war klug und sprach mit einer schönen Stimme. Lewis und ich schliefen niemals zur gleichen Zeit, damit immer einer von uns wach war – für den Fall, daß irgend etwas mit Marvin passierte. Ich ließ einen kleinen roten Wagen für ihn bauen, in dem er sitzen konnte. So zog ich ihn hinter mir her, wohin ich auch ging. Wenn er in dem Wagen saß, sah niemand, daß er kein normales Kind war. So lebte er mit uns nicht nur noch ein Jahr, wie Doktor Taussig gesagt hatte, sondern er lebte 1941, 1942, 1943 und 1944 – all die Jahre in Kalifornien.
Um den 17. September oder Oktober 1944 wurde Lewis Soldat. Er kam ins Camp Roberts, und wir konnten nicht mehr mit ihm zusammensein. So beschlossen wir, daß ich mit Marvin nach Baltimore in das Haus an der Garrison Road fuhr, wo meine Mutter lebte, damit ich mit Marvin nicht allein war. Wir kamen im Spätherbst in Baltimore an, und ich hatte wirklich keine Ahnung, was sich inzwischen im ›Harriet Lane Home‹ und im ›Johns Hopkins Hospital‹ ereignet hatte ...«

Aufzeichnungen eines ehemaligen Assistenzarztes am »Johns Hopkins Hospital«:
»Ich glaube, der entscheidende Augenblick kam Ende November 1942. Der Chef der Chirurgischen Abteilung, Dr. Alfred Blalock, war damals noch verhältnismäßig unbekannt. Als man ihn 1941 nach Baltimore holte, hatte es Widerstände gegen die Berufung gegeben, weil er einigen Leuten für die große medizinische Tradition des ›Johns Hopkins‹ nicht bedeutend genug erschien. Er war ein unauffälliger, schmaler Mann von zweiundvierzig Jahren, der eine ganze Kollektion von Krankheiten hinter sich hatte. Seit man ihm die linke Niere herausoperiert hatte, litt er immer wieder an Harnblutungen. Er hatte eine Lungentuberkulose überstanden, und erst 1938 war seine Gallenblase entfernt worden. Dies nährte in manchen Leuten das Gefühl, daß er auch körperlich viel zu angeschlagen sei, einen so bedeutenden Posten auszufüllen.

Seiner Abstammung nach kam er aus Georgia. Sein Vater, der kein Mediziner war, hatte ihn zum Arzt bestimmt und 1922 an die Johns Hopkins-Universität geschickt, weil er selbst dort Patient gewesen und geheilt worden war. In seiner weiteren Karriere hatte

Blalock in Baltimore nicht sonderlich viel Glück. Er war an die Vanderbilt-Universität in Nashville übergesiedelt und hatte dort vor allem Laboratoriumsforschung auf dem Gebiet des Operationsschocks betrieben. Kaum jemand erwartete, daß er das ›Johns Hopkins‹ wenige Jahre später berühmter machen würde als viele seiner Vorgänger.

In dem erwähnten November 1942 sah die Sache schon anders aus. Seine Gegner hatten gelernt, daß man ihn ernst nehmen mußte – und zwar nicht nur, weil seine Schockbehandlung mit Blutplasma inzwischen Zehntausenden amerikanischer Soldaten das Leben gerettet hatte. Er war nämlich trotz seiner körperlichen Behinderung ein kaltblütiger, manchmal ungeduldiger oder rauher, immer aber sicherer Chirurg, und für Fälle, in denen er selbst in Schwierigkeiten geriet, stand an seiner Seite Vivien Thomas, eine Art zweiten Ichs, das er aus Nashville mitgebracht hatte. Vivien war ein junger Schwarzer, den Blalock an einer Neger-High-School in Nashville entdeckt hatte. Obwohl Vivien niemals Medizin studiert hatte, war er der genialste chirurgische Experimentator, den man sich denken konnte. Er führte nicht nur die meisten Tierexperimente in Blalocks Laboratorien durch, sondern stand auch im Operationssaal stets in dessen Nähe. Blalock fand nicht das mindeste dabei, ihn zu fragen: ›Ist es so richtig, Vivien?‹

In Nashville hatte Blalock sich vor allem für Brustkorb-Chirurgie, oder was man damals so nannte, interessiert. Als 1938 bekanntgeworden war, daß in Boston Dr. Robert Edward Gross als erster mit Erfolg versucht hatte, einen offen gebliebenen Ductus arteriosus bei einem siebeneinhalbjährigen Mädchen chirurgisch zu schließen, hatte Blalock die Operation aufgegriffen. Als er nach Baltimore kam, gehörte er zu den wenigen Chirurgen in ganz Amerika, welche diesen Eingriff mehrmals erfolgreich ausgeführt und dabei in unmittelbarer Nähe des Herzens gearbeitet hatten.

Gleichviel – Ende November 1942 führte er eine Schließung eines offen gebliebenen Ductus arteriosus im ›Johns Hopkins‹ aus. Im Operationssaal war so ziemlich alles versammelt, was Rang und Namen hatte – darunter auch Helen Taussig vom ›Harriet Lane Home for Children‹. Wir wußten damals nicht, wie lange sie sich schon mit der Idee beschäftigte, eine künstliche Verbindung zwischen der Aorta und der Lungenarterie herzustellen, um ihren Blauen Babys zu mehr Sauerstoff zu verhelfen.

Jetzt, als Blalock seine Ductus-Operation mit Glanz über die Bühne gebracht hatte, ging die Taussig, wie es ihre Art war, geradewegs auf ihn zu und sagte: ›Ihre Arbeit war großartig, und heute ist ein großer Tag. Aber es wäre noch ein größerer Tag, wenn Sie, statt einen solchen Ductus zu unterbrechen, einen neuen in eines meiner Kinder einpflanzen würden . . .‹

Im allgemeinen reagierte Blalock auf solche Annäherungen nicht immer freundlich. Er verfügte über ein erhebliches Maß südlicher Höflichkeit, aber auch über ein wahrhaft teuflisches Temperament. Doch diesmal stutzte er nur einen Augenblick lang. Dann sagte er: ›Well, wenn der Tag käme, dann wäre das, was ich eben gemacht habe, tatsächlich eine Kinderei . . .‹ Damit schien die Sache erledigt. Aber nur scheinbar. Denn er vergaß den kurzen Wortwechsel mit der Taussig nicht. Während der vielen Experimente, die er und Vivien Thomas bei den Schockstudien in Nashville unternommen hatten, war auch versucht worden, auf künstliche Weise einen überhöhten Druck im Lungenkreislauf von Tieren herzustellen. Zu diesem Zweck hatte Thomas die linke oder rechte Arteria subclavia der Tiere durchschnitten und das Schnittende entweder in den linken oder in den rechten Ast der Lungenarterie eingenäht. Wahrscheinlich muß ich dieses Vorgehen näher erklären. Die Aorta bildet, nachdem sie die linke Herzkammer verlassen hat, einen kräftigen Bogen. An diesem Aortenbogen entspringen mehrere weitere Arterien, die der Blutversorgung des linken Armgebietes, des Kopfes und des rechten Armes dienen. Es handelt sich – von rechts nach links gesehen – zuerst um die Arteria innominata oder ›Arterie ohne Namen‹, die sich etwas oberhalb in zwei Äste teilt. Der eine dieser Äste, auch rechte Arteria subclavia, Schlüsselbein-Arterie genannt, führt in den rechten Schulter- und Armbereich. Der zweite Ast, die rechte Arteria carotis oder Kopfarterie, leitet Blut zum Kopf und zum Gehirn. Die nächste Abzweigung trägt die Bezeichnung linke Arteria carotis und dient ebenfalls der Blutversorgung des Kopfes. Schließlich folgt die linke Arteria subclavia, die in die linke Armgegend hineinreicht.

Blalock und Thomas hatten bei ihrem Bemühen, mehr Blut in die Lungen zu pumpen und dadurch Überdruck zu erzeugen, niemals gewagt, eine direkte Verbindung zwischen der Aorta und den beiden Ästen der Lungenarterie, die in den rechten oder linken Lungenflügel führen, zu schaffen. Aorta und Lungenarterie lagen zwar dicht nebeneinander. Aber der Gedanke, die Aorta zu öffnen, schien verwegen und undurchführbar. Sie hatten gehofft, das gleiche Ziel zu erreichen, wenn sie eine der Abzweigungen der Aorta mit der Lungenarterie verbanden. Als Vivien Thomas nachwies, daß man zum Beispiel die Schlüsselbein-Arterie durchschneiden konnte, ohne dadurch die Blutversorgung des dazugehörigen Armgebietes zu unterbinden, war der Weg für entsprechende Experimente frei. Es gab nämlich zahlreiche kleine Nebenarterien, welche die Blutzufuhr übernahmen. Also hatte Vivien die linke oder rechte Schlüsselbein-Arterie von Hunden durchtrennt und den Stumpf der Arterie nach unten gebogen, bis die Schnittfläche die rechte oder linke Lungenarterie berührte. Dann hatte er in letztere eine Öffnung geschnitten und die Schlüsselbein-Arterie eingenäht. Sofort hatte sich der Blutstrom durch die Lungen erhöht.

Jetzt, nach dem kurzen Gespräch mit Helen Taussig, erinnerte sich Blalock an die Versuche in Nashville. Er besprach sich mit Vivien. Dieser witterte, daß es gar nicht nötig sein dürfte, eine direkte, aber gefährliche Verbindung zwischen Aorta und Lungenarterie herzustellen, wie sie sich die Taussig vorstellte. Er war überzeugt, daß er die gleiche Wirkung erzielen konnte, wenn er eine vom Aortenbogen abzweigende Arterie mit der Lungenarterie verband, so, wie er es in Nashville getan hatte. Im Dezember 1942 begann er mit neuen Versuchsserien an Hunden. 1943 waren es zweihundert, 1944 noch hundert mehr. Zunächst erzeugte er an den Tieren die gleichen Herzdefekte, die zum Krankheitsbild der Blauen Babys gehörten, produzierte also Blue Baby-Hunde. Als ihm das gelungen war, ging er dazu über, Lungen- und Schlüsselbein-Arterien zu verbinden. Anfang 1944 war er seiner Sache sicher und ließ mich das eine oder andere Mal bei seiner Arbeit zusehen. Es war geradezu unglaublich – sobald es bei einem Blue Baby-Hund gelungen war, die neue Gefäßverbindung herzustellen, veränderte sich sein Zustand. Das bis dahin elende Tier wurde plötzlich lebendig, richtete sich auf, begann zu spielen und zu laufen. Es konnte keinen eindeutigeren Beweis dafür geben, daß seine Sauerstoffversorgung zwar nicht normal geworden, aber gewaltig verbessert war. Die eigentlichen Herzfehler, wie die Öffnungen in der Scheidewand oder die Enge des Eingangs zur Lungenarterie, waren zwar nicht behoben. Das Herz wurde nicht angetastet. Wer hätte das damals gewagt! Aber die ›Umleitung‹ genügte, die Versuchstiere wieder ein beinahe normales Leben führen zu lassen.

Doch Blalock war ein vorsichtiger Mann. Wenn er an die Blauen Kinder mit ihren schweren Störungen dachte, fürchtete er, sie könnten nicht einmal die Narkose für eine Operation überstehen. Nicht weniger groß war eine andere Besorgnis. Um den Anschluß der Schlüsselbein-Arterie an die Lungenarterie zu bewerkstelligen, mußte man beide abklemmen und den Blutstrom unterbrechen. Er hatte keine Vorstellung, ob die Blauen Babys die Unterbrechung des Blutstroms in einer Lungenarterie ertragen würden. Während der Som-

mer- und Herbstmonate 1944 begann Vivien also mit neuen Experimenten an Tieren. Er narkotisierte sie und unterband die Lungenarterie für verschieden lange Zeiträume. Und im Herbst 1944 versicherte er Blalock, er könne ›es wirklich wagen . . .‹ Sie erprobten daraufhin die Einzelheiten der Operationstechnik an toten Kindern. Dabei wurde ihnen deutlich, wie dünn die kindlichen Gefäße waren und wie schwierig es sein würde, sie in der Brust aufzuspüren. Die Herstellung der Nähte für die Gefäßverbindung selbst war sowieso ein Kunststück für sich – nicht zuletzt, weil Blalock mit für heutige Begriffe primitiven Nadeln auskommen mußte. Aber am Ende entschloß Blalock sich, es bei einem Kind zu wagen.
Ich weiß nicht, wann er Helen Taussig mitteilte, daß er glaube, ihr Problem gelöst zu haben und daß der ›große Tag‹ kommen könne, wenn sie ihm einen kleinen Patienten zur Verfügung stelle. Selbst sein erster Assistent, Longmire, erfuhr erst spät im November davon, als Blalock ihn plötzlich einlud, mit zum ›Harriet Lane Home‹ hinüberzukommen. Bei dieser Gelegenheit deutete er zum ersten Mal an, daß er ein Blaues Baby untersuchen wolle, an dem er eine neuartige Operation beabsichtige. Longmire wurde von Angst und Beklemmung befallen . . .
Schon wenige Tage später, am 29. November, war es soweit. Helen Taussig hatte das Blaue Kind ausgesucht, an dem Blalock die neue Prozedur erproben sollte. Wie immer bei solchen ersten Experimenten handelte es sich um ein Wesen, für das es keine Chance mehr gab und das seit Wochen unter dem Sauerstoffzelt lag. Es war ein Mädchen, ein Jahr und drei Monate alt; ein winziges, nur neun Pfund wiegendes Geschöpf, das von einem Blausuchtanfall in den anderen und von einem Koma in das nächste sank.«

Eileen

An fast jedem Herbsttag 1944 ging Dorothy Saxon durch die entlaubten Anlagen des Patterson-Parks in Baltimore. Sie war eine junge, hübsche Frau von zweiundzwanzig Jahren, die mit Francis, ihrem Mann, in einem der gleichförmigen Reihenhäuser der South Milton Avenue lebte. Sie wußte nicht mehr, wie oft sie in den letzten elf Monaten die Strecke bis zum Park zurückgelegt hatte und dann einen drei Kilometer langen Weg entlanggeschritten war, der im Gelände des »Johns Hopkins Hospital« endete.
Dorothy und Francis hatten im November 1941 geheiratet und

niemals allzuviel voneinander gehabt. Francis arbeitete als Spengler in den Glenn-L.-Martin-Flugzeugwerken, wo Bomber für die Luftwaffe gebaut wurden. Die Hochzeitsreise, von der sie einmal geträumt hatte, war wegen des Krieges nicht mehr gewesen als ein Wochenende in New York. Francis kam selten vor 9 Uhr abends aus der Fabrik nach Hause zurück. Um so mehr hatte sie sich ein Kind gewünscht. Sie hatte es schließlich, nach fast zwei Jahren Ehe, aber um sieben Wochen zu früh, im »Johns Hopkins« zur Welt gebracht. Es war ein Mädchen; Dorothy und Francis hatten ihm den Namen Eileen gegeben.

Seither dachte Dorothy zuweilen, daß man sich nichts zu sehr wünschen und sich auch über nichts zu früh freuen dürfe. Wahrscheinlich beschwor man damit die Mißgunst des Schicksals herauf, so wie es ihr zuteil geworden war. Nie konnte sie den Weg durch den Park zurücklegen, ohne anderen Müttern zu begegnen, die ihre lachenden oder weinenden, krähenden oder zornig schreienden, aber rosigen oder gesund dunkelhäutigen Kinder im Wagen vor sich her schoben oder einfach daherlaufen ließen. Jede dieser Begegnungen zwang Dorothy, ob sie es wollte oder nicht, zu Vergleichen mit Eileen, die so winzig klein geboren worden war, daß ihre Mutter sie vier Monate lang überhaupt nur durch das Glasfenster in einem Brutkasten hatte betrachten dürfen.

In diesen herbstlichen Tagen waren rund acht Monate vergangen, seit sie zum ersten Male im »Harriet Lane Home« erfahren hatte, daß Eileen niemals ein gesundes Mädchen werden und auch niemals das Alter erreichen konnte, in dem sie heiraten und – wie Dorothy in romantischen Augenblicken träumte – ein weißes Brautkleid tragen würde. Dabei hatte sie gerade zu jener Zeit gehofft, daß das Schlimmste vorüber war, denn man hatte ihr erlaubt, Eileen nach Hause zu holen.

Francis hatte eher als sie bemerkt, daß Eileen sich verfärbte, wenn sie ihre Flasche bekam. Er hatte auch bemerkt, daß sie nicht wuchs und sich nur mühsam bewegte, während Dorothy sich mit Eileens Fingern tröstete, die so zart und hübsch geformt waren, daß sie ganz fest daran glaubte, Eileen werde einmal eine Schönheit werden. Aus ihren Träumen war sie erst erwacht, als Eileen eines Tages das Bewußtsein verlor und so dunkelblaue Arme, Beine und Lippen bekam, daß Dorothy vor Angst im Taxi zum »Harriet Lane« geeilt war, so schnell der Wagen fahren konnte.

Dorothy Saxon in ihrer Erinnerung, 1970:
»Dort hörte ich es ganz zufällig. Ein Arzt sagte zu seiner Ärztin, während sie Eileen untersuchten, die Worte: Blaues Baby. Ich hätte es nicht hören sollen. Aber jetzt war es gesagt, und ich verlangte, daß der Arzt mir die Wahrheit darüber sagte, was ein Blaues Baby war . . . Ich verstand damals nur etwas von vierundzwanzig Stunden, in denen sich das Herz eines neugeborenen Kindes schließt – daß es vorher offen war und sich schließen mußte, und daß dies bei Eileen nicht geschehen sei. Es war ein schrecklicher Schock für mich. Ich erzählte es Francis am Abend, und wir grübelten von da an viele Nächte, was aus Eileen werden sollte. Aber ich konnte noch nicht aufhören zu hoffen . . .«

Den größten Teil der Monate Juni und Juli 1944 hatte Eileen im »Harriet Lane Home« unter einem Sauerstoffzelt verbracht. Zu dieser Zeit war ihr ganzer, kaum neun Pfund schwerer Körper blau geworden, sobald man sie aus dem Zelt herausnahm. In vielen Wochen hatte sie nur 200 Gramm an Gewicht zugenommen, und im Juli hatte man sie wieder nach Hause geschickt, weil jede Behandlung nutzlos war. Aber seit Oktober lag sie erneut unter dem Sauerstoffzelt, weil sie in der South Milton Avenue in wenigen Stunden oder Tagen hätte sterben müssen. Ihre Venen waren durch dickflüssiges, dunkles Blut so sehr gestaut, daß der ganze Körper anschwoll. Sie war zu schwach zum Trinken. Mit Punktionsnadeln entfernte man Blut und Gehirnflüssigkeit aus ihrer Schädelhöhle – Dorothy spürte jetzt, daß Eileen sterben müsse.
Jeden Tag, an dem sie eine Stunde weit zum »Johns Hopkins« ging, fürchtete sie, Eileen nicht mehr in ihrem Bett vorzufinden. Anfang November dachte sie manchmal, daß der Tod für Eileen vielleicht das beste sein könnte. Aber zu dieser Zeit erfuhr Francis, daß man ihn als Soldat einberufen werde. So meldete er sich freiwillig zur Marine, weil er sich seinen Dienst selbst aussuchen wollte. Man kommandierte ihn nach Norfolk in Virginia. Nun war Dorothy allein, und Eileen war das Wesen, das ihr am nächsten stand, auch wenn es nur noch durch den Griff eines seiner winzigen blauen Händchen um eine bunte Rassel verriet, daß ein Rest von Leben in ihm war. Jedesmal fühlte Dorothy sich erleichtert, wenn sie in die Nähe des mit dem Sauerstoffzelt bedeckten Bettes trat und sah, daß die Hand immer noch die Rassel hielt.

Dorothy Saxon in ihrer Erinnerung, 1970:
»Es war, so glaube ich, an einem Nachmittag im November, als ich wieder im ›Harriet Lane‹ ankam. Da sagte man mir, Doktor Taussig wolle selbst mit mir sprechen. Ich wußte, daß sie die Chefin in der Herzabteilung war, und ich hatte sie schon öfter von fern gesehen. Ich war erschrocken. Man erfährt von den Ärzten ja selten etwas, und wenn sie selbst mit mir sprechen wollte, mußte es etwas Wichtiges sein. Vielleicht wollte sie mir endgültig sagen, daß es mit Eileen zu Ende ging. Es waren noch andere Ärzte dabei. Sie sagten mir, ich wüßte ja selbst, daß alle Versuche, Eileen zu helfen, vergebens wären. Aber man hätte einen Weg gefunden, um Eileen vielleicht durch eine Operation zu helfen. Es sei aber eine Operation, die noch niemand gemacht hätte und die sie nur machen könnten, wenn sie meine und Francis' Erlaubnis dazu erhielten ... Nun, sie nahmen ein Stück Papier und zeichneten eine Art Baum mit vielen Ästen und sagten, dies sei das Herz und dies die Adern, die vom Herzen ausgehen. Dann sagten sie, auf welche Weise sie diese Fehler verbessern wollten, damit das blaue Blut verschwand ... Sie gaben sich viel Mühe. Aber wie soll man als junge Frau all das verstehen, was vielleicht sogar Ärzten schwerfällt? Ich sagte, ich müßte Francis benachrichtigen und ihn fragen. Damit waren sie einverstanden, aber sie sagten mir noch, ich sollte nicht zu lange warten. Es gäbe für Eileen keine andere Hoffnung mehr ...«

Dorothy Saxon hatte das »Harriet Lane Home« in den vergangenen Monaten oftmals in einer Stimmung der Verwirrung verlassen. Aber selten zuvor war sie so erregt und zerrissen wie in diesem Augenblick. Es gab also, wie sie sagten, einen Weg, Eileen zu retten. Aber vielleicht würde sie, wenn der Eingriff mißlang, früher sterben als jetzt, wo sie mit ihrer bunten Rassel in der Hand wenigstens noch in ihrem Bettchen lag. Von Hoffnung und zugleich von Furcht erfüllt, fuhr Dorothy zu einem Büro des Roten Kreuzes. Sie erklärte den Leuten dort, daß Francis Urlaub bekommen müsse, weil sie ihn für eine Entscheidung brauche. Man verstand sie nicht sofort und erkundigte sich im »Harriet Lane«. Aber ein paar Tage später kam Francis voller unruhiger Erwartung nach Baltimore. Beide fuhren ins »Harriet Lane«. Sie wurden zu Dr. Taussig gebracht; bei ihr trafen sie einen kleingewachsenen Arzt mit einem freundlichen Gesicht und einer Brille.

Dorothy Saxon in ihrer Erinnerung, 1970:
»Doktor Taussig sagte, daß sie uns Doktor Blalock vorstellen wollte, der die Operation an Eileen machen würde, wenn wir einverstanden wären. Er rauchte und hatte sehr weiche, aber große Hände, so daß ich mich fragte, wie so große Hände in einem so kleinen Baby wie Eileen operieren könnten. Aber er war sehr geduldig und sagte, daß es ein großes Wagnis sei und daß er niemanden überreden wolle. Er bestätigte, daß es Eileens einzige Chance sei. Mein Gott, wir überlegten noch einmal hin und her. Und wir überlegten immer wieder. Aber wir hatten ja doch keine Wahl, und so sagten wir ja. Sie setzten die Operation auf den 29. November fest. Francis mußte bis dahin wieder in Norfolk sein. Ich fuhr ganz früh ins Hospital, um Eileen auf jeden Fall noch einmal zu sehen. Sie ließen mich neben ihrem Bett bis zum Eingang des Operationssaales gehen, dann schickten sie mich in ein kleines Zimmer, ein oder zwei Stockwerke tiefer – mit Eisengittern an den Fenstern und einer Bank. Da wartete ich dann viele Stunden. Ich weiß nicht mehr, wie viele es waren. Kein Mensch kam zu mir – es war eine schlimme Zeit, weil einem in der Einsamkeit erst richtig zum Bewußtsein kam, daß sie etwas Neues versuchten. Doktor Blalock war so etwas wie der Arzt in Südafrika, ich meine den Arzt mit dem transplantierten Herzen. Er versuchte etwas Neues, und Eileen war die erste Patientin, die er bekam . . .«

Blalock war ein Mann von ungewöhnlicher Pünktlichkeit. Die Operation begann um 8 Uhr. Außer seinem ersten Assistenten Dr. Longmire waren Dr. Harmel, der Narkosearzt, und Vivien Thomas um ihn versammelt. Helen Taussig stand an einer Seite des Operationstisches, um den Verlauf des ersten Eingriffs zu beobachten, den sie sich so lange gewünscht hatte. Beim Anblick des Kindes, das so klein, abgemagert, kaum neun Pfund schwer, mit bläulicher Haut und glasigem Blick auf dem Tisch lag, konnte Longmire ein Gefühl des Unbehagens nicht unterdrücken. Auch Harmel befürchtete Überraschungen, wenn er daran dachte, daß dieses winzige Wesen mit seinem kranken Herzen eine Narkose und eine Gefäßoperation in der ebenso winzigen Brust überstehen sollte. Er besaß kein Gerät, das klein genug war, um bei dem Kind eine zeitgemäße geschlossene Narkose durchzuführen. Er würde also mit einer offenen Äther-Narkose arbeiten müssen. Am ruhigsten erschien Blalock selbst, obwohl diejenigen, die ihn kannten, aus gewissen Bewegungen seines Gesichtes schlossen, wie sehr er sich bewußt war, in ein ungewöhnliches Abenteuer hineinzugehen.

Die Einleitung der Äther-Sauerstoff-Narkose verlief jedoch ohne Zwischenfall. Blalock führte kaltblütig einen Schnitt über die linke Brust bis zur Achselhöhle und öffnete den kaum faustgroßen linken Brustkorb zwischen der dritten und der vierten Rippe. Als er die ersten Gefäße freilegte, waren sie so beängstigend mit dickem, zähflüssigem Blut gefüllt, daß Longmire von neuem seine tiefen Skrupel fühlte. Aber Blalock ließ nur Vivien Thomas, sein »zweites Ich«, ein wenig näher herantreten. Nun begann er eine mehr oder weniger blinde Suche nach der linken Lungenarterie. Nach einigen Schwierigkeiten legte er sie frei. Sodann fahndete er, ohne das Herz zu berühren, nach dem Aortenbogen und der nach oben abzweigenden Arteria innominata. Wieder schob er eine Hand in den Mittelfellraum, zertrennte über einem Zeigefinger einige Gewebe und zog mit einigem Glück die Schlüsselbein-Arterie ans Licht.

Eileen Saxons Kreislauf hielt bis dahin der Belastung durch die Narkose und den Eingriff stand. Aber der Anblick der Schlüsselbein-Arterie bereitete Blalock eine unerfreuliche Überraschung: Die Arterie war ungewöhnlich zart und dünn. Und erst nach Unterbindung und Durchtrennung einiger kleinerer Arterien, die ihm im Wege waren, konnte Blalock sie weit genug freilegen. Dann erst klemmte er die Schlüsselbein-Arterie ab, durchtrennte sie und es gelang ihm, das untere Schnittende bis an die Lungenarterie heranzuziehen. Die Operation dauerte bereits vierzig oder fünfundvierzig Minuten, als der nächste entscheidende Akt, die zweifache Abklemmung der linken Lungenarterie oberhalb und unterhalb von der Stelle begann, an der die Schlüsselbein-Arterie eingefügt werden sollte.

Blalock legte die Klemmen an und beobachtete die Farbe des Kindes. So oft Vivien Thomas auch bei seinen Tieren festgestellt haben mochte, daß sie die Unterbindung eines Astes der Lungenarterie für lange Zeit überlebten – beim Anblick des Kindes überfielen Blalock Zweifel. Aber zu seiner und Harmels Überraschung vertiefte sich die Blaufärbung kaum. Schnell legte er einen Schnitt in den vom Blutstrom abgeklemmten Arterienteil, fügte das Ende der Schlüsselbein-Arterie ein und begann mit der Verbindungsnaht. Zehn Minuten vergingen. Er erkundigte sich bei Thomas: »Sind die Stiche dicht genug beieinander?« Thomas nickte. Fünfundzwanzig Minuten waren schließlich vergangen, als Blalock sich dem Ende dieser Arbeit näherte. Es schien unglaublich, daß es immer noch zu keiner Vertiefung der Blausucht kam. Und so atmeten alle erleichtert auf, als nach genau dreißig Minuten der letzte Stich saß, Blalock die Klemmen entfernte und kein Blut durch die Naht sickerte.

Der entscheidende Teil der Operation war vollendet – und das Kind lebte.
Schon wenige Sekunden später allerdings kamen Blalock neue Zweifel. Er erwartete mit Sicherheit, daß jetzt zusätzliches Blut aus der Schlüsselbein-Arterie in die Lungenarterie einströmen und dort eine fühlbare Verstärkung des Blutstromes hervorrufen würde. Aber als er seinen tastenden Finger auf die Lungenarterie legte, konnte er nichts dergleichen bemerken. War die Schlüsselbein-Arterie, deren Schwäche ihn überrascht hatte, so dünn, daß sie nicht den vermehrten Zustrom von Blut in die Lunge herbeizuführen vermochte, von dem Erfolg oder Mißerfolg der Operation abhing? Blalock wußte keine Erklärung für die fehlende Reaktion in der Lungenarterie. Es blieb ihm nichts anderes übrig, als die Operation zu beenden und abzuwarten, was danach geschehen würde. Wenn sich die Blausucht in den nächsten Tagen verringerte oder verschwand, dann war das große Ziel erreicht. Blieb sie bestehen, war erwiesen, daß der winzige Durchmesser der Schlüsselbein-Arterie tatsächlich nicht ausreichte, um genügend Blut hindurchzulassen. In diesem Fall blieben ihm zwei Möglichkeiten: In der Hoffnung, daß die rechte Schlüsselbein-Arterie des Kindes kräftiger und weiter war, konnte er versuchen, die Operation auf der rechten Seite zu wiederholen. Vielleicht aber mußte er auch jeden Gedanken an einen erfolgreichen Eingriff bei so kleinen Kindern wie Eileen aufgeben und einen neuen Versuch bei einem größeren Kind unternehmen.
Kurz vor 9.30 Uhr schloß Blalock die Brustwand.
Dorothy Saxon wartete gegen 10 Uhr immer noch in dem kleinen dämmerigen Raum mit den vergitterten Fenstern, als endlich eine Schwester die Tür öffnete und ihr zurief: »Es ist vorbei. Sie bringen sie herunter.« Dorothy lief zur Tür. Sie brachte kein Wort heraus. Aber dann hörte sie, daß Eileen schrie – sie begriff, daß sie wirklich die Operation überlebt hatte, und sagte sich: Wenn die Kleine so laut schreit, will sie weiterleben ... und: Sie wird weiterleben. Sie wird ganz bestimmt weiterleben!
Dorothy wußte in diesem Augenblick nichts von Blalocks Zweifeln. Sie bekam nur einen jungen Arzt zu Gesicht, der ihr versicherte, alles sei gutgegangen. Man werde ihr mitteilen, wann sie Eileen zum ersten Mal sehen könne.
So machte sie sich schließlich auf den Heimweg. Aber sie hielt es zu Hause nicht lange aus. Jeden Tag besuchte sie das »Johns Hopkins«, um irgend etwas über Eileen zu erfahren. Einmal gelang es ihr, bis zu dem Zimmer vorzudringen, in dem Eileen mit anderen

Kindern zwischen Vorhängen lag. Aber sie sah so viele Ärzte, daß sie nicht wagte, weiterzugehen. So erfuhr sie nicht, daß Eileen zwei Wochen lang von einer Krise in die andere fiel und daß nicht nur Blalock und Helen Taussig, sondern mehrere andere Ärzte, von Dr. Kay über Dr. Whitemore bis zu Dr. Gilger, sich ablösten, um sie am Leben zu erhalten.
Das Kind bekam unerwartete heftige Anfälle von Pneumothorax, bei denen Luft in seine Brusthöhle drang und die winzigen Lungen zusammenpreßte. Es war gespenstisch: Die Blaufärbung der Haut schien sich zu verringern. Der kleine linke Arm, der durch die Umleitung der Schlüsselbein-Arterie ein so wichtiges Blutgefäß verloren hatte, fühlte sich zwar etwas kühler an als der rechte. Aber seine Bewegungsfähigkeit war ungestört. Das deutete darauf hin, daß die Operation selbst ein Erfolg gewesen war. Aber zu den Pneumothorax-Anfällen kamen Infektionen und Fieber.
So verrann Tag um Tag, während Dorothy wartete. Aber dann – um den 15. Dezember, nach ungefähr zwei Wochen – bildete sich der Pneumothorax plötzlich zurück. Infektion und Fieber verschwanden. Noch blieb Eileen unter dem Sauerstoffzelt. Aber schon wenige Tage später konnte man sie herausheben, ohne daß sie sich so blau verfärbte, wie es vor der Operation die Regel gewesen war. Blalock und Helen Taussig erschienen täglich mehrmals, weil die Wende fast zu günstig schien – so günstig, daß man Angst vor einer Selbsttäuschung bekommen konnte. Aber zum ersten Mal zeigte Eileen Interesse an ihrer Umwelt, versuchte den Kopf zu heben und bewegte den Arm mit der Rassel, die sie immer noch fest umklammert hielt.

Dorothy Saxon in ihrer Erinnerung, 1970:
»Als ich Eileen zum ersten Mal sehen konnte, war es wie ein großes Wunder ... Niemals hatte ich Eileen mit einer so rosigen Farbe gesehen ... Sie verfärbte sich ... noch, wenn sie strampelte. Aber sonst sah sie aus wie ein ganz normales Kind. Ich war einfach glücklich. Doktor Taussig oder ein anderer Arzt sagte mir, es sei das beste, wenn ich jeden Tag zu Eileen käme, weil sie sich mit ihrer Mutter am schnellsten erholen würde. Ich durfte jetzt überall hin und bekam einen weißen Kittel wie die Ärzte. Ich konnte Eileen füttern und mit ihr spielen. Jeden Tag kam es mir vor, als mache sie irgendeinen Fortschritt. Zum ersten Mal wollte sie essen und nahm zu. Sie konnte noch nicht sprechen, aber sie krähte so vergnügt wie andere Kinder. Ihre Augen, die so lange Zeit stumpf gewesen waren, glänzten. Man hätte denken können, sie trägt ein

Make-up. Und ihre Hände verloren die blaue Farbe. Sie drehte sie hin und her, so, als wollte sie selbst zeigen, daß sie sich verändert hatten, als wollte sie bewundert werden. Für die Ärzte und Schwestern wurde sie eine kleine Prinzessin, weil sie bewies, daß ihre neue Operation ein Erfolg gewesen war ...
Am 25. Januar 1945 durfte ich Eileen dann mit nach Hause nehmen. Als ich sie aus dem ›Harriet Lane Home‹ trug, empfand ich zum ersten Mal die Zuversicht, daß sie völlig gesund und ein großes Mädchen werden würde. Und ich war mir dessen ganz sicher, als Eileen später zu Hause in ihrem Laufstall zum ersten Mal in die Höhe kroch und auch ihre ersten Worte sprach ...«

Aufzeichnungen eines ehemaligen Assistenzarztes am »Johns Hopkins Hospital«:
»Die letzten Dezemberwochen 1944, in denen sich an Blalocks erster Patientin die Wende von einem todkranken Kind zu einem spürbaren neuen Leben vollzog, waren tatsächlich von entscheidender Bedeutung. Sie lieferten Blalock die Bestätigung, auf dem richtigen Weg zu sein – auch wenn er nach wie vor gewisse Zweifel hegte. Er hatte die zu schwache Schlüsselbein-Arterie des Kindes in der Hand gehalten, und das vergaß er nicht. Er befürchtete einen Rückfall und bereitete sich rein gefühlsmäßig darauf vor, das Mädchen auf der anderen Seite noch einmal operieren zu müssen.
Blalock beschloß, als nächste Patienten ältere Kinder mit stärkeren Arterien auszuwählen, um an ihnen endgültig den Wert der Operation beweisen zu können. Für den Fall, daß er trotzdem noch einmal auf eine zu dünne Schlüsselbein-Arterie stoßen sollte, erwog er die Möglichkeit, an ihrer Stelle die in jedem Fall weitere Arteria innominata zu verwenden. Das Problem war nur, daß aus der Innominata nicht nur die Schlüsselbein-Arterie, sondern auch die rechte Kopfarterie hervorging. Er wußte nicht, ob die Unterbrechung der rechten Kopfarterie auf den Gehirnkreislauf genausowenig Einfluß haben würde wie die Ausschaltung der linken Schlüsselbein-Arterie auf die Blutversorgung des linken Armes. Er und Vivien Thomas kamen aber Anfang 1945 bei weiteren Experimenten zu dem Schluß, daß dies in der Tat der Fall sei, daß man also im Notfall die Innominata benutzen konnte.
So vorbereitet, wählten Blalock und Taussig im Januar die nächsten beiden Patienten aus. Es handelte sich um ein elfjähriges Mädchen, B. R., und einen siebenjährigen Jungen, M. M. Den Jungen kannte sie schon seit vielen Jahren. Weil seine Eltern nach Kalifornien zogen, war er aber für lange Zeit ihrem Gesichtskreis entschwunden

und für tot gehalten worden. Doch das war keineswegs der Fall: Seine Eltern hatten ihn durch Hingabe oder infolge eines Wunders am Leben gehalten; jetzt brachten sie ihn, wenn man so sagen kann, in einem schicksalhaften Augenblick nach Baltimore zurück. Aber zunächst ging es um das Mädchen, das Helen Taussig seit rund einem Jahr beobachtet hatte.«

Barbara

Als Leonhard und Shirley Rosenthal am 5. Januar 1945 aus Buffalo nach Baltimore aufbrachen, handelte es sich nicht um ihre erste Reise zu Dr. Helen Taussig und zum »Harriet Lane«.
Buffalo am Eriesee im oberen Teil des Staates New York war mit seinen Docks, Stahlwerken, Mühlen, Farb- und Tapetenfabriken eine reiche Stadt, und Leonhard Rosenthal genoß als Juwelier großes Ansehen und galt als vermögender Mann. Doch nur wenige Freunde und Nachbarn wußten, daß er und seine Frau Shirley nicht nur Vermögen besaßen, sondern auch ein Schicksal zu tragen hatten. Ihre 1933 geborene Tochter Barbara litt seit frühesten Kindertagen an Blausucht oder, wie Dr. Dexter Levy, der Hausarzt, sich ausdrückte, an Cyanose. Barbara war ein besonders kluges und sensibles Mädchen. Deshalb hatte sie, seit sie denken konnte, sehr darunter gelitten, daß sie sich niemals frei bewegen und nicht wie andere Kinder leben und spielen konnte.
Vor ungefähr zwei Jahren, Anfang Februar 1943, hatte Dr. Levy Leonhard und Shirley Rosenthal zum ersten Mal empfohlen, Helen Taussig aufzusuchen. Sie waren mit Barbara nach Baltimore gereist, obwohl das Kind kaum noch imstande war, zwanzig Meter weit zu gehen, ohne sich niederzukauern und nach Atem zu ringen. Ihre Arme und Beine, ihre Lippen, ihr Mund, selbst die Bindehäute ihrer Augen waren blau gefärbt, ihre schlanken Finger durch Sauerstoffmangel so entstellt, daß sie kleinen Trommelschlegeln glichen.
Am 13. Februar 1943 und an den folgenden Tagen hatte Helen Taussig Barbara beobachtet. Obwohl sie zu diesem Zeitpunkt schon so vielen Kinderschicksalen begegnet war, hatte sie ihre Erschütterung kaum verbergen können. Wenn Barbara nur einige wenige Stufen zu dem Gang hinaufstieg, an dem sich ihr Zimmer befand, legte sie die letzten Meter durch den Gang, von Atemnot gehetzt, mit weit vorgebeugtem Oberkörper laufend zurück und ließ sich mit angezogenen Knien auf ihr Bett fallen. Dort rang sie eine halbe

Stunde mit keuchenden Lungen nach Luft, bis sie wieder imstande war, ein Wort zu sprechen. Die Untersuchungen hatten den Verdacht erweckt, daß Barbaras Lungenarterie so gut wie völlig verschlossen war und nur noch Behelfsarterien, die sich im Laufe der Jahre gebildet hatten, einiges Blut in die Lungen leiteten. Die Zahl der roten Blutkörperchen hatte sich in dem verzweifelten Bemühen ihres Organismus, mehr Sauerstoff heranzuschaffen, auf das Doppelte erhöht.
Die Rosenthals waren wenige Tage später nach Buffalo zurückgekehrt; wie zahlreiche andere Eltern hatten sie zunächst nicht mehr mit nach Hause gebracht als eine genaue Diagnose. Seither hatte sich Barbaras Zustand trotz aller Behandlung langsam, aber unaufhaltsam verschlechtert. Ende Dezember 1944 war sie nicht mehr fähig, sich vom Rollstuhl bis zu ihrem Bett zu bewegen, ohne sofort in heftige Atemnot zu verfallen. In diesen Tagen hatte Dr. Levy, der keine Möglichkeit sah, seinerseits noch irgend etwas zu tun, zu einem neuen Besuch in Baltimore geraten. Als Leonhard und Shirley Rosenthal zustimmten, bereitete Dr. Levy die Reise nach Baltimore telefonisch vor und sprach mit Helen Taussig. Dabei erfuhr er zum ersten Mal von der Operation an Eileen Saxon. Helen Taussig schlug vor, Barbaras Eltern sollten mit dem Kind zu einer neuen Untersuchung ins »Harriet Lane Home« kommen, damit sie feststellen könne, ob Dr. Blalock eine Operation für möglich halte.
Leonhard und Shirley Rosenthal machten sich mit Barbara sofort auf den Weg. Sie hatten noch keine Vorstellung, um welche Operation es sich handeln könnte. Aber sie sahen zum ersten Mal einen Schimmer von Hoffnung. So trafen sie am 6. Januar 1945 im »Harriet Lane« ein und schoben Barbara im Rollstuhl durch die Gänge, die zu Helen Taussigs Untersuchungsräumen führten. Bei den folgenden Tests konnte Barbara nicht einmal mehr auf den Untersuchungstisch steigen, ohne in quälendes Keuchen zu verfallen. Ihre Lippen und ihr Mund waren jetzt tintenblau. Leonhard und Shirley Rosenthal drängten darauf, sobald wie möglich über die Operation zu sprechen. Helen Taussig zeigte ihnen an schematischen Darstellungen, wie man den Eingriff nach der bisherigen Erfahrung durchführen würde und auf welchen Gedankengängen er beruhte. Aber es bedurfte nicht allzu vieler Worte. Die Rosenthals waren sich klar darüber, daß sie nichts mehr zu erhoffen hatten. Sofern Barbara noch einige Monate lebte, würden es keine glücklichen, sondern qualvolle Monate sein. Aber sie wollten, bevor sie sich endgültig entschieden, mit Barbara selbst sprechen.
Als sie zurückkamen, berichteten sie, Barbara wisse nun, was ihr be-

vorstehe, und wolle sich operieren lassen. Aber vorher möchte sie noch einmal New York besuchen. Vielleicht sei es gut, diesen Wunsch zu erfüllen und ihr danach noch ein wenig Erholung zu gönnen. Da Blalock am 7. Februar für einige Tage verreisen wollte, einigte man sich auf den 3. Februar als Tag der Operation; die Rosenthals versprachen, am 29. Januar wieder in Baltimore zu sein.
Sie trafen auf den Tag genau ein. Unter den ersten Neuigkeiten, von denen sie erfuhren, war die, daß Eileen Saxon zu ihrer Mutter nach Hause entlassen worden war.
Am 3. Februar morgens um 8.45 Uhr begann Blalock seine zweite Operation. Barbara lag ruhig, mit der stillen Gefaßtheit der früh Leidenden, auf dem Rücken. Ihre linke Seite war leicht angehoben. Um 9.10 Uhr tat Blalock seinen ersten bogenförmigen Schnitt. Helen Taussig hatte ihn zwar darauf vorbereitet, daß er in Barbaras Brust ein Gewirr krankhaft veränderter Gefäße vorfinden könne; dennoch wurde er durch das wirkliche Ausmaß der Veränderungen überrascht: Die Zwischenrippen-Arterie war ungewöhnlich dick. Bronchialarterien versperrten ihm den Weg. Blalock geriet mehrfach in Schwierigkeiten, bis er schließlich die Arteria innominata entdeckte. Bis dahin war schon weit mehr als eine Stunde vergangen. Blalock beschloß, sich nicht mit der Freilegung der Schlüsselbein-Arterie aufzuhalten, sondern die Innominata mit der Lungenarterie zu verbinden. Er konnte sich glücklich preisen, daß er in den vergangenen Wochen so viele Gedanken auf die Innominata verwendet hatte. Sie war im vorliegenden Fall wenigstens 1,3 Zentimeter dick. Als Blalock diesmal die Verbindungsnaht beendete und die Klemmen öffnete, fanden seine tastenden Finger sofort, wonach sie bei Eileen Saxon vergebens gesucht hatten: Die Lungenarterie erweiterte sich – Blalock fühlte, wie der verstärkte Blutstrom darin pulsierte. Fünfzehn Minuten später war seine zweite Operation vorüber. Er hatte diesmal zwei Stunden und vierzig Minuten gebraucht. Barbara Rosenthal erwachte fast unmittelbar danach. Sie sprach, sie bewegte ihre Glieder. Es gab keine Anzeichen für eine Störung in der Durchblutung ihres Gehirns. Blalock schrieb in sein Protokoll: »Zustand der Patientin nach Operation: Sehr gut . . .!«
Er übertrieb damit nicht. Barbara blieb noch einige Tage unter einem Sauerstoffzelt. Aber schon drei Tage nach der Operation sank die krankhaft erhöhte Zahl ihrer roten Blutkörperchen. Es war dies das sicherste Anzeichen dafür, daß sich die Sauerstoffversorgung verbesserte. In den folgenden Tagen nahm die Blaufärbung der Lippen, Hände und Füße auf dramatische Weise ab. Leonhard Rosenthal, der vorübergehend nach Buffalo zurückkehren mußte, reiste

mit einem Gefühl der Erleichterung ab, wie er es nie zuvor in seinem Leben empfunden hatte. Am 20. Februar stand Barbara auf und begann umherzugehen. Als ihr Vater um den 26. Februar nach Baltimore zurückkam, ging sie ihm auf dem Gang zwanzig Meter entgegen, ohne nach Luft zu ringen. Beide umarmten sich.
Zwei Wochen später, am 13. März, begleiteten Blalock, Helen Taussig und alle Pflegeschwestern Barbara zum Ausgang des »Harriet Lane«. Ihre Eltern nahmen sie dort in Empfang. Sie versprachen, in spätestens einem Jahr mit Barbara zurückzukehren. Dann reisten sie nach Hause, nach Buffalo.
Tatsächlich trafen sie am 12. Februar 1946 in Baltimore ein, um Barbara wieder vorzustellen. Damals notierte Helen Taussig: »Barbara R. kam heute zu einem Check-up. Sie sieht aus wie eine Million Dollar. Sie hat schöngefärbte Lippen und behielt diese Farbe bei, als sie während der arteriellen Punktion ... weinte. Das Blut, das wir entnahmen, war wunderbar klar ... Sie ist sehr aktiv; ich war einfach hingerissen von ihrem Zustand ...«

Marvin

Seit Ruth Mason im Oktober nach Baltimore zurückgekehrt war, hatte sie einige bittere Monate hinter sich gebracht.
Sie hatte sich so sehr daran gewöhnt, daß Lewis an ihrer Seite war und mit ihr gemeinsam für Marvin sorgte. Deshalb fiel es ihr zu Anfang schwer, sich ohne ihn zurechtzufinden. Wohl zog sie wieder zu ihrer Mutter in die Garrison Road. Aber die Mutter konnte Lewis nicht ersetzen. Ruths Sorgen wuchsen, als die Behörden von Baltimore ihr mitteilten, daß Marwin nun, da er sechs Jahre alt war, eine Schule besuchen müsse. Gleichzeitig wurde ihr bewußt, wie gering die Unterstützung war, die sie als Soldatenfrau bekam; sie mußte versuchen, einige Dollar hinzuzuverdienen.
Vor so vielen Problemen verließ sie für einen Augenblick der Mut, den sie so viele Jahre hindurch bewiesen hatte. Die Furcht, daß Marvin nicht mehr Tag und Nacht versorgt werden konnte, ließ sie das Gelöbnis vergessen, das sie einmal getan hatte, als Lewis und sie nach Kalifornien gekommen waren und ihre Verwandten von ihnen gefordert hatten, Marvin in ein Heim zu schicken. Sie war so mutlos, daß sie Marvin in seinen Wagen setzte und zum ersten Mal nach vier Jahren wieder ins »Harriet Lane Home« fuhr. Sie glaubte nicht mehr daran, daß man Marvin dort gesund machen könnte.

Wohl aber hoffte sie, man werde ihr behilflich sein, ihn vielleicht in ein Haus wie das »Happy Hills Hospital« zu überweisen, wo er sicher versorgt wäre, während sie zur Arbeit ging.
Wie früher wartete sie, mit Marvin auf dem Schoß, viele Stunden, bis sie zu einer Sozialhelferin und später zu einem Assistenzart kam. Als der Arzt in einer Kartei nachsah, wunderte er sich, daß Marvin überhaupt noch am Leben war, und merkte ihn als interessanten Fall zur Untersuchung bei Dr. Taussig vor. Aber sonst sagte er Ruth, daß keine Aussicht auf einen Platz im »Happy Hills« sei. Wegen des Krieges und der vielen arbeitenden Mütter waren alle Heime und Hospitäler überfüllt. Müde nahm sie Marvin wieder auf den Arm und fuhr nach Hause. Aber auf dem Heimweg erinnerte Ruth Mason sich daran, daß Lewis und sie eigentlich schon schlimmere Zeiten überwunden hatten – insbesondere damals in Brooklyn nach Marvins Geburt. Und in den folgenden Wochen lernte sie, sich zurechtzufinden. Sie arbeitete. Am Morgen brachte sie Marvin in die William S. Baer-Schule für körperbehinderte Kinder und holte ihn am Nachmittag wieder ab.
Marvin war jetzt so schwach, daß er keinen einzigen Schritt mehr gehen konnte. Seine Lippen waren blauviolett. Er lernte lesen und schreiben, aber seine Trommelschlegel-Fingerchen erschwerten ihm jede Arbeit.
Im Dezember 1944 wurde Ruth mit Marvin wieder ins »Harriet Lane« bestellt. Sie bekam nicht Dr. Taussig zu Gesicht, sondern einen unbekannten jungen Arzt, der Marvin untersuchte und ihn lediglich in die Zahnklinik schickte, damit einige Zähne entfernt wurden. Aber während sie hier gewöhnlich wartete, erzählten ihr andere Mütter zum ersten Mal von einer geheimnisvollen Operation an einem Blauen Baby. Sie hatten die Mutter dieses Kindes kennengelernt und dabei erfahren, daß es dem Kind seither viel besser ging. Ruth wollte es zunächst nicht glauben, aber als sie kurz darauf mit Marvin zu Dr. Taussig selbst bestellt wurde, entschloß sie sich, danach zu fragen.
Helen Taussig, die immer noch den Scheitel in der Mitte, aber nun eine stärkere, schwerere Brille trug, wunderte sich gleichfalls, daß Marvin noch am Leben war. Ruth nahm sich ein Herz und berichtete, was man ihr auf den Wartebänken erzählt hatte. Aber Dr. Taussig erwiderte, gerade darüber wolle sie mit Ruth sprechen. So erfuhr Ruth an diesem Tage die Geschichte von Dr. Blalocks Operation und daß es vielleicht eine Möglichkeit gab, Marvin zu helfen.
Sie war so überwältigt, daß sie sich gar keine langen Erklärungen geben ließ, sondern antwortete, sie müsse sofort Lewis verständigen.

Dr. Taussig erwiderte: selbstverständlich, und Ruth möge sich melden, sobald sie und Lewis über die Sache nachgedacht hätten. Während des ganzen Heimwegs beachtete Ruth kaum, was um sie vorging. Immer wieder fragte sie sich, ob es eine Fügung war, daß sie dies erleben durfte. Gab es wirklich so etwas wie einen Lohn dafür, daß sie so viele Jahre die Hoffnung nicht aufgegeben, sondern daran geglaubt hatten, daß Marvin leben würde ...?

Lewis M. Mason in seiner Erinnerung:
»Als ich im Camp Roberts in Kalifornien Ruths Mitteilung erhielt, hatte ich die schreckliche Befürchtung, daß die Ärzte es zu eilig haben könnten, und ich verlangte, daß nichts geschah, bevor ich nicht in Baltimore war. Als sie im Camp hörten, um was es ging, gaben sie mir einen langen Urlaub. In Baltimore gingen Ruth und ich sofort zu Doktor Taussig, und wir besprachen alles. Aber es war sonderbar. All die Jahre hindurch hatten wir gebetet, daß die Ärzte irgend etwas finden möchten, um Marvins Herz in Ordnung zu bringen. Doch jetzt, wo es wirklich geschehen war, hatten wir plötzlich Angst ... Schließlich ließen wir uns überzeugen und sagten ja. Die Operation wurde auf den 10. Februar festgesetzt; am 7. Februar sollten wir Marvin bringen ... Wir mußten Marvin natürlich erklären, warum er ins Hospital kam und daß man ihn operieren werde, um ihn gesund zu machen. Aber er war ja noch viel zu klein, um alles zu begreifen. Und er sagte zu Ruth, er werde ins Hospital gehen, wenn er sich etwas wünschen dürfe ...«

Ruth Mason in ihrer Erinnerung:
»Ich antwortete, ich würde ihm jeden Wunsch erfüllen. Und dann kam er mit seinem Wunsch heraus. Er sagte: ›Ich möchte ein Schwesterchen, mit dem ich spielen kann ...‹ In all den Jahren hatten wir uns gefürchtet, ein zweites Kind zu bekommen. Immer steckte die Angst in uns, es könnte ebenfalls krank zur Welt kommen, so krank wie unsere Marvin. Doch jetzt hatte ich versprochen, ihm jeden Wunsch zu erfüllen, und ich mußte mein Versprechen auch halten. ›Gut‹, sagte ich also, ›du wirst dein Schwesterchen bekommen ...‹«

Lewis M. Mason in seiner Erinnerung:
»Dann kam der Tag vor der Operation. Im letzten Augenblick überfielen uns neue Zweifel. Wir gingen ruhelos durch die Stadt, und am Ende entschlossen wir uns, unser ›Ja‹ zurückzuziehen. Wir fragten uns: Warum soll Marvin zu denen gehören, an denen sie die

neue Operation ausprobieren? Wir hatten so viele Jahre durchgehalten, und wir würden auch noch etwas länger warten können. Wir meldeten uns bei Doktor Taussig und teilten ihr mit, daß wir uns anders entschieden hätten. Sie meinte, sie könne unsere Gefühle verstehen, aber vielleicht sei es doch richtig, Doktor Blalock kennenzulernen, bevor wir unwiderruflich ›Nein‹ sagten. Nun, so stellte sie uns Doktor Blalock vor. Und da fanden wir einen so gütigen und verständnisvollen Mann, daß wir alle Angst vergaßen . . .
Er gab uns einige Pillen und sagte, wir sollten erst einmal gründlich ausschlafen und am nächsten Morgen um acht Uhr im Hospital sein. So geschah es auch. Aber als wir in der Frühe eintrafen, war die Operation schon im Gange.«

Bevor Blalock am Morgen des 10. Februar mit seiner dritten Operation begann, hatte er sich entschlossen, den Eingriff dieses Mal auf der rechten Seite durchzuführen und die dortigen chirurgischen Möglichkeiten zu erforschen. Nach der guten Erfahrung, die er bei Barbara Rosenthal gemacht hatte, war er außerdem entschlossen, abermals die Innominata mit der Lungenarterie zu verbinden.

Für einen Augenblick drang so etwas wie menschliche Rührung in die kühle chirurgische Welt, als Dr. Harmel dem kleinen Jungen auf dem Tisch eine vorbereitende Injektion gab. Bevor Marvin seine Augen schloß, flüsterte er: »Meine Mama bekommt ein Baby.«

Die Operation begann wie eine Routinearbeit. Aber sehr schnell zeigte sich, daß es auf der rechten Seite schwieriger war, die Lungenarterie freizulegen, als auf der linken. Die Zeit, die dazu nötig war, schien endlos zu sein. Später verlief alles glatt bis zur Abklemmung der Lungenarterie. Es kam zu einer Blutung. Danach ging es ohne Störung weiter bis zu der Nahtverbindung zwischen Innominata und Lungenarterie. Als sie beendet war und Blalock die Klemmen öffnete, spritzte Blut durch die Naht. Bevor es Blalock gelang, die Arterie von neuem abzuklemmen, hatte Marvin bereits einen halben Liter Blut verloren und verfiel in einen Schock. In aller Eile wurden Blutplasma und Traubenzuckerlösung infundiert, während Blalock das Leck durch eine zweite Naht verschloß. Nach nervenzerreißenden Augenblicken wurde Marvins Blutdruck wieder meßbar, und Blalock verschloß nach insgesamt drei Stunden Operationszeit die Brust.

Trotz des Schocks erwachte Marvin zwanzig Minuten nach der Blutung erstaunlich frisch aus der Narkose. Er bewegte auf Kommando Arme und Beine und fragte mit deutlicher Stimme: »Kann ich jetzt aufstehen?« Es war, als hätte er sich in seinem kindlichen Unterbewußtsein vorgestellt, daß er nach der Operation sofort gesund sein werde. Er schlief noch einmal ein, während man ihn in ein Kinderzimmer brachte und die Bahre an Lewis Mason vorüberrollte, der Stunde um Stunde auf dem Gang ausgeharrt hatte. In dem Augenblick, in dem ein Arzt die Tür des Zimmers vor Lewis' Augen schließen wollte, erwachte Marvin zum zweiten Mal.

Lewis M. Mason in seiner Erinnerung:
»In diesem Augenblick sah er mich und rief: ›Daddy, gib mir ein bißchen Wasser.‹ Ich war so glücklich, daß ich mich nicht rühren konnte, denn im gleichen Augenblick sah ich: Er hatte eine rosige Farbe. Seine Lippen ... waren nicht mehr blau ...«
Die Wandlung, die sich an Marvin Mason vollzog, war tatsächlich dramatisch. Am vierten Tag nach der Operation wurde das Sauerstoffzelt entfernt. Die Sauerstoffsättigung seines Blutes, die vor der Operation 23,4 Prozent betragen hatte, schnellte schon neun Tage später auf rund 80 Prozent empor. Die einzige Komplikation bestand in einem leichten Fieber – ein Grund für Blalock und Helen Taussig, Marvin im Bett bleiben zu lassen. Aber vom fünften Tag an verlangte er immer heftiger danach, aufzustehen.

Lewis M. Mason in seiner Erinnerung:
»Er fühlte sich so gesund, daß er einfach nicht aufhörte, zu betteln ... An einem Tag im März, sagte Marvin, als Doktor Taussig kam: ›Sie haben mir versprochen, daß ich heute aufstehen darf ...‹ Doktor Taussig sagte: ›Willst du nicht wenigstens warten, bis Doktor Blalock kommt und zusieht, wie du laufen kannst ...?‹ Aber Marvin meinte: ›Warum darf ich nicht vorher aufstehen, dann wissen Sie, was er zu sehen bekommt.‹ Da gab sie nach. Er stand auf und ging umher. Und von da an konnten sie ihn nicht mehr im Bett festhalten ...«

Um die gleiche Zeit verschwanden die Fieberschübe, so wie sie gekommen waren. Am 20. März, nach achtunddreißig Tagen, hatte sich Marvin so weit erholt, daß Blalock und Helen Taussig ihn nach Hause entließen.

Lewis M. Mason in seiner Erinnerung:
»Als wir ihn abholten, war er für Doktor Blalock und Doktor Taussig fast so etwas wie ein Sohn oder ein Enkel. Er war so eine Art Symbol für den Erfolg ihrer Operation. Wir mußten versprechen, mit Marvin von jetzt an jedes Jahr zur Nachuntersuchung zu kommen. Trotzdem konnte ich es nicht übers Herz bringen, Ruth

und den Jungen in Baltimore zu lassen, und so beschlossen wir, ein Auto zu kaufen und alle zusammen nach Kalifornien zu fahren. Unterwegs wollten wir meine Eltern in Atlanta besuchen und ihnen zeigen, daß Marvin gesund geworden war. Als wir Doktor Blalock davon erzählten, wußten wir nicht, daß auch er aus Georgia stammte und da seine Mutter in Jonesboro, nur wenige Meilen von Atlanta entfernt, lebte. So bat er uns, seine Mutter zu besuchen und ihr Marvin zu zeigen, weil er der größte Erfolg seiner neuen Operation war. Es war sein Abschiedswunsch, und wir waren glücklich darüber, daß wir ihn erfüllen konnten. Wir kauften das Auto und packten unsere Sachen auf den Hintersitz, damit Marvin ein Bett hatte. Dann fuhren wir nach Atlanta und nach Jonesboro. An der Main Street fanden wir das weiße Haus von Mrs. Blalock. Wir priesen Doktor Blalock wie einen Gott und waren ein bißchen enttäuscht, als seine Mutter sagte: Ja, ›Al‹ habe jetzt wohl etwas Großes gemacht. Aber ihre anderen Kinder seien auch ganz gut ... Dann fuhren wir acht Tage weiter bis nach Kalifornien. Es war unsere glücklichste Zeit. Marvin ging jetzt in jedes Restaurant mit, wie ein normaler Junge. Schließlich kamen wir in Long Beach an und – nun, dann hielten wir uns an das Versprechen, das Ruth Marvin gegeben hatte ... Wir hatten vom ersten Augenblick keine Zweifel, daß es ein Mädchen werden würde, so wie Marvin es haben wollte. Wir wußten auch schon den Namen: Jacalyn. 1946 kam sie zur Welt. Die Schwestern vom ›St. Mary‹ in Long Beach sagten, sie sei hübsch wie ein Lied. Und so nannten wir sie nicht nur Jacalyn, sondern auch Melody.«

»Baltimore Sun«, 12. Mai 1945:
»Hopkins-Ärzte retten zum ersten Mal Blue Babys durch neue Operation«

»New York Sun«, 20. Dezember 1945:
»Ihr Genie gab Blauen Babys eine Chance«

»New York Herald Tribune«, 15. Februar 1946:
»Wie zwei Ärzte Blauen Babys ein neues Leben schenken«

Aus dem Manuskript eines Interviews zum sechsten Jahrestag der ersten drei Blue Baby-Operationen – geführt mit dem britischen Kardiologen Dr. T. M. (20. Februar 1951):
Interviewer: »Im November 1944 und Februar 1945, vor rund sechs Jahren, operierte Professor Alfred Blalock in Baltimore zum

ersten Male drei Blaue Babys. Seine Operationsmethode wurde – trotz des Zweiten Weltkrieges – im Laufe weniger Monate zur größten medizinischen Sensation der Jahre 1945 bis 1947. Wie erklären Sie das?«

T. M.: »Blalocks Bericht über seine Operation erschien erst am 19. Mai 1945 im ›Journal of the American Medical Association‹. Die Kämpfe in Europa waren zu dieser Zeit gerade zu Ende. Aber wenn der Krieg überhaupt für die ungeheure Wirkung der Operation eine Rolle spielte, dann höchstens insofern, als er die richtige psychologische Stimmung dafür schuf. Es gab so etwas wie einen inneren Umschwung vom Übermaß des Sterbens zum Heilenwollen. Wahrscheinlich warteten Millionen unbewußt auf Nachrichten, wie sie nun aus Baltimore kamen. Aber das trifft nicht den simplen Kern der Sache. Es war einfach so, daß es Blalock als erstem gelang, eine bis dahin unheilbare Herzkrankheit chirurgisch zu behandeln oder – wie die breiten Massen sogar glaubten – zu heilen. Da es sich außerdem um Kinder handelte, wurde eine besonders empfängliche Seite der menschlichen Gefühlswelt angesprochen.«

Interviewer: »Sie waren einer der Zeugen des weltweiten ›rush‹, den die Operation hervorrief.«

T. M.: »Nun, er überraschte Helen Taussig, Blalock und vor allem das ›Johns Hopkins Hospital‹, das sich bis dahin stets von jeder Publicity ferngehalten hatte. Zuerst war es ein ›amerikanischer rush‹. Aber sobald die internationalen Verkehrsverhältnisse besser wurden, gab es kein Land der Erde, aus dem nicht wenigstens einige Ärzte nach Baltimore kamen. Die Galerie des Operationssaales war vollgestopft, sobald Blalock eine seiner weiteren Operationen durchführte. Als er damit begann, seine Gefäßnähte mit einem neuartigen ›Gel‹-Schaum zu besprühen, sah man Dutzende von Franzosen, Engländern, Türken, Schweden, Australiern und Chinesen, die das Hospital mit einer Packung ›Gel‹-Schaum und Blalocks oder Helen Taussigs Veröffentlichungen unter dem Arm verließen. Aber noch viel turbulenter war der Ansturm der Patienten und Presse. Aus allen Himmelsrichtungen reisten Eltern mit ihren herzkranken Kindern nach Baltimore. Völlig mittellose Mütter trafen nach wochenlangen Busfahrten, ohne Geld und Obdach, vor dem Eingang des ›Johns Hopkins Hospital‹ ein. Viele Kinder waren gar nicht für die Operation geeignet, weil es sich nicht um Blaue Babys, sondern um Patienten mit einfachen Aorten-, Pulmonal- oder Mitralklappen-Fehlern handelte. Gleichzeitig übertraf der Ansturm der Journalisten alles, was man jemals in Baltimore erlebt hatte. Es wurde Mode, Kinder aus aller Welt auf Kosten örtlicher Zeitungen

zu Blalock zu schicken, um Berichte über eine Operation veröffentlichen zu können. In diesem beispiellosen Spektakel ging die Tatsache unter, daß Blalocks erste kleine Patientin Ende Juli 1945 nach einigen Monaten scheinbarer Besserung erneut ins ›Johns Hopkins Hospital‹ gebracht werden mußte, weil sie wieder an schweren Anfällen von Blausucht litt und kurz darauf starb.«
Interviewer: »Sie meinen Eileen Saxon?«
T. M.: »Ja. Ich glaube mich zu erinnern, daß einige Zeitungen sich am Anfang mit dem Kind beschäftigten und rührende Storys veröffentlichten. Man beschrieb jede Gewichtszunahme, oder man erzählte, wie Eileen mit ihrem Hund Chin-Chin auf der Treppe ihres Elternhauses saß und auf ihren Vater wartete, der damals wohl Soldat war und im Urlaub heimkam. Aber als das Kind wieder zu Blalock gebracht wurde und starb, las man bald nichts mehr, weil ein Mißerfolg nicht in die hektische journalistische Triumph-Atmosphäre paßte. Medizinisch gesehen bewahrheitete sich, was Blalock schon bei der Operation befürchtet hatte: Die linke Schlüsselbein-Arterie des Kindes war zu dünn, und am 1. August operierte Blalock ein zweites Mal, diesmal rechts, weil er hoffte, dort eine stärkere Arterie vorzufinden. Aber die Gefäßverhältnisse auf der rechten Seite waren die gleichen wie links – das Kind starb fünf Tage später.* Blalock erkannte, daß man die Kinder erst von einem gewissen Alter an operieren sollte, um gut ausgebildete Gefäße vorzufinden. Doch damit berühren wir Probleme, die zu weit führen.«
Interviewer: »Gut. Kehren wir also zu den internationalen Auswirkungen zurück.«
T. M.: »Im ersten Jahr, 1945, blieb Blalock der einzige, der sich an die Operation wagte. Er operierte in diesem Jahr zweihundertsiebenundvierzig Kinder. Dreiundzwanzig Prozent, also ungefähr sechzig, starben dabei. Die Zahl der Todesfälle erscheint heute, wo die Todesquote nur noch fünf Prozent beträgt, erschreckend. Hinzu kamen viele Fälle, in denen sich nach der Operation keine Besserung einstellte. Aber da alle Kinder Todeskandidaten waren, blieb die Rettung von etwa zwei Dritteln eine aufsehenerregende Leistung. 1946 begannen Chirurgen außerhalb Amerikas mit den ersten Operationen. Aber 1947 erlebten Blalock und Taussig (die sich im übrigen wegen ihres unterschiedlichen Charakters nicht besonders gut verstanden) einen wahren Triumphzug, als sie nach London, Stock-

* Francis und Dorothy Saxon bekamen nach Eileens Tod noch zwei gesunde Kinder: Patricia Adette, geboren am 25. 2. 1947, und Francis jr., geboren am 28. 7. 1952.

holm und Paris reisten, um die Operation in Europa einzuführen. Im ›Guy's Hospital‹ in London operierte Blalock zehn Blaue Babys ohne einen einzigen Todesfall. Bei einem Vortrag im Saal der British Medical Association, bei dem er im verdunkelten Raum Lichtbilder vorführte, kam es zu einem Schauspiel, das einer Public Relations-Firma alle Ehre gemacht hätte: Ein Scheinwerfer beleuchtete plötzlich unter tosendem Beifall eine Krankenschwester, die ein blondhaariges Mädchen mit rosig gesundem Gesicht auf dem Schoß hielt. Blalock hatte das Kind eine Woche vorher erfolgreich operiert. Später kehrten er und Helen Taussig, wiederum im Triumph, nach Baltimore zurück.«

Interviewer: »Nun bitte zur Gegenwart. Wie steht es heute, nach sechs Jahren, um die medizinische Beurteilung der Operation? Bedeutet sie eine dauerhafte Lebensrettung und gibt sie den Patienten die Lebenserwartung normaler Menschen?«

T. M.: »Sie kann zu keiner normalen Lebenserwartung führen, weil sie ja die eigentlichen Herzfehler bestehen läßt. Sie fügt sogar, um die Sauerstoffversorgung zu verbessern, noch eine neue Anomalie hinzu, nämlich die künstliche Verbindung zwischen zwei Arterien. Wohl aber bedeutet die Operation die Wiederherstellung eines fast normalen Lebens und eine beträchtliche Verlängerung der Lebenserwartung für Kinder, die bisher in günstigen Fällen ein Durchschnittsalter von fünfzehn Jahren erreichten. Wie groß diese Verlängerung der Lebenserwartung ist, vermögen wir heute noch nicht zu sagen. Das kann nur die Beobachtung des weiteren Lebens der ersten Patienten lehren. Vor allen Dingen aber spielt, was die Dauer des Überlebens anbetrifft, seit zwei Jahren etwa eine völlig neue medizinische Entwicklung mit neuen Ausblicken eine Rolle.«

Interviewer: »Was meinen Sie damit?«

T. M.: »Ich meine eine revolutionäre Entwicklung der Herzchirurgie allgemein, für die Blalock den Anstoß gegeben hat, die aber auch noch auf andere Ursachen zurückgeht.«

Interviewer: »Bitte erklären Sie das.«

T. M.: »Aus dem Krieg ist eine neue Chirurgengeneration nach Hause gekommen, die das Herz nicht mehr mit dem ängstlichen Respekt betrachtet, der für die vorangegangene Generation – Blalock eingeschlossen – noch Gesetz war. Ein Mann wie der junge amerikanische Chirurg Dwight Harken, der seit seiner Entlassung vom Militär in Boston arbeitet, hat während seines Kriegsdienstes einhundertvierunddreißig Geschosse oder Geschoßteile aus den Herzen von Verwundeten entfernt, davon dreizehn direkt aus den schlagenden Herzkammern. Er hat gelernt, daß das Herz viel widerstandsfähiger ist, als man früher annahm. Seine Erfahrungen werden von vielen Altersgenossen geteilt. Sie erweckten Erinnerungen an einige vergessene Chirurgen, die schon vor Jahrzehnten einzelne Versuche unternahmen, Klappenfehler des Herzens zu korrigieren. Der Pariser Chirurg Tuffier versuchte es 1912, der Engländer Souttar 1925, der Amerikaner Cutler etwa um die gleiche Zeit. Alle hatten sie zunächst bestimmte Klappenfehler vor Augen, die sogenannten Stenosen, bei denen es nach rheumatischen Erkrankungen zu Verwachsungen und Behinderungen des Blutdurchflusses gekommen war. Sie öffneten die Brusthöhle und machten einen kleinen Einschnitt in die Herzwand. Dann schoben sie schnell einen Finger durch die entstehende Öffnung. Der Finger wirkte wie ein Kork, der das Austreten von Blut verhinderte. Innerhalb des schlagenden Herzens und inmitten des wirbelnden Blutes tastete sich ihr Finger bis zu der schadhaften Klappe vor. Dann schoben sie dicht am Finger entlang ein Messer ins Herz hinein und versuchten die Verwachsungen zu durchtrennen und die Herzklappen weiter zu öffnen.«

Interviewer: »Mit Erfolg?«

T. M.: »Teilweise. Souttar operierte 1925 ein zehnjähriges Mädchen, Lily Hime, im Londoner Eastend. Es litt an einer Mitralklappen-Stenose und lag im Sterben. Eine Blutung hinderte Souttar, sein Messer einzuführen. Aber er entdeckte, daß es genügte, die Verwachsungen der Klappe mit dem bloßen Finger aufzusprengen. Die Kranke lebte nach der Operation immerhin noch sieben Jahre. Aber die allgemeine medizinische Angst vor jedem Eingriff im Herzen war so groß, daß Souttars Versuch abgelehnt und vergessen wurde, bis sich in den letzten Jahren der erwähnte Wandel in den Anschauungen über die Widerstandsfähigkeit des Herzens ankündigte.
Vor etwa drei Jahren, Anfang 1948, hat der Engländer Russell Brock am ›Guy's Hospital‹ bei einer Anzahl von Patienten ein besonders konstruiertes Schneide-Instrument durch die rechte Herzkammer hindurch bis in die vernarbte Pulmonalklappe herangeschoben und versucht, die Vernarbung zu sprengen. Seine ersten Patienten gingen an der Operation zugrunde. Aber dann hatte er drei Erfolge – die Operierten leben heute noch. Im gleichen Jahr haben zwei amerikanische Chirurgen, Horace Smithy in Charleston und Charles Bailey in Philadelphia, auf ähnliche Weise an der Mitralklappe operiert. Smithy gelang es viermal, eine Vernarbung zu beseitigen, bevor er selbst an einem Fehler der Aorten-Herzklappe, für die es auch jetzt noch keine Operationsmethode gibt, starb. Bailey erweiterte nach drei Mißerfolgen, bei denen seine Patienten

während oder nach der Operation zugrunde gingen, am 10. Juni 1948 die verengte Mitralklappe einer vierundzwanzigjährigen Frau. Seine Patientin, eine gewisse Claire Ward, war schon kurze Zeit nach der Operation in der Lage, Bailey als lebender Beweis seines Erfolgs zum 14. Jahreskongreß der Thorax-Chirurgen in Chicago zu begleiten. Bailey hat mittlerweile auch Versuche unternommen, Löcher in der Scheidewand der Herzkammern, die ja auch bei den Blauen Babys eine verhängnisvolle Rolle spielen, zu verschließen, indem er von außen einen Teil der Vorhofwände einstülpte und auf die Löcher aufnähte.«

Interviewer: »Was wollen Sie mit diesen Ausführungen sagen? Möchten Sie zum Ausdruck bringen, daß eine Herzchirurgie im Entstehen ist, die in einiger Zeit die Blue Baby-Operation ablösen könnte, weil sie die zugrunde liegenden Herzfehler der Kinder direkt beseitigt?«

T. M.: »Mit Einschränkungen: Ja. Was bei dieser neuen Herzchirurgie bis jetzt unternommen wird, sind ›blinde Operationen‹ im geschlossenen, schlagenden Herzen. Ihre Möglichkeiten sind beschränkt. Bei den großen Herzkammern wird es niemals möglich sein, Löcher in den Scheidewänden auf diese Weise wirklich erfolgreich zu verschließen. Dazu müßte man das Herz öffnen und direkt an der Scheidewand operieren können. Auch die Klappenoperationen von Brock oder Bailey können nur dort erfolgreich sein, wo eine Vernarbung und Verengung der Klappen vorliegt. Bei zahlreichen Klappenfehlern findet man aber das Gegenteil: Teile der Klappen sind zerstört, und die Klappen sind deswegen nicht zu eng, sondern zu weit und schließen nicht mehr. Hier besteht kaum eine Aussicht, von außen her blinde Reparaturen durchzuführen oder (was man sich vorstellen könnte) Klappenteile durch Plastiken zu ersetzen. Auch zu diesem Zweck müßte man das Herz öffnen und ungehindert durch Herzschlag und Blutstrom arbeiten können. Aber solche Möglichkeiten sind für den aufmerksamen Beobachter schon in Sicht. Die Idee, eine Pumpe zu bauen, welche die Arbeit des Herzens für die Dauer einer Operation übernimmt, wird bereits seit längerer Zeit diskutiert, und in Philadelphia sind Versuche im Gange. Falls eine solche Pumpe Wirklichkeit würde, könnte man daran denken, das Herz aus dem Kreislauf auszuschalten, zu öffnen und die Mißbildungen der Blauen Babys zu beseitigen.«

Interviewer: »Sind das nicht Träume, die sich vielleicht nie erfüllen werden?«

T. M.: »Nein. Ich halte sie für erfüllbar. Und in ihnen liegt die letzte Antwort auf Ihre Frage, welche neue Lebenserwartungen

Blaue Babys durch Blalocks Operation erhalten. Es ist durchaus vernünftig, anzunehmen, daß ihre Lebenserwartung anstelle von zehn bis fünfzehn Jahren wie früher heute und nach einer Operation fünfundzwanzig Jahre beträgt. Diese Erwartung könnte vielleicht ausreichen, daß sie noch die Zeit erleben, in der es möglich sein wird, ihre Herzfehler direkt zu beseitigen. Blalock hätte dann ein Werk vollbracht, das mehr bedeutete als nur ein Aufschieben des Todes – nämlich eine Brücke zu wirklichem Leben. Die endgültige Antwort aber kann uns nur das weitere Schicksal seiner Patienten erteilen ...«

Marvin

In der Hamilton High School zwischen den monströsen Wilshire und Santa Monica Boulevards in Los Angeles kannte man Marvin Mason im Jahre 1952 als einen überschlanken, lebhaften Jungen mit einem Schopf dunkler Haare. Lewis Mason hatte seinen Weg als Kaufmann gemacht, und er oder Ruth fuhren regelmäßig mit Marvin zu Helen Taussig nach Baltimore, um ihn von ihr untersuchen zu lassen. Jahr für Jahr kamen sie optimistischer nach Hause. Marvin wurde zwar gelegentlich noch kurzatmig, aber er bewältigte drei Stockwerke, ohne haltmachen zu müssen. Er war von dem Willen erfüllt, zu beweisen, daß er nicht anders war als alle übrigen Schüler der Hamilton High. Eine besondere Enttäuschung war es für ihn, daß er auf Helen Taussigs Anweisung vom Schulsport ausgeschlossen war; um so mehr trainierte er insgeheim im Swimmingpool eines Freundes. Ruth bekam einen heftigen Schreck, als sie eines Tages sah, wie lange er unter Wasser schwamm. Aber seine Schwimmkünste erfüllten ihn genauso mit wildem Stolz wie seine Arbeit als Trommler des Schulorchesters und einer privaten Band. Heftig protestierte er dagegen, wenn Freunde seine Instrumente tragen wollten, weil er ihnen so klein und zierlich vorkam. 1954 erhielt er ein Stipendium für das Pacific College of Music – sein weiterer Weg schien hell und freundlich.

Zu dieser Zeit – am 23. April 1955 – trat er beim Spiel mit bloßen Füßen auf einen Holzsplitter, der sich tief in sein Fleisch bohrte. Ein Arzt entfernte das Holz, und der Vorfall war fast vergessen, als Marvin am 17. Mai plötzlich mit Fieber nach Hause kam. Weil er erzählte, er habe bei einem Schulausflug aus einer Quelle getrunken, dachten mehrere Ärzte an eine Darminfektion. Die Fieberanfälle kehrten aber in regelmäßigen Abständen wieder, und als Marvins Hände, Füße und Lippen sich wieder blau färbten, wurden seine Eltern so ängstlich, daß sie am 6. Juni mit ihm nach Baltimore flogen. Die Douglas-Maschine, mit der sie reisten, brauchte fast zehn Stunden; Marvin war sterbenskrank, als sie im »Harriet Lane« eintrafen.

Helen Taussig konnte ihr Erschrecken nicht verbergen. Das Fieber war sehr hoch; eine bakteriologische Untersuchung zeigte, daß Marvins Blut mit Streptokokken-Keimen überschwemmt war. Es stellte sich heraus, daß im April nur ein Teil des Splitters entfernt worden war. Der Rest hatte eine Sepsis verursacht, und Helen Taussig wußte nur zu gut, wie leicht eine solche Blutvergiftung auf das Herz und seine Klappen übergriff. Mit Sicherheit entwickelte sich bereits eine Entzündung der Innenhaut des Herzens, eine Endokarditis. Ihre einzige Hoffnung bestand in einer Stoßbehandlung mit den größtmöglichen Dosen von Penicillin. Vielleicht hielt sie die Entwicklung zum Schlimmen auf. Lewis und Ruth Mason fanden mehrere Tage keinen Schlaf. Sie fühlten sich in die Jahre zurückversetzt, in denen sie abwechselnd gewacht hatten, damit Marvin niemals allein war.

Am dritten Tag fiel zwar die Temperatur. Aber Helen Taussig fürchtete, die akute Infektion könnte sich in eine chronische verwandeln, und sie entschloß sich, Marvin noch mehrere Wochen lang zu beobachten und mit Penicillin weiterzubehandeln. Die Penicillin-Injektionen wurden für Marvin zu einer Qual, weil sich an seinem Körper bald kein Muskel mehr fand, der durch die Spritzen nicht schon verletzt war. Ohne örtliche Betäubung mit Novocain wurden die Injektionen unmöglich. Lewis Mason mußte nach Los Angeles zurückfliegen, während Ruth bei Marvin blieb, bis er sich langsam erholte.

Erst Ende Juli, nach sechs Wochen, war er so weit wiederhergestellt, daß Helen Taussig die Rückkehr nach Kalifornien erlaubte. Als Lewis Ruth und den Jungen abholte, verschwieg sie ihm aber nicht, daß neue Schübe der Endokarditis auftreten könnten und Marvin daher ständig Penicillin-Kapseln einnehmen müsse. Sie schlug ferner vor, Marvin häufiger zur Beobachtung nach Baltimore zu schicken, und setzte als nächsten Termin den 5. November fest.

Lewis und Ruth flogen in bedrückter Stimmung nach Hause. Marvin hatte sich verändert. Irgend etwas an seinem Optimismus und seiner Willenskraft war gebrochen. Er legte im folgenden Jahr zwar die Abschlußprüfung an der Hamilton High School ab und spielte auch weiter in den Kapellen. Aber er mühte sich nicht mehr, zu verbergen, daß er nur im Sitzen imstande war, seine Trommelwirbel zu Ende zu bringen, oder daß seine Lippen immer blauer wurden und seine Finger die Form der Trommelschlegel annahmen, mit denen er arbeitete. Er besuchte nicht das College of Music, sondern blieb zu Hause – in dem Gefühl der Ohnmacht, mit achtzehn Jahren ein Kranker ohne Hoffnung zu sein. In dieser Stimmung las er 1956 einen Artikel über Herzkrankheiten und erfuhr dabei, welche Fehler in seinem eigenen Herzen auch nach der Operation durch Dr. Blalock zurückgeblieben waren. Das vertiefte seine Depression, erweckte erstmals aber auch den Wunsch, medizinische Berichte zu lesen und zu erfahren, warum er wirklich so krank war und weshalb sich nichts dagegen unternehmen ließ.

So kam es, daß er im Sommer 1957 einen Zeitungsbericht fand, in dem erzählt wurde, man habe in England und Amerika begonnen, auf geradezu unglaubliche Weise Herzen zu öffnen und Herzfehler an Ort und Stelle zu operieren. Ähnliche Berichte fand er in »Time«, in »Reader's Digest« und anderen Zeitschriften. Sie waren so verständlich geschrieben, daß Marvin ihnen ohne Mühe folgen konnte. Gegen Ende des Jahres las er die Geschichte eines achtzehnjährigen Mädchens, Cecilia Bavolek, aus der Gegend von Philadelphia, das seit seiner Geburt jene unnatürliche Öffnung in der Herzscheidewand hatte, wie sie – zusammen mit weiteren Fehlern – zu den Mißbildungen auch der Blue Baby-Herzen gehörte. Im April 1953 hatte der Hausarzt der Bavoleks, Dr. Stanley Rienkiewics, das Mädchen zu Dr. John H. Gibbon, einem Chirurgen am Jefferson Medical College in Philadelphia, geschickt, weil ihm bekannt war, daß Gibbon seit zwanzig Jahren an einer Pumpenmaschine arbeitete, welche die Funktion des Herzens übernehmen sollte. Gibbon beabsichtigte, mit dieser Maschine das Herz seiner Patienten für einige Zeit stillzulegen, um in Ruhe daran operieren zu können. Seine Idee schien so abenteuerlich, daß er als Sonderling galt; dennoch hatte er niemals aufgehört, an seiner Maschine zu arbeiten, und dabei Katzen als Versuchstiere benutzt. Ihm war, so stellte es der Autor des Berichtes dar, sehr früh klargeworden, daß die Maschine nicht nur die Arbeit des Herzens, sondern auch die Funktion der Lunge übernehmen mußte. Gelang dies nicht, hätte er zwei Pumpen bauen müssen, deren eine das Blut durch den Körper trieb, während die andere das zurückströmende Blut durch die Lunge zu pressen hatte. Es wäre ein schwieriges Unterfangen gewesen, diese beiden Pumpen an die verschiedenen Arterien und Venen anzuschließen, die das Herz mit Körper und Lunge verbanden. So konstruierte Gibbon einen Apparat, den er Herz-Lungen-Maschine nannte. Er steckte bei seinen Tieren Katheterröhrchen in die beiden großen Venen, die das Blut aus dem Körper zum Herzen zurücktransportierten; durch eine Schlauchleitung verband er sie mit seiner Maschine und leitete so das Blut ab. Sobald letzteres in die Maschine hineinfloß, wurde es über Metallflächen geleitet, die unter einem ständigen Sauerstoffstrom lagen. Dabei reicherte sich das Blut mit dem Sauerstoff an, den es normalerweise beim Kreislauf durch die Lunge aufnahm. Anschließend wurde es mit Hilfe einer Pumpe in den Körper des Versuchstiers zurückgeleitet. Zu diesem Zweck war die Maschine durch eine zweite Rohrleitung mit einem Katheter verbunden, der entweder in einer Arterie am Oberschenkel oder in einer Schlüsselbein-Arterie des Tieres steckte. Auf diesem Wege gelangte das sauerstoffhaltige Blut direkt in das Arterien-System und damit in alle Körperteile. Weil es dabei auch die Aorta, das Verbindungsstück zwischen dem Herzen und dem Arterien-System, passierte, und so in das Herz hätte fließen können, klemmte Dr. Gibbon die Aorta dicht am Herzen ab. Das Blut gelangte, nachdem es durch die Tierkörper geflossen war und seinen Sauerstoff abgeladen hatte, wieder in die beiden großen Venenzuführungen zum Herzen. Dort wurde es erneut abgefangen, wieder durch die Maschine geleitet, mit Sauerstoff beladen und in die Tiere zurückgeleitet. Obwohl das Herz während dieser Zeit fast blutleer war, schlug es langsam weiter; wenn Dr. Gibbon die Klemmen öffnete und den normalen Kreislauf wiederherstellte, begann es erneut kräftig zu arbeiten.

Dr. Gibbon war seit 1951 überzeugt, daß seine Maschine funktionierte und seine Tiere am Leben erhielt, während er deren schlagendes Herz öffnete, darin Versuchsoperationen vornahm und es nachher wieder zunähte. Bei fast allen Ärzten in Philadelphia war er auf Ablehnung gestoßen, und diese Ablehnung hatte sich noch verschärft, als er die Maschine 1952 bei einer Operation an einem Kind anwandte, von dem er annahm, daß es an einer Öffnung in der Herzscheidewand leide. Es war ihm auch gelungen, das Herz zu öffnen, aber das Loch hatte er nicht gefunden – weil es nicht vorhanden war. Er hatte sich geirrt, und das Baby starb.

Entweder war die Nachricht von dieser Katastrophe nicht zu Dr. Rienkiewics gedrungen, oder Dr. Rienkiewics hielt trotzdem an seinem Vertrauen fest, das er in Gibbon setzte. Auf jeden Fall schickte er Cecilia Bavolek ein Jahr später nach Philadelphia und überzeugte ihre Eltern, daß sie Gibbon die Erlaubnis zur Wiederholung seines Experimentes geben mußten. Tatsächlich hatte Gibbon dieses Mal Erfolg. Sobald die Maschine lief, öffnete er das Herz und vernähte die Öffnung in der Scheidewand. Der Artikel schloß mit einer

begeisterten Beschreibung des neuen gesunden Lebens, das für Cecilia nach der Operation begonnen hatte.
Als Marvin seinen Eltern zum ersten Mal von seiner Lektüre berichtete, erschraken sie. Sie spürten, daß er alles, was er las, auf sich bezog und darauf hoffte, genauso geheilt zu werden wie Pamela Schmidt oder Cecilia Bavolek. Sie verfügten nicht mehr über die naive Kraft des Vertrauens, die ihnen über so viele Jahre hinweggeholfen hatte. Der Schicksalsschlag vom Frühjahr 1955 hatte sie zu tief getroffen. Sie lasen in Marvins Artikeln nicht nur die Geschichte der Erfolge, sondern auch der Experimente an Menschen. Vor zwölf Jahren hatten sie sich selbst für ein solches Experiment entschieden. Aber sie waren eben nicht mehr die gleichen, die sie zu jener Zeit gewesen waren, und sie sagten sich, daß Marvin zwar kränkelte, sich aber doch nicht unmittelbar in tödlicher Gefahr befand wie damals. Alles, worüber die Artikel berichteten, schien ihnen drohend und voller Gefahren.
Marvin las mehr und mehr, und schließlich erfuhr er aus Berichten der »Time«, daß auch ein Dr. Walton Lillehei in Minneapolis sich 1955 entschlossen hatte, doch dem Beispiel von Dr. Gibbon zu folgen und ebenfalls mit einer Maschine zu arbeiten. Seine Herz-Lungen-Maschine unterschied sich von Gibbons Apparat dadurch, daß sie das Blut nicht über Platten leitete, sondern durch ein Rohr laufen ließ, in das Sauerstoff-Bläschen hineingepreßt wurden. Das Blut nahm den Sauerstoff auf, und am Ende der Rohrleitung wurden überschüssige Bläschen entfernt. Auf diese Weise ließ sich verhindern, daß sie in den Kreislauf eines Kranken gelangten und eine tödliche Luft-Embolie erzeugten. Seit 1955 hatte Dr. Lillehei zahlreiche Herzen geöffnet und Schäden an der Herzscheidewand operiert. Er hatte auch Versuche unternommen, undichte Klappen zu verengen oder durch kleine Plastikstückchen zu verstärken und Verengungen des Eingangs zur Lungenarterie, wie an Marvins Herz, zu erweitern. Stücke der Herzwand, die er dabei wegschnitt, versuchte er durch das Plastikmaterial Teflon zu ersetzen. »Time«, »Newsweek«, »Scientific American« oder »Reader's Digest« schilderten schließlich, daß auch andere amerikanische und englische Chirurgen Dr. Lilleheis Beispiel folgten, Herz-Lungen-Maschinen benutzten und an offenen Herzen operierten. Und Marvins Hoffnungen wuchsen, je weiter das Jahr 1958 fortschritt.
Während der nächsten Reise nach Baltimore erkundigte er sich, ob Dr. Blalock ihn nicht mit einer Herz-Lungen-Maschine operieren könne. Aber er erhielt die Auskunft, daß Blalock nicht am offenen Herzen operiere und auch nicht die Absicht habe, es jemals zu tun.

Er fühle sich nicht mehr jung genug, sich mit so unerprobten Neuerungen zu beschäftigen. Marvin empfand bittere Enttäuschung. Doch als er weiterdrängte, erfuhr er, daß ein früherer Mitarbeiter Blalocks, Dr. Jerome Harold Kay, nach Los Angeles verzogen sei, im dortigen »St. Vincent's Hospital« operiere und bereits einige Eingriffe mit der Herz-Lungen-Maschine unternommen habe. Marvin war nun zwanzig Jahre alt; auf dem Rückflug entschloß er sich endgültig, entweder gesund zu werden oder lieber zu sterben. Er begab sich zu Dr. Kay in die West Third Street 2212. Dr. Kay bestätigte ihm, daß er mit einer Herz-Lungen-Maschine arbeite und bereits Scheidewand-Defekte und Stenosen der Pulmonalklappe operiert habe – allerdings erst in wenigen Fällen. Aber als Marvin im Sommer 1958 von Anfällen eines wilden Herzrasens befallen wurde, faßte er den Entschluß, das große Wagnis einzugehen.

Ruth Mason in ihrer Erinnerung:
»Er traf seine eigene Entscheidung ... Er bestand darauf, daß er ein gesundes Leben führen wollte, und es war ganz allein sein Wille. Er unterschrieb das Operationsformular selbst. Ich konnte es nicht unterschreiben. Ich hatte Angst ...«
Die Operation wurde auf den 28. Januar 1959 festgelegt. Am frühen Morgen, um 8.05 Uhr, lag Marvin im »St. Vincent's« auf dem Tisch, und Dr. Kay, Dr. Anderson, Dr. Meihaus und einige andere Ärzte begannen mit dem Eingriff. Es war erst die sechste Operation, die Kay unternahm.
Sie dauerte sechs Stunden bis zum frühen Nachmittag. Kay notierte in seinem Operationsprotokoll: »Die Gründe für die Operation ... sind eine subakute bakterielle Endokarditis, die vor drei Jahren auftrat, und eine auriculäre Tachycardie im letzten Jahr.« An Helen Taussig schrieb er: »Zum Zeitpunkt der Operation war es notwendig, einen ›outflow-patch‹ und einen weiteren ›patch‹ zum Verschluß des Defekts in der Scheidewand einzunähen ... Ich unterband die Arteria innominata dort, wo sie mit der Arteria pulmonalis verbunden war«, und er bemerkte hinzu: »... ich bin der Meinung, daß seine« (Marvins) »Herzmißbildung vollkommen beseitigt worden ist ...«
Mit »patch« meinte Kay Stücke von Teflongewebe, die er benutzt hatte, um das Loch in Marvins Herzscheidewand zu verschließen und den zu engen Abfluß aus der rechten Herzkammer in die Lungenarterie zu erweitern. Sein Satz über die Arteria innominata besagte, daß die Umleitung, die Blalock vierzehn Jahre vorher geschaffen hatte, wieder ausgeschaltet worden war. Im übrigen klan-

gen seine Worte wie ein Bericht über ein gänzlich undramatisches Ereignis. Für Lewis und Ruth Mason sah das gleiche Ereignis anders aus, und es verfolgte sie mit Erinnerungen, die sie niemals mehr vergaßen.

Lewis und Ruth Mason in ihrer Erinnerung:
»... Sie waren mit der Operation fertig, und nur die Brust sollte noch geschlossen werden, als eine Blutung kam. Doktor Kay war schon die Treppe heruntergekommen und sprach mit uns. Er sagte, er gehe für einen Augenblick in den ›Coffee-Shop‹. Da hörten wir den Notruf, und er rannte zurück ... Wir glaubten, Marvin liege im Sterben, und nach einer Weile sagten sie uns, daß es wirklich so war. Wir warteten sechs Stunden vor seinem Zimmer. Sein Körper war ganz schwarz, und viele Ärzte kamen und gingen. Die Schwester Oberin sagte uns, daß sie für Marvin beteten ... Schließlich ging die Krise vorüber ... Aber es kamen neue, die ihn fast das Leben kosteten. An einem Tag wich eine Schwester, die ihren Dienst antrat, zufällig von ihren Gewohnheiten ab. Statt zuerst ihren Mantel abzulegen, ging sie in Marvins Zimmer. Hier drückte sie entsetzt den Alarmknopf. Denn Marvin hatte einen Erstickungsanfall. Dr. Kay hielt ihn nur durch einen Luftröhrenschnitt am Leben ... Zwei Tage später bekam er eine schwere Lungenkomplikation, und sie brauchten eine große Menge Blut, um ihn durchzubringen. Wir wissen nicht, wie er das alles überstanden hat ...«
Marvin selbst glaubte es zu wissen. Er glaubte, daß es sein Wille gewesen war, gesund zu werden. Kays Versicherung, er habe seine Herzfehler beseitigt, klang für ihn wie die Ankündigung eines neuen Lebens – und mit dieser Überzeugung verließ er das »St. Vincent's Hospital«. Er fand eine Stellung als »assistant film editor« bei der Film Fair Company in Studio City. Die Welt des Films nahm ihn auf, und der Glaube an sein neues Leben und an seine Zukunft war so tief, daß er den gleichen Traum zu träumen begann, den fast alle träumten, die in seiner neuen Umwelt arbeiteten, nämlich Schauspieler oder gar Star zu werden. Sein Traum hatte nicht mehr Aussicht auf Erfolg als die Träume von tausend anderen. Aber seit sein neues Leben begonnen hatte, glaubte er an sein Glück.

Aus dem Manuskript eines zweiten Interviews mit dem britischen Kardiologen Dr. T. M. (18. April 1959):
Interviewer: »Seit einigen Monaten mehren sich Meldungen über Blaue Kinder, die vor Jahren durch Dr. Blalock operiert wurden und jetzt mit Hilfe der Herz-Lungen-Maschine in einer zweiten

Operation eine echte Korrektur ihrer Herzfehler erleben. Im Januar dieses Jahres wurde in Los Angeles Marvin Mason, der dritte unter den kleinen Patienten, an denen Blalock 1945 seine Methode erprobte, auf diese Weise operiert und befindet sich bei guter Gesundheit. Wir möchten aus diesem Grunde an unsere Unterredung anknüpfen, die wir mit Ihnen im Jahre 1951 über die Zukunftsaussichten der Blalock-Operation führten. Sie sagten damals die Entwicklung der offenen Herzchirurgie voraus. Unsere heutige Frage lautet: Ist die Blalock-Operation jetzt nach kaum fünfzehn Jahren überholt? Ist der gleiche Marvin Mason, der 1945 ein Musterbeispiel für den Erfolg der Blalock-Prozedur wurde, jetzt Musterbeispiel dafür, daß diese Prozedur einer neuen erfolgreicheren Operationsmethode weichen muß?«

T. M.: »Es ist im Augenblick unmöglich, Ihre Frage eindeutig zu beantworten. Es gibt drei Gründe, die dagegen sprechen.«

Interviewer: »Welche bitte?«

T. M.: »Erstens: Die augenblicklichen Operationen erfolgen in einem so frühen Stadium der Entwicklung, daß man darauf kein Urteil aufbauen kann. Soweit ich über die Operation an Marvin Mason informiert bin – ich sage: soweit –, war sie wie alle neuen Unternehmen voller Risiken und von Komplikationen begleitet, und wir müssen die weitere Entwicklung abwarten. Lassen Sie mich grundsätzlich sagen: Die Herz-Lungen-Maschine und die offene Herzchirurgie sind zwar Wirklichkeit geworden, aber beide stehen noch in den Anfängen. Die meisten Maschinen, die im Augenblick im Gebrauch sind, weisen Mängel auf, die zur Zeit erst behoben werden: a) Die Maschinen lassen sich nur für kurze Zeit, für wenige Stunden verwenden, weil die Berührung des Blutes mit Metall oder Glas zur Schädigung der roten Blutkörperchen führt. – b) Das Herz läßt sich jetzt zwar öffnen. Aber es ist während der Operation noch nicht völlig blutleer. Bekanntlich wird die Muskulatur des Herzens durch eigene sogenannte Koronar-Arterien mit Blut und Sauerstoff versorgt. Diese Arterien zweigen von der Aorta hinter deren Verbindungsstelle mit dem Herzen ab. Wenn man die Aorta beim Einschalten der Herz-Lungen-Maschine abklemmt, bleiben die Abzweigungen der Koronar-Arterien von dieser Abklemmung unberührt. Der Herzmuskel selbst muß ja mit Blut versorgt bleiben. Aber dieses Blut entleert sich, nachdem es den Muskel durchströmt hat, durch eine Vene in das Herz. Doktor Lillehei in Minneapolis versucht, diese störende Blutung dadurch zu beseitigen, daß er in die Herz-Lungen-Maschine eine zweite Pumpe einbaut, die Blut direkt durch die Koronar-Arterien leitet und nachher wieder ansaugt. –

c) Das Herz schlägt nach dem Einschalten der Maschine langsam weiter. Das beeinträchtigt die Sicherheit des operativen Eingriffs. Inzwischen wird nach Methoden gesucht, um das Herz völlig stillzulegen. Sie stützen sich zum Teil auf eine Beobachtung des Engländers Ringer aus dem Jahr 1883. Diese zeigte, daß Tierherzen zu schlagen aufhören, wenn man ihnen Kaliumchlorid zuführt. Ihr Schlag setzt wieder ein, sobald durchströmendes Blut das Kaliumchlorid auswäscht. Aber diese chemische Methode ist nicht ungefährlich, und ich bin sicher, daß sich ein anderes Verfahren durchsetzen wird, das auch auf Walton Lillehei zurückgeht. Lillehei hat vor ungefähr acht Jahren, bevor seine Herz-Lungen-Maschine in Minneapolis entstand, versucht, mit Hilfe einer Unterkühlung seiner Patienten offene Herzchirurgie zu betreiben. Er nutzte den Umstand, daß ein gekühlter Körper und ein gekühltes Gehirn weniger Sauerstoff benötigen und man deshalb die Herztätigkeit für einige Minuten unterbrechen kann. Wenn die Abkühlung 28 Grad unterschritt, verwandelte sich der Herzschlag in ein Herzflimmern, und bei noch tieferen Temperaturen stand das Herz still. Lillehei kühlt jetzt das Blut ab, das die Zusatzpumpe seiner Herz-Lungen-Maschine durch die Koronar-Arterien treibt. Der Herzschlag setzt daraufhin aus. Nach der Operation schickt die Pumpe warmes Blut in den Herzmuskel, und der Herzschlag setzt wieder ein. Geschieht das nicht oder kommt es nur zu einem Herzmuskelflimmern, so gelingt es, einen geregelten Herzschlag durch elektrische Stromstöße in den Muskel herbeizuführen. Man benutzt dazu einen elektrischen ›Defibrillator‹, der auf das Herz aufgesetzt wird. Lassen Sie mich also nochmals zusammenfassen: Für die bestehenden Mängel sind Lösungen da. Aber sie sind noch nicht endgültig und nicht Allgemeingut.«

Interviewer: »Und welches ist der zweite Grund für Ihre Zurückhaltung?«

T. M.: »Er ergibt sich aus dem ersten. Alle Operationen im Herzen, die durch die Herz-Lungen-Maschine möglich werden, sind noch in der Entwicklung. Dazu gehört auch die Reparatur von Defekten der Herzscheidewand und der Verengung des Eingangs zur Lungenarterie, also die Hauptreparaturen im Falle der Blauen Kinder. Die Verwendung von Reparaturmaterial aus Plastik ist noch sehr neu. Es gibt außerdem Gefahrenquellen. Dazu gehören die Nervenknoten, welche die normale Schlagfolge des Herzens regulieren und im Gebiet der Scheidewand sitzen. Ein Stich mit einer Nadel genügt, diese Knoten zu schädigen. Wir können somit noch nichts über die Dauerergebnisse dieser neuen Operationen sagen. Und das bedeutet, daß man auch nicht darüber urteilen kann, ob die Erfolge es rechtfertigen, die Blalock-Operation aufzugeben und bei Blauen Kindern zur ›offenen Reparatur‹ überzugehen.«

Interviewer: »Sie nannten noch einen dritten Grund.«

T. M.: »Ja. Ich habe bei unserem Gespräch vor acht Jahren an die Möglichkeit gedacht, daß die Blalock-Operation die Blauen Kinder so lange am Leben erhalten könnte, bis die Herz-Lungen-Maschine kam und dadurch die Chance auftauchte, in einer zweiten Operation die eigentlichen Fehler zu beseitigen. Diese Chance ist jetzt da, und mit der Operation an Marvin Mason wurde sie genutzt. Aber jedes gültige Urteil wird davon abhängen, wie es Marvin weiter ergeht – und wie es allen anderen ergeht, die so wie er schon vor vierzehn oder fünfzehn Jahren operiert wurden und jetzt eine zweite Operation durchmachen können. Im allgemeinen wissen wir noch nicht, welche Veränderungen die Blalock-Operation mit ihren unnatürlichen Verhältnissen nach zehn oder fünfzehn Jahren hervorruft und wann diese Veränderungen so weit fortgeschritten sind, daß eine zweite Operation nicht mehr möglich ist. Wir haben keine Ahnung, wann und wo der günstigste Zeitpunkt für eine zweite offene Operation liegt. Wir wissen nicht, ob es bei einem Fünfundzwanzig- oder Sechsundzwanzigjährigen nicht schon zu spät sein kann, weil sein Herz die Operation nicht mehr übersteht. Wir wissen aber auch nicht, ob man die offene Reparatur bei einem Sechs- oder Zehnjährigen überhaupt wagen kann, weil sich sein Körper nachher noch verändert und niemand voraussagen kann, wie sich dabei zum Beispiel Plastikmaterialien verhalten, die nicht mit dem Körper wachsen.

Jeder neue Schritt in der Medizin erweist seinen Wert oder Unwert nur am Schicksal der Kranken, an denen er erprobt wird. Das klingt zuweilen unmenschlich, ist aber eine notwendige Wahrheit. Das Schicksal der Blauen Kinder, die nach der Blalock-Methode operiert wurden, kennen wir jetzt, wo die ersten fünfzehn Jahre hinter uns liegen, wenigstens in Umrissen. Das Schicksal derer, die nun eine offene Operation erleben, müssen wir erst noch kennenlernen ...«

Barbara

Barbara Rosenthal war ungefähr vierzehn Jahre alt, und seit der Operation in Baltimore waren rund zwei Jahre vergangen, als ihre Eltern Buffalo verließen. Sie folgten dem Zug nach Westen, der seit

1946 Millionen von Amerikanern nach Kalifornien führte. Hunderttausende amerikanischer Soldaten hatten während ihres Transportes nach Ostasien zum ersten Mal das »Land des ewig blauen Himmels« gesehen. Nach ihrer Entlassung kehrten sie gar nicht erst nach dem Osten zurück, sondern wurden Kalifornier, und ihre Berichte führten viele andere nach San Francisco, San Diego oder Los Angeles, die überquellende Riesenstadt.

Die Familie Rosenthal zog in den Westen von Los Angeles, nach Beverly Hills, dessen Name teils zu Recht und teils zu Unrecht soviel bedeutete wie: Filmstars, Reichtum, Villen und Swimmingpools. Leonhard Rosenthal setzte seinen erfolgreichen Weg als Geschäftsmann fort. Aber nicht Wohlstand machte den Kern seines und Shirleys Leben aus, sondern Barbara.

Sie unterschied sich nicht mehr von den Menschen ihrer Umwelt und den anderen Beverly Hills-Mädchen, die mit ihr die High School besuchten, die am Rande des 20th Century Fox Studio-Geländes inmitten parkartiger Rasenflächen lag. Barbara war jetzt gut gewachsen und wirkte ganz wie ihre Altersgenossinnen. Trotzdem lebte die Erinnerung an die Blue Baby-Jahre tief in ihr fort und erfüllte sie zuweilen mit Angst und Spannung. Letztere wurde spürbar, wenn sie einmal müde war und ein Hauch von Blau in ihre Finger oder ihre Lippen kroch. Sie wußte nichts von den medizinischen Hintergründen der Blalock-Operation, nichts von ihren Grenzen und ihrer Behelfsmäßigkeit. Aber jede Erinnerung an die Vergangenheit erzeugte Hemmungen und weckte untergründige Furcht. Oft ließ sie sich nicht wie andere Beverly Hills-Kinder im Auto zur Schule fahren, sondern ging eine Meile weit zu Fuß, auch wenn das Gehen nach so vielen Jahren der Entwöhnung schmerzte. Doch der Marsch bedeutete für sie eine Selbstbestätigung. Als sie am 11. November 1947 zu einer Nachuntersuchung nach Baltimore kam, notierte ein Bericht: »Die Mutter ... macht sich Gedanken über eine seelische Unterstützung für ihre Tochter ...«

Doch mit jedem Jahr entfernte Barbara sich mehr von der bedrückendsten Zeit ihres Lebens. Die Erinnerungen verschwanden nicht, aber sie verblaßten. Mit achtzehn Jahren ging die High School-Zeit zu Ende. In den letzten Jahren hatte sie sich besonders für Zeitungen interessiert, und so entschloß sie sich, Journalistik zu studieren. Sie zog nach Berkeley, an die Universität von Kalifornien.

Niemand unter ihren Mitstudenten erfuhr, daß sie einmal ein Blaues Baby gewesen war. Die Erinnerungen waren beinahe ganz verblaßt. Irgendwie aber regte sich das Gefühl, kein ganzer Mensch zu sein, unbewußt in ihr weiter. Es verriet sich zum Beispiel dadurch, daß sie in ein Wohnheim der Universität zog, das hoch auf einem Hügel lag, und in dem Gebäude ein Zimmer im obersten Stockwerk wählte, das nur über Treppen zu erreichen war.

In Berkeley begegnete sie Richard Israel, der zur Redaktion der Universitäts-Zeitung »Daily California« gehörte. Er war fünfundzwanzig, Barbara jetzt einundzwanzig Jahre alt. Niemals kam ihm der Gedanke, sie könnte schwerkrank gewesen sein. Und Barbara bemühte sich geradezu, besonders harte Arbeit zwischen den Maschinen der Setzerei zu leisten. Erst 1957, als Richard ihr vorschlug, zu heiraten, zog sie sich eine Weile zurück – es war, als hätte sie ein Problem zu bewältigen. Aber dann sagte sie Richard, sie müsse ihm etwas mitteilen, das ihn vielleicht veranlassen werde, seine Heiratsabsicht aufzugeben. So erfuhr er ihre Geschichte. Und sie zeigte ihm den blauen Schimmer in der Haut ihrer Hände, wenn sie hügelaufwärts gingen. Ihre Haltung beeindruckte ihn tief. Ende 1957 heirateten sie in Beverly Hills. Richard fand eine Stellung beim »San Francisco Chronicle«, Barbara beim »San Francisco Examiner«. Sie zogen nach San Francisco und verbrachten ein Jahr voller Freude am Leben und an der Arbeit, ohne je über bläuliche Fingernägel oder Lippen zu sprechen. Aber dann – 1958 – kam Helen Taussig zu einer medizinischen Tagung nach San Francisco. Barbara besuchte sie und erzählte von Richard, ihrem neuen Leben und davon, daß sie hoffe, Kinder zu bekommen. Sie hörte Helen Taussigs Warnung, daß sie keine Kinder bekommen dürfe, falls sie nicht ihr eigenes Leben und das Leben eines Kindes in Gefahr bringen wolle. Sie verschwieg Richard nichts von dem, was Helen Taussig ihr gesagt hatte. Aber sie verbarg, wie sehr diese Begegnung in ihr wieder das Bewußtsein geweckt hatte, nach wie vor nur ein unvollkommener Mensch zu sein. Im Jahre darauf erhielt Richard eine Stellung bei den CBS-Fernsehstudios in Los Angeles. So zogen sie nach Hollywood und mieteten ein schönes Appartement am El Cerrito Place. Barbara fand Beschäftigung in der Public Relations-Abteilung des »Cedars of Lebanon Hospital«, das ebenfalls in Hollywood lag. Sie lebten, anscheinend unbekümmert, mit ihrer Arbeit, ihren Partys und ihren Freunden. Dann kam der Januar 1960 und mit ihm ein scheinbar nebensächliches Ereignis, dessen volle Bedeutung Richard erst später erfuhr.

An jenem Januartag besuchte Barbara einen der Vorträge, die von bekannten Spezialisten vor der Ärzteschaft des »Cedars of Lebanon« gehalten wurden. Der Vortragende, über dessen Ausführungen Barbara für ihre Abteilung einen Bericht schreiben sollte, war ein auswärtiger Herzspezialist. Er sprach über die Blalock-Operation und die Erfahrungen, die man in fünfzehn Jahren damit gemacht hatte. Zum ersten Mal erfuhr Barbara, daß in ihrer Brust nur ein »Provisorium« steckte, daß sie »auf Zeit« lebte und – mit ihren sechsundzwanzig Jahren – das Alter erreicht hatte, in dem diese Zeit eigentlich schon abgelaufen war. Zum ersten Mal hörte sie, welche Wandlungen sich in der Herzchirurgie vollzogen und daß die Zeit reif sei, die Behelfslösung Blalocks durch eine echte chirurgische Reparatur der Mißbildungen zu ersetzen.

Zu Hause erzählte sie Richard einiges über den Vortrag und die jüngsten Errungenschaften der Chirurgie. Aber sie verriet ihm nichts davon, daß in einer einzigen Stunde ihre ganze Vergangenheit wachgerufen worden war und daß sie fürchtete, ihr eigenes Todesurteil gehört zu haben. Sie führte ihr bisheriges Leben so vollkommen weiter, daß Richard nicht bemerkte, in welcher Verzweiflung sie sich wirklich befand. Sie suchte mehrere Ärzte auf. Ihre Angst wuchs, als sie einige Monate später zum ersten Mal wieder unter starker Atemnot und Schwindelanfällen zu leiden hatte. Sie befragte einen Kardiologen, und dieser verwies sie schließlich an Dr. Eugene Saxon, einen Thorax-Chirurgen, der im »Cedars of Lebanon« operierte. Im Oktober 1960 wurden gründliche Untersuchungen vorgenommen. Saxon schrieb in einem Krankenbericht: »Es handelt sich um eine siebenundzwanzigjährige cyanotische Frau, die in den letzten sechs Monaten täglich Schwindelanfälle und bei Anstrengung Atemnot bekam. Die Röntgenaufnahmen zeigen eine venöse Stauung der Lunge. Alle Anzeichen deuten auf Entartung und Linksversagens des Herzens hin. Im Falle der Patientin dürfte letzte Gelegenheit für eine totale Korrektur bestehen ...«

In ihrer Ungewißheit dachte Barbara daran, sich in Baltimore operieren zu lassen. Aber dort erfuhr sie, genauso wie Marvin Mason, daß Blalock sich nicht mit offener Herzchirurgie befaßte, und so entschied sie sich für Dr. Saxon und das »Cedars of Lebanon«. Aber bis zuletzt verheimlichte sie Richard ihre Schwindelanfälle. Sie verheimlichte ihm, wie sehr sie um das Ende der ihr in Baltimore für das Leben gesetzten Frist wußte, und daß es um das nackte Weiterleben ging. Sie erklärte ihm lediglich, sie habe sich von den Fortschritten der Chirurgie überzeugt und wolle operiert werden, um eine völlig gesunde Frau zu werden und – Kinder zu bekommen. Am 15. Januar 1961 wurde sie zur Aufnahme ins »Cedars of Lebanon« bestellt.

Richard Israel zu Jerry LeBlanc, 1970:
»Ab und zu, besonders in den letzten Jahren und nach Überanstrengung, kam sie außer Atem ... Ihre Hauptsorge war, daß niemand bemerkte, wie manchmal ein blauer Farbton in ihre Finger kroch. Hin und wieder war auch eine Andeutung davon in ihrem Gesicht zu sehen ... Doch sonst existierte niemals irgendein Anzeichen, daß sie krank war. Und sie entschloß sich zu der Operation nicht, weil es irgendeinen Rückfall gegeben hätte – sie war gesund bis zum letzten Tag ... Ich denke, der Hauptgrund war, daß sie glaubte, nach der Operation könne sie Kinder bekommen. Ich bin sicher, daß dies der Grund war ... Ich fuhr sie zum Hospital ... und sie ging hinein, so gesund wie Sie und ich, und trug selbst ihren kleinen Koffer ... Am Morgen, kurz bevor die Operation begann, war ich in ihrem Zimmer, und wir erwarteten, daß alles gutgehen würde ...«

Am 18. Januar 1961 um 8.20 Uhr begannen Dr. Eugene Saxon, Dr. Joseph H. Miller, Dr. Francis Byron, Dr. Joshua Fields und Dr. Milton Marmer mit der Operation. Dr. Miller bediente die Herz-Lungen-Maschine. Dr. Marmer überwachte die Anästhesie.
Um 9.35 Uhr war alles vorbereitet, und der eigentliche Eingriff nahm seinen Anfang. Saxon durchtrennte das Brustbein und öffnete die Brusthöhle. Die Arteria innominata, die Blalock vor sechzehn Jahren mit der Lungenarterie verbunden hatte, wurde sichtbar und war gut von Blut durchströmt. Aber als die Lungenarterie in Saxons Gesichtsfeld kam, wurde ihm klar, weshalb sich Barbara Israels Zustand im letzten Jahr so sehr verschlechtert hatte: Der Durchmesser der Arterie hatte sich um das Vier- bis Fünffache der Norm erweitert. Die Überlastung durch die unnatürlich vermehrte Blutzufuhr hatte sogar einen Teil der Arterienwand ausgebeult und so ein Aneurysma gebildet. Saxon beseitigte die Gefäßumleitung der Blalock-Operation, und Miller und die Assistenten schlossen die Herz-Lungen-Maschine an. Das Einlegen der Katheter für das venöse Blut in die großen Körpervenen und des Katheters für das arterielle Blut in die rechte Oberschenkel-Arterie bereitete keine Schwierigkeiten.
Es war 1.36 Uhr mittags, als die Herz-Lungen-Maschine zu laufen begann und Saxon den entscheidenden Akt der Operation einleitete. Er öffnete die Lungenarterie, um sie zu verkleinern. Dabei entdeckte er ein Blutgerinnsel von zwei mal drei Zentimeter Größe, das wahrscheinlich schon lange hinter der Pulmonalklappe gelegen hatte. Die Pulmonalklappe selbst besaß nur einen winzigen Durchlaß

zur rechten Herzkammer. Saxon öffnete die Klappe, aber als sein tastender Finger bis in die Kammer vorzudringen versuchte, merkte er, daß die gesamte Verbindung zwischen Lungenarterie und Herz durch Gewebewucherungen so gut wie blockiert war. Um den Ausfluß des Blutes von der rechten Kammer in die Lunge zu normalisieren, mußte er die Kammer zuerst öffnen.

Dr. Marmer und Dr. Miller hatten nichts Ungewöhnliches zu melden. Die Blutdruckverhältnisse waren normal. Sobald die Verkleinerung der Lungenarterie beendet war, führte Saxon einen Schnitt in die rechte Herzkammer. Nach siebenundzwanzigjähriger Überlastung bei dem Versuch, Blut durch eine winzige Öffnung in die Lungenarterie zu pressen, war sie erheblich erweitert, und ihr Zustand erweckte vielleicht zum ersten Mal Zweifel, ob es nicht zu spät, ob der Herzmuskel noch kräftig genug sei, um einen normalen Lungenkreislauf aufrechtzuerhalten.

Der Defekt in der Scheidewand zwischen der rechten und linken Herzkammer war groß. Er maß drei mal vier Zentimeter. Aber es gelang Saxon ziemlich schnell, diese Öffnung durch vierzehn Nähte zu schließen, ohne die Nervenknoten des Reizleitungssystems zu verletzen. Sofort anschließend wandte er sich dem fast blockierten Eingang zur Lungenarterie zu, öffnete ihn weit und ersetzte fehlendes Gewebe durch ein Teflon-Stück. Es ging auf 3.10 Uhr, als er die rechte Herzkammer wieder verschloß. Der Herzrhythmus war normal. Dies ließ ihn hoffen, daß alles doch ein gutes Ende finden würde, als er Miller das Zeichen gab, zum normalen Körperkreislauf zurückzuschalten und die Herz-Lungen-Maschine abzustellen.

Um 3.14 Uhr stand die Pumpe still; Barbaras Herz begann sofort kräftig zu schlagen. Es arbeitete einige Minuten – Saxons Hoffnung, alles sei überstanden, verstärkte sich. Aber dann sank der Blutdruck plötzlich ab, die Kraft des Herzmuskels ließ auf dramatische Weise nach. Um 3.18 Uhr mußte Miller die Pumpe erneut einschalten, weil das Herz versagte. Der Kreislauf kam wieder in Gang. Um 3.23 Uhr wurde die Pumpe wiederum abgestellt, aber Barbaras Herz arbeitete auch jetzt nur wenige Minuten. Um 3.26 Uhr mußten Saxon und Miller zum dritten Mal Zuflucht bei der Pumpe suchen. Und von diesem Augenblick an vollzog sich ein erbitterter Kampf mit dem Ziel, den Herzschlag in Gang zu halten. Von 3.45 bis 5.40 Uhr nachmittags schaltete Miller die Pumpe noch fünfmal aus und wieder ein. Gleichzeitig gab Saxon immer größere Mengen von Herz- und Kreislaufmitteln. Aber weder Digitalis, Adrenalin oder Kalzium hatten die geringste Wirkung. Die rechte Herzkammer füllte sich mit Blut. Aber sie hatte nicht die Kraft, sich in die Lungenarterie hinein zu entleeren, sondern schwoll stärker an. Als die Lage ganz verzweifelt wurde, dachte Saxon daran, das Herz zum zweiten Mal zu öffnen und das Loch in der Scheidewand wiederherzustellen, damit sich das Blut – wie vor der Operation – von der rechten Herzkammer in die linke entleeren konnte. Aber er mußte diesen Gedanken wieder aufgeben. Zu lange und zu oft hatte die Herz-Lungen-Maschine den Kreislauf übernommen. Barbara Israels Reflexe waren kaum noch feststellbar. Nach einem letzten Versuch mit der Pumpe um 5.40 Uhr schlug ihr Herz noch einige Minuten lang. Kurz nach 6 Uhr abends stand es endgültig still; wenige Tage später schrieb Saxon an Helen Taussig und berichtete der Kollegin vom Tode des zweiten unter jenen Patienten, mit denen die Geschichte der Blue Baby-Operation begonnen hatte.

Marvin

Im Frühjahr 1961 hatte Marvin Mason zwei Erlebnisse, die ihn in seinem Glauben bestärkten, daß sein eigentliches Leben erst jetzt, nach seiner zweiten Operation, begonnen habe. Am Rande der Schauspielerwelt von Hollywood begegnete er Linda Weiner, einem schönen schwarzhaarigen Mädchen. Man nannte sie Kippy, weil sie an Jom Kippur, dem höchsten jüdischen Feiertag, geboren war. Er verliebte sich in sie, und sie verliebte sich in ihn. Fast um die gleiche Zeit bekam er seine erste kleine Rolle auf der ebenso kleinen Bühne des Rancho Park-Theaters in Los Angeles. Aber für ihn bedeutete sie eine erste Erfüllung seiner Träume.
Bei den Proben für »Inherit the wind«, das Stück, in dem er zum ersten Mal auftreten sollte, stürzte Marvin auf der Bühne und erlitt eine schwere Knieverletzung. Aber seine Angst, die erste Chance zu verlieren, war so groß, daß er sich nach Morphium-Injektionen im Rollstuhl bis an die Bühne fahren ließ. An drei Abenden trat er auf, bis Kippy ihn dazu überredete, in ein Hospital zu gehen und seine Schauspielerträume zu vergessen.
Er überstand eine Knie-Operation, die dritte Operation seines Lebens, und kehrte zu seiner Arbeit bei der Film Fair Company zurück. Kippy und er heirateten im November, nachdem er ihr von seinen Operationen berichtet und sie gefragt hatte, ob sie den Anblick der großen Narben auf seiner Brust ein ganzes Leben lang ertragen könne. Aber bald zeigte sich, daß Marvin seine Träume nicht vergessen konnte. Sie überkamen ihn jedesmal, wenn er im Studio

einen bekannten Schauspieler sah – und so machte er sich im Sommer 1962 insgeheim von neuem auf die Suche. Nach zahllosen Bitten und nicht gehaltenen Versprechungen erhielt er die Rolle eines kleinen Betrügers in dem Stück »Detective Story«. Die Bühne, auf der er diesmal auftreten sollte, stand in einem ehemaligen Garagen- oder Werkstättenbau an der Hindry Avenue in der Gegend des Internationalen Flughafens von Los Angeles. Das Theater nannte sich »Westchester Playhouse«, seine Regisseure und Schauspieler entstammten entweder dem Kreis derjenigen, die eine Karriere nicht geschafft hatten, irgendeinem Brotberuf nachgingen, aber trotzdem spielen wollten, oder sie gehörten zu den anderen, die, wie Marvin, erst darauf hofften, entdeckt zu werden. Nur am Wochenende wurde gespielt, Gagen wurden nicht bezahlt: Das Gefühl, spielen zu können und damit eine Chance zu haben, war allen Beteiligten Lohn genug. Erst als Marvin seiner Rolle sicher war, gestand er Kippy, daß er sein Versprechen nicht gehalten hatte und niemals werde halten können. Aber sie ließ ihn gewähren, begleitete ihn auf die Proben, und er strahlte noch tagelang vor Glück, wenn irgend jemand sagte, er habe Talent.
Niemand in der Truppe erfuhr, daß er ein Blaues Baby gewesen war. Und niemand ahnte es, denn überall bemühte er sich, fleißiger, vergnügter oder lauter zu sein als die anderen. Im September bekam er eine zweite Rolle. Sie war nicht bedeutender als die erste, aber er glaubte, daß sie ihn der Erfüllung seines Traumes näherbringen könnte. Es handelte sich um die Rolle eines jungen Kadetten in »The Dark at the Top of the Stairs«, einem Stück, das 1957 in New York uraufgeführt worden war. Es spielte in den zwanziger Jahren im Haus einer amerikanischen Familie und handelte von Rubin Flood, seiner Frau Cora und ihren Kindern, die alle in ihren eigenen Sorgen aufgingen: der Mann wegen seiner Zukunft, die Frau wegen Rubins Liebschaften, die Kinder wegen der Schule. In diese Familie platzte eines Abends Sammy, der Kadett, hinein, um Reenie, die Tochter, zum Tanz auszuführen. Inmitten einer Familie voller Selbstmitleid wirkte er gelöst und heiter und verließ mit Reenie am Arm die Bühne – um niemals mehr zurückzukommen. Im dritten Akt erst erfuhren die Zuschauer, daß Sammy noch am gleichen Abend Selbstmord begangen hatte, denn der Sinn des Stückes war dies: »Wenn ihr euch nicht selbst bemitleiden, sondern hinter dem Lächeln anderer deren Tragödie erkennen würdet, wäre euer Leben nicht so leer ...«
Marvin stand nur im zweiten Akt für zehn Minuten auf der Bühne – in blauer Uniform, die Kadettenmütze unter dem Arm. Aber er

verkörperte eine sympathische Gestalt, und in dem Augenblick, in dem er mit Reenie die Bühne verließ, sagte Cora Flood zu ihrem Mann: »Dies ist der netteste Junge, den ich jemals sah ...« Schon in New York hatte lauter Applaus diesen Abgang belohnt.

Marvin probte Abend für Abend mit seiner Partnerin Elyse Silvers, der bildschönen sechzehnjährigen Tochter des Regisseurs Jerry Silvers. Sie waren ein hübsches Paar. Nach wie vor wußte niemand, was an Krankheit hinter Marvin lag. Am Abend der Premiere, als Marvin zum ersten Mal den Applaus nach seinem Abtreten hörte, war er so erregt und stolz, daß er in der Garderobe sein Hemd ablegte. Zu spät bemerkte er, daß einige Mädchen aufschrien, als sie die Narben auf seiner Brust sahen. Aber er sagte nur leichthin, man habe ihn einmal operiert, doch das sei längst vorbei. Acht Tage später, am Freitag, dem 28. September, stand er zum vierten Male auf der Bühne, und wenige Minuten nach 10 Uhr trat er mit Elyse Silvers durch die Kulissen ab. Der Applaus brauste auf und überdeckte das Geräusch eines Falles hinter der Bühne. Silvers stand am Theatereingang, um ein wenig Luft zu schöpfen, als zwei seiner Leute um das Gebäude herum nach vorn rannten und ihm zuriefen, Marvin sei zusammengebrochen. Der Regisseur lief hinter ihnen her und fand Marvin mit blaurotem Gesicht auf dem Boden hinter den Kulissen. Er versuchte sofort künstliche Beatmung und ließ fragen, ob sich unter den Zuschauern ein Arzt befinde. Aber es war keiner da. Schnell schickte Silvers zu einem Doktor in der Nachbarschaft und versuchte es unterdessen nochmals mit Mund-zu-Mund-Beatmung, obwohl Marvins nun fast schwarzes Gesicht ihn erschreckte. Der Arzt kam einige Minuten später und alarmierte eine Ambulanz. Sie brachte Marvin ins »Daniel Freeman Hospital«, einige Blocks entfernt. Dort stellte der Notaufnahme-Arzt um 10.17 Uhr fest, daß er gestorben war.

Nach drei Vorstellungen, in denen andere Schauspieler den Zuschauern von Marvins Bühnentod berichtet hatten, während er selbst mit Kippy nach Hause fuhr, hatte ihn nun der wirkliche Tod ereilt. Für Kippy, Lewis und Ruth Mason blieb als einziges der Trost, daß er vielleicht im Sterben noch Cora Floods Worte »Dies ist der netteste Junge, den ich jemals sah« vernommen hatte.

In der Nacht überführte man ihn, wie alle Opfer eines ungeklärten Todes, ins Leichenschauhaus von Los Angeles. Dort öffnete Dr. Muggrave Marvins Brust und las darin die Geschichte seiner Krankheit. Er las auch die Geschichte der Operation vom Januar 1959, die in Marvin den tiefen Glauben hinterlassen hatte, alle seine Herzfehler seien nun geheilt. Muggrave sah, daß sich der Defekt in der Herzscheidewand nicht völlig geschlossen hatte. Er schrieb: »Es blieb eine Öffnung von etwa einem Zentimeter Durchmesser zurück.« Und er schloß mit der Routine seines Berufs: »Todesursache: Akutes Herzmuskelversagen als Folge angeborener Herzkrankheit. Defekt in der Herzscheidewand . . .«

Aus einem Brief von Dr. Alfons Scheffold aus Westwood (Los Angeles) vom 15. Februar 1971:

»Ich bin nur ein Amateur, was die Geschichte der modernen Medizin anbetrifft. Aber im vergangenen Monat suchte ich nach den Gräbern von Barbara Israel, geb. Rosenthal, und Marvin Mason. Mich trieb das Bewußtsein der Schicksalhaftigkeit ihres Lebens.

Heute, ein rundes Jahrzehnt nach ihrem Tod, sind sich die Päpste der Medizin immer noch nicht ganz darüber einig, welche Rolle Blalocks erster Operation der Blauen Babys noch zukomme und ob sie der ›offenen Herzreparatur‹ ganz zu weichen habe oder nicht. Blalock starb am 15. Dezember 1964 an einem Krebs, der an dem Harnleiterstumpf der rechten Niere entstanden war, die man ihm siebenunddreißig Jahre vorher herausgeschnitten hatte. Er gehört also nicht mehr zu den Streitern. Helen Taussig, die sich als Siebzigerin immer noch nicht zur Ruhe setzen will, bemüht sich, am Beispiel von Blalocks ersten 750 Blue Baby-Patienten zu zeigen, daß es am günstigsten sei, jüngeren Kindern durch den Blalock-Shunt zu einem lebenswerten Leben zu verhelfen und ihre Herzfehler erst nach dem zehnten oder fünfzehnten Lebensjahr durch eine Operation am offenen Herzen zu korrigieren. Ihr gegenüber stehen diejenigen, die auch bei jüngeren Kindern sofort die offene Reparatur durchführen und es für richtig halten, im Notfall sogar Säuglinge auf diese Weise zu behandeln. Entscheidend ist letzten Endes wohl, daß es heute mehrere Möglichkeiten gibt, all denen zu helfen, die vor fünfundzwanzig Jahren noch hilflos sterben mußten.

Als ich an den Gräbern in Los Angeles stand, wurde mir bewußt, daß Barbara Israel und Marvin Mason zu den ersten gehörten, die in der so bedeutungsvollen Entwicklung der Blue Baby-Chirurgie den Anfang zweier entscheidender Epochen oder Phasen erlebten und auf ihre Weise ihren Beitrag dazu geliefert haben. Das ist selten. Wahrscheinlich geschah es nur einmal, und vielleicht wird es sich niemals wiederholen . . .«

2 Mary Richardson

»New York, 11. Januar 1960
Lieber Harold!

Ich werde gern Deinen Wunsch erfüllen, für Euer Blatt einen Artikel unter dem Titel ›Herzchirurgie – ein Brief aus Amerika‹ zu schreiben. Allerdings bitte ich um etwas Geduld.

Ich habe meine Gründe. Seit der Vervollkommnung der Herz-Lungen-Maschine hat es zahlreiche herzchirurgische Neuerungen gegeben. Viele erwiesen sich als Augenblicks-Abenteuer. Aber man kann heute sagen, daß folgende echte Fortschritte erzielt worden sind: 1. Verschluß von Defekten in der Scheidewand des Herzens; 2. Wiederherstellung der Durchgängigkeit von Herzklappen, die infolge von Geburtsfehlern oder von rheumatischen Erkrankungen verengt oder vernarbt sind, also bei der sogenannten Herzklappen-Stenose. Die früheren ›blinden‹ Reparaturen dieser Stenosen führten in vielen Fällen zu einer Besserung der Klappenfunktion. Heute, wo die offene Herzchirurgie auch die Herzklappen für den Chirurgen sichtbar macht und die Öffnung von Verengungen erleichtert, wird uns erst bewußt, daß neben diesen hochgepriesenen Besserungen zahlreiche Mißerfolge standen, die bei den Manipulationen im geschlossenen Herzen unvermeidlich waren. Oft waren die wie Deckel beweglichen Klappenteile, die ›Zipfel‹, nicht nur miteinander verwachsen, sondern auch bis zur Brüchigkeit verkalkt. Dadurch kam es beim Eindringen des ›blind‹ arbeitenden Fingers oder Instruments zu verhängnisvollen Zerstörungen, und die Klappen-Stenose verwandelte sich in eine Klappen-Insuffizienz.

Bei letzterer handelt es sich um das Gegenteil der Stenose, nämlich um Gewebszerstörungen an den beweglichen Klappenzipfeln oder Ausweitungen des Geweberinges, in dem diese befestigt sind. Die Zipfel, die sich bei jedem Pumpenstoß des Herzens öffnen und wieder zusammenlegen, schließen nicht mehr dicht. Ein Teil des Blutes, das die linke Herzkammer durch die Aortenklappe in das Arterien-System pumpt, fließt durch die undichte Klappe wieder in die Kammer zurück. Diese ständige Überbeanspruchung führt im Laufe der Zeit zur tödlichen Entartung des ganzen Herzens. Vor der Einführung der Herz-Lungen-Maschine unternahmen Chirurgen wie der Kanadier Murray in Toronto und die Amerikaner Bailey in Philadelphia und Harken in Boston Versuche, die Verschlußlücken in den Klappen ›blind‹ von außen her zu verkleinern. Ihre Experimente an Tieren und Kranken waren einigermaßen verwegen und die Erfolge zweifelhaft.

Während aber die offene Herzchirurgie die Reparatur der Stenose vereinfacht hat, gilt das nicht für die Klappen-Insuffizienz. Vielmehr hat der freie Einblick ins Herz gezeigt, daß die Insuffizienz in den meisten Fällen nicht zu beheben ist und daß es nur eine Möglichkeit der Hilfe geben könnte, nämlich den Ersatz der schadhaften Klappen durch völlig neue.

Dies klingt im Augenblick noch abenteuerlich. Aber ich weiß, daß Vesuche unternommen werden, aus Metall Herzklappen nachzubilden und diese an die Stelle erkrankter Klappen einzunähen. Ich weiß auch, daß Dr. Harken

in Boston diesem Ziel am nächsten ist. Das ist der Grund, weshalb ich mit meinem Bericht noch warten möchte. Wenn es soweit ist, hätte ich etwas Neues, vielleicht sogar Aufsehenerregendes zu melden.
Dein Oswald.«

»Peter Bent Brigham Hospital«, Boston, Bulletin vom 13. Mai 1960:
»Auf einer Tagung der American Association for Thoracic Surgery in Miami Beach schilderte heute ein Chirurg aus Boston die ... erstmalige erfolgreiche Anwendung eines Kugelventils, das die unheilbar kranke Aortenklappe des menschlichen Herzens ersetzen soll. Dr. Dwight E. Harken, Leiter der Abteilung für Brustkorbchirurgie des ›Peter Bent Brigham Hospital‹ . . . berichtete, wie dieses Ventil in jahrelanger Arbeit entwickelt worden ist ... Die erste Patientin, die ein Stahlventil in ihrer Brust trägt, ist eine attraktive junge Frau aus Florida, deren Herzkrankheit so schwer war, daß es keinen anderen Weg zu ihrer Rettung gab.«

Damals, im November 1958, lag der Flughafen von Jacksonville/Florida noch im Norden der Stadt, und Bill Richardson verließ bereits gegen 10.40 Uhr abends sein im Südosten gelegenes Häuschen, um die Mitternachtsmaschine nach Boston zu erreichen. Bill war achtunddreißig Jahre alt, mittelgroß, kräftig, braunhaarig und hatte ein gutes freundliches Gesicht. Er arbeitete als Lastwagenfahrer bei der Texaco Oil Company. Mit Ausnahme einer Fahrt nach New Orleans hatte er Florida nie verlassen, und er beabsichtigte auch an diesem Abend nicht, selbst nach dem Norden zu fliegen. Vielmehr brachte er seine Frau Mary und deren Mutter zum Flugzeug; den Nachtflug hatte er gewählt, weil die Flugkarten für die ältere DC 7, die auf dieser Route verkehrte, billiger waren.
Im allgemeinen war die Fahrt von Glyn Lea, dem Vorort, in dem Bills Häuschen stand, zum Imerson-Airport auch bei Nacht eindrucksvoll. Vom Highway Nr. 17, der Jacksonville durchquerte, sah man die Lichter der Stadt und die Palmenkronen, die dunkel gegen den hellen Himmel standen. Doch Bill war nicht in der Stimmung, Floridas tropische Romantik zu genießen. Vielmehr beobachtete er Mary, so oft es der Verkehr auf der Straße zuließ.
Mary war sieben Jahre jünger als Bill, und wenn er ihr Profil und ihr dichtes rotbraunes Haar von der Seite betrachtete, fand er, daß sie mit einunddreißig noch genauso hübsch aussah wie im Sommer 1945, als er noch städtischer Busfahrer gewesen war und Mary zum ersten Mal in seinen Wagen stieg. Sie war sehr blaß. Ihr Atem ging schnell, und ihre linke Hand, die auf dem Mantel ruhte, den sie für das kalte Boston gekauft hatten, wirkte zerbrechlich. Aber das verstärkte in Bill nur ein Gefühl, das er seit den ersten Tagen ihrer Begegnung empfand, nämlich Marys Beschützer zu sein. Mary Allen

war damals achtzehn Jahre alt gewesen und arbeitete von morgens 8 Uhr bis nachmittags 5.30 Uhr als Verkäuferin im Kaufhaus »Furchgatts«. Ihr Vater, M. A. Allen, gehörte zur städtischen Feuerwehr und besaß einen roten Bungalow an der San Juan Avenue, nur wenige Häuser weit von der Bushaltestelle entfernt. Aber obwohl Mary nur einen kurzen Weg bis zum Bus zu gehen hatte, war sie außer Atem, wenn sie sich hinter Bills Fahrersitz auf eine Bank fallen ließ. Sie erinnerte Bill so sehr an Betty Grable und an andere Stars, die er in den Kinos von Jacksonville sah, daß er dem Wunsch, mit ihr ins Gespräch zu kommen, nicht lange widerstehen konnte.

Marys Mutter, eine kräftige Frau mit dem gleichen rotbraunen Haar, hatte ihrer einzigen Tochter Vorsicht vor uniformierten Männern beigebracht, denn seit dem Kriege hatte sich das ein wenig schläfrige Jacksonville völlig verändert: Die Flieger der Luftwaffenbasis am St. Johns-Fluß und die Matrosen der Flugzeugträger in Mayport überschwemmten die Stadt. Doch Bill war weder Seemann noch Flieger. Er war zurückhaltend und sparsam und hatte es bereits zu einem roten Chevrolet-Kabriolett gebracht. Wenige Wochen, nachdem sie die ersten Worte gewechselt hatten, wartete er in seinem Auto vor dem »Furchgatts«, wenn Marys Arbeitszeit zu Ende war. Dann fuhren sie durch die Main Street, und Marys Haar flatterte im Wind. Zwar bemerkte Bill, daß sie sehr erschöpft war, wenn sie das Kaufhaus verließ. Aber im »Furchgatts« verlangte man von den Verkäuferinnen, daß sie dunkle Kleider trugen, auch wenn die Sonne Floridas das Gebäude in ein Treibhaus verwandelte. Für Bill reichte dies als Erklärung für Marys Müdigkeit aus, und er freute sich jedesmal darüber, wie sie auflebte, sobald sie neben ihm im Auto saß. Erst als er sie nach zwei Monaten bat, seine Frau zu werden und ihren Eltern einen Besuch machte, erfuhr er, daß Mary »Herzgeräusche« hatte. Schon in der Volksschule hatte sie nicht turnen dürfen wie die anderen Kinder. Aber kein Arzt der Gegend hatte etwas Besonderes entdecken können. Als Mary neun Jahre alt war, nahm sich die Familie Allen mit Dr. Harold einen neuen Hausarzt. Er untersuchte Mary und hörte als erster ein vom Normalen abweichendes Herzgeräusch. Doch versicherte er den Eltern, daß Mary »diese Sache mit ein bißchen Schonung auswachsen« werde: Es gebe Tausende von Menschen mit solchen Geräuschen.

Marys Eltern mochten Bill vom ersten Tage an. Aber da sie gewissenhafte Leute waren, hielten sie es für richtig, ihm alles zu sagen, was Mary betraf – auch die Sache mit den Herzgeräuschen. Doch Bill lachte ihre Bedenken hinweg. Mary und er heirateten, und nach einem Jahr brachte Mary ein Mädchen zur Welt, das sie Loxy nannten.

Kurz vor 11 Uhr überquerte Bill den glitzernden St. Johns-Fluß, der Jacksonville mit dem Atlantischen Ozean verband. Unwillkürlich legte er seine breite Rechte auf Marys Hand. Sie lebten jetzt so lange zusammen, daß er ohne Worte fühlte, wie unruhig sie war. »Keine Angst, mir geht es gut.« Doch sie hatte ihm zu oft erklärt, es gehe ihr gut, während er ihr ansehen konnte, wie schwach sie war. Deswegen traute er solchen Versicherungen nicht. Von Anfang an hatten sie einen gemeinsamen Traum gehabt: ein eigenes Zuhause für ihr ganzes Leben. Damit sie sich diesen Traum erfüllen konnten, hatte Mary nach ihrer Hochzeit weitergearbeitet, zuerst in der Tretmühle des »Furchgatts«, dann bei Stockton, Whatley & Davin, einer Hypotheken- und Immobilienfirma. Während der ersten Jahre ihrer Ehe, in denen sie noch bei Marys Eltern wohnten, hatte Mary aber darüber hinaus die Zeit gefunden, mit ihrer Mutter den Haushalt zu versorgen, Loxy großzuziehen und sich ihre eigenen Kleider zu schneidern. Bill konnte nicht mehr verstehen, wie sie das alles geschafft hatte, seit er wußte, daß sie von Schwäche und Atemnot befallen worden war, wenn sie sich im Büro bei Stockton nur über die Karteikästen beugte. Bill selbst wechselte damals zur Texaco hinüber, weil man dort besser bezahlt wurde als beim städtischen Busdepot. So hatten sie beide Mauerstein um Mauerstein für ihr Wunschhaus gespart, ein Grundstück gekauft, sich Hypotheken besorgt – und zu spät erkannt, daß sie ihr Heim genau in einer Flugschneise der Marineflieger errichteten. Erst nach längerer Zeit war es ihnen gelungen, das Haus wieder zu verkaufen. Mit dem Erlös und einer anderen Hypothek, die sie in einigen Jahrzehnten abzahlen konnten, erwarben sie ein Musterhäuschen, das Stockton, Whatley & Davin in Glyn Lea errichteten, um Käufer für eine ganze Siedlung anzulocken. Seitdem waren fünf Jahre vergangen. Sie hatten ihren Traum erfüllt. Sie besaßen ihr eigenes Haus, umstanden von Bäumen, die langsam über das Dach hinauswuchsen. Aber Bill wußte jetzt, daß Mary in all diesen Jahren nicht einen einzigen Tag wirklich gesund gewesen war.

»Mary«, sagte er, während er an den zahllosen Neonlichtern der Versicherungspaläste vorüberfuhr, die Jacksonville seit dem Kriege zur Versicherungsmetropole des Südostens hatten werden lassen, »Mary, wenn du gesund von Boston zurückkommst, geben wir eine große Party ...« Eine große Party war für Bill, der jeden Dollar zweimal umdrehte, ein ungewöhnlicher Gedanke. Aber er hatte das Gefühl, daß er Mary gerade in diesem Augenblick zeigen mußte, wie sehr er an die Zukunft glaubte. Wenn zwischen den Lichtreklamen eine Leuchtschrift »Medical Building« aufflackerte, dachte er an die vielen Arztpraxen, in denen er und Mary zehn Jahre lang ebenso viele Ärzte aufgesucht hatten, um herauszufinden, weshalb sie mit all ihrer Energie gegen Schwäche und Atemnot ankämpfen mußte. Zehn Jahre lang hatten sie immer die gleiche Auskunft erhalten: daß Mary sich Symptome einbilde, die bestimmt nichts mit Herzgeräuschen zu tun hätten. Schließlich 1954, als Marys Atemnot bei jeder Anstrengung schlimmer wurde, hatte Bill gelesen, daß es in New Orleans eine Wunderklinik gab – ähnlich der »Mayo Clinic« in Minnesota, über die in den Zeitungen so viel berichtet wurde. Sie hieß »Ochsner Clinic«, und Bill beschloß, seinen nächsten Urlaub zu verwenden, um mit Mary nach New Orleans zu fahren. Bill fuhr mit seinem Chevrolet die ganze Strecke in einem einzigen Tag. Die Straße führte viele Meilen am Golf von Mexico entlang, und der Anblick des leuchtend blauen Wassers hatte sie für Stunden ihre Sorgen vergessen lassen. Mary blieb mehrere Tage in der Klinik, und Bill wartete voller Zuversicht darauf, daß die Ärzte endlich eine Erklärung für Marys Zustand finden würden. Da er die Gewohnheit hatte, schon gegen 4 Uhr morgens aufzustehen, wanderte er manchmal viele Stunden vor dem Fenster auf und ab, hinter dem Mary in ihrem Krankenbett lag. Aber nach mehreren Tagen rief ihn ein Arzt zu sich und teilte ihm dasselbe mit, was er schon so oft vernommen hatte: daß man nichts habe entdecken können, das Marys Beschwerden erklärte. Auf der Heimfahrt hatte Mary ihn gefragt, ob der Mißerfolg vielleicht daran liege, daß sie nicht klug genug sei, den Ärzten klarzumachen, was sie fühlte. Aber Bill war überzeugt, daß sie sich sehr gut ausdrücken konnte. Nein, es lag nicht an Mary. Es mußte an den Ärzten liegen.

Während Bill die Brücke über den Trout-Fluß im Norden der Stadt überquerte, sagte er: »Es ist ein richtiges Wunder, daß du zu Doktor King gekommen bist. Wenn du wieder gesund und zu Hause bist, müssen wir ihn zu unserer Party einladen.« Wieder entsprangen seine Worte dem Bedürfnis, Mary Mut zuzusprechen, solange sie noch neben ihm saß und die Reise in das unbekannte fremde Boston noch nicht begonnen hatte. Die letzten vier Jahre seit der Fahrt nach New Orleans hatten für Mary einen ständigen Niedergang bedeutet. Im Herbst 1957 hatte Bill sie zum ersten Mal bewußtlos auf dem Boden der Garage gefunden. Vielleicht wäre sie gestorben, wenn er sich nicht zufällig in der Nähe aufgehalten hätte. Trotzdem hatten sie es aufgegeben, neue Ärzte zu befragen, und so war es wirklich nur ein Zufall, der Mary im letzten Sommer zu

Dr. King im »St. Johns Medical Building« geführt hatte. Mary hatte ihn wegen einer Verletzung aufgesucht, ohne ihm etwas von ihren Schwächeanfällen zu erzählen. Trotzdem hatte er sie aus irgendeinem Grunde abgehorcht und plötzlich gesagt: »Well, junge Frau, ich denke, Sie sollten sich nach einem Herzspezialisten umsehen ...«
Während Bill auf die Lichter des Flughafens zufuhr, dachte er an die Aufregung, mit der Mary von ihrem Besuch bei King heimgekommen war. Zum ersten Mal war sie einem Arzt begegnet, der ihr nicht sagte, sie bilde sich ihre Krankheit ein, sondern ihr von sich aus sagte, daß sie krank sei. Bill hatte Dr. King sofort angerufen. Ärzte waren immer beschäftigt, und Bill war nur ein einfacher Mann. Trotzdem hatte Dr. King sich mit ihm unterhalten und ihm gesagt, er sei sicher, daß Mary ein schwerkrankes Herz habe. Auf Bills ratlose Frage, warum keiner der vielen Ärzte, die sie vorher aufgesucht hatte, auf diese Krankheit gestoßen sei, hatte er keine Antwort erhalten. Aber er hatte inzwischen gelernt, daß Ärzte niemals andere Ärzte kritisierten. Daher hatte er sich mit dem Rat begnügt, er möge Mary zu einem Herzspezialisten bringen, um ganz sicher zu sein. Er hatte auch den Namen eines Spezialisten erfahren: Dr. Hammer in der Gegend der Riverside Avenue, einem der teuersten Viertel von Jacksonville. Aber nachdem auf so überraschende Weise ein Weg gefunden worden war, auf dem sich vielleicht doch noch Klarheit über Marys Krankheit finden ließ, hatte Bill sich entschlossen, diesen Weg bis zum Ende zu gehen – auch wenn es alle seine Ersparnisse kostete. Dr. Hammer hatte Mary untersucht und ihr wenige Tage später gesagt: »Mrs. Richardson, Sie haben eine Aorten-Stenose. Sie müssen operiert werden, und zwar bald.«
Bill und Mary wußten, während sie die letzte halbe Meile zum Imerson-Airport zurücklegten, immer noch nicht, was die Worte »Aorten« oder »Stenose« bedeuteten. Es genügte ihnen zu wissen, daß Mary sich niemals etwas eingebildet hatte, sondern wirklich an einer Krankheit litt, die man kannte und für die es einen Namen und sogar eine Operation gab. Bill hatte sich erkundigt, wer Mary operieren könnte und von Dr. Hammer die Antwort erhalten: »Unter allen, die heute solche Operationen machen, würde ich Doktor Dwight E. Harken in Boston empfehlen. Wenn Sie damit einverstanden sind, schreibe ich ihm.«
Dr. Harken hatte bald geantwortet, großes Interesse an Marys Fall gezeigt und ihr mitteilen lassen, er erwarte sie Mitte November in Boston. Da Bill seine Arbeit nicht unterbrechen konnte, Mary aber viel zu schwach geworden war, um allein nach Boston zu fliegen,

hatte er ihre immer noch rüstige Mutter gebeten, mitzureisen. Dr. Harkens Sekretärin war so nett gewesen, für Marys Mutter ein Zimmer in der Nähe des Hospitals zu besorgen – und nun befanden sie sich also auf dem Weg.
Es ging auf 23.20 Uhr, als Bill vor den Flughafengebäuden hielt, wo Marys Mutter bereits wartete. Er kümmerte sich um die Abfertigung und prüfte noch einmal, ob nichts von Marys warmen Wintersachen im Wagen zurückgeblieben war. Im Radio hatte er gehört, daß sich in Boston bereits der Winter ankündigte, während in Florida die Sonne schien. Mary saß unterdessen benommen auf einer Bank. Doch als der Lautsprecher die Passagiere nach New York und Boston aufrief, wurde ihr plötzlich mit überwältigender Deutlichkeit bewußt, daß sie in wenigen Augenblicken ohne Bills Fürsorge und allein mit ihrer Mutter auf dem Weg in eine fremde Welt sein würde, die sie beide noch nie gesehen hatten.

6 Uhr morgens war vorüber, als Boston und der Charles-Fluß unter der Maschine aus Jacksonville auftauchten. Es war ein novembertrüber Neu-England-Morgen, der Logan-Airport von Boston lag grau in grau da. Die Bostoner erwarteten um diese Jahreszeit gar nichts anderes. Für Mary dagegen waren die bleierne Farbe des Himmels und die feuchte Kälte des Morgens bedrückend und fremd.
Sie nahm nur undeutlich wahr, daß ihre Mutter und sie längere Zeit in einem Taxi durch enge Straßen zwischen dunkelrötlichen Backsteinhäusern dahinfuhren, irgendwo frühstückten und später vor einem zweistöckigen alten Haus hielten. Die Adresse lautete: 67 Bay State Road, und irgendwo befand sich ein Schild mit dem Namen Dr. Harkens und anderer Ärzte. Es war merkwürdig, daß sie sich später an bestimmte Dinge erinnerte, so an ein verziertes Kupfergitter hoch oben am Dach des Hauses – in Florida kannte man so etwas nicht, weil es dort keinen vom Dach rutschenden Schnee gab. Sie erinnerte sich auch an das weiße Geländer des Treppenhauses, an dem sie sich festhielt, während sie in den ersten Stock hinaufstiegen. Als man sie in einen großen Warteraum mit Fenstern zum Charles-Fluß hin wies, fühlte Mary einen immer heftigeren Schmerz in den Schultern; von dort wanderte er in ihre Ellbogen und wurde so stark, daß sie sich auf eine Couch legen mußte und sich dort in einer Haltung zusammenrollte, in welcher der Schmerz einigermaßen zu ertragen war. So blieb sie liegen, bis sich die Tür öffnete und ein großer, kräftiger Mann zwischen Vierzig und Fünfzig eintrat. Er hatte helles Haar und ein volles, rötlich-gesundes Gesicht. Sofort setzte er sich auf den Rand der Couch, drehte Mary

zu sich herum und sagte: »Ich bin Doktor Harken. Wo fehlt es uns?«

Mary mochte ihn vom ersten Augenblick an.

Aus einem Essay über Dwight E. Harken (geschrieben 1968):

»Er war aus Iowa nach Boston gekommen; man erkannte ihn von weitem an dem Tempo, mit dem er ging, an seinen schlenkernden Armbewegungen oder an seiner Art, Patienten zur Begrüßung ans Kinn zu fassen oder väterlich zu umarmen. 1931 hatte er an der Harvard University in Boston zu studieren angefangen und dort auch den größten Teil seiner medizinischen Ausbildung absolviert. Die erste entscheidende Phase seines Lebens lag jedoch in den Jahren von 1942 bis 1946, die er als Brustkorbchirurg der amerikanischen Armee in England verbrachte. In dieser Zeit wagte er es, wahrscheinlich als erster, das Herz Verwundeter zu öffnen und Geschosse aus den Kammern herauszuholen. Auf seiner Station lag ein junger Sergeant, dem in Frankreich ein Geschoß in die rechte Herzkammer eingedrungen war. Am 25. August 1944 versuchte Harken zum ersten Mal, das schlagende Herz durch einen kleinen Schnitt zu öffnen und das Geschoß mit einer Zange zu fassen. Das Projektil entglitt jedoch seinem Zugriff und verschwand mit dem Blutstrom im rechten Herzvorhof. Das Herz aber blieb nicht stehen, und es kam auch zu keiner gefährlichen Blutung. Damit waren Befürchtungen widerlegt, durch die sich bis dahin die Chirurgen hatten davon abhalten lassen, das Herz anzutasten. Harken vernähte den Einschnitt und unternahm am 16. November eine zweite Operation. Doch auch diesmal wich das Geschoß seiner Zange aus und glitt in die rechte Herzkammer. Dort lag es so unglücklich, daß sich der Herzmuskel ständig daran rieb. Harken erklärte dem Sergeanten: ›Ich glaube, wir müssen es aufgeben ...‹ Aber der Verwundete bat so sehr um einen weiteren Versuch, daß Harken sich am 19. Februar 1945 entschloß, eine dritte Operation zu wagen. Als er seine Zange in die Herzkammer einführte, geriet der Herzschlag aus dem Takt. Es gab einen regelrechten ›Schauer‹ von Extrasystolen. Doch als er das Projektil drei Minuten später herauszog, kehrte der Herzschlag wieder zu seinem regelmäßigen Rhythmus zurück. Der Sergeant lebte fünfzehn Jahre später – damit hörte ich zuletzt von ihm – als Farmer bei Columbus.

Ähnliche Erlebnisse bestimmten Harkens weiteren Weg. Als er, sechsunddreißig Jahre alt, aus dem Krieg zurückkehrte, brachte er die Erkenntnis mit, daß das Herz weit weniger empfindlich gegen chirurgische Eingriffe war, als man geglaubt hatte. Einschnitte beeinflußten es kaum. Nur Veränderungen seiner normalen Lage nahm es übel. Harken zog seine Konsequenzen: Zwei Jahre nach seiner Heimkehr (er operierte jetzt im alten ›Mount Auburn‹-Krankenhaus und im ehrwürdigen ›Peter Bent Brigham Hospital‹) gehörte er zu den ersten, die es wagten, verengte Herzklappen zu öffnen, indem er mit Instrumenten durch die Wand des schlagenden Herzens hindurch bis zu diesen Klappen vordrang. Damit legte er den Grundstein für das Kernstück seiner weiteren Lebensarbeit – die Herzklappen-Chirurgie.

Die Pioniere jener Tage, die bei ihren Experimenten zahlreiche Mißerfolge und Todesfälle erlebten, erscheinen uns heute als Hasardeure. Kein Zweifel: Es gab Ehrgeizlinge, die in verzweifelten Kranken willige Opfer fanden. Harken war von anderer Art. Da er wußte, daß man im Herzen operieren konnte, war er einfach außerstande zuzusehen, wie Herzklappenkranke starben, ohne daß er wenigstens den Versuch unternahm, ihnen zu helfen. So wagte er sich nicht nur an die Klappen-Stenosen, sondern auch an die Insuffizienz. In Fällen von Mitralklappen-Insuffizienz machte er einen kleinen Einschnitt in die Vorhofwand. Dann versuchte er Fäden durch den Umfassungsring der kranken Klappe zu ziehen und diese Fäden durch die Herzwand wieder nach außen zu führen. Sobald er die Fäden anzog, verengte sich der Ring, und die Klappenzipfel wurden näher aneinandergeschoben. Harken hoffte, auf diese Weise die Lücken zwischen den nicht mehr schließenden Zipfeln zu verkleinern. Aber von den ersten drei Patienten starben zwei; nur der dritte überlebte.

1951 verfiel Harken daher auf die Idee, eine Plexiglaskugel in die linke Herzkammer einzubringen. Sie wurde auf einen Faden aufgezogen, der dicht unter der Mitralklappe durch die Kammerwand eingestochen und auf der anderen Seite wieder nach außen geführt wurde. Er hoffte, die Herzwand würde in dem Augenblick, in dem die Herzkammer sich zusammenzog und ihren Blutinhalt in die Aorta pumpte, die Kugel gegen die undichte Mitralklappe verschieben und verhindern, daß Blut in den Vorhof zurückgelangte. Der erste Eingriff dieser Art an einer sechsunddreißigjährigen Frau, Mary Dansereau, erregte 1952 Aufsehen. Die Kranke war so schwer behindert, daß sie keine Treppenstufe mehr steigen konnte. Harken notierte: ›... Ihre Familie empfindet ihre Krankheit als Belastung. Sie hält ihr Leben für nicht mehr lebenswert ... Wir schlugen ihr das Einsetzen einer Plexiglaskugel vor, und sie griff bereitwillig unseren Vorschlag auf ...‹ Doch die Operation schlug fehl wie auch sieben weitere Eingriffe. Mary starb am 8. August 1952.

Harken gab seine Grundidee jedoch nicht auf. Anstelle der Kugel verwendete er bei vierundzwanzig weiteren Operationen ein flaschenförmiges Gebilde, das mit Fäden oberhalb und unterhalb des Klappenzuganges befestigt wurde. Beim Öffnen der Mitralklappe und beim Einströmen des Blutes aus dem linken Vorhof in die linke Herzkammer hing das Plexiglasgebilde locker vor der Klappenöffnung; bei der folgenden Kontraktion der Kammer wurde es gegen die undichte Klappe gepreßt. Von vierundzwanzig Patienten starben vierzehn. Die übrigen zehn zeigten eine gewisse Besserung.
Als die Herz-Lungen-Maschine aufkam, begann Harken sofort, Mitral- und Aortenklappen unter direkter Sicht zu reparieren. Bei der Aortenklappe, die über drei als ›Deckel‹ wirkende Zipfel verfügt, ließen sich Lücken zwischen den Zipfelrändern zuweilen dadurch schließen, daß man zwei Zipfel miteinander vernähte. Gleichzeitig wurden die ersten Experimente mit Plastikmaterial wie Teflon und Ivalon unternommen, um schadhafte Klappenzipfel durch passende Plastikstücke zu ersetzen oder zu ergänzen. Es blieb für Harken aber eine offene Frage, wie sich dieses Kunststoffmaterial im schlagenden Herzen bewähren würde, wie lange die Verbindungsnähte hielten, wie oft Blutgerinnsel entstanden und wie lange die neuen Klappenteile ihre Form behalten würden, ohne zu schrumpfen oder sich zusammenzurollen.
Etwa 1957/58 kam Harken mehr und mehr zu der Einsicht, daß die Reparatur der Herzklappen-Insuffizienz auch durch Operationen im offenen Herzen mit zuviel Unsicherheiten behaftet blieb. Er beschloß daraufhin, ein künstliches Ventil zu konstruieren, das kranke Herzklappen nicht reparieren, sondern vollständig ersetzen sollte.
Der Gedanke war nicht neu. Dr. Charles Hufnagel von der ›Georgetown University Medical School‹ hatte schon nach Kriegsende an Hunden experimentiert, um den Blutrückfluß bei Insuffizienz der Aortenklappe einzudämmen. 1950/51 baute er ein kleines Kugelventil. Es bestand aus einem Metallring, dessen Größe dem Querschnitt einer Aorta entsprach. In der Mitte befand sich eine Öffnung, vor der eine Plexiglaskugel lag. Wenn man dieses künstliche Ventil in ein Rohr wie die Aorta einfügte und eine Flüssigkeit wie Blut von der Seite her einströmen ließ, an der die Kugel lag, wurde diese in die Öffnung hineingedrückt und letztere verschlossen. Strömte die Flüssigkeit von der anderen Seite gegen das Ventil, so drückte sie die Kugel aus der Öffnung heraus und fand ungehinderten Durchlaß. Um zu vermeiden, daß die Kugel in diesem Fall mit der Flüssigkeit fortgeschwemmt wurde, befestigte Hufnagel ringsum

ein kleines Gitter; dadurch wurde der Bewegungsspielraum für die Kugel begrenzt. Hufnagel glaubte, daß dieses Ventil die Funktion der natürlichen Aortenklappe übernehmen könne.
Er hatte jedoch sechs Jahre vor der Einführung der Herz-Lungen-Maschine nicht daran denken können, die Aortenklappe eines Hundes zu entfernen und statt dessen ein künstliches Ventil einzunähen. Kein Tier hätte diesen Eingriff überlebt. So pflanzte er das Ventil an einer Stelle der Aorta ein, die für ihn zugänglich war. Sie lag dort, wo sich die Aorta hinter der Abzweigung der Arterien, die den Kopf und das Gehirn mit Blut versorgen, nach unten biegt. Hufnagel wußte, daß er den Blutstrom zum Gehirn nicht ungestraft unterbrechen durfte, wohl aber die Blutzufuhr in den unteren Teil des Körpers. So erzeugte er bei mehreren Versuchstieren künstlich eine Aorten-Insuffizienz, klemmte ihre ›absteigende Aorta‹ ab, öffnete sie, nähte sein künstliches Ventil ein und schloß die Aorta wieder. Der Blutrückfluß durch die kranke Aorten-Klappe verringerte sich um fast zwei Drittel. Der größte Teil des Blutes, den die Herzkammer in die Aorta pumpte, gelangte nämlich bis unter das Kugelventil, und dieses versperrte den Rückweg.
1951 hatte Hufnagel diesen Eingriff zum ersten Mal an einem seiner Patienten wiederholt. Der Kranke starb, und erst ein Jahr später wagte Hufnagel eine zweite Operation. Diesmal blieb sein Patient am Leben. Das Geräusch, das die Kugel hervorrief, war zwar so laut, daß man es in weitem Umkreis hören konnte. Aber der Kranke fühlte sich wenigstens für einige Zeit erleichtert. Hufnagel wiederholte die Operation noch einige Male, obwohl ein Teil seiner Patienten an Blutgerinnseln zugrunde ging, die sich in den Kugelventilen bildeten. Der Erfolg der Operation hing aber so sehr von seiner persönlichen Geschicklichkeit ab, daß es kaum einem anderen Chirurgen gelang, sie nachzuahmen.
Harken jedoch war überzeugt, daß Hufnagel den richtigen Weg beschritten hatte und daß es nur darauf ankam, ein verbessertes Ventil zu bauen, das sich mit Hilfe der Herz-Lungen-Maschine direkt an die Stelle einer erkrankten Herzklappe einfügen ließ. Er war sich klar darüber, daß es schwierig sein werde, ein Ventil herzustellen, das nicht nur Monate, sondern Jahre lang die ungeheure Belastung aushielt, die eine normale Herzklappe ertrug. Eine solche normale Klappe öffnete und schloß sich etwa 100mal pro Minute, 6 000mal pro Stunde, 144 000mal pro Tag und fast 53 000 000mal innerhalb eines Jahres. Aber die Entwicklung chemischer Stoffe, die so gewebsneutral waren, daß der menschliche Körper sie nicht abstieß, sondern in eigenes Gewebe einhüllte, sowie die Herstellung

gerinnungshemmender Medikamente, die, ständig eingenommen, einer Bildung von Blutgerinnseln in künstlichen Ventilen entgegenwirkten, machten Harken optimistisch. Im Jahr 1958 machte er sich zusammen mit dem Ingenieur W. C. Birtwell von der Davol Rubber Company in Providence an die Arbeit, und bald waren die beiden imstande, einige Musterventile in einem Apparat zu erproben, der den menschlichen Blutstrom und die Tätigkeit von Herzklappen nachahmte. Ihre Muster – sie nannten sie ›Kugel-Käfig-Ventile‹ – bestanden aus einem in Teflon gebetteten Ventilring aus rostfreiem Stahl, einem Stahlkäfig, der die Ventilkugel festhielt, und einer Kugel aus Silikon.«

Zwei Stunden, nachdem Mary Richardson zum ersten Mal in Harkens robust-freundliches Gesicht geblickt hatte, lag sie im alten »Mount Auburn«-Krankenhaus am anderen Ufer des Charles-Flusses, wenige Blocks von der Harvard University entfernt. Draußen hing Regen oder Schnee in der Luft. Nun verließ auch ihre Mutter sie, um sich nach ihrer eigenen Unterkunft bei einer Familie Ford in der Channing Street umzusehen. Mary war mit sich allein. Trotzdem war sie plötzlich nicht mehr verzweifelt, denn Dr. Harken hatte ihr gesagt: »Ich glaube jedes Wort Ihrer Geschichte. Wir werden keine Zeit versäumen, sondern mit einer Reihe von Untersuchungen beginnen. Einige können schmerzhaft sein. Aber danach werden wir wissen, was wir zu tun haben, und dann werden wir auch etwas tun . . .«

Mary Richardson in ihrer Erinnerung:
»Ich hatte keine Vorstellung, um was es ging und was er mit mir vorhatte. Ich denke, manchmal ist es um so besser, je weniger man weiß. Aber ich war glücklich, einfach glücklich, weil er mir glaubte . . . und daß er endlich etwas unternehmen wollte . . .«

Sie hatte in der Tat nicht die geringste Vorstellung von Herzkrankheiten. Sie vermochte sich auch nicht vorzustellen, daß nicht alle Ärzte, die sie in ihrem bisherigen Leben untersucht hatten, unfähig gewesen waren, sondern oft in dem traditionellen Glauben gehandelt hatten, gegen Herzklappenfehler lasse sich nichts unternehmen, weshalb man den Kranken die Hoffnungslosigkeit ihrer Lage besser verschweige. Sie wußte nicht, was eine Herzklappe war, und Harkens Arbeit an einem künstlichen Ventil war für sie eine fremde Welt. Sie wußte nur, daß Dr. Dwight E. Harken, Professor der Harvard University und berühmter als jeder Arzt, den sie je ken-

nengelernt hatte, ihr glaubte – und das war der stärkste Halt, den es für sie gab.
In den folgenden Tagen zeigten alle Untersuchungen, von der Klassifizierung der Herzgeräusche über Elektrokardiogramme bis zu Röntgenbildern, daß Mary an einer Stenose der Aortenklappe litt. Sie erweckten aber auch den Argwohn, daß ihre Aortenklappe gleichzeitig insuffizient sei. Um sicherzugehen, beschloß Harken, eine Untersuchung durchzuführen, die seit einigen Jahren Einblick in die linke Herzkammer gestattete. In ihren Ursprüngen ging diese Methode auf den Deutschen Werner Forßmann zurück, der 1929 auf den Gedanken verfallen war, Kreislaufmedikamente direkt ins Herz einzubringen. Bei sich selbst hatte er zu diesem Zweck einen dünnen Gummikatheter in eine Armvene eingeführt und durch die Vene weitergeschoben, bis die Spitze ins rechte Herz gelangte. Doch erst während des Zweiten Weltkrieges hatten Dr. André Cournand und Dr. Dickinson W. Richards vom »Bellevue Hospital« in New York die Bedeutung des Katheters für Untersuchungen des Herzens erkannt: Mit feinen Plastikkathetern waren sie, von Arm- oder Beinvenen aus dem venösen Blutstrom folgend, bis in den rechten Herzvorhof und die rechte Herzkammer vorgedrungen. Später hatten sie durch den Katheter Röntgenkontrastmittel in die rechte Herzkammer gebracht und dadurch zum ersten Mal klare Röntgenbilder des Herzens erhalten. Diese Untersuchungsmethoden waren allerdings auf das rechte Herz beschränkt. Für eine Untersuchung des linken Herzens wäre es nötig gewesen, einen Katheter durch eine Arterie und gegen den Blutstrom einzuführen. Da dies zu gewagt erschien, hatte der Schwede Björk vor fünf Jahren ein anderes Verfahren entwickelt. Hierbei stach man nach örtlicher Betäubung eine lange Hohlnadel neben der Wirbelsäule durch die Haut ein und schob sie in Richtung auf das Herz, bis sie durch die Herzwand in den linken Vorhof gelangte. Dann führte man durch diese Nadel einen dünnen Katheter ein, der Vorhof und Mitralklappe passierte und schließlich mit seiner Spitze die linke Herzkammer erreichte. Auf diese Weise war es möglich, die Druckverhältnisse im Herzen zu messen und Kontrastmittel zu injizieren, um auch das linke Herz mit seinen Klappen sichtbar zu machen. Aber die Nadel mußte an Lunge, Speiseröhre und Aorta vorbeigleiten, bevor sie ins linke Herz gelangte, und in den ersten Jahren hatte es schwere Verletzungen und Todesfälle gegeben. Selbst die größte Geschicklichkeit schloß auch jetzt Komplikationen nicht aus. Aber es gab keinen anderen Weg, wenn man das linke Herz genauer untersuchen wollte. So hatte auch Harken das Verfahren übernommen.

Mary Richardson wußte in ihrer Ahnungslosigkeit nicht, was sie erwartete, als die Katheter-Untersuchung begann. Da sie schon so viel ertragen hatte, nahm sie die Untersuchung des rechten Herzens ohne besondere Ängste hin. Aber als man sie mit dem Gesicht nach unten auf einen Tisch legte und die Herznadel neben der Wirbelsäule einführte, brach sie jählings zusammen.

Mary Richardson in ihrer Erinnerung:
»Sie stachen mich in den Rücken. Ich geriet in einen Schock, und danach war ich wie betäubt ... Ich war zwei Wochen lang so krank, daß sie nicht einmal meine Mutter zu mir ließen ...«

Aber da Harken ihr ja vorausgesagt hatte, daß einzelne Untersuchungen sehr schmerzhaft sein konnten, änderte dieses Erlebnis nichts an Marys Verehrung für Harken und an ihrem Glauben, daß er der einzige Arzt war, der sie verstand und der ihr helfen würde. Für Harken selbst jedoch hatte die mehr oder weniger mißlungene Katheterisierung zur Folge, daß seine Diagnose unvollständig blieb. Immerhin stützte das, was er hatte feststellen können, seinen Verdacht auf eine Kombination von Stenose und Insuffizienz. Er mußte befürchten, daß Mary zu den Kranken gehörte, bei denen eine Beseitigung der Stenose zwar zu einer Besserung führte. Aber die Entwicklung der Insuffizienz würde nicht aufzuhalten sein. Harken hoffte jedoch, daß die Besserung von Marys Zustand durch eine Stenose-Operation so lange anhalten würde, bis sein Kugelventil reif zur Anwendung beim Menschen war. Er entschied, die Operation nach der alten »blinden« Methode durchzuführen und einen großen offenen Eingriff bis zu dieser Reife des Ventils aufzuschieben.
Im Laufe der letzten Novemberwoche setzte er sich an Marys Bett und teilte ihr mit, daß er sie am 29. November operieren und versuchen wolle, ihren Herzfehler zu beseitigen. Mary und ihre Mutter erfuhren nichts über die Einzelheiten der Diagnose oder der Operation. Sie verlangten auch gar nicht nach Einzelheiten, weil sie überzeugt waren, doch nichts davon zu verstehen. Marys Glaube an Harken war jetzt so groß, daß jede Entscheidung, die er traf, nur eine richtige Entscheidung sein konnte.

Mary Richardson in ihrer Erinnerung:
»Es war einfach so, er behandelte mich wie seine eigene Tochter – von Anfang an. Es war, als hätte ich einen zweiten Vater ... ja, das war es, was er für mich war.«

Marys Mutter telefonierte mit Bill und ihrem Mann. Beide ließen sich Urlaub geben; Boston empfing sie am 27. November mit Kälte und erstem Schnee. Der sonnenlose Himmel und die Ungewißheit hinsichtlich der Operation bedrückten Bill. Aber Mary versicherte ihm so gläubig, Dr. Harken werde ganz gewiß das Richtige tun, daß auch seine Unsicherheit zum größten Teil schwand.
Die Operation fand am 29. November statt. Als Bill Mary einige Stunden später in einem Raum, den man als »Erholungsraum« bezeichnete, zum ersten Mal sehen durfte, fand er sie mit Schläuchen, Kathetern und Nadeln in der Nase, in den Armen, an der Brust. Maschinen erzeugten eintönige Geräusche, und über einen Bildschirm huschten gezackte Linien, deren Bewegung von einem monotonen »bip-bip-bip« begleitet war. Bill erschrak wegen der Maschinen und weil Mary stumm dalag und nicht sprechen konnte. Aber eine Schwester versicherte ihm, daß alles in Ordnung sei. Jenes »bip-bip-bip« gebe Marys Herzschläge wieder und sei das sicherste Zeichen dafür, daß ihr Herz schlage. Trotzdem wanderte Bill ruhelos, in seinen ungewohnt warmen Mantel gehüllt, durch die Straßen um den Harvard Square. Er wurde erst ruhiger, als er Mary zum ersten Mal ohne die vielen Schläuche sah. Sie hatte große Schmerzen in der Brust, weil Dr. Harken mehrere Rippen durchtrennt hatte. Aber sie versicherte, daß sie sich schon jetzt sehr viel wohler fühle als vor der Operation.
Tatsächlich stand sie zwei Wochen später auf. An dem Tage, an dem Bill und Marys Vater nach Jacksonville zurückfliegen mußten, um ihre Arbeit wieder aufzunehmen, erklomm Mary bereits einige Treppenstufen, ohne außer Atem zu geraten. Kurz darauf, nach insgesamt sieben Wochen im »Mount Auburn«, rief sie Bill in Jacksonville an und sagte, sie komme nach Hause und fühle sich so gesund – so gesund! Als sie zwei Tage später aus dem Flugzeug stieg, war sie noch blaß von dem sonnenlosen Norden, aber Bill fand, daß sie einfach schön und ein neuer Mensch sei. Beide waren überzeugt, jetzt werde ein neues Leben beginnen – und sie klagten nicht, als die Rechnungen des »Mount Auburn« all ihre Ersparnisse verschlangen.

Mary Richardson in ihrer Erinnerung:
»Wir hatten gelernt, daß Gesundheit wichtiger war als Geld ... Ich konnte wieder halbtags bei Stockton arbeiten. Ich war voller Energie, und bald vergaß ich sogar, daß Doktor Harken mir zum Abschied gesagt hatte, daß ich niemals Salz zu mir nehmen dürfe und viel schlafen solle ... Heute denke ich natürlich, daß er mich da-

mals schon für die künstliche Klappe im Auge hatte, die beim ersten Mal noch nicht fertig war, und daß er mich nur so lange am Leben halten wollte ... Aber er sagte nichts davon, wahrscheinlich, weil er uns nicht unruhig machen wollte ... Er sagte nur, daß ich mich sofort melden sollte, wenn ich mich nicht richtig fühlte ...«

Aus einem Essay über Dwight E. Harken (geschrieben 1968):
»Im Jahre 1959 waren die Funktionstests von Harkens Kugelventil im wesentlichen beendet. Um herauszufinden, ob das Ventil widerstandsfähig genug war, wenigstens einige Jahre zu arbeiten, montierte man ein Muster auf eine Stange, die durch einen Motor so schnell auf und ab gestoßen wurde, daß die Ventilkugel sich in drei Monaten so häufig bewegte wie eine normale Herzklappe in fünf Jahren. Nach Ablauf der drei Monate zeigte sich, daß das Stahlgerüst und die Kugel keine Abnutzungserscheinungen von Bedeutung aufwiesen. Aber das besagte natürlich wenig über chemische Veränderungen im wirklichen Blutstrom, und die Widerstandsfähigkeit des Ventils blieb bedeutungslos, wenn es nicht gelang, das Ventil anstelle einer zerstörten Klappe dauerhaft in der Aorta eines Kranken zu verankern. Zu diesem Zweck wurde der Stahlring an der Basis des Ventils in Ivalon-Schaumstoff eingebettet. Die gewebsfreundlichen Ivalon-Teile wollte Harken durch starke Seidenfäden mit der Aortenwand verbinden.
Um die Jahreswende 1959/60 war Harken bereit, den Austausch einer Aortenklappe am Menschen zu versuchen. Sein erster Patient war ein junger Mann, der durch eine rheumatische Aortenklappen-Insuffizienz zum Invaliden geworden war. Seine linke Herzkammer war ungeheuer erweitert und sein Tod nur noch eine Frage von Tagen. Harken öffnete die Brusthöhle und schloß die Herz-Lungen-Maschine an. Unterkühlung brachte das Herz zum Stillstand. Dann öffnete er die Aorta mit einem Ypsilon-Schnitt. Er entfernte die kranke Aortenklappe, vernähte die Ivalon-Einfassung des Ventils mit der Aortenwand und schloß die Aorta wieder. Als er jedoch die Unterkühlung aufhob und das Herz erwärmte, war es nicht wieder zum Schlagen zu bringen. Die vergrößerte linke Herzkammer füllte sich mit Blut, aber ihre Muskulatur war nach so vielen Jahren der Krankheit zu schwach, es in die Aorta zu befördern. Der Kranke starb unter Harkens Händen.«

Mary Richardson weigerte sich zunächst, daran zu glauben. Als sie im Sommer 1959 die ersten Schwindelanfälle bekam, versuchte sie sich selbst einzureden, es liege an einer Hitzewelle, oder sie habe zu lange vor dem Haus Rasen gemäht. Doch kurz darauf wurde sie wieder kurzatmig, wenn sie bei Stockton, Whatley & Davin eine Treppe hinaufging. Sie gab es auf, sich selbst zu belügen. Sie war also nicht gesund geworden, sie hatte nur einen Aufschub erhalten, und sie fühlte, daß Dr. Harken dies vorausgesehen hatte, als er ihr zum Abschied den Arm auf die Schulter legte und sagte, sie müsse ihn sofort verständigen, wann immer sie sich nicht wohl fühlen sollte.

Für kurze Zeit versuchte sie noch, Bill in dem Glauben zu lassen, alles sei in Ordnung. Der aber kannte sie viel zu gut, um nicht zu bemerken, wie sie sich veränderte. Als sie den ersten nächtlichen Anfall von Atemnot bekam, wußte er, daß die Operation vergebens gewesen war. Es war jetzt Herbst, und Marys Schwächeanfälle häuften sich so sehr, daß sie ihre Stellung bei Stockton wieder aufgeben mußte. Dies bedrückte sie, weil sie mit ihrer Arbeit dazu beigetragen hatte, die durch die Operation verlorenen Ersparnisse wieder ein wenig aufzufüllen. In vielen Nächten fand sie keinen Schlaf. Und dabei merkte sie, daß auch Bill wach lag. Schließlich schrieben sie an Dr. Harken.

Es erleichterte sie, als Dr. Harken antwortete, er fliege zu einem Kongreß nach Orlando in Florida. Dort könne Mary sich mit ihm treffen und sich so den weiten Flug nach Boston sparen. Bill setzte Mary in seinen Wagen und fuhr in einigen Stunden die einhundertfünfundvierzig Meilen, die sie von Orlando trennten. Mary lebte auf, als sie an den vielen Zitronen- und Orangenpflanzungen und den Seen vorüberfuhren, die das Städtchen umgaben. Fast hoffte sie, Dr. Harken werde ihr sagen, es sei alles nicht so schlimm und er könne sie auch ohne Operation wieder in Ordnung bringen. Aber als sie ihn im »Sherry Plaza«-Hotel traf, fühlte sie nach den ersten herzlichen Worten, daß er tatsächlich erwartet hatte, sie eines Tages so wiederzusehen.

Mary Richardson in ihrer Erinnerung:

»Er sagte mir, ich brauche eine zweite Operation in Boston. Er sagte, er werde mit Doktor Hammer besprechen, was man zu Hause noch für mich tun könnte, während er in Ruhe die Operation vorbereitete. Er sagte nichts über eine neue Herzklappe, und ich denke heute, daß er noch einmal Zeit gewinnen wollte, weil er noch nicht weit genug war. Er sagte, alles werde wieder gut werden. So fuhren wir nach Hause zurück. Aber dort wurde es von Woche zu Woche schlimmer. Ich nahm ein paar Kilogramm zu – es war Wasser ... Im Januar 1960 wurde es Zeit, daß etwas geschah. Doktor Harken bestellte mich nach Boston, und zwar ins ›Peter Bent Brigham Hospital‹, vielleicht, weil er dort besser operieren konnte. Das war um den 20. Februar. Ich war jetzt so krank, daß Bill und meine Eltern mit mir flogen, weil sie fürchteten, Doktor Harken werde mich sofort operieren, und sie könnten vielleicht zu spät kommen, wenn sie erst später nachflogen und wenn mir etwas zustieß. Sie sprachen nicht darüber, aber ich wußte es . . .«

Sie wählten wieder das Mitternachtsflugzeug und brachten Mary in den verwinkelten Bau des »Peter Bent Brigham Hospital«. Da sie sparen mußten, lag sie nun in einem Saal für zwölf Kranke, der durch Wände und Vorhänge in Bettnischen aufgeteilt war. Teils zu ihrer Enttäuschung, teils zu ihrer Erleichterung erfuhren sie durch Harkens Vertreter, Dr. Warren Taylor, Dr. Harken habe verreisen müssen. Aber die Vorbereitungen für die Operation würden ohnedies zwei Wochen in Anspruch nehmen. Da es billiger war, für diese Zeit wieder nach Jacksonville zu fliegen und zu arbeiten, anstatt sich im Hause der Fords einzumieten, machten Bill und Marys Vater sich wieder auf den Weg nach Florida. Zwei Tage später, als Mary die ersten Untersuchungen hinter sich hatte, öffnete ein großer grauhaariger Mann den Vorhang vor Marys Nische. Es war Dr. Lewis Dexter, der Chef-Kardiologe des Hospitals.
Anders als Dr. Harken, schien er von einer Aura kühler Autorität und der Zurückhaltung umgeben. Er kündigte ihr eine neue Katheter-Untersuchung an. In Marys Erinnerung wurden alle Schrecken wach, die sie bei der ersten im November 1958 durchlitten hatte. Aber Dexter versicherte ihr, daß er nach einer anderen Methode vorgehen und ihr keine Schmerzen bereiten werde. Trotzdem zitterte sie innerlich, als man sie am 26. Februar in ein Untersuchungszimmer brachte. Die Bezeichnung der neuen Methode als »transseptale Katheterisierung« hätte ihr genausowenig bedeutet wie der Name ihres Erfinders Dr. John Ross in Maryland. Sie hätte sich auch nicht vorstellen können, wie der Dreifach-Katheter aussah, den man bei diesem Verfahren durch eine Oberschenkel-Vene bis in ihre linke Herzkammer führte. Das äußere Katheterrohr gelangte in den rechten Herzvorhof. Das zweite, das darin lag, durchbohrte die Scheidewand zum linken Vorhof. Das dritte drang durch die Mitralklappe in die linke Herzkammer ein. Mary fühlte zwar, wie der Hauptkatheter durch ihren Körper wanderte. Aber der Dolchstich in den Rücken blieb diesmal tatsächlich aus. Schließlich kündigte man ihr an, daß nun ein Kontrastmittel für Röntgenaufnahmen eingespritzt und dabei eine Hitzewelle durch ihren Körper

jagen werde. Glücklicherweise dauerte es nur Sekunden, bis die glühende Woge vorüber war.

Für Harken bestätigten die Ergebnisse alle Befürchtungen, die er gehegt hatte. Mary litt an einer nicht reparablen Aorten-Insuffizienz. Er war sich mit Dexter darüber einig, daß es nur eine Chance der Rettung gab: ein künstliches Ventil. Der erste Tote war noch nicht vergessen, und Harken hatte eine echte Zuneigung zu der tapferen kleinen Frau aus Florida gefaßt. Aber er glaubte, aus dem ersten Fall genügend gelernt zu haben. Noch war Mary in einer besseren Verfassung als der junge Mann, der ihm unter den Händen gestorben war. Ihre linke Herzkammer war erst unwesentlich vergrößert, und Harken hoffte, sie werde in der Lage sein, sich der plötzlichen Veränderung durch eine neue Aortenklappe anzupassen. Er setzte den zweiten Versuch einer Einpflanzung seines Ventils auf den 10. März 1960 fest, beschloß jedoch, Mary in ihrem Glauben zu belassen, es handle sich nur um eine Wiederholung ihrer ersten Operation; Bill Richardson wollte er erst kurz vor dem Eingriff auf dessen Neuartigkeit hinweisen.

Am 8. März kehrten Bill und sein Schwiegervater nach Boston zurück. Ein Blizzard hatte die Stadt mit Schnee zugedeckt; die schmutzig-weißen Schneehaufen an den Straßenrändern waren schulterhoch. Sie fanden Mary zwar blaß und schwer atmend vor. Aber die neue Begegnung mit Dr. Harken hatte ihren alten Glauben an die Richtigkeit alles und jedes, was er zu tun beabsichtigte, nur noch verstärkt. So ahnten weder Bill noch sie am Vorabend der Operation, daß sie einem Unternehmen entgegengingen, das erst ein einziges Mal, und noch dazu ohne Erfolg, versucht worden war. Erst nachdem Bill sich von Mary verabschiedet hatte, bat Harken ihn zu sich und erklärte ihm, daß er, um Mary zu helfen, etwas Ungewöhnliches versuchen müsse. »Ich fürchte«, sagte er wörtlich, »daß ich eine Operation unternehmen muß, die noch nie mit Erfolg unternommen worden ist ...« Aber auch Bill war so sehr voller Vertrauen, daß er nicht nach Einzelheiten fragte. Erst als er durch den knirschenden Schnee zu seiner Unterkunft im Hause der Familie Ford schritt, wurde ihm bewußt, wie sehr es für Mary auf Leben und Tod ging; bis tief in die Nacht saß er mit seinen Schwiegereltern zusammen, und sie alle fanden keinen Schlaf.

Am Morgen des 10. März waren sie die ersten, die sich in einem Warteraum nahe den Schwingtüren zu den Operationssälen einstellten. Bill wanderte auf und ab oder trat in die Vorhalle hinaus, um einen Blick auf die schwingenden Türen zu werfen. Unterdessen lag Mary auf dem Operationstisch, und Harken begann, assistiert von

Dr. Soroff, Dr. Taylor, Dr. Lefemine, mit dem entscheidenden Akt der Operation. Marys Körper war auf 28 Grad gekühlt, und die Herzkammern flimmerten nur noch, als er einen Ypsilon-Schnitt in die Aorta führte. Als der Blick auf die Aortenklappe frei war, sah man die Zerstörung. Das brüchige Klappengewebe wurde haltlos in die Herzkammer hineingestülpt, wenn deren Pumpenstoß zu Ende war, und Blut strömte aus der Aorta in die Kammer zurück. Immerhin hatte die Klappe Mary am Leben gehalten. Sobald sie entfernt war, gab es kein Zurück mehr, sondern nur noch zwei Möglichkeiten: Entweder funktionierte das Herz mit dem neuen Ventil, oder Mary mußte sterben. Es war einer der zahlreichen letzten Augenblicke vor unwiderruflichen Entscheidungen, die Harken in den vorangegangenen Jahren erlebt hatte. Die Exstirpation der kranken Klappe selbst verlief ohne Schwierigkeiten. Harken ließ sich ein Kugelventil reichen und setzte die ersten Nähte mit starken Seidenfäden ...

Unterdessen wanderte Bill weiter auf und ab. Vielleicht wären die Stunden des Wartens noch unerträglicher gewesen, hätte sich nicht eine Fremde zu ihnen gesellt, die sich als Mrs. Norma Lawson vorstellte. Sie gehörte einer Bostoner Vereinigung an, die den Namen »Mended Hearts« (»Reparierte Herzen«) trug. Alle Mitglieder hatten eine Herzoperation überstanden oder waren Angehörige von Operierten; sie hatten sich verpflichtet, neuen Herzoperierten beizustehen. Normas Mann, George Lawson, war 1957 operiert worden. Er reiste seither wieder als Vertreter durch alle nordöstlichen Staaten Amerikas. Norma hatte von der Operation an Mary erfahren und erschien – redefreudig und voller Optimismus –, um Bill und Marys Eltern das Warten zu erleichtern. Auch sie wußte nicht, was wenige Türen entfernt unter Harkens Händen geschah. Aber sie berichtete über wunderbare Taten, die Harken verrichtet hatte, und lenkte ihre Zuhörer ein wenig von ihrer Unrast und ihren Sorgen ab.

Um diese Zeit beendete Harken die Naht des Ventils. Er schloß die Aorta. Dann kam jene entscheidende Phase, in der er seinen ersten Patienten verloren hatte. Die Wiedererwärmung begann. Als der Temperaturmesser 30 und dann 30,5 Grad anzeigte, blickten alle, die um den Operationstisch versammelt waren und das erste Debakel miterlebt hatten, in schweigender Spannung auf Marys Herz. Das Thermometer zeigte 31 Grad, die Spannung wuchs. Einer der Assistenten hielt den Defibrillator bereit, um das Herz zu schocken, falls es nicht von selber schlug. Die Temperatur stieg auf 31,5 Grad, dann auf 32 Grad. Und in diesem Augenblick setzte der Herzschlag

ohne jeden Anstoß von außen ein. Die übermäßige Spannung in Harkens temperamentgeladener Natur brach sich in einem Laut Bahn, der wie ein Jubelruf klang ...
Einige Minuten später trat Bill, nachdem er Norma Lawson eine Weile zugehört hatte, wieder in den Ausgang des Warteraums und spähte genau in dem Augenblick zu der Flügeltür hinüber, als diese aufgestoßen wurde und Harken darin erschien.

Bill Richardson in seiner Erinnerung:
»Als ich sein Lachen sah, wußte ich, daß alles gutgegangen war. Seine Brust war weit vor Stolz, und er rief: ›Es geht ihr großartig, einfach großartig! Wir haben ihr eine neue Herzklappe eingesetzt, und sie arbeitet wunderbar ...‹«
Bill war viel zu glücklich darüber, daß Mary lebte, als daß er danach gefragt hätte, was eine »neue Herzklappe« war. Er wollte nur wissen, wann er seine Frau sehen könne. Harken riet ihm, zunächst mit Marys Eltern zum Essen zu gehen. Als Bill später den »Erholungsraum« betrat, sah er sich wieder den vielen Maschinen gegenüber, die er bereits kannte. Mary war von Ärzten und Schwestern umgeben. Aber sie erkannte ihn und lächelte. Auf dem EKG-Bildschirm betrachtete er die gezackten Linien und hörte das »bip-bip«, das er nun ebenfalls schon kannte und das ihm verriet, wie Marys Herz arbeitete. Aber er wußte immer noch nicht, daß sie der erste Mensch war, dessen Aortenklappe aus Stahl und Plastik bestand.
An den folgenden Tagen verließ er zwischen 4 und 5 Uhr morgens das Haus der Fords. Für eine Weile saß er dann an der Theke von »Jim's Restaurant«, nur wenige Schritte vom »Peter Bent Brigham« entfernt. Er frühstückte und hörte Radio, bis die Zeit für den Einlaß in das Hospital kam. Dort hatte sich inzwischen die Nachricht verbreitet, daß Harken als erster Chirurg der Welt eine künstliche Herzklappe eingepflanzt hatte und daß es die Frau des Fremden aus Florida war, in deren Herz diese Klappe arbeitete. So ließ man Bill gewähren. Sofern er vor dem »Erholungsraum« zu warten hatte, trat er immer wieder an die Tür heran, hinter der Mary lag. Bis nach draußen konnte er das »bip-bip« hören, und diese Töne halfen ihm über die Wartezeit hinweg. Zuweilen blieben auch junge Ärzte oder Schwestern bei ihm stehen. Aus ihrem Mund erfuhr er endlich Stück um Stück, was eine »neue Herzklappe« war und weshalb es sich bei der Operation an Mary um solch ein Ereignis handelte.
Mary selbst dagegen war immer noch ahnungslos, als man sie in ihre Bettnische zurückbrachte. Nur hörte sie in ihrer Brust ein Geräusch, das ihr fremd war.

Mary Richardson in ihrer Erinnerung:
»Das erste, was mir zum Bewußtsein kam, war ein komisches ›klick, klick‹. Ich fragte Doktor Harken ... Doch der lachte: ›Da gibt es kein ›klick, klick‹ ...‹ Aber ich hörte es trotzdem.«

Harken erlag der Täuschung vieler Ärzte, die nicht selbst von dem Leiden befallen waren, das sie behandelten, und niemals die Empfindungen ihrer Kranken wirklich nachfühlen konnten. Aufgrund seiner technischen Versuche glaubte er, daß man sein Ventil nicht hören könne. Aber für Mary war und blieb es hörbar. Trotzdem dauerte es noch einige Zeit, bis sie erfuhr, wodurch jenes Klicken in ihrer Brust entstand. Zehn Tage lang litt sie unter leichtem Fieber, und Harken befürchtete schon eine Infektion. Vorübergehend begann das Herz auch zu »rasen«. Aber unter Antibiotika und Digitalis veschwanden beide Erscheinungen. Um der Bildung von Blutgerinnseln vorzubeugen, erhielt Mary Dicoumar, und regelmäßige Blutuntersuchungen ließen Harken hoffen, daß diese Art der Vorbeugung Erfolg haben werde.
Mary erholte sich danach so schnell, daß Bill und ihr Vater nach vierzehn Tagen heimkehrten; kurz nach der Abreise ihrer Angehörigen begriff sie endgültig, welch unerhörter Versuch an ihr unternommen worden war. Es begann damit, daß Tag für Tag fremde Ärzte in ihrer Nische erschienen, um ein Stethoskop auf ihre Brust zu setzen. Als sie sich bei Harken nach dem Grund erkundigte, setzte er sich zu ihr und erklärte die Operation, die hinter ihr lag. Seine Erklärungen erregten sie so, daß sie einige Tage lang dauernd auf das Klicken in ihrer Brust horchte. Als Mary zum ersten Mal aufstand und zu gehen begann, dauerte es Tage, bis sie sicher war, daß das Klicken nicht verstummte, wenn sie sich bewegte, daß sie sich also auf ihr Ventil verlassen konnte. Anfang April hatte sie sich daran gewöhnt. Aber immer noch hatte sie kein Ventil zu Gesicht bekommen, um sich ein plastisches Bild davon zu machen. Erst als sie und ihre Mutter am 2. April in das Erdgeschoß des Hospitals gerufen wurden, sahen sie sich plötzlich einigen Fotografen und einer Schwester gegenüber, die ein »Harken-Ventil« in der Hand hielt. Mary wurde mit dem Ventil fotografiert – so sah sie zum ersten Mal den kleinen fremdartigen Kugelkäfig, mit dem sie lebte. Am nächsten Tage bestieg sie ohne Hilfe die Mittagsmaschine nach Florida.

Aus einem Essay über Dwight E. Harken (geschrieben 1968):
»Zu dem Zeitpunkt, an dem Harkens erste glücklich operierte Patientin nach Hause flog, ahnte sie schwerlich, welche Bedeutung ihr Leben für Harken und die künstliche Herzklappe gewinnen würde. Ihre reibungslose Rekonvaleszenz ermutigte Harken, eine dritte Einpflanzung des Kugelventils an einem achtundzwanzigjährigen Patienten vorzunehmen. Die Einpflanzung selbst verlief glatt, doch wie in seinem ersten Fall gelang es ihm nicht, eine geregelte Herztätigkeit herzustellen. Zehn Schocks waren nötig, um überhaupt einen Herzschlag zu erzeugen. Wenige Tage später stand das Herz endgültig still. Die gleiche Katastrophe erlebte Harken bei seinem vierten Kranken. Selbst zweiundzwanzig Schocks waren nicht imstande, das Herz nach der Einpflanzung des Ventils wieder in Bewegung zu setzen. Harken nahm an, daß sein Defibrillator nicht stark genug war, um durch einen einzigen Schock zu wirken, und daß die zahlreichen aufeinanderfolgenden Stromstöße den Herzmuskel endgültig zerstört hatten. Doch dann ging auch sein fünfter Patient, ein neunundvierzigjähriger Mann, während der Operation zugrunde. Diesmal kam es zu tödlichen Blutungen aus den Nähten zwischen Aorta und Ventil.
Nur das erfolgreiche Beispiel Mary Richardsons verhinderte, daß Harken in dieser Situation verzweifelte. Er hoffte, die Serie der Todesfälle durch die Verstärkung des Defibrillators und verbesserte Nahtmethoden zu überwinden. So operierte er am 7. Juni einen siebenundvierzigjährigen Arbeiter namens Alfred Gallo aus Franklin bei Boston. Seit 1955 hatte Harken Gallo gemeinsam mit dessen Hausarzt Pastorello wegen einer Klappeninsuffizienz behandelt, aber wie üblich die Zerstörung des Herzens nicht aufhalten können. Am 18. März hatte er ihm – unter dem unmittelbaren Eindruck des glücklichen Überlebens seiner ersten Patientin – die Einpflanzung seines Ventils vorgeschlagen. Aber Gallo zögerte bis zum Juni, bevor er zustimmte. Diesmal verlief die Operation ohne Komplikationen. Gallos Herz schlug nach einem einzigen Schock, und wenige Wochen später kehrte er nach Hause zurück. Der neue Erfolg machte Harken glauben, die Serie der Unglücksfälle sei vorüber; in kurzen Abständen ließ er seine siebte, achte und neunte Ventil-Operation folgen. Doch sein siebter Patient starb nach vier Tagen an einer Infektion. Bei dem achten kam es abermals zu unstillbaren Blutungen aus den Nahtverbindungen. Der neunte ging an Kreislaufschwäche zugrunde. Ende 1960 war Harken wieder so entmutigt, daß er später schrieb: ›Nach diesen ... enttäuschenden Ergebnissen ... war es unerläßlich, zunächst die Entwicklung der beiden über-

lebenden Patienten zu beobachten, um entscheiden zu können, ob weitere Operationen ... gerechtfertigt waren ...‹«

Zum zweiten Male erschien Mary Richardson ihre Heimkehr wie das Symbol eines neuen Lebens. Sie bemerkte bald, daß das künstliche Ventil in ihrem Herzen nicht so viel leisten konnte wie dasjenige, das die Natur im Menschen schuf. Sie lernte, wo auch jetzt noch die Grenzen ihrer Leistungsfähigkeit lagen. Aber dann begann sie zu leben – fast wie ein normaler Mensch. Zuerst arbeitete sie mit Loxy im Haus, dann im Garten. Bald darauf kehrte sie auch zur Firma Stockton zurück. Bill erhielt zwar vom Florida State Vocational Rehabilitation Department eine Beihilfe zur Bezahlung des Hospitals, aber die Summe reichte nicht aus, und so benötigten sie jeden Verdienst. Sechs Wochen nach ihrer Heimkehr sandte Norma Lawson Ausschnitte von Zeitungsartikeln, in denen über Mary berichtet wurde. Am meisten beschäftigten Mary jene Stellen, an denen es hieß, daß von ihrem Leben das Leben Tausender anderer Herzkranker abhänge: Wenn sie durch ihr Leben bewies, daß die künstliche Herzklappe funktionierte, dann würden Dr. Harken und andere Chirurgen den Mut aufbringen, ihre Arbeit fortzusetzen. Mary sagte sich, daß ihr durch das Schicksal eine Mission zugewiesen worden sei.

Pünktlich zweimal im Monat begab sie sich zu Dr. Hammer. Er untersuchte ihr Herz und ihr Blut und versorgte sie mit Digitalis und Dicoumar. Sie verstand jetzt genau, warum sie für den Rest ihres Lebens Dicoumar einnehmen mußte: um ihr Blut dünnflüssig zu halten.

Im Spätherbst flog sie nach Boston, weil Dr. Harken und Dr. Dexter feststellen wollten, in welchem Zustand sich ihre Herzklappe befand. Sie war betrübt und glücklich zugleich, als ihr ein Assistenzarzt erzählte, alle anderen Kranken, die ein Ventil bekommen hätten, seien bis auf einen gestorben; durch ihren Besuch aber schöpfe Dr. Harken wieder Mut. Sie hatte also wirklich eine Mission zu erfüllen. Im Frühjahr 1961 reiste sie zu einer weiteren Untersuchung nach dem Norden und kam mit der Nachricht zurück, Dr. Harken sei sehr zufrieden. Ein junger Arzt hatte ihr versichert, Harkens Vertrauen in die künstliche Herzklappe sei wieder so gefestigt, daß er neue Operationen durchführen wolle. Das Bewußtsein ihrer Mission vertiefte sich. Als Anfang Juni die »Mended Hearts«-Organisation zur Feier ihres zehnjährigen Bestehens ins »Sheraton Plaza« in Boston einlud und ihr mitteilte, wie dringend man auf sie warte, und daß auch Dr. Harken anwesend sein werde, hielt es sie nicht in

Florida. Bill entdeckte eine billige Reisemöglichkeit, und Mary schneiderte sich ein Abendkleid. Als sie am Abend des 3. Juni im »Sheraton Plaza« eintrafen, war sie eine der hübschesten unter den Frauen, die sich dort versammelt hatten. Mit glühendem Gesicht verfolgte sie eine Diskussion zwischen Dr. Harken und anderen Ärzten über die Zukunft der Herzmedizin. Als das Festdinner vorüber war und die Musik zu spielen begann, erkundigte sich Bill, ob sie es nicht nach so vielen Jahren »noch einmal versuchen sollten«. Aber sie antwortee: »Nein, Bill. Der erste Tanz ist für Doktor Harken. Ich muß ihm zeigen, daß ich wieder tanzen kann, und alle sollen es sehen.« Sie trat an den Tisch der Festredner, ergriff Harkens Hand und zog ihn auf die Tanzfläche. Er, der sonst so robust und selbstsicher war, wirkte unsicher und zaghaft, als traue er seinem eigenen Werk nicht. Aber dann ließ er sich von ihr führen, während ihnen alle Blicke folgten. Mary spürte, wie das »klick, klick« in ihrer Brust ungewöhnlich laut wurde und hatte einen Anflug von Atemnot. Aber sie achtete nicht darauf. Sie begleitete Harken an seinen Tisch zurück und begab sich zu Bill, um mit ihm den nächsten Tanz zu wagen. Als man später einen kleinen stillen Mann an ihren Tisch führte und ihr sagte, er sei Alfred Gallo, der einzige von Dr. Harkens anderen Patienten, der außer ihr die Klappenoperation überlebt habe, tanzte sie auch mit ihm und blickte stolz in die Kameras, die sich auf sie richteten. Sie war sehr erschöpft, als Bill sie in ihre Unterkunft brachte. Doch sie spürte diese Erschöpfung kaum, weil das Gefühl, einen Höhepunkt ihres Lebens und ihrer Mission erreicht zu haben, noch lange in ihr fortklang.
In Jacksonville nahm Mary ihr gewohntes Leben wieder auf.

Aus einem Essay über Dwight E. Harken (geschrieben 1968):
»Nachdem Harken insbesondere Mary Richardson ein Jahr lang beobachtet hatte, entschloß er sich zu einer weiteren Serie von Operationen. Sie umfaßte sieben Patienten. Aber es zeigte sich, daß sein Ventil und die Nahtmethoden immer noch Mängel aufwiesen. Zwar überlebten drei der Patienten; vier aber starben an Blutungen aus den Nähten, die das Ventil mit der Aorta verbinden sollten. Unter diesen Umständen war es nicht ohne schicksalhafte Bedeutung, daß Mary Richardson, Harkens großer Musterfall, von einer Krise auf Leben und Tod befallen wurde, deren Ursache ebenfalls in den Ventilnähten zu suchen war.«

Es begann genaugenommen schon im Herbst 1961 – mit Schwächeanfällen und Atemnot. Zuerst gerieten Mary und Bill in Panik. Bill horchte nachts auf das leise Klicken in Marys Herz, das im Dunkeln und in der Stille besonders gut zu vernehmen war. Wieder wurde dieses »klick, klick« für ihn zum Zeichen, daß sie lebte. Im Januar 1962 kam Dr. Dexter zu einem Vortrag nach Jacksonville. Er erfuhr von dem Rückschlag und unterrichtete Harken.

Mary war gezwungen, ihre Arbeit aufzugeben. Aber nachdem der erste Schock überwunden war, besann sie sich auf ihre Mission – zu leben. Zum ersten Mal las sie Zeitungsartikel über Herzkrankheiten, um sich zu informieren. Sie erfuhr, daß Dr. Harken nicht mehr allein stand. Vielmehr hatten inzwischen auch ein Dr. Starr von der University of Oregon Medical School in Portland und ein Ingenieur Edwards eine ähnliche Herzklappe konstruiert. Dr. Starrs erster Patient war gestorben. Aber sein zweiter, ein gewisser Philip Amundson, dem er am 21. September 1960 eine künstliche Mitralklappe eingesetzt hatte, lebte, obwohl er schon zweiundfünfzig Jahre alt war. Im Januar 1961 hatte sich zwar ein Blutgerinnsel an der Klappe gebildet und zu einem Schlaganfall geführt. Doch inzwischen hatte Amundson sich wieder erholt. Am 27. Oktober 1960 hatte Dr. Starr als dritten Patienten eine junge Chinesin, Amanda Chiang, operiert, die auf abenteuerlichen Wegen aus Formosa nach Oregon gekommen war. Auch sie lebte, war verheiratet und arbeitete jetzt in San Francisco. Je mehr Mary las, um so fester wurde ihr Wille, weiterzukämpfen und zu zeigen, daß Dr. Harken trotz alledem der Pionier der künstlichen Herzklappe mit der am längsten lebenden Patientin blieb. Als sie die Nachricht erhielt, daß Harken sie in Boston zu einer Untersuchung erwarte, machte sie sich am 24. April mit Bill und ihrer Mutter von neuem auf den Weg nach Massachusetts. Sie war jetzt nicht mehr unwissend. Als Dr. Harken ihr sagte, er müsse eine dritte Operation unternehmen, ließ sie sich beschreiben, um was es sich diesmal handelte. Harken bekannte, daß er bei der vorangegangenen Operation nicht genug Erfahrungen gehabt und die Fäden der Nähte nicht fest genug angezogen habe. Die Fäden hatten sich gelockert. Dadurch war eine neue Herzklappen-Insuffizienz entstanden; jetzt mußte er wiedergutmachen, was er damals versäumt hatte: Die Nähte mußten befestigt werden. Mary hatte einige Tage lang das Empfinden, daß die künstliche Klappe nur noch an einigen Fäden in ihrem Herzen hing, und daher wünschte sie, bald operiert zu werden.

Aber Harken hatte die tödlichen Blutungen bei den letzten Operationen nicht vergessen. Er wollte über so viel Spenderblut von Marys Blutgruppe verfügen, daß er auf jeden Zwischenfall vorbereitet war. Die Beschaffung des Blutes erwies sich jedoch als kein Problem.

In Glyn Lea gab es eine Bürgerorganisation für gegenseitige Hilfe; Bob Hughes, ein Nachbar der Richardsons, wanderte von Haus zu Haus. In wenigen Tagen meldeten sich so viele Spender, daß die Blutbank von Jacksonville zwanzig Liter Blut nach Boston sandte. So begann die neue Operation schon am Morgen des 3. Mai. Harken öffnete die Narbe des vorangegangenen Eingriffs und vergrößerte sie. Als die Aorta freilag, sah er, wie sehr sich die Nähte gelockert hatten. Er beschloß, neue Ivalon-Teile einzufügen, starke Fäden rings um das Ventil durch die Aortawand zu stechen und das Gewebe an den Ventilring heranzuziehen. Eine erste Ringnaht genügte nicht. So legte er eine zweite an. Aber auch sie konnte die vorhandenen Lecks nicht völlig verschließen. So umstach Harken das Ventil mit einem dritten Faden. Auch dann war das Ventil noch nicht völlig dicht. Aber was sich erreichen ließ, schien erreicht.
Doch – wenige Minuten, nachdem die Reparatur beendet schien, veränderten sich plötzlich die Zacken des Elektrokardiogramms. Das Herz begann zu rasen. Gleich darauf entstand Kammerflimmern, und der Blutdruck fiel, bis er nicht mehr meßbar war. Harken, der bereits seine Handschuhe abgelegt hatte, um das Schließen der Operationswunde seinem ersten Assistenten zu überlassen, griff mit bloßen Händen zu. Durch Massagen und Injektionen versuchte er, Mary Richardsons Herz wieder in Gang zu bringen ...

Bill Richardson in seiner Erinnerung:
»Wir warteten in der Eingangshalle und hofften, daß alles gutginge. Aber plötzlich wurden wir in Doktor Harkens Zimmer gebeten. Ich sagte zu mir selbst: O Gott, jetzt ist etwas geschehen ... Wir mußten an den Operationssälen vorüber. Eine Schwester kam heraus, und ich stammelte: ›Wie geht es ihr?‹ Sie rief: ›Es geht hart auf hart, aber es geht besser.‹ Das Warten in Doktor Harkens Zimmer war unerträglich. Endlich kam Doktor Harken herein, und das erste, was ich sah, war, daß seine Hände blutig waren – von Marys Blut. Er sagte, wir sollten uns nicht weiter ängstigen. Es sei vorbei. Mary werde wieder in Ordnung kommen. Er erklärte, was geschehen war, und daß Mary gestorben wäre, wenn sie ihre Brust bereits geschlossen hätten, als es geschah. Nach fünf Minuten Herzmassage und drei Schocks war es gelungen, Mary zu retten. Aber er war so erschüttert, daß er sagte, er werde Mary niemals wieder operieren ...«
Harken war in der Tat betroffen, und das wahrscheinlich nicht nur, weil Mary fast unter seinen Händen gestorben war. Er hatte vielmehr die dritte Naht wieder kappen müssen, weil sie möglicherwei-

se die Krise hervorgerufen hatte. Er wußte also, daß die Reparatur unvollkommen war und daß Mary einer ungewissen Zukunft entgegenging. Bill aber lebte in der Überzeugung, daß Mary zwar gerade noch dem Tod entronnen, aber wieder in Ordnung sei. Am Ende der siebten Woche kehrte sie nach Florida zurück – stolz darüber, daß sie alle Gefahren überwunden hatte und weiter ihrer Mission leben konnte. Bill und Mary atmeten auf, als Harken sie wissen ließ, daß diesmal eine wissenschaftliche Stiftung die Kosten für die Operation übernahm.

Es folgte ein Jahr voller Zuversicht. Sie renovierten ihr Haus: Oft arbeiteten sie bis in die Nacht; Mary strich die Türen an, Bill die großen Wände. Dann heiratete Loxy, und Mary war nun häufiger allein. Aber sie fühlte sich so sicher, daß sie das Alleinsein nicht fürchtete. Sie las, was immer sie über die künstliche Herzklappe bekommen konnte, und so erfuhr sie, daß im Jahre 1962 immer mehr Operationen durchgeführt wurden. Schließlich, als das Jahr zu Ende ging, hörte sie, daß Harken nach Orlando kam, um auf einer Ärzteversammlung einen Film vorzuführen, der während ihrer zweiten Operation gedreht worden war. Sie erkundigte sich, ob sie mit Bill nach Orlando kommen und den Film ansehen könne. Harken stimmte gerne zu, und so betrachtete Mary die berühmte Operation an sich selbst. Es handelte sich um einen Farbfilm, der nicht so gedreht war wie medizinische Filme für das Fernsehen oder das Kino – nämlich mit möglichst wenig Blut. Dieser Film zeigte die blutige Wirklichkeit. Doch Mary war jetzt schon so sehr an Operationssäle und Kliniken gewöhnt, daß der Film sie nicht erschreckte, sondern nur das Bewußtsein verstärkte, ein wichtiges Glied der Entwicklung zu sein, die im März 1960 begonnen hatte.

Im Frühjahr 1963 flog sie zum ersten Mal ganz allein nach Boston, weil Harken eine neue Kontrolluntersuchung vorgeschlagen hatte. Für Bill war der Tag, an dem er Mary zum Imerson-Airport brachte, ein ganz besonderer Tag. Wegen der vielen Ausgaben fuhr er immer noch einen Oldsmobile, den er 1958 erworben hatte. Für diesen Tag nun hatte er sich ein neues Auto bestellt. Er war überzeugt, daß Mary in wenigen Tagen zurückkehren werde, und so tauschte er auf dem Heimweg seinen alten Wagen gegen einen neuen um.

Zwei Tage später hätte er den Kauf nur zu gern wieder rückgängig gemacht, denn Mary rief aus Boston an: Dr. Harken müsse sie zum vierten Mal operieren.

Für sie selbst war es ein unerwarteter Schlag. Sie fühlte sich weder müde noch krank. Aber Dr. Dexters Untersuchungen zeigten, daß die Verstärkung der Nähte, die vor einem Jahr vorgenommen worden war, nachgab. Es war nur noch eine Frage der Zeit, bis sich wieder eine vollständige Aorten-Insuffizienz entwickelte. Mary verstand schließlich, daß Dr. Harken handeln wollte, schon bevor es soweit kam. Aber sie nahm an, es werde sich nur um eine neue »Befestigung« des Ventils handeln. Harken dagegen befürchtete, Plastikteile und Nähte des ersten Ventils könnten sich so sehr abgenutzt haben, daß jeder Versuch einer neuen Reparatur hoffnungslos war. Er plante daher, ein völlig neues Ventil einzusetzen.

Mary kehrte für einige Zeit nach Hause zurück. Dann aber, am 3. September 1963, machten Bill, Mary und ihre Mutter sich zum vierten Mal auf den Weg nach Norden – zu einer neuen Operation. Mary war die ruhigste von allen. Sie hatte sich daran gewöhnt, in einer Welt zu leben, in der Hospitäler, Behandlungsräume oder Operationen keine abschreckenden Züge mehr zeigten, sondern Notwendigkeiten waren, um den Kampf um das Weiterleben zu bestehen. Bill dagegen konnte nicht vergessen, daß Harken ihm versichert hatte, er werde Mary niemals wieder operieren. Er sagte sich, Harken könne seine Ansicht nur geändert haben, weil Mary ohnedies auf der Schwelle zum Tode stand.

Am 10. September warteten er und Marys Mutter zum dritten Mal in einem Warteraum des »Peter Bent Brigham«. Jeden Augenblick fürchtete er, man werde ihn, so wie im vergangenen Jahr, in Harkens Zimmer rufen. Doch nach einigen Stunden erschien Dr. Harken und sagte mit frohem Gesicht, es sei alles in Ordnung. Er habe Mary ein nagelneues Herzventil eingesetzt.

Drei Wochen danach war alles vorüber, und sie kehrten nach Jacksonville und in ihr kleines gelbliches Haus zurück.

Aus einem Essay über Dwight E. Harken (geschrieben 1968):

»Zum Zeitpunkt der vierten Operation an seiner Erstpatientin hatte Harken so viele Erfahrungen gesammelt, daß er nicht mehr an der Zukunft der künstlichen Herzklappe zweifelte. Die meisten technischen Schwierigkeiten waren überwunden. Die Tatsache, daß es im Falle von Mary Richardson möglich gewesen war, in verhältnismäßig kurzem Abstand zweimal ein Ventil einzupflanzen, konnte den Glauben an die chirurgischen Möglichkeiten des Herzklappenersatzes nur noch bekräftigen. Lediglich die ständige Bekämpfung der Blutgerinnselbildung blieb ein Problem, und nur die Zeit konnte darüber entscheiden, wie lange Dicoumar und ähnliche Blutverflüssiger wirkten und wie zuverlässig sie tatsächlich waren.«

Vielleicht waren es die glücklichsten Jahre ihres Lebens. Sie begannen im Oktober 1963 und dauerten bis zum Karfreitag 1968 – und Mary »lebte« jeden Tag davon. Noch dreimal flog sie nach Boston. Aber jede Untersuchung zeigte, daß ihre neue Herzklappe »völlig in Ordnung« war. Es gab kein Anzeichen für eine neuerliche Lockerung der Nähte. Niemals lieferten die Tests einen Hinweis auf die Bildung von Blutgerinnseln. Trotzdem mahnte Dr. Harken jedesmal, daß die Gefahr der Gerinnselbildung sie ständig bedrohe. Niemals vergaß Mary, ihre Dicoumar-Tabletten zu nehmen und zweimal im Monat Dr. Hammer zur Überprüfung ihres Blutes aufzusuchen. Sonst aber erinnerte nur eines an das Ventil in ihrer Brust – das »klick, klick«. Aber dieses Geräusch war nun zu einem Teil ihres Lebens geworden. Als sie im April 1967 zur Untersuchung nach Boston flog, las sie einen Artikel, in dem berichtet wurde, wie viele Menschen in den vergangenen Jahren künstliche Herzklappen erhalten hatten: Allein von dem Klappentyp, den Dr. Starr in Portland entwickelt hatte, waren 18 000 Stück eingepflanzt worden. Nach der Lektüre dachte sie über einen Satz des Artikels nach, in dem es hieß, »nach dem Gebrauch« seien 2 800 Klappen wieder an Dr. Starr zurückgesandt worden, um auf Abnutzung untersucht zu werden. Dies konnte doch nichts anderes bedeuten, als daß die Menschen, die diese Klappen getragen hatten, gestorben waren, und das, obwohl sich an den Klappen selbst so gut wie keine Spur von Materialversagen fand. Doch dieser halbverborgene Hinweis auf die immer noch vorhandenen Mängel des Ventils konnte Mary nicht erschrecken. Sie hatte selbst solche Mängel erlebt, aber auch überlebt, und sie war ganz sicher, daß immer mehr Menschen die Mängel überleben und eines Tages überhaupt keine Mängel mehr existieren würden.

Nach der Rückkehr von ihrem letzten Flug nach Boston hatte sie ein Erlebnis, das ihr zeigte, wie eng ihr Leben mit dem Ventil verbunden war. Sie saß auf der Couch in ihrem Wohnzimmer, machte eine ungewohnte Bewegung – und plötzlich fühlte sie, daß ihr Herz stillstand und das Geräusch des Ventils verstummte. Unbewußt und ohne zu überlegen schlug sie sich mit der Faust auf die Brust. Daraufhin begann ihr Herz wieder zu schlagen – das vertraute »klick, klick« des Ventils kehrte zurück.

Später wußte sie nicht, ob der Vorfall eine Vorwarnung gewesen war. Am Karfreitag 1968 vormittags fuhr sie mit Bill zum Einkaufszentrum, das nicht weit entfernt war. Gegen 11 Uhr waren sie wieder zu Hause, trugen, was sie gekauft hatten, in die Küche und unterhielten sich über Ostergeschenke für Jimmy und Debbie, ihre

Enkelkinder. Dann fuhr Bill wegen des Haarschnitts zum Osterfest noch einmal zum Einkaufszentrum zurück. Als er dreiviertel Stunden später nach Hause kam, sah er Marys Füße aus der offenen Küchentür ragen. Er fand sie unbeweglich auf dem Boden liegend. Verzweifelt rief er eine Nachbarin zu Hilfe. Diese entdeckte, daß Mary noch atmete, verständigte eine Ambulanz, und man brachte sie schnellstens ins nächste Hospital. Dort stellte sich heraus, daß sich nach acht Jahren, allen Dicoumar-Gaben und allen Untersuchungen zum Trotz, in ihrem Aorten-Ventil ein Blutgerinnsel gebildet hatte. Es war in eine Gehirnarterie gelangt und hatte zu einer linksseitigen Lähmung geführt. Mary war erst einundvierzig Jahre alt. Aber der Schlaganfall, der sie heimgesucht hatte, war so schwer, daß man sie immer noch tragen mußte, als sie sieben Wochen später nach Hause kam. Ihr linker Arm hing schlaff herab, ihr linkes Bein wurde durch schwere Schienen gestützt. Doch sie war entschlossen, nicht vor dem gefährlichsten Feind der künstlichen Herzklappe, dem Blutgerinnsel, zu kapitulieren. 1969 brachte Bill sie nach Warm Springs in Georgia, einhundertfünfundsiebzig Meilen von Jacksonville entfernt. Dort lernte sie in fünf Wochen, ihr Bein in einer leichteren Schiene zu bewegen, sich anzuziehen und ihre Haare zu kämmen. Als sie wieder nach Hause kam, legte sie auch die Schiene ab.

Sie war nicht mehr imstande, nach Boston zu fliegen, sich Harken vorzustellen und ihm zu zeigen, daß sie weiterlebte. Vielleicht hoffte sie, eines Tages mit Bills Hilfe doch wieder ein Flugzeug besteigen zu können. Aber diese Hoffnung wurde 1970 zunichte, als Bills Hände von so einer heftigen Arthritis befallen wurden, daß sie operiert werden mußten. Doch auch jetzt gab Mary sich nicht geschlagen. 1970 überstanden sie und ihr Herz eine Unterleibsoperation, 1971 die Durchtrennung einiger Nerven, die ihr seit dem Schlaganfall immer heftigere Schmerzen in der Schulter bereiteten. Als Jerry LeBlanc, ein Reporter und Schriftsteller, sie im gleichen Jahr besuchte, um zu erfahren, wie die erste Patientin, die 1960 eine künstliche Herzklappe erhalten hatte, elf Jahre später lebte, schrieb er in sein Tagebuch:

»Mary Richardson, blauäugig und blaß, schritt mir langsam, aber mit dem Ausdruck inneren menschlichen Triumphes entgegen. Obwohl ihre linke Seite gelähmt ist und jede Bewegung für sie so etwas wie einen Kampf bedeutet, liegt auf ihrem Gesicht ein Ausdruck der Dankbarkeit dafür, daß sie am Leben ist. Wenn es still im Wohnzimmer ist, kann man das Klicken ihres Herzventils hören. Es ist ein rhythmischer Ton, so, als ob ein Bleistift auf einen

Tisch gestoßen würde. Ich weiß, daß Dr. Harken sagt, ein Patient könne seine künstliche Klappe nicht hören. Aber ich hörte sie, und Mary Richardson hört sie, und jeder Herzschlag bedeutet für sie so etwas wie einen Sieg . . .«

Aus einem Essay über Dwight E. Harken (geschrieben 1968):
»Vollständige Siege in der Medizin sind selten. Es blieb auch Harken und seinen Nachfolgern verwehrt, mit der künstlichen Herzklappe einen vollständigen Sieg zu erringen. Nach Mary Richardsons Beispiel leben heute Zehntausende von Menschen mit künstlichen Herzklappen. Auf Harkens Konstruktion von 1960 folgten zahlreiche Varianten; sicherlich die größte Verbreitung in der Welt erreichte die Starr-Edwards-Klappe. Der rein chirurgische Akt des Einpflanzens wurde zur Routine. Aus dem Ersatz einer einzigen Herzklappe entwickelte sich bei schwerkranken Herzen der Austausch mehrerer Klappen. Aber nach wie vor stehen alle Chirurgen vor dem Problem der Bildung von Blutgerinnseln. Hierin liegt der Hauptgrund für Versuche, anstelle der Kunstklappe natürliche Klappen von Leichen oder Tieren zu verwenden oder Klappen aus anderen Körpergeweben herzustellen. Nach allem, was wir aufgrund der bisherigen Experimente wissen, führen diese tatsächlich nur selten zu Blutveränderungen. Aber ihre Dauerhaftigkeit ist beschränkt, so daß wir abwarten müssen, was sich am Ende als wirklich erfolgreich erweist: Kunst oder Natur. Der Kampf um die Entscheidung darüber hat erst begonnen . . .«

Die Nierenleute

1 Sofia Schafstadt

Paul Lester Gronstein, Juli 1937, in einem Vortrag in Prag:
»Wunder der Medizin? Auch das größte Wunder, das wir vollbracht zu haben glauben, ist Flickwerk.
Es gibt nur echte Wunder der Natur. Eines der größten ist die Niere. Schauen Sie sich diese Nieren eines Toten an. Jede wiegt nicht mehr als 120 bis 150 Gramm. Jede sieht aus wie eine große Bohne. Aber die beiden lächerlichen ›Bohnen‹ vollbringen eine ungeheure Arbeitsleistung.
In ununterbrochenem Strom pumpt unser Herz das Blut durch unsere Nieren hindurch. Ihre wichtigste Aufgabe ist es, das Blut und die darin enthaltenen Körperflüssigkeiten zu filtern. Sie müssen alle giftigen Schlacken, die sich im Verlauf unseres Stoffwechsels im Blut ablagern, entfernen. Diese Arbeit bewältigen sie mit Hilfe eines Filtersystems, das aus einer Unzahl mikroskopisch winziger Filterröhrchen, der ›Glomeruli‹, besteht. Legte man alle Glomeruli aneinander, würde das eine Strecke von 80 bis 100 Kilometern ergeben. Bis zu 1800 Liter Blut durchströmen in vierundzwanzig Stunden das Filtersystem.
Zu den Schlacken, die von den Nieren entfernt werden, gehören vor allem Harnstoff, Kreatinin, Harnsäure, Kochsalz. Die Schlacken werden durch die Harnleiter an die Blase weitergegeben und als Urin ausgeschieden. Aus den 1800 Litern gefilterter Körperflüssigkeit verlassen auf diese Weise täglich 1,5 bis 2 Liter schlackenhaltigen Urins den menschlichen Körper.
Unsere ›Bohnen‹ haben aber noch eine zweite Aufgabe, nämlich die, den Wassergehalt unseres Körpers stets auf gleicher Höhe zu halten, gleichgültig, wieviel Flüssigkeit wir zu uns nehmen. Sie verhindern so, daß sich ein Überschuß an Wasser in unseren Geweben festsetzt und wassersüchtige Schwellungen verursacht.
Schließlich erfüllen die ›Bohnen‹ noch eine dritte Aufgabe. Wir alle benötigen bestimmte chemische Stoffe, um leben zu können. Zu ihnen gehören Elektrolyte wie Kalium, Natrium, Kalzium. Ein Zuwenig oder Zuviel schädigt unsere Organe. Ist zuviel vorhanden, so filtern die Nieren dieses Zuviel aus dem Blut heraus. Besitzen wir zu wenig, gleichen sie diesen Fehlbestand aus. Auf diese Weise entscheiden die ›Bohnen‹ über Gesundheit und Krankheit, Leben und Tod. Die Natur ist sich der Bedeutung dieses Umstandes bewußt, denn wenn eine der ›Bohnen‹ durch Krankheit ausfällt, ist die zweite imstande, die Leistung der ausgefallenen voll zu übernehmen.
Wenn Sie mich allerdings fragen, wie und weshalb jede dieser eigenartigen ›Bohnen‹ zu einer so ungeheueren Arbeit fähig ist, dann muß ich gestehen: Ich weiß es nicht. Ich weiß nur eines: Jedes menschliche Wesen, des-

sen beide Nieren durch Mißbildungen oder Krankheiten zerstört werden, ist hoffnungslos zum Tode verdammt. Derartige Krankheiten und Mißbildungen aber gibt es genug. Sie reichen von Veränderungen der Harnleiter, die den Abfluß des Urins blockieren und so die Nieren vernichten, bis zu mysteriösen Entzündungen der Glomeruli, Glomerulo-Nephritis genannt. Entzündungen dieser Art stehen wir machtlos gegenüber. Die Filterfunktion erlahmt. Die Stoffwechselschlacken häufen sich im Blut. Das Gleichgewicht der Elektrolyte geht verloren. Am Ende steht die Harnvergiftung, die Urämie.

Sie tötet ihre Opfer langsam und oft unter heftigen Symptomen: ungeheure Blutdrucksteigerung, unerträgliche Kopfschmerzen, Erblindung, Verwirrung des Geistes und schließlich Krämpfe, die im tödlichen Koma enden. Und wir – wir sehen hilflos diesem Sterben zu.«

Sein Name war Jan Bruning. Er war erst zweiundzwanzig Jahre alt und der Sohn eines Kleinbauern aus einem Dorf bei Groningen in Holland.

Im Oktober 1938 lag er in einem der Betten des Universitätshospitals von Groningen. Hoher Blutdruck hatte sein Gesicht rot verfärbt. Die Harnstoffansammlung in seinem Blut war so hoch, daß Harnstoffkristalle durch seine Haut drangen und unerträgliches Jucken erzeugten. Er erbrach jede Nahrung. Die Netzhäute seiner Augen veränderten sich. Die Welt rings um ihn wurde dunkel.

An einem Sonntag, dem letzten Sonntag im Oktober, erkannte er seine Mutter – die im seidenen Sonntagsgewand, mit einer selbstgeklöppelten weißen Haube auf dem Kopf, nach Groningen gekommen war – nicht mehr. Er war erblindet.

Drei Tage später verlor er das Bewußtsein und war vierundzwanzig Stunden später tot. Die Todesursache: Endstadium der chronischen Glomerulo-Nephritis, Urämie. Im übrigen war er nur einer der vielen, die im gleichen Jahr auf die gleiche Weise starben. Es gab nur einen Unterschied. Der Unterschied betraf den Arzt, der ihn sterben sah.

Sein Name war Willem Kolff. Er war siebenundzwanzig Jahre alt. Seine Frau und seine Freunde nannten ihn Pim. Er zeichnete sich durch drei Eigenschaften aus: ein weiches, vom medizinischen Alltag noch nicht abgestumpftes Herz, eine Neigung zu technischen Problemen der Medizin und eine Art von Besessenheit bei der Verfolgung von Ideen, die ihn von Zeit zu Zeit überfielen. Als die Hospitalverwaltung von Groningen Jan Bruning in eines der vier Betten legte, die Willem Kolff betreute, spielte sie, ohne es zu wollen, Schicksal. Bruning war Willem Kolffs erster Nierentoter, und Kolff wurde nicht damit fertig, daß er hatte sterben müssen. Er mußte noch lernen, den Tod ohne Gefühlsbeteiligung zu registrieren. Kolff wurde auch nicht damit fertig, daß er der alten Bäuerin mit der weißen Spitzenhaube mitzuteilen hatte, daß ihr Sohn sterben mußte.

Willem J. Kolff siebenundzwanzig Jahre später in »Annals of Internal Medicine«:
»Ich mußte ihr sagen, daß ihr Sohn zum Tode verurteilt war, und fühlte mich unbeschreiblich hilflos. Ich fragte mich wieder und wieder: War es nicht möglich, auf irgendeine Weise wenigstens zwanzig Gramm Harnstoff und andere Schlacken aus seinem Blut zu entfernen und sein unstillbares Erbrechen zu beenden? War es nicht möglich, jene zwanzig Gramm Tag für Tag aus seinem Blut herauszuholen und ihn am Leben zu erhalten . . .?«

So begann es. Jan Bruning machte, ohne es zu wissen, ein Stück Geschichte, nur weil er unter den Augen von Willem Kolff zugrunde ging.
In den letzten Tagen vor Jans Tod durchforschte Kolff die Groninger Universitätsbibliothek. Er suchte nach Informationen über eine technische Möglichkeit, die Filterröhrchen der Nieren zu ersetzen. Gab es irgendein Material oder eine Vorrichtung, mit deren Hilfe man das Blut eines Menschen von seinen Schlacken reinigen konnte, wenn man dieses Blut aus dem Körper heraus, durch einen solchen Filter und dann wieder in den Körper zurück leitete?
Kolff fand, daß sich schon vor ihm Ärzte und Techniker mit ähnlichen Gedanken beschäftigt hatten. Da waren die Amerikaner Abel, Rowntree und Turner, die 1913 versuchten, eine »künstliche Niere« mit einem Blutfilter zu konstruieren. Sie konnten aber kein Material finden, das in der Lage war, die Filterung durch die natürliche Niere nachzuahmen. 1925 hatte ein Mann namens Haas mit der Blutreinigung experimentiert. Auch er war gescheitert.
Alle fanden kein geeignetes Filtermaterial. Und alle waren nicht imstande zu verhindern, daß das Blut, das sie durch einen Filter pumpen wollten, gerann, sobald es den Körper eines Versuchstieres verlassen hatte.
Mehr Informationen waren in der Bibliothek nicht zu finden. Aber seit 1926 waren zwölf Jahre vergangen. Seit 1937 gab es das Heparin, das eine der Eigenschaften besaß, nach denen Abel oder Haas vergeblich gesucht hatten – die Eigenschaft nämlich, die Gerinnungsfähigkeit des Blutes aufzuheben. Dennoch: Die Frage eines Blutfilters war damit nicht gelöst.
Drei Wochen nachdem Jan Bruning im Sarg von Groningen in sein

Heimatdorf gebracht und begraben worden war, begegnete Kolff einem seiner Lehrer, dem Professor Brinkman.
Brinkman lehrte in Groningen Biochemie. Er zeigte Willem Kolff ein merkwürdiges neues Material, das den Namen Cellophan trug und aus Deutschland kam, ein hauchdünnes, membranartiges Zelluloseprodukt. Einige Fabriken stellten künstliche Wurstdärme daraus her. Brinkman aber hatte herausgefunden, daß Cellophan auch wissenschaftliche Bedeutung besaß. Wenn man zwei Flüssigkeiten mit verschiedener chemischer Zusammensetzung durch eine Cellophanschicht voneinander trennte, fand ein Austausch der Chemikalien durch das Cellophan hindurch statt: Moleküle von Chemikalien, die auf der einen Seite in größerer Menge vorhanden waren, wanderten auf die Seite mit geringerer Konzentration hinüber. Blutkörperchen dagegen waren so groß, daß sie die Cellophanwand nicht passierten.
Während Brinkmans Vorführung dachte Kolff unvermittelt an Jan Bruning und den Nierentod und fragte sich, ob Cellophan vielleicht das Material sein könne, nach dem Abel und Rowntree, Haas oder Rosenak so lange vergebens gefahndet hatten? Er kaufte einen Vorrat Wursthaut aus Cellophan. Ein 45 Zentimeter langes Stück füllte er mit 45 Kubikzentimeter Blut. Zu diesem Blut fügte er 100 Milligramm Harnstoff, verschloß beide Enden und befestigte den Darm auf einem Brett. Dieses Brett tauchte er in ein Gefäß mit Kochsalzlösung, die der Salzkonzentration im menschlichen Blut entsprach, aber keinen Harnstoff enthielt. Dann bewegte er es hin und her.
Als er Brett und Darm nach fünfzehn Minuten aus dem Gefäß herausnahm und den Harnstoffgehalt des Blutes maß, war der gesamte Harnstoff in die Kochsalzlösung hinübergewandert. Selbst noch völlig überrascht, rechnete Kolff: Wenn er statt der 25 Kubikzentimeter Blut 500 Kubikzentimeter in einen zehn Meter langen Cellophandarm füllte und auf irgendeine Weise durch die Salzlösung bewegte, müßte es möglich sein, in fünfzehn Minuten 2 Gramm Harnstoff aus dem Blut zu entfernen.

Willem J. Kolff, siebenundzwanzig Jahre später:
»Ich baute verschiedene Apparate ... aber keiner war gut genug durchkonstruiert ... Unterdessen drangen am 10. Mai 1940 die deutschen Armeen nach Holland ein. Der Dekan unserer Medizinischen Fakultät, Professor Polak Daniels, und seine Frau verübten Selbstmord, sobald bekannt wurde, daß die sogenannte Wasserlinie, welche unsere holländischen Provinzen jahrhundertelang gegen Angreifer geschützt hatte, kein Hindernis mehr für die deutschen Fallschirmspringer bildete.

Während andere Mitglieder der Fakultät... meine Ideen über eine ›künstliche Niere‹ ... mißachteten, hatte Daniels mir erlaubt, daran zu arbeiten, ohne mich jemals lächerlich zu machen. Sein Tod hinterließ eine große Lücke ... Die Deutschen ernannten einen holländischen Nationalsozialisten, Kreuzwendedich von dem Borne, zum Professor für Medizin.
Am gleichen Tag, an dem er sein Amt übernahm, verließ ich Groningen und das Hospital. Ich mußte mir eine andere Stellung als Internist suchen. Ich fand sie in Kampen, einem der ältesten Städtchen Hollands, dort, wo früher die Ijssel in die einstige Zuidersee floß.«

Kampen.
Kampen bedeutete: Backsteinbauten, niedrige Häuschen, gepflasterte Straßen, Menschen, die zuweilen noch in Holzschuhen über das Pflaster klapperten, Fabriken, ein Gymnasium und ein altertümliches, von zwei Schornsteinen überragtes Achtzig-Betten-Krankenhaus – alles in allem eine Provinzstadt mit 23 000 Menschen unter der deutschen Okkupation –, mit ein paar Dienststellen der Deutschen, mit Kollaborateuren, die an den Nationalsozialismus oder an den Sieg der Deutschen glaubten, mit Spitzeln, kontrollierter Arbeit und Beschlagnahme aller Güter, mit Arbeitspässen und Lebensmittelkarten, mit Hunger, Frost und schwarzem Markt.
Als Kolff mit seiner Frau Janke und den Kindern Jakob und Adrie ein billiges Reihenhaus in der Jan van Arkel Straat, nur fünf Minuten vom Kampener Krankenhaus entfernt, einzog, hatte er nur zwei Dinge im Sinn. Er wollte nichts mit den Deutschen zu tun haben. Und er wollte sich eine Arbeitsstätte schaffen, an der er weiter seine »künstliche Niere« entwickeln konnte. Er brachte so gut wie keine Möbel mit (Patienten bastelten später ein Sofa für ihn), wohl aber einen seiner »Apparate« und Schachteln, die mit Cellophandärmen angefüllt waren bis zum Rand.
Sein Sprechzimmer hinter der verschnörkelten Krankenhausfront war mit alten Sachen angefüllt: einem Schreibtisch aus Großvaters Zeiten, einem abgenutzten Sofa für Untersuchungen und einem abgetretenen Teppich. Nebensächlichkeiten interessierten Kolff nicht. Um so mehr interessierte es ihn, daß das Krankenhaus – in dem bis dahin nur ein Spezialarzt, der Chirurg Kehrer, wirkte , das nur ein einfaches Röntgenzimmer und Labor besaß – ein Laboratorium bekam, das in der Lage war, Nierenfunktionsprüfungen durchzuführen.
Kolff erhielt sein Labor und seine erste Laborantin: Mieneke van

der Ley. Er bekam einen jungen Assistenten, Dr. P. S. M. Kop. Und er fand eine ausgezeichnete Hauptschwester, Ter Welle, und zwei lerneifrige Schwestern mit Namen Raab und Grieteke van den Noort.

Einige Mitglieder der Stadtverwaltung von Kampen begannen zu zweifeln, ob es richtig gewesen war, Kolff als Internisten in ihre Stadt zu holen. Sie erfuhren nämlich, daß Kolff das Zimmer 13 des Krankenhauses ausgeräumt, aus abergläubischen Gründen in »12a« umbenannt und den sonderbaren, aus Groningen mitgebrachten Apparat hineingestellt habe, den er »künstliche Niere« nannte. Zudem verbreiteten sich Gerüchte, wonach er die Patienten seinem Assistenten Kop überließ, um sich selbst mit dem Apparat in Zimmer 12a zu befassen. Andere Gerüchte wollten wissen, daß er sich mit dem Direktor der Kampener Emaillefabrik, Hendrik Berk, in Verbindung gesetzt habe, um durch ihn weitere »künstliche Nieren« bauen zu lassen. Kehrer, der Chirurg, sprach ärgerlich oder spöttisch von »Kolffs Nierenspielerei«.

Aber jetzt war es schon zu spät. Berk baute unter den Augen deutscher Kontrolleure, die seine Arbeit für deutsche Rechnung überwachten, eine größere, zum ersten Mal technisch durchdachte »Niere«. Im Oktober 1942 stand sie in der Mitte des mysteriösen Zimmers 12a. Kolff hatte unterdessen Mieneke van der Ley in alle bekannten Nierentests eingearbeitet und eine zweite Laborantin, Willy Eskes, in einem Labor gleich neben Zimmer 12a untergebracht. Er hatte Grieteke van den Noorts Interesse für seine »künstliche Niere« geweckt und als »Nieren«-Helfer einen holländischen Medizinstudenten, Bob van Noordwijk, engagiert, dem von den Deutschen wegen seiner sozialistischen Ideen jedes weitere Universitätsstudium verboten worden war. Er hatte bei alledem so viel Charme und Überzeugungskraft entfaltet, daß fast jedermann im Krankenhaus, einschließlich Andries Sybrands, des Pförtners, bereit war, ihm bei der »Niere« zu helfen, wann immer er Hilfe brauchte.

Willem J. Kolff in seiner Erinnerung:

»Als die erste künstliche Trommelniere fertig war und ich dafür bezahlen wollte, erfuhr ich, daß in den Büchern nur Einnahmen für Arbeiten zugunsten der deutschen Wehrmacht erscheinen durften. So ›vergaßen‹ sie, mir eine Rechnung zu schreiben.

Das Prinzip der ›Niere‹ war jetzt sehr einfach. Zwanzig Meter Cellophankunstdarm wurden um eine horizontal gelagerte Trommel gewunden. Die untere Hälfte der Trommel bewegte sich beim Drehen durch eine Badewanne, die mit der Filterflüssigkeit (Dialy-

se-Flüssigkeit genannt) gefüllt war. Das Blut innerhalb des Cellophandarmes sank bei jeder Drehung der Trommel an die tiefste im Bad befindliche Stelle und wurde beim Weiterdrehen in die nächste Darmwindung befördert, bis es das Ende erreichte. Das Blut im Cellophandarm und die Dialyse-Flüssigkeit außerhalb waren in ständiger Bewegung, der Austauschprozeß durch das Cellophan hindurch hielt ununterbrochen an.
Natürlich mußte das Blut an einem Ende in den Darm eingeführt und am anderen Ende herausgeführt werden. Dies bewerkstelligten wir dadurch, daß die Achse der Trommel hohl war. An einem Ende wurde der Cellophanschlauch eingeführt, am anderen herausgeführt. Dazu bedurfte es wasserdichter Lager ... So ging ich zu der nächsten Ford-Vertretung in Kampen. Die Dichtungen, die Henry Ford für die Lager in den Wasserpumpen seiner Autos eingebaut hatte, würden auch für die beiden Lager der Trommel unserer ›Niere‹ ausreichen ...«

Hendrik Berk in seiner Erinnerung:
»Im Jahre 1942 habe ich die ›künstliche Niere‹ gebaut ... Ein halbes Jahr nach der Lieferung hat Kolff dann die ersten Patienten daran angeschlossen. Später hörte ich, wie viele Menschen in der Folgezeit an der ›Niere‹ gestorben sind ... Es bedrückte mich dann schwer, daß ich das Gerät gebaut hatte.«

Es dauerte nicht ganz ein halbes Jahr, bis Kolff 1943 die ersten Versuche unternahm, um die Wirkung seiner ›Niere‹ an einem nierenkranken Patienten zu erproben.
Während des ganzen Winters bereitete er sich in seinem »Nierenzimmer« 12a darauf vor. Er, seine Helfer und die Schwestern gewöhnten sich daran, abends und nachts zu arbeiten, weil dann ihr allgemeiner Dienst beendet war. Es gab Probleme genug, die noch nicht gelöst waren. Im Blut der Nierenkranken war ja nicht nur der Harnstoffwechsel aus dem Gleichgewicht geraten, sondern auch der gesamte Elektrolyt-Haushalt mit Kalium, Natrium, Kalzium, Magnesium.
Es hing von der geschickten Zusammensetzung des Dialyse-Bades ab, wenn der Gehalt des Blutes an Elektrolyten verringert oder vergrößert und dadurch auch der Elektrolyt-Spiegel ins Gleichgewicht gebracht werden sollte. Kolff selbst wog Chemikalien aus Säcken ab und bereitete die verschiedensten Dialyse-Lösungen vor.
Ein anderes Problem: der Anschluß der beiden Enden des Cellophandarms an den Blutkreislauf eines Kranken. Selbst wenn es ge-

lang, eine Glaskanüle in eine Arterie einzuführen, die Kanüle durch einen Gummischlauch mit dem Anfang des Cellophandarmes zu verbinden und eine gleiche Verbindung zwischen dem Darmende und einer Venenkanüle zustande zu bringen – was geschah mit dem Blut in den Schläuchen? Würde es Gerinnsel bilden und den Kranken bei der Rückkehr in die Blutgefäße töten?
Kolff verfügte zwar über Heparin. Aber das Heparin stand noch in den Anfängen seiner Entwicklung. Oft verursachte es bei Kranken schwere Schocks. Kolff hatte noch keinerlei Vorstellungen von der Menge Heparin, die notwendig war, um das Blut auf dem ganzen Weg durch seine »künstliche Niere« flüssig zu halten. Auf der anderen Seite gab es noch kein Mittel, mit dem die blutverflüssigende Wirkung des Heparins sicher wieder aufgehoben werden konnte. Es war möglich, daß es dort, wo die Kanülen eingesetzt wurden, zu lebensbedrohenden Blutungen kam, wenn das Blut eines Kranken keine Gerinnungsfähigkeit mehr besaß. Man sprach zwar davon, daß ein gewisses Protaminsulfat eine Gegenwirkung gegen Heparin entfalte. Aber Protaminsulfat war noch weniger erprobt als Heparin.

Aus den Aufzeichnungen eines verstorbenen Kolff-Mitarbeiters:
»Gegen Ende des Winters 1942/43 brachten wir den ersten Patienten in das ›Nierenzimmer‹. Sein Name war Boele, ich glaube Gustav Boele. Er war ein betagter Jude, der sein ganzes Leben in Holland verbracht hatte. Wenn ich mich richtig erinnere, war seine ganze Familie von den Deutschen in ein Vernichtungslager nach Polen gebracht worden. Er lag seit vielen Monaten im Hospital, und wir hatten ihn vor dem Abtransport bewahrt.
Boele litt an einer Prostatahypertrophie, die zur rechten Zeit hätte operiert werden müssen. Aber der Einmarsch der Deutschen und die Aussonderung der Juden hatten eine richtige Behandlung verhindert. Durch die Prostatageschwulst war sein Blasenausgang verlegt. Der Urin hatte sich bis zu den Nieren gestaut und so eine chronische Entzündung mit Urämie entstehen lassen.
Sein Geist war oft verwirrt. Ein paar Fremde hatten ihm Pfeffernüsse ans Bett gestellt. Wenn er aus einer Phase der Verwirrtheit aufwachte und von den Schwestern hörte, er habe sie mit Deutschen verwechselt und verflucht, schenkte er ihnen Pfeffernüsse und bat um Entschuldigung.
Als das Koma eintrat und Boele bewußtlos wurde, entschloß Kolff sich zu seinem ersten verzweifelten Versuch, ihn durch seine ›Maschine‹ ins Leben zurückzurufen. Er wagte nicht, eine Kanüle in die brüchigen Arterien des alten Mannes einzuführen. Vielmehr ent-

nahm er einer seiner Armvenen mit einer Venenpunktionsnadel fünfzig Kubikzentimeter Blut, ließ dieses Blut durch die ›künstliche Niere‹ laufen und injizierte es nach der Filterung wieder in eine von Boeles Venen. Es war ein umständlicher Prozeß. Aber Kolff hoffte, nacheinander einen Liter, vielleicht sogar zwei oder vier Liter Blut von den tödlichen Harnstoffschlacken reinigen zu können.
Boele wachte jedoch nicht mehr aus dem Koma auf. Er starb, ohne daß Kolffs Versuch irgendeine Wirkung zeigte. Ihm blieb nur ein Privileg – wenigstens auf dem Boden seiner Heimat begraben zu sein und nicht irgendwo in Polen verscharrt zu werden.«

Einige Wochen später, am 16. März 1943, brachte einer der wenigen Krankenwagen, die laut Verordnung der Deutschen noch benutzt werden durften, eine junge Frau nach Kampen. Ihr Name war Janny Schrijver. Sie war neunundzwanzig Jahre alt und hatte viele Jahre als Putzfrau in Zwolle gearbeitet. Ihr Vater, ein alter Bauer, begleitete sie.

Janny Schrijver litt an einer Glomerulo-Nephritis. Als Kolff sie zum ersten Mal sah, saß sie, von Kissen gestützt, nach Atem ringend, in ihrem Bett. Sie war ein einfaches Geschöpf, das nie richtig begriffen hatte, was ihr fehlte. Sie hatte gearbeitet, bis sie zusammenbrach. Jetzt klagte sie über rasendes Klopfen ihres Herzens und über furchtbaren Druck auf der Brust – so, als ob ein Sack mit Getreide auf ihr liege und ihr die Luft wegnehme. Ihr Geist verwirrte sich schnell. Ihr Blutdruck betrug 245 zu 150. Die Veränderungen in ihren Augen ließen erwarten, daß sie bald erblinden werde. Der Harnstoffspiegel hatte anstelle des normalen Wertes von 0,15 bis 0,45 Gramm bereits 1,69 Gramm pro Liter erreicht.

Es war sicher, daß sie innerhalb weniger Tage in ein tödliches Koma versinken würde. Da sie so oder so sterben mußte, entschloß sich Kolff, seine »Maschine« zum zweiten Mal anzuwenden. Er nahm Jannys Vater zur Seite und bemühte sich, ihm so einfach wie möglich zu erklären, daß er versuchen wolle, der Tochter zu helfen. »Jannys Blut ist vergiftet. Wir wollen einen Teil des Blutes aus Jannys Körper herausnehmen, das Gift in einer Maschine entfernen und das Blut wieder in ihren Körper hineinbringen. Du darfst dabei sein und aufpassen, daß nichts Unrechtes geschieht . . .«

Der Alte vertraute Kolff, weil er so mit ihm redete, wie man auf den holländischen Dörfern sprach. Aber er wollte wissen, ob Kolff sicher sei, daß er ihr helfen könne.

Als Kolff antwortete, daß es keine Sicherheit gebe und er nur sein Bestes versuchen könne, sagte der alte Mann: »Dann soll erst der Pfarrer kommen. Nachher kannst du es probieren . . .«

So kam der Pfarrer Gastman aus Kampen und blieb eine Weile allein an Jannys Bett. Er ahnte in diesem Augenblick noch nicht, wie oft er im kommenden Jahr an den Betten Sterbender sitzen würde, bevor Kolff sie in sein »Nierenzimmer« und zu seiner »Maschine« fuhr und daß es jedesmal das letzte Gebet und das letzte tröstende Wort sein würde ...

Danach fuhr der Pförtner Sybrands die Kranke in das Zimmer 12a. Sie lag auf einem besonders schmalen Bett. Kolff hatte es eigens bauen lassen, weil die Tür zu 12a zu schmal für normale Betten war.

Janny nahm kaum noch etwas von ihrer Umwelt wahr – auch nichts von der primitiv-behelfsmäßigen, technischen Kälte des Zimmers 12a, die jeden Fremden, der gelegentlich hineingeriet, gespenstisch berührte.

Der Raum war kahl und nur mit den Gerätschaften versehen, die zur »Niere« gehörten – Behälter mit der Dialyse-Lösung, ein Instrumententisch und eine Tafel an der Wand, auf der verzeichnet werden sollte, wie die Behandlung ablief, ob und wie Janny Schrijvers Zustand sich veränderte und welche Werte die Blutuntersuchungen ergaben, die in regelmäßigen Abständen vorgenommen werden sollten.

Auf dem Boden verteilt lagen Ziegelsteine. Es hatte sich bei den vorangegangenen Experimenten gezeigt, daß der Cellophandarm, selbst wenn er mit großer Vorsicht gedreht wurde, leicht zerriß. Das eingefüllte Blut gelangte in die Dialyse-Lösung, und sofort bildete sich blutiger Schaum. Er quoll über den Rand der Badewanne und breitete sich auf dem Boden des Zimmers aus. Weder Kolff noch seine Mitarbeiter besaßen im dritten Jahr des Krieges wasserdichte Schuhe. Wenn das Bad blutig zu schäumen begann, flüchteten sie auf die Steine, um sich vor der Flut zu retten und den Cellophandarm zu reparieren.

In dieser makabren Welt lag Janny Schrijver in halber Bewußtlosigkeit. Alle, die um sie versammelt waren – Kolff und Kop, Grieteke van den Noort und Bob van Noordwijk, Mienkc van der Ley und Sybrands –, verspürten eine Erregung, die sie niemals mehr vergaßen.

Anfänglich wagte Kolff auch bei Janny Schrijver nicht, Arterien und Venen direkt mit seiner Maschine zu verbinden. Zunächst injizierte er Heparin, und zwar eine so große Menge, daß der Gedanke daran ihn Jahre später nur noch mit Schrecken erfüllen würde – fast das Zehnfache der Dosis, die sich in Zukunft als notwendig erwies.

Danach wartete er ab. Er wollte feststellen, ob irgendwelche Reaktionen Janny Schrijvers während der kommenden Behandlung auf das Heparin zurückgingen oder aber auf die Arbeit seiner »Niere«. Erst als er feststellte, daß es außer einem Schüttelfrost zu keiner stärkeren Reaktion kam, entnahm er einer Armvene Jannys ein Zehntel Liter Blut und füllte es in den Cellophandarm der Maschine.
Der Motor, der die Trommel drehte, begann laut zu summen. Langsam bewegte sich das Blut von Cellophanschlaufe zu Cellophanschlaufe durch das Bad. Alle hofften, daß sich diesmal kein Zwischenfall ereignen möge – keine Verletzung des Cellophandarmes, keine Undichtigkeit, kein Blutschaum, der sich auf den Boden ergoß. Nach zweiundzwanzig Minuten füllte Kolff das Blut in ein gläsernes Infusionsgefäß. Von hier aus floß es über eine Vene in den Kreislauf Janny Schrijvers zurück. Zehnmal wiederholte Kolff die Prozedur, bis mühselig in vielen Stunden ein Liter Blut durch die Maschine gedreht und der Kranken wieder zugeführt worden war.
Kolffs Helfer achteten auf jede Reaktion, kontrollierten den Blutdruck, untersuchten Blutproben auf Harnstoff, Kreatinin, Harnsäure und Phosphate. Sie arbeiteten bis tief in die Nacht und stellten immer wieder fest, daß das Blut, das die »Niere« verließ, tatsächlich frei von Harnstoff war. Aber die gefilterte Menge war auch diesmal viel zu gering, als daß sie den Zustand der Kranken hätte beeinflussen können.
So waren Kolff und seine Mitarbeiter am folgenden Abend wieder in Zimmer 12a um das »Nierenbett« und um Janny Schrijver versammelt, um eine neue, längere Behandlung vorzunehmen. Am 18. März »dialysierten« sie eineinhalb, am folgenden Tage dreieinhalb und danach viereinhalb und schließlich fünfeinhalb Liter Blut. Jede Dialyse dauerte viele Stunden mit Blutentnahmen, Filtern und Rückinjektion des Blutes in den Körper.
Die Punktionsnadeln, die Kolff in die Venen einstach, waren abgenutzt. Es gab in Holland keine neuen Nadeln mehr. Viele waren hunderte Male gebraucht und wieder sterilisiert worden. Manche waren innen, an unzugänglichen Stellen, verrostet. An diesen Rostpartikeln bildeten sich trotz des Heparins winzige Blutgerinnsel. Schlimmer war, daß Kolff immer mehr Venen punktieren mußte und daß sich (woran bis dahin niemand gedacht hatte) voraussehen ließ, wann es keine unverletzte brauchbare Vene in Janny Schrijvers Körper mehr geben würde.
Aber dann trat der Angsttraum, die Behandlung müsse aus diesem Grunde beendet werden, ohne auch nur die Spur eines Erfolges zu

zeigen, plötzlich hinter ersten deutlichen Anzeichen einer Besserung in Jannys Befinden zurück. Der Harnstoffspiegel stieg plötzlich nicht weiter an. Er sank zwar auch nicht ab, hielt sich aber bei 1,64 Gramm. Gleichzeitig begann der weit überhöhte Blutdruck zu fallen.

Kolff empfand zum ersten Mal so etwas wie Zuversicht. Weitere Untersuchungen, die er vornahm, zeigten zwar, daß die lange Nierenerkrankung auch andere Organe schwer geschädigt hatte. Das Herz der Kranken war von einer chronischen Herzbeutelentzündung befallen. Zudem litt sie an anderen schleichenden Infektionen, die sie in ihrem elenden Zustand peinigten. Aber vierzehn Tage vergingen, ohne daß die Urämie sich verschlimmerte und der längst erwartete Tod eintrat.

Da entschloß sich Kolff, einen Schritt nach vorn zu tun, um die immer wieder unterbrochene, quälend langsame und unvollständige Behandlungsweise aufzugeben. Er unternahm den ersten Versuch, Janny Schrijver direkt an die »Niere« anzuschließen und ihr Blut von einer Vene durch die Maschine hindurch in eine andere Vene zurückzuleiten.

Als er und seine Helfer am 4. April zum ersten Male beobachteten, wie das Blut direkt in den Cellophanschlauch durch die Maschine und wieder in Janny Schrijvers Vene zurückfloß, hatten sie alle das Gefühl, einen geschichtlichen Augenblick zu erleben – mitten im Krieg, in einer besetzten Stadt, die kaum jemand außerhalb Hollands auch nur dem Namen nach kannte.

Sie alle warteten unwillkürlich darauf, daß sich irgendeine Katastrophe ereignen könnte. Sie wachten abwechselnd an Janny Schrijvers Bett wie eine kleine verschworene Gruppe. Doch es ereignete sich nichts – kein tödlicher Schock, keine Sepsis durch Bakterien, die aus dem Dialyse-Bad in Jannys Blut hätten eindringen können. Und die Harnstoffwerte sanken! In den Tagen nach dem 4. April unternahm Kolff vier weitere Dialysen. Bei der vierten passierten bereits zwanzig Liter Blut nacheinander die Maschine. Der Harnstoffspiegel fiel unter ein Gramm. Janny Schrijver erholte sich. Sie wurde ansprechbar und erzählte in völlig vernünftigen Worten von zu Hause. Doch zwei Tage später stieg der Harnstoffspiegel wieder steil an, und Janny versank wieder in Bewußtlosigkeit. Eilig wurde sie ins Zimmer 12a gebracht. Von neuem liefen zwanzig Liter Blut durch die Maschine. Wieder erholte sie sich und sprach vernünftig – aber nur zwei Tage lang. Diese Zeit genügte, um die Menge der Stoffwechselschlacken in ihrem Blut von neuem anschwellen zu lassen. Kolff mühte sich verzweifelt. Noch zweimal holte er Janny

Schrijver durch eine vielstündige Dialyse von der Schwelle des tödlichen Komas in ein vorübergehendes Bewußtsein zurück.
Aber dann, am sechsundzwanzigsten Tag und beim zwölften verzweifelten Versuch einer Dialyse, trat ein, was Kolff seit den letzten Märztagen befürchtet hatte: Er fand an Jannys Körper keine unverletzte, brauchbare Vene mehr, die den Anschluß an seine »Niere« ermöglicht hätte. In deprimiertem Schweigen wurde Janny zum letzten Mal aus »12a« in ihren Krankensaal zurückgebracht. Mieneke van der Ley, die Woche um Woche Blutprobe um Blutprobe untersucht hatte, konnte nur noch berichten, daß der Harnstoffspiegel sich rapide in die Höhe bewegte. Innerhalb kürzester Zeit erreichte er 6,4 Gramm. Kurz darauf war Janny Schrijver tot.
Kolff selbst sezierte die Tote. Sybrands half ihm dabei. Die Nieren der Toten waren völlig zusammengeschrumpft und wogen nur noch 67 und 80 Gramm. War dieses Ende eine Niederlage, ein Beweis für die Undurchführbarkeit der Idee von der künstlichen Niere? Hatte er eine Sterbende durch Wochen hindurch nutzlos mit Venenpunktionen und Heparinfrösten gequält, ohne ihr wirklich helfen zu können?
In einem Augenblick, in dem täglich Zehntausende von Menschen erschossen, erschlagen, vergast, von Bomben zerrissen, in brennenden Städten verkohlt oder an Seuchen und Hunger zugrunde gingen, mochte diese Frage unzeitgemäß klingen. Es blieb jedoch eine Frage an die vielgesichtige Hydra, die man Gewissen nennt. Und Kolff verscheuchte ihre deprimierende Wirkung nur, indem er sich sagte, daß die Verlängerung von Janny Schrijvers Leben trotz allem gezeigt hatte, daß es grundsätzlich möglich war, mit der »künstlichen Niere« die Funktionen natürlicher Nieren zu übernehmen, und sei es vorerst auch nur für kurze Zeit.
Am 16. April, als man die Tote nach Zwolle zurückbrachte, klopfte ihr Vater an Kolffs Tür. Er redete nicht von Schuld und Gewissen. Er sagte: »Du hast alles versucht, ich bin gekommen, um mich zu bedanken.«
Als Kolff still abwinkte, fuhr er fort, er wolle sich nicht nur bedanken, sondern er müsse auch wissen, was er Kolff schuldig sei. Kolff winkte abermals ab. Aber der alte Mann beharrte bei seinem Wunsch. So nannte Kolff schließlich den Betrag von 60 Gulden. Und Janny Schrijvers Vater holte seinen Geldbeutel hervor, zählte das Geld ab und ging, um seine Tochter zu beerdigen.

Willem J. Kolff, siebenundzwanzig Jahre später:
»Vom 17. März 1943 bis zum 27. Juli 1944 behandelten wir fünfzehn Patienten mit der ›künstlichen Niere‹. Aber alle, bis auf einen, der wahrscheinlich auch ohne künstliche Niere überlebt hätte, starben ...
Ich fragte mich manches Mal, was mit der Idee der ›künstlichen Niere‹ geschehen wäre, hätte ich mich damit nicht im Holland jener Tage, sondern in irgendeinem Ort der Vereinigten Staaten beschäftigt und ... in der Behandlung von fünfzehn Patienten nicht einen einzigen Erfolg zu verzeichnen gehabt ...«

Aus den Aufzeichnungen eines verstorbenen Kolff-Mitarbeiters:
»Es ist heute schwer möglich, sich in die Umstände zurückzuversetzen, unter denen wir nach dem Tod von Janny Schrijver weiterarbeiteten. Ich habe meine Zweifel, ob heute noch irgend jemand zu solcher Arbeit bereit wäre. Kolff selbst verbrachte viele Nächte in der Klinik. Er schlief auf einer Krankenbahre und lebte, weil er magenleidend war, von Zwieback und Tee.
Die Ärzte in der Umgebung von Kampen waren daran gewöhnt, Kranke mit chronischer Gromerulo-Nephritis zu Hause sterben zu lassen. Kolff bat jeden Arzt, den er erreichen konnte, ihm die Nierenkranken zu schicken, denen sie doch nicht helfen konnten. Mit der Zeit bekamen wir auch mehr und mehr Patienten zu Gesicht. Aber alle kamen zu spät. Die Ärzte schickten sie erst als Sterbende, weil sie glaubten, daß Kolff ihnen in diesem Stadium zwar nicht helfen, aber auch nicht mehr schaden könne.
Oft starben die Kranken, bevor es uns überhaupt gelang, sie an die Maschine anzuschließen. Mit unseren schlechten Instrumenten dauerte es zu lange, bis das Blut durch die Maschine floß. Als der zehnte Kranke starb, ging Kolff dazu über, Arterien und Venen mit einem kleinen Schnitt zu öffnen und größere Glaskanülen einzulegen, von denen aus die Gummischläuche zur ›künstlichen Niere‹ und von der ›Niere‹ zurück zu dem Kranken führten. Aber weil die Kranken zu spät kamen und ihre Gefäße durch die Urämie geschädigt waren, brachen die Arterienwände bei der kleinsten Operation auf. Bald bekamen wir auch keine Gummischläuche mehr, weil aller Gummi für die deutsche Wehrmacht beschlagnahmt war. Um Gummi zu sparen, mußten wir Glasröhren als Zuleitung zur ›Niere‹ verwenden. In den Glasröhren aber bildeten sich trotz des Heparins Gerinnsel.
Wir alle erlebten einen Tiefpunkt der Depression, als Kolff in seinem Bemühen, Unterstützung zu erhalten, eine Reihe einflußreicher

Persönlichkeiten aus Ärzteschaft und Verwaltung einlud, um ihnen eine Behandlung mit der ›Niere‹ vorzuführen. Dabei kam es zu einer Verletzung des Cellophandarmes. Der Anblick des Kranken und die Vorstellung, daß das Blut aus seinem Körper durch eine primitive Maschine lief, waren schon eine Belastung für Laien – vielleicht sogar für Ärzte. Als aber darüber hinaus blutig-rötlicher Schaum auf den Fußboden floß, und Bob van Noordwijk nach seinen wasserdichten Gummistiefeln griff, da war die Grenze dessen erreicht, was Außenstehende ertragen konnten. Alles schien verloren. In solchen Augenblicken war Kolff so mitgenommen, daß er vergaß, die Chirurgenmaske von seinem Gesicht zu nehmen, und zur Verwunderung der Leute mit der Maske auf dem Fahrrad nach Hause fuhr.

Am deprimierendsten aber war die Einsicht, daß es offenbar sinnlos war, Kranke mit chronischen Nierenentzündungen zu behandeln. Da ihre Nieren nicht mehr in der Lage waren, sich zu erholen, hätte man sie für den ganzen Rest ihres Lebens in regelmäßigen Abständen an die Maschine anschließen müssen, um die Stoffwechselgifte immer wieder aus ihrem Blut zu entfernen.

Es blieb aber unmöglich, dies häufiger als zehn- oder zwölfmal zu tun. Danach gab es keine heile Vene beziehungsweise Arterie mehr, die Kolff zum Anschluß hätte benutzen können.

So konzentrierte sich Kolffs ganze Hoffnung schließlich auf diejenigen Kranken, die an einer akuten Nierenentzündung oder einem akuten Nierenversagen bei Infektionskrankheiten oder Vergiftungen litten. In ihrem Fall war er überzeugt, daß die Nieren sich erholen, ausheilen und ihre Arbeit wieder aufnehmen konnten, wenn man sie durch Anschließen der Kranken an die ›künstliche Niere‹ vorübergehend entlastete und die Kranken lange genug am Leben hielt, bis dieser Erholungs- und Heilungsprozeß abgeschlossen war. Ein neuer Kampf begann. Kolff versuchte, die Ärzte, die ihm bisher ihre sterbenden chronisch Kranken geschickt hatten, jetzt dazu zu bewegen, Patienten mit akutem Nierenversagen an ihn zu überweisen. Seine Bitten und Vorstellungen waren vergebens, und vielleicht hätten wir resigniert, wenn nicht durch Zufall am 24. April 1944 doch ein akut Kranker nach Kampen gekommen wäre, dessen Schicksal zeigte, daß Kolff sich jetzt auf dem richtigen Wege befand.

Es handelte sich um einen noch ziemlich jungen Mann, einen Bäcker von gewaltigem Gewicht, der, soweit ich mich erinnern kann, Termeulen hieß. Er litt an einem akuten Nierenversagen. Auch in seinem Fall hatte man gewartet, bis er urämisch und bewußtlos war, bevor man sich in letzter Verzweiflung entschloß, einen Versuch mit

Kolffs Maschine zu unternehmen. Der Harnstoffspiegel in seinem Blut hatte den ungeheuren Wert von 7,04 Gramm erreicht. Genaugenommen war er schon so gut wie tot, und auch über seinem Fall standen die Worte: ›Zu spät.‹ Aber es war ein akuter Fall, und Kolff rief uns alle zusammen.

Wir schlossen Termeulen für vierzehn Stunden an die ›künstliche Niere‹ an. Wir wechselten uns bei den Wachen ab. In der Nacht war es schwierig, die Augen offen zu halten, weil das Motorengeräusch so einschläfernd wirkte. Mieneke van der Ley und die andere Laborantin tauschten alle drei Stunden die verbrauchte Dialyse-Lösung gegen eine frische aus.

Schließlich waren einhundertundzwanzig Liter Blut durch die ›Niere‹ gelaufen. Vierundzwanzigmal hatte die ›Niere‹ das gesamte Blut Termeulens filtriert. Und in dieser Zeit wurden 263 Gramm Harnstoff, ein gutes halbes Pfund, an die Dialyse-Lösung abgegeben. Als getrocknetes Pulver füllte die Menge später einen ganzen Zuckertopf. Der Harnstoffspiegel in Termeulens Blut sank von 7,04 auf 1,92 Gramm.

Zu unserer Freude erwachte Termeulen aus dem Koma und verlangte nach der neuesten Zeitung. Am 29. April schloß ihn Kolff zum zweiten Male an die ›Niere‹ an und entfernte den inzwischen wieder angesammelten Harnstoff. Unterdessen fingen Termeulens eigene Nieren tatsächlich wieder an zu arbeiten. Sie schieden Harn aus. Am 29. April erhöhte sich die Ausscheidungsmenge von Stunde zu Stunde; wir hofften auf einen ersten sichtbaren Erfolg.

Aber dann kam der Rückschlag. Es blieb beim ›Zu spät‹. Termeulens allgemeine Widerstandskraft war bereits zu sehr untergraben. Drei Tage später starb er unter unseren Händen.

Ab Frühsommer des Jahres 1944 wurde es unmöglich, Schwerkranke zu transportieren. Es gab für diesen Zweck keine Autos mehr. Um trotzdem Patienten behandeln zu können, ließ Kolff einige weitere ›künstliche Nieren‹ bauen und sie an anderen Orten in Holland aufstellen. Das war jetzt viel schwieriger als 1942, denn die Deutschen kontrollierten auch die kleinste Werkstatt. Ein Küfner baute uns aus Holz die Walzen für die Cellophandärme.

Kolff brachte eine ›Niere‹ in Einzelteilen nach Den Haag. Die zweite ›Niere‹ kam auf Umwegen nach Amsterdam. Dort hatte man eine Schule in ein Notkrankenhaus verwandelt. Der zuständige Arzt erlaubte Kolff, seine Maschine in ein unbenutztes Zimmer zu stellen und versprach, Kolff zu verständigen, sobald ihm ein geeigneter akuter Nierenfall unter die Hände kam.

Er hielt auch Wort, und Kolff fuhr mit einem der wenigen Züge, die man noch benutzen konnte, nach Amsterdam. Dort fand er eine junge Frau vor. Wenn ich mich recht erinnere, hieß sie Greta Cleef. Sie war erst dreiunddreißig Jahre alt, hatte eine Scharlach-Infektion überstanden, aber eine akute Nierenentzündung zurückbehalten. Leider hatte man diese so spät erkannt, daß Kolff genaugenommen wieder vor einem ›Zu spät‹ stand. Der Harnstoffspiegel betrug bereits 5,3 Gramm. Die Patientin war ohne Bewußtsein.

Kolff war ganz allein. Niemand von uns hatte ihn begleiten können. Aber er bemühte sich so sehr, diesmal zu einem Erfolg zu kommen, daß er fast dreißig Stunden wach blieb und alle Arbeit allein machte.

Seine Schwierigkeiten begannen damit, daß das Bett der Kranken nicht in das Zimmer geschoben werden konnte, in dem die ›künstliche Niere‹ stand. Die Tür war zu schmal. Daraufhin erweiterte Kolff mit Hammer und Säge den Rahmen der Tür. Dann schaffte er die Kranke in den Raum, bereitete das Dialyse-Bad, schloß Greta Cleef an die Maschine an und ließ die ›Niere‹ achtzehn Stunden lang arbeiten. Während der Nacht, nach zehn Stunden Dialyse, wachte Greta Cleef aus dem Koma auf. Am Morgen, als Kolff todmüde die Schläuche entfernte, war sie bei vollem Bewußtsein und erzählte von ihrer Familie. Der Harnstoffspiegel betrug nur noch 1,57 Gramm. Ödeme, die ihren Körper entstellt hatten, waren förmlich zusammengeschrumpft.

Am Nachmittag war Kolff voll Hoffnung. Gretas eigene Nieren schieden 400 Kubikzentimeter Harn aus. Aber am nächsten Abend entwickelte sich plötzlich eine Lungenentzündung mit hohem Fieber. Sie starb in der Nacht. Kolff kam völlig erschöpft nach Kampen zurück.

Nach einem solchen Erlebnis ging er für Tage bedrückt umher. Es konnte keinen Zweifel mehr daran geben, daß die ›künstliche Niere‹ funktionierte. Aber Kolff wußte genau, daß er wenigstens einen überlebenden, durch seine Maschine geretteten Patienten brauchte, um die Aufmerksamkeit maßgebender Wissenschaftler auf seine Arbeit zu lenken.

Wenig später, am 27. Juli 1944, sah er sich gezwungen, jede weitere Arbeit mit seiner ›Niere‹ einzustellen. Nach der Landung der Amerikaner und Engländer in der Normandie bereiteten sich die Deutschen darauf vor, Holland bis zum letzten Augenblick zu verteidigen, weil sie von unserem Boden aus Raketen nach England schossen. Kampen und Kolff gerieten mitten in den letzten Sturm hinein. Zehntausende von Holländern wurden zu dieser Zeit auf Kähnen nach Deutschland gebracht. Dabei passierten sie Kampen.

Kolff und wir versuchten, wenigstens die Schwerkranken zu retten und in ein Notlazarett zu schaffen, wo sie halbwegs sicher waren.
Die ›künstliche Niere‹ stand unterdessen verlassen zwischen Notbetten, Flüchtlingen und deren Habseligkeiten. Erst als die ersten englischen Truppen in Kampen erschienen, erwachte sie für Kolff wieder zum Leben. Aber sie war verrostet und halb zerstört. Während einige Handwerker an einer neuen ›Niere‹ arbeiteten, schrieb Kolff seinen ersten Bericht über die Erfahrungen, die er mit seiner ›Niere‹ gemacht hatte: ›De kunstmatige Nier‹. Er endete mit dem Satz: ›Wir müssen eingestehen, daß alle bis jetzt behandelten Kranken gestorben sind. Aber wir haben in sogenannten hoffnungslosen Fällen einige Male eine kleine Besserung gesehen, und wir konnten den Tod mehrfach, trotz völligen Nierenversagens, um einige Zeit verzögern.‹ Aber dann fügte er die Worte hinzu: ›Ich zweifle nicht daran, daß früher oder später ein Patient unter meine Hände kommt, von dem ich sagen kann: Er ist geheilt. Und: Ohne die künstliche Niere wäre er mit Sicherheit gestorben.‹
Kolff wußte in diesem Augenblick nicht, daß es tatsächlich nur noch einige Monate dauern würde, bis dieser Patient ›unter seine Hände kam‹.«

Überall da, wo die Deutschen ein besetztes Land verließen, war die Vergeltung hart und oft erbarmungslos. Sie traf alle, die mit den Deutschen zusammengearbeitet oder auch nur Sympathie, Freundschaft oder Liebe zu einem Deutschen geäußert hatten.
In Holland traf sie 126 000 Männer und 24 000 Frauen. Unter diesen Frauen befand sich auch Sofia Schafstadt, verwitwete Stemmerik, geborene Sofia von der Merk, siebenundsechzig Jahre alt und beschuldigt, vier Jahre lang mit den Deutschen kollaboriert zu haben. Eines der holländischen Tribunale, die über das Schicksal der Kollaborateure bestimmten, verurteilte nicht nur sie, sondern auch zwei ihrer Kinder – ihre Tochter Elisabeth und ihren Sohn Jan – zu vielen Jahren Haft.
Im Spätsommer 1945 saß Sofia Schafstadt als Gefangene in der alten Kaserne von Kampen, nicht weit vom Rathaus und der Oudestraat entfernt. Den Deutschen hatte sie als Sammelplatz für holländische Zwangsarbeiter und andere Häftlinge gedient. Nun war sie mit verhafteten holländischen Kollaborateuren überfüllt.
Am 3. September 1945 schließlich fuhr eine Ambulanz von der Kaserne zum Kampener Krankenhaus; auf der Bahre, die einige Sanitäter in die Chirurgische Abteilung trugen, lag Sofia Schafstadt, ohne Bewußtsein und mit hohem Fieber.

Kehrer, der Chirurg, diagnostizierte Gallenblasenentzündung, Gelbsucht, Nierenversagen, Urämie. Der noch ausgeschiedene Harn war dunkelbraun, der Blutdruck betrug 250 zu 160. Die Kranke reagierte nur noch auf schmerzhafte Reize oder wenn man sie heftig anschrie. Offensichtlich hätte die Gallenblase schon vor Tagen operiert werden müssen, bevor es durch Toxin-Ausschüttungen zum Nierenversagen kam. Aber was hieß in diesen Tagen »verschleppt« und »zu spät«? In den letzten Wochen vor dem Ende der Besatzung waren 20 000 Holländer an Hunger gestorben. Andere starben immer noch an den Folgen von Entbehrungen und Mangel. Was bedeutete vor einem solchen Hintergrund die Krankheit einer Kollaborateurin?

Weil eine Operation zu gefährlich erschien, verordnete Kehrer größere Mengen von Sulfonamiden, um die Infektion zu bekämpfen. Wegen des Nierenversagens zog er Kolff zu Rate. Dieser fand im Urin der Kranken große Mengen von Eiweiß, in ihrem Blut einen Harnstoffspiegel von nahezu 2 Gramm. Bis zum 6. September sank das Fieber zwar langsam ab. Aber dann mußte die Behandlung mit Sulfonamiden aufgegeben werden, weil die Nieren außerstande waren, das Medikament auszuscheiden und dadurch weiter geschädigt wurden. Am 9. September überstieg der Harnstoffspiegel 2 Gramm. Sofia Schafstadt brachte aus ihrer ausgetrockneten Kehle nur ab und zu einige unverständliche Worte hervor. Kolff war sicher, daß sie in das tödliche urämische Koma hineinglitt und daß es höchste Zeit war, einen Rettungsversuch mit der »künstlichen Niere« zu unternehmen, wenn es nicht auch diesmal wieder zu spät werden sollte.

Aber Kehrer beschloß am 10. September, noch eine Zystoskopie vorzunehmen, weil er hoffte, ein mechanisches Hindernis in den Harnleitern könne das Nierenversagen verursacht haben. Aber nur auf der rechten Seite war es ihm möglich, einen Katheder bis zur Niere hinaufzuschieben. Auf der linken Seite blieb das Instrument im Harnleiter stecken.

Der Harnstoffspiegel stieg und stieg. Kolff drängte jetzt darauf, Sofia Schafstadt in das »Nierenzimmer« zu bringen. Er bereitete seine Maschine vor, und alle seine Mitarbeiter, die so viele Enttäuschungen und Katastrophen mit ihm geteilt hatten, warteten auf eine neue, endlich vielleicht glückliche Prüfung.

Aber erst am 11. September, als der Harnstoffspiegel auf 4 Gramm gestiegen und keine Spur einer Nierenfunktion mehr zu erkennen war, konnte Kolff die Kranke in das »Nierenzimmer« überführen. Kehrer selbst glaubte so wenig an einen Erfolg, daß er Sofia Schaf-

stadts Familie benachrichtigen ließ, damit sie die Kranke noch einmal sehen könnte.
So erschienen ihre drei Kinder an ihrem Bett, kurz bevor die Behandlung begann. Ihr Erscheinen spiegelte ein Stück Holland dieser Tage wider. Sohn Jan – seit seiner Verurteilung Gefangener im Straflager Amersfoort – durfte zu der Sterbenden fahren, weil Sofia Schafstadts zweiter Sohn Henk sich gegen die Deutschen gestellt hatte und sich jetzt verpflichtete, den gefangenen Bruder am Lagertor abzuholen und nach dem Besuch in Kampen wieder zurückzubringen. Der zweite Ehemann der Kranken meldete sich nicht. Auch er hatte gegen die Deutschen opponiert; die Ehe war nicht zuletzt an politischen Gegensätzen zerbrochen und hatte sich in tiefe Feindschaft verwandelt. Es war ein bedrückendes Treffen am Bett einer Bewußtlosen und im Schatten des Todes.

Aus den Aufzeichnungen von Sofia Schafstadt:
»Wie ich in das Krankenhaus kam, weiß ich nicht ... Ich spürte heftige Schmerzen in meinen Gelenken. Mein Gedanke war: Vielleicht habe ich einen Arm gebrochen ... Erst später begriff ich, daß es die künstliche Niere gewesen war. Ich konnte nur verstehen, daß ich im Krankenhaus lag ... Am Morgen wurde ich von zwei Schwestern versorgt ... Sie faßten mich sehr hart an, was schrecklich weh tat. Daher erwachte ich aus meiner Bewußtlosigkeit. Ich hörte eine blonde Schwester sagen: ›Du brauchst gar nicht so zu schreien. Du warst auch nicht so sanftmütig, als du zu kommandieren hattest ...‹ Meine Antwort war: ›Abscheuliches Unmensch‹ ...«

Noch einmal war es das alte vertraute Bild. Raum 12a. Das Nierenbett mit der bewußtlosen Kranken. Die Maschine, die summte und plätscherte. Kolff, mager und mit faltigem Gesicht, Dr. Kop, Grieteke van den Noort, schmal, mit dunklem Haar, Mieneke van der Ley, Willy Eskes und Sybrands. Die Welt ringsum hatte sich verändert. Die Deutschen waren nicht mehr da. Kolff hatte von den Engländern ein paar bessere Instrumente und besseres Heparin bekommen. Aber sonst war alles wie in den unvergeßlichen Jahren 1943 und 1944.
Die Maschine lief, elf und eine halbe Stunde lang. Gleich zu Anfang wurde Sofia Schafstadt von heftigen Schüttelfrösten befallen. Man mußte sie mit Heißwasserbeuteln erwärmen. Zwei Stunden später nahm ihr Atem den lauten, unregelmäßigen Rhythmus an, der viele Jahrhunderte lang das Ende schwer Nierenkranker begleitet hatte. Es erhob sich die alte, so oft gestellte Frage: War es zu spät?

Die Spannung wuchs, die Tafel an der Wand füllte sich mit den Kreideaufzeichnungen über das Dialyse-Bad, den Blutdruck, die Blutwerte ... Das Bad wurde mehrmals erneuert.
Dann endlich zeigten sich einige günstige Ergebnisse. Der Harnstoffspiegel sank. Der Blutdruck nahm ab. Selbst die gefährlich hohe Kreatinin-Ansammlung verminderte sich. Als die Nacht fortschritt, betrug der Blutdruck nur noch 160 zu 80. Der Harnstoffspiegel sank auf 1,21 Gramm. Achtzig Liter Blut hatten die Maschine passiert, als Kolff die »Niere« abstellte und Sofia Schafstadt in ein kleines Einzelzimmer bringen ließ.
Er blieb selbst im Hospital und wartete ab. Er hoffte und bereitete sich innerlich auf eine neue Enttäuschung vor, damit sie ihn, falls sie wirklich eintrat, nicht allzu bitter traf.
Aber am Vormittag des 12. September regte sich die Kranke zum ersten Mal. Sie schlug die Augen auf, gewann kurze Zeit später ihr volles Bewußtsein zurück und sprach ihre ersten deutlichen Worte. Sie klangen in der Situation, in der sie gesprochen wurden, makaber und sonderbar. Aber sie spiegelten offenbar Gedanken wider, die Sofia Schafstadt im Unterbewußtsein während ihrer Krankheit beschäftigt hatten. »Jetzt«, sagte sie leise, aber deutlich, »werde ich mich von meinem Mann scheiden lassen.«
Für Kolff waren die Worte nur Zeichen erwachenden Lebens. Einige Stunden später allerdings mußte er erkennen, daß die Zeit der Krise noch nicht vorüber war.
Die Nieren der Kranken begannen zwar Harn abzusondern, aber nur zögernd und sehr langsam. Der Harnstoffspiegel kletterte wieder auf 1,72 Gramm. Kolff dachte – von neuen Zweifeln erfaßt – an eine zweite Dialyse. Aber dann kam es ohne jede Ankündigung zu einem Umschwung. Die Nieren arbeiteten schneller und schneller. Bald begann eine reinigende Harnflut. Die Harnstoffkonzentration fiel endgültig auf normale Werte zurück. Am 18. September war die natürliche Nierenfunktion wiederhergestellt.
Kolff und alle, die so viele Jahre mit ihm ausgehalten hatten, erlebten einen Augenblick unbeschreiblicher Erleichterung. Später mochte es wie eine tiefe Ironie erscheinen, daß die erste Patientin, die der »künstlichen Niere« ihr Leben verdankte, zu jenen Holländern gehörte, die Kolff in all den Jahren des Krieges seit seinem Fortgang von Groningen verachtet hatte, weil sie auf der Seite der Feinde standen. Aber in diesem Augenblick versanken politische und menschliche Aversionen, Abneigung, Haß, Verachtung oder Vergeltungsgefühl.
Kolff war nur noch von einem Gedanken erfüllt: Er durfte Sofia

Schafstadt nicht verlieren, wenn er erreichen wollte, daß die Idee der »künstlichen Niere« Beachtung fand. Sie war so etwas wie ein erster lebender Beweis. So sorgte er, auch wenn es ihm am Anfang Überwindung kostete, dafür, daß sie in einem Saal seiner Abteilung untergebracht wurde, jede erdenkliche und mögliche Pflege erhielt und Schwestern und andere Kranke ihre Aversionen überwanden.

Aus den Aufzeichnungen von Sofia Schafstadt:
»Oh, Doktor Kolff. So lange ich lebe, wird er in meiner dankbaren Erinnerung bleiben. Ihm verdanke ich, daß ich so gesund bin und diese Zeilen schreiben kann ... Ich erhielt kaum Besuch ... Am Sankt-Nikolaus-Abend war ich traurig. Jeder erhielt Pakete, nur ich nicht ... Aber ... Dr. Kolff spielte den Nikolaus ... Das war typisch für Dr. Kolff. Oh, wenn alle Ärzte wissen würden ... wieviel Wunder ein freundliches Wort bei Patienten erwecken kann.«

Im Dezember 1945 war Kolff sicher, daß Sofia Schafstadt die erste Patientin war, die ihr Leben seiner »Niere« verdankte. Er versuchte daher, sie so lange wie möglich in seiner Abteilung zu behalten und vor der Rückkehr in die Kaserne von Kampen zu bewahren. Als dies nicht länger ging, suchte er den Kasernenkommandanten Oudshoorn auf und stellte fest, daß Oudshoorn kein Unbekannter war. Während des Krieges war er von der deutschen Polizei gesucht worden. Kolff hatte ihn vor dem Schlimmsten bewahrt, indem er ihn durch Injektionen in einen Schwerkranken verwandelte. Kolff erklärte ihm, von welch besonderer Bedeutung Sofia Schafstadts Leben für ihn war. »Ich kann es mir nicht erlauben, daß die Patientin nachträglich noch im Lager stirbt.« Und Oudshoorn versprach, daß er alles versuchen werde, um Sofia Schafstadts vorzeitige Entlassung zu erreichen.
Kurze Zeit später löste er sein Wort ein. Sofia Schafstadts ältester Sohn Henk holte seine Mutter zu sich nach Den Haag. Dort erholte sie sich schnell. Die Nachricht darüber stimmte Kolff so glücklich, daß er alle seine Mitarbeiter zu einem Essen in ein kleines Hotel in Kampen einlud. Er dankte ihnen, und Sybrands, dem Pförtner, der ihm so oft bei der Sektion der Nierentoten geholfen hatte, trank er mit den Worten zu: »Zum ersten Mal hat Sybrands bei unserer Arbeit nicht die letzte Hand angelegt ...«
Schon 1946 unternahm Sofia Schafstadt lange Spaziergänge, begann Rad zu fahren und klagte niemals mehr über Nierenbeschwerden. Sie verwirklichte die Ankündigung, die sie nach ihrem ersten Erwachen aus dem Koma gemacht hatte – die Scheidung von ihrem

Mann. 1951 zeigte sie Symptome einer Bauchspeicheldrüsenerkrankung, die aber in keiner Beziehung zu ihrem ehemaligen Nierenleiden stand. Sie wurde operiert und fuhr zur Erholung zu ihrem zweiten Sohn Jan, der im Jahre 1949 vorzeitig aus der Haft entlassen worden war. Er hatte sich in einen kleinen Ort, das Dorf Bilthoven, zurückgezogen. Dort starb seine Mutter im gleichen Jahr – dreiundsiebzig Jahre alt und ohne zu wissen, welche Bedeutung sie und ihr Überleben für Kolff und für seine Arbeit an der »künstlichen Niere« errungen hatte.
Kolff selbst aber ergänzte seine Arbeit »De kunstmatige Nier«, während sie sich im Druck befand. Dort, wo er ursprünglich geschrieben hatte, daß alle seine Kranken gestorben seien, daß er aber nicht daran zweifle, früher oder später werde ein Patient zu ihm kommen, der sein Leben der »künstlichen Niere« verdanke, fügte er die Sätze ein: »Als der erste Teil dieser Schrift gesetzt war, kam tatsächlich ein Patient zu mir, von dem ich dies erklären kann ... Die Kranke befand sich vor der Behandlung durch die ›künstliche Niere‹ in so verzweifeltem Zustand, daß wir ihr baldiges Ende erwarteten. Durch diese Patientin haben wir in der Tat den Beweis geliefert, daß es möglich ist, das Leben von Menschen mit akuter Urämie mit Hilfe der ›künstlichen Niere‹ zu retten ... Sie gab uns den entscheidenden Ansporn, unseren Weg weiter zu verfolgen ...«

Aus den Aufzeichnungen eines verstorbenen Kolff-Mitarbeiters:
»Maria Sofia Stemmerik von der Merk, wie sie sich nach der Trennung von ihrem zweiten Mann nannte, wurde tatsächlich zu einem ›Meilenstein‹. Auch nach ihrem Überleben gelang es Kolff zwar in Holland nicht, ungeteilte Zustimmung zur ›künstlichen Niere‹ zu gewinnen. Unter anderem machte Professor Borst, der anerkannteste Nierenspezialist unseres Landes, der lange Zeit in einem deutschen Lager verbracht hatte, zahlreiche Vorbehalte. Als er auf einer Tagung in Utrecht, auf der Kolff versuchte, die Möglichkeiten der ›künstlichen Niere‹ zu erläutern, seine gewichtige Kritik vortrug, erwiderte Kolff in einer Art makabren Humors, die ihm nicht fremd war: ›Wie alle Holländer bin ich froh darüber, daß Professor Borst aus dem Konzentrationslager befreit wurde ... Es war ein großer Tag für die holländische Medizin. Aber was die ›künstliche Niere‹ anbelangt, so könnte er ein wenig länger dort geblieben sein.‹
In den Vereinigten Staaten jedoch erregten Kolffs Berichte über seine Arbeit bis 1947 so viele Aufmerksamkeit, daß amerikanische Ärzte ihn zu einer Tagung nach Atlantic City einluden. Von hier

reiste er nach Boston ins ›Peter Bent Brigham Hospital‹, wo, soweit ich mich erinnere, ein junger Arzt, Dr. John P. Merrill, sich für die ›künstliche Niere‹ zu interessieren begann. Kolff besaß keine ›Niere‹, die er Merrill hätte geben können, sondern nur einige Pläne. Aber diese Pläne waren Grundlage für die erste rotierende ›künstliche Niere‹, die in Boston ihre Arbeit aufnahm.
Kurze Zeit darauf, 1950, verließ uns Kolff für immer und wanderte nach Cleveland in Amerika aus. Sein beweglicher Geist beschäftigte sich dabei schon mit anderen künstlichen Organen wie dem künstlichen Herzen, aber auch mit weiteren Möglichkeiten, unheilbaren Nierenkranken zu helfen. An der Spitze dieser Möglichkeiten stand die Idee, eine kranke Niere durch ein andere gesunde zu ersetzen. Es war die Idee der Nierentransplantation ...«

2 Ruth Tucker

Dr. Isidor Duclos in einem Vortrag in Brüssel im Dezember 1949:
»Der Urvater der Transplantation ist der in Frankreich geborene Amerikaner Alexis Carrel, der zwischen 1900 und 1920 im ›Rockefeller Institute‹ in New York den Traum träumte, einmal unheilbar kranke Organe durch eine Operation gegen gesunde auszutauschen. Er begann damit, die Blutgefäße von Hunden zu durchschneiden und durch eine von ihm erfundene Naht wieder so dicht zusammenzufügen, daß die Verbindungsstelle dauerhaft verheilte und das Blut ungehindert durch die Gefäße strömte.
Diese Gefäßnaht bildete die Vorbereitung für die Verpflanzung von Organen, denn alle Organe leben und sterben mit ihrer Blutversorgung, das heißt mit der Möglichkeit, sie in das Blutgefäßsystem des tierischen oder menschlichen Wesens einzufügen, in das sie verpflanzt werden sollen.
Alexis Carrel versuchte als erstes, bei seinen Versuchshunden Nieren zu verpflanzen. Außer Auge und Ohr ist die Niere das einzige Organ, das es bei jedem größeren Lebewesen zweimal gibt. Man konnte also eine Niere entfernen, ohne ein Versuchstier zu töten, weil die zurückbleibende Niere die Funktion der anderen mit übernahm. Carrel durchtrennte bei einem Hund die Arterie beziehungsweise Vene, die eine seiner Nieren mit dem Blutkreislauf verband. Ebenso durchschnitt er die Verbindung zwischen Niere und Blase: den Harnleiter. Danach hob er die Niere heraus, verband sie mit einer Arterie und einer Vene am Hals des gleichen Hundes und legte den Harnleiterstumpf in eine Flasche.
Erstaunlicherweise begann die Niere sofort zu arbeiten, sobald wieder Blut hindurchfloß. Sie nahm ihre Filtertätigkeit wieder auf und sonderte Urin ab, als ob sie sich an ihrem normalen Platz in der Bauchhöhle befinde. Erst nach einigen Wochen ging sie zugrunde, weil sie sich in ihrer neuen Position nicht gegen Infektionen schützen ließ.

Später ging Carrel dazu über, gleichzeitig zwei Hunde zu operieren. Er entnahm einem Tier eine Niere und pflanzte sie in das zweite Tier ein. Auch in diesem Fall begann die transplantierte Niere ihre übliche Tätigkeit. Doch diesmal funktionierte sie nur für kurze Zeit... Dann ging sie ohne äußere Infektion, zuweilen mit dramatischer Schnelligkeit, zugrunde, so, als ob der Empfängerhund die fremde Niere nicht in seinem Körper dulden wollte.

Carrel wiederholte diese Art von Experiment immer wieder. Schließlich kam er zu dem Ergebnis, daß jedes Lebewesen einen Abwehrmechanismus gegen Gewebeteile anderer Lebewesen, auch der gleichen Art und Rasse, haben müsse. Das Geheimnis dieses Mechanismus allerdings klärte er nicht.

Ein anderer Amerikaner namens Williamson setzte Carrels Arbeit in den zwanziger Jahren fort. Er verpflanzte die Nieren seiner Versuchstiere nicht an deren Halsgefäße, sondern in die Bauchhöhle und verband sie dort mit den Beckengefäßen. Bei seinen Experimenten machte er die Erfahrung, daß sich auch die Nieren toter Tiere auf lebende überpflanzen ließen und ihre Arbeit wieder aufnahmen, sofern die Verpflanzung innerhalb von zwei Stunden nach dem Tod erfolgte. Auch diese Nieren wurden allerdings schnell abgestoßen. Das Rätsel der Abstoßung löste auch Williamson nicht. Er war aber sicher, daß es eines Tages gelingen werde, Nieren zwischen gesunden und kranken Menschen zu verpflanzen.«

»Time« vom 3. Juli 1950:
»Verpflanzte Niere
In der vergangenen Woche unternahmen Ärzte in Chicago an einer Frau, die infolge einer unheilbaren, beiderseitigen Nierenerkrankung zum Sterben verurteilt war, ein verzweifeltes Experiment.

Die Mutter und Schwester von Ruth Tucker, 44, waren an den Folgen der gleichen Erkrankung gestorben... Es handelte sich um sogenannte Zysten-Nieren, ein Leiden, bei dem die Bildung von Zysten das Nierengewebe unaufhaltsam zerstört. Nachdem sie sich mit ihrem Mann beraten hatte, stimmte Ruth Tucker dem Versuch zu, eine ihrer Nieren durch eine fremde zu ersetzen...«

Ruth Tucker war eine Hausfrau aus einem Viertel von Chicago, das den Namen Evergreen Park trug.

Das Viertel – im Süden Chicagos gelegen – war keineswegs ein Park voller Bäume und grüner Rasenflächen, sondern eher ein Quartier des Mittelstandes, mit kleinen Häusern und häßlichen Telegrafenmasten, welche die grauen Straßen säumten.

Hier, in dem bescheidenen, aber gepflegten Haus 2549 W 62nd Street, lebte Ruth Tucker im Frühjahr 1950 mit ihrem Mann Howard und ihrem Sohn Bill. Howard Tucker arbeitete bei der Eisenbahn. Bill, der den Krieg in Europa als Soldat einer Panzerdivision heil überstanden hatte, war erst vor einiger Zeit zurückgekehrt.

Mitte Mai brachte Howard Tucker seine Frau in ein Hospital, das, eine Meile von seinem Haus entfernt, im Norden von Evergreen Park lag und den Namen »Little Company of Mary Hospital« trug. Es gehörte dem Orden »Little Company of Mary«, genoß den Ruf, ein besonders gutes Krankenhaus im Süden Chicagos zu sein und zu seinem Stab Ärzte zu zählen, die sonst am »Cooks County Hospital« und der Medizinschule der Loyola-Universität arbeiteten. Zu ihnen gehörte auch der Urologe Patrick H. McNulty. Und es war Patrick H. McNulty, zu dem Ruth Tucker kam, um Rat und Hilfe zu suchen.

Ruth Tucker war eine tapfere Frau, aber sie war zu dieser Zeit am Ende ihrer Kraft. Seit langem litt sie unter Schmerzen im Bauchbereich. Sie hatte schon verschiedene andere Kliniken aufgesucht. Eine Gallenblasenoperation hatte ihre Beschwerden eher verschlimmert. Sie war daran gewöhnt, ihre Hausarbeit zu tun und Howard und Bill zu versorgen. Aber in den letzten Wochen waren die Schmerzen, insbesondere in der linken Bauchseite, so heftig geworden, daß sie nur noch mit Mühe der Beschäftigung in ihrem Hause nachging.

Als McNulty ihre Geschichte hörte, kam ihm bald ein bestimmter Verdacht. Ruth Tuckers Mutter, eine Schwester und ein Onkel waren langsam, über Jahre hinweg, an einer mysteriösen Krankheit gestorben. Immer wieder hatten sie Zeiten erlebt, in denen es ihnen besser ging, so daß sie glaubten, die Krankheit sei überwunden. Dann hatte ein neuer, schlimmerer Schub ihres Leidens eingesetzt, bis sie schließlich starben.

Die Natur der Krankheit war Ruth Tucker nicht geläufig. Auf jeden Fall erklärte sie McNulty (und dies ließ ihn etwas von ihrer Tapferkeit und Entschlossenheit ahnen): »Ich habe genug Tröstungen oder Lügen oder ›Wir können nichts tun‹ gehört. Ich will die Fakten erfahren, auch wenn man wirklich nichts dagegen machen kann . . .«

Einige Tage später war McNulty sich über die Diagnose im klaren. Er gab Ruth Tucker die Auskunft, die sie verlangte: »Beiderseitige Zysten-Nieren, vor allem links.« Die linke Niere war beinahe vollständig von Zysten durchsetzt, die ihre Funktionsfähigkeit zerstörten. Sie hatte die Größe eines Brotlaibs erreicht und war die Quelle der Schmerzen. Die rechte Niere war ebenfalls von Zysten befallen, aber sie funktionierte noch. Die Eiweißausscheidung war gering, der Harnstoffspiegel im Blut erst wenig erhöht. Aber was den weiteren Verlauf betraf, so gab es keine Möglichkeit, die Zystenbildung aufzuhalten. Die Krankheit würde sich in Schüben, mit vorübergehenden Stadien vermeintlicher Besserung, entwickeln und unaufhaltsam zum Ende führen. Die Lebenszeit, die Ruth Tucker blieb, war unbestimmt. Im besten Falle betrug sie einige Jahre. Die einzige Möglichkeit, ihr Erleichterung zu verschaffen und wenigstens die Schmerzen zu lindern, bestand in der Entfernung der am schwersten erkrankten linken Niere.

Ruth Tucker schwieg eine Weile. Dann sagte sie, gut, so möge man eben operieren.

Patrick McNulty hatte selten eine Patientin mit so viel tapferer Entschlossenheit erlebt. Wegen der Operation sprach er mit Richard H. Lawler und James W. West, zwei Chirurgen, und erwähnte auch Ruth Tuckers Tapferkeit.

Lawler war fünfzig Jahre alt und hatte über der Routine des chirurgischen Alltags noch nicht den Gedanken aufgegeben, wissenschaftliches Neuland zu beschreiten. Durch Zufall oder Geschick hatte er sich seit langem mit der Idee der Organtransplantation beschäftigt und seine Gedanken mit West diskutiert. Kürzlich hatte er Berichte des Amerikaners Markowitz studiert. Markowitz glaubte gefunden zu haben, daß Transplantationen zwischen Hunden gleichen Typs und Geschlechts, vor allem aber gleicher Blutgruppe, ungewöhnlich lange der Abstoßung widerstanden, obwohl es bei Tieren keine so feinen Blutgruppenunterscheidungen gab wie beim Menschen. Vielleicht lieferten die feineren Methoden des menschlichen Blutgruppenvergleichs die Möglichkeit, eine Nierentransplantation durchzuführen, bei der Nierenempfänger und Nierenspender im Typ sowohl wie in den Blutgruppen genau übereinstimmten.

Lawler hatte öfter daran gedacht, einmal zu wagen, was seit Carrels Tierexperimenten noch niemand in den Vereinigten Staaten gewagt hatte: die Übertragung der gesunden Niere eines Verstorbenen auf einen Todkranken, für den es keine andere Rettung gab. Als er von Ruth Tucker und der Hoffnungslosigkeit ihres Zustandes hörte, fühlte er von neuem die Versuchung, das Ungewöhnliche zu unternehmen. Wenn Markowitz recht hatte, das heißt, wenn er, Lawler, unter den Sterbenden des »Little Company of Mary Hospital« eine Frau mit gesunden Nieren und einer passenden Blutgruppe fand, die schon so gut wie zerstörte linke Niere Ruth Tuckers entfernte und unmittelbar nach dem Tode der Sterbenden deren linke Niere auf Ruth Tucker übertrug, dann konnte diese Niere im allerschlimmsten Fall abgestoßen werden. Da Ruth Tuckers rechte Niere aber noch arbeitete, würde ihr Leben nicht mehr bedroht sein als jetzt oder nach der ohnedies beschlossenen Entfernung der linken Niere. Gelang dagegen das Experiment, dann konnte der Eingriff der Kranken nur nützlich sein.

Nachdem Lawler mit McNulty über seine Gedanken gesprochen

hatte, suchte er Ruth Tucker an ihrem Krankenbett auf. Er fühlte von Anfang an, daß McNulty nicht übertrieben hatte, wenn er von ihrer Tapferkeit sprach. Und so fragte er nach einiger Zeit: »Haben Sie jemals davon gehört, daß man bei Tieren versucht hat, eine kranke Niere durch die gesunde eines anderen Hundes zu ersetzen?«

»Nein«, erwiderte sie. Aber sie verstand sofort und sagte: »Also ein Ersatzteil ...«

»Sozusagen«, sagte er.

Sie erkundigte sich, ob es funktioniert habe.

»Es kommt darauf an«, versuchte er zu erklären, »daß man eine Niere findet, die derjenigen des Kranken entspricht. Die Spezialisten, die sich damit beschäftigt haben, sind der Meinung, daß dies zwischen Menschen leichter festzustellen ist als bei Tieren. Aber man hat es noch nicht versucht.«

Sie sah ihn forschend an und wollte wissen, woher man die Niere nehme. Er erwiderte, man könne sie von einem Menschen nehmen, der an einer anderen Krankheit sterbe und vielleicht damit einverstanden sei, daß ihm sofort nach seinem Tode eine Niere entnommen werde, so, wie es die Augenärzte schon lange mit der Hornhaut von Augen unternähmen ...

Sie zeigte sich nicht schockiert, sondern wandte ein: »Aber die Niere wäre tot ...?«

»Nein«, sagte Lawler, »nicht wenn man sie sofort entnimmt. Das haben die Operationen bei Hunden gezeigt.«

Sie blickte ihn abermals forschend an. Dann sagte sie: »Wäre das eine Chance für mich?«

»Niemand kann es voraussagen. Aber es könnte eine Chance sein.«

Diesmal wurde ihr Blick noch forschender. »Sie möchten es also bei mir probieren?« fragte sie. Sie hatte mit überraschendem Scharfsinn all seine geheimen Gedanken erraten.

»Ich würde es versuchen«, gab er zu und erklärte ihr, was ihn bewegte, und welche Chancen und Risiken er sah.

Als er geendet hatte, erwiderte sie: »Ich muß mit meinem Mann darüber sprechen ...«

Am folgenden Tag erklärte Ruth Tucker: »Wir haben darüber gesprochen«, und sie fügte hinzu, Howard und sie seien einverstanden.

Es ging Lawler und West wie vielen anderen vor ihnen, die lange Zeit an einem Plan gearbeitet und ihn nach allen Richtungen durchdacht hatten: In dem Augenblick, in dem er verwirklicht werden konnte, entdeckten sie neue Probleme oder wurden von letzten Zweifeln befallen. Mit einem Mal beschäftigte sie die Vorstellung,

daß es zu einem tödlichen Schock kommen konnte, wenn fremdes Eiweiß in einen menschlichen Körper geriet. Bestand nicht die Gefahr eines solchen »anaphylaktischen Schocks«, wenn ein fremdes Organ in Ruth Tucker verpflanzt wurde?
Gleichzeitig durchdachten sie noch einmal alle technischen Möglichkeiten einer Nierentransplantation an einem Menschen. Sie beschlossen, die Niere – falls sie wirklich eine Spenderin fanden und es zu einer Transplantation kam – nicht an die Beckengefäße anzuschließen, wie es Williamson bei seinen Tierversuchen vor einigen Jahrzehnten beschrieben hatte. Sie wollten die Spenderniere vielmehr dort einpflanzen, wo die kranke linke Niere entfernt werden mußte, und sie mit den zurückbleibenden Stümpfen der Arterien und Venen verbinden, aus denen bis dahin die kranke Niere versorgt worden war. Da sie Ruth Tucker nicht verkrüppeln wollten, entschieden sie sich auch dafür, den Harnleiter nicht einfach durch die Haut nach außen in eine Flasche zu führen, wie es bei den Tierversuchen geschehen war, sondern in die Blase einzupflanzen. Dies mochte Gefahren mit sich bringen, weil es an der Verbindungsstelle zu Vernarbungen der Nähte kommen konnte, die den Abfluß behindern und unter Umständen später eine zweite Operation notwendig machen könnten. Aber dieses Risiko ließ sich tragen. Am schwierigsten schien es schließlich, eine Sterbende zu finden, die Ruth Tucker in ihren Körpermerkmalen glich und die gleiche Blutgruppe AB rh negativ besaß.
Es dauerte bis zum 17. Juni, bevor Lawler eine passende Kranke fand. Sie litt an einer Leberzirrhose und lag im Sterben. Als Lawler ihrer vierundzwanzigjährigen Tochter erklärte, was er beabsichtigte, und um ihr Einverständnis bat, stimmte sie nach einigem Zögern zu.
So begab sich Lawler an jenem 17. Juni zu Ruth Tucker und sagte: »Es ist soweit. Sind Sie immer noch bereit?«
Sie antwortete: »Ja.«
Eine Stunde später war die Spenderin tot. Sie wurde gleichzeitig mit Ruth Tucker in den Operationstrakt gebracht. Hier standen Richard H. Lawler, James W. West, Patrick H. McNulty sowie zwei Assistenten, Edward J. Clancy und Raymond P. Murphy, bereit. West übernahm es, eine Niere der Toten zu entfernen, während Lawler gleichzeitig die linke Niere Ruth Tuckers freilegte und herausnahm.

Aus der Erinnerung von Dr. James W. West:
»Wir wußten nicht, was geschehen würde, noch wußte es irgend jemand sonst. Aber wir vertrauten darauf, daß die Operation keinen Eiweißschock bei der Patientin hervorrufen würde.

Aus dem Operationsbericht von Dr. Richard H. Lawler:
»Am 17. Juni 1950 wurde die Patientin in den Operationssaal gebracht. Die linke Zysten-Niere wurde entfernt. Die Niere einer neunundvierzigjährigen weißen Frau mit gleicher Blutgruppe, die gerade an Blutungen infolge Leberzirrhose gestorben war, wurde in die Empfängerin transplantiert. Die Niere der Spenderin wurde sofort nach der Entfernung aus dem Körper in Salzlösung gebadet und alles Blut aus ihren Gefäßen gepreßt. Danach injizierten wir Salzlösung und Heparin in die Nierenvene und -arterie. Eine Nahtverbindung zwischen Nierenarterie und -vene wurde hergestellt...
Die Gefäße waren durch Klammern verschlossen. Sobald wir die Klammern öffneten, füllten sich die Nierengefäße mit Blut, und die blau-braun gefärbte Niere nahm wieder ihre natürliche rot-braune Farbe an. Dann wurde die Verbindung zur Blase hergestellt.«

Aus der Erinnerung von Dr. Janes W. West:
»Die Operation bewies sofort zwei Dinge. Sie zeigte, daß eine regelrechte Transplantation möglich war und daß es zu keinem unmittelbaren Eiweißschock kam...«

Zwei Stunden danach wachte Ruth Tucker in ihrem Zimmer auf; einige Minuten später erkundigte sie sich, ob alles in Ordnung sei. Als sie die Antwort »Ja« erhielt, schlief sie beruhigt wieder ein.
Sie wußte nicht, daß nicht weniger als vierzig Ärzte, vor allem aus dem »Cooks County Hospital« ins »Little Company of Mary Hospital« hinübergekommen waren, um die Operation zu beobachten. Und es war unvermeidlich, daß schon wenige Stunden später die ersten Journalisten von dem Eingriff erfuhren. Kurz darauf waren auch die ersten Schlagzeilen und Berichte geboren.

»Chicago Sun Times« vom 19. Juni 1950:
»Frau stirbt, Niere könnte das Leben einer zweiten Frau retten.
In einer historischen Neunzig-Minuten-Operation wurde aus dem Körper einer Toten eine gesunde Niere entfernt, um die kranke Niere einer Sterbenden zu ersetzen. Die Patientin ist Mrs. Howard Tucker, 44, aus der 2549 W 62nd Street.«

In den folgenden Tagen erholte sich Ruth Tucker mit einer Schnelligkeit, die alle Ärzte überraschte und von Tag zu Tag optimistischer stimmte. Am fünften Tag nach der Operation begann sie, selbst zu essen und aufmerksam die Berichte in den Zeitungen zu verfolgen. Am siebzehnten Tag war sie in der Lage, sich im Bett aufzurichten. Am einundzwanzigsten Tag stand sie auf und versuchte die ersten Schritte. Die Harnausscheidung, die vor der Operation maximal 250 Kubikzentimeter betragen hatte und damit weit unter der Norm von 1500 bis 2000 Kubikzentimetern lag, erreichte jetzt Werte bis zu 4700 Kubikzentimeter.

Als Ruth Tucker am 10. August auf ihren eigenen Füßen in den Röntgenraum kam, konnte sie selber auf den Röntgenbildern erkennen, daß nicht nur ihre zurückgebliebene rechte, sondern auch die neue Niere sich mit dem Röntgenkontrastmittel gefüllt und dieses an die Blase weitergegeben hatte. Nichts, aber auch gar nichts war zu bemerken, was auf eine Abstoßung der Niere hindeutete, so wie Carrel und Williamson es von ihren Tieren berichtet hatten. Nur die Stelle, an welcher der Harnleiter der neuen Niere mit der Blase verbunden war, zeigte im Röntgenbild eine leichte narbige Verengung. Hier also hatten sich einige Befürchtungen bewahrheitet. Wenn die Vernarbung fortschritt, bestand die Gefahr, daß sie eines Tages den Harnabfluß versperrte und die neue Niere durch Stauung zugrunde richtete.

Ruth Tucker las aus Lawlers Gesicht, daß irgend etwas nicht so war, wie es sein sollte, und da Lawler ihren Wunsch nach Offenheit kannte, erklärte er ihr, was geschehen war oder noch geschehen konnte. Sie erkundigte sich, was man dagegen unternehmen könne, und er erwiderte, daß er sie nochmals operieren müsse.

Wie in allen entscheidenden Stunden zuvor zögerte sie nicht lange mit ihrer Entscheidung. Am 21. August lag sie zum zweiten Mal auf dem Operationstisch. Als Lawler und West jedoch den linken Harnleiter und die transplantierte Niere freilegten, entdeckten sie, daß sich um die Niere eine Eiteransammlung gebildet hatte, die drainiert werden mußte. Dies machte es unmöglich, die Verengung des Harnleiters sofort zu beseitigen. Die neue Niere selbst hatte aber so sehr ihre normale Größe und ihr normales Aussehen bewahrt, daß Lawler den Eindruck gewann, die erste erfolgreiche Nierentransplantation bei einem Menschen auf jeden Fall für den Augenblick gemeistert zu haben. Er beschloß, die Korrektur der Harnleiterverengung um einige Monate zu verschieben. Während dieser Zeit konnte Ruth Tucker zu ihrem Mann und ihrem Sohn nach Hause zurückkehren.

Er sagte ihr auch dieses Mal, ehe sie das »Little Company of Mary Hospital« verließ, die volle Wahrheit. Er erklärte, daß er die Operation auf einen späteren Zeitpunkt verschieben müsse und daß er sie in gewissen Zeitabständen untersuchen wolle, um den günstigsten Zeitpunkt für den Eingriff festzulegen. Am 26. August kehrte Ruth in das kleine Haus in Evergreen Park zurück.
Sie fühlte sich so erleichtert und wohl, daß sie schon am nächsten Tag mit Howard zu einer Urlaubsreise aufbrach. Sie beluden sein Auto, und Howard fuhr dreihundert Meilen weit nach Jasper im Staat Indiana. Dort lebte Howards Bruder Ray mit seiner Familie. Er arbeitete für die »American Legion«. Während Ruth und Howard Tuckers Besuch veranstaltete die Legion ein Fest. Ruth überzeugte alle Freunde und Bekannten, daß man im »Little Company of Mary Hospital« ein Wunder an ihr verrichtet hatte. Sie nahm an allen Veranstaltungen teil, sie tanzte auch, wurde als Frau mit der neuen Niere gefeiert und schrieb Lawler darüber in einem langen Dankesbrief.
So veröffentlichte Lawler am 4. November 1950 im »Journal of the American Medical Association« seinen ersten offiziellen Bericht über den Fall. Aus den Schlußsätzen sprach Zuversicht: ». . . jetzt schon steht fest, daß die Operation selbst sich mit Sicherheit durchführen läßt ... Abstoßungserscheinungen haben sich nicht gezeigt . . .«
Seine Zuversicht mußte sich noch vergrößern, als Ruth Tucker im Oktober und Dezember 1950 zu Kontrolluntersuchungen erschien. Sie berichtete, sie fühle sich so wohl wie in ihren besten Jahren. Sie nahm zwanzig Pfund an Gewicht zu, fuhr selbst wieder Auto, um einzukaufen oder die Wäsche zu erledigen und ging abends mit Howard aus. Als sie Lawler im Januar 1951 aufsuchte, erkundigte sie sich, ob die andere Operation überhaupt noch nötig sei. Aber dann, im Februar und März, verringerte sich die Harnausscheidung mehr und mehr. Lawler nahm an, daß die Vernarbung jetzt doch so weit fortgeschritten sei, daß sich eine ernsthafte Abflußbehinderung eingestellt habe, und entschloß sich, die so lange verschobene dritte Operation durchzuführen.
Ruth Tucker nahm seine Entscheidung mit demselben tapferen Gleichmut entgegen, den sie stets gezeigt hatte. Am 30. März 1951 brachte Howard sie ins Hospital. Am 1. April legte sie sich auf den Operationstisch und schlief unter der Narkose ein.
Lawler öffnete im Beisein von West, McNulty, Clancy und Murphy die fest verheilte Wunde des Eingriffs vom 21. August. Es war ein Augenblick schweigender, nur mühsam unterdrückter Spannung.

Nach acht Monaten würden sie nun alle die implantierte Niere betrachten und sich – über alle Tests, die doch nur mittelbare Auskünfte gaben, hinaus – überzeugen können, ob sie immer noch unverändert war, so wie sie das Organ vor mehr als sieben Monaten zum letzten Male in natürlicher Größe und Funktion beobachtet hatten.
Vielleicht waren alle in ihrem Innersten irgendwo auch auf eine ungünstige Überraschung vorbereitet. Aber schwerlich hatten sie den Anblick erwartet, der sich ihnen bot, als das linke Nierenlager offen vor ihnen lag.
Die Niere, die sie übertragen hatten, war anscheinend verschwunden! Nur bei sorgfältiger Inspektion fand sich ein geschrumpfter Rest, der nicht mehr arbeitete und offenbar keinen Urin mehr produzierte. Ruth Tuckers Organismus hatte – wie Carrels und Williamsons Hunde – einen heimlichen Abwehrkampf gegen das fremde Gewebe geführt. Der mysteriöse Mechanismus dieser Abwehr hatte sich nicht durch körperliche Ähnlichkeit und Blutgruppengleichheit beeinflussen lassen. Er hatte die verpflanzte Niere offensichtlich attackiert und vernichtet.
Wann dies geschehen war – Lawler wußte es nicht. Und ebensowenig wußten es West und die anderen. Sie wagten in diesem Augenblick nicht einmal zu sagen, ob die Niere überhaupt jemals wirklich gearbeitet hatte. Vielleicht war die erstaunliche Besserung in Ruth Tuckers Befinden nur eine Folge der Entfernung der zerstörten linken Niere gewesen? Vielleicht ging die langdauernde Erhöhung der Ausscheidung nur auf Reserven ihrer eigenen rechten Niere zurück, die nach der Operation eine außergewöhnliche Anstrengung unternommen hatte, um den endgültigen Ausfall der entfernten linken Niere auszugleichen?
Aber all das war nicht festzustellen. Lawler brach die Operation ab und verzichtete auf die nun überflüssige Korrektur der linken Harnleiterverengung. Als Ruth Tucker diesmal aus der Narkose erwachte, mußte Lawler sich fragen, ob er ihre Zuversicht, die vielleicht entscheidend zu ihrem guten Befinden beitrug, zerstören dürfe. Wußte er, ob die rechte Niere, die anscheinend eine so erstaunliche Leistung entfaltet hatte, nicht noch längere Zeit – viel länger als erwartet – arbeiten würde, ehe sie der unvermeidlichen weiteren Zystenbildung zum Opfer fiel? Er sagte ihr erstmals eine tröstliche Unwahrheit.
Wenige Tage später kehrte Ruth Tucker zum zweiten Mal nach Hause zurück. Sie tat es in dem festen Glauben, der erste Mensch mit einer funktionierenden Niere einer Toten zu sein. Lawler hoff-

te, daß sie noch einige glückliche Jahre mit ihrer Familie verbringen werde. Offensichtlich vergaß er etwas, das ihm in seiner ärztlichen Welt nicht bedeutungsvoll erschien, ja gar keinen Platz in dieser Welt besaß. Er vergaß die Publicity, die seine Operation vom 17. Juni 1950 hervorgerufen hatte. Er vergaß, daß Ruth Tucker keine seiner vielen unbekannten Patientinnen war. Und nicht nur er vergaß die unerfindlichen Wege aller Publicity. Anscheinend dachte auch McNulty nicht daran.

Am 22. Mai läutete das Telefon in dem kleinen Haus 2549 W 62nd Street. Als Ruth Tucker den Hörer abnahm, meldete sich ein Reporter und erkundigte sich, ob sie Mrs. Tucker sei, jene Mrs. Ruth Tucker, der Dr. Lawler im »Little Company of Mary Hospital« im Sommer 1950 eine Niere eingepflanzt habe.

Als sie bejahte, fuhr er fort, ob sie über den soeben abgelaufenen 46. Jahreskongreß der Amerikanischen Urologischen Gesellschaft im Palmer House in Chicago unterrichtet sei.

Einigermaßen verwundert verneinte sie.

Aber sie kenne gewiß Dr. Patrick McNulty.

Ja, natürlich kannte sie ihn.

Nun, erwiderte der Reporter, er erführe gern ihre Stellungnahme zu einem Vortrag, den Dr. McNulty auf dem erwähnten Kongreß über ihren Fall gehalten habe, natürlich ohne ihren Namen zu nennen. Aber es bestehe kein Zweifel daran, daß es sich nur um ihren Fall handeln könne.

Aufmerksam, aber noch ohne beunruhigt zu sein, fragte Ruth Tucker, was McNulty denn geäußert habe.

Der Reporter antwortete, McNulty habe folgendes gesagt: »Die Transplantation war ein Fehlschlag. Die verpflanzte Niere arbeitet nicht und hat niemals gearbeitet. Sie schrumpfte zur Größe einer Haselnuß zusammen. Es handelt sich um die Folge der Unverträglichkeit zwischen den Geweben des Spenders und des Empfängers ...«

Der Reporter wiederholte, er wisse nun gerne, was Ruth Tucker selbst, als die Betroffene, dazu zu sagen habe. Erst kürzlich habe er in Zeitungsberichten gelesen, daß sie bei bester Gesundheit sei.

Ruth Tucker benötigte nur kurze Zeit, um sich zu fassen. Dann sagte sie: »Die Ärzte haben mir immer die volle Wahrheit gesagt. Sie wissen, daß ich die Wahrheit vertragen kann ... Die Niere ist da und hat sich nicht eine Spur verändert. Ich kann fühlen, wo sie liegt. Und wenn sie so groß sein soll wie eine Haselnuß, dann ist es die dickste Haselnuß, die jemals auf einem Strauch gewachsen ist ...«

Das war alles, was Ruth Tucker erwiderte. Aber die gleiche Publicity, die sie zu einer Pioniergestalt der Medizin gemacht hatte, kannte kein Erbarmen und verkündete am nächsten Tage in aller Offenheit, daß ihre Zuversicht auf einer Illusion beruhe und daß sie zum Tode verurteilt sei.

»Chicago Tribune« vom 23. Mai 1951:
»Der erste Versuch in der Geschichte der Medizin, eine Niere von einem Menschen zum andern zu übertragen, ist, wie am Dienstag bekannt wurde, gescheitert ... Der Fehlschlag wurde durch Dr. Patrick H. McNulty, der als beratender Urologe an der Operation beteiligt war, bekanntgegeben. Er sprach vor dem ›Public Relations Committee of the American Urological Association‹ ... Als Ursache für den Fehlschlag gab er die Unvereinbarkeit des Gewebes zwischen Spender und Empfänger der transplantierten Niere an. Das Komitee, das sich aus Spitzenexperten auf dem Gebiet der Urologie zusammensetzt, trat dafür ein, daß keine weitere Operation dieser Art mehr durchgeführt wird, bis eingehende wissenschaftliche Studien größere Klarheit über das so bedeutungsvolle Problem der Gewebeunverträglichkeit erbringen.
Die Operation wurde am 17. Juni an Mrs. Tucker im ›Little Company of Mary Hospital‹ durchgeführt. Die Niere ist von der Größe einer Grapefruit zur Größe einer Haselnuß zusammengeschrumpft ...«
Der Berichterstatter der »Chicago Tribune« fügte zwar die Sätze ein: »Die Experten sind der Meinung, daß die Reste der Niere weiter schwinden, der Patientin aber keinen Schaden zufügen werden ...« und »Mrs. Ruth Tucker (45), 2549 W 62nd St., kann mit einer normalen Lebensdauer rechnen.« Doch Ruth Tucker war eine zu klar denkende Frau, um nicht zu sehen, daß es sich dennoch um ein Todesurteil handelte. Als auch ein »Time«-Reporter sich mit ihr in Verbindung setzte, erklärte sie jedenfalls: »Es ist eine ungewöhnliche Art, sein eigenes Todesurteil von einem Zeitungsreporter zu erfahren.« Sie beharrte zwar dabei, daß sie die neue Niere fühlen könne, aber niemand außerhalb ihrer Familie erfuhr, was in diesen Tagen in ihr vorging.
Am 1. September 1951 veröffentlichte Richard H. Lawler im »Journal of the American Medical Association« einen zweiten wissenschaftlichen Bericht, in dem er der internationalen medizinischen Welt mitteilte, daß die Transplantation ein Fehlschlag gewesen sei. Diesen Bericht bekam Ruth Tucker schwerlich zu Gesicht. Im Dezember 1954 erkrankte sie an einer Lungenentzündung, die in Be-

ziehung zu ihrem chronischen Nierenleiden stand. Sie überwand diese erste Attacke von Pneumonie. Aber wenige Monate später, am 21. April 1955, erlag sie einer zweiten Attacke, die stärker war als all ihre so oft bewiesene Tapferkeit und Willenskraft.

3 Jacqueline Cado

Jeanne Boswell in einem Brief im Juni 1960:
»Es ist ein Teil der nicht gerade zimperlichen Medizingeschichte, daß erstmalige, verwegene und zukunftweisende (aber auch gescheiterte) Experimente oft nicht an den etablierten Zentren medizinischer Forschung, sondern in ›Außenposten‹ unternommen werden. Richard H. Lawlers Experiment war eines davon.
Genauso ist es Teil der Medizingeschichte, daß auch Fehlschläge und Irrtümer uns oftmals weiterführen. Aber es gibt nicht viele Beispiele, in denen ein völliger Fehlschlag wie die Operation an Ruth Tucker am 17. Juni 1950 so bedeutende Folgen hatte. Die optimistischen Pressemeldungen und Lawlers erster Bericht, die einen ... Erfolg vermuten ließen, gelangten in alle medizinischen Zentren Amerikas und Europas und in die breiteste Öffentlichkeit. Sie wurden in Boston und Paris gelesen. Hier wie dort lösten sie nach meiner Überzeugung die erste Welle von Nierentransplantationen aus, die wir kennen.
Als die medizinische Welt im Jahre darauf durch Lawler selbst erfuhr, daß der vermeintliche Erfolg sich als Irrtum erwiesen hatte, war es zu spät. Die Welle der Transplantationen rollte schon dahin, und eine menschliche Tragödie nach der anderen begleitete ihren Weg ...«

»France Soir« Nr. 2018 vom 24. Januar 1951:
»Neues Wunder der Chirurgie im Hospital von Créteil.
Zum ersten Mal in Europa! Die Niere eines Hingerichteten (10 Sekunden nach der Enthauptung entnommen) wurde der zweiundzwanzigjährigen Jacqueline C. eingepflanzt.«

Das Licht in der Todeszelle des Pariser Gefängnisses Santé wurde am Morgen des 12. Januar 1951 um 5.15 Uhr eingeschaltet.
Es beleuchtete die blassen Gesichter der Gefangenen Nedelec und Estingoy, die gefesselt auf ihren Pritschen lagen. Beide warteten – der eine seit einem halben, der andere seit eineinhalb Jahren – auf den Tag ihres Endes. Nedelec, der als erster erwachte, sprang auf und schrie: »Ich bin noch nicht dran, ich nicht ...«
Eigenlich wußte Nedelec genau, daß er noch nicht an der Reihe war. Jean Louis Estingoy, seinem Zellennachbarn, hatten die Wärter am Abend zuvor ein starkes Schlafmittel gegeben. Nedelec hatte

in den letzten eineinhalb Jahren mehrere Zellengenossen erlebt, die zum Fallbeil geführt wurden, und sie alle hatten das gleiche Mittel erhalten, als ihre letzte Nacht gekommen war.
Trotzdem schrie er nochmals: »Ich bin noch nicht dran! ... Ich bin noch nicht dran!« Er sank erst beruhigt auf seine Pritsche zurück, als die vier Aufseher, welche die Zelle betraten, ihm den Rücken zukehrten und zu Estingoy hinübergingen.
Hinter ihnen erschienen – um 4 Uhr nachts aus dem Schlaf gerissen und in Polizeiwagen zur Santé gebracht – der Staatsanwalt Raphael, der Richter Goletty und der Pflichtverteidiger Maître Burger.
Raphael hatte Estingoy des Mordes angeklagt, Burger hatte ihn verteidigt, Goletty hatte am 13. Juni 1950 das Todesurteil über ihn gefällt. Sie alle waren – so wie es das Gesetz befahl – bereit, Zeugen von Estingoys Ende zu sein.
Einer der Aufseher lüftete die Decke über Estingoys Körper und schüttelte ihn, bis er erwachte. Als der Beamte die Fesseln des Todeskandidaten öffnete und ihm den grobwollenen Kittel vom Leib zerrte, begann Estingoy zu begreifen. Der Blick seiner wäßrigen Augen unter den buschigen Augenbrauen füllte sich mit Entsetzen. Wie gelähmt ließ er sich das eigene Hemd, das er bis zu seiner Verhaftung getragen hatte, überziehen. Dann fiel er auf die Knie, kroch zur Toilette und krümmte sich in Krämpfen. Die Wärter hielten ihn fest, bis er sich beruhigte. Dann schoben sie ihn an den Wartenden vorbei aus der Zelle hinaus durch das Gewirr der Gänge. Dort hielten sie vor einem Treppenabsatz, auf dem neben einem Tisch mit zwei brennenden Kerzen und einer Hostie der Gefängnispriester wartete, und ließ Estingoy kommunizieren.
Maître Burger, ein massiger, kräftiger Mann, stützte sich für einen Augenblick gegen die kalte Wand des Ganges. Jean Louis Estingoys Anblick erinnerte ihn überdeutlich an die Wochen vor dem Prozeß. Der starre, abwesende Ausdruck in Estingoys Augen verstärkte seine Überzeugung, daß wenige Schritte von ihm entfernt ein Geisteskranker den letzten Weg zum Fallbeil ging.
Estingoy war ein Kindesmörder. Daran gab es keinen Zweifel. Aber er war nach Burgers Ansicht auch ein stumpfes, verwirrtes menschliches Wrack. Der Mann, der dort vor dem kümmerlichen Altar hustete, weil er sich an der Hostie verschluckt hatte, stammte aus der Gegend von Poitiers. Die Jahre von 1940 bis 1945 war er in deutscher Gefangenschaft gewesen, hatte nach der Rückkehr seine Frau mit einem anderen vorgefunden und sich von dieser Enttäuschung niemals erholt. Später war er Kirchendiener in Paris; dabei hatte er pornographische Worte an die Kirchenwände geschmiert.

1946 war er in die Irrenanstalt von Sainte Anne gebracht, aber schon 1947 als geheilt wieder entlassen worden. Danach war er Hausdiener im »Centre Alexandre Luguet«, dem Heim für ledige Mütter, wo dann auch der Mord sich ereignet hatte ...

Die greuliche Altarszene war zu Ende. Die Wärter stießen Estingoy in einen Stuhl, stopften eine Zigarette zwischen seine Lippen. »Willst du Rum?« Estingoy schüttelte abwesend den Kopf. Aber sie hielten ihm ein altes Senfglas mit Rum an den Mund. »Trink, es ist besser. Und mach schnell ...«

Burger bewegte sich hinter Staatsanwalt und Richter ein paar Schritte vorwärts. Sollte er sich über Raphael, Goletty, das Urteil und sein abgewiesenes Begnadigungsgesuch beklagen? Was Estingoy begangen hatte, war abscheulich. Er hatte sich unter den »gefallenen Mädchen« (welch idiotisches Wort) im »Alexandre Luguet« eine Geliebte gesucht: Denise Virroy, die Mutter von vier Kindern. Als er sie heiraten wollte, war er von ihr abgewiesen worden: »Du bist verrückt. Denkst du, ich heirate einen Verrückten?«

Aus Rache hatte er Pierre Virroy, Denises ältestes Kind, am 18. August 1947 im Treppenhaus drei Stockwerke in die Tiefe gestürzt. Dann war er geflohen. In Chaumont hatte man ihn gefaßt ...

»Bist du endlich fertig?« murrte der Oberaufseher. Estingoy sprach zum erstenmal verständliche Worte: »Laßt mich wenigstens zu Ende rauchen.«

»Dann mach schnell ... nur eine halbe Minute noch.«

Burger spürte an seiner Schulter die Kälte der Wand. Wahrscheinlich hatten nicht die Geschworenen Estingoy verurteilt, sondern die Psychiater – Cenac Heuyer und Courion. Vergebens hatte er versucht, sie zu dem Eingeständnis zu bringen, daß Estingoy ein Geisteskranker war. Burger war überzeugt, daß sie Estingoy für gesund erklärt hatten, weil sie nicht zugeben wollten, daß Estingoys Entlassung als »Geheilter« aus Sainte Anne ein unverzeihlicher Irrtum gewesen war.

Die Wärter zögerten nicht länger. Sie öffneten einen Vorhang, der den Ausblick in den nachtdunklen, kalten Gefängnishof verdeckte, und schoben Estingoy hinaus, den Gehilfen des Scharfrichters Desfourneaux in die Arme. In der Nähe der Guillotine standen der Scharfrichter und der rundköpfige Gerichtsarzt Dr. Paul. Es warteten ferner einige Journalisten, die über das Ende des Mörders berichten wollten. Es war das übliche trübe Bild, und doch war es heute anders.

Nicht nur Dr. Paul stand im weißen Kittel bereit. Vor der Tür zu einem Raum zur Linken der Gefängnispforte warteten drei weitere

Männer in weißen Arztkitteln. Sie trugen Chirurgenmasken vor ihren Gesichtern! Maître Burger kannte sie nicht. Aber er nahm an, daß sich unter ihnen ein Dr. Marceau Servelle befand. Zumindest hatte man ihm diesen Namen zum gleichen Zeitpunkt mitgeteilt, an dem er erfahren hatte, daß Estingoys Ende mehr sein würde als die übliche Ausmerzung eines Mörders. Es sollte Teil eines wissenschaftlichen Ereignisses sein, nämlich: der ersten Transplantation einer Niere auf dem Boden der französischen Republik.

Er verspürte aufsteigende Übelkeit, als Desfourneaux' Gehilfen Estingoy ergriffen und unter das Fallbeil stießen. Als Estingoys Kopf in den bereitgehaltenen Korb fiel, glimmte zwischen seinen Lippen noch die Zigarette.

Alles Folgende geschah fast gleichzeitig oder zumindest mit gespenstischer Schnelligkeit.

Die Ärzte verschwanden in dem Raum neben der Pforte. Zwei Wärter trugen den Korb mit Estingoys Kopf hastig in den gleichen Raum hinüber. Die Stimme eines Journalisten sagte gedämpft, aber so laut, daß man sie hören konnte: »Jetzt schneiden Sie ihm die Augenhornhäute für die Augenklinik heraus. Aber das ist nicht unsere Sache.« Er sprach offenbar zu einem Neuling, der ihm zugeteilt war: »Die Hauptsache kommt erst jetzt. Wenn sie auch den Leichnam in die Kammer schleppen, steht Servelle bereit, um die Niere für das Mädchen in Créteil herauszuschneiden. Wir müssen zusehen, daß wir mit in die Kammer hineinkommen ... Dort merkst du dir alles genau. Wenn ich schon keine Fotos bekomme, muß ich wenigstens eine Zeichnung haben ...«

Burger zog den Mantelkragen höher, während Dr. Paul schneller als sonst neben den kopflosen Leichnam trat.

»Hat er«, hörte man den Presseneuling fragen, »seine Niere der Medizin zur Verfügung gestellt?«

»So wird es heißen«, antwortete der Journalist, während der Gerichtsarzt die Farce der Todesfeststellung erledigte. »Aber es hat ihn niemand gefragt.« Er stockte, fuhr dann fort: »Gleich ist es soweit. Servelle muß die Niere herausholen, so schnell er kann, damit sie noch in brauchbarem Zustand nach Créteil kommt.«

Der Gerichtsmediziner machte ein Zeichen. Zwei Aufseher ergriffen den kopflosen Toten und zerrten ihn zu der gleichen Tür hinüber, hinter der die Ärzte und Estingoys Kopf verschwunden waren.

Burger wandte sich ab. Er bedeckte seinen Kopf mit dem Hut, den er in der Hand gehalten hatte, und empfand nur noch den Wunsch, den düsteren Schauplatz zu verlassen, nach Hause zu kommen und zu vergessen.

Es war kein gespenstisches Märchen. Es war Wirklichkeit. Während der Anwalt dem Anblick der Guillotine entfloh, stand Dr. Marceau Servelle in dem Raum neben der Pforte am Telefon, dessen Hörer man ihm bereithielt.

Er war sechsunddreißig Jahre alt, schlank, groß, mit hoher Stirn, hellblauen Augen und schmalem, ausdrucksvollem Mund. Das Telefon der Santé verband ihn mit dem Hospital in Créteil. Und es verband ihn dort (dem Vernehmen nach) mit Dr. Mireille Servelle, seiner Frau und Assistentin. »Es ist soweit«, sagte er, »bereitet die Patientin vor zur Operation.« Dann wandte er sich dem Tisch zu, auf dem der kopflose Tote lag.

Marceau Servelle war an diesem Morgen längst einer der angesehensten jungen Chirurgen von Paris. Er hatte bei René Leriche, dem französischen Pionier der Gefäßchirurgie in Straßburg, sein Handwerk gelernt. Nach dem Kriege war er nach Baltimore gereist, hatte bei Blalock gearbeitet und schließlich in Frankreich, zuerst am Hospital »Saint Antoine« und später in Créteil, selbst die chirurgische Lebensverlängerung der »Blauen Babys« praktiziert. Doch so interessant sein Leben gewesen war – in diesem Augenblick, in der Morgenfrühe des 12. Januar 1951 gegen 5.40 Uhr begann sein bis dahin ungewöhnlichstes Unterfangen.

Er wußte, daß er eine von Estingoys Nieren in der kürzestmöglichen Zeit entfernen, in ein Frischhaltegefäß legen und in seinem Wagen sechzehn Kilometer weit nach Créteil bringen mußte, um – vielleicht! – das Leben eines überaus liebenswerten, kaum dreiundzwanzigjährigen Mädchens zu retten, das seit seinem siebzehnten Lebensjahr langsam an der Zerstörung der einzigen Niere starb, die es seit seiner Geburt besaß.

Der Name dieses Mädchens war Jacqueline Cado, und vielleicht, vielleicht unternahm Servelle das große Abenteuer, weil François und Eugénie Cado, Jacquelines Eltern aus Dinan in der Bretagne, französische Zeitungsberichte über eine Frau namens Ruth Tucker gelesen hatten, die in Chicago mit einer fremden Niere lebte. Auf jeden Fall hatten sie ihn gebeten, das gleiche zu wagen, was der Amerikaner Lawler gewagt hatte, mochte die Aussicht, Jacqueline zu retten, auch noch so gering sein.

Doch hätte er sich schwerlich auf das Abenteuer eingelassen, wenn er selbst sich nicht seit wenigstens zwei Jahren mit dem Problem der Nierentransplantation beschäftigt hätte. In den Tierlaboratorien der »École Vétérinaire« in Paris hatte er, ohne je von Richard H. Lawler zu hören, Nieren von Hund zu Hund verpflanzt. Trotzdem hatte der Anstoß von außen seine Rolle gespielt.

Während er mit schnellen Schnitten die Nieren Estingoys freilegte und schließlich die rechte von ihrer Verbindung mit den Blutgefäßen und der Blase trennte, vergaß er die Düsternis der Santé.
Als er sich zu dem Versuch der Transplantation entschloß, hatte er nach den Möglichkeiten gegriffen, die das französische Gesetz bot. Danach genügte es, einen entsprechenden Antrag an den Generalstaatsanwalt zu stellen. Er hatte der Staatsanwaltschaft mitgeteilt, welches Organ er benötigte und zu welcher Blutgruppe Jacqueline Cado gehörte. Niemals hatte er Jean Louis Estingoy zu Gesicht bekommen, bevor er draußen vor der Guillotine erschien. Er wußte nicht einmal, welcher Arzt den Mörder ausgesucht und seine Nieren für gesund erklärt hatte.
Schließlich hatte er die Anweisung bekommen, die ihn an diesem Morgen in die Santé bestellte.
Er hatte dem schon halb erblindeten Mädchen in dem kleinen weißen Krankenzimmer in Créteil gesagt, daß die entscheidende Stunde gekommen sei, ohne zu erwähnen, von wem die Niere stammte, die sie erhalten sollte, und ganz gewiß nicht, daß es die Niere eines Mörders war. Dann hatte er alles so vorbereitet, daß seine Frau und ein zweiter Assistent die rechte Beckengrube der Kranken – den von ihm gewählten Platz für die neue Niere – bereits freigelegt haben würden, wenn er mit der Niere des Hingerichteten in Créteil eintraf, und somit kein Zeitverlust eintrat, durch den die neue Niere Schaden nehmen könnte.
Es war 5.45 Uhr, als er Estingoys Niere in seinen Händen hielt. Er hatte bei seinen Tierexperimenten die Erfahrung gemacht, daß eine Niere, die vom Blutkreislauf des Spenders abgetrennt wurde, sich blaugrau färbte und schnell unheilbare Schäden erlitt. Wenn man sie jedoch mit einer Kochsalzlösung spülte und in ein Gefäß legte, das die gleiche Lösung enthielt, war es möglich, sie für kurze Zeit am Leben zu erhalten. Er begann also sofort mit der Spülung und verschloß die Niere dann in dem mitgebrachten Gefäß.
Servelle legte eilig Handschuhe und Kittel ab und trat mit dem Gefäß in der Hand in den noch dunklen, kalten Januarmorgen hinaus. Er beachtete niemand unter den Fremden, die noch im Gefängnishof am Abbau der Guillotine arbeiteten, sondern schritt auf den Sanitätskraftwagen zu, der auf ihn wartete. Der Wagen machte sich in schneller Fahrt auf den Weg die Rue de la Santé entlang und von dort in den Boulevard Auguste Blanqui. Noch waren die Straßen still, und es gab keinen Aufenthalt, während er dem Place de l'Italie entgegenrollte, und Servelle – im Fond sitzend – das kostbare Gefäß auf dem Schoß hielt.

Ein Wagen folgte. Vielleicht waren es Journalisten. Vielleicht hatte er vergebens versucht, sein Unternehmen geheimzuhalten. Einem alten Freund, Professor André Lemaire, vom Hospital »Saint Antoine« im Faubourg gleichen Namens, der Jacqueline als erster behandelt und an ihn verwiesen hatte und der häufig medizinische Artikel für »Le Monde« schrieb, hatte er versprochen, Lemaire allein werde der Öffentlichkeit berichten dürfen, wenn er einmal seine erste Transplantation vornahm. Wahrscheinlich war es ein Versprechen gewesen, das von vornherein nicht zu halten war.
Der Wagen erhöhte seine Geschwindigkeit, als er den Place de l'Italie hinter sich hatte und den Boulevard de la Gare erreichte. Servelle war sicher, daß Jacqueline Cado in diesem Augenblick im zweiten Stock des linken Flügels des Hospitals in Narkose lag und daß Mireille und sein Assistent Rougeulle die Beckenarterie und Beckenvene freigelegt und das Bett für die Niere vorbereitet hatten, die hinter ihm in seinem Wagen lag. Er sah deutlich Jacquelines kleines, durch ihren krankhaft hohen Blutdruck verfärbtes Gesicht vor sich und ebenso den erwartungsvollen Blick ihrer Augen, die nicht einmal mehr die großen Überschriften in den Zeitungen lesen konnten. Sie mußte ein fröhliches Mädchen gewesen sein, bevor ihre Krankheit begann, denn sie war auch jetzt noch ein trotz mancher Phasen tiefer Verzweiflung freundliches Geschöpf. Ihr Elternhaus lag in einer Straße der Altstadt von Dinan, die sich Grand' Rue nannte und in Wahrheit ein schmales und kurzes Sträßchen war. Ihre Eltern – beide Lehrer – hatten das zweihundert Jahre alte Haus 1950 gekauft, als sie aus dem kleinen Dorf Treglamus nach Dinan zogen. Eugénie Cado hatte im Erdgeschoß eine Buchhandlung eröffnet, während François Cado weiter als Lehrer arbeitete. Alles in allem: ein friedliches Haus und eine friedliche, fest zusammengeschlossene Familie mit acht Kindern, die alle – wie die Eltern – zwei fast schon altmodisch anmutenden Idealen folgten: »zu lesen und zu lehren«.
Jacquelines Leidensgeschichte stand in den Krankenblättern so kühl und trocken, wie man Krankengeschichten auf solchen Blättern verzeichnet: Seit ihrer Geburt im Juli 1927 in Treglamus war sie ein gebrechliches Geschöpf gewesen. Wahrscheinlich gerade deshalb wurde sie das Lieblingskind der Familie. Aber niemand hatte je geahnt, daß sie mit nur einer Niere geboren worden war.
Später hatte sie sich erholt. Mit dreizehn, als die Deutschen Frankreich besetzten, war sie Gymnasiastin, zierlich und schlank wie alle Cados, mit kleinem Gesicht, braunen Locken und braunen Augen. Mit ihren Brüdern, Schwestern und Altersgenossen aus dem Viertel

um die Grand' Rue hatte sie den Einmarsch und den Abmarsch der Deutschen erlebt und mit sechzehn die einrückenden Amerikaner und Engländer begrüßt.

Doch gerade in dem Augenblick, in dem der Krieg vorüber war und das Leben anfangen sollte, hatte ihre Krankheit begonnen. 1944 war das letzte Jahr vor dem Abitur. Plötzlich zog sie sich vom lauten Spiel mit den anderen zurück. Kopfschmerzen peinigten sie so fürchterlich, daß sie über ihren Schulbüchern zusammenbrach. Nie hatte jemand daran gezweifelt, daß sie das Abiturientenexamen ohne jede Mühe erledigen würde. Aber sie versagte.

1945 versuchte sie zum zweiten Mal über die Hürde der Prüfung zu gelangen. Wieder scheiterte sie – verzweifelt, unfähig zu begreifen, was eigentlich in ihr vorging. Ihr Vater und ihre Mutter dachten an das alte Heilmittel ihrer eigenen Kinderzeit: Luftveränderung. François Cado brachte seine Tochter aufs Land, nach Gourin, wo er selbst geboren war und Bürgermeister und Lehrer kannte. Jacqueline half als Aufseherin in einer Schule. Für kurze Zeit konnte sie noch einmal mit Kindern lachen. Aber nach wenigen Monaten brach sie von neuem zusammen.

1946 kehrte sie nach Hause zurück – sehr still und von allem abgewandt. Sie hatte gute Tage, die sie in der Küche ihrer Mutter verbrachte, um zu lernen, eine gute Hausfrau für einen Mann zu werden, den sie einmal heiraten würde. Sie hatte schlechte Tage, an denen sie unbeweglich in ihrem Schlafzimmer an der Hinterseite des Hauses saß und in den kleinen Garten hinunterblickte. 1948 erschreckte sie ihre Mutter mit dem Aufschrei: »Ich kann nicht mehr lesen. Ich kann die kleinen Buchstaben nicht mehr sehen« – eine schreckliche Erkenntnis für ein Mädchen, das zwischen Büchern groß geworden war.

Diesmal ahnte ein Arzt in Dinan, der ihren Blutdruck maß und ihren Augenhintergrund untersuchte, die Ursache für ihre Müdigkeit, ihre Schmerzen und die Schwächung ihres Augenlichts. Ihr Blutdruck betrug 180 zu 100, ein ungeheurer Wert für ein zwanzigjähriges Mädchen. Wenige Tage später brachte François Cado seine Tochter zum ersten Mal nach Paris und zu Professor Lemaire ins Hospital »Saint Antoine« im Viertel der Fabrikanten und Möbelhändler.

Für Lemaire, einen Internisten mit lebhaften grauen, erfahrenen Augen, war die Diagnose nach wenigen Tagen klar und unausweichlich: Chronische Nierenentzündung mit bösartigem Bluthochdruck, und als Begleiterscheinung Anämie, Ödeme, Vergrößerung des Herzens. Jacqueline und den Eltern gegenüber hatte sich Lemaire der üblichen Beruhigungen und Ausflüchte bedient, und in den ersten Tagen hatte er selbst noch gehofft, nur eine Niere könne befallen sein. Auch er verfiel nicht sofort auf den Gedanken, daß Jacqueline seit ihrer Geburt nur eine einzige Niere besitzen könne. Erst nach den ersten Röntgenaufnahmen hatte er erkannt, wie hoffnungslos es um sie stand . . .

Der Wagen mit Servelle im Fond rollte jetzt über die Seine-Brücken. Dunst lag über dem Wasser der Seine. Er folgte dem linken Ufer in Richtung auf Ivry und Alfort, und die unfreundliche Kälte, die sich auf seinen Wagenfenstern niederschlug, erinnerte wahrscheinlich an den Januartag 1949 vor fast zwei Jahren, an dem Servelle Jacqueline zum ersten Mal gesehen hatte. Lemaire hatte sie mit einem letzten Funken von Hoffnung zu ihm geschickt. Es gab Fälle, in denen eine zweite Niere existierte, die durch angeborene Gefäßmißbildungen vom Kreislauf abgeschlossen war. Mit keiner der üblichen Röntgenaufnahmen ließ sich eine solche Niere entdecken. Nur eine chirurgische Eröffnung der Leibeshöhle konnte Klarheit geben. Lemaire hatte um eine solche Untersuchung gebeten. Sofern eine »abgeschlossene« Niere existierte, bestand die Möglichkeit, daß sie den hohen Blutdruck erzeugte; durch ihre chirurgische Entfernung gelang es zuweilen, den krankhaften Blutdruck zu senken, die Kopfschmerzen zu mildern und das Augenlicht zu retten.

Im Mai 1949 hatten Mireille und er Jacqueline zum ersten Mal operiert, aber sie hatten keine »abgeschlossene«, sondern nur eine schwerkranke Niere gefunden, die nicht zu entfernen war, ohne das Mädchen zu töten. Er hatte ein übriges getan und die Verbindung zwischen der kranken Niere und Jacquelines Sympathicus-Nerv durchtrennt. Gelegentlich hatten solche Durchtrennungen einen günstigen Einfluß auf den Bluthochdruck gehabt.

Aber in Jacquelines Fall war der Versuch gescheitert. Der Blutdruck verharrte mit zerstörerischer Regelmäßigkeit bei 180 zu 100, die Harnstoffmenge im Blut stieg weiter an – es war die übliche Geschichte des langsamen, aber sicheren Sterbens.

Die Straße nach Alfort und zur Route Nationale Nr. 19 war fast leer. Wenn der Sanitätswagen die Nr. 19 erreichte, befand er sich auf dem direkten Weg nach Créteil und auf der letzten Etappe der Fahrt.

Damals, im Frühsommer 1949, hatte Servelle sich schon mitten in seinen Tierversuchen an Professor Simonnets »École Vétérinaire« befunden. Trotzdem stand er erst am Anfang mit einem mehr als vagen Ausblick auf irgendeinen zukünftigen Erfolg – von der Anwendung auf einen Menschen ganz zu schweigen. Jacqueline Cado

war – immer noch ahnungslos, was ihren nahen Tod betraf – nach Dinan in das Haus an der Grand' Rue zurückgekehrt.
Aber sie war zu klug, um sich auf ewig täuschen zu lassen. Sie lebte zwischen zu vielen Büchern. Es war unmöglich zu verhindern, daß sie lesend herauszufinden suchte, woran sie litt. Sie schwieg darüber, ob sie fand, was sie suchte, und ob sie erkannte, daß es unter den bekannten medizinischen Mitteln keine Hilfe für sie und keinen Weg mehr gab, um zu heiraten, eine Hausfrau zu werden und »kleine Cados« zur Welt zu bringen.
Doch auch François und Eugénie Cado, die nun von Lemaire die halbe Wahrheit erfuhren, waren zu klug und lebten zu sehr zwischen Zeitschriften und Büchern, um nicht die ganze Wahrheit zu entdecken. Gerade in dieser Zeit lasen sie in einer Zeitschrift auch einen Artikel, der von einem utopischen Schriftsteller über eine Verpflanzung von Nieren geschrieben worden war, aber so ganz und gar unwahrscheinlich klang, daß sie ihn zunächst nur als einen Traum einer allzu fernen Hoffnung betrachtete.
Im Sommer 1950 hatte Jacqueline plötzlich eine Sehnsucht nach dem Meer befallen. Es war, als hätte die alte Legende von der heilenden Kraft der See Besitz von ihr ergriffen.
Im Juli 1950 brachten François und Eugénie Cado sie ans Meer. Sie saß in den Dünen und wartete auf ein Wunder, das nicht kam. So zerrann die letzte Hoffnung. Sie magerte ab. Ihre Beine zuckten in Krämpfen, und ihre Augen waren so schwach, daß sie die Brandung nur wie durch einen Schleier sah. So brachten ihre verzweifelten Eltern sie zurück zu Lemaire ins Hospital »Saint Antoine« nach Paris.
Der Wagen hatte nun die Route Nr. 19 erreicht; er eilte über die letzte Etappe nach Créteil. Vielleicht würde man Servelle später fragen, wer die Entscheidung herbeigeführt hatte, die Transplantation vorzunehmen. Und man würde annehmen, daß er es gewesen sei. Aber konnte er ehrlichen Herzens sagen, er selber und er allein sei es gewesen? War es nicht wenigstens zum Teil eine Folge des Bittens und Drängens von François und Eugénie Cado?
In den Sommermonaten, in denen Jacquelines nahes Ende auch für sie zur Gewißheit wurde, hatten sie Berichte des »France Soir« und anderer französischer Zeitungen zu Gesicht bekommen, in denen von der Tucker-Operation in Chicago die Rede war. Wie hätten sie Schlagzeilen wie diejenigen des »France Soir«: »Zum ersten Mal wurde die Niere einer Toten auf eine Kranke übertragen. Die Operation, die in Chicago durchgeführt wurde, scheint gelungen zu sein . . .« überlesen können?! Plötzlich gewann der so phantastisch anmutende Artikel, den sie 1949 gelesen hatten, Realität.

François und Eugénie Cado hatten Lemaire aufgesucht und ihn zuerst nur um seine Meinung gefragt. Er hatte ihnen geantwortet, daß er selbst die Berichte gelesen und soeben mit dem Chefredakteur von »Le Monde«, der einen großen Bericht darüber veröffentlichen wolle, diskutiert habe. Chirurgisch gesehen, handele es sich zweifellos um ein phantastisches Unternehmen. Aber vom medizinischen Standpunkt sei es seiner Überzeugung nach noch zu früh; er müsse daran zweifeln, ob der gemeldete Erfolg von Dauer sein werde.

So waren die Eltern wieder gegangen. Aber nachdem sie einige Stunden an Jacquelines Bett gesessen und hilflos zugesehen hatten, wie das Mädchen verging, hatten sie sich aus ihrer Verzweiflung heraus noch einmal bei Lemaire gemeldet. Insbesondere Eugénie Cado konnte sich nicht mehr von dem Gedanken an die Operation in Chicago lösen. Sie hatte Lemaire gedrängt, ob er trotz seiner Zweifel nicht einen einzigen französischen Chirurgen nennen könne, der mutig genug sei, das gleiche zu tun, was die Amerikaner unternommen hatten.

Als sie nicht aufhörten, ihn um Hilfe anzuflehen, hatte er an Servelle gedacht und daran, daß dieser sich schon so lange mit dem Gedanken der Nierentransplantation und mit Experimenten an Tieren beschäftigte und ihm angekündigt hatte, er werde ihn, wenn es eines Tages soweit sei, bitten, ihm geeignete Patienten aus dem »Saint Antoine« zur Verfügung zu stellen – gegen das Versprechen, daß Lemaire als einziger in seinen Kolumnen in »Le Monde« über die vielleicht erste Nierentransplantation in Frankreich oder sogar in der Welt schreiben könne.

So hatte er die Cados an Servelle verwiesen, den sie schon von seiner ersten Operation an Jacqueline kannten. Und dann – nun dann hatte in Servelles Sprechzimmer das stille Drama des Kampfes von François und Eugénie Cado um eine letzte und sei es eine noch so geringe Chance für Jacqueline begonnen ... Der Wagen hatte jetzt Créteil erreicht und bog hinter dem Ortseingang in die Avenue de Verdun ein. Noch dreihundert Meter, dann war er vor der Pforte des Hospitals.

Die Erinnerung an die Kämpfe um die letzte Entscheidung wich der Spannung, die ihn jetzt erfüllte. Wahrscheinlich wußte er selbst nicht mehr, wieviel von der Entscheidung dem Drängen und Flehen der Eltern oder der stummen Bitte in den müden Augen der Kranken entsprungen war und wieviel seinem eigenen Wunsch nach einer Realisierung auch seiner Transplantationspläne am Menschen.

Am 30. Oktober war Jacqueline vom »Saint Antoine« nach Créteil

gebracht worden, kurz darauf an einem Novembertag hatte Servelle endgültig seinen Entschluß gefaßt.
Jetzt lag das Hospital vor ihm. Der Wagen fuhr eine ansteigende Kurve zum Portal hinauf. Ein Arzt, ein paar Schwestern warteten.
»Ist alles gelungen?«
Ja, alles war gelungen. Die Niere war da.
»Ist alles bereit?«
Es war alles bereit. Auch Jacquelines Eltern waren verständigt. Eilends trug man das Gefäß mit Estingoys Niere durch das Portal. Es war gegen 7.55 Uhr, als Servelle den Operationssaal betrat. Die anderen warteten. Mireille, Dr. Rougeulle, Dr. Delahaye, die Schwestern und ein Wärter.
Delahaye, der Anästhesist, gab zu verstehen, daß alles in Ordnung war. Jacqueline schlief. Das sonst durch den Bluthochdruck unnatürlich gerötete Gesicht war blaß. Aber sie atmete gleichmäßig. Die rechte Beckengrube war geöffnet, und Beckenarterien und -venen waren sichtbar. Servelle arbeitete schnell. Das Gefäß, das Estingoys Niere enthielt, wurde geöffnet. Die Niere des Toten, die jetzt eine blaugraue Farbe hatte, wurde in die Beckengrube gelegt. Um 8.25 Uhr war die Nierenvene an Jacqueline Cados Beckenvene, um 8.55 Uhr die Nierenarterie an die Beckenarterie angeschlossen. Es folgte ein kurzer Augenblick großer Spannung und Erwartung. Aber dann erlebte Servelle, was vor ihm schon Lawler erlebt hatte: Die Klammer, die den Kreislauf in der Beckenarterie unterbrochen hatte, bis Estingoys Niere durch Gefäßnähte angeschlossen war, wurde geöffnet, das Blut drang ein, und in Sekundenschnelle gewann die Niere ihre natürliche Farbe zurück. Anscheinend hatte sie durch die gespenstische Entnahme in der Santé und den Transport keinen Schaden erlitten, sondern nahm Leben und Funktion wieder auf.
In seinen Experimenten hatte Servelle die Harnleiter der verpflanzten Nieren niemals mit der Blase seiner Versuchstiere verbunden, sondern durch einen Hautschnitt einfach nach außen geführt, eine Sonde hineingelegt und diese in einem Glasgefäß enden lassen. Auch bei Jacqueline beließ er es dabei, den Harnleiter durch die Haut nach außen zu führen. Er wußte sehr wohl, daß er seine Patientin dadurch verstümmelte. Aber er glaubte, daß die Funktion der implantierten Niere auf diese Weise besser zu kontrollieren sei. Und wenn das Abenteuer wirklich gelang, bestand die Möglichkeit, nachträglich durch eine plastische Operation die Verbindung zwischen der neuen Niere und der Blase herzustellen. Die kranke Niere beließ er vorläufig an ihrem Platz, um die Operation nicht unnötig zu verlängern.

Um 9 Uhr war alles vorüber. Der Wärter rollte Jacqueline Cado in ihr kleines Zimmer zurück. Am Fenster warteten ihre Eltern. Sie hielten sich gegenseitig an der Hand, und der krampfhafte Griff ihrer Hände verriet, daß sie, seit sie von Dinan aufgebrochen waren, in Spannung und Erwartung lebten und daß nur ein Gedanke sie bewegte: Würde es gelingen? Würde Jacqueline leben? Wenn nicht auf Jahre, dann auf jeden Fall ein wenig länger – zu Hause, mit ihren Geschwistern und ihren Büchern.
Servelle, der im Tageslicht nun erschöpft aussah, sagte ihnen das erste erlösende Wort: Die Operation war gelungen, aber alles Weitere müßten sie alle in Geduld erwarten. Die Erschöpfung verstärkte die Schärfe seiner Züge. Aber seine Art zu lächeln, die seinem sonst so schmallippigen Mund immer einen Zug des Mitgefühls verlieh, übertrug auf die alten Leute die Hoffnung, die sie so dringend brauchten.
So begannen die ersten vierundzwanzig Stunden, in denen die Kranke noch nicht aus ihrem Schlaf erwachte, während Servelle unruhig darauf wartete, daß Estingoys Niere, die so deutlich gezeigt hatte, daß sie lebte, auch die Harnausscheidung aufnahm und damit ihr natürliches Funktionieren bewies.
Zwei Schwestern, Mère Marie-Thérèse und Cécile, lösten sich ab und beobachteten die Harnleitersonde. Würde sie tropfen? Würde sie Harn absondern?
Sie mußten sich mehrere Stunden in Geduld fassen, bis plötzlich die ersten Tropfen am Ende der Sonde erschienen. Dann folgte Tropfen auf Tropfen, und schließlich waren es 30 Kubikzentimeter. Es war nur ein Fünfundzwanzigstel oder Dreißigstel dessen, was eine normale Niere in vierundzwanzig Stunden auszuscheiden pflegt. Trotzdem empfanden die Schwestern etwas wie Jubel.
Am späten Abend erwachte Jacqueline zum ersten Mal. Sie bewegte ihre Augen. Sie erkannte ihre Mutter, dann fragte sie ganz leise, aber verständlich: »Habe ich eine neue Niere?« Und als Servelle, der gerade anwesend war, nickte, schlief sie wieder ein.
François und Eugénie Cado fuhren, von großen Hoffnungen erfüllt, nach Villeneuve Saint-Georges zu der Schwiegermutter einer ihrer Töchter. Dort wollten sie wohnen, um Jacqueline jeden Tag besuchen zu können und sie eines Tages, vielleicht schon in ein paar Wochen, mit nach Hause zu nehmen. Am nächsten Morgen erschienen sie wieder in Créteil und warteten.
Am zweiten Tag vermehrte sich die Urinmenge. Estingoys Niere schied 50 Kubikzentimeter aus. Dann – am dritten Tag – gab es eine erste plötzliche Komplikation. Jacqueline begann schwer zu at-

men. Professor Soulié, ein Kardiologe, den Servelle zu Rate zog, diagnostizierte ein Lungenödem. Jacqueline erhielt Sauerstoff, Herzmittel und Traubenzuckerinfusionen, und nach dramatischen Stunden schwand die Flüssigkeitsansammlung in ihrer Lunge.
Die Niere selbst schien durch die Krise unberührt. Am fünften Tag schied sie 75 Kubikzentimeter aus, am siebten Tag 80 Kubikzentimeter, am neunten Tag waren es 90 Kubikzentimeter – immer erst ein Bruchteil dessen, was gesunde Nieren leisteten. Trotzdem werteten Servelle und seine Umgebung jede Steigerung als positives Zeichen. Und François und Eugénie Cado warteten in Geduld und hofften.
Am 24. Januar, dem zwölften Tag nach der Operation, wurde Jacqueline zum ersten Mal ein wenig in ihrem Bett aufgerichtet. Sie glaubte, daß »ihr Kopf frei wurde« und daß ihre Augen besser sähen. Sie begann sogar zu essen, wenn auch nur Milchbrei und Kompott.

Meldung des »France Soir« vom 25. Januar 1951:
»Vor wenigen Tagen noch todkrank. Gestern konnte Jacqueline zum ersten Mal sprechen.«

Am 27. Januar, dem fünfzehnten Tag, stieg die Urinmenge auf 120 Kubikzentimeter an. Als Servelle gegen Mittag das Zimmer der Kranken betrat, aß sie gebackenes Kalbshirn, und zum ersten Mal leuchteten ihre braunen Augen ein wenig auf und sie sagte: »Je mange de votre cervelle.« Alle Anwesenden lachten über ihren Scherz mit dem Namen Servelle und Cervelle, dem gleichklingenden französischen Wort für Gehirn. Eugénie Cado brach vor Freude in Tränen aus. Fünf unbedeutende Worte wurden zu einer Zauberformel, die neue Hoffnungen aufsteigen ließ.
Am 27. Januar erreichte die Leistung der Niere 180 Kubikzentimeter. Zum ersten Mal begann Jacqueline Cado über den Tag ihres Lebens, der gerade angebrochen war, hinauszudenken. Sie glaubte offenbar, daß sie leben würde, denn sie betrachtete nachdenklich die tropfende Sonde, die aus ihrer blassen Haut ragte. Schließlich erkundigte sie sich erschrocken, ob sie immer mit diesem Instrument werde leben müssen und vielleicht niemals mehr unter Menschen gehen könne.
Sie beruhigte sich, als Mère Marie-Thérèse ihr erklärte, daß die Sonde entfernt werde, wenn die Niere weiter so gut arbeite wie jetzt. Am Abend dieses Tages schien Jacqueline beinahe heiter und hörte zu, während ihre Mutter aus einem Buch vorlas.

Meldung des »France Soir« vom 28./29. Januar 1951:
»Nierenverpflanzung. Jacqueline außer Lebensgefahr!«

Voller Zuversicht begann der 28. Januar. Aber im Laufe des Tages kam es plötzlich zu einer totalen Veränderung. Jacqueline wurde von lähmender Müdigkeit befallen. Servelle und die anderen Ärzte vermuteten, daß eine zu starke Kochsalzausscheidung die Ursache sei. Sie injizierten 250 Kubikzentimeter physiologischer Kochsalzlösung. Aber zu ihrem Entsetzen rief die Injektion einen so heftigen Schock hervor, daß Jacqueline das Bewußtsein verlor. Am 29. Januar wurde die Schwäche so groß, daß François und Eugénie Cado völlig verstört neben dem Bett warteten, unfähig, ein neues Zeichen des Lebens, ein Lächeln in Jacqueline zu wecken.
Der Wandel schien ihnen um so unbegreiflicher, als die neue Niere weiter funktionierte. Sie konnten sich selbst davon überzeugen. Die Niere, auf die sie so viele Hoffnungen gesetzt hatten, schied am 30. Januar 268 Kubikzentimeter und am folgenden Tag sogar 600 Kubikzentimeter aus. Konnte, ja durfte es geschehen, daß Jacqueline trotzdem vor ihren Augen in Apathie versank? Sie verfolgten die Ärzte, die Schwestern mit ihrem hilflos entsetzt fragenden Blick. Aber Servelle wußte selbst keine Antwort. Er verordnete Bluttransfusionen und – in dem hartnäckigen Glauben, es liege doch eine Kochsalzverarmung vor – eine zweite subkutane Kochsalzinjektion. Aber schon während der Injektion erlitt Jacqueline einen neuen Schock. Als die Nacht zum 1. Februar anbrach, erhielt sie eine letzte Transfusion. Aber ihr Atem wurde schwächer, der Herzschlag war kaum noch hörbar, und um 4 Uhr morgens war sie tot.
Ihre Eltern saßen noch eine Weile unbeweglich neben ihrem Bett, wortlos, unfähig, auch nur eine Frage zu stellen. Die Frage, die sie in ihrem Innersten stellten, war jedoch in ihre Gesichter geschrieben: Wieso? Nach allen Fortschritten, nach allen Hoffnungen: Warum? Erst nach Stunden führte François Cado seine Frau auf den Gang hinaus, und sie fuhren mit starren Gesichtern nach Villeneuve Saint-Georges, wo die gleiche Frage auf sie wartete: Warum?

Meldung des »France Soir« vom 2. Februar 1951:
»Jacquelines Tod noch ungeklärt ... Das junge Mädchen hatte bereits Nahrung aufnehmen können. Die Niere arbeitete normal. Die Ärzte hatten ihr bereits erlaubt, morgen das Hospital zu verlassen. Diejenigen, die ständig in ihrer Nähe waren, vermuten, daß sie an einem anderen Leiden gestorben ist ...
Im Augenblick weiß man noch nichts ...«

Die Frage: Warum? bewegte auch Servelle. Aber er fand, obwohl er eine Autopsie der Toten unternahm, keine Antwort. Er fand Estingoys Niere in natürlicher Größe und Farbe, aber er öffnete sie nicht, um ihr Gewebe einem Histologen zur genauen Gewebsuntersuchung zu übergeben. Statt dessen suchte er die Antwort bei einer zufälligen unglücklichen Komplikation. Er schrieb: »Unsere Kranke war vor dem Eingriff in einem verzweifelten Allgemeinzustand. Bei einer weniger abgespannten Kranken wären die Folgen der Operation nicht so fatal gewesen. Unsere Beobachtung zeigt, daß die Verpflanzung einer Niere von einem Menschen zum anderen durchaus möglich ist. Wir glauben, daß diese Methode sehr viel Zukunft haben wird . . .«

Unterdessen begleiteten François und Eugénie Cado Jacqueline auf ihrem letzten Weg auf den kleinen baumlosen Friedhof von Dinan. Eugénie Cado aber zog sich vom gleichen Tag an in ihr Haus zurück. Ihr Wesen veränderte sich so vollständig, daß sie jedes Interesse an ihrer Umwelt verlor. Sie verbrachte ihre Tage in einer völlig abgeschlossenen Sphäre der Gedanken und Erinnerungen, zu der niemand Zugang erhielt. Nur ihre Kinder ahnten, daß sie vielleicht eine Antwort auf die Frage suchte, ob sie recht gehandelt hatte, als sie an die Operation aus Amerika glaubte . . . Nach fünf Jahren, so hieß es in Dinan, »folgte sie Jacqueline an gebrochenem Herzen in den Tod«.

4 Marius Renard

Aus einer unveröffentlichten anonymen Zuschrift an eine Pariser Zeitung vom Mai 1952:

»Es ist jetzt mehr als ein Jahr vergangen, seit eine bedauernswerte junge Frau, Jacqueline Cado, das unnütze Opfer eines ebenso unnützen Experiments wurde: der Nierentransplantation.

Sie haben über diese angebliche Großtat der Medizin berichtet, die in einem Grab auf dem Friedhof von Dinan geendet hat. Aber sie hätten der Menschheit sicherlich einen größeren Dienst erwiesen, wenn Sie berichten würden, wie viele andere Kranke trotz des warnenden Beispiels Cado seither auf dem Altar des chirurgischen Ehrgeizes geopfert worden sind.

Niemand hat es erfahren, aber am gleichen 12. Januar, an dem Jacqueline Cado operiert wurde, beeilten sich auch Professor Dubost, Dr. Oeconomos und einige andere Pariser Ärzte, dem Amerikaner Lawler nachzueifern. Auch sie sicherten sich insgeheim die Niere eines hingerichteten Mörders und verpflanzten sie in eine unglückliche vierundzwanzigjährige Frau.

Frau G. ist alles, was man über ihren Namen in den Fachgazetten erfahren kann. Seit zwanzig Jahren starb sie langsam an Nierentuberkulose. Sie hatte endlich das Stadium der einzig möglichen Erlösung durch den Tod erreicht, als man ihr die Niere einpflanzte. Man fügte ihr damit nur neue Leiden zu, denn die Folgen waren, wie man sich sachkundig ausdrückt, ›stürmisch‹ – und sie starb am siebzehnten Tag.
Auch Dr. René Küss und seinen Kollegen Teinturier vom Hospital ›Foch‹ ließ das Beispiel des Amerikaners anscheinend nicht ruhen. Vom Januar 1951 bis zum April 1951 verpflanzten sie in alle Stille Nieren in fünf Kranke. Sie entnahmen diese Nieren anderen Nierenkranken, bei denen eine Niere entfernt werden mußte. Keine Niere war gesund. Sie verpflanzten sogar eine tuberkulöse Niere. Keine einzige Verpflanzung rettete das Leben der Kranken. Alle starben. Zur gleichen Zeit haben, wie ich von amerikanischen Freunden erfahre, auch einige amerikanische Ärzte in Boston nicht geruht, dem Beispiel ihres Kollegen Lawler zu folgen. Zu ihnen gehören Dr. David M. Hume, Dr. John P. Merrill und einige andere, alles Angehörige des ›Peter Bent Brigham Hospital‹ in Boston.
Vom April 1951 bis heute haben sie sechs Sterbenden die Nieren von Toten eingepflanzt. Sie haben sich dabei nicht einmal die Mühe gemacht, die neuen Nieren, wie die französischen Chirurgen es taten, in die Bauchhöhlen der Kranken zu legen. Nein, sie haben einfach Taschen in die Oberschenkel ihrer Patienten geschnitten, die Niere hineingelegt, mit den Oberschenkelgefäßen verbunden und die Harnleiter in eine Flasche gestopft. Keine der Nieren hat wirklich funktioniert. Sie wurden von den Körpern der Empfänger nicht ›akzeptiert‹. Vier Nieren mußten wieder entfernt werden, da sie den Kranken große Qualen bereiteten. Wann werden unsere Kollegen, die mit all diesen Menschen experimentieren, solchem Spiel ein Ende machen? Und wann werden sie begreifen, daß auch Sterben eine Gnade sein kann ...?«

Professor Ch. Dubost, N. Oeconomos, A. Nenna, P. Milliez in »Bull. et Mém. Soc. Méd. d' Hôp. de Paris«, 1951:
»Wir glauben daher, daß jede Nierenverpflanzung beim Menschen zum Scheitern verurteilt ist. Wir müssen davon abraten ...«

René Küss, J. Teinturier u. a. in »Mémoires de l'Académie de Chirurgie«, 1951:
»Die Versuche der Nierenverpflanzung sind gescheitert ... Das angestrebte Ziel, der Ersatz des unzulänglichen Nieren-Parenchyms, ist niemals erreicht worden.«

David M. Hume, John P. Merrill u. a. in »J. Clin. Investig.«, 1954:
»Beim gegenwärtigen Stand unseres Wissens scheint die Nierentransplantation als Mittel der Behandlung des kranken Menschen nicht gerechtfertigt ...«

In einem Dorf mit eintausend Einwohnern kennt jeder jeden. In Berthecourt, fünfundsiebzig Kilometer nordöstlich von Paris, kannte man also auch Marius Renard.
Marius war der älteste Sohn des Schreiners Robert Renard, fünfundvierzig Jahre alt, geboren in Paris, und seiner Frau Gilberte. Er war ein kräftiger Bursche im siebzehnten Lebensjahr mit vergnügten Augen und einer mächtigen dunklen Tolle auf dem Kopf. Mit seinen Eltern und einem sechsjährigen Bruder Christian (auch »Floh« genannt) lebte er im ältesten Teil von Berthecourt. Sein Elternhaus, ein Backsteinbau mit einem festungsartigen Tor, einem kleinen Garten und einer Schreinerwerkstatt im Keller, war ein stilles, kleinbürgerliches Heim mit Gilberte in der Küche, flatternder Wäsche im Garten und ein paar schattigen Bäumen.
Seit er vierzehn Jahre alt war, fuhr Marius jeden Tag mit dem Zug vierzehn Kilometer weit nach Beauvais, der kleinen Hauptstadt des Departments Oise, und arbeitete als Lehrling bei Meister Homet, einem Zimmermann.
Zuweilen fuhr er auch auf dem Fahrrad, denn Fahrradrennen waren seine Leidenschaft, sofern man von gelegentlichen Picknicks am Meer, in Le Crotoy, absah, wo seine Eltern ein Grundstück besaßen und er von einem Haus und einem Leben mit den Fischern träumte.
Nichts, aber auch gar nichts deutete auch nur im geringsten darauf hin, daß diese Marius Renard im Dezember 1952 zum Mittelpunkt heftigster Emotionen in ganz Frankreich werden sollte.
Am 16. Dezember, nachmittags um 2 Uhr, trug er auf einem Bau in der Rue Gambetta in Beauvais Bretter in das dritte Stockwerk hinauf. Dabei verlor er das Gleichgewicht und stürzte auf die Straße. Bewußtlos und blutend brachte man ihn ein paar hundert Meter weit ins »Hôtel Dieu«, das alte triste Hospital von Beauvais. Ein Assistenzarzt nahm sich seiner an. Er fand drei Rippenbrüche und zwei Beckenbrüche und eine Quetschung der rechten Lendenseite.
Marius wurde in einen der mittelalterlichen, hochfensterigen Krankensäle gelegt. Aber als Robert und Gilberte Renard aus Berthecourt ankamen, durch die Hospitalflure irrten und nach Marius suchten, fanden sie ihn nicht mehr in jenem Saal.
Zu ihrem Erschrecken erfuhren sie, daß man ihn in den Operationssaal gebracht hatte und daß er von Dr. André Warin, dem Chirurgen, operiert werden müsse. Verstört irrten die Eltern weiter durch die unfreundlichen Flure. Sie sahen schließlich Dr. Warins große, bullige Gestalt. Robert Renard versuchte, bescheiden, wie er es gewöhnt war, zu erfahren, was mit Marius geschehen sei.
Aber er erhielt keine Auskunft.

Robert Renard, siebzehn Jahre später in einem Interview:
»Ich ging auf ihn zu und wollte etwas sagen. Aber er brüllte mich an: ›Ich habe Ihnen nichts zu sagen. Ich weiß, was hier zu tun ist . . .‹«

Warin öffnete Marius' Lendenseite. Er fand die rechte Niere angeschwollen und einen blutenden Riß im Nierenstiel. Schnell entschied er sich zum einfachsten Weg, die Blutungen zu beenden: Er entfernte die gesamte rechte Niere und verordnete eine Bluttransfusion der Blutgruppe Null rh positiv. Er war überzeugt, daß Marius mit seiner linken Niere ohne Schwierigkeiten weiterleben könne.
Als eine Krankenschwester am nächsten Tag meldete, daß Marius Renard keinen Tropfen Urin mehr ausschied, führte man einen Katheter in die Blase des Jungen ein. Es entleerten sich aber nur einige Tropfen Blut.
Am 20. Dezember, als immer noch kein Anzeichen einer Nierentätigkeit feststellbar war, wurde Warin unruhig. Er setzte sich mit Dr. Michon in der Urologischen Abteilung des uralten, aber berühmten Hospitals »Necker« in Paris in Verbindung und bat ihn, Marius Renard aufzunehmen, um die Ursache der Harnsperre festzustellen.

Robert Renard, siebzehn Jahre später in einem Interview:
»Dieser Mensch hielt es nicht einmal für nötig, mit uns zu sprechen. Was er zu sagen hatte, auch die Überführung nach Paris, hat er nur durch andere Ärzte und Schwestern ausrichten lassen . . .«
Am 21. Dezember brachte ein Krankenwagen den Jungen nach Paris. Seine Eltern begleiteten ihn. Gilberte neben seiner Bahre, Robert in seinem eigenen Auto. Und beide irrten von neuem, im Ungewissen schwebend, durch Hospitalgänge – diesmal durch die jahrhundertealten Gemäuer des »Necker«, nicht weit vom Bahnhof Montparnasse. Dr. Michon versuchte gleich nach Marius' Ankunft, einen Katheter durch die Blase in den linken Harnleiter und von dort in die linke, nicht entfernte Niere hinaufzuschieben. Er dachte an irgendein Hindernis, das sich im Harnleiter gebildet habe und den Abfluß des Urins aus der linken Niere unmöglich mache. Aber trotz aller Geschicklichkeit gelang es ihm nicht, den Katheter aufwärts zu bewegen. Er wartete sodann bis zum 22. Dezember ab, und zwar in der Hoffnung, daß sich die Harnsperre von selbst beheben werde. Doch auch am 22. Dezember schied Marius keinen Tropfen Urin aus. Es war, als ob er überhaupt keine Niere besäße.
Eine Blutuntersuchung zeigte, daß der Harnstoffspiegel im Blut bereits auf 3 Gramm angestiegen war. Michon bat in höchster Eile Professor Jean Hamburger, den zweiundvierzigjährigen Chef der

Internen Abteilung für Nierenkrankheiten des »Necker«, Marius aufzunehmen.
Ein Wärter brachte den Jungen durch mittelalterliche Klostergänge und über unordentlich-graue Höfe in den Pavillon »Laugier«, in dem Hamburgers Patienten lagen.
Hier schöpfte Hamburger nach wenigen Untersuchungen den schrecklichen Verdacht, daß Marius vielleicht von Geburt an nur eine Niere, die rechte, besessen hatte, und daß diese einzige Niere von Dr. Warin in Beauvais entfernt worden war.
Marius bekam sofort nur noch so viel Flüssigkeit zu trinken, wie sein Körper auch ohne Nierenfunktion durch Schweiß ausscheiden konnte.
Die ersten Röntgenaufnahmen am 23. Dezember zeigten keine Spur von Nierenschatten. Aber um ganz sicher zu sein, unterwarfen Hamburger und Michon den Jungen nochmals der schmerzhaften Prozedur einer Katheter-Untersuchung durch die Blase. Sie injizierten Röntgenkontrastmittel in die Harnwege, stellten neue Röntgenbilder her – und die Aufnahmen bestätigten Hamburgers furchtbaren Verdacht: Es gab keine linke Niere, sondern nur ein blind endendes Harnleiterstück. Marius Renard besaß überhaupt keine Niere mehr.
Es gab noch keine »künstliche Niere« im Hospital »Necker«, und selbst wenn es sie gegeben hätte, hätte sie Marius Renards Leben bestenfalls so lange verlängern können, bis seine Venen und Arterien wie üblich für die Anschlüsse verbraucht waren.
Marius selbst war noch bei Bewußtsein und nahm alles, was um ihn geschah, mit einer Mischung von Verwunderung, Schmerz und blindem Glauben an die Ärzte hin. Er wußte nicht, daß die Röntgenbilder sein Todesurteil bedeutet hatten.
Unterdessen hatten Robert und Gilberte Renard weiter in zugigen Winkeln oder für kurze Besucherstunden an Marinus' Bett inmitten anderer Kranker gewartet. Sie hatten Marius' Fragen: »Weshalb haben die mich hierher gebracht? Weshalb benutzen sie die Rohre, die sie in mich hineinstecken – sie tun so weh?« nicht beantworten können.
Sie hatten lediglich gesagt: »Doktor Michon und Doktor Hamburger sind die besten Spezialisten in Frankreich. Alle haben es uns gesagt. Sie machen dich gesund ...«
Am Abend fuhren sie acht Kilometer weit zu Verwandten am Boulevard de Ménilmontant, um ein paar Stunden zu schlafen. Am Morgen tauchten sie wieder am Portal des »Necker« auf und suchten ihren Weg durch die Gänge, über Treppen und eiskalte Höfe

zum Pavillon »Laugier«. Ein junger freundlicher Assistenzarzt namens Antoine gab ihnen ein paar hinhaltende Auskünfte. Daß etwas ganz und gar Schreckliches geschehen sein mußte, wurde ihnen erst am 23. Dezember klar.

Robert Renard, siebzehn Jahre später in einem Interview:
»Noch bevor Hamburger uns die Wahrheit sagte, hatten wir etwas geahnt. Als wir im Flur auf das Ergebnis von Untersuchungen warteten, ging plötzlich die Tür auf und mehrere Ärzte kamen heraus. Einer – später sagte man, daß es Doktor Michon war – sprach empört zu den anderen: ›Was der mit dem Jungen angestellt hat, ist nicht zu fassen ...‹«

Einen Tag später erlebten sie die grausame Stunde der Wahrheit. Hamburger übernahm es, ihnen diese Wahrheit mitzuteilen, nachdem er die ängstlich, aber geduldig Wartenden in sein Zimmer bat. Sie sahen ihn an und versuchten aus seinem schmalen Gesicht und seinen blaugrauen Augen hinter den starken Brillengläsern zu lesen: Robert Renard, groß und stark, mit im Schoß zusammengelegten Händen und fragenden braunen Augen unter großen tiefschwarzen Brauen. Neben ihm Gilberte Renard, klein, mit einem mütterlichen, in besseren Tagen sicherlich rosigen, freundlichen, jetzt aber blassen Gesicht und furchtsam blickenden braunen Augen.

Robert Renard, siebzehn Jahre später in einem Interview:
»Professor Hamburger hat uns gesagt, daß Marius keine Niere mehr hatte, daß er verloren war ... Was hätten wir tun sollen? Warin verklagen? Wir konnten ja nichts beweisen. Und die Ärzte halten zusammen, wenn es einmal hart auf hart geht. Da hackt keine Krähe der anderen ein Auge aus ... Daß ein Arzt – und ein Arzt ist auch nur ein Mensch und kann sich irren –, daß dieser Doktor Warin bis heute nicht den Weg zu uns gefunden hat, um uns zu sagen, daß er einen Fehler machte und daß es ihm leid tut, das werde ich nie verstehen ...«

Dr. Ramon Franco Ansello in einem Brief vom Dezember 1953:
»Es ist eine große Frage, wie lange die Weiterentwicklung der Nierentransplantation nach den Enttäuschungen von 1951 geruht hätte, wäre nicht der junge Renard von einem Gerüst gestürzt. Hamburger war insbesondere nach dem Scheitern der Transplantationen vom 12. Januar 1951 tief entmutigt, obwohl Tierversuche, insbesondere durch Dr. Oeconomos, ein gewisses neues Phänomen aufge-

deckt hatten. Transplantierte Nieren arbeiteten nämlich im Experiment oft ungewöhnlich lange, wenn das Spendertier dem Empfängertier nahe verwandt war, zum Beispiel dann, wenn es sich um ein Mutter- oder Vatertier handelte.
Aber Hamburger hätte sich selbst in der ungewöhnlichen, verzweifelten Situation des jungen Renard schwerlich entschlossen, von sich aus einen neuen Schritt ins Dunkle zu wagen, hätte nicht die bescheidene, einfache, aber liebende Mutter des Jungen zufällig in einer Zeitungsnovelle von der Rettung eines Kindes durch die Niere seiner Mutter gelesen und Hamburger mit einer Besessenheit um eine Operation angefleht, die seinen Widerstand und seine Zweifel schließlich überwand.«

Aus einem Bericht von Jean Hamburger aus »La Presse médicale«, 1953:
»Ungewöhnliche Umstände führten dazu, daß der Versuch einer Nierentransplantation erwogen wurde ... Vor allem, als die Mutter darauf bestand, eine Niere zu opfern, um ihr Kind zu retten ...«

Aus einem Bericht von Dr. L. Michon:
»Die Mutter des Kranken schlägt nicht nur vor, sie besteht geradezu darauf, daß man ihr eine ihrer Nieren entnimmt und eine Operation versucht, und sei der Erfolg auch noch so ungewiß.«

Aus dem Manuskript eines französischen Reporters vom April 1953:
»Die Entscheidung für einen neuen Versuch der Nierentransplantation, die am Weihnachtstage 1952, während in den Gängen und Sälen des Hospitals ›Necker‹ das Fest für die Kranken vorbereitet wurde, fiel, erweckte in allen, die daran beteiligt waren, das Gefühl, daß es nicht nur eine verzweifelte, sondern vielleicht eine historische Entscheidung sei. Aber sie war – so romantisch, so kitschig, so gefühlsverlogen dies klingen mag – in erster Linie die Entscheidung einer Mutter – Gilberte Renards.
Nach allem, was ich erfahren habe, hatte Gilberte Renard in Berthecourt in einer Lokalzeitung, welche viele Bürger des Dorfes lesen (wahrscheinlich war es ›L'Oise Libérée‹), vor nicht langer Zeit eine Geschichte gelesen, in deren Mittelpunkt die Verpflanzung einer Niere auf ein nierenkrankes Kind stand, das zum Tode verurteilt war wie Marius. Die Mutter des Kindes hatte eine ihrer Nieren geopfert, und ein wagemutiger Arzt hatte die Niere in das Kind verpflanzt und sein Leben gerettet.

In der Nacht, nachdem Gilberte Renard von Hamburger die volle Wahrheit erfahren hatte und draußen am Boulevard de Ménilmontant schlaflos in ihrem Bett lag, hatte sie sich der Geschichte erinnert und nicht eher Ruhe gefunden, bis sie am folgenden Morgen wieder ins Hospital ›Necker‹ kam und Hamburger bitten konnte, sie noch einmal anzuhören.
Als er sie empfing, fragte sie ihn schüchtern und unsicher, ob sie ihm nicht eine Niere für Marius geben könne – so wie es in jener Geschichte geschehen war. Hamburger hörte sie an, ohne sie zu unterbrechen. Dann versuchte er ihr zu erklären, daß jene Geschichte nur die Erfindung eines Schriftstellers gewesen sei und daß die Wirklichkeit der Nierentransplantation ganz anders aussah. Er sagte ihr, daß alle Versuche, Nieren in andere Menschen zu verpflanzen, gescheitert waren. Sie wurden abgestoßen wie ein fremdes Stück Fleisch, und ein Versuch bei Marius würde mit aller Wahrscheinlichkeit genauso scheitern und den Tod ihres Jungen nicht verhindern können.
Aber Gilberte Renard ließ sich nicht abweisen. Die Verzweiflung, die sie erfüllte, machte sie unzugänglich für Ratio oder Erfahrung. Sie wollte an das Wunder der Geschichte glauben. Sie fragte: Mußte Marius sterben? – Ja, antwortete Hamburger, man würde ihm nicht helfen können. – Und konnte sie selbst nicht mit einer Niere leben, so wie es die Zeitung berichtet hatte? – Ja, sie konnte mit einer Niere leben. – Warum man dann nicht um Gottes Barmherzigkeit willen noch einmal den Versuch machen wolle. Konnte es denn nicht sein, daß es diesmal gelang. Hatte denn schon jemals zuvor eine Mutter eine Niere für ihr eigenes Kind hergegeben?
Hamburger mußte gestehen, daß dies, soweit es ihm bekannt war, noch nie geschehen war. Und während er antwortete, fühlte er sich, unerwartet und unter Umständen, die er niemals hatte voraussehen können, plötzlich an die Ergebnisse von Oeconomos Tierversuchen erinnert, die gezeigt hatten, daß Nieren, die von Muttertieren auf Nachwuchstiere übertragen wurden, längere Zeit arbeiteten als sonst.
Gilberte Renard fuhr unterdessen fort, Hamburger habe soeben gesagt, daß Nieren aus einem fremden Körper abgestoßen würden. Aber sie sei für Marius doch kein fremder Körper. Sie sei seine Mutter, sie habe ihn zur Welt gebracht. Es gebe nichts Fremdes zwischen ihnen. Sie habe ihn ja einmal in sich getragen, warum also sollte er eine Niere von ihr nicht annehmen und damit weiterleben? Alles, was sie mit bleichem, erregtem, flehendem Gesicht sagte, kam aus ihrem Gefühl heraus, aber dieses Gefühl gab ihr plötzlich die

Kraft zu einer eigenen, instinktiven, überzeugenden Argumentation.
Hamburger sah sich mit einer mütterlichen Logik konfrontiert, die aus anderen Quellen als jede wissenschaftliche Logik kam. Aber er konnte nicht verhindern, daß sie Besitz von ihm ergriff. Es traf zu: Noch nie war der Versuch unternommen worden, die Niere einer Mutter auf ihr Kind zu übertragen. War es nicht tatsächlich eine neue Möglichkeit, die sich hier so plötzlich, so überraschend, so schicksalhaft anbot? Konnte er sie zurückweisen und den ersten Schritt auf einem Weg verweigern, der vielleicht wirklich zu einem Erfolg führen mochte? Ja, seine Gedanken bewegten sich unwillkürlich weiter. Bei allen bisherigen Nierentransplantationen hatte man Organe von Toten oder von Schwerkranken verpflanzt. Noch nie hatte man gewagt, die gesunde Niere eines lebenden Menschen auf einen Kranken zu übertragen, und noch nie war eine Gelegenheit dazu geboten worden, so wie hier.
Und mehr noch! Die Empfänger bei allen bisher bekannten Nierentransplantationen waren Schwerkranke gewesen, die Jahre erschöpfenden Leidens hinter sich hatten. Noch nie hatte es einen Empfänger gegeben, der – wie Marius Renard – zwar keine Niere mehr besaß, aber im Augenblick noch körperlich kräftig und widerstandsfähig war.
Gilberte Renard trug so flehentlich eine unerwartete und ungeheure Versuchung an Hamburger heran, daß er ihr innerlich schwankend erklärte, er werde den Fall noch einmal überprüfen. Er wußte, daß er – wenn er überhaupt handelte – schnell handeln mußte, bevor die Urämie Marius Renards Widerstandskraft völlig zerstört hatte. Aber er zögerte und beriet sich mit seinen Mitarbeitern, mit Michon und mit den Chirurgen Delinotte und Vaysse.
Später ordnete er an, die Blutgruppe von Gilberte Renard festzustellen. Gilbertes Blutgruppe war B rh positiv. Sie paßte also zur Blutgruppe ihres sterbenden Sohnes.
Was danach geschah, wie Hamburger sich selbst zu seinem endgültigen ›Ja‹ durchrang, ist bis heute sein Geheimnis geblieben. Auf jeden Fall fiel seine Entscheidung an diesem eisigkalten Vorweihnachtstag. Und es war die Entscheidung, daß er den Versuch unternehmen würde, um den Gilberte Renard so verzweifelt bat.«

Robert Renard, siebzehn Jahre später in einem Interview:
»Sie entschlossen sich, es zu tun. Aber wir mußten unterschreiben, daß alles aus freien Stücken geschah und daß wir, falls die Sache mißlang, keine Ansprüche an die Ärzte stellen würden.«

Unterdessen stieg, je näher der Heilige Abend heranrückte, der Harnstoffspiegel in Marius' Blut auf 4,5 Gramm und, nachdem die erste Entscheidung gefallen war, fiel auch eine zweite, nämlich, die Operation schon am nächsten Tag, dem 25. Dezember, durchzuführen. Hamburger und seine Assistenten, Dr. Richet und Dr. Antoine, die Chirurgen Dr. Oeconomos, Dr. Michon, Dr. Delinotte und Dr. Vaysse begannen mit fieberhaften Vorbereitungen.

Gilberte Renard wurde am 25. Dezember ins »Necker« aufgenommen, damit auf dem schnellsten Wege festgestellt werden konnte, ob ihre Nieren völlig gesund waren und nicht wider Erwarten irgendwelche Schäden existierten, die eine Transplantation ausschlossen. In der Operationsabteilung des »Necker« wurden zwei nebeneinanderliegende Operationsräume vorbereitet, um gleichzeitig an Gilberte und Marius Renard operieren zu können und den Weg, den die Niere der Mutter zu ihrem Sohn zurückzulegen hatte, so kurz wie möglich zu machen.

Trotz der zunehmenden Urämie erlebte Marius Renard den Heiligen Abend noch bei vollem Bewußtsein. Er wußte jetzt, daß er nicht nur eine Niere verloren hatte, sondern daß auch mit der anderen »irgend etwas nicht stimmte«. Niemals zuvor in seinen gesunden Tagen hatte er überhaupt darüber nachgedacht, daß ein Mensch zwei Nieren besaß, und er ahnte auch jetzt noch nicht, wie nahe er dem Tode war. Man hatte sich entschlossen, ihm erst am 25. Dezember, kurz vor der Operation, zu sagen, daß man einen »Eingriff« vornehmen müsse, um ihn »wieder gesund zu machen«.

Als Robert und Gilberte Renard am Abend noch einmal an sein Bett kamen, betrachtete er verwirrt das Kommen und Gehen der Ärzte und Schwestern, die mit Testgläsern von seinem Krankensaal dreihundert Meter weit treppauf, treppab und durch frostige Innenhöfe zu uralten ehemaligen Stallungen liefen, in denen die Labors des »Necker« untergebracht waren.

»Sie geben sich so viel Mühe«, sagte er, fast mit einem ahnenden Gefühl seiner Wichtigkeit, »als wäre ich ein Präsident oder ein General.« Seine Mutter war in diesem Augenblick versucht, ihm alles zu sagen und ihm zu erklären, sie habe ihn zur Welt gebracht und jetzt werde sie ihm zum zweiten Male das Leben geben. Aber sie schwieg, so wie man es ihr befohlen hatte.

Am nächsten Tag, dem 25. Dezember, führte Robert Renard seine Frau durch das verwitterte Portal des »Necker« an der Rue de Sèvres in einen Hospitaltrakt, der dem Pavillon »Laugier« gegenüberlag. In einem Frauensaal legte sich Gilberte in das Bett Nr. 29; gleich darauf begannen die Röntgenaufnahmen und Nierentests.

Renard ging weiter, an der abscheulichen Abfallgrube neben dem »Laugier« vorüber, zu Marius, um ihm unter einem Vorwand zu erklären, daß seine Mutter ihn für einige Tage nicht besuchen könne. Er sagte, sie haben einen heftigen Schnupfen, und die Ärzte hätten ihr verboten, ihn zu besuchen, weil sie ihn sonst anstecken könne. Marius glaubte ihm. Er hatte inzwischen erfahren, daß man ihn am Abend operieren würde. Aber er war ruhig und sagte: »Sag Mama, daß es gut so ist, dann bin ich bald wieder zu Hause . . .«
Später wartete Renard am Bett seiner Frau, bis die Ergebnisse der Tests zeigten, daß der Entnahme einer ihrer Nieren nichts im Wege stand und er das Zimmer verlassen und in einem der kleinen Cafés in der Gegend des »Necker« Zuflucht suchen mußte.
Dort begann für ihn das große Warten.

Kurz vor 19 Uhr hoben Pfleger Marius und Gilberte Renard fast gleichzeitig auf Bahren und machten sich auf den Weg zu der Operationsabteilung des »Necker«. Dort war jetzt alles für die erste Nierentransplantation zwischen Mutter und Sohn bereit.
In den Operationssälen warteten zwei Chirurgenteams, das erste, um Gilberte Renard eine Niere zu entnehmen, das zweite, um Marius Renard für die Aufnahme dieser Niere vorzubereiten und sie dann auf dem schnellsten Weg »einzupflanzen«. Im ersten Saal warteten Dr. Delinotte und Dr. Oeconomos, im zweiten Saal Dr. Vaysse und Dr. Blondeau.
Bis zur Operationsabteilung war es ein weiter Weg durch Gänge und verwinkelte Gemäuer. Es war dunkel. Die Pfleger trugen Marius viele hundert Meter weit, luden ihn in acht verschiedene Aufzüge und überquerten in beißender Winterkälte winddurchwehte Höfe.
Marius' Mutter legte, nur durch Decken geschützt, den gleichen Weg zurück. Beinahe wären sich beide auf ihrem abenteuerlichen Weg begegnet, und Marius hätte vorzeitig erkannt, daß seine Mutter nicht durch eine Erkältung daran gehindert worden war, ihn an diesem Tag zu besuchen. Im letzten Augenblick gelang es, das Treffen zu verhindern.
Schließlich gelangte Marius Renard in den Operationstrakt; um die gleiche Zeit wurde auch Gilberte Renard auf den Operationstisch gelegt. Um 19.10 Uhr öffnete Delinotte ihre linke Seite. Er wählte die linke Niere, weil sie bei den meisten Menschen die besseren Gefäßverbindungen besitzt. Er legte die Niere frei und bereitete alles soweit vor, daß Gefäße und Harnleiter nur noch durchtrennt werden mußten, um die Niere herauszuheben und zu transplantieren.
Bis zu diesem Augenblick blieb sie im Gegensatz zu allen früheren

Operationen mit dem Blutkreislauf der Spenderin verbunden. Die Zeit, in der sie nicht von »lebendem Blut« durchspült sein würde, mußte sich auf diese Weise erheblich verkürzen lassen.

Um 20 Uhr begann Vaysse nebenan mit der Operation an Marius Renard. Hamburger hatte aus dem Schicksal der Patienten des Jahres 1951 gelernt, daß es verhängnisvoll war, den Abfluß des Urins der neuen Niere durch die Haut nach außen zu leiten und damit die Niere der Gefahr von Infektionen auszusetzen. Er war überzeugt, daß man den natürlichen Weg zur Blase herstellen mußte, auch wenn man dabei mit der Komplikation einer späteren narbigen Verengung an der Verbindungsstelle zu rechnen hatte. Aus diesem Grunde wurde noch vor Beginn der Operation ein langer Katheter durch Marius' Blase in den Stumpf des Harnleiters geschoben, der nach der verhängnisvollen Operation in Beauvais zurückgeblieben war. Über ihn sollte, wie über einem Rohr, der Harnleiter der transplantierten Niere mit der Blase verbunden werden.

Die folgende Operation: die Öffnung von Marius' rechter Lendenseite, die Freilegung von Beckenarterie und -vene, die Umbettung der Niere seiner Mutter in Marius' Beckengrube, schließlich die Nahtverbindungen mit Arterie, Vene und Blase, verlief mit der Präzision eines Uhrwerks. Nur fünfundfünfzig Minuten vergingen zwischen der Abtrennung der Niere von Gilbertes Gefäßsystem und ihrer Verbindung mit den Beckengefäßen des Jungen.

Es wiederholte sich die Erfahrung, die Servelle bereits gemacht hatte: Die reine Technik der Nierentransplantation bot keinerlei unüberwindliche Schwierigkeiten.

Marius erhielt eine Bluttransfusion, und gegen Mitternacht war die Operation beendet.

Erneut trugen Pfleger den Jungen und seine Mutter durch die zugigen Gänge, über offene Treppen, durch acht Fahrstühle und quer über die nachtdunklen, nun noch kälteren Höfe. Sie brachten Marius in ein kleines Zimmer, das von dem großen Saal, in dem er bisher gelegen hatte, durch eine Tür mit Milchglasscheiben abgetrennt war. Hier war er allein, und es war besser möglich, die Weiterentwicklung zu kontrollieren.

Als der Junge auf seiner Bahre hinter den Milchglasscheiben verschwand, lag er noch in tiefer Bewußtlosigkeit. Er bemerkte daher nicht, daß der Katheter in seiner Blase plötzlich zu tropfen begann, und zwar auf eine völlig andere Weise, als Servelle es bei Jacqueline Cado erlebt hatte. In immer schnellerer Folge erschienen die Urintropfen am Kathederende. Die Niere seiner Mutter arbeitete mit unerwarteter, unvorstellbarer Kraft. In den ersten vierundzwanzig

Stunden produzierte sie nicht weniger als 3200 Kubikzentimeter klaren Urins – eine außergewöhnliche Menge, eine erstaunliche Leistung, die Hamburger überraschte und mit erster, schnell wachsender Zuversicht erfüllte.
»Die Niere funktioniert – sie funktioniert großartig ...« so lauteten die ersten Worte, die Gilberte Renard vernahm, als sie aus einem langen Schlaf nach der Operation erwachte.
Es ist nie ermittelt worden, durch wen die Pariser Presse erfuhr, was sich in der Nacht vom 25. auf den 26. Dezember 1952 im Hospital »Necker« ereignet hatte.
Zu viele im »Necker« wußten zu dieser Zeit bereits, daß eine ganz und gar gesunde Mutter eine Niere für ihren sterbenden Sohn hergegeben hatte: Pfleger, Schwestern, Angestellte, ja sogar Kranke. Als Hamburger, durch das plötzliche Erscheinen von Journalisten im »Necker« alarmiert, strengste Informationssperre verfügte, war es schon zu spät.
Das Ereignis einer neuen Nierentransplantation allein hätte genügt, die Berichterstatter anzulocken. Aber der Umstand, daß zum ersten Male in der Geschichte der Medizin eine Mutter eines ihrer Organe für ihr Kind hergab und daß Mutter und Kind die Operation überlebten, enthielt nicht nur alle Elemente einer echten Sensation. Er appellierte auch an die ursprünglichsten Gefühle und Emotionen von Millionen. Weder Gilberte noch Marius Renard ahnten, daß sie zum Mittelpunkt einer Berichterstattung wurden, wie sie kaum je zuvor einem medizinischen Ereignis zuteil geworden war.
Marius war am 26. Dezember noch zu weit von seiner Umwelt entfernt. Seit dem 18. Dezember, in nur acht Tagen, hatte der Junge einen Sturz, einige Rippen- und Beckenbrüche, eine Nierenexstirpation, mehrere Katheteruntersuchungen, den Verlust seiner gesamten Nierenfunktion, Durst und Schmerzen, schließlich eine neue Narkose und eine zweite, noch schwierigere Nierenoperation erlitten, ertragen und erduldet.
Mit geschlossenen Augen lag er auf einem verstellbaren Bett, Nährkanülen in der Nase, den Katheter im Unterleib, mit noch nicht verheilten Brüchen und frischen Operationswunden.
Nur ab und zu, wenn er aus seinem Dämmerschlaf erwachte, bemerkte er die vielen weißen Kittel, die sich um ihn herum bewegten und Stunde für Stunde neue Blutdruckmessungen durchführten, neue Harnkontrollen anstellten, neue Blutproben entnahmen oder ihm Medikamente und Flüssigkeit durch den Schlauch einflößten, der aus seiner Nase ragte.
Alles, was in den Tagen vom 26. bis zum 30. Dezember geschah,

wurde ihm nur undeutlich und wie aus weiter Entfernung bewußt. Nur ab und zu hörte er eine Stimme: »Es geht gut, nicht sprechen ... es geht gut.«

In dem gleichen Zeitraum schöpfte Hamburger – mochte er sich selbst mit noch soviel Skepsis wappnen – mehr und mehr Hoffnung auf einen glücklichen Ausgang. Die ausgezeichnete Nierenausscheidung hielt an und pendelte sich schließlich auf eine normale Menge von 1500 Kubikzentimeter pro Tag ein.

Die transplantierte Niere entfernte in ununterbrochener Arbeit so viel Harnstoff, daß der fast schon tödlich hohe Harnstoffspiegel zunächst auf 1,80 Gramm sank.

Gilberte Renard, die sich in ihrem Bett Nr. 29 schnell erholte, erkundigte sich jedesmal, wenn sie ihre Augen aufschlug: »Wie geht es dem Kleinen? Funktioniert meine Niere?«

Sobald Robert Renard am frühen Morgen im Hospital eintraf, führte ihn sein erster Gang zum Pavillon »Laugier«. Er erkundigte sich: »Funktioniert seine neue Niere? Wie geht es ihm? Wann kann ich ihn sehen ...?«

Nach wenigen Tagen jedoch brauchte er keine Fragen mehr zu stellen. Die Nachricht von »der Transplantation« hatte sich durch das ganze »Necker« verbreitet. Kaum, daß er nach der ermüdenden Fahrt durch Paris das Hospital betrat, kamen Pförtner, ja Kranke auf ihn zu und berichteten ihm, daß die Niere »wunderbar« arbeite und »in Ordnung« sei.

Niemals in seinem Leben hatte er die bescheidene Umwelt, in der er lebte, verlassen. Vor wenigen Tagen noch hatten Gilberte und er sich unsicher und wie verloren im »Necker« bewegt und nach einem Platz gesucht, wo sie warten konnten, während hinter irgendwelchen Türen über Marius' Schicksal entschieden wurde.

Jetzt wurde er von Menschen begrüßt, denen er nie zuvor begegnet war, und völlig Unbekannte sagten ihm: »Marius wird leben, wir haben es gehört – der Professor hat es selbst gesagt ...«

Wenn er den Saal »Lefort« betrat, um sich zu erkundigen, ob er Marius sehen könne und Ärzte oder Schwestern ihm sagten, daß es noch zu früh sei, richteten sich die anderen Nierenkranken in ihren Betten auf und riefen ihm aufmunternde Worte zu.

Am Anfang begriff er nicht, weshalb sie es taten. Er verstand erst später, daß sie Tag und Nacht an Marius hinter den Milchglasscheiben dachten. Die meisten von ihnen waren unheilbar krank – mit Marius war eine neue Hoffnung zu ihnen gekommen. Wenn er lebte, wenn die Transplantation gelang, würden auch sie vielleicht leben können.

Nicht weniger verwirrend war die Veränderung, die sich in dem Saal vollzog, in dem Gilberte lag. Sie war plötzlich keine unbekannte Kranke mehr. Die Schwestern benutzten jede Gelegenheit, sich im Pavillon »Laugier« nach Marius' Befinden zu erkundigen und seiner Mutter zu berichten.

Am 29. Dezember konnte Robert Renard zum ersten Male das kleine Zimmer hinter den Milchglasscheiben betreten und seinen Sohn sehen. Er erschrak über dessen Aussehen. Aber an Marius' Bett traf er Dr. Antoine, den jungen Arzt, der schon in den ersten Tagen so freundlich zu ihm und Gilberte gewesen war. Er versicherte ihm, daß es Marius' neuer Niere besser gehe, als Professor Hamburger zu hoffen gewagt hatte, und daß sie alle voller Zuversicht seien.

Das beruhigte ihn, aber dann sagte der Junge: »Wo ist Mama? Warum kommt Mama mich nicht besuchen?« Und Robert Renard begriff, daß Marius noch nicht wußte, was wirklich geschehen war. Er blickte den Arzt hilfesuchend an. Aber da bat Antoine ihn hinaus und sagte ihm, man habe Marius noch nichts gesagt, um jede Aufregung von ihm fernzuhalten. Wahrscheinlich sei sein Zustand jedoch jetzt gut genug, ihm die Wahrheit zu sagen; wenn Professor Hamburger zustimme, werde er selbst dem Jungen alles erzählen.

Am gleichen Abend brachte der Arzt Gilberte Renard ein Stück Papier, auf dem mit schwacher Hand – aber mit Marius' Hand! – ein paar Worte geschrieben waren: »Ich danke Dir, Mama ... mir geht es gut. Ich weiß jetzt, daß Du mir eine Niere gegeben hast.«

Von diesem Augenblick an verlangte Gilberte Renard so sehr danach, Marius zu sehen, daß Dr. Oeconomos am 31. Dezember erlaubte, sie in einen Stuhl zu setzen und vorsichtig in den Saal »Lefort« hinüberzufahren.

Als sie in dem Saal eintraf, erschrak sie, weil alle Kranken sich in ihren Betten aufrichteten und plötzlich begannen, in die Hände zu klatschen – als ob sie eine Heldin empfingen. Sie lächelte unsicher und war froh, als sich die Tür von Marius' kleinem Zimmer hinter ihr schloß. Er lag mit dem Nasenschlauch, der ihn ein wenig entstellte, parallel zum Fenster, und das weiße Krankenbett ließ ihn noch blasser erscheinen, als er war. Er war zu müde, um viel mehr sagen zu können als »Guten Tag, Mama«. Aber sie streichelte seine Hand und war fest überzeugt, daß er gesund werden würde. So fuhr man sie zu ihrem Saal zurück.

Tatsächlich funktionierte die Niere am 31. Dezember mit erstaunlicher Regelmäßigkeit. Der Harnstoffspiegel sank weiter ab. Erst am 1. Januar gab es eine Komplikation. Marius' Temperatur erhöhte sich. Er klagte über Schmerzen im rechten Bein, und kurz darauf entwickelte sich ein Ödem. Man dachte an eine Venenthrombose und gab Heparin. Das Ödem bildete sich daraufhin langsam zurück. Am 4. Januar stellte sich ein neuer Fieberschub ein. Marius klagte über Atemnot; man fand einen Erguß im rechten Rippenfell. Die erkrankte Stelle wurde punktiert und dreihundert Kubikzentimeter blutiger Flüssigkeit entfernt.

Beruhigend blieb während dieser Zeit, daß die Niere durch keine der Komplikationen beeinflußt wurde, sondern weiter arbeitete wie bisher. Der Blutdruck stieg allerdings überraschenderweise an.

Robert Renard, der Marius nun mehrmals täglich besuchte, war ein viel zu ehrlicher Mann, um die Sorgen, die er empfand, zu verbergen, wenn er an das Bett seiner Frau trat. Sie verlangte zum zweiten Male, zu Marius gebracht zu werden. Diesmal betrat sie, nur von einem Arzt gestützt, den Saal »Lefort«. Wieder empfing sie der rührende Beifall der Kranken. Sie riefen ihr zu, daß es Marius wieder gut gehe. Tatsächlich fand sie ihn mit wachen Augen, und er sagte: »Mama, ich glaube, deine Niere ist sehr gut.«

Als Gilberte wieder in ihrem Saal eintraf, sagte sie: »Ich war so gerührt, daß ich ganz vergessen habe, ihm ein gutes neues Jahr zu wünschen ...«

Sie ahnte nicht, daß dieser Satz – durch die Anmerkung »Worte einer heldenhaften Mutter« ergänzt – in zahlreichen Zeitungsberichten erscheinen würde, die am nächsten Tage in Paris und Frankreich verbreitet wurden.

Die Überschriften der Berichte lauteten:

»Die wunderbare Operation im ›Necker‹-Krankenhaus.«

»Nach dem Opfer einer bewundernswerten Mutter ...«

»Zehn Tage Kampf gegen den Tod im ›Necker‹-Krankenhaus – wenn der Junge mit der verpflanzten Niere am Leben bleibt, hat die französische Chirurgie einen Sieg ohnegleichen errungen.«

»Die Operation Mutterliebe.«

Millionen von Müttern verlangten jetzt danach, mehr über Marius und seine Mutter zu erfahren. Millionen warteten auf neue Nachrichten. Es gab keinen Journalisten mehr, der sich der Verlockung entziehen konnte, die Wünsche dieser Millionen zu erfüllen.

Robert Renard – still, blaß, von seinen täglichen Fahrten übermüdet – sah sich plötzlich von Reportern umringt, wenn er die Pforte des »Necker« betrat oder verließ. Er beantwortete zunächst ihre Fragen, entweder überrumpelt oder glücklich darüber, daß man Anteil am Schicksal von Marius und Gilberte nahm, und ebenso glücklich, daß er Erfreuliches über Marius erzählen konnte.

Aus den Presseberichten dieser Tage:
»Glückseligkeit spricht aus den Augen von R. Renard, diesem rührenden Vater, der seine Werkstatt geschlossen hat und seine Tage am Bett seiner beiden Kranken verbringt.«

»Gestern abend haben wir Robert Renard ins ›Necker‹-Krankenhaus begleitet, wo er zuerst an das Bett seiner Frau, dann an das Bett seines Sohnes ging ... Die letzten Nachrichten, die uns dieser zweifach getroffene Vater gab, waren erfreulich ... Der Junge hatte nur noch 37,9 Temperatur. ›Er wollte, daß ich ihn fütterte‹, erzählte uns Monsieur Renard. ›Ich habe ihm seine Lauchbouillon Löffel für Löffel und sein Gemüse Stückchen für Stückchen eingegeben.‹«

»Wir haben die schmale fünfundvierzigjährige Mutter gesehen, deren graue Haare die kräftigen Farben ihres Gesichtes mildern, das von einem vertrauenden Lächeln erfüllt ist und aus dessen Augen die Hoffnung strahlt: ›Der Arzt hat uns gesagt, es geht sehr gut. Ich habe nur ein ganz kleines Opfer gebracht und bin froh, daß sich herausstellt, daß es nicht vergebens war ...‹«

Über Nacht empfing Gilberte Renard Telegramme aus ganz Frankreich und Briefe, in denen es hieß: »Wir beten für Sie ...«
Robert Renard sah zum ersten Male in seinem Leben Bilder von sich, von Marius, von Gilberte in den Zeitungen. Taxifahrer, von denen er sich, weil er zu erschöpft war, um weiter in seinem eigenen Auto zwischen dem »Necker« und dem Boulevard de Ménilmontant hin und her zu fahren, ins »Necker« bringen ließ, erkannten ihn und verzichteten auf eine Bezahlung für die Fahrt.
Dies waren völlig neue Erlebnisse, und deshalb glaubte Robert Renard auch so sehr an das menschliche Mitgefühl der Journalisten, daß er nicht recht verstand, warum die Ärzte ihn baten, keine Auskünfte mehr zu geben, und die Pforte des »Necker« durch Polizisten bewachen ließen. Er begann erst zu begreifen, als Fotografen, als Pfleger verkleidet, in den Saal »Lefort« eindrangen und die Glasscheiben in der Tür zu Marius' Zimmer einschlugen, um den Jungen zu fotografieren.
Als Marius aufwachte, ahnte Robert Renard, daß er aus Beauvais in eine Welt geraten war, in der Menschlichkeit neben brutaler Sensationsgier, echtes Mitgefühl neben kalten Geschäften mit Empfindungen und menschlicher Rührung standen.
Wenige Stunden später verfiel Marius in eine neue Krise. Er wurde

von einer Diarrhoe heimgesucht, die den hilflosen Jungen zwang, zwei Tage lang bis zur völligen Erschöpfung nach Pflegern, Schwestern und Bettschüsseln zu verlangen. Sein Gesicht wurde von Stunde zu Stunde kleiner. Einer der Pfleger, der einen Sohn im Alter von Marius hatte, wechselte freiwillig immer wieder die Matratze von Marius' Bett. Er trug die alte einen endlosen Weg durch Gänge und Höfe bis zu einem Schuppen, in dem die Betten aufgehoben wurden, und schleppte die neue in den Saal »Lefort«.
Der Rückfall ging vorüber, ohne daß sich eine Änderung in der Funktion der Niere zeigte. Aber dann, am 8. Januar, tauchte plötzlich Blut in Marius' Harn auf. War es jetzt die Niere selbst, die versagte und vielleicht alle Hoffnungen vernichtete?
Erst am 10. Januar zeigte sich, daß die Blutung durch eine Verlagerung des Katheters ausgelöst wurde, über dem der Harnleiter zwischen Niere und Blase vernäht worden war. Nachdem man ihn entfernt hatte, ereignete sich etwas, das Robert Renard wie ein Wunder anrührte. Als er in Marius' Zimmer trat, fand er seinen Sohn zum ersten Mal ein wenig aufgerichtet. Er lachte: »Papa, ich kann wieder selbst . . .«
Vom nächsten Tage, dem 11. Januar, an begann er sich mit einer Schnelligkeit zu erholen, die sogar die Optimisten überraschte und Hoffnung über Hoffnungen weckte.
Zu den Journalisten aus Paris und der Provinz hatten sich die ersten Korrespondenten aus Deutschland, England, Italien, ja aus den USA gesellt. Sie kamen nicht durch die Polizeisperre. Aber sie gaben nicht auf. Auf mysteriöse Weise gelang es ihnen, immer wieder Informationen über die Vorgänge im »Necker« zu erhalten und ihre Leser zu unterrichten.

Aus den Presseberichten dieser Tage:
»Gegen Mittag kamen Dr. Oeconomos und Dr. Antoine in Marius' Zimmer. ›Kleiner Mann‹, sagte Oeconomos, ›heute stehst du zum ersten Mal auf . . .‹ Sie halfen ihm, sich im Bett aufzurichten. Dann hoben sie seine dünn gewordenen Beine über den Bettrand und richteten seinen Oberkörper völlig auf.
›Dreht sich alles?‹ – ›Nein‹, er schüttelte vorsichtig den Kopf. – ›Nun, dann versuchen wir jetzt, ein paar Schritte zu gehen.‹
Marius' Gesicht war voller Angst, und er klammerte sich krampfhaft an die beiden Ärzte, als sie ihn emporhoben und seine ersten Schritte tun ließen . .. Oeconomos und Antoine ließen ihn um das Bett herumgehen und sich von neuem ausruhen. Dann führten sie ihn zu einem kleinen Tisch und setzten ihn in einen Stuhl. Er fühlte

sich atemlos und mußte sich erneut erholen. Später brachte eine Schwester das Mittagessen: Kartoffeln und grüne Bohnen, Honig und Quittenkompott.
Zum ersten Male aß er selbst, langsam und mit zitternden Händen. Er erinnerte sich dabei an zu Hause und daß sie oft Wein zum Essen getrunken hatten.
›Ich möchte Wein‹, sagte er. Dr. Antoine war über den Wunsch ebenso überrascht wie erfreut ... Er ließ ein winziges Glas Wein bringen. Marius trank nur ein paar Tropfen ... Danach führten die Ärzte ihn wieder zu seinem Bett, und gleich darauf schlief er ein.«

Die Berichte über dieses Ereignis in Marius' Krankenzimmer lösten so etwas wie Jubel bei Millionen von Lesern und Radiohörern aus. Robert Renard erfuhr am Nachmittag, was geschehen war. Als Marius erwachte, erkannte er den Vater neben seinem Bett und ließ Dr. Antoine fragen, ob er seinem Vater zeigen dürfe, daß er gehen könne. So half man ihm zum zweiten Male aus dem Bett, und Robert Renard sah zu, wie sein Sohn einige Schritte tat. Antoine selbst begleitete den Vater später in den Frauensaal, um der Mutter zu berichten: »Wir sind zufriedener, als wir je zu hoffen wagten.«
Am 12. Januar zeigte sich, daß das Experiment des Aufstehens der Niere, wenn man von einer geringfügigen Eiweißabsonderung absah, keinen Schaden zugefügt hatte. Der Optimismus wuchs. Marius begann nach Zeitungen zu verlangen und schließlich auch nach seinem Bruder Christian.
Um den 13. Januar brachte Robert Renard seinen Jüngsten ins »Necker«, und Marius zeigte dem Kleinen, daß er aufstehen und einige Schritte gehen konnte. Er zeigte ihm auch die Blumen, Geschenke, Briefe und Telegramme, die er aus ganz Frankreich erhielt. Die Niere arbeitete unterdessen weiter. Der Blutharnstoff sank auf 0,80 Gramm, und die Besserung hielt am 14., am 15., am Vormittag des 16. Januar, nunmehr einundzwanzig Tage nach der Transplantation, an.
Dann, nur wenige Stunden später, um 16 Uhr, war die Harnausscheidung plötzlich geringer, als sie einundzwanzig Tage lang gewesen war. Dies mochte ein Zufall sein. Aber einige Stunden später hörte die Harnausscheidung völlig auf.
Um 22 Uhr fühlte Hamburger sich so alarmiert, daß er eine Konferenz der Ärzte einberief. Der Harnstoffspiegel stieg wieder an. Marius' Temperatur kletterte auf 39 Grad.
Noch weigerten sich die Ärzte zu glauben, daß nach so vielen Wochen mit so brutaler Plötzlichkeit alle Hoffnungen zerstört werden

könnten. Sie dachten daran, daß an der Nahtstelle des Harnleiters eine Verengung entstanden sei, die dem Abfluß des Urins den Weg versperrte.
Als gegen 23.30 Uhr immer noch kein Tropfen Urin erschien, entschlossen sie sich zu einer operativen Freilegung des Transplantationsgebietes, um festzustellen, ob der Harnleiter blockiert war oder ob die Niere selbst Veränderungen erlitten hatte.
Robert Renard hatte Marius besucht, als sich die Katastrophe ankündigte, und Stunde um Stunde gewartet, während der Junge seine Lebendigkeit verlor und langsam verfiel. Als Dr. Antoine ihn schließlich zur Seite nahm und ihm erklärte, daß man eine dritte Operation durchführen müsse, um die Ursache der plötzlichen Verschlechterung festzustellen, wandte Robert Renard sich wortlos zur Seite.

Bericht des Sonderberichterstatters der »L'Oise Libérée« aus dem Hospital »Necker« vom 18. Januar 1953:
»Der unglückliche Vater war beim Transport seines Kindes in den Operationssaal anwesend und konnte seine Gefühle kaum noch beherrschen. Der gequälte Junge stieß einen Schrei aus: ›Ich will nicht sterben.‹ Als man ihn in den Operationssaal schob, hörte man immer noch, wie er rief: ›Ich will nicht sterben.‹
Seither weiß man nichts Genaues über den Zustand des unglücklichen Jungen, weil die Chirurgen Stillschweigen bewahren.
Die Pariser Journalisten tragen alle Gerüchte zusammen, die sie ... auffangen können. Demnach hat trotz des Eingriffs der Ärzte Oeconomos und Vaysse die Niere nicht wieder begonnen zu arbeiten. Der Vater und die tapfere Mutter des kleinen Marius sind vom Kummer gebrochen. Der Vater schluchzte und schwankte vor Schmerz ...
In den Gängen, die zu dem Zimmer des kleinen Marius führen, spricht man nur noch mit leiser Stimme.
Aus den letzten Informationen geht hervor, daß der Harnstoffspiegel auf 2,9 Gramm gestiegen ist.«

Der Bericht in »L'Oise Libérée« zeigte, daß alle Absperrungsmaßnahmen gegen die Journalisten innerhalb und außerhalb des »Necker« nur geringe Wirkung hatten. Niemand kannte die Kanäle, durch die immer wieder Informationen nach außen drangen, über Pfleger, Schwestern, Studenten, Laboranten, Kranke. Und woher auch die Information kam – was »L'Oise Libéré« berichtete, kam der Wahrheit sehr nahe.

Als Vaysse und Oeconomos in der Nacht auf den 17. Januar die freigelegte Niere betrachteten, erschraken sie. Sie fanden keine Vernarbung und keine anderweitige Veränderung, die den Harnleiter blockiert hätte. Wohl aber hatte sich die Niere auf geradezu brutal wirkende Weise verändert. Sie war auf das Doppelte ihrer ursprünglichen Größe angeschwollen. Ihre Oberfläche war blutunterlaufen. Als der Morgen des 17. Januar graute, gab es keine Möglichkeit der Selbsttäuschung mehr. Die Untersuchung von Gewebeproben zeigte schwere Schädigungen und Veränderungen des Nierengewebes.

War also auch diese Transplantation wie alle vorangegangenen Versuche gescheitert? War der Junge, der zum zweiten Male, seit er ins »Necker« gekommen war, im Dunkel der Nacht über Höfe, durch Gänge und Lifte in den Saal »Lefort« zurückgetragen wurde, verloren? Oder blieb doch noch ein Funke der Hoffnung? Irgend jemand unter den Ärzten, der noch nicht aufgeben wollte, sprach davon, daß die geheimnisvolle Macht, welche die Niere abstieß, vielleicht erlahmen könnte, wenn man den Jungen noch eine Weile am Leben hielt. Sollte man nicht versuchen, den rätselhaften Abstoßungsvorgang durch Medikamente wie Cortison, das gerade aus pharmazeutischen Laboratorien kam, zu beeinflussen? Es waren irrationale, durch keine Erfahrungen gestützte Hoffnungen.

Aber Hamburger ordnete an, mit einer intravenösen Infusion von 200 Milligramm Cortison zu beginnen. Noch hatte man wenig Erfahrung mit dem neuen Hormon. Aber vielleicht – vielleicht vollbrachte es ein Wunder.

Die Kranken im Saal »Lefort« lagen wach und beobachteten die Tür, hinter der der Junge, an dem auch ihre Hoffnungen hingen, leben oder sterben würde.

Auch am 18. Januar entleerte sich kein Tropfen Urin. Der Harnstoffspiegel stieg auf 2,30 Gramm, der Blutdruck auf 180 zu 110. Als die Cortison-Gaben sich als wirkungslos erwiesen, wurden Versuche mit Antibiotika und Antihistamin-Präparaten unternommen. Sie zeigten keinerlei Wirkung.

Als Robert und Gilberte Renard Marius besuchten, murmelte er nur: »Ich bin so müde und sehe euch so schlecht.«

Unterdessen hatten die Pressemeldungen über die Krise eine neue Flut von Briefen und Telegrammen in Gang gesetzt. Mehr als hundert Menschen nicht nur in Frankreich, sondern auch in Deutschland boten sich in völliger Unkenntnis der medizinischen Probleme aus Hysterie, Lebensmüdigkeit, Abenteuerlust oder Geltungssucht an, eine neue Niere für Marius Renard zu spenden.

Vor dem »Necker« vergrößerte sich die Zahl der Reporter ständig. Polizeibeamte nahmen Pfleger fest, die sie im Gespräch mit Journalisten beobachteten. Aber Hamburgers Kampf gegen den Einbruch der Öffentlichkeit war längst verloren. Fast jede Einzelheit über Marius' Zustand fand auf irgendeine Weise den Weg nach draußen.
Am 20. Januar stieg der Harnstoffspiegel auf 4,5 Gramm an. Da alle Medikamente wirkungslos blieben, beschloß Hamburger, das gesamte vergiftete Blut des Sterbenden gegen gesundes Blut auszutauschen, um noch einmal Zeit zu gewinnen. Vierzehn Blutspender wurden aus verschiedenen Teilen von Paris ins »Necker« gebracht. In etwa drei Stunden wurden fünf Liter Blut aus Marius' Gefäßsystem entfernt und gegen fünf Liter frischen Spenderblutes ausgetauscht. Die Harnstoffkonzentration sank.
Am 21. und 22. Januar erholte sich Marius ein wenig. In einem wachen Augenblick verriet er, daß er noch hoffte zu leben. Er flüsterte: »Ich weiß, Zimmermann kann ich nicht mehr werden. Aber vielleicht kann ich nach Le Crotoy ziehen und Fische verkaufen. Die Fischer werden mir sicher helfen ...«
Einige Stunden später hatte der Harnstoffspiegel wieder die gleiche Höhe wie vor dem Blutaustausch erreicht. Hamburger und seine Mitarbeiter entschlossen sich zu einem anderen verzweifelten Versuch, Zeit zu gewinnen. Da das »Necker« über keine »künstliche Niere« verfügte, entschied er sich für eine Methode, der die Idee zugrunde lag, den Darm als Ersatz für die Filterfunktion der Niere zu verwenden. Das Verfahren kam einer grausamen Tortur für den Jungen gleich. Es erforderte die Einführung einer Schlauchsonde durch Nase und Speiseröhre bis in den Dünndarm und einer zweiten Schlauchsonde in den Enddarm, um eine langdauernde Spülung mit einer Dialyse-Flüssigkeit durchführen zu können.
Am 23. Januar überstand Marius Renard auch diesen Eingriff. Aber er führte nur zu einem kurzen Aufschub.
Ein Prediger namens Jean aus Berthecourt, der den Sterbenden in diesen Tagen besuchte und sich, als er das »Necker« verließ, von Journalisten umringt sah, rief ihnen zu: »Ich kann Ihnen nichts berichten. Es ist mir verboten, irgend etwas der Presse mitzuteilen, insbesondere über die Art und auf welche Weise man den Jungen behandelt. Sie sollen nur wissen, daß sie sehr schmerzhaft ist und daß das Kind furchtbar gelitten hat, ja verzweifelt ist ...«
Polizeibeamte drängten ihn zu einem Taxi und befahlen dem Fahrer: »Zum Gare du Nord, ohne Umweg und so schnell wie möglich.« Während die Journalisten weiter warteten, unternahmen die Ärzte eine zweite »Darmperfusion«. Aber die Harnstoffan-

sammlung ließ sich nun nicht mehr beeinflussen. Sie stieg bald auf 5 Gramm.
Hamburger war erschöpft und ohne Hoffnung. Müde blickte er Robert Renard an, der zum ersten Male die Erlaubnis erhielt, über Nacht an Marius' Bett zu bleiben. Und deprimiert sagte er: »Es ist schwer, Vater zu sein, aber glauben Sie mir, es ist oft auch schwer, Arzt zu sein . . .«
Kurz darauf erreichte die Harnstoffkonzentration 5,50 Gramm, und am 27. Januar um 13 Uhr verbreitete der französische Rundfunk eine erste offizielle ärztliche Stellungnahme, welche die Resignation und das nahe Ende ankündigte: »Beim gegenwärtigen Stand unseres Wissens werden wir nicht noch einmal die Transplantation einer Niere versuchen. Für diese Operation waren die günstigsten Voraussetzungen gegeben. Nachdem sie nicht den erhofften Erfolg gebracht hat, glauben wir nicht, daß sie in nächster Zukunft gelingt . . .«
Unterdessen versank Marius Renard in das Koma, aus dem er nicht mehr erwachte . . .

Bericht der »L'Oise Libérée«:
»Monsieur und Madame Renard halten sich nur noch mit letzter Willenskraft aufrecht. Sie befanden sich am Bett des sterbenden Jungen, der sie nicht mehr sah. Wenig später trat Dr. Antoine zu der unglücklichen Mutter, legte ihr sanft die Hand auf die Schulter und führte sie auf den Gang hinaus. Der Vater folgte nach einem langen Blick auf das Bett.
›Sie müssen noch viel Mut haben‹, begann Antoine, der nicht die rechten Worte fand, weil ihm selbst das Mitleid die Kehle zuschnürte. ›Was unseren kleinen Marius betrifft‹, fügte er hinzu, ›verspreche ich Ihnen, daß ich ihn keinen Augenblick verlassen und bis zum Ende dafür sorgen werde, daß er nicht leidet . . .‹
So verließ die gequälte Mutter, auf den Arm ihres Mannes gestützt, zum ersten Mal das Hospital. Bei Marius blieb Dr. Antoine zurück und behütete ihn, so wie er es versprochen hatte, bis zu dem Augenblick, wo er ohne Schmerzen seinem Leiden erlag . . .«
Marius Renard starb am 27. Januar 1953, kurz vor Mitternacht.

5 Edith Helm

»Paris Match«, Januar 1953:
»Marius Renard ist einer der größten Abenteurer unserer Zeit ... Er hat versucht, die Natur zu besiegen ... Er glaubte, mit dem Organ eines anderen leben zu können ... Das war vermessen. Denn wenn er weitergelebt hätte, wäre er der erste Mensch einer neuen Rasse gewesen – der triumphierende Beweis für die Größe der Menschheit ...«

Aus einem Brief von Dr. Paul Benoist, 14. März 1953:
»Millionen haben ihr Schauspiel genossen.
Ich denke, es war das erste Mal, daß ein völlig unbekannter Patient zum Helden von Schlagzeilen wurde. War es das Melodrama der Mutterliebe oder die Begierde des Menschengeschlechts nach ewigem Leben, das die Millionen auf das vermeintliche Wunder einer Ersatzteillieferung für menschliche Organe hoffen ließ? Das Experiment ist gescheitert. Es hat gezeigt, daß auch die enge Verwandtschaft zwischen Mutter und Sohn nicht genügt, die Abstoßung eines Organs zu verhindern.
Das Mysterium ist ungelöst. Aber wer die Menschen, ihre Neugier, ihren Ehrgeiz und ihre Lebensgier kennt, weiß, daß das Ganze allen ärztlichen Enthaltsamkeitsschwüren zum Trotz von neuem versucht werden wird, vielleicht sogar von denen, die geschworen haben ...«

Dr. John P. Merrill, »Peter Bent Brigham Hospital«, Boston, in »Great Adventures in Medicine« 1959:
»1954 wurden wir mit einer einmaligen Gelegenheit konfrontiert. David Miller, ein aufmerksamer Arzt aus einem nahegelegenen US Public Health Service Hospital, behandelte einen jungen Marine-Veteranen, der infolge eines schweren Nierenversagens mit Bluthochdruck im Sterben lag.
Der Patient erhielt täglich den Besuch seines Zwillingsbruders. Miller war über unsere vergeblichen Nierentransplantationen unterrichtet. Er wußte auch, daß die Ursache für das Scheitern aller Transplantationen in der Unverträglichkeit des Empfängergewebes mit dem Spendergewebe lag. So verfiel er auf den Gedanken, daß, wenn die beiden Brüder eineiige Zwillinge seien, ihre Gewebeeigenschaften möglicherweise gleich und somit gegenseitig verträglich seien. Bekanntermaßen zeigen Zwillinge, die sich aus einer einzigen Eizelle entwickelt haben, eine ausgesprochene äußerliche und biologische Ähnlichkeit.«

»Globe«, Boston, 30. Januar 1955:
»Richard Herrick, 23, verließ gestern das ›Peter Bent Brigham Hospital‹. Er verdankt die wiedergefundene Gesundheit seinem Zwillingsbruder und der Operation eines Ärzteteams, die Geschichte gemacht hat. Richard, der infolge einer Erkrankung beider Nieren zum Tode verurteilt war, erhielt eine gesunde Niere seines Zwillingsbruders Ronald.«

»Globe«, Boston, 24. Mai 1956:
»Nierentransplantation zwischen Zwillingsschwestern.
In einer Operation, die viereinhalb Stunden dauerte, übertrugen Ärzte des ›Peter Bent Brigham‹-Krankenhauses heute eine Niere einer einundzwanzigjährigen Frau aus Oklahoma auf ihre eineiige Zwillingsschwester. Die Operateure entfernten eine Niere von Mrs. Wanda Foster (geborene Johnson) aus Chandler und verpflanzten sie in Mrs. Edith Helm (geborene Johnson) aus Sand Springs.«

Neue Zeitschriften trafen allwöchentlich am Dienstag oder Mittwoch in Chandler ein. Manchmal verspäteten sie sich, denn Chandler ist ein Landstädtchen, fünfzig Kilometer von Oklahoma City im Staate Oklahoma entfernt. Es besitzt eine geteerte Straße, die Main Street. Sie ist einige Häuserblocks lang und von flachen Ziegelbauten, weißgestrichenen Holzhäusern, Läden für Farmbedarf, Autovertretung, Tankstelle, Drugstore, Department-Store und Beauty Saloon gesäumt. Bis zum nächsten Highway Nr. 10 sind es etwa zehn Kilometer. Ringsum dehnt sich endlos hügeliges Land.
Die ersten Januar-Zeitschriften kamen an einem Mittwoch. In dem Beauty Saloon, in dem Edith und Wanda Johnson arbeiteten, waren gerade keine Kundinnen, und so hatten die beiden Zeit, die Blätter zu studieren. Sie waren Zwillinge, Töchter von Virgie und James H. Johnson, der früher eine Milchfarm bei Davenport ein paar Meilen außerhalb betrieben hatte und nun beim Straßenbauamt von Chandler tätig war.
Die Zwillinge waren zwanzig Jahre alt, hübsch, zierlich, mit braunem Haar und braunen Augen. Und sie waren sich so ähnlich, daß schon ihr Lehrer in Davenport sie verwechselt hatte. Aber sogar ihre Mutter verwechselte sie, und nicht anders war es bei ihren jüngeren Geschwistern Kenneth, Jim und Sandra.
Gleichviel, Wanda stieß während der Lektüre auf einen Bericht mit der Überschrift »Zwillingstransplantation«. Er erzählte, daß bisher alle Nierentransplantationen gescheitert seien. Aber vor kurzem, am 23. Dezember 1954, hatte ein Ärzteteam des »Peter Bent Brigham Hospital« in Boston sich entschlossen, noch eine Transplantation zu wagen. Ein Farmersjunge aus Northboro/Massachusetts, der sich bei der Küstenwache eine unheilbare Nierenkrankheit zugezogen hatte, war ihnen aus einem Veteranenhospital zugewiesen worden. Er hieß Richard Herrick, war erst dreiundzwanzig Jahre alt und hatte einen eineiigen Zwillingsbruder namens Ronald, der ihm aufs Haar glich. Alle ihre Körpermerkmale stimmten so vollständig überein, daß Richards Körper eine Niere seines Bruders vielleicht nicht abstoßen würde. Ronald, der Lehrer werden wollte, war da-

mit einverstanden, eine Niere herzugeben. Gleich nach der Operation hatte Richards neue Niere wieder funktioniert, und beide Brüder befanden sich wohlauf.
»Lies mal«, sagte Wanda und gab Edith das Blatt, in dem sie gelesen hatte. Sie konnten sich beide nicht erinnern, jemals krank gewesen zu sein. Und so lachte Wanda und sagte: »Uns kann also nichts passieren. Wenn du mal etwas mit den Nieren hast, kriegst du eine Niere von mir ...«
»Und wenn du krank wirst«, sagte Edith, »bin ich an der Reihe ...«
Später zeigten sie das Heft ihren Verlobten. Beide waren ebenfalls aus der Gegend, und Wandas Junge, William Melvin Foster, den sie Buck nannten, war der einzige, der die Schwestern auseinanderhalten konnte. Buck arbeitete als Mechaniker und bereitete sich darauf vor, seine Dienstzeit bei der Marine in San Diego abzuleisten.
»Würdest du es mir verbieten«, fragte Wanda, »wenn Edith krank würde und ich ihr eine Niere geben wollte ...?«
»Ich?« sagte er. »Das ist schließlich deine Niere, damit kannst du machen, was du willst!«
Ediths Verlobter war dreiundzwanzig und hieß Lee Helm. Er war auf einer Milchfarm aufgewachsen und so groß und breitschultrig, daß Edith neben ihm wie eine Puppe aussah. Er arbeitete in Sand Springs, ein paar Kilometer außerhalb. Auch er lachte und sagte: »Euch kann also wirklich nichts passieren.«
Wanda heiratete Buck im Oktober 1955 und wurde Wanda Foster. Edith heiratete Lee im November und wurde Edith Helm. Buck fuhr nach San Diego. Wanda blieb in Chandler.
Die Helms zogen nach Sand Springs, einem Nest mit einem Schulhaus, einer Kirche, einem Laden mit Telefon, vielen Kühen und Briefkästen an den Straßen, die keine Namen trugen, weil der Briefträger jeden kannte.
Lee verdiente nicht viel, und so arbeitete Edith weiter in ihrem Beauty Saloon. Jeden Sonntag fuhren sie in die protestantische Kirche und anschließend zu den Johnsons nach Chandler, wo Virgie Johnson Hühner auf Oklahoma-Art, knusprig und vor Fett glänzend, briet. Nur Kinder fehlten ihnen noch, aber die würden von selbst kommen. Sie hatten ihre kleinen Vergnügungen und lachten viel. Aber einige Monate später lachten sie plötzlich nicht mehr.
Es geschah im Februar 1956. Eines Morgens während der Arbeit in ihrem Saloon wurde es Edith übel, ohnmächtig fiel sie zu Boden. Ein Arzt meinte, es sei eine Virus-Infektion. Lee brachte Edith nach Sand Springs. Aber das Virus war hartnäckig. Edith begann nach

einer Weile zu erbrechen. Da jedermann in Sand Springs wußte, daß Erbrechen bei Jungverheirateten eine Schwangerschaft bedeuten konnte, brachte Lee Edith abermals zum Doktor in die Stadt.
Der Arzt meinte, es könne wohl ein Kind sein. Da er aber bei Edith einen ungewöhnlich hohen Blutdruck feststellte, überwies er sie nach Cushing, einem anderen Landstädtchen weiter im Norden. Dort gab es eine Klinik und Spezialisten.
Der Spezialist in Cushing sagte Edith, es sei wahrscheinlich ein Kind, und verordnete einige Medikamente. Danach aber rief er Lee noch einmal in sein Sprechzimmer zurück und sagte, er wolle seine Frau nicht ängstigen. Aber sofern sie schwanger sei, habe sich auf jeden Fall noch eine Nierenentzündung entwickelt, und ihr Blutbild deute auf eine Anämie hin. Ob Lee wisse, was das sei?
Er versuchte, Lee den Begriff Anämie zu erklären, und empfahl ihm, mit Edith zu Dr. Lewis nach Tulsa zu fahren. Lewis sei Internist und der richtige Fachmann für Nieren- und Blutkrankheiten.

Edith Helm im Jahre 1970 in einem Interview:
»Ich dachte mir gar nichts Besonderes. Aber Lee wußte, daß es schlimm war. Der Doktor hatte es ihm gesagt. Der Doktor dachte, ich hätte Anämie. Das ist es, was er Lee sagte. Anä ... – ich kann nicht mal aussprechen, was ich haben sollte. Sie haben mir damals nichts gesagt.«

Es war Ende März. Die verordneten Medikamente halfen nicht. Edith litt unter Atemnot, ihr sonst so schmales Gesicht schwoll an. So fuhr Lee mit ihr Meile um Meile nach Nordosten, nach Tulsa, der größten Stadt nächst Oklahoma City. Ölpumpen standen auf beiden Seiten der Straße. Aber Edith war so müde, daß sie keinen Blick mehr für ihre Umgebung hatte.
Dr. Lewis war sich schnell darüber klar, daß Edith kein Kind erwartete, sondern an einer chronischen Glomerulo-Nephritis im Endstadium litt. Die Krankheit mußte schon vor Jahren begonnen haben. Aber Lewis kannte die Leute von Oklahoma. Die meisten waren zäh und stark: Krankheiten, die einen Großstädter schon zu Anfang aufs Bett warfen, bemerkten sie erst nach Monaten oder Jahren. Er verordnete Digitalis für Ediths Herz und schickte Lee mit ihr nach Hause zurück. Aber er bestellte ihn noch einmal alleine zu sich.
Lee hatte sein ganzes Leben lang so wenig mit Medizin zu tun gehabt, daß er nicht daran glauben wollte, seine Frau könne todkrank sein. Doch gerade das war es, was Dr. Lewis ihm mitzuteilen

hatte. Wie lange es noch dauern würde, konnte der Arzt nicht genau sagen. Zum Abschied fügte er – und dies war in diesem Augenblick kaum mehr als eine abschließende Floskel – hinzu, es gäbe für Kranke wie Edith nur eine einzige Möglichkeit, ihr Leben zu verlängern. Ärzte in Boston seien darauf verfallen. Allerdings bestünde diese Möglichkeit nur, wenn eine solche Kranke eine eineiige Zwillingsschwester habe. Aber das habe Edith sicher nicht.
Lee Helm stutzte einen Augenblick – und dann erinnerte er sich an den Artikel in »Time« und an Ediths und Wandas gegenseitiges Versprechen. Und er sagte: »Aber sie hat eine Zwillingsschwester, Doktor, und sie sind sich so ähnlich, daß jeder sie verwechselt.«
»Sie hat eine Zwillingsschwester?«
»Ja«, sagte Lee. »Wanda.«
Lewis hatte das Gefühl, einer der größten Überraschungen seines Lebens gegenüberzustehen. Er überlegte einen Augenblick. Dann bat er Lee, auf weitere Nachrichten zu warten, und setzte sich kurz darauf mit Boston und dem »Peter Bent Brigham Hospital« und Dr. John P. Merrill in Verbindung.
Merrill war kein Chirurg. Er hatte die Operation, über die »Time« berichtet hatte, nicht selbst durchgeführt, sondern seinen Kollegen Murray und Harrison überlassen. Aber er hatte den Eingriff als Nephrologe vorbereitet und die Nachbehandlung überwacht. Lewis erkundigte sich, wie es um Richard Herrick, den Zwillings-Patienten, stünde, der im Dezember 1954 eine Niere seines Bruders erhalten habe. Ob er noch am Leben sei. Merrill war über die Anfrage ein wenig verwundert. Aber er antwortete: Ja, Richard Herrick lebe seit mehr als einem Jahr. Der Fall Herrick sei die erste erfolgreiche Nierenverpflanzung der Geschichte.
Für eine Transplantation zwischen Zwillingen, wollte Lewis wissen, bestehe also wirklich eine Erfolgschance.
Auf jeden Fall, gab Merrill zurück, wenn es sich um eineiige Zwillinge handle. Inzwischen, am 6. Februar, habe er eine zweite Nierentransplantation zwischen den Brüdern Jesse und Louis Heilman aus Washington durchgeführt, und Louis werde wahrscheinlich in Kürze aus dem Hospital entlassen. Aber – so erkundigte sich Merrill – was veranlasse Dr. Lewis zu seinen Fragen?
Lewis berichtete, so kurz er konnte. Dabei merkte er, daß Merrill von Sekunde zu Sekunde aufmerksamer wurde. Schließlich wollte Merrill wissen, ob Lewis sicher sei, daß es sich bei Edith Helm und Wanda Foster um identische, also um eineiige Zwillinge handle, und ob die Zwillinge in der Lage seien, zu einer Untersuchung nach Boston zu kommen?

Lewis antwortete, das sei nicht so einfach. Sie seien nicht begütert, und die Reisekosten nach Boston bedeuteten sicher ein Problem.
Ob man denn in Tulsa bestimmte Tests durchführen könne, Gleichheit der Fingerabdrücke, Übereinstimmung der Blutgruppen, Feststellung, ob bei der Geburt nur eine einzige Placenta vorhanden gewesen sei. Schließlich Verpflanzung von Hautstücken zwischen den Zwillingen: Wenn diese nach einigen Wochen nicht abgestoßen würden, könne man an eine Transplantation denken.
Lewis versprach, sich mit örtlichen Chirurgen in Verbindung zu setzen. Dann verständigte er Lee. Er erklärte ihm alles und versicherte, daß es eine Hoffnung für seine Frau gäbe, wenn Lee mit Wanda spreche und feststelle, ob sie wirklich noch bereit sei, eine Niere herzugeben, wenn die Tests ein gutes Ergebnis hätten.

Edith Helm 1970 in einem Interview:
»Der Doktor redete mit Doktor Merrill. Der sagte, daß er es noch nicht oft gemacht und ein Risiko war ... Aber wenn wir die Tests machten, würde er sehen, ob sie operieren könnten ... Ich war zu krank, um es noch zu begreifen ... Ich fing an zu bluten, aus dem Mund und überall ... Ich tat alles, was man mir sagte. Mein Mann sprach mit meiner Schwester ...«

Wanda Foster redete nicht lange, als Lee mit ihr sprach. Sie hatten es ja einander versprochen. Wenn eine Niere von ihr zu gebrauchen war, würde sie sie hergeben.
Was die Identität anbelangte, so war Ediths Mutter immer überzeugt gewesen, daß die Mädchen eineiige Zwillinge waren. Aber alles, woran sie sich erinnern konnte, war, daß Edith zuerst geboren worden war und sechs Pfund gewogen hatte und Wanda fünfzehn Minuten später mit sechsdreiviertel Pfund.
So unternahm man in Tulsa die notwendigen Tests. Edith Helm wurde von Tag zu Tag schwächer, die Fahrten nach Tulsa wurden immer anstrengender. In den ersten Apriltagen entnahm ein Chirurg Hautstückchen der Schwestern und verpflanzte sie.
Die Leute in Chandler und Umgebung erfuhren mittlerweile, was im Gange war, und erkundigten sich jeden Tag, wie die Dinge stünden. In der »Oklahoma City Time« erschienen erste Schlagzeilen: »Schicksal eines Zwillings liegt in der Hand der Schwester. – Die ganze Stadt wartet voller Spannung darauf, ob die beiden nahe genug verwandt sind, um Ediths Leben zu retten ...«
Endlich, am 22. April, fuhr Lee nochmals mit Edith und Wanda nach Tulsa, und die Ärzte stellten fest, daß die Hauttransplantate

nicht abgestoßen worden waren. Dr. Lewis telefonierte mit Merrill in Boston; der entschied, daß die Schwestern ins »Peter Bent Brigham Hospital« kommen sollten. Wenn möglich gleich.
Das sei ausgezeichnet, sagte Lewis, aber er müsse erst wegen der Geldfrage mit seiner Patientin und ihrem Mann sprechen.
Merrill erwiderte: Er werde sich, weil es sich um ein Experiment auf dem Gebiet der Nierentransplantation handle, darum bemühen, daß die Behandlung durch eine medizinische Stiftung bezahlt würde. Die fünfhundert Dollar Grundgebühr für das Hospital und die Flugkarten von Oklahoma nach Boston könne die Stiftung jedoch leider nicht übernehmen.
Lewis versprach, die Sache zu klären, und unterhielt sich dann von neuem mit Lee. Lee besaß keinen überflüssigen Dollar. Aber er sagte mit einer Art verzweifelter Entschlossenheit, er werde das Geld bestimmt besorgen.
Während der ganzen Fahrt nach Hause fragte er sich, wie er tausend Dollar und mehr beschaffen könne. Aber kaum war er in Chandler angelangt, als er ans Telefon gerufen wurde. Am anderen Ende war Dr. Lewis' Sprechstundenhilfe und sagte: »Lee, machen Sie sich keine Sorgen wegen des Geldes. Es ist alles in Ordnung. Doktor Lewis hat einen Patienten, der im Wartezimmer saß. Er hat alles gehört. Ich darf seinen Namen nicht nennen. Aber wir haben das Reisegeld, und die fünfhundert Dollar für das Hospital bekommen wir sicher noch ...«

Edith Helm 1970 in einem Interview:
»Da waren Ölgesellschaften und Geschäftsleute in Tulsa, die das Geld für das Hospital gaben. Ich weiß heute, wer es war. Ich glaube, die Sprechstundenhilfe des Doktors hat überall herumtelefoniert.«

Es kam genügend Geld zusammen, so viel, daß Lee und seine Schwiegermutter die Kranke und Wanda nach Boston begleiten konnten. Am 24. April waren sie reisefertig. Und am Abend brachten Nachbarn und Bekannte noch Reisekoffer und Morgenröcke für das Hospital. Aber Edith Helm bemerkte das alles nur noch wie durch einen Schleier. Sie konnte sich später nicht mehr an die Fahrt zum Flughafen und an die Ankunft in Boston erinnern.
Es war der 25. April 1956.
Boston erschien den Leuten aus Oklahoma wie eine fremde Welt. Lee und Ediths Mutter zogen in ein Appartement an der Freemont Street. Dort stieß ein paar Tage später Buck Foster zu ihnen, weil

ihm die US-Marine Urlaub gegeben hatte, damit er während der Operation bei Wanda sein konnte.
Edith und Wanda selbst verschwanden unterdessen hinter dem monströsen Säulentor des »Peter Bent Brigham«. Ediths Kräfte waren am Ende; zu Tode erschöpft sank sie in ihr Bett.
Aber sie fürchtete sich nicht.

Edith Helm zu Jerry LeBlanc, 1970:
»Ich glaubte immer, es würde schon alles richtig werden ... Ich hatte Gott ... ich vertraute in ihn. Ich denke, das hilft 'ne Menge. Ich mochte auch Doktor Merrill, noch bevor ich ihn sah. Ich hatte ein Bild von ihm. Er hatte die klarsten Augen ... Man sah wie in einen See ... Er konnte nur unseren Oklahoma-Dialekt nicht verstehen ... Sie sagten, wir redeten so langsam, daß man den Anfang schon wieder vergessen hat, wenn wir fertig sind.«

Wenn Edith Helm immer noch nicht begriff, wie nahe sie dem Tod war, dann wußte es Merrill um so sicherer. Die ersten unglücklichen Experimente im Jahre 1951 hatten ihn nicht davon abgehalten, das Problem der Nierentransplantation an Tieren und dann im Fall von Richard Herrick auch wieder an Menschen weiterzuverfolgen. Es gab Leute, die in den blauen Augen in Merrills scharfgeschnittenem, männlichem Gesicht den kalten Blick eines Experimentators erkennen wollten. Es gab aber auch Kranke, die in den gleichen blauen Augen den warmherzigen Blick dessen sahen, der sie als einziger retten konnte.
Seine Untersuchungen überzeugten ihn, daß Edith Helm bestenfalls noch einige Monate zu leben hatte. Sie wog nur noch siebzig Pfund, ein kleines Häuflein Mensch, das genaugenommen nur noch gegen die Naturgesetze existierte. Wenn sie überhaupt bis zur Beendigung weiterer vorbereitender Untersuchungen am Leben bleiben sollte, mußte man die weit fortgeschrittene Urämie eindämmen.
Am 4. Mai schloß Merrill sie zum ersten Mal für viele Stunden an eine künstliche Niere an.

Edith Helm:
»Als sie mich an die Nierenmaschine hängten, fühlte ich mich so gut, daß ich nach Hause wollte. Aber sie sagten mir, es wird nicht anhalten. Sie könnten mich nur ein paarmal an den Roboter hängen, und ich würde dann nur noch ein paar Monate leben. Danach wollte ich schließlich auch, daß sie vorwärts machten und daß alles vorüber war.«

Immerhin fühlte sie sich für kurze Zeit wieder »wie ein Mensch«, und eines Tages nach einer zweiten Behandlung mit der künstlichen Niere öffnete sich die Tür ihres Zimmers und ein junger Mann trat ein. Er fragte, ob er Edith besuchen dürfe.
Sie kannte ihn nicht. Aber dann sagte er, sein Name sei Richard Herrick und er sei der Zwilling, den Dr. Merrill am 23. Dezember 1954 operiert habe. Er komme von Shrewsbury herüber, wo er jetzt in einem Kleiderladen arbeite. Genauer gesagt, Dr. Merrill habe ihn gebeten, Edith guten Tag zu sagen. Wenn er sie nicht störe, wolle er ihr erzählen, wie es ihm ergangen sei. Vielleicht könne sie aus seiner Geschichte lernen, daß auch sie wieder gesund werden würde.
Er zog einen Stuhl an Ediths Bett. Auch er hatte Mühe, ihren Oklahoma-Dialekt zu verstehen. Und sie mußte bei seinem »Massachusetts« aufpassen. Aber schließlich verstanden sie sich.
Er fragte, ob sie eine Vorstellung davon habe, wie es ihm ergangen sei, als man ihn 1954 ins »Peter Bent Brigham« brachte. Er war schon lange Zeit vorher jeden Tag ein Stück weiter gestorben. 1953 hatten sie ihn, weil er kein Geld hatte, in ein Public Health Hospital gesteckt. Sein Blutdruck war so hoch, daß er nur noch umhertaumelte. Sie hatten sein ganzes Blut ein paarmal ausgetauscht, weil sie keine künstliche Niere besaßen. Es hatte nichts geholfen. Trotzdem war er als »gebessert« nach Hause geschickt worden, wie man es so mit Armen macht.
Danach war er eine Weile herumgekrochen, aber 1954 war er wieder beim Public Health gelandet. Als man seine Nieren röntgen wollte, hatte man sie überhaupt nicht mehr sehen können. Trotzdem hatten sie ihn nach drei Tagen einfach wieder entlassen.
Sechs Wochen hatte er zu Hause herumgelegen wie ein krepierender Hund. Dann lud ihn eine Notambulanz wieder beim Public Health ab. Er selbst konnte sich kaum noch daran erinnern. Sie hatten damals geglaubt, er würde den Verstand verlieren. Als sie ihn in ein Bett legen wollten, verfiel er in Krämpfe, bis er bewußtlos wurde. Ob Edith das auch erlebt hätte?
Nein, sagte sie, ganz so schlimm sei es nicht gewesen.
Nun, sagte er, dann könne sie um so sicherer sein, daß sie gesund würde. Wenn er überhaupt noch lebe, dann verdanke er das einem mitleidigen Public Health-Doktor namens Miller, der auf die Transplantationsidee zwischen Zwillingen gekommen war, als sein Bruder Ronald ihn besuchte. Dr. Miller hatte ihn am 26. Oktober 1954 zu Dr. Merrill geschickt. Aber das habe man ihm erst später erzählt. Zu der Zeit sei er nicht einmal mehr in der Lage gewesen, Ronald zu erkennen, bis sie ihn dann am 30. Oktober an den Nie-

ren-Roboter gehängt hätten. Danach habe er zum ersten Mal wieder ein vernünftiges Wort gesagt. Und am 11. November, so erzählte Herrick, war es ihm so gut ergangen, daß sie ihn zu seinem Onkel Leander, der in Northboro eine Farm besaß, entlassen hatten, weil Dr. Merrill zuerst genau wissen wollte, ob Ronald und er richtige Zwillinge waren.

Edith sagte, es ginge ihr genauso. Seit dem Roboter fühle sie sich fast wieder gesund. Aber die Ärzte hätten ihr gesagt, das würde nicht anhalten.

Ja, sagte Herrick, darin hätten sie recht. Obwohl sie ihn, während er bei seinem Onkel war, noch ein paarmal an den Roboter gehängt hatten, war es immer wieder schlimmer geworden. Schließlich hätten sie ihn nicht mehr anhängen können, und er hatte gebettelt, daß sie ihn operierten, weil er es so nicht mehr aushalten konnte. Am 23. Dezember war die Operation gewesen. Im letzten Augenblick hatte er Gewissensbisse wegen Ronald bekommen und ihm einen Zettel geschickt: »Mach, daß Du wegkommst und geh nach Hause!« Aber Ronald hatte ihm einen Zettel zurückgeschickt: »Ich bin hier, und jetzt bleibe ich auch hier . . .« So sei es eben unter Zwillingen. Nun, jedenfalls hatten sie dreieinhalb Stunden operiert, die alten Nieren dringelassen und die neue in seinen Unterleib gelegt. Die Niere hatte sofort funktioniert, literweise. Aber das hatte noch nicht viel besagt, weil ja die Abstoßung bei denen, die man vorher operiert hatte, erst später gekommen war. Sein Bruder war schon nach zwei Wochen nach Hause gegangen, als man bei ihm selbst noch zwischen Angst und Hoffnung schwebte. Aber am siebenunddreißigsten Tag hatte man auch ihn entlassen, und er war sich vorgekommen wie neu und hatte zehn Pfund zugenommen.

Trotzdem hatten sie ihn regelmäßig untersucht und untersuchten ihn immer noch, weil er der erste in der ganzen Welt war, der seine neue Niere nicht abstieß. Vielleicht wollten sie es immer noch nicht glauben. Am 23. Mai im vergangenen Jahr hatten sie dann die erste der kranken Nieren herausoperiert und am 21. Juni die zweite. Inzwischen, so schloß Herrick, habe er geheiratet, und Claire, seine Frau, erwarte ihr erstes Baby . . .

Ein Baby! Edith Helm wurde lebhaft. Sie sagte, falls sie gesund wieder nach Hause käme, wolle sie auch Kinder haben, und Herrick versicherte ihr, daß sie ganz gewiß genesen und Kinder haben werde.

Seit Herricks Besuch war Edith Helm noch vertrauensvoller als zuvor. Sie ahnte nicht einen Augenblick, daß es die Frage einer möglichen zukünftigen Schwangerschaft war, die Merrill beschäftigte,

wenn er an seine neue Patientin dachte. Er hatte die Transplantationsmethode, die er 1951 so erfolglos angewandt hatte, aufgegeben. Auch er war bei Herrick dazu übergegangen, die verpflanzte Niere in das Becken des Kranken zu legen und mit der Blase zu verbinden.
Auf diese Weise würde aber eine transplantierte Niere bei einer Frau in unmittelbarer Nähe ihrer Gebärmutter liegen. Wenn er Edith Helm operierte und wenn sich in ihrem Fall der Erfolg von Herrick wiederholte, dann blieb die Frage, was mit der transplantierten Niere geschah, wenn Edith jemals schwanger würde. Merrill hatte Lee Helms mächtige gesunde Gestalt vor Augen, so, wie er ihm an Ediths Bett begegnet war. Und er fürchtete, daß hier ein Problem auf ihn zukommen konnte, das seinen wahrscheinlich nächsten Versuch einer Transplantation zwischen Zwillingen bisher unbekannten Gefahren aussetzen konnte.
Dann, um den 17. Mai, als die laufend vorgenommenen Untersuchungen und Tests die Identität der Zwillinge bestätigten und den Weg zu einer Transplantation freimachten, ereignete sich ein Zwischenfall, der solche Probleme einer zukünftigen Schwangerschaft in den Hintergrund treten ließ. Über Nacht erkrankte Wanda Foster an einer schweren Harnweginfektion, und damit sah sich Merrill jäh der drohenden Möglichkeit gegenüber, die Nierentransplantation zwischen Wanda und Edith überhaupt aufgeben zu müssen.
Jede Erfahrung lehrte, daß einmal erworbene Harnweginfektionen, die nicht völlig ausheilten, gerne wieder aufflackerten – besonders während einer Schwangerschaft. Auch Wanda war jung verheiratet und würde Kinder bekommen. Wenn dabei eine latente Harnweginfektion wieder aufflackerte und auf die einzige Niere übergriff, die Wanda nach der Transplantation einer ihrer Nieren auf Edith noch besaß, würde sie selbst in tödliche Gefahr geraten. Unter solchen Perspektiven war es unmöglich, an eine Nierenspende zu denken. Erst mußte die Infektion beseitigt sein.
Für Tage hielt die Erkrankung Merrill und die anderen Ärzte in Atem.
Wanda erhielt Antibiotika. Um sicher zu sein, daß die Infektion ausgeheilt war und nicht in chronischer Form wieder zurückkehrte, wurden in regelmäßigen Abständen Bakterienkulturen angelegt. Erst als keinerlei Keime mehr nachweisbar waren, konnte die Krise als überwunden gelten. Kurz darauf, am 23. Mai, fiel die Entscheidung, die dritte Nierentransplantation zwischen identischen Zwillingen und die erste zwischen Frauen durchzuführen.
Am 24. Mai morgens 8 Uhr begannen Doktor J. Hartwell Harrison

und Doktor Joseph E. Murray, assistiert von Doktor David Hume und im Beisein Merrills, mit der nun schon zur Routine gewordenen Operation in nebeneinanderliegenden Operationssälen.
Der Termin des Unternehmens war nach der langen Vorbereitungszeit in Boston nicht verborgen geblieben. Protestantische und katholische Kirchen öffneten an diesem Morgen früher ihre Tore, damit man für die Schwestern beten konnte.

Edith Helm:
»Als sie sich entschieden, es zu machen, gingen sie auch drauflos ... Sie rollten mich dahin, wo Wanda lag, kurz vor der Operation. Ich kann mich nicht erinnern, was wir sagten und ob wir überhaupt etwas sagten ... Wir sahen uns einfach an und konnten uns nicht sagen, was wir so fühlten.«

Lee, Buck und die Mutter warteten in einer Halle des Hospitals. Um 11 Uhr bekamen sie die erste Nachricht, daß die Operation gut verlaufe, Lawler (mit Ruth Tucker), Servelle (mit Jacqueline Cado), Hamburgers Team (mit Marius Renard) und schließlich Murray und Harrison hatten nacheinander die reine chirurgische Technik so weit entwickelt, daß auch sie schon zur Routine geworden war.
Es gab nur eine Überraschung. Obwohl Edith Helm erst einundzwanzig Jahre alt war, hatte ihre Krankheit in den Beckengefäßen bereits Spuren einer Verkalkung erzeugt, die beseitigt werden mußten. Die erkrankten Nieren beließ man an Ort und Stelle, um sie erst später zu entfernen.
Nach vier Stunden war alles vorüber.

Edith Helm:
»Die Ärzte waren so stolz auf die Operation . . . Sie kamen von selbst herein und sagten: ›Alles ist okay.‹ Ich hatte jetzt drei Nieren ... Sie sagten, es wird ein paar Tage dauern, bis sie wissen, ob ich die neue abstoße. Aber ich war ganz sicher, daß alles all right sein würde ... Nach ein paar Tagen kam meine Schwester zum ersten Mal, und wir redeten über alles und zu Hause. Aber es gab nie ein: Dankeschön, Sister! Wir brauchten solche Sachen nicht. Wir wußten, ich hätte dasselbe gemacht, wenn es andersrum gegangen wäre.«

Zwischen dem 24. Mai und 7. Juni 1956 erlebte Merrill (nach den Fällen Herrick und Heilman) zum dritten Mal, wie reibungslos eine

transplantierte Niere angenommen wurde, wenn der rätselhafte Mechanismus der Abwehr nicht in Aktion trat.
Die neue Niere arbeitete so ausgezeichnet, daß die Harnstoff- und Elektrolytwerte schon nach wenigen Tagen normal waren. Die Sehstörungen verschwanden. Der Blutdruck sank. Edith Helm entwickelte einen fast unglaublichen Appetit. Nach wenigen Tagen bereits forderte sie ihre heimatlichen Gerichte, vor allen Dingen gebratenes Huhn nach Oklahoma-Art.

Edith Helm:
»... sie brachten mich mit Kartoffeln beinahe um ... Ich kann Kartoffelbrei nicht ausstehen. Sie gaben mir auch Brathuhn ... aber sie wußten einfach nicht, wie man so was macht – so auf südliche Art.«

Am 7. Juni stand sie zum ersten Mal auf und verabschiedete sich von Buck, dessen Marineurlaub zu Ende war. Sie verabschiedete sich auch von ihrer Mutter. Einige Tage später flog auch Wanda, nur noch mit einer Niere, aber wohlauf, nach Oklahoma zurück. Und vom nächsten Tag an verfiel Edith in eine merkwürdige Art von Depression, obwohl ihr körperliches Befinden sich von Tag zu Tag weiter besserte. Sie alle hatten, als die Spannung um die Operation vorüber war, empfunden, daß sie nicht nach Boston gehörten und daß es, so freundlich die Leute im Hospital auch sein mochten, eine Verbannung für sie war. Briefe und Zeitungsartikel aus Oklahoma hatten das Heimweh noch schlimmer werden lassen; aber solange sie alle beieinander waren, hatten sie es ertragen können. Jetzt war nur noch Lee da – und er fühlte sich genauso fremd und verlassen wie seine Frau, und außerdem ging auch sein Geld zu Ende.
Ediths leise Stimme veränderte sich, wenn sie von Farmen, Weiden, Kühen und blauem Himmel sprach, und schließlich erklärte sie den Krankenschwestern und Merrill, sie werde wieder krank werden, wenn man sie nicht nach Hause fahren lasse.
Merrill, der seinen ersten erfolgreichen Fall einer Transplantation bei weiblichen Zwillingen so lange wie möglich beobachten wollte, sorgte dafür, daß Lee eine Stelle als Arbeiter im Hospital erhielt und in Ediths Nähe bleiben konnte.
Schließlich verschaffte er auch Edith leichte Gelegenheitsarbeiten im Krankenhaus, um sie von ihrer Sehnsucht nach der geliebten Heimat Oklahoma abzulenken.
Aber im Juli hörte sie überhaupt nicht mehr auf, von zu Hause zu sprechen. Merrill versuchte ihr vergebens klarzumachen, daß er ge-

gen Ende des Monats die erste ihrer beiden kranken Nieren entfernen müsse, es doch also vernünftig sei, so lange in Boston zu bleiben. Sie wollte nicht mehr. Sie war fast sicher, daß sie sterben müsse, wenn sie nicht nach Hause fahren konnte, endlich nach Hause.
So gab Merrill schließlich nach. Aber als sie sich verabschiedete, sagte sie, jetzt habe sie noch eine große Frage . . .

Edith Helm:
»Ich fragte: ›Kann ich jetzt Kinder haben?‹ Ich wollte schließlich eine ganze Familie. Er sagte . . . ich sollte noch eine Zeitlang warten. Sie sagten nur meinem Mann, daß ich überhaupt keine Kinder haben dürfte. Aber der sagte mir nichts davon.«

Merrill entschied sich tatsächlich, sie zu vertrösten. Mit Lee sprach er dagegen deutlicher: Edith dürfe keine Kinder bekommen. Außerdem hoffte er, daß die Nachwirkungen des schweren Eingriffs und der noch kommenden Operationen genügen würden, eine Schwangerschaft für lange Zeit zu verhindern.
Schließlich hatte Edith Helm noch einen Wunsch. Sie wollte nicht nach Hause fliegen. Sie wollte Amerika zwischen Boston und Oklahoma auf der Erde sehen und den Weg nach Hause Meile für Meile erleben. Sie behauptete, sie fühle sich kräftig genug, mit Lee im Auto die Tausende von Meilen zurückzulegen, die sie von Chandler und von Oklahoma trennten.
So holte Lee sein altes Auto, und am 14. Juli fuhren sie den Pennsylvania-Turnpike entlang durch hohes Bergland mit gewaltigen Wäldern, bis sie in die großen Ebenen von Ohio, Indiana, Missouri mit ihren Mais- und Weizenfeldern und schließlich nach Oklahoma und zu den grünen Weiden kamen, die bis zum Horizont reichten.
Edith wurde wie eine Heldin empfangen. In Chandler warteten Reporter aus Tulsa und Oklahoma City. Es gab Schlagzeilen und gebratene Hühner, gesalzene Butter und Soda-Popp. Es war alles da, was sie so lange entbehrt hatten. Da Lee trotz des plötzlichen Ruhmes keine Arbeit finden konnte, zogen sie zu Ediths Eltern, bis sie sich Ende Juli von neuem auf die tagelange Autoreise nach Boston machten.

Edith Helm:
»Ich konnte alles essen und tun. Die drei Nieren störten mich nicht. Ich wollte deswegen gar nicht nach Boston zurück. Alle waren freundlich in Boston, aber es war einfach nicht mein Zuhause . . . Aber manche Sachen kann man sich nicht aussuchen . . .«

Merrill fand bei der Aufnahmeuntersuchung, daß alle Testwerte normal waren. Am 25. Juli entfernte Murray die erste der zurückgebliebenen kranken Nieren. Am 15. August kehrten Lee und Edith zum zweiten Male nach Chandler zurück, und acht Wochen später begann die dritte Reise nach dem Norden. Am 29. Oktober exstirpierte Murray die letzte der zurückgebliebenen Nieren, und vierzehn Tage später war Lee mit Edith endgültig zu Hause.
So wenigstens glaubten sie. Lee fand einen Posten als Tankwart in Chandler. Sie fanden auch eine Wohnung und dachten, jetzt sei alles geschafft. Sie lasen die letzten Zeitungsberichte über die Heimkehr der »Frau, die Medizingeschichte gemacht hat«, und Edith Helm dachte noch einmal: Das ist nun endgültig geschafft, aber eigentlich müßte es »einen einfacheren Weg geben, berühmt zu werden«.
Aber es war nichts geschafft. Es war nichts vorüber.

Edith Helm:
»Ich sagte Lee, daß ich ein Kind bekomme. Das war im September 1957. Aber er glaubte mir nicht, weil er dachte, sie hätten ihm doch gesagt, sie operieren mich so, daß ich keine Kinder mehr bekommen kann ...«

Es war eineinhalb Jahre nach der Nierentransplantation, als Edith Helm eine Veränderung in ihrem Körper spürte. Aber es war anders als 1955, als sie plötzlich so krank wurde und sie an ein Kind geglaubt hatten. Diesmal fehlte ihr sonst nichts. Sie fühlte sich wohl, und sie wußte, daß es nur ein Kind sein konnte. Aber Lee erklärte ihr, das könne nicht sein. Er hatte Merrill mißverstanden und geglaubt, daß Edith nach der Operation keine Kinder mehr bekommen konnte. Er fürchtete um so mehr, es könnte die Niere sein, die der Körper jetzt vielleicht doch abstoße. Und er bedrängte Edith, sofort nach Boston zu schreiben oder wenigstens einen Arzt in Tulsa aufzusuchen.
Aber sie wollte unter keinen Umständen wieder nach Boston. So sprach Lee mit Wanda, die – seit Buck Foster nach seiner Dienstzeit aus der Marine entlassen worden war und in einem Geschäft für landwirtschaftliche Maschinen in Cushing arbeitete – nach Cushing gezogen war und dort ihren ersten Sohn Mike bekommen hatte. Er hoffte, Wanda könne Edith überreden, nach Boston zu schreiben. Aber Edith ließ sich nur überreden, zu Dr. J. Douglas Green in Cushing zu fahren, um von ihm zu erfahren, ob sie recht hatte oder nicht.

Green brauchte nicht lange, um herauszufinden, daß Edith tatsächlich recht hatte. Sie erwartete ein Kind. Green aber hatte genug über Nierentransplantationen gelesen, um zu wissen, daß noch nie eine Frau mit einer transplantierten Niere schwanger geworden war, einfach, weil keine lange genug gelebt hatte. Er berichtete umgehend an Merrill, und so gelangte die Nachricht von Edith Helms Schwangerschaft nach Boston und versetzte Merrill in Alarm.
Es war also geschehen. Die Hoffnung, daß es nicht dazu kommen werde, hatte getrogen. Die erste Frau der Welt mit einer erfolgreich transplantierten Niere erwartete ein Kind! Für Merrill gab es nur eine mögliche Reaktion, nämlich Edith Helm auf Kosten einer medizinischen Stiftung nach Boston zu holen, ständig zu beobachten und notfalls die Schwangerschaft zu unterbrechen, wenn ihre neue Niere durch die wachsende Gebärmutter verdrängt und ihre Funktion und damit Edith Helms Leben gefährdet wurde.
Merrills Alarmstimmung war nicht unbegründet. Nicht nur gab es keine Erfahrung über das, was Edith Helm bei fortschreitender Schwangerschaft erwartete. Auch andere Rückschläge in den letzten Monaten hatten ihn nachdenklich gemacht und dem ersten Optimismus über den anscheinend sicheren Erfolg der Transplantation zwischen Zwillingen einen Stoß versetzt. Seit der Operation an Edith Helm hatten Merrill und sein Team weitere Zwillingsnieren verpflanzt, im Juni und September. Der erste Fall war erfolgreich gewesen. Aber am 1. September hatte er zwei vierzehnjährige Zwillingsmädchen operiert, die von ihren Eltern aus De Soto nach Boston gebracht wurden. Dolores und Doris Huskey.
Dolores war schon bewußtlos, als die Eltern mit ihr in Boston ankamen. Trotz schwerer Darmkomplikationen nach der Operation hatte die Niere eine Weile funktioniert. Aber jetzt, im Dezember, lag das Mädchen im Sterben. Nicht weil die Niere abgestoßen wurde, nein, etwas Neues, Unberechenbares war geschehen: Die transplantierte, völlig gesunde Niere war von der gleichen Glomerulo-Nephritis befallen worden, die Dolores' eigene Nieren zerstört hatte. Der Vorfall hatte Merrill gelehrt, daß die Transplantation zwischen eineiigen Zwillingen zwar den Abstoßungsmechanismus ausschaltete, daß es für die Transplantation aber noch andere gespenstische Probleme gab, die im Hintergrund lauerten.
Er bat Dr. Green, Edith Helm zu veranlassen, sofort nach Boston zu reisen. Er werde dafür sorgen, daß Lee seine Frau begleiten und für einige Monate in Boston arbeiten könne. So gab Lee seinen Posten bei der Tankstelle auf, und zum vierten Male machten Edith und er sich im Januar 1958 auf die Reise nach dem Norden.

Edith Helm:
»Ich wollte nicht. Ich dachte, der Doktor in Cushing könnte auch die Geburt durchführen ... Aber alle sagten, ich müsse gehen. So flog ich, und Lee kam nach ... Ich durfte aufstehen und im Hospital umhergehen ... Sie fanden nichts, das falsch war. Aber sie hatten Angst wegen des Babys, und die hatte ich schließlich auch, und so blieb ich ...«

Merrill fand zu seiner Überraschung, daß die Schwangerschaft nicht den geringsten Einfluß auf die Niere ausübte. Von Januar bis Ende Februar 1958 unternahm er eine Kontrolle nach der anderen. Aber die Niere funktionierte störungslos.
Trotzdem wagte er nicht, Edith Helm nach Oklahoma zurückreisen zu lassen, wo die Bevölkerung die Schwangerschaft unterdessen mit der gleichen begeisterten Anteilnahme verfolgte wie die Nierentransplantation zwischen Wanda und Edith selbst.

Aus der »Oklahoma City Press«:
»Werdende Mutter wird zur Heldin. Wenn man wählen könnte, wer im Augenblick die wichtigste Patientin in der Research-Abteilung in Boston ist, dann müßte die Wahl auf Edith Helm aus Chandler fallen.«

Als am 1. März die Zeit der Geburt heranrückte, wurde Edith Helm in das nahe gelegene Entbindungsheim gebracht. Dr. Duncan E. Reid, Professor für Geburtshilfe an der Harvard-Universität, nahm sich ihrer an. Am 10. März war es soweit. Merrill und Reid hielten noch einmal ein Konsilium ab und beschlossen, das Kind durch einen Kaiserschnitt zur Welt zu bringen, um der transplantierten Niere jede Schädigung durch lange Geburtswehen zu ersparen. Der Eingriff verlief glatt und ohne jede Komplikation.
Das Kind war ein gesunder Junge; Reid berichtete Merrill, als alles vorüber war, daß das Kind – so überraschend dies klingen möge – seiner Ansicht nach auch ohne Kaiserschnitt komplikationslos zur Welt gekommen wäre.

Edith Helm:
»Gleich, nachdem es da war, ließen sie mich mit Lee unten in der Halle telefonieren ... Er war so glücklich, daß es ein Junge war, und rief sofort unsere Leute in Chandler an ... Ich hatte nur an ein Mädchen und an einen Mädchennamen gedacht. So nannten wir ihn schnell John nach Doktor John P. Merrill.«

Als Edith Helm kurze Zeit später mit dem Jungen Boston verließ, war der Abschied fast so etwas wie eine »klinische Familienfeier«. Helena Crocker, eine Krankenschwester, die Edith schon zur Zeit der Nierentransplantation gepflegt hatte, trug das Kind selbst ins Flugzeug. In Tulsa warteten wiederum Reporter, und die Wohnung der Helms war mit Geschenken für das Kind gefüllt, die für Jahre reichten.

Doch dies war immer noch nicht das Ende der Geschichte von Edith Helm. Ende 1959 wurde sie zum zweitenmal schwanger. Sie lebte jetzt in Davenport; Lee arbeitete auf einem Friedhof in Oklahoma City. Dr. J. Douglas Green schickte beide im April 1960 wieder nach Boston. Aber als Merrill wiederum nicht die geringste Funktionsstörung fand und merkte, daß Edith Helm vor Heimweh weinte, war er damit einverstanden, daß sie heimkehrte und ihr Kind zu Hause zur Welt brachte.

So brachte Lee sie am 5. August 1960 nach Cushing, und nach einem zweiten Kaiserschnitt kam eine fast sechspfündige Tochter, Vicki, zur Welt.

Edith Helm kehrte gesund nach Davenport zurück.

1963 las sie in einer Zeitung, daß Richard Herrick, der ihr sieben Jahre vorher in Boston soviel Mut zugesprochen hatte, in Shrewsbury an einer Lungenentzündung gestorben sei.

Sie schrieb einen Brief nach Shrewsbury und bekam von Richards Frau die Auskunft, daß Richard nicht an den Folgen seiner Nierenkrankheit verschieden sei, sondern weil sein Herz der Belastung durch die Lungenentzündung nicht gewachsen gewesen war.

Dies war nicht die volle Wahrheit – möglicherweise wußte Claire Herrick selbst die Wahrheit nicht. Merrill dagegen kannte sie, denn die Autopsie hatte gezeigt, daß die Niere seines Bruders Ronald, mit der Richard Herrick rund neun Jahre gelebt hatte, von der Glomerulo-Nephritis befallen worden war, die einst seine eigenen Nieren zerstört hatte. Der gespenstische Fall der Dolores Huskey hatte sich wiederholt.

Im April 1964 erwartete Edith Helm ihr drittes Kind. Diesmal verlor sie es – es kam tot zur Welt. Als Lee einige Jahre später eine kleine Milchfarm übernahm, zog sie mit ihm, John und Vicki in ein einstöckiges weißes Farmhaus nördlich von Chandler, von dem aus man über die endlosen grünen Hügel ihrer Heimat blicken und den Herden grasender Milchkühe zusehen konnte. Sie nahm für eine Weile sogar die Farmarbeit ihrer Kinderjahre wieder auf.

Einem Reporter, der sie 1970 besuchte, sagte sie: »Ich fühle mich so gut, daß sie mich letztes Jahr sogar in die Krankenversicherung aufgenommen haben. Ich bin froh, daß ich am Leben bin. Jeder Tag ist wie irgendwas Besonderes, das ich beinahe nicht gehabt hätte. Und über den Tod mache ich mir keine Sorgen ...«

6 Georges Siméon

Aus einem Brief von Austin Freeman Rockfield vom 30. April 1958 aus Richmond bei Boston:
»Merrill und seine Leute haben also gezeigt, daß man Nieren zwischen eineiigen Zwillingen austauschen kann und daß die Nieren in diesem Fall auch sehr lange Zeit arbeiten können.
Mir persönlich ist zwar unheimlich bei diesem Fortschritt, wenn ich daran denke, daß einige gesunde verpflanzte Nieren nach kurzer oder längerer Zeit von der gleichen Krankheit befallen wurden, welche die eigenen Nieren des Empfängers zerstört hatte. Wie jämmerlich ist doch unser tatsächliches Wissen.
Aber immerhin – Transplantation könnte also ein Kinderspiel, eine Chirurgenzauberei sein – wenn es überall so wie bei den Eineiigen keine Abstoßung gäbe. Leider jedoch pflegen Nierenkranke in der Regel keine eineiigen Zwillingsgeschwister zu haben. Für die Masse der unheilbar Nierenkranken bleibt also das Elend der Abstoßung unverändert bestehen.«

»United Press International«, Boston, 12. April 1959:
»Massive Röntgenbestrahlung des ganzen Körpers rettete das Leben eines Mannes aus Wisconsin nach einer Nierentransplantation. Es handelt sich um die erste erfolgreiche Transplantation zwischen nicht-eineiigen Zwillingen in der Medizingeschichte.
Die Tatsache der Operation wurde gestern durch das ›Peter Bent Brigham Hospital‹ bekanntgegeben.
John M. Riteris, 23, aus Milwaukee, der gestern aus dem Hospital entlassen werden konnte, erhielt eine gesunde Niere seines Bruders Andrew.
Die Operation fand am 24. Januar statt. Vor der Operation wurde eine beinahe tödliche Röntgenbestrahlung in der Hoffnung durchgeführt, daß die Röntgenstrahlen den Abwehrmechanismus des Körpers lahmlegen würden, bis eine Gewöhnung an die neue Niere erfolgt.«

Aus einem Brief des amerikanischen Arztes Dr. Bush aus Paris an seine Frau vom 7. Juli 1959:
»Wie ich von einem Kollegen hörte, soll der Pariser Nephrologe Hamburger vor wenigen Tagen eine Nierentransplantation nach schwerer Röntgenbestrahlung durchgeführt haben. Empfänger soll ein Postbeamter gewesen sein. Es ist aber keine Bestätigung für die Operation zu erhalten. Hamburger ist wahrscheinlich nach seinen Erfahrungen im Falle Renard ein ausgesprochen öffentlichkeitsscheuer Mann geworden. Angeblich hat er

alle Pariser Chefredakteure persönlich verpflichtet, keine Informationen zu publizieren.«

Der Pariser Postbeamte Georges Siméon traf am 28. April 1959 im »Necker« ein. Am Arm seiner Frau Armande ging er durch die Pforte des »Necker« zu dem Pavillon hinüber, in dem einmal Marius Renard gestorben war.
Georges Siméon war von Natur ein gedrungener, kräftiger Mann. Aber jetzt war er, obwohl er erst siebenunddreißig Jahre zählte, abgemagert und sein Gang unsicher. Er befand sich im achten Jahr eines langsamen Sterbens. Er wußte es nur noch nicht.
Armande, die ihn durch den trüben Innenhof zum Pavillon des Professors Hamburger führte, wußte mehr als ihr Mann. Sie wußte, daß er an Glomerulo-Nephritis litt und daß er das letzte, das tödliche Stadium erreicht hatte.
Georges war nie ernstlich krank gewesen. Im Gegenteil: Als junger Mann hatte er viel Sport getrieben. Und als er im Kriegsjahr 1942 mit seinem Bruder André zur Arbeit in Deutschland zwangsverpflichtet wurde – so wie Zehntausende anderer Franzosen auch –, hatte er die schwere Zeit gesund überstanden. 1945 waren beide Brüder heimgekehrt. Georges hatte seine Arbeit bei der Post wiederaufgenommen und noch im selben Jahr Armande geheiratet. 1946 hatten sie Danielle, die erste Tochter, und 1948 Michèle, die zweite, bekommen. Ein friedliches Zuhause und eine friedliche Familie.
Ein Halsabszeß, unter dem Georges 1949 gelitten hatte, stand möglicherweise am Anfang der Krankheit. Jedenfalls war das die Meinung seines Hausarztes, der ihn 1951 untersuchte, weil er ständig müde war. Dieser Hausarzt hatte ihm anschließend erklärt: Es ist nichts Ernstes. In Zukunft bitte kein Salz, wenig Eiweiß und alle paar Monate eine Kontrolle – vorsichtshalber. Was der Arzt dagegen Armande gesagt hatte, lautete anders: chronische Nierenentzündung. Und dazu das übliche: unheilbar.
Armande hatte sich entschlossen, Georges so lange wie möglich über seinen Zustand zu täuschen. Sie hatte sich an diesen Entschluß gehalten, manchmal verzweifelt, manchmal erschöpft. Aber sie hatte sich daran gehalten. Glücklicherweise war sie nicht alleine gewesen. André, ihr Schwager, hatte wie sie gelogen und Hoffnungen geweckt, denn die Geschichte von Georges und André war, wie die Geschichte der beiden Schwestern Edith Helm und Wanda Foster, eine Geschichte der Unzertrennlichkeit.
Armande hatte dafür gesorgt, daß alle Untersuchungsbefunde zwei-

mal aufgeschrieben wurden: einmal die echten für sie selbst und daneben falsche, günstige, die sie Georges zeigte. 1952 hatte sie einen Sohn Patrick und 1956 eine Tochter Ghislaine zur Welt gebracht. Und sie war ihren langen Weg der Täuschungen und Tröstungen weitergegangen – bis sie 1958 über Nierentransplantationen zwischen eineiigen Zwillingen las. André hatte dazu gesagt:
»Wenn es mit Georges mal so weit kommt und man ihm so helfen kann, gut. Ich bin gesund, und Juliette (Juliette war seine Frau und die Mutter seiner vier Kinder) wird das schon verstehen.«
Ob Georges und André eineiige Zwillinge waren – nun, dies war zumindest ungewiß. Georges war schwer, André zierlich, Georges bedächtig, André lebhaft. Aber Armande hoffte trotzdem, einfach, weil sie hoffen wollte. Mit Georges allerdings über Nierentransplantationen zu sprechen, hätte bedeutet, ihm zu sagen, daß er todkrank sei.
Als Armande und André einmal auf Georges' Tisch einen Artikel über Nierentransplantationen sahen, fragte André wie im Scherz: »Hast du das gelesen? Wenn deine komischen Nieren in dreißig Jahren auch einmal streiken sollten, kriegst du eine von mir ...«
Georges winkte ab, so ruhig und in sich gekehrt, wie er nun einmal war. Und so hatten sie niemals genau gewußt, ob er ihren Täuschungsmanövern glaubte oder nicht.
Dann, Anfang des Jahres, war er mit einer Schnelligkeit verfallen, die Armande trotz all ihrer Bereitschaft, immer aufs neue zu hoffen, nicht mehr übersehen konnte. Er hatte seine Arbeit bei der Post aufgeben müssen. Schlimmer noch: Armande bemerkte, daß er sich Schriften über Nierenkrankheiten besorgte.
Sie konnte ihm die Bücher nicht wegnehmen. Und wenn sie vorher schon unsicher gewesen war, wie weit sie ihn wirklich hatte täuschen können, so fürchtete sie jetzt jeden Tag, daß er die volle Wahrheit entdecken würde.
Dann, im Frühjahr 1959, hatte sie plötzlich wieder zu hoffen gewagt. »France Soir« und andere Zeitungen brachten aufsehenerregende neue Meldungen aus Boston. Danach hatten Professor Merrill und andere Ärzte wieder eine Niere von einem Zwilling auf den anderen verpflanzt, und die Operierten lebten, obwohl sie keine eineiigen Zwillinge waren. Sie hießen John und Andrew Riteris, und sie waren ganz gewöhnliche Zwillinge, so wie Georges und André.
André hatte Armande geraten, Professor Merrill einen Brief zu schreiben und ihm zu berichten, wie es mit Georges stand. Armande hatte gezögert. Konnte sie so einfach an den berühmten Mann

schreiben? Und ob er Französisch verstand? Als es aber Georges immer schlechter ging, sah sie schließlich keinen anderen Ausweg. Sie schrieb und berichtete über Georges und André.

Als sie den Brief abschickte, hatte sie kaum gewagt, auf eine Antwort zu hoffen. Aber es war eine Antwort gekommen. Merrill hatte sogar versucht, französisch zu schreiben. Sie hob seinen Brief sorgfältig auf, auch wenn er nur so etwas wie ein unsicherer Wechsel auf die Zukunft war. Denn Merrill hatte ihr erklärt, er könne für längere Zeit keine weitere Operation zwischen nicht-eineiigen Zwillingen unternehmen. Die Transplantation zwischen den Brüdern Riteris liege nur wenige Wochen zurück, und er müsse erst sicher sein, daß er Erfolg gehabt habe, bevor er eine zweite derartige Operation wagen könne.

Armande sagte sich, eine längere Zeit brauche nicht ewig zu dauern. Aber nun – in den letzten Wochen – hatte sich Georges' Verfall so beschleunigt, daß sie irgend etwas Schnelleres hatte unternehmen müssen, wenn Georges und sie selbst nicht in einem Meer von Hoffnungslosigkeit versinken sollten.

Sie hatte von einem Arzt, Dr. de Beaufond, gehört. Er war zwar schon älter, sollte aber vielen Nierenkranken geholfen haben. So hatte sie zusammen mit Georges de Beaufond aufgesucht, was nicht einfach gewesen war, weil er sich bereits mehr oder weniger von seiner Praxis zurückgezogen hatte. Und sie hatte ihn gebeten, Georges zu untersuchen und etwas für ihn zu tun, aber ihm selbst nichts zu sagen, was ihm die Hoffnung nehmen könnte – selbst dann nicht, wenn sein Fall wirklich hoffnungslos sein sollte.

De Beaufond, ein gütiger alter Herr, hatte ihren Wunsch erfüllt und das Spiel der Täuschung mitgespielt. Armande aber hatte er erklärt: »Es gibt meines Wissens nichts, was Ihrem Mann noch helfen könnte. Wenn es noch etwas geben sollte, das ich nicht kenne, dann kann nur einer unter den Pariser Ärzten darüber etwas wissen: Professor Hamburger im Hospital ›Necker‹. Ich werde einen Brief an seinen Assistenten Dr. Crosnier schreiben. Damit gehen Sie ins Hospital ›Necker‹; ich bin sicher, daß Professor Hamburger sich der Sache annehmen wird.«

Armande hatte getan, was de Beaufond ihr vorschlug. Sie hatte im »Necker« lange warten müssen. Aber schließlich hatte de Beaufond recht behalten: Professor Hamburger hatte Georges und sie für den 28. April zu sich bestellt.

Und jetzt – nun, jetzt führte sie Georges durch die alten Höfe und Gänge des »Necker«. Sie wußte nicht, ob sie noch an irgendein Wunder glauben durfte. Aber sie glaubte trotzdem daran.

Professor Jean Hamburger in einem Bericht über den Fall G. S. vom 17. Oktober 1959:
»Der allgemeine Zustand ist mittelmäßig. Das Gesicht fahl. Der Prozentsatz an Blutharnstoff beträgt 3,45 Gramm pro Liter ... Der Zustand entspricht dem letzten Stadium einer langen chronischen Nierenerkrankung ... Die Erwägung aller prognostischen Möglichkeiten läßt darauf schließen, daß der Kranke ... nur noch einige Monate zu leben hat.«

Armande Siméon in ihrer Erinnerung:
»Professor Hamburger hat sich alles angehört, und dann hat er gesagt: ›Sie haben vier Kinder ... Zu Hause kann Ihr Mann von einem plötzlichen Anfall überrascht werden und sterben. Darum wäre es besser, wenn er gleich bei uns bliebe.‹ So habe ich ihn also dort gelassen.«

Ja, Armande Siméon ließ ihren Mann am Nachmittag des 28. April 1959 in einem Krankensaal zurück. Sie hatte sich überreden, vielleicht sogar überzeugen lassen, daß dies das beste für Georges sei.
Aber während sie zögernd durch die Pforte auf die Rue de Sèvres hinaustrat, wurde ihr bewußt, daß alles, was Hamburger ihr an Tröstlichem gesagt hatte, nicht einen Deut mehr enthielt als das, was auch Dr. de Beaufond ihr hatte sagen können. Er hatte ihr nichts über die Möglichkeit einer *Rettung* für Georges gesagt. Sie spürte, daß es Hamburger nur darum ging, Georges' langsames Sterben leichter zu machen.
Aber das wollte sie nicht. Nein, das wollte sie auf keinen Fall. Fast war sie versucht umzukehren und Georges mit nach Hause zu nehmen, wo sie ihn in ihrer Nähe hatte.
Aber dann setzte sie doch ihren Heimweg fort. Nach einiger Zeit jedoch entschloß sie sich, nicht nach Hause zu fahren. Statt dessen machte sie sich auf den Weg nach Roissy-en Brie, wo André sich im Jahr 1958 ein Haus gebaut hatte und mit Juliette und seinen Kindern Annie, Sylvie, Jean-Thierry und Philippe, wohnte.
André arbeitete nachts in einer Druckerei und schlief deshalb oft bei Tage. Aber er war schon wach, als sie eintraf und ihm beklommen sagte, daß Georges im »Necker« zurückgeblieben sei. Man werde dort sicher alles für ihn tun. Aber sie wisse, man werde ihn sterben lassen. Das einzige, was ihm helfen könne, sei eine neue Niere. Sie könnten im »Necker« bestimmt das gleiche machen wie in Boston. Sie seien doch französische Ärzte, und sie gehörten zu den besten in Paris. Wenn André und sie Georges helfen wollten, dann müßten

sie jetzt etwas tun. Sie bat André, mit ihr zu Dr. de Beaufond zu fahren. Ihm könne sie alles sagen, was sie denke, und wenn er sehe, daß André Georges' Zwillingsbruder sei und daß er ihm wirklich eine Niere geben wolle, schriebe er vielleicht noch einmal an Professor Hamburger; er könne Professor Hamburger alles erklären und ihn bitten, es in Paris zu versuchen.
Es war Abend. Die Kinder gingen zu Bett. Juliette Siméon hörte zu.

André Siméon in seiner Erinnerung:
»Meine Schwägerin flehte mich an, meinem Bruder eine Niere zu geben ... Und ich war entschlossen ... Trotzdem mußte ich denken: Was wird, wenn die neue Niere nicht hält – oder wenn der Chirurg, der mich operiert, einen schlechten Tag hat? Dann hinterlasse ich auch eine Witwe und vier Kinder ...«

Armande Siméon in ihrer Erinnerung:
»André und ich haben über alles mit Doktor de Beaufond gesprochen, und er hat geantwortet: Das kann nur Hamburger entscheiden ... Wir sind mit Doktor de Beaufond zu Hamburger gegangen. Mein Schwager und ich.«

Georges Siméon in seiner Erinnerung:
»Das war es. Als mein Bruder mit Professor Hamburger sprach, hat der Professor geantwortet: ›Nein, bis heute ist noch nie eine Nierenverpflanzung bei Menschen außer bei eineiigen Zwillingen geglückt. Mir ist die Geschichte mit dem kleinen Marius zugestoßen ... Ich kann die Verantwortung für eine neue Transplantation am Menschen nicht übernehmen. Man würde mir vorwerfen, daß ich mit Menschen experimentiere ...«

Armande Siméon in ihrer Erinnerung:
»Doktor de Beaufond hat uns in den entscheidenden Tagen geholfen ... denn er kannte sich mit all den medizinischen Ausdrücken besser aus als wir ... Hamburger sagte, das ist alles sehr schwer. Aber später, als wir ihn immer weiter drängten, versprach er, sich mit Professor Merrill in Boston in Verbindung zu setzen ... Er hat dann mit Professor Merrill in Amerika telefoniert ... Ich weiß es noch, denn ich saß währenddessen in einem anderen Zimmer ...«

André Siméon in seiner Erinnerung:
»Ich glaube, besonders der Fall mit dem jungen Renard war Professor Hamburger sehr nahe gegangen. Erst nachdem wir ihm mit Hilfe von Doktor de Beaufond immer wieder sagten, daß der Fall von Georges und mir doch ganz anders und genauso war wie der letzte Fall in Boston, und daß wir Zwillinge waren und daß ich eine Niere hergeben wollte, hat er schließlich zugestimmt . . .«

Georges Siméon in seiner Erinnerung:
»Eigentlich hätten mir die Ärzte und Professor Hamburger sagen müssen, daß sie die Transplantation machen wollten. Aber Hamburger dachte, wenn er es mir sagen würde, daß ich dann wüßte, wie verzweifelt es um mich stand . . . Dabei wußte ich insgeheim doch viel mehr, als sie glaubten. Ich hatte gelesen, daß man bei einem Blutspiegel des Harnstoffes von 2 Gramm pro Liter vielleicht noch sechs Monate zu leben hatte. Im Hospital fand ich heraus, daß es bei mir 3,5 Gramm waren . . . Ich wußte also, daß ich wirklich nicht mehr viel Zeit hatte . . . Aber ich machte mir auch wieder Hoffnungen. So sind wir Menschen nun mal. Ich hatte . . . andere Kranke gesehen, die nur alle paar Monate in das Hospital zu kommen brauchten. Und ich dachte, vielleicht schafft es der Professor doch, mein Blut wieder in Ordnung zu bringen . . .
Armande hat dann meinen Bruder gebeten, mit mir zu reden . . .«

André Siméon in seiner Erinnerung:
»Ich bin . . . hinüber zu Georges und habe ihm alles erzählt . . . Er wollte zuerst nicht . . . Und ich sagte: ›Was ist, willst du nun meine Niere oder nicht?‹ Und er: ›Du kannst darüber keine Witze machen. Was ist, wenn es schiefgeht mit der Operation?‹ Da habe ich nur gefragt, was er denn sonst machen will. ›Willst du auf den Tod warten?‹ – Nun, am Ende hat er ›ja‹ gesagt – und ich habe gesagt: ›Hab keine Angst . . .‹«

Die Erinnerung ist immer ein freundliches Filterbild vergangener Wirklichkeit. Die Wirklichkeit der letzten Apriltage 1959 und der Mai- und Junitage rings um Georges Siméon war – »ungefiltert« – einigermaßen erbarmungslos.
Weder Georges noch Armande, noch André wußten in diesen Tagen, wie erbarmungslos sie tatsächlich war. Armande hatte natürlich gelesen, daß im Fall von John Riteris eine Röntgenbestrahlung die Abstoßung der Niere verhindert hatte. Aber was bedeutete für sie: Bestrahlung? Wußte sie, worum es sich handelte . . .?

Hamburger dagegen wußte es. Seit er sich zu dem transatlantischen Erfahrungsaustausch entschlossen hatte, kannte er den Preis für Merrills neuerlichen Erfolg. Und das erklärte gewiß, weshalb er zögerte, bevor er sich auf den Weg begab, von dem er selbst nicht wissen konnte, wo er enden würde.

Auch er und seine Mitarbeiter hatten nach dem Tod von Marius Renard versucht, dem Rätsel der Abstoßung näherzukommen. Sie hatten auch die Bemühungen anderer Wissenschaftler, vor allen Dingen in England und Amerika, verfolgt.

Schon seit langem wußte man, daß zahlreiche Stoffe dann, wenn sie in den Körper von Menschen oder höheren Tieren eindrangen, dort die Bildung von Abwehrstoffen zum Kampf gegen die eingedrungene Fremdsubstanz auslösten. Man hatte diesen Substanzen bereits vor der Jahrhundertwende den Namen »Antigene« gegeben, den Abwehrstoffen den Namen »Antikörper«.

Weiter hatte sich gezeigt, daß das Körpergewebe jedes Menschen Antigen-Eigenschaften besaß, die nur für diesen einen Menschen typisch waren. Das bedeutete, daß ein Organismus, in den bei einer Transplantation ein fremdes Organ übertragen wurde, mit der Bildung von Antikörpern reagiert, was schließlich zur Abstoßung des überpflanzten Organs führte. Die Alarmreaktion, die sofort meldete, wenn körperfremde Stoffe oder Gewebe eindrangen, stützte sich vor allem auf die Lymphozyten, eine Art der weißen Blutkörperchen, die gleich Spähern das Eindringen der fremden Elemente an Zentralen, zum Beispiel an Knochenmark und Milz, meldeten. Und auf eine noch weithin ungeklärte Weise wurden dann sogenannte Immunozyten gebildet, die sich in Massen auf das fremde Gewebe stürzten und es nach mehr oder weniger kurzer Zeit durch Bildung von Antikörpern zerstörten.

Diese Erkenntnisse erklärten, weshalb es zwischen eineiigen Zwillingen keine Reaktion des Abwehrapparates gegeben hatte: Für keinen der beiden Zwillinge, die sich ja aus einer einzigen Eizelle entwickelt hatten, stellte das Gewebe des anderen etwas Fremdes, also ein Antigen, dar. Und man konnte nun auch verstehen, wo man versuchen mußte einzugreifen, um Abstoßungsreaktionen zu verhindern: Offenbar mußte man danach streben, die Mobilisierung der Lymphozyten, der Immunozyten und des ganzen damit zusammenhängenden Apparates, vor allem im Knochenmark und in der Milz, auszuschalten.

Zur gleichen Zeit, in der Richard Herrick und Edith Helm operiert worden waren, hatten amerikanische Experimentatoren in Tierversuchen gezeigt, daß man offenbar das ganze Alarm- und Abwehr-

system durch Bestrahlungen mit einer übergroßen Dosis Röntgenstrahlen lahmlegen konnte. Hauttransplantate, zwischen fremden Tieren übertragen, heilten ein, wenn man die Empfänger vorher einer solchen Bestrahlung ausgesetzt hatte. Leider aber mußte die Bestrahlung so massiv sein, daß sie eine fürchterliche Nebenwirkung hatte: Sie zerstörte das gesamte blutbildende System im Knochenmark. Ohne Blutbildung aber starb jedes Lebewesen, und so gingen die Empfängertiere trotz geglückter Transplantation nach einiger Zeit zugrunde. Die Bestrahlung war wie ein gigantischer Keulenschlag, der, um die Transplantation eines Stückchens Haut zu ermöglichen, alles Leben überhaupt zerstörte.
1957 hatten die Engländer Voss und Bekham daraufhin den Versuch unternommen, einen Hund am Leben zu erhalten, indem sie ihm nach der Bestrahlung das gesunde Knochenmark eines anderen Hundes einpflanzten, um so die Zerstörung auszugleichen. Dabei erreichten sie zu ihrer Überraschung noch mehr: Das Empfängertier blieb nicht nur längere Zeit am Leben, sondern ein gleichzeitig mit dem Knochenmark übertragenes Hauttransplantat heilte ganz besonders schnell ein. Es war zu einer »Anpassung« zwischen dem Organismus des Empfängers und dem Transplantat des Spenders gekommen.
Die Ergebnisse dieser Experimente waren allen Ärzten und Chirurgen, die sich mit dem Gedanken der Transplantation beschäftigten, bekannt geworden. Aber wer konnte oder wollte es wagen, sie auf Menschen anzuwenden? Wer würde einen Nierenkranken – und stünde er am Rande des Todes – einer so gewaltigen Menge von Röntgenstrahlung aussetzen, daß er sozusagen zweifach zum Tode verurteilt war, einmal durch sein Nierenleiden, zum andern durch die Strahlen? Wer würde es darüber hinaus wagen, diesem zweifach Sterbenden das Knochenmark eines anderen Menschen, eines Toten, eines Lebenden oder gar des Nierenspenders einzupflanzen, um ihn vor der Blutzerstörung zu retten? Und wer schließlich würde in diesen gewaltsam veränderten Leib eine Niere verpflanzen – nur in der Hoffnung, den zweifach Sterbenden dadurch am »Leben« zu erhalten? War dies nicht ein kaum faßbarer, ungeheuerlicher Gedanke?
Vielleicht hatte auch Hamburger ihn erwogen. Jedenfalls aber hatte er ihn nicht in die Tat umgesetzt. Doch spätestens seit der Zeit, da er, in das Schicksal des Georges Siméon verstrickt, mit Merrill in Verbindung trat, mußte er erfahren haben, daß das so ungeheuerlich Erscheinende durch John P. Merrill bereits vor einem Jahr – im Mai und Juli 1958 – unternommen worden war.

Nichts darüber war aus dem »Peter Bent Brigham Hospital« an die Öffentlichkeit gedrungen. Und was sich dort im Mai und Juli 1958 ereignet hatte, wäre in der Tat geeignet gewesen, Presseschlagzeilen zu erzeugen, die John P. Merrill, der eben noch wegen der Rettung von Richard Herrick und Edith Helm gefeiert worden war, zu einem Spieler mit Menschenleben hätten machen können.
In jenen Monaten hatte Merrill an einer Frau (G. L. war alles, was über ihren Namen zu erfahren war) und einem zwölfjährigen Kind (W. N. war alles, was über dieses Kind zu erfahren war) das anscheinend Unvorstellbare unternommen.
Beide Patienten waren mit nur einer Niere geboren und in Unfälle verwickelt worden, bei denen ihre einzige vorhandene Niere zerstört worden war. Beide waren zum Tode verurteilt, weil sie keine Zwillingsgeschwister besaßen, die ihnen eine Niere hätten geben können. So hatte Merrill beide mit 600 beziehungsweise 700 Röntgen-Einheiten bestrahlt und zunächst in Frau G. L. das Knochenmark und die Niere eines toten Kindes eingepflanzt. Aber die neue Niere hatte niemals funktioniert. Die Kranke hatte das Knochenmark nicht angenommen und war an den Folgen der Bestrahlung gestorben.
W. N. dagegen, das zwölfjährige Kind, hatte Knochenmark seiner eigenen Mutter erhalten und fünfundzwanzig Tage lang mit dem Tod gekämpft. Aber dann war es an Blutungen gestorben, so daß Merrill, Murray und Harrison gar nicht erst dazu gekommen waren, ihm auch noch eine Niere seiner Mutter einzupflanzen.

Aus Merrills wissenschaftlichem Bericht:
»Trotz vieler Tierversuche ist es beim Menschen nicht gelungen, die Bestrahlung mit der erforderlichen Übertragung von Knochenmark zu verbinden. Wir haben sie in zwei Fällen zur Verträglichmachung einer Nierentransplantation unternommen. Beide Patienten starben an den Folgen der Bestrahlung. Die technischen Probleme ... lassen dieses Vorgehen als nicht aussichtsreich erscheinen.«

Tagebuchnotiz eines Bostoner Arztes:
»Ungeheuerlichkeiten! Grausames Spiel mit Menschenleben! Ich sehe die Schlagzeilen geradezu vor mir, wenn unsere Mißerfolge (und zugegebenermaßen zuweilen grausamen Mißerfolge) ans sogenannte Licht der Öffentlichkeit gelangen würden.
Aber wer nicht sehen will, daß jeder echte oder auch nur vermeintliche Fortschritt in der Medizin mit Irrtümern, Opfern, Schmerz oder Grausamkeit verbunden ist, ist ein romantischer Narr.

Ohne die beiden verstorbenen Patienten, die scheinbar nutzlos den tödlichen Strahlen ausgesetzt wurden, wäre keine Zeitung ein halbes Jahr später in der Lage gewesen, Schlagzeilen über die Errettung von John Riteris zu produzieren und ihren Lesern die so beliebten jüngsten ›Wunder der Medizin‹ zu verkaufen. Das Ende der beiden Patienten wurde für Merrill und seine Kollegen nämlich zum Anlaß, auf die Verpflanzung des Knochenmarks zu verzichten. Statt dessen verfiel man auf den Gedanken, die tödliche Bestrahlung durch eine lediglich ›beinahe tödliche‹ mit nur 450 Röntgen-Einheiten zu ersetzen, die das Knochenmark und das lymphatische Abwehrsystem nicht völlig vernichten, wohl aber für einige Wochen lähmen. Danach erholt es sich meistens wieder. Merrill verband damit die Hoffnung, daß diese Zeit der Lähmung ausreichen würde, dem Körper eines Nierenempfängers Gelegenheit zu geben, sich an die Antigene einer fremden Niere zu gewöhnen ...«

Genauso war es.
Als Merrill am 13. Dezember 1958 zum ersten Mal von John Riteris erfuhr, hatte er sich entschlossen, an ihm die Verwirklichung der neuen Gedanken zu erproben. Der vierundzwanzigjährige Riteris war als Kind mit seinen Eltern und seinem Zwillingsbruder Andrew aus Litauen nach Amerika gekommen. Als er in der amerikanischen Marine diente, hatte man zum ersten Mal entdeckt, daß er an einer chronischen Nephritis litt. Seitdem war auch er auf die übliche Art »stückweise« gestorben. Im Dezember hatte man im Veteranen-Hospital in Wood, Wisconsin, einige Male sein gesamtes Blut ausgetauscht. Vergebens. Schließlich hatte man ihn zu Merrill transportiert in der Hoffnung, dieser könne ihn wie Richard Herrick und Edith Helm durch die Transplantation einer Niere seines Bruders Andrew am Leben erhalten. Merrill aber hatte feststellen müssen, daß John und Andrew keine eineiigen Zwillinge waren und nicht mehr Gemeinsamkeiten besaßen als gewöhnliche Brüder auch. So war er dann auf den Gedanken verfallen, die Idee der Transplantation nach »beinahe tödlicher« Bestrahlung an Riteris zu versuchen. Am 16. Januar 1959 hatte man John Riteris einer Ganzkörper-Bestrahlung mit 250 Röntgen-Einheiten und am 23. Januar mit weiteren 200 Röntgen-Einheiten ausgesetzt. Am 29. Januar 1959 war die Transplantation der Niere gefolgt.

Einige Wochen, nachdem Georges Siméon durch die Pforte des »Necker« gegangen war, lag er immer noch in seinem Bett und wartete.

Er wußte nun, daß man ihm eine von Andrés Nieren übertragen würde. Er erlebte Stunden der Furcht, in denen er sich wünschte, man möge ihn nie in einen Operationssaal bringen. Aber gleich darauf ließen ihn Durst und Schmerzen hoffen, daß es so schnell wie möglich geschehe.
Aus dem, was um ihn vorging, konnte er schließen, daß die Vorbereitungen für das »große Abenteuer« im Gange waren. Man nahm seine Fingerabdrücke. Man pflanzte ein kleines Stückchen Haut von André in seine Haut ein. Und er hörte, alle Untersuchungen hätten bewiesen, daß tatsächlich keine Identität zwischen ihm und André vorhanden war.
André kam jetzt häufig ins »Necker«. Seine Nieren wurden geröntgt, und er teilte Georges mit, es werde seine linke Niere sein.
Doch sonst geschah nichts, was auf eine dicht bevorstehende Operation hingedeutet hätte. Georges erfuhr lediglich, daß in der Frauenabteilung Umbauten im Gange waren, die wegen seiner Operation vorgenommen wurden. Viele Spezialtechniker kamen und gingen.

Ein ehemaliger Mitarbeiter des Hospitals »Necker« in seiner Erinnerung:
»Der Umbau beschäftigte uns sehr. Wir erfuhren, daß eine Bestrahlung vor einer Nierentransplantation nicht so einfach war. Die Bestrahlung sollte die Abwehr, die Siméon gegen eine neue Niere entwickeln würde, unterdrücken. Man mußte ihn dazu vom Kopf bis zu den Füßen bestrahlen, aber viel stärker, als man je einen Menschen bestrahlt hatte. Man mußte genau aufpassen, daß er nicht zu viele Strahlen bekam, sonst konnte er daran sterben. Doch wenn die Bestrahlung Georges Abwehr gegen Andrés Niere ausschaltete, dann tat sie dasselbe auch mit seiner Abwehr gegen alle Ansteckungen. Das hatte Professor Merrill in Boston erfahren müssen. Eine Infektion nach der anderen war aufgetreten, und Professor Hamburger wollte kein solches Risiko eingehen. Er ließ daher ein eigenes Krankenzimmer für Siméon einrichten, das steril sein und auch von Ärzten und Schwestern nur in steriler Ausrüstung betreten werden sollte. Damit Siméon mit Außenstehenden, zum Beispiel seiner Frau, sprechen konnte, wurde eine Sprechanlage durch ein Fenster geplant.«

Armande und Georges Siméon erfuhren schwerlich viel über solche medizinischen Hintergründe und sicherlich nichts über den Weg, den John Riteris hatte zurücklegen müssen, um die Operation bisher fünf Monate zu überleben. Die transplantierte Niere in Boston hatte zwar schon am Tage der Operation große Mengen Harn ausgeschieden. Aber kurz darauf war Riteris von so heftigem Schüttelfrost überfallen worden, daß sein ganzes Bett bebte. Gleichzeitig stieg seine Temperatur auf 40 Grad ... Tag um Tag glühte er im Fieber. Sein Darm versagte. Es entstand eine Gelbsucht. Die Zahl seiner weißen Blutkörperchen fiel auf 50 im Kubikmillimeter Blut anstelle der 5 000 bis 7 000, über die ein Mensch normalerweise verfügt. Kurz darauf verschwanden sie völlig. Die Träger der Abwehr waren nicht mehr da. Die Bestrahlung hatte ihre Wirkung gründlich getan, und Merrill schrieb, der Patient befinde sich in kritischem Zustand ...

Die neue Niere funktionierte zwar weiter. Aber die Vernichtung jeglicher Abwehr führte zur Einwanderung von Coli-Bakterien in Riteris' Blut. Später tauchten gefährliche Pilze in seinem Harn auf. Es entwickelte sich eine allgemeine Blutvergiftung. Schließlich litt Riteris unter unerträglichen Schmerzen in seiner rechten Körperseite. Merrills Chirurgen-Kollegen operierten zum zweiten Mal. Sie entdeckten einen Infektionsherd in einer der kranken Nieren, die, wie bei Herrick und Edith Helm, in Riteris' Körper zurückgeblieben waren. Man entfernte daraufhin beide Nieren. Danach war die Temperatur gefallen. Aber gleichzeitig hatte sich die Zahl der weißen Blutkörperchen und damit auch die der Lymphozyten und Immunozyten wieder erhöht. Der Abstoßungsmechanismus war wieder mobilisiert. Merrill befürchtete, es könne dadurch doch noch zu einer Abstoßung der Niere kommen.

Zweimal hintereinander hatte Riteris neue Bestrahlungen von je 100 Röntgen-Einheiten erhalten. Die Folgen waren neue Fieberanfälle, geschwürige Veränderungen in Riteris' Mund, die es ihm unmöglich machten zu essen, und schließlich neue Pilz-Infektionen seiner Harnwege. Antibiotika und Antipilz-Präparate verursachten Nebenwirkungen, und erst im März hatte das Fieber langsam nachgelassen. Daraufhin erholte sich das »weiße Blut« und mit ihm das Abwehrsystem. Doch diesmal hatte Merrill nicht gewagt, eine fünfte Bestrahlung vorzunehmen.

Er hatte nur noch hoffen können, daß die »Anpassung« mittlerweile erfolgt war. Und anscheinend erfüllte sich seine Hoffnung, denn Ende März und Anfang April hatte sich Riteris so weit erholt, daß er nach Hause gebracht werden konnte. Doch am 1. Mai war er abermals im »Peter Bent Brigham Hospital« erschienen, weil von der zweiten Operation eine Fistel zurückgeblieben war, die eiterte. Glücklicherweise hatte sich gezeigt, daß die transplantierte Niere – abgesehen von einer leichten Eiweißabsonderung – funktionierte.

John Riteris war zum zweiten Mal nach Hause zurückgekehrt. Aber Merrill war auch jetzt noch sehr vorsichtig mit Voraussagen über einen dauerhaften Erfolg seines Versuchs.
Hamburger war über die Entwicklung in Boston orientiert.

Professor Jean Hamburger in einem Interview im Januar 1970:
»Damals, 1959, war experimentell erwiesen, daß die Bildung von Antikörpern in Fällen, in denen es nicht um eine Verpflanzung ging, durch Bestrahlung herabgesetzt worden war. So war es nur logisch, die gleiche Methode anzuwenden, um die Abwehrbereitschaft gegen ein neues Organ herabzumindern.«

Er wußte, daß es unmöglich sein würde, Georges Siméon die Nebenwirkungen und Folgen einer Bestrahlung zu ersparen. Aber er wollte wenigstens in der Zeit, in der er über keinerlei Abwehr verfügte, Infektionskeime von ihm fernhalten – sofern das überhaupt menschenmöglich war.
Es war schwierig, im überfüllten, altertümlichen Hospital einen geeigneten Raum freizumachen, der von dem Tage der ersten Bestrahlung an als Siméons Krankenzimmer dienen konnte. Der Raum erhielt eine Klimaanlage mit Luftfilter. Er enthielt ultraviolette Lampen, die Tag und Nacht geringe Dosen bakterienfeindlicher Strahlen in den Raum schickten. Die Luft des Zimmers stand unter Überdruck, um beim Öffnen das Eindringen ungefilterter Luft zu verhindern. Außer der Tür in das Krankenzimmer wurden ein luftdichtes Glasfenster und eine Sprechanlage eingebaut. Durch das Fenster konnte man Georges Siméon beobachten, über die Anlage mit ihm sprechen.
Ein anschließendes zweites Zimmer war als Sterilisationsschleuse gedacht. Alle Ärzte und Schwestern sollten in diesem Vorraum sterile Mäntel, Hauben, Handschuhe und Gesichtsmasken anlegen, bevor sie sich an Siméons Bett begaben. Alle Dinge, mit denen Georges Siméon in Berührung kam, auch sein Essen und seine Getränke, sollten ebenfalls sterilisiert werden.
Am 16. Juni war die Einrichtung der beiden Räume beendet, und fünf Tage lang wurde untersucht, welcher Grad von Sterilität sich in dem zukünftigen Krankenzimmer aufrechterhalten ließ. Am 21. Juni war Hamburger überzeugt, daß es möglich war, die Zahl der Bakterien auf ein Minimum zu beschränken.
Danach erst fiel die letzte Entscheidung, am folgenden Tage, dem 22. Juni, mit dem großen Abenteuer, und zwar mit der ersten »beinahe tödlichen« Bestrahlung, zu beginnen.

Das Hospital »Necker« selbst verfügte nicht über die Anlagen, die dazu nötig waren. Es gab nur eine geeignete Institution in Paris: das Strahleninstitut »Gustave Roussy« in Villejuif.
Am frühen Morgen schoben zwei Pfleger Georges Siméon durch die grauen Gänge des »Necker« zu einer wartenden Ambulanz. Einer von Hamburgers Assistenten, Doktor Antoine, der sich bereits um Marius Renard bemüht hatte, sagte dem Kranken, wohin man ihn bringen würde. Und von diesem Augenblick an wußte Georges Siméon, daß die Stunde der Entscheidung gekommen war.
Als die Ambulanz in die Rue de Sèvres einbog, sah er durch das Fenster zum ersten Mal nach vielen Wochen wieder Paris. Er sah Pariser Straßen, in denen Menschen plauderten und Menschen lachten. Um so heftiger war die Beklemmung, die ihn befiel, als sie in Richtung auf die Porte de l'Italie dahinfuhren und schließlich vor dem Institut »Gustave Roussy« anhielten.
Man trug Georges Siméon durch die Gänge des zweckmäßigen und kalten Baues, an Betonwänden vorüber, bis zu einer schweren Tür. Dort erwarteten ihn zwei Ärzte und eine junge Frau: Dr. Tubiana, Dr. Lalanne und Madame Dutreix.
Man brachte ihn durch die Tür in eine große Betonkammer und legte ihn zwischen zwei Glasplatten auf einen Tisch. Man zeigte ihm das Bestrahlungsgerät. Es war fast zehn Meter von ihm entfernt und wirkte wie ein Ungeheuer, das ihn an Zeichnungen von Marsmenschen erinnerte.
Er hörte beklommen Worte, mit denen man ihm erklärte, daß er sich jetzt auf dem Tisch wie eine Schnecke zusammenrollen und die Knie bis zur Brust emporziehen müsse. Der Strahlenwinkel des Geräts war, obwohl es so weit von ihm entfernt stand, klein. Die Strahlen mußten seinen ganzen Körper erreichen. Dies war nur möglich, wenn er zusammengerollt dalag. So folgte er den Anweisungen der Ärzte, obwohl er das Empfinden hatte, daß er diese Lage bei seiner Schwäche nicht lange würde ertragen können.

Georges Siméon in seiner Erinnerung:
»Dann ließen sie mich allein in der großen Kammer.
An den Wänden waren Spiegel, und in der dicken Betonmauer gab es kleine Fenster, durch die sie mich beobachteten ... Es gab auch eine Sprechanlage, damit ich etwas sagen konnte, wenn ich es nicht mehr aushielt ... Und sie gaben mir Anweisungen, wenn ich nicht mehr richtig lag, damit wirklich alles von den Strahlen getroffen wurde ...
Es war einfach unbeschreiblich, so dazuliegen, ganz allein, und nur

ab und zu eine Stimme aus dem Lautsprecher zu hören. Und dann wußte ich, daß die Bombe ihre Strahlen auf mich schoß und daß sie tödlich waren, wenn ich zuviel davon bekam ...
Sicher, die Ärzte hatten sich mit der Sache beschäftigt ... Sie hatten es an Tieren ausprobiert oder was weiß ich ... Aber ich dachte, ob sie die tödliche Grenze wirklich so genau wußten ... Runde sechs Stunden war ich auf dem Tisch zwischen dem Beton und der Maschine ... Nein, ich kann es nicht beschreiben ...«

Georges Siméon erhielt am Vormittag des 22. Juni eine Strahlendosis von 260 Röntgen-Einheiten; bevor man ihn entließ, maß Madame Dutreix, ob alle Körperteile gleichmäßige Strahlenmengen aufgenommen hatten. Danach rollte die Ambulanz zum Hospital »Necker« zurück.

Dort trugen die Wärter Siméon nicht mehr in sein altes Bett, sondern in den geheimnisvollen Zimmertrakt in der Frauenabteilung, über den ihm so manches berichtet worden war.

Er fand sich in einem Bett wieder, das plötzlich von der ganzen Welt abgetrennt war, wie der Bestrahlungstisch in Villejuif. Vier mit antiseptischer Farbe bestrichene Wände, ein Tisch, zwei Stühle, ein Fenster und eine Tür zu dem Vorraum, von dem aus Schwestern ihn beobachteten. Alles war in ein unwirkliches bläuliches Licht getaucht, das von den Ultraviolett-Lampen ausging.

Das einzig Vertraute, »Menschliche«, war ein Fernsehapparat, den Armande von zu Hause gebracht hatte, damit er nicht jede Verbindung zur Welt verlor. Auch den Apparat hatte man sterilisiert. Als die ersten Ärzte zu Georges Siméon kamen, erkannte er sie nur noch an ihrer Statur, ihren Augen oder ihrer Stimme. Ihre Gesichter waren hinter Masken verborgen, und selbst an ihren Füßen trugen sie sterile Stiefel.

Er empfand eine grenzenlose Erleichterung, als er später Armandes vertrautes Gesicht mit ihren besorgten rehbraunen Augen und Andrés schmale, um Munterkeit bemühte Gestalt hinter dem Verbindungsfenster sah. »Jetzt sind wir soweit, mein Guter«, sagte André, »jetzt haben wir die Sache bald hinter uns.«

Doch es war erst der Anfang. Nachdem Georges Siméon einige Tage in seinem »Gefängnis« verbracht und sich fast daran gewöhnt hatte, daß er mit nichts mehr in Berührung kam, das unsterilisiert war (nicht einmal mit einem Blatt Papier oder einem Bleistift), erschienen am 28. Juni wieder zwei Pfleger im Vorraum.

Sie wuschen sich wie Chirurgen, dann öffneten sie die Tür und trugen einen Kasten herein, der Siméon ein wenig erschreckte, weil er auf den ersten Blick aussah wie ein Sarg. Es war, wenn man so wollte, ein Sarg aus Plexiglas. Man erklärte ihm, daß der Glaskasten steril war und daß sie ihn benutzen mußten, um Georges zu seiner zweiten Bestrahlung nach Villejuif zu bringen. Nur wenn sie ihn in einem sterilen Behälter transportierten, konnten sie sicher sein, daß er unterwegs nicht mit Infektionskeimen in Berührung kam und alle Mühe der vorangegangenen acht Tage vergeblich war. So betteten sie ihn in den »Sarg«. Neben ihm befand sich eine Sauerstoffflasche, damit er nicht erstickte, nachdem der Glasdeckel luftdicht über ihm verschlossen war. Er empfand eine Welle der Angst, während sie ihn zur Ambulanz im Hof des »Necker« trugen. Kranke in den Gängen starrten ihn an. Es war gespenstisch, in einem »Glassarg« durch die Stadt gefahren zu werden und das Leben draußen nur noch durch Glaswände zu sehen.

Georges Siméon in seiner Erinnerung:
»Und in Villejuif packten sie mich in meinem Kasten auf einen Wagen und schoben mich in den Betonkeller. Dort öffneten sie den ›Sarg‹. Sie legten mich auf den Tisch und rollten mich zusammen. Und die Kobaltbombe fing zum zweiten Mal zu schießen an. Es dauerte wieder fünf oder sechs Stunden. Dann kam ich wieder in den Kasten und atmete Sauerstoff, und sie fuhren mich zurück. Man kann es nicht beschreiben ... Man kann es niemanden erklären, der nicht dabeigewesen ist ...«

Es waren 200 Röntgen-Einheiten, die Georges Siméon am 28. Juni erhielt. Die Verteilung der Strahlen in Siméons Körper wurde wieder gemessen wie an einem technisierten, der menschlichen Umwelt entrückten Wesen. Dann setzte Hamburger die Transplantation für den Abend des 29. Juni fest.
André Siméon wurde aufgefordert, ins »Necker« zu kommen. Er verabschiedete sich von seiner Frau und seinen Kindern. Er fuhr in die Rue de Sèvres und schritt zum dreißigsten oder vierzigsten Mal durch die alte Hospitalpforte. Er legte sich in einem Krankenzimmer, ein Stockwerk höher als Georges »Gefängnis«, in ein Bett und wartete darauf, daß man ihm eine Niere nahm.

Georges Siméon in seiner Erinnerung:
»Nachmittags kam ein Arzt – ich weiß nicht mehr, wer –, aber es war nicht der Professor, und er sagte mir, daß sie heute abend operieren würden ... Er gab mir auch ein Formular, und ich mußte mich mit allem einverstanden erklären ... Und ich erklärte mich

einverstanden, obwohl ich es eigentlich plötzlich nicht war. Aber ich wußte doch ... es gab gar keinen Ausweg für mich ... Der Arzt wollte irgend etwas Tröstliches sagen ... Er sagte: ›Wenn es nicht gelingt, dann haben Sie ja noch Ihre eigenen Nieren, die nehmen wir Ihnen ja nicht ...!‹ Darauf antwortete ich, er wisse doch selbst, was mit den Nieren los sei, und daß ich es damit nicht mehr lange machen würde. Das hat er gut verstanden, und er hat nichts mehr gesagt, sondern ist still gegangen ...«

André Siméon in seiner Erinnerung:
»So gegen 5 Uhr am Nachmittag kam der Professor und sagte zu mir: ›Es ist soweit.‹ Da habe ich gesagt, ich möchte noch mal hinüber zu meinem Bruder gehen und ihm ein paar Worte sagen, weil doch niemand wußte und so ... Ich habe ihm durch das Fenster zugewinkt und gesagt, was wir so als Jungen immer gesagt haben: ›Jetzt geht's los und wir werden's schon schaffen! Du schläfst gleich ein, und wenn du aufwachst, ist alles vorbei ...‹
Dann bin ich wieder auf mein Zimmer. Von dort mußte ich in den obersten Stock hinauf. Da legte man mich in ein kaltes Bad, bis meine Körpertemperatur auf 29 Grad herunter war. Es war zu umständlich ... bis sie mich in den Operationssaal hinunterbringen konnten. Bis dahin war meine Temperatur schon wieder höher, als sie eigentlich sein sollte ... und einer fragte mich noch, als ob er die große Spannung erleichtern wollte: ›Na, welche Niere sollen wir denn nun nehmen?‹ – ›Na, hören Sie‹, sagte ich und versuchte den gleichen Ton, ›die beste natürlich ...‹ Dann bekam ich eine Injektion und wußte nichts mehr ...«

Aus dem Operationsbericht von Professor Jean Hamburger:
»Der chirurgische Eingriff fand am 29. Juni 1959 statt ... In einem Operationssaal wurde die Niere entnommen und in einem danebenliegenden Saal eingepflanzt ... Die Niere wurde von J. Auvert entnommen. Man hatte den Körper des Spenders mittels eines kaltes Bades auf eine Untertemperatur von 29 Grad gebracht, um den Sauerstoffbedarf der Niere zu senken und ihre Widerstandskraft in der Zeit zu erhöhen, in der sie ohne Blutzufuhr sein würde ...
Es wurde die linke Niere entnommen ... Ihre Implantation wurde von J. Vaysse, M. Chevrier und Mademoiselle Lenègre durchgeführt. Der Kreislauf der verpflanzten Niere war insgesamt vierzig Minuten lang unterbrochen ... Der Harnleiter wurde in den rechten Blasengrund eingenäht ... Der Eingriff beim Spender dauerte zweieinhalb, beim Empfänger viereinhalb Stunden ...«

Armande Siméon in ihrer Erinnerung:
»Doktor de Beaufond war trotz seines Alters bei der Operation dabei – während der ganzen Zeit, fünf Stunden lang. Ich wartete in Andrés Zimmer, weil ich ja nicht in Georges' Zimmer hinein durfte, wegen der Sterilität ... Aber mitten in der Nacht, gleich nach der Operation, kam Doktor de Beaufond zu mir, und er sagte mir, daß die Operation gut abgelaufen war ... und daß wir nun darauf warten mußten, wie die Bestrahlung wirkte und ob Georges gerettet war ...«

Georges Siméon in seiner Erinnerung:
»Ich bin aufgewacht, glaube ich, zwei Tage danach. Ich weiß nur, ich hatte einen furchtbaren Durst, aber trinken durfte ich nicht ... Es war eine große Hitze ... Es war Ende Juni, Anfang Juli sehr heiß ... Ich durfte mir den Mund ausspülen und mußte das Wasser wieder ausspucken. Das Ganze ist eine böse Erinnerung, die ich mein ganzes Leben lang nicht vergesse ...«

Nein, er vergaß sie sicherlich nie. Aber er würde genausowenig vergessen, daß die »Hölle« erst am nächsten Tag begann.
Hamburger und seine Mitarbeiter waren auf den Sturm vorbereitet, den die gewaltige Strahlenmenge in Georges Siméons Organismus hervorrufen würde. Siméon war es nicht.
Als die »Hölle« begann, hatte er gerade erfahren (und auch selbst gespürt), daß die neue Niere arbeitete, als wäre sie seine eigene. Sie erzeugte in den ersten vierundzwanzig Stunden 1800 Kubikzentimeter Harn. Der Harnstoffgehalt im Blut sank schnell.
André, der nun im Bett auf jede neue Nachricht wartete, die ihm Armande, ein Pfleger oder eine Schwester überbringen konnte, erfuhr davon und schickte Georges einen Zettel mit den Worten: »Na, jetzt bist Du verdammt stolz auf meine Ersatzteilniere, die so ein feines Wässerchen abgibt!«
Armande brachte Georges den Zettel, und er lächelte ihr zum ersten Mal durch das Fenster entgegen.
Aber das war das letzte echte Lächeln gewesen, denn ein paar Stunden später begann das Fieber.
Die Temperatur stieg steil in die Höhe. Sie erreichte 39 Grad und kurz darauf 40 Grad. Georges' ganzer Körper glühte. Dann wiederum schüttelte es ihn vor Frost. Die Welt ringsum versank, und er bemerkte nur noch schattenhaft die grünlichen Gestalten, die sich um ihn bewegten, seinen Blutdruck maßen, Elektrokardiogramme schrieben, Blutproben entnahmen oder Abstriche machten.

Er nahm kaum noch wahr, daß die Niere selbst währenddessen regelmäßig weiterarbeitete. Er erfuhr auch nicht, daß alle bakteriologischen Untersuchungen keine Spur einer Infektion zeigten. Das bewies, daß das sterile »Gefängnis« offenbar seine Aufgabe erfüllte. Der Fiebersturm, der ihn schüttelte, war offensichtlich und ausschließlich eine Folge der Bestrahlung in Villejuif.

Während sich die Strahlenwirkung auf das rote Blutbild in erträglichen Grenzen hielt und durch Gaben roter Blutzellen in Schach gehalten werden konnte, sank die Zahl der weißen Blutkörperchen ins Bodenlose. Zuerst verschwanden die Leukozyten, dann folgten die Granulozyten, dann die Lymphozyten.

Die Blutgerinnung war gestört; nach acht Tagen bedeckten rote Flecken von Hautblutungen Georges Siméons Körper. Unterdessen raste das Fieber weiter. Als Georges schließlich einmal Armandes Gesicht hinter dem »Gefängnis«-Fenster erkannte, war er so schwach, daß er kaum den Arm zu heben oder mit ihr zu sprechen vermochte. Von Angst erfüllt, flehte Armande die Ärzte um Auskunft darüber an, was um Gottes willen mit Georges geschehen sei.

Aber der einzige Trost, den sie ihr geben konnten, war die Erklärung, daß das Fieber natürlich sei und vorübergehen würde, sobald sich sein Knochenmark erholte, und – daß die Niere arbeite. Sie filtere Georges Blut so gründlich, daß der Harnstoffspiegel auf 1 Gramm gesunken sei.

Erst am 8. Juli zeigte sich eine leichte Besserung. Das Fieber fiel, und André, der selbst noch angegriffen war, verließ zum ersten Mal sein Zimmer und trat an das Fenster des »Gefängnisses«. Er sah, wie erschöpft Georges war, zu schwach, um zu essen, zu schwach, um zu sprechen. Verzweifelt versuchte er, ihm Mut zu machen. Er rief ihm durch die Sprechanlage zu: »Was machst du für Sachen? Willst du denn, daß die ganze Geschichte sich nicht lohnt? Wenn du nicht ißt, kommst du einfach nicht auf die Beine, und ich bin meine Niere für gar nichts losgeworden ...«

Er entlockte Georges damit ein müdes Lächeln.

Georges Siméon in seiner Erinnerung:

»Ich hatte mehr über Nierenverpflanzungen gelesen, als sie wußten ... Ich hatte gelesen, daß die zusammengenähten Gefäße zuerst ganz gut heilen, aber daß dann zwischen dem fünfzehnten und zwanzigsten Tag Komplikationen anfangen und daß der Fremdkörper abgestoßen wird. Es war eine Menge Ungewißheit, und ich konnte nur warten ...«

Am 13. Juli ging die kurze Erholungspause zu Ende. Eine neue Fieberwelle begann. Wieder eilten die Schwestern, die Ärzte, die Laboranten mit ihren Testgläsern durch die Gänge. Aber auch an dem Tag, an dem seine Temperatur auf mehr als 40 Grad anstieg und heftige neue Frostanfälle ihn schüttelten, war kein Anzeichen einer Infektion zu entdecken.

Eine weitere Woge der Bestrahlungsfolgen rollte erbarmungslos über Siméon hinweg.

Die in Villejuif mit dem Bestrahlen gemachten Erfahrungen hatten gelehrt, daß mehrere derartige »Wogen« nicht ungewöhnlich waren und daß die Fieberschübe anhielten, bis das Knochenmark sich erholte und das Lymphsystem seine Arbeit wieder aufnahm. Da der Harnstoffspiegel am 13. Juli den bis dahin tiefsten Wert von 0,32 Gramm erreichte, war Hamburger nicht übermäßig beunruhigt. Aber er selbst wußte nur zu gut, daß er sich zwischen Unbekannten und Ungewißheiten bewegte.

Zu den Fieberschüben gesellten sich Durchfälle, die Tag für Tag anhielten. Da lag der Mensch Georges Siméon mit einer Operationswunde, einem Katheter, von Fieber glühend und in seinen einfachsten körperlichen Funktionen auf die Hilfe der »sterilen Gespenster« angewiesen ... War er noch ein Mensch?

Für Armande war er sicherlich ein Mensch. Er war ihr Mann, der Vater ihrer Kinder, auch wenn er noch so sehr der Kontrolle über sich beraubt war. Aber war er sonst noch ein Mensch oder nur noch ein durch Krankheit und medizinische Technik überwältigter Rest eines menschlichen Wesens, das gemessen und kontrolliert und beobachtet wurde?

Am 14. Juli wurde aus der Bestrahlungskrise jäh und ohne jede Warnung eine Katastrophe, die alle Ärzte in Alarmstimmung versetzte. Ganz plötzlich nahm die Urinmenge ab.

Die Fähigkeit der Niere, Urin auszuscheiden, die sich bis zu 45 Kubikzentimeter pro Minute gesteigert hatte, sank auf 25 Kubikzentimeter, dann auf 9 herab. Zur gleichen Zeit stieg der Harnstoffspiegel im Blut wieder an. Niemals hatte Hamburger den Januartag vergessen, an dem bei Marius Renard das plötzliche Versagen der transplantierten Niere begonnen hatte. Wurde er jetzt zum zweiten Mal mit diesem Schicksal konfrontiert? War alles umsonst? War die Hoffnung auf die Bestrahlung eine eitle Täuschung?

Am 18. Juli sank die Fähigkeit, Harn auszuscheiden, auf nur noch 6 Kubikzentimeter, und der Harnstoffspiegel erreichte 1,27 Gramm. Am 19. Juli war Hamburger fest überzeugt, daß der große neue Versuch gescheitert war und daß vor Siméon und ihm selbst nur

noch der Weg in eine neue Niederlage und in ein schmerzliches, hoffnungsloses Ende lag.
Siméon selbst, vor Fieber glühend, mit versagender Niere, nahm wiederum nur noch zeitweise wahr, was geschah. Vielleicht erkannte er Armandes gequältes Gesicht oder das mühsam um ein wenig Heiterkeit ringende Gesicht Andrés. Vielleicht nahm er auch einige fremde Gesichter wahr, die er nie zuvor gesehen hatte. Aber er wußte nicht, daß sich darunter auch das Gesicht Merrills befand, der aus Boston herübergeflogen war und als einzigen Trost mitbrachte, daß er bei John Riteris innerhalb des gleichen Zeitraums eine ähnliche Krise beobachtet hatte.
Es handelte sich – so vermutete er – um eine Zeitspanne, in der sonst die transplantierten Nieren abgestoßen worden waren. Er vermutete, daß sich in dem gepeinigten Körper der Kampf um die Anpassung des fremden Gewebes an das körpereigene vollzog und daß es sich bald zeigen würde, ob die Bestrahlungswirkung stark genug gewesen war, diese Anpassung zu ermöglichen.
Armande und André andererseits ahnten wohl, daß ein Augenblick gekommen war, in dem über Leben und Tod entschieden wurde. Aber zu ihrem Glück ahnten sie es nur. Sie wußten nicht, daß Hamburger kaum noch an einen Erfolg glaubte. Als Armande erfuhr, daß Merrill aus Boston gekommen war, als sie ihm sogar auf einem Flur begegnete und Merrill ihre Hand schüttelte, glaubte sie, daß er eigens nach Paris geflogen war, um ihren Georges zu retten.
So zog bei glühender Pariser Sommerhitze der 20. Juli herauf. Er bot für die Ärzte fast keine Hoffnung mehr. Aber da, plötzlich, am Vormittag, meldete eine der Schwestern, daß die Harnausscheidung des Kranken wieder zunahm. Und diese Zunahme hielt an. Am 21. Juli begann das Fieber zu fallen, zuerst langsam, dann schnell. Gleichzeitig tauchten in den Blutproben wieder weiße Blutkörperchen in wachsender Zahl auf. Aus fünfzig wurden hundert, aus hundert tausend. Das Knochenmark hatte seine Funktion wieder aufgenommen. Die lähmende Wirkung der Bestrahlung schwand. War Merrills Theorie also richtig gewesen? Hatte die Strahlenwirkung die Abwehr lange genug niedergehalten, bis die neue Niere sich »eingewöhnte«?

Am 23., 24., 25. und 26. Juli verbesserte sich die Nierenfunktion von Tag zu Tag. Der Blutdruck, der zeitweise bis zu Höhen von 190 zu 110 gestiegen war, fiel. Die letzten Nachwehen des Fiebersturms verklangen. Am 10. August hatte der Harnstoffspiegel völlig normale Werte erreicht.

Die Transplantationswunde verheilte ohne Komplikationen. Nur eine große körperliche Schwäche war noch vorhanden. Sie war die unvermeidliche Folge des Weges durch die Strahlenhölle. Aber schon in den letzten Julitagen richtete sich Georges Siméon in seinem Bett auf. Wenn Armande hinter dem ›Gefängnis‹-Fenster erschien, unterhielt er sich lange mit ihr über die Kinder, über die Schule und schließlich sogar über ein eigenes Haus in Montgeron, das sie eigentlich schon lange hatten bauen wollen und auf das sie dann verzichtet hatten, weil es für ihn keine Möglichkeit mehr gegeben hatte, zu arbeiten.

Georges Siméon in seiner Erinnerung:
»Am dreiundzwanzigsten, am vierundzwanzigsten Tag fing ich zum ersten Mal an, mir zu sagen: Es hält, es hält! Es ist gelungen ...!«

Um den 10. August waren alle seine Blutwerte so normal, daß die Ärzte zum ersten Mal ohne ihre gespenstische Gewandung erschienen. Kurz darauf wurde Siméon erlaubt, das »Gefängnis der Sterilität«, in dem er fast fünfzig Tage verbracht hatte, zu verlassen. Man verlegte ihn in ein normales Krankenzimmer.
Dort beobachtete Hamburger ihn noch fünf Tage lang, und Armande und André führten ihn zum ersten Mal die alten Gänge entlang.
Diesmal war es Hamburger gelungen, die Operation so geheimzuhalten, daß kein Reporter Georges Siméon behelligte, als er am 15. August, blaß und schmal, aber zuversichtlich das »Necker« verließ und nach Hause fuhr. Er war frei; ihn begleitete nur noch eine beklemmende Erinnerung an die letzte Fahrt, die ihn am 28. Juni durch die »Necker«-Pforte geführt hatte – an die Fahrt im »gläsernen Sarg«.

André Siméon in seiner Erinnerung:
»Bevor er nach Hause kam, bin ich zu Professor Hamburger gegangen und habe ihn gefragt: ›Was wird nun? Wie lange wird es gutgehen ...?‹ Aber er wußte es nicht ... Er sagte: ›Es kann ein Jahr sein oder zwei, drei, vielleicht auch länger ...‹
So mußten wir einfach hoffen, und wir hofften ...«

Nein, Hamburger wußte es selbst nicht. Er hatte zu viele Fehlschläge gesehen. Er wußte zu sehr, wie wenig er wußte, um sich irgendeinen vorzeitigen Optimismus zu erlauben ...
Wenn Georges Siméon lange Zeit überlebte, dann würde sein Über-

leben wie das von John Riteris in Boston ein Hinweis darauf sein, daß es mit Hilfe der Bestrahlung gelingen konnte, die Abstoßung verpflanzter Organe zu verhindern. Die Bestrahlung war ohne Zweifel eine furchtbare, eine »heroische« Methode. Aber wenn sie sich als wirksam erwies, eröffnete sie dann nicht zum ersten Mal einen Weg, der zu einem Wendepunkt in der gesamten Geschichte der Organtransplantationen führen konnte?
Hamburger wartete einige Wochen. Dann bestellte er Georges und André Siméon zu einer Nachuntersuchung ins Hospital. André führte bereits wieder ein normales Leben. Aber auch Georges hatte sich erstaunlich erholt. Er entwickelte sich offenbar wieder zu dem breiten, gesetzten Mann, der er in gesunden Tagen gewesen war. Seine neue Niere erreichte zwar nur achtzig Prozent der normalen Nierenleistung. Aber alle anderen Testwerte waren normal. Und er bereitete sich darauf vor, wieder in sein Amt bei der Post zurückzukehren.

Georges Siméon in seiner Erinnerung:
(Im Dezember 1969 und in seinem neuen Haus in Montgeron, an einem Hang über dem Tal der Seine)
»Hamburger sagte, daß er mir eines Tages, wenn ich mich weiter erholt haben würde, meine nutzlosen alten Nieren herausoperieren müsse ... vielleicht im nächsten Jahr ... Ein paar Tage vor Weihnachten 1959 gab es dann noch einmal große Angst für meine Frau ... Ich bekam heftige Schmerzen im Unterleib. Ich hatte hohes Fieber ... Ich selbst war ganz sicher, daß es nicht von der Niere kam ... Ich hatte früher oft Blinddarmreizungen gehabt ... Aber Armande rief im ›Necker‹ an, und Professor Hamburger ließ mich sofort ins Hospital bringen. Sie dachten, jetzt fange doch noch die Abstoßung an.«

Georges Siméon wußte nicht und erfuhr es auch nie, daß John Riteris mittlerweile – am 17. Oktober – in großer Eile ins »Peter Bent Brigham Hospital« gebracht worden war, weil er alle Anzeichen der Nierenabstoßung zeigte. Merrill und das Chirurgenteam legten die Niere frei und fanden ihre Befürchtung bestätigt ... So hatte Merrill Riteris am 29. Oktober, 16. und 21. November von neuem bestrahlt. Glücklicherweise war die Abstoßungskrise überwunden worden, und Riteris war am 28. November wieder nach Hause zurückgekehrt.
Aber Hamburger und seine Mitarbeiter waren aus verständlichen Gründen besorgt, als Armande Siméon von der plötzlichen Ver-

schlechterung in Georges' Befinden berichtete. Zu ihrer großen Erleichterung stellten sie aber fest, daß von einer Störung der Nierenfunktion keine Rede sein konnte. Georges Siméon hatte recht. Er litt an einem akuten Schub seiner langjährigen Blinddarmerkrankung.

Georges Siméon – nochmals im Dezember 1969 – in seiner Erinnerung:

»Sie operierten mich am Blinddarm, und zu Silvester war ich wieder zu Hause. André, Juliette, Armande, die Kinder, wir waren alle zusammen, und ich habe nach all den Jahren ein Glas Champagner getrunken, und zwar darauf, daß alles so bleibt ...

Am 31. Januar kam ich dann zum dritten Mal ins ›Necker‹, und sie haben die eine der alten Nieren herausgenommen und am 17. Februar die zweite. Beide waren nicht mehr zu gebrauchen. Sie hatten gerade noch gehalten, bis ich Andrés Niere bekam ... Und nun dauert es schon zehn Jahre ... Und Sie können es glauben, die Niere arbeitet normal und in all den Jahren ohne Komplikation.«

»France Soir« vom 12. Januar 1960:
»Georges Siméon, das lebende Wunder«

Dr. Anatol Coudahei, zwei Jahre später in einem Brief vom 1. Oktober 1962:

»Erinnern wir uns daran, daß der Erfolg im Falle Georges Siméon als Durchbruch zur Überwindung der Abstoßungsreaktion erschien?

Heute, zwei Jahre später, wissen wir, daß wir einem grausamen Irrtum erlegen sind.

Fassen wir zusammen, was sich ereignet hat: Hamburger hat nach Georges Siméon noch fünfmal versucht, Nieren unter dem Schutz der Totalbestrahlung zu verpflanzen. Er versuchte es von Müttern auf ihre Kinder und von Schwestern auf Brüder.

Die Ergebnisse sind niederschmetternd. Auf die einzelnen Patienten verteilt, sehen die Ergebnisse folgendermaßen aus:

Patient D. M. vom 14. Dezember 1959, Spenderin die Mutter, 450 Röntgen-Einheiten, Tod nach 25 Stunden.

Patient G. G., achtunddreißig Jahre alt, vom 31. Dezember 1959. Spenderin eine Schwester, 450 Röntgen-Einheiten, Tod nach 10 Tagen.

Patient J. G., einundzwanzig Jahre alt, vom 30. Mai 1960, Spenderin eine Schwester, 430 Röntgen-Einheiten und Tod.

Patient A. M., zwölf Jahre alt, vom 6. Mai 1961, Spenderin die Mutter, 450 Röntgen-Einheiten, Tod nach 21 Tagen.

Ein weiterer Patient, der Grieche Panayotis Yannopoulos, der aufgrund der Nachrichten über den Fall Siméon nach Paris kam und am 19. Dezem-

ber 1960 eine Niere seiner Mutter erhielt, schien als einziger einen Erfolg zu versprechen. Yannopoulos kehrte nach Athen zurück. Aber dort ereilte auch ihn der Tod.
Genauso niederschmetternd erscheint mir die Bilanz, die wir über die Transplantationen aufmachen müssen, welche Merrill in Boston nach der Sensation des Falles Riteris unter ›beinahe tödlicher‹ Bestrahlung unternahm.
Vom 16. Juli 1959 bis zum Mai 1962 versuchte er noch neunmal die gleiche Operation, zwischen Vater und Sohn, Mutter und Tochter, Bruder und Schwester. Alle neun Patienten starben in 18 Tagen, 22 Tagen, 14 Tagen, 16 Tagen, 13 Tagen.
Niemand hat bis heute die Frage beantwortet, weshalb John Riteris und Georges Siméon am Leben geblieben sind und so große trügerische Hoffnungen erweckten. Vielleicht lag es daran, daß sie zwar keine eineiigen Zwillinge waren, daß aber die Abstoßungsreaktion zwischen zweieiigen Zwillingen doch milder verläuft, oder daß ihre Gewebseigenarten sich aus einem anderen unbekannten Grunde entsprachen. Die totale Röntgenbestrahlung allein jedenfalls rettete sie nicht.«

Joseph E. Murray, John P. Merrill, J. Hartwell Harrison in »Annals of Surgery« 1962:
»Nur einer unter zwölf Patienten, die mit totaler Bestrahlung behandelt wurden, hat bis heute überlebt . . .«

Professor Jean Hamburger in einem Interview im Januar 1970:
»Bei jedem Fortschritt in der Medizin geht es zugleich auch immer um ein gewisses Wagnis. Wir versuchen dieses oder jenes, und wir wissen sehr oft nicht, wie es ausgehen wird . . . Insgesamt haben wir annähernd vierzig Fälle vor der Operation bestrahlt, darunter auch einen . . . Fall vom 2. Februar 1962, an dem uns die erste Nierentransplantation der Welt zwischen Nicht-Zwillingen gelang: Der junge Mann, dem eine Niere einer Kusine ersten Grades verpflanzt wurde, erfreut sich noch heute bester Gesundheit. Allerdings haben wir die Bestrahlungsmethode bald darauf aufgegeben, weil sie schwieriger durchzuführen und in ihrer unmittelbaren Reaktion gefährlicher war als andere Verfahren . . .«

Francis D. Moore, Chef der Chirurgischen Abteilung des »Peter Bent Brigham Hospital« in Boston im Mai 1962:
»Die Totalbestrahlung in ein oder zwei Dosen sollte ihre Aufgabe wie in einem einzigen zerschmetternden Schlag mit einem Schmiedehammer erledigen. Jede Zelle des Kranken wurde hart getroffen – wie hart, haben wir nie gewußt; manchmal erholte sie sich langsam, manchmal nie . . .«

Dr. Anatol Coudahei in seinem Brief vom 1. Oktober 1962:
»Wurden wir also dorthin zurückgeworfen, wo wir uns vor der Bestrahlungsmethode befanden? Man müßte diese Frage nicht ohne Bitterkeit bejahen, wenn sich nicht in letzter Zeit zeigte, daß die Idee, die Abwehr zu

lähmen, doch Aussicht auf Erfolg haben könnte. Verschiedene seit 1951 entwickelte chemische Substanzen, insbesondere 6-Mercaptopurin und Azothioprin (Imuran)) haben bei neuen Bostoner Transplantationen im Tierversuch deutlich hemmende Wirkung auf den Abstoßungsmechanismus gezeigt. Obwohl die genannten Präparate ursprünglich als Mittel gegen Krebswucherungen entwickelt wurden, besitzen sie anscheinend die Fähigkeit, die Abwehr gegen fremde Organe zu lähmen. Dies ist besonders dann der Fall, wenn man sie zusammen mit Cortison gibt ...
Leider ist Imuran außerordentlich giftig, und Merrill, der es inzwischen bei sechs Transplantationen erprobt hat, verlor im November 1960 und im Mai 1961 zwei Patienten durch Imuran-Vergiftung, während die verpflanzten Nieren selbst in beiden Fällen bis zum Tod arbeiteten. Die Kombination Imuran-Cortison führt außerdem – genauso wie die Röntgenbestrahlung – besonders leicht zu einer Schwächung der Infektionsabwehr. Dies hatte den Tod weiterer Patienten zur Folge.
Merrill ist daher im April dieses Jahres, nach fünf Todesfällen, dazu übergegangen, gleichzeitig noch ein weiteres neues Mittel, Actinomycin, zu geben. Möglicherweise hat Merrill damit einen neuen Weg beschritten, der die Aussicht eröffnet, die Abstoßung doch noch zu verhindern. Es handelt sich allerdings um einen außerordentlich schwierigen Weg, der auf ein Balancespiel zwischen Unterdrückung der Abstoßung, Infektionsabwehr und Vergiftung durch die Drogen selbst hinausläuft ...
Deshalb wendet sich im Augenblick das Interesse derer, die an einer Behandlung der hoffnungslos Nierenkranken arbeiten, einer Weiterentwicklung der künstlichen Niere zu – und zwar einer Weiterentwicklung in der Richtung, daß die Dauerbehandlung auch von chronisch Kranken möglich wird ...«

7 Clyde Shields

»Willst du heute nicht zur Arbeit?« fragte Emma Shields von ihrem Bett aus. Clyde Shields antwortete: »Nein.«
Seine Stimme war kaum zu erkennen, denn im allgemeinen war sie so kräftig und klangvoll, daß manche Leute behaupteten, sie sei das auffallendste Merkmal an ihm. Er sagte: »Ich glaube, ich kann nicht mehr ...«
Es war an einem Dezembermorgen. Und es war 1959. Der Himmel über Seattle war noch dunkel, über dem Washington-See und dem Puget-Sund, zwischen denen sich die Stadt ausbreitete, lagerte kalter Morgennebel. Trotzdem sah man in der Ferne die weißen Spitzen des Mount Rainier, des höchsten Berges im Staate Washington.
Das Haus der Shields, 132 SW 119th Street, lag im Südwesten, etwa eine halbe Meile von der eigentlichen Stadtgrenze entfernt.

Die meisten Häuser dort waren klein, mit flachen Dächern, Vorgärten, Gemüsebeeten und Garagenschuppen. Clyde und Emma Shields hatten ihr Haus 1943, zwei Jahre nach ihrer Hochzeit, gekauft und 1953 ein Stück angebaut, als sie nach ihren Söhnen Edward und Jimmy einen dritten, Tom, bekamen. Es war übrigens in dem gleichen Jahr 1953, in dem Shields angefangen hatte, sich langsam zu verändern.
»Ich werde Doktor Clausing anrufen«, sagte Emma Shields, während sie aufstand.
»Du und der Doktor«, sagte Clyde Shields, »ihr macht mir seit langem irgend etwas vor. Ich weiß, daß ich einfach fertig bin ...«
»Das wird der Doktor besser wissen«, sagte Emma Shields. Sie wußte natürlich, daß Clyde recht hatte, und sie hatte seit langem darauf gewartet, daß er einmal aufwachen und sagen würde: »Ich kann nicht mehr ...« Genauer gesagt, sie hatten beide darauf gewartet, sie und Dr. Vernon Dale Clausing, seit dieser 1953 zufällig bei Clyde Shields Eiweiß im Urin gefunden hatte. Nach eingehender Untersuchung hatte er Emma Shields erklärt, daß Clydes Nieren chronisch krank seien. Man könne nichts dagegen tun, außer ihm eine salzlose und eiweißarme Kost geben und darauf hoffen, daß in den Jahren, die Clyde Shields noch zum Leben blieben, ein Mittel gegen seine Krankheit gefunden würde.
Emma Shields hatte in der Folgezeit getan, was sie tun konnte. Aber wie konnte man einem starken Mann wie Clyde, der erst neununddreißig Jahre alt war, verbieten, Fleisch und Salz zu essen. Kein Mensch konnte ihm ansehen, daß er an einer Krankheit litt, die ihn innerlich einfach auffraß, ohne daß er selbst es wußte, und daß die Krankheit nur noch vier, vielleicht auch fünf oder sechs Jahre benötigen würde, ihn endgültig umzubringen. An diesem Dezembermorgen waren sechs Jahre vergangen, und jetzt war es also soweit.
»Ich rufe auch bei Johnson an«, sagte Emma Shields, »und sage, daß du nicht kommen kannst.«
Johnson Manufacturing Company war eine Maschinenfabrik, in der Clyde Shields als Meister arbeitete.
Clyde sagte: »Richte ihnen aus, daß ich morgen vielleicht wieder auf den Beinen bin ...« Aber er glaubte selbst nicht daran. Seit sechs Tagen warf es ihn einfach um. Ihm war, als zöge man ihm den Boden unter den Füßen weg. Er fühlte sich »elend wie ein Hund«.
So fand ihn Dr. Clausing. »Well, Clyde«, sagte er. »Ich habe schon lange gesehen, daß mit Ihnen was nicht stimmt. Doch es hätte kei-

nen Sinn gehabt, Sie damit zu behelligen. Sie hätten sich nur überflüssige Sorgen gemacht. Aber jetzt wird es tatsächlich ernster. Sie haben eine Nierenkrankheit, und wir müssen etwas unternehmen.«

Clyde Shields in einem Interview zu Henry Marx:
»Der Doktor und meine Frau hatten die ganze Zeit gewußt, was mit mir los war ... Mir sagten sie es nicht. Aber unser Doktor war ein richtiger Familiendoktor. Man konnte ihm ansehen, wie er sich darüber grämte, daß ich so zusammenbrach ... Und er sagte zu meiner Frau, er wird nicht eher Ruhe geben, bis er herausgefunden hat, wo man etwas Richtiges für mich tun könnte ...«

In dem Augenblick, in dem Clausing Clyde Shields mitteilte, daß etwas Ernsthaftes geschehen müsse, wußte er selbst wahrscheinlich nicht, was wirklich geschehen konnte. Trotzdem waren es keine leeren Worte. Er meinte es ernst, und er hoffte auf irgendein Wunder. Er ließ Clyde Shields in ein Krankenhaus in Seattle transportieren, um seinen Zustand durch Bluttransfusionen und andere unterstützende Maßnahmen wenigstens erträglicher zu machen. Aber die Hospitalbehandlung hatte nur vorübergehenden Erfolg. Clyde Shields kehrte nach Hause zurück. Ende Januar stieg sein Blutdruck auf 230 zu 140. Er erbrach fast alles, was er aß, und war nur noch mit Mühe imstande zu gehen. Seine Stellung bei Johnson verlor er, und so mußte seine Familie von dem leben, was die Versicherung ihm gab.
Dr. Clausing las unterdessen alles, was in der Fachliteratur über die jüngste Entwicklung auf dem Gebiet der Nierenkrankheiten erschien. Er kannte alle Berichte über Nierentransplantationen, und er erkundigte sich auch in Boston. Doch er hörte nur, wie froh man darüber war, wenigstens einen Erfolg mit Zwillingen wie den Brüdern Riteris gehabt zu haben, daß aber alle Patienten, bei denen man inzwischen nochmals die Röntgenbestrahlung versucht hatte, gestorben waren. Clyde Shields hatte keinen Zwillingsbruder, und ein Mann wie Clausing dachte nicht einen Augenblick daran, Clyde den Torturen einer Bestrahlung auszusetzen, nur um ihn dann doch sterben zu sehen.
Er begann statt dessen nachzuprüfen, was über die jüngste Entwicklung auf dem Gebiet der künstlichen Niere berichtet wurde. Alle künstlichen Nieren waren jetzt jener »Maschine« überlegen, mit der Kolff einmal in Kampen begonnen hatte. Aber immer noch eigneten sie sich, genau wie Kolffs erste »Niere«, nur für die kurzfristige Behandlung eines akuten Nierenversagens. Sie hatten viele Kranke ge-

rettet, indem sie ihnen über die Phase hinweghalfen, die ihre eigenen Nieren benötigten, um sich zu erholen. Aber es war nach wie vor unmöglich, mehr als zehn oder zwölf Behandlungen durchzuführen und einen chronisch Nierenkranken für lange Zeit am Leben zu halten.

So gingen die ersten Februarwochen vorüber. Clyde Shields' Zustand verschlimmerte sich von Tag zu Tag.

Da – Mitte Februar – erhielt Clausing eine Mitteilung über irgendein neues »Versuchsprogramm für Nierenkranke«, und zwar nicht in Boston oder sonstwie weit entfernt, sondern, so unwahrscheinlich es klingen mochte, in Seattle selbst. Das Versuchsprogramm hatte in der Universitätsklinik von Seattle begonnen.

In dem großen, gelblichen Bau im Nordwesten war ein »Clinical Research Center« eingerichtet worden, um Ärzten der Klinik die Möglichkeit zu geben, neue medizinische Methoden zu erproben. Unter anderem war auch davon die Rede, daß in diesem Center zum ersten Mal Versuche unternommen wurden, chronisch Kranke auf unbegrenzte Zeit mit der künstlichen Niere zu behandeln. Berichten zufolge bediente man sich dabei einer besonders konstruierten Anschlußvorrichtung aus Teflon, einem Kunststoff, der für menschliches Körpergewebe besonders verträglich war. Diese Vorrichtung sollte es ermöglichen, einen Kranken beliebig oft an eine künstliche Niere anzuschließen und die sich ansammelnden Abbauprodukte in regelmäßigen Abständen zu entfernen.

Der Mann, der die grundlegende Idee entwickelt hatte, war ein junger Arzt namens Belding H. Scribner.

Vernon Dale Clausing setzte sich mit der »University of Washington School of Medicine« in Verbindung, und es gelang ihm auch, mit Dr. Scribner zu sprechen. Dabei erfuhr er, daß die Informationen, die er erhalten hatte, grundsätzlich richtig gewesen waren.

Die Vorrichtung, an der Scribner und einige Ärzte und Techniker arbeiteten, bestand darin, daß zwei Teflon-Kanülen mehr oder weniger parallel zueinander in eine Vene und in eine Arterie am Unterarm eines Kranken einoperiert und durch Nähte befestigt werden sollten. Teflon hatte sich als so gewebefreundlich erwiesen, daß die Kanülen nach den bisherigen Erfahrungen bei Tierversuchen längere Zeit an ihrem Platz bleiben konnten. Während der Behandlung eines Kranken mit der künstlichen Niere sollten die Kanülen mit den Schläuchen für die Zu- und Abfuhr des Blutes verbunden werden.

Wenn die Behandlung beendet war, konnte man die Schläuche entfernen und für die Zeit bis zum nächsten Anschluß die nun offenen

Enden der Kanülen durch ein U-förmiges Teflon-Röhrchen verbinden. Damit war der Blutkreislauf wieder geschlossen. Die Vorrichtung wurde »Shunt« genannt; es hatte sich gezeigt, daß Tiere das U-förmige, nur mit einem leichten Verband bedeckte Röhrchen an ihren Beinen tragen konnten, ohne in ihrer Bewegung ernsthaft behindert zu sein.
Clausing hatte das Gefühl, gefunden zu haben, wonach er für Clyde Shields so verzweifelt suchte.
Leider aber war Scribner mit seinen Erklärungen noch nicht am Ende. So weit, so gut, sagte er – aber der »Shunt« befinde sich erst im Stadium der Tierversuche. Es sei noch nicht daran zu denken, die Vorrichtung an einem Menschen zu erproben.
Wie lange es denn noch dauern würde, erkundigte sich Clausing. Er habe einen Kranken namens Shields, einen sonst gesunden, kräftigen Mann, der am Versagen seiner Nieren zugrunde gehe. Es sei eine Tragödie. Shields befinde sich in hoffnungslosem Zustand, seine Lebenserwartung betrage vielleicht noch einige Wochen. Clausing bat Scribner, sich Clyde Shields wenigstens einmal anzusehen. Er sei überzeugt, daß Clyde und seine Frau zu jedem Wagnis bereit seien, wenn es nur mit einer echten Chance, und sei sie noch so klein, verbunden war.
Scribner zögerte, erklärte sich dann aber bereit, zunächst einen schriftlichen Krankenbericht über Clausings Patienten zu studieren. Clausing schrieb diesen Bericht sofort, und zu seiner ungeheuren Erleichterung erhielt er schon kurz darauf den Bescheid, er möge Shields zu einer persönlichen Untersuchung in das »Clinical Research Center« schicken.
Tags darauf half Emma Shields ihrem Mann in ihren Kombiwagen und fuhr ihn nach dem Norden von Seattle, dorthin, wo sich zwischen dem blauen Wasser des Union-Sees und der Portage Bay das Gelände der Universität des Staates Washington mit modernen oder tudor-gotischen Gebäuden, Wäldern und Parkanlagen ausbreiteten.
Als sie ihn durch die Eingangshalle über Lifts und durch Gänge zu Scribners Abteilung führte, empfand sie den Weg wie einen Gang in einen Gerichtssaal, in dem über Leben und Tod entschieden werden sollte.

Clyde Shields in einem Interview:
»Sie entschieden sich nicht sofort ... Sie waren wirklich noch nicht fertig, und ich glaube, sie überlegten hin und her. Doktor Scribner war ein junger, offener Mann, und als er zum ersten Mal mit mei-

ner Frau und mir sprach, sagte er, ich müßte versuchen, noch eine Weile auszuhalten. Sie arbeiteten Tag und Nacht an dem Shunt, aber sie hatten noch Probleme ... Sie behandelten mich, so gut sie konnten, und schickten mich nach den Behandlungen wieder nach Hause ... Aber es wurde immer schlimmer ... Und Anfang März ging es nicht mehr. Sie behielten mich dort und machten eine Menge Untersuchungen ... Und dann entschieden sie sich, es bei mir zu probieren ...

Als sie sich entschieden, sagten sie zu meiner Frau, daß sie sich auf etwas einließen, für das sie noch mehr Zeit gebraucht hätten. Sie ließen sich darauf ein, weil ich – so glaube ich – nur noch ein paar Tage Zeit hatte und weil sie mich nicht einfach sterben lassen wollten.

Sie sagten meiner Frau, daß sie nicht voraussagen könnten, was ... geschehen würde. Sie sagten ihr, sie wüßten es einfach selber nicht ...

Aber wenn man so krank ist wie ich, ist man bereit, alles zu tun und es so schnell wie möglich zu tun, nur um alles hinter sich zu bringen ... Ich sagte zu meiner Frau: ›Du gibst den Leuten die Erlaubnis, alles mit mir zu machen, was sie machen wollen ...‹ Ich wollte nicht, daß sie nur noch eine Stunde länger warteten ...«

Dr. Belding H. Scribner in einem Bericht:

»Bei seiner Einlieferung Anfang März war er kaum noch fähig, bis zum Badezimmer zu gehen. Seine Sprache war schwerfällig und sein Bewußtsein getrübt ... Am 9. März wurde der Shunt in seinen Arm einoperiert, die erste Behandlung mit der künstlichen Niere begann sofort ... Heute würden wir wegen der Gefahr von Blutungen nicht mehr so schnell vorgehen ...«

Wenn irgend jemand in diesem Augenblick wußte, wie sehr er Neuland beschritt, dann war es Belding H. Scribner selbst. Er war jung, ein sportlicher Mann, der – obwohl er selbst eine Hornhaut-Transplantation hinter sich hatte und durch die Augen eines Toten sah – jede freie Stunde benutzte, um auf den Gewässern rings um Seattle zu segeln und zu schwimmen. Er war zu Wagnissen bereit. Aber er kannte die Problematik. Die Berge von Fachbüchern und Zeitschriften, die ihn auch in späteren Jahren in seinem kleinen, mit impressionistischen Bildern geschmückten Arbeitszimmer umgaben, zeugten davon.

Es war unmöglich vorauszusagen, wie sich die Kunststoffe verhalten würden. Scribner hatte keine genaue Vorstellung davon, wie lange

der menschliche Körper die Kanülen trotz der Gewebefreundlichkeit ihres Materials in seinen Gefäßen dulden und wie oft es notwendig sein würde, den Shunt an anderen Körperteilen einzusetzen.
Es hatte große Mühe gekostet, Anschlußstücke an den freien Enden der Arterien- und Venenkanülen zu entwickeln. Sie mußten so beschaffen sein, daß sich sowohl die Kunststoffschläuche der künstlichen Niere als auch das U-förmige Verbindungsrohr für die Zeit zwischen den Behandlungen schnell und sicher befestigen ließen. Sie mußten ferner eine so große Sicherheit bieten, daß zwischen den Behandlungen, wenn der Blutkreislauf des Patienten seinen Weg durch den Shunt nahm, kein Teil sich lockerte und der Kranke plötzlich in Gefahr geriet, zu verbluten.
Nicht weniger schwierig war es, im Bereich der Arterienkanüle ein sogenanntes Injektionssystem einzubauen, durch welches das Blut für viel längere Zeiträume, als es bisher bei künstlichen Nieren üblich war, mit Heparin angereichert und so auf dem Weg durch die »Niere« an der Gerinnung gehindert wurde. Selbst die dünnsten Injektionsnadeln, die in die Kanülen hineinragten, hatten zur Bildung von Blutgerinnseln geführt, noch bevor das Heparin wirksam werden konnte. Nur feinst geschliffene Silbernadeln, die nicht aus der Kanülenwand hervorragen durften, versprachen Erfolg.
Ein anderes Problem stellte die Dialyse-Lösung dar. Man benötigte große Mengen, um lange Behandlungen ohne allzu häufiges Erneuern der Lösung durchführen zu können. Sie sollten für eine Behandlung von wenigstens vierundzwanzig Stunden ausreichen. Die Lösung mußte abgekühlt werden, um zu verhindern, daß sich im Laufe der Zeit Bakterien darin ansiedelten. Aber ob die Kühlung dazu ausreichen würde, das Lösungsbad steril zu halten, war noch nicht erwiesen und die Gefahr von Infektionen nicht ausgeschlossen.
Auf jeden Fall konnte man das Blut, das bei der Berührung mit der Dialyse-Lösung gekühlt wurde, nicht in kaltem Zustand in die Vene eines Kranken zurückleiten. Demzufolge mußte der Schlauch, der das Blut von der »Niere« in den Körper zurücktransportierte, durch ein Heißwasserbad erwärmt werden.
In der Venenkanüle, durch die das Blut in den Körper zurückfloß, war wiederum ein Injektionssystem angebracht, diesmal für Protaminsulfat, das die Heparin-Wirkung wieder aufhob und dem Blut seine Gerinnungsfähigkeit zurückgab.
Die beiden Teflon-Kanülen, die am Vormittag des 9. März 1960, nachdem man die Schlüsselbeinarterie abgebunden hatte, in eine Arterie und eine Vene an Clyde Shields Unterarm einoperiert und

durch Nähte befestigt wurden, waren spaghettidünn. Als man die Einpflanzung beendet hatte, war Shields schon nicht mehr ansprechbar. Sein Leben zerrann tatsächlich von Stunde zu Stunde.

Die »Niere« mit den Anschlußschläuchen, der große eisgekühlte Dialyse-Tank und das Erwärmungsbad standen bereit. Die Schläuche waren mit antiseptischer Zephiran-Lösung gefüllt. Kurz bevor Scribners Team den Zuführungsschlauch an der Arterien-Kanüle in Shields Arm befestigte und die Stauung seiner Schlüsselbeinarterie löste, ließ man fünf Liter steriler Kochsalzlösung in die Eingangsöffnung des Schlauches laufen.

Das gleich darauf einströmende Blut vermischte sich mit dieser Lösung und trieb sie zugleich vor sich her durch die künstliche Niere. In dem Augenblick, in dem die Lösung das Ende des Rückführungsschlauches erreichte, wurde dieser an die Venenkanüle angeschlossen. Alle atmeten auf, als er erste Akt ohne Zwischenfall vorüber war und Shields' Blut durch die »Niere« strömte.

Scribner hatte nicht die geringste Vorstellung, wie lange der erste Anschluß an die »Niere« dauern mußte, um Shields vor dem dicht bevorstehenden tödlichen Koma zu bewahren. Es konnten vierundzwanzig Stunden sein. Es konnten achtundvierzig Stunden sein, vielleicht aber auch mehr. Ein Tourniquet zum neuerlichen Komprimieren der Schlüsselbeinarterie lag für den Fall bereit, daß sich trotz aller Vorsorge einer der Kunststoffschläuche von den Kanülen lösen und dadurch Blutungen hervorrufen sollte. Die ersten Komplikationen ließen in der Tat nicht lang auf sich warten.

Plötzlich – in seiner Bewußtlosigkeit – wurde Shields von heftigen Schüttelfrösten überfallen. Die Ursache konnte schnell gefunden werden: Das abgekühlte Blut hatte sich auf dem kurzen Rückweg in den Körper des Kranken nicht genug erwärmt. Shields wurde eilends in eine elektrisch geheizte Decke gewickelt. Alle atmeten auf, als er sich erwärmte und die Schüttelfrostanfälle vorübergingen.

Aber schon entstand eine andere Gefahr. Obwohl die Dialyse-Lösung tief gekühlt war, zeigten bakteriologische Tests, daß sich Hunderttausende von Bakterien pro Kubikzentimeter in ihr entwickelten. Ihre Zahl wuchs von Stunde zu Stunde. Das Lösungsbad mußte gewechselt werden, und alle Maschinenteile, die mit der Lösung in Berührung kamen, wurden neu desinfiziert.

Bange Stunden verstrichen mit der Frage, ob Shields' Blut sich bereits infiziert hatte und welche Folgen eine solche Infektion haben würde. Die Sorge wich erst, als sich herausstellte, daß Shields offenbar keinen Schaden erlitt. Es war ein wirkliches Wunder.

Es vergingen vierundzwanzig Stunden. Die Kontrollen zeigten, daß die künstliche Niere erhebliche Mengen von Harnstoff aus dem Blut des Kranken entfernte. Aber sie reichten nicht aus, um den verzweifelten Zustand, in dem er sich befand, wesentlich zu beeinflussen.
Weitere vierundzwanzig Stunden gingen vorüber. Erst dann zeigte Shields die ersten Anzeichen einer Besserung. Er wurde wach. Sein Bewußtsein hellte sich auf. Schließlich, nach fünfzig Stunden, wurde die Entwicklung dramatisch: Er sprach jetzt klar. Von Stunde zu Stunde erklärte er, daß er sich wohler und wohler fühle. Nach siebzig Stunden – mittlerweile war der 12. März angebrochen – war er zwar immer noch sehr geschwächt, sagte aber, daß er sich zum ersten Mal wieder »als Mensch« fühle.
Nach insgesamt sechsundsiebzig Stunden wurde die Verbindung zur »Niere« unterbrochen. Arterien- und Venenkanüle wurden mit dem Shunt verbunden. Der außen auf dem Arm liegende Shunt wurde mit Hexachlorophen besprüht und mit einem leichten Verband bedeckt.
Kurz darauf war Shields in der Lage, sich aufzurichten, ja aufzustehen.

Clyde Shields in einem Interview:
»Das Wunder bei der ersten Behandlung war, daß sie wirkte wie eine Verwandlung von der Dunkelheit zum Licht ... Aber sie sagten mir, daß es nur der Anfang war und wir jetzt erst weitersehen müßten ...«

Es war tatsächlich erst der Anfang. Was bisher geschehen war, unterschied sich – abgesehen von der ungewöhnlich langen Behandlungsdauer – nicht allzusehr von den Erfahrungen, die man schon bei dem bisherigen kurzfristigeren Gebrauch der künstlichen Niere gemacht hatte. Die Erprobung der langfristigen Verwendbarkeit der Shunt-Vorrichtung stand erst bevor.
Einen Tag fühlte Clyde sich wohl, aber in der folgenden Nacht rissen ihn wütende Kopfschmerzen aus dem Schlaf. Er spürte einen schweren Druck auf der Brust. Scribner wurde alarmiert und stellte fest, daß Shields' Blutdruck wieder auf 240 zu 130 gestiegen war. Zur gleichen Zeit hatte sich sein Gewicht um vier Kilogramm erhöht. Da war sie also – die erste große Krise!
Shields' Herz hatte sich in kurzer Zeit ungeheuer vergrößert und seine Lungen waren mit Flüssigkeit gefüllt, die ihm das Atmen schwermachte.
Offenbar hatte die erste lange Dialyse zwar große Mengen von

Stoffwechselschlacken entfernt, aber gleichzeitig aus irgendeinem unbekannten Grund den Kochsalzhaushalt aus dem Gleichgewicht gebracht. Infolgedessen war es zu einer großen Ansammlung von Körperflüssigkeit gekommen, die das Herz belastete und den Blutdruck erneut in lebensgefährliche Höhen trieb.
Clyde Shields wurde zum zweiten Mal an die »Niere« angeschlossen. Dabei bewegten zwei Fragen Scribner und sein Team: Würde der Shunt funktionieren? Würde es zum ersten Mal gelingen, einen Menschen zweimal an der gleichen Körperstelle mit der künstlichen Niere zu verbinden? Es waren dies Fragen, deren Beantwortung nicht nur über die Zukunft von Scribners Idee einer Dauerbehandlung mit der künstlichen Niere entschied – für Clyde Shields entschied sie über Leben und Tod.
Alle atmeten befreit auf, als sich das U-Röhrchen ohne Schwierigkeiten entfernen ließ, die Schläuche mühelos mit den Kanülen verbunden werden konnten und Clyde Shields' Blut von neuem durch die »Niere« strömte.
Zum zweiten Mal verging nun Stunde um Stunde. Scribner verwendete eine andere Dialyse-Lösung mit einem niedrigeren hydrostatischen Druck, so daß Shields' Blut große Flüssigkeitsmengen an die Lösung abgab. Aber erst nach langer Zeit senkte sich der Blutdruck langsam auf 130 zu 100, und Shields wurde wieder von der »Niere« getrennt. Aber er fühlte sich nicht wohl. Er hatte Sehstörungen und Schwindelanfälle, sobald er versuchte, sich aufzurichten. War die Menge der entfernten Körperflüssigkeit nun zu groß gewesen? Hatte der hohe Blutdruck sich in einen zu niedrigen verwandelt? Untersuchungen, die diesen Verdacht bestätigten, ließen einen ganzen Berg von Schwierigkeiten ahnen, der vor Scribner lag.
Zum dritten Mal wurde Shields an die künstliche Niere angeschlossen. Wenn es inmitten der neuerlichen Krise auf Leben und Tod einen kurzen, für Scribner vielleicht beglückenden Augenblick gab, dann war es der Umstand, daß auch diesmal der Shunt-Anschluß keinerlei Schwierigkeiten bereitete. Alles verlief reibungslos. Zum ersten Mal wurde die gleiche Körperstelle eines Kranken dreimal nacheinander mit einer künstlichen Niere verbunden. Aber die Krise selbst war damit nicht vorüber.
Wenn es nicht gelang, Shields' Wasser- und Elektrolyt-Haushalt ins Gleichgewicht zu bringen, wenn er jetzt noch an der künstlichen Niere starb – welch ein Preis war dann für die ersten Erfahrungen mit dem Shunt bezahlt! Welch ein Preis für die vielleicht doch zu frühe Entscheidung, den neuen Weg ins Unbekannte zu beschreiten. Die Maschine lief. Wieder war die Dialyse-Lösung geändert. Stun-

den verrannen ohne Änderung in Shields' Befinden. Dann endlich begann sich der Blutdruck wieder zu erhöhen. Als er 150 zu 80 erreichte, erklärte Shields plötzlich, daß er sich wieder wohl fühle. Kurze Zeit später konnte er in sein Zimmer zurückgebracht werden. Er war jetzt vollständig wach. Die Vergrößerung seines Herzens bildete sich in kurzer Zeit zurück. Nur in der Netzhaut seiner Augen blieben frische Blutungen zurück, die durch die heftigen Blutdruckschwankungen entstanden waren.
Sorgfältig beobachtete Scribner seinen Patienten mehrere Tage lang. Aber es ereignete sich keine neue Krise mehr. Nach einigen Tagen stand Clyde Shields zum ersten Mal auf und begann, gebeugt und schwach, aber ohne Hilfe, hin und her zu gehen. Er war unendlich müde, und doch wiederholte er immer wieder, er fühle sich wie ein Mensch, der aus dem Dunkel in den hellen Tag zurückgekehrt sei.

Während der Beobachtungszeit beschäftigte sich Scribner mit Überlegungen, die er schon angestellt hatte, als er zum ersten Mal auf die Idee einer Dauerbehandlung mit der künstlichen Niere verfallen war. Der Gedanke, chronisch Nierenkranke vielleicht über Jahre am Leben zu erhalten, schien ihm nur dann einen Sinn zu haben, wenn dieses »Leben« mehr bedeutete als irgendeine Existenz in einem Hospitalzimmer. Die Kranken mußten in die Lage versetzt werden, ein Leben zu führen, das lebenswert war, unterbrochen nur durch ein oder drei monatliche, vielleicht auch wöchentliche Fahrten (er wußte es einfach noch nicht) zu der lebenserhaltenden Maschine in der Klinik. Ja, der höchste Sinn (so zumindest hatte er gehofft) mußte darin liegen, die Patienten in einen so guten Zustand zu versetzen, daß sie wieder ihrer Arbeit nachgehen oder eine neue sinnvolle Beschäftigung aufnehmen konnten.
Als der siebente Tag ohne einen Rückfall verging, überraschte Scribner Clyde Shields mit der Frage, ob er nicht zu seiner Frau und seinen Kindern nach Hause zurückkehren wolle.
Shields erschrak. Er hatte gerade zweimal seinen »Weg vom Dunkel ins Licht« hinter sich. Scribner hatte ihn gerettet. Bei Scribner fühlte er sich sicher. Er fürchtete sich, aus seiner Nähe entfernt zu werden. So antwortete er: »Nein, bitte nein. Ich glaube nicht, daß ich schon nach Hause gehen sollte ...«
Als aber ein weiterer Tag ohne Krise und ohne die Notwendigkeit einer neuen Behandlung verging, war Scribner überzeugt, daß es möglich war, zwischen einzelnen Behandlungstagen größere Zeiträume normalen häuslichen Lebens einzuschalten.
An diesem Tag besuchte Emma Shields ihren Mann, und Scribner

ließ sie, bevor sie nach Hause zurückfuhr, zu sich bitten. Diesmal fragte er *sie*, ob sie Clyde mit nach Hause nehmen wolle.
»Natürlich«, sagte sie, ohne lange zu zögern. Aber dann befiel auch sie anscheinend ein wenig Furcht – sie fragte, ob dies denn möglich, ob Clyde denn schon gesund sei. Und was geschehen würde, wenn er plötzlich einen Rückfall bekam und sie allein mit ihm zu Hause war.
Scribner erklärte, daß er ihre Sorgen verstehe. Trotzdem müsse sie versuchen, Clyde nach Hause zu holen. Wenn sie nämlich bereit sei, sozusagen Clydes Krankenschwester zu sein und auf ihn aufzupassen, dann würde sie nicht nur Clyde, sondern auch ihm ein gewaltiges Stück vorwärts helfen. Es werde gar nicht so schwierig sein. Sie müsse nur lernen, den Shunt jeden Tag zu besprühen, die Anschlußstellen mit antiseptischer Salbe zu bestreichen und einen Verband anzulegen. Außerdem müsse sie in der Lage sein, Clydes Oberarm zu komprimieren, falls sich durch irgendeinen unglücklichen Umstand der Shunt einmal lösen und eine Blutung beginnen sollte. Er sei zwar überzeugt, daß es niemals dazu kommen werde; aber für alle Fälle müsse sie Clyde sofort helfen können, bis sie ihn, Scribner, verständigt habe. Im übrigen müsse sie nur auf den Augenblick achten, in dem Clyde anfange, über Müdigkeit oder Übelkeit zu klagen. Dann sei es an der Zeit, ihn ins Auto zu setzen und ins Hospital zu fahren, damit er seine nächste Behandlung mit der künstlichen Niere erhalte. Ob sie das tun wolle und tun könne?
Emma Shields überlegte nicht lange: Natürlich wolle sie alles tun, was Scribner wünsche. Ed, Jim und Tom würden froh sein, wenn Clyde wieder zu Hause war, und sie alle würden ihm helfen, falls sie selbst irgendeine Arbeit annehmen müsse und deshalb nicht immer zu Hause sei. Sie lebten ja jetzt von Clydes Unterstützung, und sie wisse noch nicht, wie sie überhaupt die Ärzte und die Behandlung bezahlen könne. Sie hätten schon einmal daran gedacht, das Haus zu verkaufen. Aber nun – das sei nicht Scribners Sache. Sie werde alles tun, was er gesagt habe.
Scribner antwortete, dann brauche sie sich wegen der Bezahlung für die Behandlung keine Sorgen zu machen. Es gebe eine John A. Hartford-Stiftung, die dafür bestimmt sei, Nierenkranken zu helfen. Die Stiftung werde mit Sicherheit die Kosten für Clydes Behandlung übernehmen. »Clyde«, sagte er, »ist jetzt der erste Mensch, der ständig durch die künstliche Niere leben soll. Von den Erfahrungen, die wir mit Clyde machen, hängt es ab, ob Tausende anderer Nierenkranker ebenfalls am Leben erhalten werden können. Wenn Sie und Clyde mir bei dieser Arbeit helfen, ist diese

Hilfe mehr wert als die höchste Rechnung, die ein Hospital Ihnen stellen kann.«

So lernte Emma Shields, mit dem Shunt umzugehen. Und einige Tage später führte sie Clyde wieder durch die Hospitalgänge zum Parkplatz, auf den diesmal sogar ein paar Frühlingssonnenstrahlen fielen. Sie ließen das Laub im nahegelegenen Universitätspark grüner erscheinen, als es zu dieser Jahreszeit eigentlich war. Dann fuhr sie ihn nach Hause.

Clyde Shields:

»Meine Frau war nicht nur mein Chauffeur. Sie war auch meine Krankenschwester und sorgte für mich, wie es keine Krankenschwester besser gekonnt hätte. Und die Kinder – sie alle wußten, was mit mir los war, und halfen mit, mich am Leben zu erhalten ... Am Anfang gab es so viele Krisen, daß Emma mich einmal fünfmal hintereinander ins Hospital fahren mußte ...«

So begann am 20. März 1960 das zweite Leben des Clyde Shields als des ersten aller Nierenleidenden, die in Zukunft ihr Leben lang mit der künstlichen Niere behandelt werden sollten. Clyde Shields begann dieses Leben als Scribners »Exhibit 1«. Und die Bezeichnung »Exhibit 1« stand auf Shields Patientenakte, die mit dem gleichen Tage ihren Anfang nahm.

Es ist ungewiß, ob Clyde Shields schon zu dieser Zeit erfuhr, daß sich Scribner am gleichen Tag, an dem Shields mit Emma nach Hause fuhr, entschloß, einen zweiten Patienten in sein »Programm der Pioniere« aufzunehmen. Es handelte sich um einen erst zweiundzwanzigjährigen todkranken Schuhverkäufer namens Harvey Gentry.

Am 23. März saß Clyde Shields am Fenster seines Hauses und betrachtete die großen grünen Fichten, die er vor mehr als einundeinhalb Jahrzehnten selbst in seinem Vorgarten gepflanzt hatte. Fast hatte er sich schon an den Fremdkörper an seinem Arm gewöhnt. Aber er horchte in sich hinein nach ersten Anzeichen dafür, daß er wieder die »Maschine« benötigte, und er war nur beruhigt, wenn Emma in der Nähe war.

Am gleichen Tag operierte Scribners Team einen Shunt in Harvey Gentrys Unterarm und schloß den jungen Kranken am nächsten Tag an die »Niere« an.

Auch Harvey Gentry erfuhr gleich beim ersten Mal, daß der Weg, auf dem sein Leben erhalten werden sollte, noch voller unerforschter Strecken und Hinterhalte war. Nach vierundzwanzig Stunden mußte die Behandlung abgebrochen werden, weil zuviel Heparin in sein Blut gelangte. Die Wunden, in denen die Shunt-Kanülen lagen, begannen zu bluten, und erst Bluttransfusionen brachten diese Blutungen zum Stehen.

Trotzdem hatte die Dauer des Anschlusses an die künstliche Niere dazu ausgereicht, daß man Harvey Gentry am 26. März nach Hause zu seiner Familie zurückbringen konnte. Scribner wartete, bis Gentrys Angehörigen ihm meldeten, daß Harvey wieder über Übelkeit und Erbrechen klagte. Dann schloß er ihn zum zweiten Mal an die »Niere« an. Auch dieser Anschluß verlief reibungslos. Gentrys Zustand besserte sich weiter – zu Gentrys wie Scribners Glück, denn sonst hätte der Kranke schwerlich eine zweite Krise überstanden, die sich bei der nächsten Behandlung Anfang April ereignete.

Plötzlich überfielen ihn Krämpfe - es stellte sich heraus, daß die Dialyse-Lösung durch einen Bedienungsfehler nicht auf null Grad abgekühlt, sondern erwärmt worden war. Es entwickelte sich eine ungeheure Zahl von Bakterien – weit größer als im Falle von Clyde Shields –, überschwemmte Gentrys Blut und brachte ihn erneut an den Rand des Grabes.

Der schockierende Vorfall veranlaßte Scribner, noch strengere Vorsichtsmaßnahmen zu ergreifen. Gentry aber benötigte Tage, bis er sich erholte. Doch auch hiermit waren die Krisen noch nicht zu Ende.

Am 7. April überstand er ohne Störung die dritte Dialyse – wiederum zu seinem Glück. Denn nur sie versetzte ihn in die Lage, auch den nächsten Rückschlag zu überleben. Er überfiel ihn am 9. April und zeigte, wie anfällig die Shunt-Vorrichtung tatsächlich noch war.

Gentry war jung. Nach der dritten Behandlung begab er sich mit Freunden auf Muschelsuche in die Gewässer um Seattle. Dabei achtete er nicht genügend auf den Shunt in seinem Arm. Er bekam hohes Fieber und wenig später entleerte sich Eiter neben den Kanülen. Scribner verordnete Erythromycin und hoffte, die Infektion werde abklingen. Aber am 15. April mußte er Gentry ins Hospital aufnehmen und mit weiteren Antibiotika behandeln. Jetzt drängte die Zeit, weil niemand wußte, wie lange Gentry ohne eine nächste Dialyse durch den Shunt aushalten konnte. Nach dramatischen Tagen gab es keinen anderen Ausweg, als den Shunt zu entfernen.

Jeder Tag konnte jetzt die Rückkehr der Symptome der Urämie bringen. Und sie ließen in der Tat nicht lange auf sich warten. Der Zwang, den Kranken wieder an die künstliche Niere anzuschließen, war da. In dieser verzweifelten Situation versuchte Scribner, den

Shunt an der gleichen Stelle wieder einzusetzen. Aber der Versuch scheiterte. So mußte der Shunt in den linken Arm einoperiert werden, um Gentry im letzten Augenblick an die rettende »Niere« anzuschließen.

Wahrscheinlich half nur Gentrys Jugend ihm über die dritte Krise hinweg. Erst nach mehreren Dialysen im Verlauf von zwei Wochen erholte er sich so weit, daß er zum ersten Mal wieder stundenweise seine Arbeit aufnahm.

Clyde Shields wußte in diesen dramatischen Apriltagen noch nichts vom Schicksal seines Leidensgenossen. Er war selbst zu sehr damit beschäftigt, sich durch die Anfänge eines Lebens hindurchzukämpfen, das, wie ihm in den ersten Wochen zu Hause bewußt wurde, für immer an eine Maschine gekettet sein würde.

Belding H. Scribner in seinem wissenschaftlichen Bericht über Clyde Shields und Harvey Gentry:

»C. S. ist jetzt in der Lage, zu Hause zu bleiben, hat sich aber bisher noch nicht genügend erholt, um eine Arbeit leisten zu können. Ihm fehlt einfach die nötige Kraft ... Im März und April fühlte er sich zwischen den Dialysen (einmal wöchentlich für vierundzwanzig Stunden) wohl, sogar bis zum letzten Tag vor der nächsten Behandlung. Aber Ende April erbrach er sich wieder am Morgen, und zwar schon zwei Tage vor dem Termin, für den die nächste Behandlung festgesetzt war ...

Wir werden nun dazu übergehen müssen, ihn zweimal wöchentlich an die ›Niere‹ anzuschließen ... Er benötigt ... pro Woche zwei Transfusionen, um eine Blutarmut zu bekämpfen. Denn seine roten Blutkörperchen erneuern sich nur halb so schnell wie beim gesunden Menschen ... Im Augenblick befindet C. S. sich in der zehnten Woche der Behandlung, während H. G. die achte Woche der Behandlung durchmacht.

Die vorläufigen Erfolge berechtigen zu der Hoffnung, daß das Leben bisher unheilbar Nierenkranker verlängert werden kann und daß die Technik des Shunt wiederholte Behandlungen zuläßt ... Die Patienten bieten uns eine ungewöhnliche Gelegenheit, die zahlreichen Probleme der chronischen Nierenkrankheiten ... zu studieren ... Die Patienten sind ideale Testobjekte ... Die Forschungsmöglichkeiten sind unbegrenzt ...«

Der erste Akt in Clyde Shields Leben als »Versuchsobjekt Nr. 1« dauerte bis zum Dezember 1963.

Er erlebte in dieser Zeit alles, was ein Versuchsobjekt erleben und erleiden konnte. In dem Bemühen, herauszufinden, welche Zeitspanne für die Behandlung mit der künstlichen Niere am günstigsten war, wurde Clyde Shields Dialysen unterschiedlichster Dauer unterworfen. Emma Shields fuhr ihren Mann immer wieder ins Hospital, um ihn an die »Niere« anschließen zu lassen. Einmal fühlte er sich wohl, ein andermal litt er wieder unter Erbrechen, Schwäche, Hautjucken und Gliederzittern. Schließlich fand Scribner heraus, daß wöchentlich zwei Behandlungen von fünfzehn bis siebzehn Stunden Dauer das günstigste Ergebnis brachten. Dies aber bedeutete nicht, daß er daraus eine feste Regel hätte machen können. Der Nierenstoffwechsel jedes Menschen hing von so vielen chemischen Wechselwirkungen ab, daß die Behandlungsdauer nicht schematisiert werden konnte. Harvey Gentry und ein dritter Kranker namens Rolin Heming, den Scribner um diese Zeit in sein Versuchsprogramm aufnahm, benötigten ganz andere Behandlungszeiten.

An Clyde Shields' Entwicklung zeigte sich auch, daß es notwendig war, ständig die Salz- und Flüssigkeitszufuhr zu kontrollieren, um Blutdruckkrisen zu vermeiden. Clyde mußte sich täglich wiegen, um festzustellen, welche Menge Flüssigkeit er trinken konnte. Trotzdem ereilte ihn bei einem Versuch, seinem »Dasein in Fesseln« einmal zu entfliehen und mit Emma und den Kindern in die Berge um Seattle zu fahren, eine so schwere Blutdruckkrise, daß er beinahe daran starb.

Clyde Shields mußte viele Phasen seelischer Belastung durchlaufen. Das Bewußtsein, einer Maschine ausgeliefert zu sein, das über ihn kam, nachdem die erste Erleichterung über seine Errettung abgeklungen war, führte zu tiefen Depressionen, die es Emma schwermachten, »mit ihm umzugehen«. Shields nahm so die Erfahrungen zahlreicher Patienten, die später mit der »Niere« leben würden, vorweg. Es waren die Depressionen des Gefangenen, der immer unausweichlicher begriff, daß es für ihn niemals mehr die Möglichkeit geben würde, wirklich frei zu sein.

Als Scribner Clyde Shields mit nach Chicago nahm, um sein »Versuchsobjekt Nr. 1« den Teilnehmern einer medizinischen Tagung vorzustellen, war der Flug eine Art Abenteuer. Noch verkehrten keine Düsenflugzeuge von Seattle nach Chicago. Die Propellermaschinen benötigten mehr als sechs Stunden Flugzeit. Scribner und Shields verließen Seattle an einem Samstag und kamen am Montag gerade so rechtzeitig zurück, daß ein Auto Shields unmittelbar vom Flughafen zur künstlichen Niere bringen konnte. Solche Erfahrungen vertieften das Gefühl der Gefangenschaft, und es dauerte seine Zeit, bis deren Fesseln zur Gewohnheit wurden.

Was den Shunt selbst betraf, so machte Scribner die Erfahrung, daß er dank Emma Shields' sorgfältiger Pflege Woche für Woche und dann sogar Monat für Monat funktionierte. Aber schließlich traten Unverträglichkeitserscheinungen in Arterien und Venen auf. Der Shunt mußte an den anderen Arm, später in die Beine eingepflanzt werden; an den alten Shunt-Stellen entwickelten sich große Narben. Shields' Beispiel zeigte, daß der Shunt nicht länger als ein halbes Jahr, oft aber nur kürzere Zeit an einer Körperstelle verbleiben konnte. Das Suchen nach neuen Einpflanzstellen mußte mit den Jahren schwieriger und komplizierter werden.

So vergingen die Jahre 1960 und 1961, und Clyde Shields lebte weiter. Es war noch nicht daran zu denken, daß er seine Arbeit wieder aufnahm. Immerhin fühlte er sich 1962 kräftig genug, »ein wenig« um das Haus herum zu arbeiten. In seinem Garagenschuppen standen eine Drehbank und ein alter Ford aus dem Jahre 1915, den er 1956 einmal gekauft hatte, um ihn als eine Art Spielzeug für seine Kinder herzurichten. Er verbrachte jetzt viele Stunden in seiner Werkstatt – zwischen den vielen Fahrten zum Hospital und den vielen Stunden an der künstlichen Niere. Diese Stunden selbst belasteten ihn immer weniger, je weiter die Sicherheit der Nieren-Maschine voranschritt. Er verschlief die meisten Stunden der Behandlung oder spielte ab und zu auf seiner Harmonika.

Doch noch immer war die Zeit der Überraschungen nicht vorüber. Langsam entwickelten sich in seinem Körper Symptome, die er nie zuvor gekannt hatte. Er bekam schwere Anfälle von Gicht. Dann wiederum traten brennende Schmerzen in seinen Füßen auf. Es handelte sich um die ersten Erscheinungen einer Nervenerkrankung, die zu Lähmungen führen konnte.

Scribner argwöhnte, daß es sich um eine Folgeerscheinung der langen Behandlung mit der Niere handele. Niemand wußte, welche Veränderungen sie im Nervenstoffwechsel hervorrief.

Als andere Behandlungsversuche scheiterten, ging Scribner dazu über, die Dauer von Clyde Shields' Anschlußzeiten an die »Niere« zu erhöhen – und zu seiner großen Erleichterung erlebte er, daß die Symptome der Neuropathie stufenweise verschwanden. Noch wußte er nicht, daß es sich tatsächlich um eine Nebenwirkung der Dialyse handelte, die später bei einem großen Teil der Patienten auftrat.

Mittlerweile entwickelten sich bei seinem »Exhibit 1« neue überraschende Symptome und Erkrankungen:

Clyde Shields' Gelenke schwollen an. Später überfielen ihn Schmerzen in den Knochen. Zeitweise mußte er einen Stock benutzen, um sich vorwärtszubewegen. Nach hohen Dosen Vitamin D besserte

sich Clyde Shields' Zustand. Aber er erholte sich niemals mehr vollständig und blieb beim Gehen behindert. Auch hier lernte Scribner, daß Schädigungen der Knochensubstanz eine Begleiterscheinung langjähriger Dialyse war, die später jeden fünften unter seinen Kranken ereilte.
Trotz alledem lebte Clyde Shields weiter, 1963 bekam er den fünften oder sechsten Shunt – mehr und mehr wurde er sich der Bedeutung seiner Rolle als »Versuchsobjekt Nr. 1« bewußt. So begann er, diese seine Rolle auch zu leben. Er war früher kaum ein großer Leser gewesen. Jetzt las er, was an Fachliteratur über die künstliche Niere erschien. Er besorgte sich eines der ersten alten »Nieren«-Modelle, das nicht mehr benutzt wurde, und dachte darüber nach, wie die Maschine verbessert werden könnte. Unterdessen verbreitete sich die Nachricht über Scribners Methode der Dauerbehandlung in den Vereinigten Staaten. Kranke meldeten sich aus allen Himmelsrichtungen. Die künstlichen Nieren, über die Scribner verfügte, reichten nicht aus, auch nur einen Teil von ihnen zu behandeln. Der Not gehorchend, gründete Scribner ein Komitee aus Ärzten, Geistlichen und Richtern, das darüber zu entscheiden hatte, welcher Patient behandelt werden sollte und welcher nicht. Bei seinen Fahrten zum Hospital erlebte Clyde Shields den Andrang der Kranken. Er erlebte die Verzweiflung, die Enttäuschung und die Todesangst der Abgewiesenen.
1963 gehörte er zu den ersten, die an eine neue »Großniere« angeschlossen wurden. Sie trug den Namen »Monster« und war in der Lage, gleichzeitig fünfzehn Kranke zu versorgen. Das Erlebnis, zwischen vielen anderen Kranken zu liegen, ihnen über die eigenen Erfahrungen zu berichten und Zuversicht zu erwecken, erhöhte in Clyde Shields das Bewußtsein seiner Bedeutung ...

Clyde Shields:
»Die ersten Jahre waren hart. Vieles an der technischen Ausrüstung sah noch so aus wie bei Rube Goldberg.« (Er meinte den New Yorker Karikaturisten, der in den dreißiger Jahren Zeichnungen skurriler Maschinen geschaffen hatte.) »Aber genaugenommen – ich hatte Freude daran, bei dem Programm dabei zu sein, obwohl es mit dem Ruin meiner Gesundheit zusammenhing ... Die Teilnahme gab mir das Gefühl, daß ich irgendwie zu einer großen Sache etwas beigetragen hatte ...«

Im Dezember 1963 erlebte Scribner die Erfüllung eines lange gehegten Traumes. Trotz aller Rückschläge erholte Clyde Shields sich so sehr, daß er daran dachte, wieder in seinem Beruf zu arbeiten. In der Elliot Bay Plywood-Maschinenfabrik, nicht allzuweit von seinem Haus entfernt, fand er einen Posten als Drehbank-Mechaniker. Die Firma erlaubte ihm, an zwei Tagen in der Woche, Dienstag und Freitag, vorzeitig mit der Arbeit aufzuhören.

An diesen Tagen holte Emma ihn gegen Mittag ab und fuhr ihn zum Hospital. Um 13 Uhr wurde er dort an das »Monster« angeschlossen und blieb damit bis um 5 Uhr am folgenden Morgen verbunden. Emma brachte ihn anschließend zu seinem Arbeitsplatz.

So begann ein zweiter Akt in Shields' Geschichte, der vom Dezember 1963 bis zum 19. März 1969 dauerte. Clyde Shields überlebte auch diese Zeit.

Er brauchte allerdings, um sie zu überleben, zwanzig weitere Shunts. Narben bedeckten seine Arme und Beine. Er benötigte weiterhin regelmäßig rote Blutkörperchen zur Bekämpfung seiner Blutarmut. Schließlich wurde es notwendig, ihn nicht mehr nur drei-, sondern viermal wöchentlich für neun Stunden an das »Monster« anzuschließen. Nur dann fühlte er sich kräftig genug, seiner Arbeit nachzugehen.

Mit Emma und den Kindern unternahm er jetzt Picknickfahrten, einmal sogar bis in die Wälder am Spokane-Fluß im Osten des Staates Washington.

Die Akte »Clyde Shields« in Scribners Abteilung hatte nun einen ungewöhnlichen Umfang erreicht. Es war die größte Krankengeschichte, die jemals in der Universitäts-Klinik von Seattle geschrieben worden war. Aber sie erwies sich auch als bedeutungsvollste Sammlung von Erfahrungen über die Dauerbehandlung mit der künstlichen Niere, weil Shields sich immer mehr in ihre Probleme hineinlas, sich selbst beobachtete und Scribner über jedes neue Symptom berichten konnte.

Um diese Zeit erhielt Seattle außer den künstlichen Nieren in der Universitäts-Klinik ein zweites Zentrum zur Dauerbehandlung mit künstlichen Nieren. Es wurde im »Schwedischen Hospital« in Seattle eingerichtet. Die Zahl der behandelten Kranken wuchs. Aber immer noch gab es viel zuwenig Behandlungsplätze. Nur wohlhabende Patienten konnten es sich leisten, aus weiter entfernten Teilen des Staates Washington, aus den Vereinigten Staaten oder sogar aus Übersee nach Seattle zu reisen und sich hier dauernd aufzuhalten. Für jeden anderen, der zu weit entfernt lebte oder nicht Geld genug besaß, bestand keine Behandlungsmöglichkeit.

In dieser Situation gab es nach Scribners Ansicht nur zwei Lösungsmöglichkeiten: Entweder begründete man zahlreiche Nierenzentren,

die sich über das ganze Land verteilten. Oder aber man machte die künstliche Niere so sicher und handlich, daß man sie in die Wohnung eines Kranken stellen und den Kranken sowie seine Angehörigen anlernen konnte, die Maschine selbst zu bedienen.
Auch die zweite Lösung war mit Finanzproblemen belastet, denn die Anschaffung einer künstlichen Niere erforderte noch bis zu siebentausend Dollar. Außerdem gab es viele Risiken, was die medizinische Seite anbetraf. So bestand bei der »Heimbehandlung« eine erhöhte Gefahr der Infektion, des Verblutens oder sogar der Tötung durch Unachtsamkeit bei der Mischung der Dialyse-Lösung.
Die medizinischen Probleme standen nicht allein. Man mußte auch mit menschlichen Komplikationen rechnen. Es gab nicht nur Frauen wie Emma Shields. Viele junge Frauen und junge Männer waren vielleicht imstande, ihre Partner bei einer nicht allzu lange dauernden Krankheit zu pflegen. Aber wie viele würden bereit sein, jahrelang das Leben mit einem Partner und der »Maschine« zu teilen?
Trotzdem beschritt Scribner den zweiten Weg. Er nahm nur noch Kranke zur Behandlung im Universitätshospital auf, deren Angehörigen sich verpflichteten, einen Versuch mit der Maschinen-Behandlung daheim zu unternehmen. Die Nierenzentren blieben Kranken vorbehalten, die über keine Angehörigen oder keine Mittel verfügten.
Der Tag, an dem Emma Shields ihren Mann zum ersten Mal an eine künstliche Niere in ihrem Haus anschloß, war der 19. März 1969. Der nächste Akt in Clyde Shields' Rolle als »Exhibit 1« begann.
So wie Emma Shields gelernt hatte, den Shunt vorbildlich zu versorgen, so lernte sie auch die Handhabung aller Einzelheiten der künstlichen Niere. Scribner ließ eine »Niere«, ein Krankenhausbett und alle notwendigen Einrichtungen in Clyde Shields' Keller transportieren. Clyde selbst baute seinen Keller aus, soweit seine Kräfte reichten. Er begann die Wände mit Holz zu täfeln, damit die Umgebung, in der er nun viermal wöchentlich viele Stunden verbringen würde, nicht zu trostlos und unfreundlich wirkte. Neben dem Bett stand ein Telefon, damit er Emma und die Kinder oder Scribner zu Hilfe rufen konnte.
Er nahm einen neuen Posten bei der Lawrence Manufacturing Company in Seattle an, weil sie nur fünfzehn Minuten von seinem Haus entfernt lag und weil er bei Lawrence die Möglichkeit bekam, Nachtschichten zu machen. Die Nachtschicht begann um Mitternacht und war morgens um 7 Uhr zu Ende. Um 7.15 Uhr kehrte er nach Hause zurück.

Am Montag, Mittwoch, Freitag und Samstag schloß Emma ihn sofort nach seiner Heimkehr an die »Niere« an. Sie verstand es großartig, mit dem Shunt umzugehen, den Dialyse-Tank zu füllen und Clydes' Blutdruck zu kontrollieren. Für eine Behandlung vermischte sie rund einhundertundfünfzig Liter Wasser mit sechzehn Litern Dialyse-Konzentrat, das ein Lastwagen regelmäßig aus Denver brachte. Dann setzte Emma die Maschine in Gang.
Nach kurzer Zeit schlief Clyde Shields ein. Nachmittags gegen 16 Uhr, wenn die Behandlung zu Ende ging, wachte er auf. Dann blieben ihm acht Stunden Zeit, bis er wieder zur Nachtschicht fuhr. An den Tagen, an denen er die künstliche Niere nicht benötigte, schlief er von morgens 7 bis 12 Uhr und abends noch einmal von 7 bis 11. In der Zwischenzeit arbeitete er an seinem alten Ford, ging durch den Garten, saß vor dem Fernseher oder las. Er war jetzt neunundvierzig Jahre alt und hatte im Laufe der Jahre Gewicht verloren. Er wirkte älter, als er war. Seine Knochen bereiteten ihm nach wie vor Schmerzen. 1970 bekam er, diesmal an einem Oberschenkel, seinen vierzigsten Shunt. Aber – er lebte.
Auch Rolin Heming lebte noch. Er war allerdings nie imstande gewesen zu arbeiten. Harvey Gentry hatte die Existenz mit der künstlichen Niere innerlich nicht bewältigt. 1968 hatte er so lange darauf gedrängt, eine Niere transplantiert zu bekommen, bis seine Mutter ihm eine ihrer Nieren gab. Er war zu jung für die Gefangenschaft. Aber die Niere, die auf ihn übertragen wurde, arbeitete nicht. Und er war gezwungen, sich wieder in die Fesseln der »Maschine« zurückzubegeben.
So blieb Clyde Shields für Scribner der beste und entscheidende Beweis, wie lange ein Mensch mit der künstlichen Niere nicht nur leben, sondern auch arbeiten konnte, sofern er durch tausend Krisen und Nöte hindurch Selbstdisziplin und Entsagung erlernte und – wenn er eine Familie besaß, die Tag und Nacht bereit war, für ihn zu sorgen.
Wenn man die Akten über »Exhibit 1« im Jahre 1971 aufeinanderlegte, waren sie mehr als eineinhalb Meter hoch.

Clyde Shields, 1971:
»Wenn ich auf all die Jahre zurückblicke, muß ich trotz allem sagen, es waren gute Jahre. Jetzt wissen schon die Enkelkinder, was mit Opa los ist, und manchmal nehme ich sie mit in den Keller und zeige ihnen, wo die Maschine steht und wie die Maschine läuft.«

8 Melbourne Doucette

Pawlow Bronsky, Anfang Juni 1969:
»Die künstliche Niere wird jetzt mehr und mehr Kranken ein Ersatzleben schenken. Aber welch ungeheuerliche Maschinerie, welch ein Aufwand an Technik, Chemie und Geld ist nötig, einen zudem noch unvollkommenen Ersatz zu schaffen für ein Organ, dem die Natur die Größe einer kleinen Faust gegeben hat!
Die Dauerbehandlung mit der künstlichen Niere gehört zu den bizarren Exzessen zivilisatorisch-technokratischer Humanität. Der Zivilisationsmensch versinkt unter Schläuchen, Kunststoffen, Glas, Pumpen, in einer Sintflut von Chemikalien und in sklavischer Maschinen-Gefangenschaft. Die Frage ist, ob er nicht doch – allen medizinischen Science-fiction-Propagandisten zum Trotz – eines Tages den ewigen Schlaf des Todes für erträglicher hält als diese Art künstlicher Existenz.«

»New York Times«, 13. Mai 1970:
»Die Selbstmordrate unter chronisch Kranken, die mit der künstlichen Niere behandelt werden, ist vierhundertmal so hoch wie die Selbstmordrate in der Gesamtbevölkerung. Die Ziffern stützen sich auf eine Untersuchung an 3900 Patienten, die in 125 Nierenzentren behandelt werden ... Manchmal nahmen die Kranken einfach Nahrungsmittel zu sich, die ihnen verboten waren, und zwar so lange, bis sie starben ... Die größte Zahl der Todesfälle wurde dadurch hervorgerufen, daß die Patienten einfach die Dialyse-Zeiten nicht mehr einhielten; 27 Patienten lehnten es ab, sich weiterbehandeln zu lassen und starben ...«

Belding H. Scribner am 25. März 1970 zu Henry Marx:
»Für junge Menschen ist es außerordentlich schwierig, sich an ein Dialyse-Leben zu gewöhnen. Ihnen wäre besser mit einer Transplantation gedient ...«

Pawlow Bronsky, im September 1970:
»Solange die Medizin nicht imstande ist, die Ursache der tödlichen Nierenleiden zu erkennen und zu überwinden, bleibt uns nur eine menschliche Lösung: die endliche Bewältigung der Nierentransplantation, d. h. der Übertragung des natürlichen Organs. Und hier hat es den Anschein, als ob es den Merrill-Leuten in Boston in den Jahren 1961 bis 1964 gelungen ist, an einem jungen Patienten namens Melbourne Doucette die erste wirksame medikamentöse Unterdrückung der Abstoßung zu erproben, die heute ihre Früchte trägt.«

Nie hätte Anna geahnt, welches Drama, ja welche Tragödie sie in Amerika erleben würde.
Sie stammte aus einem winzigen italienischen Dorf namens Beffi, nicht weit von Aquila in den Abruzzen. Bis sie Melbourne Doucette

heiratete und den Namen Anna Doucette annahm, hieß sie Anna Berardinangelo, und ihr Vater war Dorfpolizist in Beffi gewesen, bevor er im Mai 1954 mit seiner Frau Giovanna und seinen Kindern Alderio, Anna, Valia und Bruna nach den Vereinigten Staaten und in die Gegend von Boston kam. Als Anna im Touristendeck in New York eintraf, war sie fünfzehn Jahre alt. Ihre noch frischen Erinnerungen an Beffi umfaßten ein paar in der Sonne brütende Häuser, deren Bewohner um Regen beteten, eine staubige Dorfstraße, von der die Hühner flohen, wenn gelegentlich einmal ein Auto vorüberfuhr, und einen Freund Giuseppe, von dem sie glaubte, daß sie ihn liebte und dem sie, bevor die Familie nach Neapel aufbrach, die Treue und die Heirat versprochen hatte. Nur einige Erinnerungen reichten noch ein wenig weiter, nach Aquila, wo sie bei einer Schneiderin neun Stunden täglich Kleider genäht und keine andere Abwechslung gekannt hatte als ein paar Worte mit dem Kokosnußhändler, der mit seinem Wägelchen durch die Straßen fuhr.

Niemals war sie über Aquila hinausgelangt. Als sie in New York eintraf, hatten die in den Himmel ragenden Häuserfronten und die Massen der Autos sie überwältigt. Trotzdem begann sie im gleichen Augenblick Beffi, Aquila und die Abruzzen wie eine fremde Welt zu empfinden, die hinter ihr versinken wollte.

Anna war anders als Giovanna Berardinangelo, ihre Mutter, die auch in Boston nicht aufhörte, Italienerin zu sein und sich ihrem Mann so unterwarf, wie es alle Frauen in Beffi taten. Anna war nicht nur ein hübsches, sondern auch ein eigenwilliges Mädchen, das schon nach wenigen Wochen in Amerika überzeugt war, daß alle amerikanischen Frauen glücklicher sein müßten, weil sie ein so freies Leben zu führen schienen – ein Leben, wie es für eine Frau in Beffi unvorstellbar wäre. Sie hatte nicht nur in wenigen Wochen Englisch gelernt und als Schneiderin Arbeit in Wakefield, einem Vorort von Boston, gefunden, sondern sich auch so offen für amerikanisches Frauenleben begeistert, daß Antonio und Giovanna Berardinangelo sich entschlossen hatten, Anna nach Beffi zurückzuschicken, damit sie ihre Versprechen zu Giuseppe einlöste, so wie die Sitte es befahl.

Anna hatte sich noch einmal ihrem Vater gefügt. Im Sommer 1955 war sie mit einer Tante nach Neapel gefahren. Aber als sie Giuseppe auf dem Pier warten sah, hatte sie gewußt, daß ihre Liebe ein Irrtum gewesen sein mußte, daß Giuseppe niemals in die Welt passen würde, die sie entdeckt hatte und der sie angehören wollte. Nach einigen schrecklichen Wochen in Beffi und nach heftigen Briefen Giuseppes an Antonio Berardinangelo, in denen er sich über den

Ungehorsam seiner Tochter beklagte, hatte sie, ohne ihren Vater zu fragen, ihre Rückfahrkarte benutzt und war ohne Giuseppe nach Boston zurückgereist. Viele Wochen lang hatten ihr Vater und ihre Mutter nicht mehr mit ihr gesprochen. Und vielleicht hätte ihr Zorn noch länger gedauert, wenn nicht Alderio, ihr Bruder, in diesen Wochen eine junge Amerikanerin, Evelyne Doucette aus Wakefield, geheiratet und damit die »Mauern von Beffi« durchbrochen hätte.
Kurze Zeit darauf war Anna Evelynes Bruder begegnet. Melbourne oder Mel, wie seine Familie und seine Freunde ihn nannten, war achtzehn Jahre. Er besuchte das Bentley College in Boston und wollte Buchhalter werden. Mit seinem frischen, unkomplizierten Gesicht sah er so aus, daß jeder in Aquila sofort gesagt hätte, der da könne nur Amerikaner sein. Anna hatte sich in ihn verliebt, und als Mel und sie beschlossen zu heiraten, war sie sicher, daß sie ihm eine gute Frau sein werde. Auf jeden Fall aber wollte sie auch eine »freie Amerikanerin« sein. Sie erfuhr erst viel später, als sie schon in das Drama verstrickt war, in dem Melbourne die Hauptrolle spielen sollte, daß er sich gerade deshalb in sie verliebt hatte, weil sie nicht das war, was sie so naiv und entschlossen zu sein wünschte: eine Klischee-Amerikanerin, sondern weil sich unter ein paar Äußerlichkeiten wenig von dem geändert hatte, was mit ihr aus Beffi gekommen war: insbesondere ein geduldiges, ehrliches, liebendes, tapferes Herz.

Der Schicksalsschlag, der Melbourne und Anna ereilte, kündigte sich im November 1961 an, dreieinhalb Jahre nach dem Junitag 1958, an dem sie geheiratet hatten.
Für Anna war jener Tag das Symbol ihrer endgültigen Befreiung gewesen. Auch wenn ihr Bruder Alderio die »Mauern von Beffi« durchbrochen hatte, so waren diese Mauern doch keineswegs zusammengebrochen. Anna hatte Melbourne nur an Sonntagen treffen dürfen. Und auch sonntags hatte Antonio Berardinangelo darauf geachtet, daß sie spätestens um 9 Uhr abends zu Hause war. Am Tage der Befreiung waren Melbourne und Anna in einem vier Jahre alten Chevrolet zur Hochzeitsreise durch Massachusetts und Vermont aufgebrochen. Dann waren sie in ein Appartement in Wakefield gezogen. Mel hatte bei der Wakefield Daily Item Company gearbeitet und abends weiter das College besucht. Anna hatte ebenfalls ihre Stellung als Schneiderin behalten, damit die beiden sich bald ihren Traum erfüllen konnten – ein eigenes Haus. Am 2. Mai 1959 hatte Anna ihr erstes Kind, David Joseph, geboren, ein paar Monate später Melbourne das College beendet und seinen ersten

richtigen Posten bei Schroeder Industries gefunden. Schon 1960 hatten sie so viel erspart, daß sie sich in der Spruce Street, an einem Waldrand, für 2500 Dollar ein Grundstück kaufen und im Frühjahr 1961 auf Abzahlung ein kleines 25 000-Dollar-Haus darauf errichten konnten. Wiederum einige Monate danach, am 28. August, kam Dean John zur Welt; Anna hatte sich zwar ein Mädchen gewünscht, war aber auch über den Jungen glücklich. Sie hatte ihre Arbeit aufgegeben, um nur noch für Melbourne, die Kinder und das Haus zu sorgen.

Melbourne war jetzt dreiundzwanzig Jahre alt. Er war tüchtig; ein paar Jahre noch, und er konnte sich mit einem Büro für Buchhaltung selbständig machen. Anna war einundzwanzig. Vor ihr lag, so glaubte sie, ein friedlich-heiteres Leben – unendlich weit entfernt von den Nöten in Beffi und von den Gebeten um Regen oder das tägliche Brot.

Drei Monate später wurde ihr Leben in wenigen Wochen verändert.

Anna Doucette in ihrer Erinnerung:

»An jenem Morgen im November fühlte Mel sich nicht gut. Er erbrach sich. Das ging ein paar Tage so ... Wir dachten, daß er vielleicht allergisch gegen irgendwas in dem neuen Haus war. Ich rief unseren Hausarzt an, und als wir am 15. November in die Praxis gingen, waren Mels Hände so weiß, daß ich Angst bekam. Der Arzt meinte, es sei nichts. Doch kurz nach dem Thanksgiving Day, am letzten Donnerstag im November, fühlte Mel sich so elend, daß ich ihn zum ›Melrose Hospital‹ in Wakefield fuhr. Wegen des Erbrechens dachten sie an ein Magengeschwür. Aber sie hatten einen Nierenspezialisten vom ›Massachusetts General Hospital‹. Der erkundigte sich bei Mel nach früheren Krankheiten. Da erinnerte sich Mel, daß er mit sechzehn eine Halsentzündung gehabt hatte und sein Urin rot gewesen war. Die Farbe war wieder verschwunden, und so hatte er nicht weiter darauf geachtet. Die Rotfärbung war aber jedesmal wiedergekommen, wenn er einen rauhen Hals hatte. Für den Spezialisten war das ein wichtiger Hinweis, denn Mels eine Niere war bereits vollständig und die andere beinahe zerstört ...

Er sagte nicht gleich, daß es hoffnungslos war. Aber sie behielten Mel im Hospital. Und ich wußte es eben doch, und es ist ein so unbeschreiblicher Augenblick, wenn ein junger Mensch, von dem man glaubt, daß er völlig gesund ist, so plötzlich sterben soll. Ich wollte es nicht glauben, denn ... das ganze Leben lag vor uns, wie man so sagt.«

Melbourne Doucette blieb mehrere Wochen im »Melrose«. Obwohl er Bluttransfusionen bekam, verwandelte er sich von einem gutaussehenden jungen Mann in einen Kranken, dessen bleiche Züge nichts von ihrer alten Frische bewahrt hatten. Sosehr Anna sich dagegen wehrte, an das plötzliche Ende aller Träume zu denken, so begriff sie doch, daß Melbourne nicht mehr arbeiten konnte und seine Stellung verlieren würde. Vielleicht wurde ihr zum ersten Mal bewußt, daß das Land, dem ihre Bewunderung galt, genauso erbarmungslos sein konnte wie die Abruzzen, wenn es um Arbeit und ums Überleben ging. Sie wagte nicht daran zu denken, was das Hospital kosten würde und wie sie diese Rechnungen bezahlen sollte. Und sie wußte, daß sie ihr Haus verkaufen mußte, wenn sie die Raten nicht bezahlte. Aber in Beffi war sie an harte Arbeit gewöhnt worden. Sie kehrte zu der Firma zurück, für die sie so lange gearbeitet hatte. Sie nähte bei Tage, fuhr abends zu Melbourne und erledigte in der Nacht, was es im Haus zu tun gab.
Kurz vor Weihnachten kam Melbourne nach Hause. Aber es war nicht mehr der Mel, der im November noch eigenhändig Schränke für die Küche geschreinert hatte. Es bereitete ihm schon Mühe, ein paar Treppenstufen hinaufzugehen. Bereits am Neujahrstag war er wieder so schwach, daß Anna ihn zum zweiten Mal zum Notdienst des »Melrose« fuhr. Noch einmal kam er nach einer Bluttransfusion nach Hause. Aber am 9. Januar, während Anna zur Arbeit gefahren war, brach er zusammen und kam nur mit dem Leben davon, weil John A. Welsh, ein alter Freund, ihn gerade besuchte und in seinem Auto zum »Melrose« brachte.
Anna erfuhr erst davon, als sie abends nach Hause kam. Fast im gleichen Augenblick rief der Hausarzt an.

Anna Doucette in ihrer Erinnerung:
»›Er wird nicht mehr lange leben‹, sagte er mir so ganz einfach am Telefon. Ich wußte nicht, was ich sagen sollte. Gleich darauf war auch das Hospital in der Leitung, und sie sagten mir, daß es Mel sehr schlecht ginge. Ich sagte verzweifelt, ich würde sofort kommen. Aber ich müßte erst jemand für die Kinder finden. Darauf erwiderten sie: ›Dann warten Sie. Er schläft jetzt. Wir rufen wieder an, sobald sich etwas ändert . . .‹«

Anna wußte nicht, was tatsächlich mit Melbourne geschehen war. Sein zunehmendes Nierenversagen hatte zu Flüssigkeitsansammlung in den Lungen geführt. Sie drohten ihn zu ersticken. Das »Melrose Hospital« besaß keine künstliche Niere, und so versuchten die Ärzte

des »Melrose« es mit Sauerstoff, Herzmittel und schließlich auch Transfusionen.
Gegen 4 Uhr morgens sah es aus, als wollte Doucettes Herz versagen. Anna ließ ihre Kinder schlafend zurück und fuhr durch die Dunkelheit ins Hospital. Während der ganzen Zeit hatte sie die Vorstellung, Melbourne sei tot und sie würde niemals mehr mit ihm sprechen können. Sie fühlte sich erleichtert, als sie in den Krankensaal kam und sah, daß er noch lebte. Er sprach mühsam, aber er sagte: »Beruhige dich. Ich sterbe doch nicht« und zeigte, daß er nicht wußte, wie es um ihn stand.

Anna Doucette in ihrer Erinnerung:
»Ich fragte den Arzt verzweifelt nach irgendeiner Möglichkeit, Mel am Leben zu erhalten. Er zuckte die Achseln. Aber ich dachte immer wieder daran, wie jung Mel war, und an die Kinder. Ich bestürmte den Arzt. Endlich sagte er, man könnte vielleicht versuchen, Mel ins ›Peter Bent Brigham Hospital‹ zu bringen. Dort hätten sie künstliche Nieren und könnten sein Leben ein bißchen verlängern. Er rief auch an. Aber die Antwort war: ›Wir haben frühestens in zwei Wochen ein Bett frei ...‹ Der Doktor sagte, das werde Mel unmöglich schaffen.«

Anna fuhr nach Hause, weckte die Kinder, brachte sie zu ihrer Schwester Bruna und hastete weiter zur Arbeit. Denn so schrecklich ihr zumute war, eines wußte sie: Sie durfte ihre Arbeit nicht verlieren! Wenige Wochen vorher hatte sie noch nicht daran gedacht, daß sie bei jedem Telefonklingeln aufschrecken und nachts nicht mehr schlafen würde, weil sie einen Notruf befürchtete oder darüber nachdenken mußte, was das »Peter Bent Brigham« kosten würde, wenn Melbourne am Leben blieb. Sie erkundigte sich bei Melbournes Krankenversicherung und hörte, daß man nicht einmal von der Rechnung des »Melrose« mehr als einen Teil bezahlen würde. Als einzigen Trost riet man ihr, zusätzlich einen Antrag an eine Stiftung zu stellen. Sie fragte auch im »Peter Bent Brigham« an, wie hoch die Rechnung für einige Wochen sei, und erfuhr, daß der Betrag in die Tausende von Dollars gehen würde. Anna wußte, daß sie niemals eine solche Summe bezahlen konnte, wenn sie nicht doch das Haus verkaufte – und selbst dann würde es nicht lange reichen. Sie versuchte Geld und Zukunft zu vergessen. Denn eines war für sie gewiß: Mel mußte ins »Peter Bent Brigham«! Sie arbeitete weiter – tagaus, tagein fuhr sie zwischen ihrem Arbeitsplatz, dem Hospital und ihrem Haus hin und her. Wenn sie sich dem »Melrose«

näherte, betete sie, wie man es in Beffi getan hatte, daß der Allmächtige Melbourne noch einige Tage Leben schenken möge.

Anna Doucette in ihrer Erinnerung:
»Mel überlebte die Wartezeit und wurde am 21. Januar 1962 ins ›Peter Bent Brigham‹ gebracht ... Sie legten ihn in die Abteilung für Nierenforschung im Erdgeschoß, nicht weit vom Haupteingang. Doktor Merrill war dort der Chef ...«

Francis D. Moore, Chef der Chirurgischen Abteilung des »Peter Bent Brigham Hospital« in seinem Buch »Give and Take«, 1964:
»Zur Zeit seiner Einlieferung am 21. Januar 1962 war Mr. M. D. (PBBH 1–19–87) vierundzwanzig Jahre alt ... Neben der künstlichen Niere war es seit einiger Zeit möglich, das Bauchfell in der Bauchhöhle zu waschen und dadurch Abfallprodukte zu entfernen ... Man nannte dies Peritoneal-Dialyse. Die Prozedur war einfacher und billiger ... Aber es bestand immer die Gefahr der Infektion ... Mr. M. D. wurde mit Peritoneal-Dialysen behandelt ... Eine Daueröffnung mit einem Plastikdruckknopf wurde in seine Bauchwand gelegt, so daß sich der Schlauch für die Peritoneal-Dialyse leicht in seine Bauchhöhle einführen ließ ...«

Joseph E. Murray, John P. Merrill u. a. in »New England Journal of Medicine«, 13. Juni 1963:
»... Sechsmal in einem Monat wurde er nach Hause entlassen und wiederaufgenommen ... Die Dialyse verlor an Wirksamkeit, es entwickelte sich eine Bauchfellentzündung mit Darmverschluß, Erbrechen und Anschwellen des Leibes.«

Anna Doucette in ihrer Erinnerung:
»Die Dialysen wurden immer schrecklicher und schmerzhafter für ihn, und ich wußte, daß er es nicht mehr lange würde aushalten können. Im Februar, als sie ihn wieder im Hospital behielten, ging ich zu Doktor Merrill, nahm allen Mut zusammen und fragte ihn: ›Können Sie nicht eine Nierentransplantation machen – an Mel?‹ Doktor Merrill ging zu meiner Überraschung auf meine Frage ein und sagte: ›Man könnte es versuchen, wenn ein Bruder eine Niere spenden würde oder ein anderer Verwandter ...‹
Mel hatte vier Brüder, und so schöpfte ich Hoffnung. Aber ich hätte sie selbst um eine Niere bitten müssen. Mel konnte sie nicht fragen. Er wußte immer noch nicht, wie schlecht es um ihn stand, und ich wollte ihn nicht dadurch aufregen, daß ich ihm sagte, ich suchte

nach einer Niere für ihn. Ich wußte nicht, wie ich seine Brüder Joe, Paul, Thomas und Norman fragen sollte. So ging ich zu Mels Mutter und sagte ihr alles. Sie versprach, daß sie sich alles überlegen würde. Aber ich fühlte, daß der Gedanke ihr nicht gefiel. Trotzdem wartete ich verzweifelt auf ein einziges Wort. Aber es geschah nichts. Mein Bruder Alderio bot eine Niere an, aber die konnten sie genausowenig gebrauchen wie meine eigene. Dann sah Doktor Merrill mich im Hospital und erkundigte sich, was ich ausgerichtet hatte, und ich antwortete: ›Vergessen Sie es, vergessen Sie das ...‹ Aber er fragte, ob Mel wohl etwas dagegen einwenden würde, wenn er es mit der Niere eines Toten versuchte ...
Ich war überrascht, weil ich bei den Berichten über Transplantationen bisher immer nur von Zwillingen und Verwandten gelesen hatte ... Aber ich wünschte so sehr, daß Mel lebte, daß ich mit allem einverstanden gewesen wäre. Ich entschloß mich, Mel alles zu sagen, auch wenn er dabei erfuhr, wie todkrank er war ...«

Anna wußte nichts von Merrills bitteren Enttäuschungen nach der Anwendung der Röntgenbestrahlung. Sie wußte genausowenig von Merrills ersten Versuchen mit Imuran, von der Giftigkeit des Medikaments, und den Todesfällen bei seinen ersten Versuchen, allein mit großen Mengen Imuran die Abstoßung verpflanzter Nieren bei Menschen zu verhindern. Sie wußte auch nicht, daß er inzwischen Tierversuche mit einer Kombination von Imuran, Steroiden und Actinomycin unternommen hatte. Und sie wußte nicht, daß er jetzt darauf wartete, die gleiche Kombination zum ersten Male an einem Menschen erproben zu können und vielleicht sogar die Abstoßung nichtverwandter Nieren von Toten zu verhindern.
Anna wünschte nur, daß Melbourne am Leben blieb.

Anna Doucette in ihrer Erinnerung:
»Ich fragte Mel: ›Willst du dich weiter unter der Dialyse quälen oder wärest du damit einverstanden, wenn Doktor Merrill dir eine fremde Niere einpflanzt?‹ ... Mel war zu schwach, um überrascht zu sein oder nachzudenken ... Er flüsterte: ›Wenn ich die Dialyse nicht mehr ertragen muß, dann ist mir alles gleich ...‹
Auch Mel wußte nichts von Nierentransplantationen zwischen Menschen, die nicht miteinander verwandt waren. Von einer Leichenniere sagte ich ihm gar nichts. Er flüsterte dann noch einmal: ›Wenn du meinst, daß es möglich ist...‹«
Die Entscheidung lag also bei Anna. Als sie Melbourne in seiner hoffnungslosen Hilflosigkeit daliegen sah, entschied sie sich dafür,

alles zu wagen, was man wagen konnte. Und sie fühlte eine tiefe Erleichterung, als Merrill ihr sagte, dann werde er versuchen, die Niere eines Toten zu finden. Gleichzeitig teilte er ihr mit, daß er Melbourne in ein Forschungsprogramm aufnehmen könne, das die Hartford Foundation, der Public Health Service, die Atomic Energy Commission und andere Institutionen unterstützten. Dadurch werde Melbournes Operation und die weitere Behandlung nichts kosten.

Anna Doucette in ihrer Erinnerung:
»Nach den ersten Wochen im ›Peter Bent Brigham‹ wurde Mel kostenlos behandelt ... die Versicherung bezahlte nur einen Teil der Rechnung von über 3500 Dollar, die das ›Peter Bent Brigham‹ für die ersten Wochen verlangte ... Wir wären sonst finanziell vor die Hunde gegangen ...«

Francis D. Moore in »Give and Take«, 1964:
»Die Annahme, daß die Sache« (die Kombination der Drogen) »erfolgreich sein könnte, beruhte ausschließlich auf Tierversuchen im Laboratorium ... Die Praxis ... wurde zum ersten Mal im Fall von Mr. M. D. erprobt.«

Die Entscheidung war gefallen. Merrill hatte seinen ersten Patienten, und da die Transplantation selbst zur Routine geworden war, kam es nur darauf an, einen toten Spender zu finden, um dann mit der medikamentösen Behandlung zu beginnen.
In der letzten Märzwoche schliefen Dr. Murray, Dr. Couch oder Dr. Wilson im Hospital, um für den Fall, daß ein Spender starb, eine Niere sicherzustellen und zu transplantieren. Es kam zu drei falschen Alarmen, bevor sich am Abend des 5. April ein geeigneter Spender fand.

Anna Doucette in ihrer Erinnerung:
»Am 5. April war ich nach der Arbeit im Hospital. Um 9 Uhr abends fuhr ich nach Hause, und erst später hörte ich, was darauf geschah. Es kamen Pfleger in Mels Zimmer gerannt: ›Rasch, Sie werden operiert ...‹ Mel antwortete entsetzt: ›Nein, Sie irren sich, das kann doch nicht sein ...‹ Doch sie nahmen ihn und brachten ihn weg. Mel sagte mir später: ›Als sie mich packten, hatte ich plötzlich furchtbare Angst ...‹ Sie sagten, sie hätten versucht, mich anzurufen, aber ich hätte mich nicht gemeldet. Vielleicht hatte ich die Klingel wirklich nicht gehört ...«

Joseph E. Murray, John P. Merrill u. a. in »New England Journal of Medicine«, 13. Juni 1963:
»Am 5. April wurde die Niere eines Dreißigjährigen ... der vor seinem Tode auf dem Operationstisch auf 20 Grad Celsius abgekühlt worden war, verfügbar ... Die Transplantation wurde auf die übliche Art und Weise ... durchgeführt ...«

Anna Doucette in ihrer Erinnerung:
»Jedenfalls fuhr ich am Freitag so wie immer ins Hospital. Ich ging in sein Zimmer und sah ihn schlafend in seinem Bett. Auf Zehenspitzen ging ich zu der Stationsschwester. Die Schwester sagte: ›Sie haben ihn heute nacht operiert ...‹ Und dann gab sie mir eilig einen sterilen Kittel, Augen- und Mundmaske, ohne die ich Mel zunächst nicht mehr besuchen sollte ...«

Als Anna von der Operation erfuhr, hatte Merrills großes Experiment schon seit vierundzwanzig Stunden begonnen. Er hatte seinen Fuß wieder einmal auf einen Weg ins Unbekannte gesetzt und Melbourne und Anna mit auf diesen Weg genommen, ohne zu wissen, durch welche Höllen, Tiefen und Höhen und neuen Höllen er sie führen würde.
Der Umstand, daß Anna ihren Mann in einem einfachen Krankenzimmer ohne »sterile Schleusen« wiederfand, gehörte bereits zu Merrills Programm. Er hoffte, daß er bei täglichen Kontrollen von Melbournes Abwehr gegen die neue Niere, aber auch durch ständige Überwachung seines Abwehrsystems gegen Infektionen die ersten Anzeichen von Abstoßung oder Infektion erkennen würde. Durch einen beweglichen Einsatz von Imuran, Steroiden, Actinomycin und Antibiotika wollte er dann diese ersten Anzeichen bekämpfen und unterdrücken und so einen ungeheuren »sterilen Apparat« wie nach den Bestrahlungen überflüssig machen. Er war entschlossen, bei seinen Kontrollen jedes verfügbare Mittel einzusetzen, um zu möglichst sicheren Ergebnissen zu kommen. Dazu zählten die Nieren-Biopsie und die Knochenmark-Punktion. Im ersten Fall wurde eine feine Hohlsonde durch Haut, Unterhautzellgewebe und Fettgewebe bis in die Niere gestoßen, um Teile des Nierengewebes für mikroskopische Untersuchungen auszustanzen und herauszuholen. Im zweiten Fall entnahm man Knochenmark, meist aus dem Brustbein, um sich ein Bild von der Leistung des blutbildenden Systems zu verschaffen. Beide Methoden waren umstritten, nicht ungefährlich und außerdem schmerzhaft. Es war zudem unklar, inwieweit sie bei häufiger Wiederholung selbst zu Nieren- und sonstigen Schäden

führten. Genausowenig wußte Merrill, inwieweit Imuran oder Actinomycin die gleichen Nieren schädigten und langsam vergifteten, deren Abstoßung sie verhindern sollten. Er wußte nur, daß er Erfahrungen sammeln mußte, um festzustellen, ob der nunmehrige neue Weg zu einer Verhinderung der Abstoßung führen konnte.
Das Experiment begann damit, daß Doucette 200 Milligramm Imuran pro Tag erhielt. Es handelte sich nur noch um ein Drittel der Dosierung, die bei Merrills unglücklicher Anwendung von Imuran 1960/61 benutzt worden war. Dann begann der Marsch ins Unbekannte. Eine kalte, jedes menschlichen Gefühls bare Registratur des Geschehens auf diesem Marsch lautete so:

1.–6. Tag nach der Operation: Täglich 200 Gramm Imuran mit Natriumkarbonat zur Verhinderung von Magenschäden. Bedenklich geringe Funktion der neuen Niere mit 427 Kubikzentimeter am ersten Tag und Absinken auf 163 Kubikzentimeter. Flüssigkeitsansammlungen im ganzen Körper Anschwellung des Gesichts, Zwang zur Wiederaufnahme der Peritoneal-Dialyse mit Entfernung von 4 Liter Flüssigkeit. Anhaltende Eiweißausscheidung bei hohem Blutdruck.

7. Tag: Erste Nieren-Biopsie durch die Operationswunde. Deutliche Schädigung der Nierentubuli. Unklar, ob Folge der Transplantation oder eine Abstoßungskrise. 200 Milligramm Imuran.

8. Tag: Weiterhin 200 Milligramm Imuran. Temperaturanstieg. Fieber mit 39,4 Grad. Eitrige Absonderung. Infektion.

9.–13. Tag: Wegen der Infektion und Schwächung der Infektabwehr Verringerung der Imuran-Gabe auf 150 Milligramm. Fieberanfall. Zweite Nieren-Biopsie zeigt daraufhin deutliche Anzeichen für eine Abstoßung.

14.–18. Tag: Sofortige Erhöhung der Imuran-Dosis auf 300 Milligramm, um Abstoßung zu bekämpfen. Steigerung der Ausscheidung auf 3000 Kubikzentimeter und mehr. Deutliche Besserung, trotz hohen Blutdrucks und hoher Harnstoffkonzentration.

20.–25. Tag: Absinken der Zahl der weißen Blutkörperchen auf 900. Anzeichen für neue Schädigung der Infektabwehr durch Imuran. Bestätigung der Schädigung durch Knochenmark-Punktion. Unterbrechung der Imuran-Gaben.

26.–31. Tag: Daraufhin Verbesserung des weißen Blutbildes und der Abwehr. Infolgedessen Wiederbeginn mit Imuran, aber nur 100 Milligramm. Dritte Nieren-Biopsie zeigt zahlreiche Zellveränderungen. Eiweißausscheidung. Anzeichen für anhaltendes Bemühen, Transplantat abzustoßen.

32.–42. Tag: Hohes Fieber, heftiges Krankheitsgefühl. Ausscheidung von Eiweiß. Harnstoff. Vierte Nieren-Biopsie. Erneute Hinweise auf Abstoßung. Deshalb zusätzlich zu Imuran 200 Gamma (Millionstelgramm) Actinomycin intravenös für drei Tage. Daraufhin Fiebersenkung.

43.–48. Tag: Langsame Verbesserung der Nierenfunktion. Zweite Knochenmark-Punktion zeigt ausreichende Infektabwehr. Erhöhung auf 150 Milligramm Imuran scheint daher zur wirksamen Bekämpfung der Abstoßung gerechtfertigt. Zusätzlich 200 Gamma Actinomycin.

49.–53. Tag: Trotz anhaltenden hohen Blutdrucks und Ausscheidung von Eiweiß, Erythrozyten und Leukozyten, Anzeichen für Überwindung der Abstoßung.
Entschluß, die erste der bei der Transplantation zurückgebliebenen kranken Nieren chirurgisch zu entfernen, um vielleicht den Blutdruck zu senken. Nierenentfernung ohne besondere Vorkommnisse. Gleichzeitig fünfte Biopsie der neuen Niere. Erneuter Verdacht auf Abstoßung.

54.–60. Tag: Zusätzlich zu Imuran erhöhte Actinomycin-Gaben von 250 Gamma. Verschwinden des Eiweiß im Urin.

62. Tag: Wegen anhaltenden hohen Blutdrucks Entschluß, auch die rechte kranke Niere zu entfernen. Blutdrucksenkung.

63.–72. Tag: Verringerung der Ausscheidung. Vermutung einer neuen akuten Abstoßungskrise. Daraufhin Verstärkung der Actinomycin-Gabe auf den bisher höchsten Wert von 500 Gamma. Rückkehr zu normaler Nierenausscheidung bei anhaltendem Eiweiß- und hohem Harnstoffspiegel.

73. Tag: Verringerung der weißen Blutkörperchen, offenbar erneute Schwächung der Infektabwehr. Deshalb Herabsetzung des Imuran auf 100 Milligramm. Verbesserung der Abwehr. Dafür Beeinträchtigung der Nierentätigkeit und Steigerung des Blutdrucks. Reserpin und 200 Milligramm Actinomycin. Daraufhin Abnahme der Eiweißausscheidung und Festigung der Nierenfunktion.

Der 73. Tag war der 17. Juni 1962. Am gleichen Tag fuhr Anna zum 148. Male nach der Arbeit von Wakefield durch den Fells Way, von dort auf dem McGrath Highway bis zum Memorial Drive und dann durch Cambridge zur Harvard-Brücke und schließlich durch die Massachusetts Avenue bis zum Säulentor des »Peter Bent Brigham«. Sie fuhr nachmittags um 5 Uhr, wenn die Straßen vor Autos überquollen und die Massachusetts Avenue zu einem Alptraum wurde. Aber sie hatte keinen Tag versäumt, weder im Winter bei Schnee und Eis noch während der Frühjahrsstürme, noch jetzt, wo sich die Hitze des Sommers ankündigte.

Sie wußte wenig von Imuran und Actinomycin und wenig über den erbitterten Krieg, den Merrill nun, mit Melbournes Leib als Experimentierfeld, gegen fürchterliche unsichtbare Gegner ausfocht. Sie wußte nur, wann Melbourne litt, wann er glaubte, sterben zu müssen, oder wann es ihm besser ging und er wieder daran glaubte, daß er leben würde. Sie hatte ihn mit so wassersüchtig verschwollenem Gesicht gesehen, daß er kaum zu sprechen vermochte. Sie hatte ihn zitternd in Fieberanfällen gesehen oder erschöpft von den beiden neuen Operationen, die in der Sprache der Ärzte »ohne besondere Vorkommnisse« verlaufen waren. Sie hatte erlebt, daß die Nieren-Biopsien ihn peinigten und daß die Medikamente, die er Tag für Tag bekam, seine Eingeweide rebellieren ließen und zerstörten. Sie hatte das ganze Auf und Ab von Tagen voller Hoffnung und Tagen der Hölle miterlebt – und dazu die Angst vor jedem nächsten Tag, von dem man nie gewußt hatte, ob Melbourne ihn noch erleben würde. Niemals vorher hatte sie daran gedacht, daß einmal jeder Tag für sie wie ein Geschenk sein würde.

Aber nach dem dreißigsten oder vierzigsten Tag hatte sie langsam begonnen zu glauben, daß es aufwärts ging. Melbourne hatte angefangen, sich aufzurichten und umherzugehen – ein Wesen, das an manchen Tagen mager und ausgemergelt war und am nächsten Tage plötzlich einige Kilo mehr wog, weil irgend etwas mit der neuen Niere nicht in Ordnung war. Sie hatten sich fast daran gewöhnt, daß die neue Niere nicht von selbst arbeitete wie bei einem normalen Menschen, sondern daß sie durch Medikamente reguliert werden mußte, und daß Melbourne jeden Tag zu messen hatte, wieviel er ausschied, damit man seine Getränke und die Dosis der Medikamente entsprechend bemaß. Offenbar konnte ein Mensch sich an Dinge gewöhnen, die einem Gesunden unerträglich vorkamen.

Anna beobachtete, wie Melbourne langsam kräftiger wurde, so daß sie ihn am liebsten schon in den ersten Junitagen nach Hause und zu den Kindern gefahren hätte. Aber sie traute sich nicht, von solchen Wünschen zu sprechen, denn sie wußte, daß die Ärzte allein Melbournes Leben verlängern konnten, daß sie nichts dafür verlangten und auch das Recht hatten, ihn so lange im Hospital zu behalten, wie es ihnen nötig schien.

Anna Doucette in ihrer Erinnerung:

»Merrill sagte nicht viel, aber alle Ärzte wirkten gelöst ... Sie hätten Mel ruhig schon im Juni entlassen können. Aber sie behielten ihn vielleicht noch als Schaustück im Hause ...«

Als mit dem 23. Juni der 79. Tag in Melbourne Doucettes Überleben begann, war er in der Tat der erste Mensch, der die Übertragung der Niere eines Nichtverwandten oder einer Leiche einzig und allein unter medikamentöser Behandlung und beinahe drei Monate überlebt hatte. Merrill war ein kühler Beobachter und hütete sich vor jedem voreiligen Optimismus. Wie sehr hatte der Fall Riteris am Ende getäuscht. Trotzdem stand fest, daß er 79 Tage lang einen erfolgreichen Giftkrieg gegen die unsichtbaren Feinde geführt hatte, bei dem Melbourne Doucette das Schlachtfeld war. Er hatte nach wie vor keine Vorstellung, ob er die Gegner jemals vernichten oder ob er sie nur zeitweilig zurückdrängen konnte. Und er vermochte auch nicht zu sagen, ob diese Gegner nicht länger aushalten würden als das »Schlachtfeld« selbst, das alltäglich unter dem Beschuß seiner Gifte lag. Aber es blieben 79 Tage – und Melbourne Doucette lebte.
Am 80. Tag erlaubte Merrill Anna, Melbourne an jedem Tag für einige Stunden nach Hause zu holen, während er für die übrige Zeit unter strenger Überwachung blieb. Vom 24. Juni bis zum 3. Juli fuhr Anna täglich viermal den ihr nun schon so vertrauten Weg. Aber sie tat es gern: Melbourne war ja für einige Stunden zu Hause. Er sah zu, während sie nähte, oder spielte mit David Joseph und Dean John, die jetzt vier und zwei Jahre alt waren.
Am 3. Juli entschied Merrill, Melbourne unter der Bedingung nach Hause zu entlassen, daß er täglich für ein oder zwei Stunden ins Hospital gebracht wurde. Anna nahm den Urlaub, der ihr seit langem zustand, und fuhr weiter ihren endlosen Weg. Melbourne war immer noch wie ein Blatt im Wind. Aber sie brachte ihn zum ersten Male zu Freunden oder ans Meer, und am 14. Juli feierten sie den hundertsten Tag des Überlebens.

Anna Doucette in ihrer Erinnerung:
»Hundert Tage – welcher Mensch denkt daran, was hundert Tage Leben sein können. Und sie wogen besonders schwer, denn am nächsten Tag hatte er wieder Ödeme, und wir hatten Angst . . .«

Sie hatten Grund, sich zu fürchten, denn eine sechste Nieren-Biopsie ließ vermuten, daß sich wieder eine Abstoßungskrise anbahnte. Merrill verordnete außer dem üblichen Imuran mehrmals 300 Gamma Actinomycin. Aber diesmal führten beide Mittel nicht zum Ziel. Am 11. August war Merrill gezwungen, den Drogen auch noch 80 Milligramm des Cortison-Präparates Prednison hinzuzufügen. Eine siebte Probe-Punktion der Niere zeigte, daß die neue Probekombination in wenigen Tagen wirkte und die Abstoßungsgefahr aus unerfindlichen Gründen bannte. Aber gleichzeitig trieb Prednison die Harnstoffwerte (warum? warum?) wieder auf gefährliche Höhen empor. Merrill begann eine neue Phase seines gespenstischen Kampfes zwischen Heil und Unheil seiner Medikamente – und Melbourne erholte sich so weit, daß er selbst wieder sein Auto fahren und das Hospital aufsuchen konnte, während Anna arbeitete.

Anna Doucette in ihrer Erinnerung:
»Eine Zeitlang waren wir glücklich. Man kann, wenn man den Tod gespürt hat, bescheiden werden. Ich war meistens um 3.30 Uhr nachmittags mit der Arbeit fertig, denn ich arbeitete im Akkord – und ich arbeitete schnell. Dann fuhren wir ans Meer. Ende September waren es schon 170 Tage. Aber um diese Zeit hatte Mel einen schweren Rückfall.«

Es war am 22. September, als Melbourne plötzlich ein Lungenödem bekam. Wieder deutete alles auf eine Abstoßung hin. Die Krise wurde mit Imuran, Prednison und Actinomycin überstanden. Doch die Kombination mit Prednison schädigte Melbournes Infektionsabwehr so stark, daß Anna ihn am 4. Oktober mit hohem Fieber ins Hospital fuhr. Eine Lungenentzündung hatte ihn ereilt. Nach furchtbaren Stunden reagierte er auf Penicillin. Aber um die Infektionsabwehr zu steigern, mußte Merrill die Dosen von Imuran und Prednison radikal senken. Daraufhin kam es am 12. November zum nächsten Abstoßungsversuch der Niere. Merrill mußte abermals zu Cortison und Actinomycin greifen.
Es schien ein Auf und Ab ohne Ende, als im Dezember die Heftigkeit der Abstoßungskrisen nachzulassen schien. Nach dem 242. Tag, dem 4. Dezember 1962, sah es so aus, als wenn es möglich wäre, wenigstens einen länger anhaltenden »Waffenstillstand« zu erzielen, wenn Melbourne täglich 100 Milligramm Imuran und 25 Milligramm Prednison (neben einer Anzahl anderer Medikamente) bekam. Wegen einer ständigen Blutarmut brauchte er außerdem regelmäßig rote Blutkörperchen. Auch das reichte nicht, um seine Niere wirklich normal funktionieren zu lassen. Es blieb bei Eiweißausscheidungen und zu hohen Harnstoffwerten, aber er lebte ... Und zu Weihnachten 1962 kam er endgültig nach Hause zurück. Er war bleich, mit dem breiten »Mondgesicht« aller Menschen, die lange Zeit mit hohen Dosen von Cortison behandelt werden.
Aber er war zu Hause.

Anna Doucette in ihrer Erinnerung:
»Wir fuhren jede Woche mehrere Male ins Hospital, aber er wollte jetzt arbeiten, um sich nützlich zu machen. So baute er eine Holzwand im Kinderzimmer. Zu Weihnachten bekamen unsere Kinder zum ersten Mal wieder Geschenke, und im Februar 1963 kauften wir eine elektrische Schreibmaschine, und Mel fand auch einige Kunden, deren Buchführung er zu Hause in unserem Keller machen konnte. Wir konnten keine großen Sprünge machen, aber wir vergaßen manchmal schon, daß es eigentlich ein Leben auf Abruf war.«

»Boston Herald« – »Boston Globe« vom 16. März 1963:
»Tote Niere lebt in einem Mann«
»Niere eines Toten rettet Leben«
»Ärzte des ›Peter Bent Brigham Hospital‹ bezeichneten gestern einen Buchhalter aus Wakefield als Objekt einer Operation, die im vergangenen April Medizingeschichte gemacht hat. Melbourne Doucette jr., 25, der Vater von zwei Jungen, führt ein aktives, beinahe normales Leben – fast ein Jahr nach dem Eingriff, den die Ärzte jetzt als erfolgreich betrachten.
Die Ärzte beobachten ihn wie Falken auf der Jagd. Er ist von großer Bedeutung für die Medizin, weil die Operation ... das Tor für den Weg zu einem zukünftigen Tag hin geöffnet hat, an dem es möglich sein wird, das Leben Nierenkranker zu erhalten.
Doucette ... fühlt sich genauso wohl wie in den Tagen, bevor er krank wurde.«

Anna Doucette in ihrer Erinnerung:
»Es sah fast so aus, als ob alles überstanden wäre ... Im Sommer 1963 half Mel sogar meinem Bruder Alderio, als der sein Haus baute. Er stand oben auf der Leiter ... Aber dann kam der 18. November, und Mel krümmte sich plötzlich vor Schmerzen. Wir waren so übermütig geworden, daß er heiße Würstchen gegessen hatte ... Er sollte keine gewürzten Sachen essen. Und wir dachten, der Anfall käme davon. Aber am 22. November, an dem Tag, an dem John F. Kennedy ermordet wurde, kam er wieder ins Hospital ...«

Francis D. Moore in »Give and Take«, 1964:
»Als hätte das Schicksal das ganze Experiment auf seine härteste Probe stellen wollen, kam es bei Mr. M. D. achtzehn Monate nach der Transplantation zu einer Blinddarmentzündung. Der ... zum Teil schon durchgebrochene Blinddarm befand sich in unmittelbarer Nähe der neuen Niere. Er wurde entfernt. Die Erholung des Pa-

tienten war kompliziert ... Doch das war nicht alles. Die ... rechte Niere, die so lange unter der Drogenbehandlung funktioniert hatte, zeigte einen langsamen Verfall ihrer Funktion. Obwohl Mr. M. D. zu Hause wieder arbeitete, war sein Befinden nicht in Ordnung ...«

Anna Doucette in ihrer Erinnerung:
»Nach der Heimkehr von der Operation mußte Mel wieder jeden Tag ins Hospital. Endlich gestand mir Doktor Edward Hager, daß sie nach einem Spender für eine zweite neue Niere suchten. Als Mel davon erfuhr, wußte er, daß er sterben würde ... Mel wußte jetzt so viel über Transplantationen, daß man ihm nichts mehr vormachen konnte ... Aber trotzdem wollte er leben. ›Ma, ich brauche eine Niere‹, sagte er zu seiner Mutter, und diesmal antwortete sie: ›Ich gebe dir eine von mir.‹ Aber ihre Niere war nicht geeignet ... So sagten die Ärzte schließlich: ›Wir suchen eine zweite Leichenniere.‹ Sie erfuhren, daß im Kinderhospital ein Kind mit Wasserkopf operiert werden mußte und daß sie diesem Kind eine Niere entnehmen konnten ...
Am 22. Januar 1964 fuhr ich Mel wieder ins Hospital.«

Francis D. Moore in »Give and Take«, 1964:
»Am 22. Januar 1964 ... wurde die zweite Niere in den Patienten placiert. Dieses Mal wurde die Niere durch Dr. Donald Matson in die andere Beckenseite eingepflanzt ...«

Anna Doucette in ihrer Erinnerung:
»Nachdem es so lange gutgegangen war, glaubten wir fast, es sei alles möglich und man könnte noch einmal anfangen. Aber als Mel aufstehen durfte, bekam er Schmerzen im linken Bein, wo die neue Niere lag. Er lag in einem Saal, und ein Kranker entdeckte einen Blutfleck auf Mels Bettlaken und schrie: ›Jesus, er blutet ...‹ Die Arterie in Mels Bein war aufgesprungen. Sie wurde vernäht. Aber ein paar Tage später passierte dasselbe. Wieder wurde Mel operiert. Schon auf dem Rückweg zum Krankensaal brach die Arterie von neuem auf. Dann versuchten sie eine Art Plastik-Shunt ... Mel hatte so große Schmerzen und bekam Demerol ... Es dauerte nicht lange, da sah er sehnsüchtig auf die Uhr, weil er auf das Demerol wartete. Er war süchtig geworden ...«

John A. Welsh, Melbournes Freund:
»Nach der zweiten Transplantation hatten die Ärzte die linke Leistenbeuge, wo sich die zweite Niere befand, offengelassen. Man

konnte die Niere da liegen sehen ... Der Harnleiter der neuen Niere war zu kurz gewesen, und man hatte ihn nicht an die Blase anschließen können. Der Harn lief also nach draußen, und man konnte die Wunde nicht verschließen ...«

Anna Doucette in ihrer Erinnerung:
»Mel bekam zu den alten Medikamenten immer noch mehr dazu. Sie erzeugten eine Gelbsucht. Mels Leber und sein Knochenmark funktionierten nicht mehr ... Schließlich wurde er in die Intensiv-Pflegestation im ersten Stockwerk verlegt.
Im Mai ... am Muttertag nahm ich die Kinder einmal mit. Ich wollte sonst nicht, daß sie ihren Vater so sahen, wie er jetzt war. Es gab dort auch einen Übungsraum mit Treppenstufen ...«

John A. Welsh:
»In der Zeit, in der er mit der offenen Hautwunde und der Niere Treppensteigen übte, geschah es, daß Doktor Wilson einmal neben ihm stand. Mel fragte Wilson ängstlich: ›Doktor, wenn die Niere herausfällt, was kann ich dann tun?‹ Wilson antwortete mit einem Scherz: ›Dann heben wir sie wieder auf, weiter nichts ...‹ Zuerst war Mel schockiert, und ich tröstete ihn ... bis wir lachten.«

Anna Doucette in ihrer Erinnerung:
»Die Niere funktionierte einigermaßen ... Aber alle anderen Organe waren durch die Medikamente ruiniert. Mel ... konnte nicht mehr aufstehen. Am 2. Juli rief ich ihn von meinem Arbeitsplatz aus an ... und er sagte, er hätte keine Schmerzen mehr. Ich dachte, das wäre gut ... Aber um 1 Uhr riefen sie mich an: ›Anna, er liegt im Koma ...‹ Ich bin niemals in meinem Leben so wild und hemmungslos gefahren. Aber ich hatte nur einen Gedanken: Ich wollte noch einmal mit ihm sprechen ... Als ich in sein Zimmer kam, standen so viele Ärzte ... um sein Bett, daß ich ihn nicht sehen konnte .. Und als sie mich bemerkten und zu ihm ließen, wachte er nicht mehr auf, und ich habe nicht mehr mit ihm gesprochen ...«
So endete Melbourne Doucettes Leben am 2. Juli 1964, rund zwei Jahre und drei Monate, nachdem er seine erste neue Niere bekommen und Merrills Experiment begonnen hatte.
Anna mußte lernen, wie Millionen vor ihr, daß das Leben weiterging. Sie arbeitete, um die Kinder und das Haus zu erhalten. Einige Jahre später, im Oktober 1966, heiratete sie John A. Welsh, Melbournes Freund, bekam noch zwei Kinder – langsam versanken die Jahre der Tragödie in ihrer Erinnerung.

Trotzdem dachte sie immer wieder an Mels schmerzensreiches Ende und begann sich zu fragen, ob sie recht gehandelt hatte, als sie Merrill bat, eine Transplantation zu wagen. Sie sagte: »Ich kann nur hoffen, daß es richtig war ... Aber ich wußte keinen anderen Weg. Ich konnte nicht mehr zusehen, wie er damals litt. Er war so schwach, daß er auf allen vieren die Treppen in unserem Haus emporkroch. Es war kein Leben mehr, das menschenwürdig war ...«
Sie sprach nicht darüber, ob sie jemals an Merrill die Frage richtete, ob ihr Tun und Handeln richtig gewesen sei. Sofern sie es aber getan hätte, wäre seine Antwort sicherlich »Ja« gewesen, denn Doucettes Schicksal hatte ihm so viele Antworten gegeben, nach denen er suchte.

Francis D. Moore in »Give and Take«, 1964:
»Wenn man über die Entwicklung der eine Abstoßung verhindernden Maßnahmen zurückblickt, dann hat es den Anschein, daß wir durch die Medikamente den annehmbarsten Weg gefunden haben ... Sie sind noch giftig und weit davon entfernt, vollkommen zu sein ... Neue und bessere werden entwickelt werden, und die Verwendung der Drogen ist sowohl in der Theorie als auch in der Praxis voll gerechtfertigt ...«

*Aus Gerald Leach »The Ethics of Medical Progress«.**
»... Um auf das Imuran zurückzukommen, so verbesserte dieses Medikament die Transplantationsergebnisse ganz entscheidend.
In einem Bericht über ihre sämtlichen Transplantationen vom März 1962 bis April 1966 gab zum Beispiel das Transplantations-Team der Universität von Colorado ... folgende Zahlen an: Bei eineiigen Zwillingen konnte eine lange Überlebenszeit nahezu garantiert werden; bei verwandten Spendern überlebten 65 Prozent der Empfänger ein Jahr, 60 Prozent zwei und etwa 55 bis 60 Prozent vier Jahre. Bei der Verwendung von Leichennieren überlebten etwa 40 Prozent die ersten vier Monate nach der Transplantation; fast alle diese Patienten überlebten aber auch das zweite Jahr und 25 Prozent das dritte Jahr ...«

Pawlow Bronsky, im Januar 1971:
»Ich wage zu bezweifeln, ob der Name Melbourne Doucette jemals in Geschichten der modernen Medizin erscheinen wird. Aber es besteht kein Zweifel mehr daran, daß sein Schicksal und die Lehren, die es erteilte, am Anfang des Weges stehen, der es heute ermöglicht, die Nierentransplantation fast als eine Routine-Operation zu bezeichnen.«

* deutsch: »Medizin ohne Gewissen?« Droemer Knaur, München und Zürich, 1970.

9 Jefferson Davis

Aus einem Brief des Franzosen Philippe Biset an seine Mutter.
»Paris, den 4. April 1963.
Geneviève und ich haben gestern im ›Hôpital Foch‹ noch einmal mit Professor René Küss sprechen können. Er hat uns nochmals versichert, daß durch die Erfindung der neuen Medikamente die besten Chancen für den Erfolg einer Nierentransplantation bei Papa bestehen und daß er weiterhin alles unternimmt, eine Spenderniere für ihn zu finden. Er ist ein sehr aufgeschlossener und natürlicher Mann und weiß, daß wir nun schon seit fast vier Monaten warten und daß Papa vor hohem Blutdruck kaum mehr sehen kann. Aber außer Papa warten – so haben wir erfahren – noch hundert andere, und im letzten Monat standen nicht mehr als sechs Spendernieren zur Verfügung. Wir haben nochmals gefragt, ob er nicht doch eine Niere von mir nehmen kann. Aber es ist ausgeschlossen, weil ich Nierensteine habe. Wir sind der Verzweiflung nahe. Jetzt könnte Papa durch eine Nierentransplantation geholfen werden, aber es ist keine Niere für ihn da ...«

Joseph E. Murray, John P. Merrill u. a. in »New England Journal of Medicine«, 13. Juni 1963:
»Die gesetzlichen Einschränkungen machen es schwer, Spendernieren von Toten zu finden. Obwohl so viele potentielle Empfänger im Hospital liegen und auf einen passenden Sterbefall warten, stehen nur wenige Leichennieren pro Jahr zur Verfügung.«

*Aus Gerals Leach »The Ethics of Medical Progress«.**
»Wie wir ... gesehen haben, liegt die Nachfrage nach Nieren pro Jahr für Großbritannien zwischen 2000 und 3000 ... 1967 wurden in England etwa 100 Nieren verpflanzt, ... der National Health Service plant, diese Zahl im nächsten Jahr auf 600 zu erhöhen. Die übrigen Patienten werden sterben müssen ...«

Dr. Harold B. Neame in einem Leserbrief, August 1963:
»Im gleichen Augenblick, in dem also die Medizin beginnt, die Nierenübertragung nicht mehr als verwegenes Experiment, sondern als Maßnahme zur Verlängerung des Lebens zu betrachten, sieht sie sich der Erkenntnis gegenüber, daß es so gut wie aussichtslos ist, genügend Spendernieren zu beschaffen. Was aber läge in einer solchen Situation näher als der Gedanke, einen Weg aus diesem Dilemma durch die Verwendung tierischer Nieren zu finden.
Die ersten Versuche in dieser Richtung sind schon vor mehr als fünfzig Jahren unternommen worden. Sie scheiterten alle an der Schranke der Abstoßungsreaktion, die zwischen Lebewesen unterschiedlicher Artzugehörig-

* deutsch: »Medizin ohne Gewissen?« Droemer Knaur, München und Zürich, 1970.

keit noch größer ist als zwischen Menschen allein. Vielleicht aber ist heute, wo es zu gelingen scheint, diese Abstoßungsbarriere zwischen Menschen chemisch zu durchbrechen, möglich, auch tierische Organe unter gleichem chemischen Schutz zu übertragen. Wenn dieser Versuch gelänge, befänden wir uns in einer völlig veränderten Situation, denn tierische Nieren gäbe es genug.«

»The Times Picayune«, New Orleans, 11. Oktober 1963:
»Ärzte der Tulane-Universität gaben die erste Übertragung von Affennieren auf einen Menschen bekannt.
Dr. Reemtsma, Chef des Transplantations-Teams, erklärte: Sofern sich herausstellen sollte, daß tierische Nieren im Menschen funktionieren, besteht für viele Tausende von Menschen neue Hoffnung.«

Die Steinklötze des Wohlfahrtshospitals von New Orleans waren im Herbst 1963 vierundzwanzig Jahre alt. Aber in diesen vierundzwanzig Jahren hatte das Hospital kein einziges neues Bett gekauft.
Tag für Tag schoben sich die Schlangen mittelloser Kranker an dem Pförtner für die Weißen, an dem Pförtner für die Schwarzen und an einem Wächter mit Pistolenhalfter vorüber, dem alten unfreundlichen Eingangstor entgegen. Zuweilen waren es nur tausend oder zweitausend, gelegentlich aber auch fünftausend an einem Tag, die Stunde um Stunde auf Rat oder Hilfe warteten. In einem Jahr betrug die Zahl sechshunderttausend und mehr.
Sie kamen zu Fuß, auf Fahrrädern, in alten Autos oder, wenn sie über kein Gefährt verfügten, in letzter Not mit Taxis oder Ambulanzen. Während mancher Tage und Nächte brachte nahezu jede Minute eine Ambulanz mit heulender Sirene eine neue Ladung: Sterbende, Unfallopfer, Selbstmörder, Vergiftete, Asthmaleidende, denen in der feuchten Hitze sommerlicher Mississippi-Nächte der Atem stockte. Sie kamen aus den Armen- und Negervierteln von New Orleans. Sie kamen aus Louisiana, von Lafayette und Baton Rouge. Sie lagen oder saßen in den zu engen Fluren oder Warteräumen, Ansteckende und Nichtansteckende nebeneinander, und mußten beweisen, daß sie wirklich mittellos waren, bevor man sie – getrennt nach Weiß und Schwarz – zu Ärzten und Schwestern weiterschleuste, die – zu gering an Zahl, überarbeitet und erschöpft – kurz und ohne Wärme die Ambulanten abfertigten und die Schwerkranken in die Krankensäle einwiesen.
In einem einzigen Jahr wanderten achtundvierzigtausend durch die alten Betten, litten, wurden gebessert, geheilt oder starben. Ein ungeheurer Andrang – zugleich aber auch ein ungeheures Material für

medizinische Neugier, denn nur ein wenig entfernt, lediglich durch eine Passage getrennt, erhob sich viele Stockwerke hoch das Gebäude der Tulane School of Medicine. Das Wohlfahrtshospital war die Übungsstätte der Ärzte und Studenten des »Tulane«, und seine Insassen bildeten potentielle Objekte des Forschens und Lernens.
Zu den Tausenden, die im Oktober 1963 in das Hospital kamen, gehörte auch Jefferson Davis, ein Bananenträger aus den Docks von New Orleans und, was seine Hautfarbe anbelangte, ein Schwarzer. Seit seinem sechzehnten Lebensjahr hatte Jefferson Bananenlasten von den Fruchtdampfern geschleppt, die aus dem Karibischen Meer in die Mississippi-Mündung fuhren. Er war in einem Hospital in Georgia zur Welt gekommen, hatte seine nunmehr toten Eltern kaum gekannt und auch seine vier Geschwister seit dreißig Jahren nur selten gesehen. Von einem Bruder hatte er gehört, daß er ermordet worden war, als man ihn aus einem Gefängnis in Chicago entließ. Seine Sprache war – sofern er überhaupt sprach – Louisiana-Negerslang, und er gehörte noch zu jener Generation von Schwarzen, die einen Weißen mit »Mister« anredeten, in Baptistenkirchen sangen und ihr Leben als unabänderliche Härte göttlicher Vorsehung betrachteten.
Als man Jefferson aus dem Ambulanzwagen hob, war er dreiundvierzig Jahre alt und im letzten Stadium der Glomerulo-Nephritis. Auch über all die Nachteile hinaus, wie sie mit der Abstammung aus einer Negerfamilie des Südens verbunden waren, hatte das Leben ihn nicht eben freundlich behandelt. Seine erste Frau, Ruby, die Mutter seiner vier Kinder, war schon lange tot. Ein Magengeschwür oder ein Magenkrebs hatte sie umgebracht. Seine zweite Frau Dolores war eine fromme Baptistin. Sie schmückte die Wände des zerfallenen Hauses im Neger-Slum um die North Claiborne Avenue, in dem sie für dreißig Dollar im Monat hausten, mit Bildern von Jesus Christus und hoffte auf eine himmlische Erlösung aus dem irdischen schwarzen Jammertal. Dolores hatte sich Jeffersons und seiner Kinder Morris, Richard, Alvin und Julia angenommen. Aber auch sie war erkrankt und hinter den Mauern des gleichen Wohlfahrtshospitals verschwunden, in das man nun Jefferson trug. Erst nach einer schweren Operation war sie wieder in das Haus bei den Docks zurückgekehrt. Doch die Kinder waren unterdessen für immer aus dem Haus verschwunden: Jefferson hatte sie zu einer Tante geben müssen, damit sie zu essen bekamen. Die Tante aber hatte die Kinder bei der Wohlfahrt angemeldet und schickte sie nun nicht mehr zurück, weil sie sonst das Geld der Wohlfahrtsunterstützung verloren hätte. Doch vielleicht war es gut so, denn wenig spä-

ter war Jefferson selbst auf dem Pier unter einer Bananenlast zusammengebrochen. Weil er im Krieg Soldat gewesen war, hatte man ihn ins Veteranenhospital – dem Wohlfahrtshospital genau gegenüber – geschafft, und seither hatte er sich niemals mehr erholt.
Er besaß keine allzu genaue Vorstellung von dem, was mit ihm los war. Er wußte nur, daß es irgendwie mit den Nieren zusammenhing. Sie hatten ihm Pillen gegeben und ihn an Schläuche gehängt, aus denen sie Wasser durch seine Bauchhöhle pumpten. Dann hatten sie ihn wieder nach Hause geschickt. Aber seine Beine waren angeschwollen wie mit Wasser gefüllte Schläuche. So hatte auch er angefangen, von der Wohlfahrt und dem Geld zu leben, das Dolores als Reinemachefrau bei der United Package Company verdiente. Seit dem letzten Jahr war er so schwach geworden, daß er meist auf seiner Holzveranda saß und immer mühsamer die feuchtschwere Luft atmete, die von dem nur zwei Blocks entfernten Mississippi herüberkam und sich, mit Staub und Schmutz vereint, wie ein trübgrauer Spray auf Häuser und Menschen des Negerviertels legte.
Aus müden Augen hatte er die rostigen, verbeulten Autos betrachtet, welche die Claiborne Avenue passierten oder hier und da wie ein Gewirr von altem Blech an den rissigen Bordsteinen parkten. Oder er blickte auf die Fußgänger, die unter schmalrandigen Hüten mit gebückten Schultern, zwischen Abfall und zertretenem Glas, über den schadhaften Gehsteig daherschlurften und in der nahen Bar verschwanden, deren Wände nur durch die grellbunten Reklameschilder für Zigaretten und Drinks vor dem Einstürzen bewahrt blieben.
Im Juni schließlich war Jefferson so schwach geworden, daß er sich kaum noch vom Bett bis zur Veranda bewegen konnte; Dolores hatte ihn von neuem ins Veteranenhospital gebracht. Aber dort hatte man ihm nicht helfen können.
Man hatte ihn in einen Ambulanzwagen gelegt, der ihn zum Wohlfahrtshospital hinüberfuhr, und ihm gesagt, daß die Ärzte des »Tulane« vielleicht noch einen Weg wüßten, ihm zu helfen. Als zwei farbige Wärter ihn in einen Saal trugen, in dem Schwarze, nur getrennt durch Vorhänge aus Plastiktuch, Bett an Bett nebeneinanderlagen, war Jeffersons Gesicht nicht mehr schwarz, sondern grau, und seine dicken Lippen unter dem Schnurrbart nicht mehr rötlichschwarz, sondern blau. Aber er hoffte trotzdem, hier könne und werde man ihm helfen.
Jefferson Davis hatte niemals von einem Mann namens Keith Reemtsma gehört, der seit 1957 »Assistant Professor« und seit 1962 »Associate Professor« für Chirurgie der Tulane School of Medicine

war. Er hatte niemals von den Rhesusaffen und Schimpansen erfahren, die Reemtsma hatte kaufen lassen und die nun in Käfigen im neunten Stock des »Tulane« gehalten wurden. Er wußte nur, daß er schrecklich litt, aber daß er trotzdem noch nicht sterben wollte.

Keith Reemtsma in »Science« vom 14. Februar 1964 und in »The Journal of the American Medical Association« vom 7. März 1964:
»Unsere Entscheidung, Experimente auf dem Gebiet der Heterotransplantation« (Übertragung von Nieren zwischen art-ungleichen Lebewesen) »war zum Teil die Folge einer klinischen Notlage ... Viele Patienten konnten trotz der Dialyse nicht unbegrenzte Zeit am Leben gehalten werden, und wir waren außerstande, geeignete menschliche Nieren zu bekommen, und zwar weder von Leichen noch von freiwilligen Spendern ...
Versuche zur Nieren-Heterotransplantation sind schon Anfang des Jahrhunderts durchgeführt worden ... 1905 legte Princeteau einige Stücke Kaninchennieren in einen Nieren-Einschnitt bei einem Kind ... Jaboulay berichtete 1906 über die erfolglose Verpflanzung von Schweine- und Ziegennieren auf Menschen ... Unger benutzte 1910 Affennieren, aber sie funktionierten im Menschen nicht ...
Durch den Erfolg mit den abstoßungsfeindlichen Maßnahmen bei der Nierenübertragung zwischen Menschen erscheinen uns neue Experimente auf diesem Gebiet gerechtfertigt ...«

Keith Reemtsma war ein junger Chirurg von siebenunddreißig Jahren, Kalifornier von Geburt, Sohn eines presbyterianischen Geistlichen, der lange Zeit als Missionar unter den Indianern des Südwestens gearbeitet hatte. Dementsprechend war Keith Reemtsma an verschiedenen Orten in Arizona, Oklahoma und Utah aufgewachsen und hatte an Medizinschulen und Universitäten in Idaho, Pennsylvania und New York gearbeitet, bevor er 1967 voller Energie, Ehrgeiz und Unternehmungsgeist nach New Orleans und zum »Tulane« gekommen war.
Seinem Unternehmungsgeist entsprechend hatte er bald begonnen, sich mit dem neuen Gebiet der Nierentransplantation zu beschäftigen. Vor mehr als einem Jahr war es ihm gelungen, den amerikanischen Public Health Service und das Forschungsamt der US-Marine davon zu überzeugen, daß es an der Zeit sei, sich planmäßig mit der Übertragung von Tiernieren auf den Menschen unter Imuran- und Actinomycin-Schutz zu beschäftigen. Und als er von dort die notwendigen Mittel erhielt, hatte er sein Augenmerk auf die Transplantation der Nieren von Rhesusaffen und vor allem von Schim-

pansen gerichtet, weil diese dem Menschen als am nächsten verwandt gelten konnten.

Er hatte Dr. Kenneth Burns von der Abteilung für Tierbiologie des »Tulane« dafür gewonnen, eine Anzahl von Versuchstieren zu beschaffen. Burns hatte daraufhin in seinen Ställen nicht weniger als fünfzehn Schimpansen mit Namen wie »Adam«, »Vicki«, »Erdnuß«, »Tony« oder »Sarge« zusammengebracht – die meisten unruhige oder sogar bösartige Gesellen, die von Zoos oder Zirkusunternehmen um 500 oder 1 000 Dollar gern abgegeben worden waren, weil sie ihre Wärter angefallen hatten. Schließlich waren Reemtsma und seine Mitarbeiter Brian McCracken, Prentice E. Smith, Robert L. Hewitt, Charles Pearce, der Mikrobiologe Charles W. DeWitt und einige andere darangegangen, Organübertragungen zwischen verschiedenen Tierarten – Affen, Hunden und Katzen – vorzunehmen. Aber trotz der Erfahrungen, die sie dabei gewannen, waren sie sich klar darüber, daß sie niemals herausfinden würden, wie sich Tierorgane im Menschen verhielten – ohne Operationen an Menschen selbst. So hatten sie angefangen, eine chirurgische Methode für die Verpflanzung von Affennieren auf Menschen auszuarbeiten. Da sich voraussehen ließ, daß eine einzelne Niere selbst eines vierzig Kilogramm schweren Schimpansen (ganz zu schweigen von den kleineren Rhesusaffennieren) schwerlich ausreichen würde, die Nierenarbeit eines Menschen zu übernehmen, hatten sie ein Programm aufgestellt, nach dem beide Affennieren entnommen und »en bloc« in den Unterleib eines Menschen eingepflanzt werden sollten.

Als aus Boston immer neue günstige Nachrichten über die Erprobung des Imuran kamen, hatte Reemtsma seine Planung beschleunigt. Trotzdem war ihm am 16. Februar 1963 fast ein anderer Chirurg, Claude Hitchcock in Minneapolis, zuvorgekommen. Hitchcock hatte einer Kranken eine menschliche Niere eingepflanzt, und als diese Niere schon nach drei Tagen versagte, hatte er einen verzweifelten Versuch mit einer Pavianniere unternommen.

Der Versuch war gescheitert, die Patientin wenige Tage später tot. Reemtsma hatte sich durch den Mißerfolg seines Konkurrenten nicht entmutigen lassen, sondern seine Vorbereitungen für einen ersten Versuch am Menschen weiterbetrieben.

Dabei hatte er sich keine Illusionen darüber gemacht, wie schwierig es selbst im Wohlfahrtshospital sein würde, Kranke zu finden, die bereit waren, sich eine Affenniere einpflanzen zu lassen. New Orleans lag zwar nicht in Alabama, wo noch 1925 John Thomas Scope der Prozeß gemacht worden war, weil er Darwins Lehre von der

Entwicklung des Menschen aus äffischen Ahnen verbreitet und sich so gegen die biblische Wahrheit von der Erschaffung der Welt und des Menschen vergangen hatte. Aber auch in New Orleans und Louisiana waren Weiße wie Schwarze voller Vorurteile.
Erst nach einigen gescheiterten Versuchen hatte Reemtsma Anfang Oktober eine willige Kranke namens Mildred Heard gefunden. Sie war schwarz und erst zweiunddreißig Jahre alt. Sie hatte sieben Kinder geboren und von der siebten Schwangerschaft eine Nierenentzündung zurückbehalten, um die sich niemand gekümmert hatte. Im März 1963 war sie bewußtlos ins Wohlfahrtshospital geschafft worden. Zweimal hatte man sie, halb gebessert, wieder nach Hause geschickt. Aber im August war sie zum dritten Mal gekommen, wassersüchtig, mit versagendem Herzen und dicht vor dem Ende ihres armen Lebens. Vergebens hatte man sie mit Peritoneal-Dialysen behandelt, wie es für die Armen üblich geworden war. Da an die Transplantation einer Menschenniere nicht zu denken war, hatte Reemtsma oder McCracken schließlich Mildred Heard erklärt, daß es keine Hilfe für sie gebe außer einer einzigen: der Verpflanzung einiger Affennieren. Da die Ärzte damit rechnen mußten, daß man sie »im Norden« beschuldigen könnte, eine Negerin als Versuchsobjekt mißbraucht zu haben, hatten sie nichts versäumt, was ärztliche Ethik, Klugheit oder das Gesetz vorschrieben – indem sie dem verlorenen Geschöpf sagten, daß Mildred Heard »die erste« sei und daß sie als Ärzte selbst nicht wüßten, wie die Operation enden werde. Aber niemand konnte sagen, ob Mildred Heard diese Erklärungen voll verstanden hatte. Auf jeden Fall hatte sie »ja« gesagt, und Reemtsma und seine Mitarbeiter hatten begonnen, sie mit Imuran zu behandeln und am 8. Oktober die beiden Nieren eines Rhesusaffen transplantiert. Zu ihrer Genugtuung hatten die Nieren schon nach zehn Minuten angefangen zu arbeiten. Sie arbeiteten fünf weitere Tage. Aber am siebten Tag hatten sie schlagartig ihre Funktion eingestellt; der Zustand von Mildred Heard zwang dazu, am 16. Oktober wieder mit Peritoneal-Dialysen zu beginnen.
An dem Nachmittag, an dem Jefferson Davis in seinem Bett im Negersaal selbst eine erste Peritoneal-Dialyse erhielt, hatte Reemtsma sich entschließen müssen, die Rhesusaffennieren wieder aus Mildreds Körper zu entfernen. Dies geschah am 18. Oktober; und an beiden Nieren zeigte sich, daß die Zellen innerhalb weniger Tage völlig entartet waren. Mildred Heard wurde von schweren inneren Blutungen befallen – am Abend des 20. Oktober tat sie durch einen Luftröhrenschnitt ihren letzten Atemzug.
Jefferson Davis wußte an diesem Abend noch nichts von Mildred

und ihrem Schicksal. Er wußte nichts davon, daß Reemtsma beschloß, nicht aufzugeben, sondern ein neues Experiment zu wagen – diesmal nicht mit den Nieren eines Rhesusaffen, die wahrscheinlich zu klein und zu empfindlich waren, sondern mit den kräftigeren Nieren eines der Schimpansen unter dem Dach des »Tulane«-Turms. Und am allerwenigstens ahnte Jefferson, daß Reemtsma und McCracken bereits seine Krankengeschichte kannten, ihn als möglichen nächsten Kandidaten auserwählten und einige Tage später an seinem Bett erscheinen würden, um auch ihm die gleichen Erklärungen zu geben und die gleichen Fragen zu stellen, wie sie es bei Mildred Heard getan hatten.

Keith Reemtsma in »The Journal of the American Association« vom 7. März 1964:
»Die Verwendung einer Niere von einem nicht-menschlichen Primaten« (Affen) »wurde mit dem Patienten besprochen; er stimmte einem solchen Vorgehen zu.«

Brian McCracken zu Jerry LeBlanc 1970:
»Jefferson Davis begriff alles und akzeptierte es vom ersten Augenblick an ... Vielleicht hätte eine kultiviertere Person größere Bedenken bei der Idee gehabt, mit der Niere eines Tieres zu leben.«

Jefferson Davis in einer Unterredung mit Keith Reemtsma und Brian McCracken, bei der die Ärzte das Geschehen um seine Zustimmung zur Transplantation auf Tonband festhielten:
Frage der Ärzte: »Haben Sie einer Operation zugestimmt, nachdem Ihnen alle Details erklärt worden sind?«
Jefferson Davis (langsam, unbeholfen, mit Pausen): »Sie haben gesagt, es ist eine Chance unter tausend. Ich habe mir gesagt, ich habe keine Wahl. Ich habe mir gesagt, ich kann nicht mehr leben mit meinen eigenen« (er meint Nieren). »Ich bin sehr krank, und ich will nicht weiterleiden. Das ist, weshalb ich keine Chance hatte. Das ist, weshalb ich mich entschlossen habe, es abzumachen ... Ich habe zu wissen gekriegt, daß die Frau« (er meint Mildred Heard) »es hinter sich hat ... Well, das hat mir Angst gemacht ... Well, aber der Doktor sagte mir, es ist mit zwei Patienten niemals dasselbe ... Well ...«
Frage der Ärzte: »Sie erinnern sich, daß wir über die Operation gesprochen haben, bevor wir sie machten?«
Jefferson Davis: »Ja, das tue ich ... Sie sagten mir, es werden Tiernieren sein ... Well ... ich hatte keine Wahl ...«

Dolores Davis zu Jerry LeBlanc 1970:
»Ich sage Ihnen, ich habe vorher nichts über die Affennieren gewußt. Sie haben mir nie etwas davon gesagt, und ich habe nie eine Genehmigung unterschrieben, daß sie so was machen können. Ich weiß nicht, ob Jefferson das gemacht hat. Aber wenn er es gemacht hat, hat er es mir nie gesagt. Sie – ich meine die Doktoren – sagten, sie machen eine Transplantation. Aber sie haben nie gesagt, es wird ein Affe sein ... Als es in den Zeitungen stand, war es das erste Mal, daß ich davon gehört habe ... Ich wußte nicht, was ich dazu sagen sollte ... Aber er (Jefferson) sagte mir, er hätte keine Wahl gehabt. Die Doktoren sagten mir so was wie: Er hat Medizingeschichte gemacht ...«

Am 5. November 1963 wurde im neunten Stockwerk des »Tulane« der einundvierzig Kilogramm schwere Schimpanse »Adam«, dessen Blutgruppe derjenigen von Jefferson Davis am nächsten kam, narkotisiert und auf 30 Grad Körpertemperatur abgekühlt. Die Chirurgen Prentice E. Smith und Robert L. Hewitt entfernten seine beiden Nieren und trugen sie, während »Adam« starb, in einen kleinen aquamarin gefliesten Operationsraum des Wohlfahrtshospitals, in dem Jefferson Davis von Reemtsma und McCracken für die Einpflanzung vorbereitet worden war. Es herrschte keine besondere Spannung, denn der Fall Mildred Heard hatte Reemtsma gelehrt, daß die Verpflanzung selbst keine unlösbaren Probleme stellte und daß die Affennieren anfangs tatsächlich in der neuen Umgebung arbeiteten. Die großen Fragen kamen erst nach der Operation.
Es dauerte nur neununddreißig Minuten, bis »Adams« Nieren an Davis' Kreislauf angeschlossen waren. Kaum zehn Minuten später begannen sie noch kräftiger zu funktionieren, als es die Nieren des Rhesusaffen getan hatten. Innerhalb der ersten vierundzwanzig Stunden schieden sie nicht weniger als 7300 Kubikzentimeter aus; in den ersten Tagen erholte sich Davis – der zu seiner Verwunderung und Verwirrung in einem Einzelzimmer aufwachte, von dem er niemals zu träumen gewagt hätte – auf erstaunliche Art und Weise. Am vierten Tag jedoch stieg seine Temperatur urplötzlich auf 39,5 Grad, und zugleich sank die Ausscheidungsmenge auf dramatische Weise ab. Reemtsma, der eine erste Abstoßungskrise befürchtete, erhöhte die Imuran- und Actinomycin-Menge, die Davis erhielt. Um das äußerst Mögliche zu tun, ließ er die eingepflanzten Affennieren außerdem dreimal sehr stark bestrahlen. Zu seiner Erleichterung reagierte Davis innerhalb weniger Tage. Das Fieber fiel. Die Niere nahm ihre volle Tätigkeit wieder auf.

Reemtsma sah darin eine Bestätigung, daß die Bostoner Anti-Abstoßungsbehandlung, so wie er es erhoffte, auch gegen die Abstoßung von tierischen Organen wirkt. Nach kurzer Zeit war Davis zum ersten Mal wieder in der Lage, sich aufzurichten, ja aufzustehen, zu gehen, zu essen und in einem Stuhl vor seinem Fernsehapparat zu sitzen, den er als eine von Tag zu Tag interessanter und wichtiger werdende Versuchsperson erhalten hatte.

Jefferson Davis in einer Unterredung mit Keith Reemtsma und Brian McCracken, in der diese die Ereignisse um die Transplantation auf Tonband festhielten:
Aus den Fragen der Ärzte: »Wie fühlen Sie sich jetzt? ... Haben Sie Schmerzen? ... Fanden Sie die Operation sehr anstrengend? ... Haben Sie noch Atemnot? ... Bedauern Sie die Operation?«
Aus den Antworten von Jefferson Davis (langsam, zögernd, zuweilen erst nach wiederholten Fragen): »Jetzt fühle ich mich so wie jemand, der sein ganzes Leben lang keinen Tag krank gewesen ist ... Bestimmt, so fühle ich mich ... Ich kann Sachen essen wie nie mehr, seit ich krank geworden bin ... Die Kraft ist zurückgekommen, drei Tage nach der Operation ... Nein, die Luft ist jetzt nicht knapp ... Vorher hatte ich nicht von hier zum Türknopf gehen können ... Sie haben mir gestern Braten und Süßkartoffeln gegeben ... Die einzigen Schmerzen sind beim Urinieren ... Kleine Blutklumpen kommen ... Well, ich denke, das ist, weil Affen Sand essen und solche Sachen ... Ich habe gestern Sand rauskommen sehen ... Nein, ich bedaure es nicht – wegen der Affen ...«

Jefferson Davis erholte sich weiter und fühlte sich wohl in seinem Zimmer. Er sagte mehrfach »Gott segne die Affen« und hatte sonst nur den Wunsch, Dolores bei sich zu haben. So sorgte Reemtsma dafür, daß Dolores Davis eine Lagerstätte in Davis' Zimmer erhielt. Wenn sie am Abend ihre Arbeit bei der United Package Company hinter sich hatte, erschien sie im Wohlfahrtshospital, klein, mit ihren kurzgeschnittenen krausen Haaren und viel Gold in den Zähnen, wenn sie lächelte.

Dolores Davis zu Jerry LeBlanc, 1970:
»Ich war die ganze Zeit bei ihm. Sie haben mir sogar zu essen gegeben. Sie dachten, es ginge ihm schneller besser, wenn ich da war ... Das ganze Hospital war damals in Schwarz und Weiß geteilt. Sie kamen nie zusammen. Aber sie waren gut zu mir ... Sie ließen mich ihm morgens den Orangensaft geben, weil sie dachten, er

nimmt ihn dann leichter, weil kein Zucker drin war ... Die Kinder kamen auch mal vorbei, Kinder haben immer was Eigenes zu tun ... Ich war jede Nacht da und er sagte: ›Bist du nicht müde? Geh doch nach Hause.‹ Aber ich sagte: ›Kümmere dich nicht drum, ich bleibe hier ...‹«

Davis überlebte die zweite, die dritte und auch die vierte Woche. Während dieser vierten Woche begann er zum zweiten Mal hoch zu fiebern. Reemtsma vermutete, daß es sich um eine zweite Abstoßungskrise handele. Aber mit Hilfe von Actinomycin und Röntgenstrahlen wurde auch sie überwunden. Als die fünfte Woche anfing, wuchs Reemtsmas Glaube an den Erfolg seiner Sache von Tag zu Tag. Die Affennieren arbeiteten so ausgezeichnet, daß der Harnstoffgehalt in Davis' Blut auf völlig normale Werte absank. Um den 12. Dezember begann die sechste Woche seiner Überlebenszeit. Am 15. Dezember fühlte er sich so wohl, daß er von Weihnachten und von zu Hause redete und sich wünschte, heimzukommen. Einen Tag später entschloß Reemtsma sich, den offensichtlichen bisherigen Erfolg zum ersten Mal öffentlich bekanntzugeben. Vertreter der Zeitungen, der Nachrichtenbüros, des Fernsehens wurden für den 17. Dezember zu einer Pressekonferenz eingeladen. Reemtsma war bereit, ihnen seinen Patienten vorzustellen und – sozusagen als Höhepunkt und als Beweis für seinen Erfolg – Davis gleichzeitig die Erlaubnis zu geben, am 18. Dezember für die Weihnachtswochen nach Hause zurückzukehren.

Jefferson Davis selbst erschrak, als man ihm sagte, daß er den Journalisten vorgestellt und fotografiert werden würde. Er war so verstört, daß er am liebsten die Tür des Zimmers verschlossen und sich hinter seinem Fernsehapparat verschanzt hätte. Aber schließlich ließ er sich gegen das Versprechen, daß er am 18. Dezember nach Hause fahren dürfe und daß Reemtsma sich bei der Pressekonferenz neben ihn setzen und ihn behüten würde, überreden. Dolores brachte ihm seinen einzigen blauen Anzug, und so führte man ihn am 17. Dezember in einen Raum, in dem nicht nur Reporter mit ihren Kameras warteten, sondern auch Ärzte, die er nicht kannte. Er begriff, daß er so etwas wie eine Sensation war. Und in der Tat – auch wenn Reemtsma den Reportern erklärte, daß die Operation vorerst nur ein Versuch sei, dessen weitere Entwicklung er nicht voraussehen könne, wurde der Fall Jefferson Davis zur medizinischen Sensation, die ihren Weg um die Welt machte.

»The Times Picayune«, 18. Dezember 1963:
»Schimpanse als Spender: Patient verläßt das Hospital.
Am Dienstag wurde in New Orleans Medizingeschichte gemacht. Zum ersten Mal war ein Mensch imstande, das Hospital zu verlassen, nachdem seine kranken Nieren durch Schimpansennieren ersetzt worden sind. Der dreiundvierzig Jahre alte Negerpatient mit Namen Jefferson Davis konnte es kaum glauben, daß er vom fast sicheren Tod gerettet worden ist ... Er sagte: ›Ich fühle mich jetzt glänzend – beinahe wie neu ...‹«

»The National Observer«, 23. Dezember 1963:
»Orleans Man Survives With Chimp Kidney.
Mr. Davis ist der einzige Überlebende einer Operation, die eines Tages zur Routineangelegenheit werden könnte: der Benutzung von Tierorganen als Ersatzteile für Kranke.
Die Ärzte der Tulane Medical School hielten die Nachricht über Mr. Davis zurück, bis er sich kräftig genug fühlte, um Weihnachten zu Hause mit seiner Frau und seinen vier Kindern zu verbringen ... Bevor er sich verabschiedete, sah Mr. Davis die Reporter an und erklärte: ›Ich wünsche euch alle zu überleben ...‹«

»Los Angeles Times«, 23. Dezember 1963:
»Dr. Reemtsma erklärte: ›Die bedeutendste Lehre aus dem Fall ist, daß die Abstoßung auch bei Transplantaten zwischen Tier und Mensch überwunden werden kann ...‹

Der Tag nach der Konferenz war ein Mittwoch. Düstere Wolken hingen über New Orleans und verdunkelten Jefferson Davis' Zimmer, als man ihm eine Morgenzeitung brachte. Er betrachtete sein Bild darin und las, welch wichtiger Mann er sei. Er las auch, was er gesagt haben sollte und woran er sich nicht erinnern konnte, es so gesagt zu haben. Aber vielleicht irrte er sich auch, weil alles so verwirrend war.
Draußen fiel Graupelregen, die Luft war feucht und kalt. Aber niemand hielt ihn von dem vorgesehenen Weg nach Hause zurück. Eine Schwester führte ihn zu ihrem eigenen Auto und fuhr ihn die endlose, traurige, glitschige Claiborne Avenue entlang. Hier und da lagen auf den Gehsteigen, von den Zeitungsausfahrern vor die Häuser geworfen, die Zeitungen mit seinem Bild und sogen die Feuchtigkeit in sich auf. Als das Auto vor seinem kleinen Zuhause mit der alten Veranda und dem abblätternden Grün der Wände hielt, blickten die Nachbarn aus den Fenstern oder drückten ihre

Gesichter an die Scheiben, denn sie hatten Jefferson auf ihren Fernsehschirmen gesehen.
Vom Mississippi herüber klang der Lärm der Docks. Die Luft war so diesig, daß man kaum die häßlichen Türme der Zugbrücke sah, die gar nicht weit entfernt den Fluß überspannte.
Die Schwester begleitete Jefferson ins Haus. Sie erklärte Dolores, daß sie ihm nur Suppe und Fruchtsaft geben dürfe sowie dreimal täglich Medizin aus verschiedenen Flaschen. Sonst sagte sie nur, Dolores solle sofort telefonieren, falls Jefferson sich nicht wohl fühle, und verschwand wieder in der Kälte.

Dolores Davis in ihrer Erinnerung:
»... Ich habe mich gewundert, daß sie jemand so krank wie er aus dem Hospital herausließen, wo es so kalt war ... Aber er sagte, er wolle Weihnachten zu Hause sein und daß sie ihn gelassen hatten ... Er kam so wie jedermann, ohne Rollstuhl, ohne alles, mit den Affennieren in sich drin ... Die Kinder waren nicht da, und ich machte ihm grüne Erbsensuppe, seine Lieblingssuppe, und er freute sich ... Dann kamen ein paar Freunde und andere Leute vorbei, um ihn anzusehen, weil er im Fernsehen und in der Zeitung war ... Ich glaubte, sie dachten, sie kriegen was Besonderes zu sehen. Sie dachten, er fängt an, ein Affe zu werden oder so zu tun wie ein Affe ...«

Nein, es gab keinen Unterschied zwischen Jefferson und den Besuchern, außer daß er im Gesicht wieder sehr grau wirkte und sich plötzlich viel schwächer fühlte als im Hospital. So wie er niemals viel geredet hatte, so saß er auch jetzt schweigsam in dem winzigen Wohnzimmer und blickte auf den Fernsehapparat. Dolores hatte nur einen kleinen Weihnachtsbaum, weil sie kein Geld besaß und die Miete für drei Monate schuldig war. Nur die Gemeindemitglieder ihrer Baptistenkirche hatten ein Paket mit Weihnachtsgaben geschickt. Trotzdem war Jefferson froh, zu Hause zu sein, zwischen den Wänden mit Dolores' frommen Bildern und den Tafeln mit Aufschriften wie »Gott schütze dieses Haus«, den knarrenden Dielen und den Türen, die nicht schlossen, so daß es immer zugig war. Am ersten Tage glaubte er, daß er bald für immer nach Hause dürfe. Er blickte auf die Veranda hinaus und sagte: »Wenn sie mich ganz herauslassen, werde ich nur noch da draußen sitzen und warten, daß der Postbote kommt.« Er wußte, daß er niemals wieder arbeiten konnte und dachte an den Briefträger, der ihm dann aus Washington die Invalidenrente bringen mußte.

Sie gingen früh zu Bett, weil es kalt war; er schlief am Kopfende des Bettes, während Dolores sich ans Fußende legte, damit sie in dem kleinen Schlafzimmer schneller aufstehen und ihm ein wenig Wasser oder Medizin holen konnte. Am folgenden Morgen fühlte er sich noch müder, obwohl Dolores ihm pünktlich die bunten Kapseln und Pillen aus den Flaschen gab. Es machte ihm große Mühe aufzustehen, und plötzlich sagte er: »Wenn ich nicht mehr nach Hause komme, sollst du dir ein Haus kaufen ... Dann brauchst du keine Miete zu bezahlen – all die Jahre zahlst du, und sie danken dir nicht dafür, sondern schmeißen dich auf die Straße, wenn du eine Weile nicht bezahlen kannst ...« Davis dachte dabei an die Gewerkschaft der Bananenträger; bei ihr war er auf das für ihn große Vermögen von sechstausend Dollar versichert – wenn er sterben mußte, bekam Dolores diese sechstausend Dollar. Dolores erkannte an dieser Äußerung, daß es ihm wirklich schlechter ging als am Tag zuvor.

Dolores Davis zu Jerry LeBlanc, 1970:
»Er ging so langsam umher, wissen Sie, wie jemand ganz Kranker ... Er sagte immer wieder, seine einzige Hoffnung ist, daß ich ein eigenes Haus kriege und nie mehr Angst wegen der Miete haben muß. Das ist es, was er immer wieder gesagt hat ... Am letzten Tag war er vorn im Zimmer ... und er war kaum stark genug, daß er in die Küche gehen konnte, gleich nebenan ... Er saß am Tisch in der Küche und sagte, daß er sich nicht gut fühle. Ich frage ihn, ob ich ihm etwas zu essen machen soll, und er sagt, was ich habe. Ich sage: ›Ich habe noch von der grünen Erbsensuppe, die du so gern magst.‹ Und er sagt: ›Die habe ich ja gestern gehabt ...‹ Ich sage: ›Vielleicht willst du dich lieber hinlegen?‹ Und dann legte er sich hin. Aber nach einer Weile sagte er: ›Ich möchte zurück ins Hospital.‹ So habe ich telefoniert, und sie kamen mit der Ambulanz und holten ihn zurück ...«

Jefferson Davis' Weihnachtsurlaub hatte nur zwei Tage gedauert, und als man ihn am 20. Dezember durch die Gänge des Wohlfahrtshospitals wieder in sein Zimmer trug, fieberte er hoch. Reemtsma nahm zuerst an, er befinde sich in einer dritten Abstoßungskrise. Aber das war nicht der Fall. Die beiden Tage zu Hause hatten für Pneumokokken und andere Bakterien genügt, seine von Drogen geschwächten Bronchien und Lungen zu überschwemmen. Obwohl Reemtsma sofort die Imuran- und Cortison-Dosen herabsetzte, entwickelte sich eine Lungenentzündung, die sich durch kein

Antibiotikum beeinflussen ließ. Sechzehn Tage lang verbrachte Jefferson Davis in einem an Qualen reichen Niemandsland zwischen Leben und Tod. Ab und zu kehrte sein Bewußtsein zurück; dann sprach er von der Bananenträger-Gewerkschaft, von der Versicherung und von Dolores' eigenem Haus. Oder er zeigte auf das Fenster, als läge dahinter seine eigene Veranda von der Claiborne Avenue, und wiederholte, was er zu Hause gesagt hatte: »Wenn sie mich rauslassen, will ich da sitzen und auf den Postboten warten...« Dann, in den letzten sechsunddreißig Stunden, verfiel er in einen Schock. Am 6. Januar 1964 war er tot.

Dolores Davis in ihrer Erinnerung:
»Am Montag sagten sie, daß er gestorben war. Und sie sagten noch mal, daß er Medizingeschichte gemacht hat ... Aber er war tot, und der Postbote, auf den er warten wollte, war nur einmal mit einem Rentenscheck gekommen, am 1. Januar, und er kam niemals wieder. In solchen Sachen sind sie in Washington genau ... Und das Haus ist auch so ein Traum von ihm geblieben. Sie zahlten die Versicherung, und es waren sechstausend. Aber viertausend gingen an die Kinder. Und der Rest war für die schuldige Miete und für das Beerdigungsinstitut. Sie verlangten mehr als die Hälfte dafür ... Ja, es kostete mehr als tausend ... Aber Sie wissen, wie das ist ... Er war der erste Neger, von dem sie ein Bild druckten und sagten, er hat Geschichte gemacht. Und die Neger wollten ihn sehen ... Er lag in der Aufbahrungshalle, 1449 North Claiborne, und man mußte Schlange stehen ... Ich stand am Sarg, und die Leute kamen und sagten, wie traurig es ist ... Und ich weinte ... Es gab Kaffee und Crackers und Käse und kleine Kuchen für alle. Und dann brachten sie den Sarg in die Kirche ... Und Reverend Zach Banks ging auf die Kanzel und sagte: ›Jefferson Davis war ein guter Mensch, und er besuchte die Kirche.‹ Und er sagte noch mal: ›Er war ein guter Mann.‹ Und alle antworteten: ›Jaaa.‹ Und sie wiederholten: ›Jaaa, er war ein guter Mann . . .‹ und sangen ›Amazing Grace‹ . . . Sie waren alle traurig, aber ich war am traurigsten, weil ein guter Mann – ja, wenn man einen guten Mann liebt ... ach, Sie wissen, einen guten Mann findet man nur schwer ...«

Noch Wochen nachdem sich die Erde des Rest Haven-Friedhofs in New Orleans über Jefferson Davis geschlossen hatte, erschien sein Name in den verschiedensten Zeitungen und Zeitschriften der Welt – als der Name des ersten Menschen, der mit den Nieren eines Schimpansen lebte. Die Berichte über die Pressekonferenz vom 17.

Dezember verbreiteten sich wie der Wind, weil sie nach Sieg klangen, nach Triumph über den Tod. Die Nachricht von Jefferson Davis' Ende dagegen machte nur langsam ihren Weg oder erreichte sogar niemals die Blätter, die aus Davis' vermeintlichem Überleben noch Monate später die Hoffnung herleiteten, daß dieses Überleben eine Ära einleiten könne, in der es möglich sein werde, unbegrenzte Mengen von Transplantaten für Nierenkranke in Schimpansenfarmen zu züchten.

Aber auch wenn die Nachricht sich schnell verbreitet hätte, wären die einmal erweckten Hoffnungen nicht so bald zunichte geworden. Reemtsma selbst ließ sich auch jetzt nicht entmutigen. Als er den Bericht über die Autopsie an Jefferson Davis bekam, las er über die verpflanzten Nieren, ihre Zellen hätten keine »Infiltrate« gezeigt und die Blutgefäße seien »unverändert«. Der Bericht erwähnte zwar eine »Entartung der Nieren-Tubuli«, führte diese aber nicht auf eine Abstoßungsreaktion zurück, sondern auf den langen Schockzustand, in dem Davis sich vor seinem Tod befunden hatte. Reemtsma und McCracken glaubten, daß Jefferson Davis' Tod eine Folge seiner zu frühen Heimkehr unter ungünstigen Umständen gewesen sei, daß sein Sterben also nicht gegen die Anwendbarkeit der Nierentransplantation zwischen Menschen und Schimpansen als solche spreche.

Schon wenige Tage nach Davis' Tod, am 13. Januar 1964, unternahmen sie ihre nächste Operation an Edith Parker, einer dreiundzwanzigjährigen schwarzen Lehrerin. Und bis zum 4. Februar ließen sie drei weitere Übertragungen der Nieren von Schimpansen auf andere Kranke des Wohlfahrtshospitals folgen. Ihr Hoffen erlitt einen ersten Schlag, als die letzten drei Kranken nacheinander an Infektionen starben. Aber dann konzentrierte sich ihre Zuversicht auf Edith Parker. Sie erholte sich schnell, obwohl sie mehrere Abstoßungskrisen durchmachte und ständig Temperaturen hatte, für die es keine Erklärung gab.

Reemtsma beging in ihrem Falle nicht den Fehler, von dem er glaubte, daß er ihn bei Jefferson Davis begangen habe, weil er diesem die Heimkehr in den kalten Dezembertagen gestattet hatte. Er behielt Edith Parker im Krankenhaus, auch nachdem sie zwei, drei und schließlich vier Monate überlebt hatte. Tag für Tag wurde ihr Zustand kontrolliert. Nach den Ergebnissen wurden die Drogenmengen bemessen, die sie erhielt.

Im Sommer 1964 erschienen mehr und mehr Ärzte aus verschiedenen Teilen Amerikas, um sich am Beispiel der jungen Negerin von Reemtsmas Erfolg zu überzeugen. Sogar aus Europa kamen Mediziner nach New Orleans, unter ihnen Paride Stefanini, der Direktor der Zweiten Chirurgischen Universitätsklinik in Rom. Er traf in New Orleans ein, als Edith Parker in den achten Monat ihres Überlebens eintrat. Sie arbeitete jetzt als Lehrerin an der Schwesternschule des Wohlfahrtshospitals. Wie andere Besucher gewann Stefanini den Eindruck, daß es Edith Parker »glänzend« gehe und sie ein überzeugendes Beispiel medizinischen Fortschritts sei. Er kehrte nach Rom zurück mit dem Entschluß, Reemtsmas Beispiel zu folgen und seine Versuche in Europa fortzuführen.

Aber dann, wenige Wochen später, am 14. Oktober 1964, war Edith Parker tot – aller Überwachung, allen Kontrollen, aller Beobachtung auch des geringsten Anzeichens von Abstoßungsreaktionen oder Infektionen und aller ständigen Behandlung zum Trotz. Diesmal gab es keine Erklärung durch Versäumnisse in der Infektionsabwehr, sondern nur noch die schockierende Frage, ob es nicht doch Abstoßungsreaktionen zwischen Mensch und Affe gab, die sich dem so mühsam entwickelten Verfahren der Bekämpfung der Abstoßung bei Transplantationen von Mensch zu Mensch entzogen? In jedem Fall war der Schock über Edith Parkers Ende nach all den Hoffnungen so groß, daß Keith Reemtsma den Gedanken an weitere Experimente mit Menschen aufgab.

Trotzdem blieb er zu sehr von der Notwendigkeit überzeugt, tierische Transplantate zu gewinnen, als daß er die Idee, die seinen Experimenten zugrunde gelegen hatte, völlig aufzugeben bereit war. Nur verlegte er seine Arbeit jetzt wieder in die Tierställe und Laboratorien. Und es mußte ihm wie ein unzeitgemäßer sinnloser Nachklang bereits gemachter Erfahrungen vorkommen, als er im Juni 1966 erfuhr, daß Paride Stefanini, sein begeisterter Besucher aus Rom, am 8. Mai Antonio Farina, einem kaum des Lesens und Schreibens kundigen siebzehnjährigen Schafhirten aus Orune auf Sardinien, die Niere eines Schimpansen eingepflanzt hatte und daß der Junge innerhalb weniger Wochen gestorben war – so wie Mildred Heard, Jefferson Davis, Edith Parker und die anderen.

Francis D. Moore, Chef der Chirurgischen Abteilung des »Peter Bent Brigham Hospital« in Boston, im Jahre 1964:

»Obwohl alle Experimente am Ende gescheitert sind, wird unsere Haltung gegenüber der Übertragung von Tierorganen nie mehr die gleiche sein wie vor diesen Experimenten ... Vorher hätten die meisten Forscher vorausgesagt, daß eine Schimpansenniere im Menschen niemals funktionieren, sondern sofort und für immer abgestoßen würde ... Eine anscheinend unrealistische, visionäre . . . Operation eröffnete neue Ausblicke auf das Feld der Beschaffung gesunder Organe . . .«

Keith Reemtsma (nunmehr Chef der Chirurgischen Abteilung des »College of Medicine« der Universität von Utah) am 15. Oktober 1969:

»Alle Versuche, tierische Organe auf Menschen zu übertragen, sind gescheitert. Aber Laboratoriumsversuche zeigen, daß wir der Überwindung der Barriere zwischen den Arten näher sind, als man für möglich hielt ... Es wird nicht in der nächsten Woche geschehen und nicht im nächsten Monat ... Aber auf lange Sicht sehe ich voraus, daß nicht-menschliche Organe dazu dienen werden, den Bedarf für Transplantationen zu befriedigen.«

Die Transplantierten

1 John Richard Russell
Boyd Rush

Richard Lower und Norman Shumway, Stanford University, 1964:
»Aus der zunehmenden Überlebensdauer bei Nierentransplantationen läßt sich die logische Schlußfolgerung ziehen, daß Transplantationen des Herzens bereits hinter der nächsten Straßenecke warten.«

Aus einem »Rivistascientifica«-Interview vom Juni 1968:
Moderator: Robert Hall, *Interviewter:* Dr. Seibert
Frage: »Aus der medizinischen Literatur geht hervor, daß der erste Mensch, dem ein eigenes krankes Herz herausgeschnitten und durch ein fremdes Herz ersetzt wurde, nicht Louis Washkansky in Kapstadt, sondern ein namentlich ungenannter Patient des ›University of Mississippi Medical Center Hospital‹ in Jackson im amerikanischen Staate Mississippi war. Ferner geht daraus hervor, daß die Transplantation durch James D. Hardy, den Chef der Chirurgischen Abteilung des ›Medical Center‹ . . . am 23. Januar 1964 durchgeführt wurde.«
Antwort: »Richtig. Es besteht heute auch kein Grund mehr, den Namen dieses ersten Patienten geheimzuhalten. Hardy bat kürzlich anläßlich der Vorbereitungen für eine wissenschaftliche Veröffentlichung die Verwandten des Patienten um die Erlaubnis, seine Identität preisgeben zu dürfen. Die Erlaubnis wurde erteilt. Der erste Herztransplantations-Patient war ein Mann namens Boyd Rush aus Hattiesburg in Mississippi, der am 22. Januar 1964 in bewußtlosem Zustand nach Jackson gebracht wurde.«
Frage: »Sind Sie in der Lage, uns über Boyd Rush und die . . . wenig bekannte Operation zu berichten?«
Antwort: »Gewiß. Sie müssen mir allerdings erlauben, weiter auszuholen, denn die Vorgeschichte dieses ersten Herztransplantationsversuchs reicht über viele Jahre zurück. In diesen Jahren wurden zum ersten Mal alle technischen Probleme . . . sowie alle moralischen Zweifel auf dem Gebiet der Herztransplantation durchlebt. Vor allem spielte dabei das Schicksal eines zweiten, wenig beachteten Patienten eine Rolle. Sein Name ist John Richard Russell. Auch er wurde in Jackson durch Hardy operiert, und zwar am 11. Juni 1963, also im Jahr vor Boyd Rush. Er war der erste Patient, der ein Lungentransplantat erhielt, und diese Lungenüberpflanzung wurde für Hardy eine wesentliche Quelle der Ermutigung auf dem Weg zur ersten Herztransplantation.«

Die Gefangenen-Ambulanz, die am Nachmittag des 15. April 1963 vor dem Hospital des »University of Mississippi Medical Center«

im Norden von Jackson hielt, kam aus Parchman, der zentralen Strafanstalt des Staates Mississippi. Sie brachte John Richard Russell – achtundfünfzig Jahre alt und »Lebenslänglicher«. Seit sechs Jahren gehörte er zu den Insassen der Anstalt, die sich im nördlichen Delta des Mississippi-Flusses mit achtzehn verschiedenen Straflagern über 9 000 Hektar Schwemmland erstreckte und ihre zwei- oder zweieinhalbtausend Häftlinge auf endlosen feucht-heißen Baumwoll- und Sojabohnenfeldern arbeiten ließ.

Parchman hatte nicht den Ruf, eine besonders humane Institution zu sein. Jedes seiner Lager beherbergte hundert bis hundertfünfzig Sträflinge. Die Neuzeit hatte mit ein paar Fernsehapparaten ihren Einzug in die Unterkünfte gehalten, und es gab keine Zellen und keine Gitter. Aber jedes Lager war von Zäunen und Türmen mit schwerbewaffneten Wächtern umgeben, und das Mississippi-Delta war so öde, leer und flach, daß kaum jemand unentdeckt entfliehen konnte.

John Richard Russell wurde in den Akten als Mörder geführt. Ein Gericht in Kosciusko, einem kleinen trostlosen Baumwoll- und Farmerstädtchen nordöstlich von Jackson, hatte ihn am 9. September 1957 wegen Mordes an dem vierzehnjährigen Jungen Clarence Woodson verurteilt. Aber in Kosciusko hatte man eigene Ansichten über das Urteil, das aufgrund von Russells Geständnis gefällt worden war. Selbst Johnny Poole, der Sheriff, der Russell seinerzeit verhaftet hatte, war von der Härte des Verdikts überrascht worden. Er war sicher, daß Russell blindlings, in einem Anfall wütender Eifersucht um sich geschossen und dabei durch einen unglücklichen Zufall das Kind getroffen hatte. Doch Russell war ein unbeholfener Mensch, der in einem abgelegenen Winkel von Mississippi zur Welt gekommen war. Mit zehn Jahren hatte er seinen Vater verloren, war mit Mutter und Geschwistern nach Kosciusko gezogen und hatte gleich darauf als halbes Kind zu arbeiten begonnen, um die Familie am Leben zu erhalten. Niemals hatte er seine Schulausbildung beendet. Schon mit sechzehn hatte er ein Mädchen namens Louise geheiratet, zwei Söhne, Fay und James, sowie eine Tochter, Mary Ellis, bekommen und seither in einem alten Holzhaus an der Elm Street gehaust. Zur Zeit der Tat war er ein kleiner, aber starker Mann mit schwarzem Haar, großer Nase, starken Backenknochen und kräftigem Kinn, und viele Leute sagten, daß er Broderick Crawford, dem berühmten amerikanischen Film- und Fernsehdarsteller bulliger harter Männer, ähnele. Er hatte immer schwer gearbeitet und an den Wochenenden die Kneipen von Kosciusko als einzige Stätten primitiven Vergnügens besucht, Bourbon getrunken und auch eine der Pistolen bei sich getragen, die fast alle Männer der Gegend besaßen. Sheriff Poole nannte sie »Samstagabend-Specials«, weil sie vor allen Dingen in alkoholisierten Wochenendnächten knallten.

Angeblich hatte Russell der Frau seines Bruders Grady nachgestellt. Eines Tages hatte er sie in ihrer Wohnung am Stadtrand mit ein paar lärmenden Kartenspielern überrascht und mit seiner Pistole herumgeschossen. Während die Spieler durch den Ausgang flohen, hatte er den Jungen getroffen, von dem niemand wußte, wie er dorthin gekommen war. Gleichviel – der Junge lag mit einer Kugel im Herzen auf der alten Holzveranda vor dem Haus, John Richard Russell gab ernüchternd dem Sheriff seine Pistole und gestand.

Als man ihn jetzt, sechs Jahre danach, in das Hospital trug, war er nicht mehr der Broderick Crawford-Mann, der er einmal gewesen war. Er war ein Wrack, das die Krankenstation von Parchman ausgespien hatte, weil der Arzt im Zuchthaus mit ihm nicht fertig wurde und das »Mississippi University Center« zuständig für schwerkranke oder sterbende Häftlinge war. Seit dem vorangegangenen Dezember hatte Russell sechs oder sieben Anfälle von Lungenentzündung gehabt. Die Antibiotika, über die man in Parchman verfügte, waren wirkungslos geblieben. Darüber hinaus hatte er schon seit längerer Zeit wassersüchtig geschwollene Beine und schied Eiweiß aus. Bevor er zur Fahrt nach Jackson verladen wurde, hatte man ihn in ein Sonderlager gesteckt, wo Invaliden mit Besenbinden oder Bienenzucht beschäftigt wurden. Aber auch das hatte wenig genützt. Bei der geringsten Bewegung geriet er in heftige Atemnot. Er hustete, bis sich sein Gesicht und seine Finger blau verfärbten, und würgte röchelnd blutigen Schleim aus seinen Lungen.

Die bewaffneten Wächter, die ihn nach Jackson begleitet hatten, waren sich der symbolischen Natur ihres Bewachungsauftrages bewußt und fuhren mit der Überzeugung zurück, daß John Richard Russell »fertig« war. Die glühenden Sojabohnenfelder der Parchman-Lager hatten ihm den Rest gegeben – die Wächter waren sicher, daß sie ihn niemals wiedersehen würden.

John Richard Russell kam in ein Medical Center, das noch nicht zu den Prunkstätten medizinischen Fortschritts gehörte. Wer außerhalb von Mississippi und besonders im Norden Amerikas danach fragte, erhielt ein Achselzucken zur Antwort oder einen Blick, aus dem Herablassung sprach. Jackson war zwar die Hauptstadt von Mississippi. Aber seine Einwohnerzahl überschritt kaum die 150 000, und die Stadt hatte gerade erst begonnen, die hundert mehr oder weniger traditionserstarrten Jahre abzuschütteln, die seit den Tagen des

Bürgerkriegs vergangen waren, in denen General Shermans Nordstaaten-Armee auch nach Jackson kam. Shermans Leute hatten auch hier ihr Soll an Brandschatzung und Zerstörung erfüllt. Aber es waren (vom alten Gouverneurspalast bis zu dem ebenso alten Regierungsgebäude) genug mit Tempelsäulen verzierte Bauten übriggeblieben, um die Erinnerung an die alte Zeit südlichen Lebens mit weißen Herren und schwarzen Sklaven wachzuhalten. An den historischen Bauten in den breiten, durch Bäume gegen feuchte Sonnenglut geschützten Straßen von Jackson gab es viele Schilder mit der Aufschrift »ante bellum«. Aber sie hatten nicht wie in anderen Städten die Bedeutung von »vor dem Ersten oder Zweiten Weltkrieg«, sondern »vor dem Bürgerkrieg«.

Während Russell durch die überfüllten grüngestrichenen, spartanisch einfachen Hospitalgänge in einen Raum getragen wurde, der für kranke weiße Sträflinge vorgesehen und von dem für schwarze Sträflinge getrennt war, zogen weiße und farbige Freiheitsmarschierer aus dem Norden, vereint mit Schwarzen aus dem Süden, über die Straßen von Mississippi. Es war noch kein Jahr vergangen, seit James Meredith als erster schwarzer Student in der Geschichte Mississippis seine Zulassung zu der Staatsuniversität von Oxford erzwungen hatte. Martin Luther Kings Anhänger forderten Gleichberechtigung für die Neger, die den größten Teil des Staates und auch die meisten schäbigeren Viertel von Jackson bewohnten. Sie forderten Freiheit und Gleichberechtigung – nicht für irgendeine Zukunft, sondern: jetzt.

In dieser unruhigen Welt zwischen Vergangenheit und Zukunft war es nicht leicht, Wissenschaft zu betreiben und dem durch Rassenstreit verzerrten Bild der Mississippi-Medizin mehr Achtung in der Umwelt zu verschaffen. Niemand wußte das besser als der Chef der Chirurgischen Abteilung des »Mississippi University Medical Center«, James D. Hardy.

Er war in Alabama zur Welt gekommen und selbst ein Mann des Südens. Groß, schlank, mit leicht angegrautem Haar, sicher und doch lässig und liebenswürdig in Haltung und Gebärde, lebte er mit seiner Frau und seinen hübschen Töchtern fünf Meilen nordöstlich von Jackson hinter einer durch Kolonnaden verzierten Einfahrt in einem großen Landhaus zwischen Büchern, Kunstwerken, alten Möbeln und wertvollen Teppichen. Historische Phantasie hätte ihn und seine Angehörigen leicht in die Zeit zurückversetzen können, in der die Damen in Seide und Satin, von Dienern umfächelt, auf der Veranda saßen und über den nächsten Ball der Saison plauderten. Aber Hardy und seine Familienangehörigen waren moderne Menschen,

die die Welt bereisten. Sie waren konservativ, aber mit Einsicht in die für die Zukunft unvermeidlichen Änderungen.
Als Hardy 1955 die kleine Chirurgische Abteilung des Hospitals übernommen hatte, war er noch nicht siebenunddreißig. Er war Dozent für Chirurgie an der Universität von Pennsylvania gewesen und hatte schließlich als Leiter der Abteilung für Chirurgische Forschung an der Universität von Tennessee gearbeitet. Er gehörte zu der Chirurgen-Generation, die alles operieren konnte, und sein Allround-Können war während der ersten Jahre in Jackson eine bittere Notwendigkeit gewesen. Aber er hatte aus dem Norden auch den Geist der jungen und – wenn man wollte – verwegenen Chirurgen mitgebracht. Das bedeutete auch den Geist der Transplantation.

James D. Hardy im Rückblick:
»Unsere ersten Transplantations-Erfahrungen sammelten wir genauso wie alle anderen an der Niere. Ich wurde durch die Kranken, die in unser Hospital kamen, einfach in diese Richtung hineingedrängt. Wir konnten uns noch keine künstliche Niere leisten. Aber es kamen so viele Nierenkranke. Wir konnten ihnen manchmal mit der Peritoneal-Dialyse helfen, aber nur manchmal. So versuchten wir, ungefähr zur gleichen Zeit wie in Boston, die Nierentransplantation. Und da ich in der Hauptsache ein Thorax-Chirurg bin, führte der Weg weiter und so auch zu der Idee, eine Lunge zu verpflanzen.
Besonders ein Patient war es, dessen Geschichte mich dazu veranlaßt hat, die Lungentransplantation zu studieren ... Es handelte sich um einen jungen Burschen mit einer gutartigen Bauchgeschwulst. Nach einer Operation hätte er noch ein langes Leben leben können. Vor der Operation mußten wir seinen Mageninhalt mit einem Schlauch absaugen. Als das geschehen war, klemmten wir den Schlauch ab und brachten den Kranken in den Operationssaal. Aber irgendwie während des Transports begann er zu erbrechen. Er erbrach Magensäure. Er saugte sie in seine Lungen ein und verätzte sie. Wir hätten eine künstliche Lunge gebraucht – vier oder fünf Tage hätten genügt, bis sich die Lunge des Kranken erholte. Aber das gab es damals genausowenig wie heute. So sah ich ihn zugrunde gehen. Das war der Punkt, an dem ich mich entschloß, mit der Lunge das gleiche zu versuchen, das mit der Niere in gewissem Maße schon gelang.

Verglichen mit den Zuchthausbauten von Parchman war das Hospital für John Richard Russell eine komfortable Welt. Er merkte nicht, daß es klein und einfach war, und schon gar nicht, daß James D. Hardy sieben Jahre, nachdem er seine Abteilung übernommen hatte, immer noch um die Verbesserung überholter und mangelhafter Einrichtungen kämpfte. Von dem Augenblick an, in dem er in einem kahlen weißen Raum und in einem Bett neben anderen Häftlingen lag, fühlte er große Erleichterung.

Die Atemnot quälte ihn, obwohl er von Natur ein Mann war, den sein hartes Schicksal abgestumpft hatte. Aber in Parchman hatte er erfahren, daß man unendlich viel Schmerzen und Schinderei ertragen konnte, daß es aber etwas gab, das schlimmer war als alles andere, nämlich der Hunger nach Luft und die Angst zu ersticken. Oft hatte er das entsetzliche Gefühl gehabt, die Winternebel über den Ebenen von Parchman kröchen in die Unterkünfte hinein, füllten seine Lungen und versperrten der Atemluft den Weg, so daß er in Versuchung geriet, aufzuspringen und einfach zu laufen und zu laufen, bis ihn einer der Wächter erschoß und alle Quälerei zu Ende war.

Russel war ein so einfacher Mann, daß er sich nicht recht vorstellen konnte, was mit seinen Lungen nicht stimmte. Er wußte nicht einmal, wie eine Lunge funktionierte, wußte nicht, daß sie zwei Flügel hatte, die aus Millionen winziger Bläschen bestanden. Wer hätte ihm jemals erklären sollen, daß diese Bläschen sich beim Einatmen mit Luft füllten, den Sauerstoff dieser Luft an das ringsum kreisende Blut weitergaben, dem Blut dafür Kohlendioxyd entzogen und mit der Ausatmung aus dem Körper herausbeförderten. Er wußte nur, daß er nicht mehr richtig atmen konnte und daß seine linke Brustseite sich anfühlte wie ein totes Stück Beton.

Der Wunsch nach Erlösung hatte ihn am heftigsten in den Sommernächten mit ihrer bleiernen Hitze befallen, wenn er schweißüberströmt aufrecht in seinem Bett saß und hustete, während die anderen nach Ruhe schrien. Im Krankenrevier von Parchman hatte ihm ein Pfleger, der vor seiner eigenen Verurteilung in einem Hospital gearbeitet hatte, erzählt, daß es in Jackson Sauerstoff in Flaschen gab. Man stellte die Flaschen neben das Bett, und mit Sauerstoff konnte einem nichts mehr geschehen – auf keinen Fall konnte man ersticken. Diese Mitteilung war der Hauptgrund, weshalb Russell jetzt, nachdem er in Jackson eingetroffen war, eine so große Erleichterung verspürte. Er hatte noch nicht viele Worte gesprochen, wohl aber hatte er sich erkundigt, ob es Sauerstoff gab und ob er Sauerstoff bekommen würde. Der Pfleger, bei dem er sich erkundigte, hatte ihm verwundert versichert, daß man ihm selbstverständlich Sauerstoff geben würde, sobald dies nötig sei.

Russell hatte schon seit langem keine Angst mehr vor dem Tod. Die Reue wegen des toten Jungen hatte er hinter sich und auch die Reue darüber, daß er sich schuldig bekannt hatte, ohne zu wissen, daß es verschiedene Arten von »Schuldig« gab und daß ihm niemand mehr helfen konnte, nachdem er sich selbst zum Mörder erklärt hatte. Hinter sich hatte er auch die Zeit der Hoffnung darauf, noch einmal frei zu sein und nach Hause zu kommen. Wenn er noch etwas erhoffte, dann waren es zwei Dinge. Er hoffte, daß er hier im Hospital nicht nur seine Frau Louise und seine Kinder Fay und Mary Ellis, sondern auch seinen Sohn James sehen würde. Mary Ellis und Louise waren zu Hause in Kosciusko, Fay arbeitete in Carthage. James aber war Soldat; sie hatten ihn weit weg geschickt, nach Deutschland, und Russells schwere Krankheit bot jetzt die einzige Chance, daß die Armee James nach Hause flog und er noch einmal mit ihm sprechen konnte. Sonst hoffte er nur auf eines – daß er leichter atmen könnte und, wenn er schon sterben mußte, nicht den Erstickungstod starb.

James D. Hardy im Rückblick:
»In den Jahren zwischen 1956 und 1963 unternahmen wir ungefähr tausend Versuche von Lungentransplantationen an Tieren, zum großen Teil an Hunden, aber auch an Affen und Schweinen; viele meiner Mitarbeiter wie Dr. Watts R. Webb, Dr. Martin L. Dalton oder Dr. Fikri Alican waren daran beteiligt. Natürlich gab es schon eine lange Vorgeschichte von Tierexperimenten. Sie begann schon um 1907, als Charles Guthrie in Pittsburg die Lunge eines Kätzchens mit den Halsgefäßen einer ausgewachsenen Katze verband. Aber wirklich entscheidende Experimente haben erst um 1950 eingesetzt, beispielsweise durch Juvenelle in unserem Land oder in Frankreich durch Metras. Im Grunde begannen alle Experimente damit, daß man einem Hund einen Lungenflügel entnahm und den gleichen Lungenflügel in das gleiche Tier wieder einpflanzte. Man wollte eine Abstoßung vermeiden und zunächst einmal herausfinden, wie sich eine solche Verpflanzung technisch lösen läßt und ob eine verpflanzte Lunge überhaupt funktionierte. So war es auch bei uns; erst später gingen wir zur Transplantation von Tier zu Tier über. Wir versuchten dabei, drei grundlegende Fragen zu klären.
Einmal mußten wir eine sichere chirurgische Methode für die Verpflanzung entwickeln. Dabei stellte sich heraus, daß das gar nicht so schwierig war. Es war am günstigsten, wenn man den linken Lungenflügel entfernte, die Stümpfe seiner Verbindung mit dem Bronchialstamm, den beiden Lungenvenen und der Lungenarterie zu-

rückließ und die neue Lunge mit diesen Stümpfen verband. Um die Verbindung der Lungenvenen zu erleichtern, konnte man beide Venen mitsamt einem Stück des linken Herzvorhofes, in den sie einmünden, entfernen. Bei der Herauslösung der Spender-Lunge wurde ebenfalls dieses Vorhofstück mitgenommen und dann an das Herz des Empfängers angenäht.
Schwieriger war die Antwort auf eine andere Frage. Die Atmung der Lunge wird bekanntlich von Hirnzentren über Nervenbahnen gesteuert. Wenn man eine vollständige Lunge mit beiden Flügeln entfernt, zerstört man diese Nervenverbindungen, und die neue Lunge ist ohne zentrale Steuerung. Schließlich fanden wir heraus, daß man immer einen Teil der Lunge zurücklassen mußte, um die nervöse Steuerung zu erhalten.
Am kompliziertesten war das dritte Problem: Wie lange, so fragten wir uns, bleibt eine Lunge ohne natürliche Blut- und Sauerstoffversorgung, also ohne Verbindung mit einem Körper, lebensfähig? Oder mit anderen Worten: Wieviel Zeit stand uns zwischen der Entfernung einer Lunge und ihrer Wiedereinpflanzung zur Verfügung? Bei der Niere wußten wir ja inzwischen Bescheid. Aber hinsichtlich der Lunge war dies eine offene Frage. An rund hundert Hunden haben wir untersucht, wie sich Lungen in den ersten achtundvierzig Stunden nach ihrer Entfernung aus einem Tierkörper verhalten. Wenn man sie auf vier Grad abkühlte, blieben sie zwei Stunden lang lebensfähig und nahmen ihre Funktion nach der Einpflanzung wieder auf. Aber das war das höchste, was sich erreichen ließ. Besser war es, wenn wir gar nicht erst eine ›Lagerung‹ versuchten, sondern die Lunge direkt und auf dem schnellsten Wege von einem Tier auf das andere übertrugen. Man mußte so verfahren, daß man im gleichen Augenblick, in dem die Spender-Lunge von der Lungenarterie des Spendertieres abgetrennt wurde, kalte Ringer-Lösung und Heparin hindurchströmen ließ, um das Gewebe zu kühlen. Außerdem mußte man die Lunge während der ganzen Zeit, in der sie ohne Körperverbindung war, durch Sauerstoff in Bewegung halten. Wir verbanden sie, sobald die Ablösung vom Bronchialstamm erfolgt war, mit einem Schlauch und pumpten in rhythmischer Bewegung Sauerstoff hinein. Dann wurde sie auf den Empfänger übertragen, und das Einpumpen des Sauerstoffs hörte erst auf, wenn die Lunge mit dem Bronchialstamm des Empfängers vernäht wurde. Auf diese Weise funktionierten die Lungen regelmäßig ungefähr sieben Tage lang in dem neuen Tierkörper. Dann wurden sie abgestoßen.
Aber inzwischen war es 1961/62 geworden, und wir hörten von

den Erfahrungen mit Imuran. Wir gaben vierunddreißig Hunden mit neuen Lungen Imuran; zwanzig davon blieben dreißig Tage am Leben. Das war gegen Ende 1962, und es war ein großartiger Augenblick ... Da war die Erinnerung an den Kranken, der an der Lungenzerstörung durch Magensäure gestorben war: Wir hätten keine dreißig, sondern nur vier oder fünf Tage gebraucht, um ihn durch einen Lungenflügel so lange am Leben zu erhalten, bis der andere wieder funktionierte! ... Und ich sagte zu meinen Leuten: ›Gentlemen, wir haben nun viele Jahre lang Lungen transplantiert. Die Zeit ist reif. Wenn uns noch einmal ein solcher Patient begegnet, werden wir es an einem Menschen versuchen ...‹«

John Richard Russell wußte am 15. April 1963 noch nicht das geringste von Dr. James Hardy.

Er war ein internistischer und kein chirurgischer Fall, und die Internisten des Hospitals behandelten ihn. Immer noch hatte er keine Vorstellung davon, was ihm fehlen könnte. Vielleicht hatte er einmal an Krebs gedacht, weil er während seines ganzen Lebens ein starker Raucher gewesen war und im Fernsehen so oft von Raucherkrebs gesprochen wurde. Aber er hatte den Gedanken verdrängt, und es war auch nicht so wichtig. Ihm war nur eines wichtig, wenigstens wieder atmen zu können.

Tatsächlich ging es ihm schon in den ersten Tagen besser. Medikamente vertrieben einiges von dem Wasser, das sich in seinen Beinen angesammelt hatte. Sein Herz wurde behandelt und damit auch seine Atmung etwas freier. Aber seine linke Lunge zeigte so gut wie keine Atemgeräusche mehr, der linke Brustkorb war erstarrt. In der Lunge befanden sich Infektionsnester. In der rechten Lunge hatte sich ein Emphysem entwickelt, das zu einem Verlust der Elastizität des Lungengewebes und zur Zerstörung der Lungenbläschen führte. Russells Atemfähigkeit erreichte nur noch ein Drittel der Atemkapazität eines gesunden Menschen. Dies ließ sich zwar durch das Emphysem erklären; aber Veränderungen in den Röntgenbildern deuteten darauf hin, daß sich dahinter noch etwas anderes verbarg: eine bösartige Geschwulst der Lunge. Nach zehn Tagen wurde zur Sicherung der Diagnose eine Untersuchung mit dem Bronchoskop vorgenommen, das sich in die Bronchien hineinschieben ließ und die Möglichkeit bot, das Innere der Bronchialäste zu besichtigen und Gewebsproben zu entnehmen.

Russell litt unter dieser Inspektion so, wie nur ein Mensch leiden konnte. Er brauchte Tage, bis er sich erholte, und sicher wäre der Rückschlag noch schlimmer gewesen, hätte er sofort das Ergebnis

der Untersuchung erfahren. Im linken Seitenstamm seines Bronchialsystems wucherte eine Krebsgeschwulst, die sich in die linke Lunge hinein ausbreitete. Es ließ sich nicht mit Sicherheit feststellen, wie weit das Karzinom auf andere Organe übergegriffen hatte. Da auch Russells Nieren schwere Störungen zeigten, lag der Gedanke nahe, daß sich dort Krebs-Metastasen gebildet hatten. Aber Nieren-Biopsien zeigten, daß dies nicht der Fall war. Russell litt an einer weit fortgeschrittenen Glomerulo-Nephritis. Das Gesamtbild war düster und hoffnungslos. Wenn Russell nicht an seinem Lungenkrebs starb, würde er an dem Nierenleiden zugrunde gehen. Aber es war sicher, daß die Glomerulo-Nephritis sich mehr Zeit lassen würde, während der Krebs dem Kranken bestenfalls noch eine Frist von einigen Wochen gab. Da eine Bestrahlung keine Aussicht auf Erfolg bot, dachte man an Entfernung der krebskranken linken Bronchialteile und der linken Lunge. Dadurch wurde Russell vom internistischen zum chirurgischen Fall.
In den letzten Apriltagen erfuhr John Richard Russell die Wahrheit. Er nahm sie mit der zumindest äußerlichen Dumpfheit seiner Natur ohne Erschrecken oder Entsetzen hin – es sei denn, daß er betonter fragte, was man für seine Atmung tun könne. Ja, er wiederholte immer wieder die Frage, ob der Krebs ihn ersticken werde. Und als man ihm sagte, man werde ihn operieren und die Geschwulst entfernen, erkundigte er sich nicht, ob die Operation sein Leben retten werde. Nein, er fragte: »Werde ich danach wieder Luft haben – ein bißchen mehr Luft?«

James D. Hardy im Rückblick:
»Man muß den Dingen ins Auge sehen. Jeder Mensch, der sich mit Transplantationen beschäftigt hat, wurde mit den gleichen Widerständen konfrontiert. Als wir hier zum ersten Mal Nieren transplantieren wollten, und zwar an Patienten, die wirklich hoffnungslos im Sterben lagen, wurde unser Vorhaben von vielen Leuten, Ärzten und Laien, als verbrecherisch und amoralisch bezeichnet ... Gut, wir hätten das ignorieren können. Aber die öffentliche Meinung hat einen großen Einfluß auf die Forschungsstipendien ... Als wir uns mit dem Gedanken vertraut machten, die Lungentransplantation am Menschen zu verwirklichen, war die Situation infolge der Gewöhnung an die Nierenverpflanzung schon ein wenig besser. Trotzdem: 1963 legten wir nach weiteren Tierversuchen und vielen Überlegungen fest, daß wir den ersten Menschenversuch nur und erst dann unternehmen würden, wenn wir einen Patienten bekamen, der mit Sicherheit im letzten Stadium einer tödlichen

Krankheit war, so daß sein Leben nicht nennenswert verkürzt wurde, falls die Transplantation mißlang. Zweitens mußte die Aussicht bestehen, daß der Zustand des Patienten durch eine Transplantation für die Zeit, die er noch zu leben hatte, verbessert wurde. Drittens: Es sollte nur eine linke Lunge verpflanzt werden, weil ihre Verpflanzung am sichersten Erfolg versprach ...
Als Russell uns überwiesen wurde, bot er alle diese Voraussetzungen ... und ich traf die Entscheidung ... Alles, was in der Chirurgie geschieht, geht davon aus, daß jemand bereit ist, eine Entscheidung zu treffen und dafür einzustehen.«

Als James D. Hardy zum ersten Mal John Richard Russell im Saal der Häftlinge sah, wußte er nicht, weshalb man ihn zu lebenslanger Haft verurteilt und nach Parchman geschickt hatte, und er fragte auch nicht danach. So wie er zwar die Tradition des Südens und die Trennung der weißen von den schwarzen Patienten hinnahm, aber als Arzt keine Unterschiede der Hautfarbe kannte, so betrachtete er auch die Patienten aus der Anstalt nicht als Sträflinge, sondern als Kranke, ganz gleich, weshalb und wozu sie verurteilt waren. Er sagte später: »Er war kein aggressiver Mensch. Es mochte sein, daß er irgendwann einmal ein wilder Gangster gewesen war. Aber jetzt war er schon lange krank. Er war von müder Resignation und litt sehr unter seiner Atemnot ...«
Im Laufe des Mai gewann Hardy die Überzeugung, daß Russell der Patient war, auf den er und seine Mitarbeiter gewartet hatten. Selbst wenn man Russells linken Lungenflügel entfernte, würde er in kurzer Zeit an der weiteren Ausbreitung des Karzinoms oder an seinem Nierenleiden sterben. Begnügte man sich aber mit dieser Exstirpation des Lungenflügels, so war es zweifelhaft, ob die emphysemkranke rechte Lunge in der Lage sein würde, die Atemlast zu übernehmen, ohne Russells Luftnot so zu steigern, daß er nur noch unter künstlicher Beatmung weiterleben konnte. Durfte man also nicht hoffen, daß eine neue Lunge Russells Atemqualen erheblich erleichtern und die letzte Phase seines Lebens menschlicher gestalten würde? Erhielt nicht allein dadurch ein erstes Experiment am Menschen seine Berechtigung und ein humanitäres Fundament?
Hardy vergaß keineswegs, daß es auf einige andere Fragen keine so beruhigenden Antworten gab! Was würde beispielsweise geschehen, wenn Russells Nierenkrankheit die Behandlung mit Imuran unmöglich machte? Was würde geschehen, wenn es zu einer Abstoßung der Lunge kam und kurze Zeit nach der ersten eine zweite Operation notwendig sein würde, um die abgestoßene Lunge wieder zu entfer-

nen? Ein Eingriff also, der ohne die Transplantation niemals notwendig sein würde und von dem niemand vorhersagen konnte, ob der Kranke ihn überstand!
Hardy suchte Rat bei den Nierenspezialisten des Hospitals. Auch sie hatten ihre Zweifel. Aber schließlich glaubten sie doch, daß Russells Nieren nicht nur die Operation, sondern auch die Nachbehandlung überstehen könnten, auch wenn man sie im Notfall durch eine Peritoneal-Dialyse unterstützen mußte. Dies bestärkte Hardy in seinem Willen, den Schritt ins Unbekannte zu tun, und schließlich verdrängte er einfach weitere Zweifel. Ohne es zu wissen, war auch er ein Gefangener des unwiderstehlichen Zwangs der wissenschaftlichen Neugier, die auch so viele der ersten Nierentransplanteure in den entscheidenden Augenblicken vorwärtsgetrieben und sie veranlaßt hatte, die günstigen Möglichkeiten ihres geplanten Tuns klarer zu sehen als die ungünstigen. Am Ende schrumpften alle Fragen, die ihn beschäftigten, auf eine einzige zusammen: Wenn John Richard Russell nach einer einfachen Lungenresektion mit Sicherheit nichts anderes blieb als einige Wochen Leben in Atemnot – bot dann die Transplantation die einzige überhaupt denkbare Chance, ihn wenigstens vor diesen Qualen zu bewahren? Und er beantwortete die Frage mit: Ja!
Dann entschloß er sich in den ersten Junitagen, selbst mit dem stillen Kranken in der Häftlingsabteilung zu sprechen und ihm zu erklären, welch letzte äußerste, ungewöhnliche Möglichkeit er ihm zu bieten hatte.

James D. Hardy in »The Journal of the American Medical Association«, 21. Dezember 1963:
»Die gesamte Lage wurde dem Patienten in Gesprächen und durch Zeichnungen erklärt ... Er war gewillt, die Transplantation zu akzeptieren ...«

James D. Hardy im Rückblick:
»Als ich zu ihm ging und über die Operation sprach ... sagte er, er müsse darüber nachdenken ... Und dann fragte er: ›Denken Sie, daß sie meine Atemnot erleichtern wird?‹«

John Richard Russell horchte aufmerksam, obwohl auch dies ihn anstrengte. Er hörte von der Möglichkeit eines Aufschubs seines Todes durch eine einfache Operation. Und er hörte von der zweiten Möglichkeit eines Aufschubs *und* einer Erleichterung seiner Nöte durch eine gänzlich neue Art von Operation. Er erfuhr, daß Hardy ihm Tiere zeigen konnte, welche eine Transplantation überstanden hatten. Aber er hörte auch, daß er der erste Mensch sein würde, an dem man sie versuchte, und daß Hardy ihm keinen Erfolg versprechen konnte. Wieviel er von den Grundlagen einer Lungentransplantation begriff, blieb ungewiß. Aber er spürte, daß sie auf jeden Fall die Chance enthielt: Befreiung von dem Kampf um Atemluft! Er erbat sich nur ein wenig Bedenkzeit und sagte, daß er seine Frau und alle seine Kinder sehen möchte.

Zu Hardys Erleichterung verlor er kein Wort darüber, daß in den Zeitungen oftmals Meldungen erschienen, wonach Sträflinge, die sich für medizinische Experimente zur Verfügung stellten, begnadigt wurden. Hardy wollte keine Zustimmung Russells als Preis für eine Begnadigung. Er wollte nicht den Schritt, der vor ihm lag, durch einen Tauschhandel ermöglichen, von dem Böswillige einmal sagen könnten, daß er des Südens würdig sei und daß eigentlich nur noch eines fehle: nämlich daß Hardys »menschliches Versuchskaninchen« ein Schwarzer war.

Während Hardy den Kranken betrachtete, faßte er den Entschluß, von sich aus an den Gouverneur von Mississippi heranzutreten und einen Straferlaß für Russell zu erbitten, sofern es zu der Operation kam und der Kranke überlebte.

Dann ließ er Russell mit seinen Gedanken allein. Er sorgte dafür, daß sein Sohn James in seiner Garnison in Deutschland verständigt wurde und nach Mississippi flog. Und so wie James kamen auch Louise Russell, Mary Ellis und Fay aus Kosciusko und Carthage. Doch schon bevor sie eintrafen, fällte John Richard Russell seine Entscheidung und wählte zwischen einem baldigen erbarmungslosen Tod und der Chance eines etwas weniger schnellen und schmerzvollen Endes die letztere.

Als Louise an seinem Bett saß und er ihr langsam berichtete, was vor ihm lag, verstand sie nicht genau, um was es sich bei der bevorstehenden Operation handeln sollte. Sie wußte nur, daß es etwas Gefährliches war. Später sagte sie: »Er meinte, daß er nicht wüßte, ob es gut ausgehen würde. Aber er sagte auch nicht ein einziges Mal, daß er Angst hätte ... Ich wollte es nicht. Aber er sagte, er wollte es tun ... und so tat er es ...«

James D. Hardy im Rückblick:

»Von dem Augenblick der Zustimmung an legten wir ein genaues Aktionsprogramm fest, das in Kraft trat, sobald sich im Hospital ein Spender für eine Lunge fand. Unsere beiden Teams, das erste mit Dr. Martin L. Dalton, Dr. Gordon Robinson und Dr. Benton

M. Hilbun für die Entnahme der Lunge, und das zweite mit Dr. Watts R. Webb, Dr. George R. Walker und mir für die Implantation, waren vierundzwanzig Stunden täglich bereit. Es dauerte ungefähr acht spannungsreiche Tage, bis zum 11. Juni 1963. Am Abend dieses Tages gegen 7.30 Uhr wurde ein Patient, der einen schweren Herzinfarkt erlitten hatte, im Schock in die Notaufnahme gebracht. Als alle Versuche, sein Herz mit geschlossener Herzmassage und Beatmung wieder in Gang zu bringen, scheiterten, wurden wir benachrichtigt. Die Internisten waren sich nicht sicher, ob die Lunge ein ideales Objekt für uns sein würde, weil sich nach dem Infarkt Flüssigkeit darin angesammelt hatte. Aber die Familie war mit dem Sterbenden in einer Ambulanz und einem Auto gekommen. Und man sagte uns, daß sie bereit war, einer Autopsie und einer Organspende zuzustimmen. So eilte einer von uns hinunter, so schnell er konnte, um die Erlaubnis für die Lunge zu erhalten, und wir brachten den Toten in einen Operationsraum. Während der ganzen Zeit wurde die geschlossene Herzmassage fortgesetzt, Heparin direkt ins Herz gespritzt und die Lunge durch einen Luftröhrenschlauch mit Sauerstoff ventiliert – alles so, wie wir es im Laboratorium erprobt hatten. Blutproben des Toten wurden untersucht, während wir auch Russell auf dem schnellsten Wege in einen zweiten Operationsraum brachten. Es war gegen 8 Uhr, als wir wußten, daß die Blutgruppe in acht von dreizehn Punkten übereinstimmte, und sofort nach der Narkose öffneten wir die linke Brusthöhle Russells . . .«

Die Operation war nicht nur schwierig, weil sie die erste ihrer Art war. Sie wurde noch schwieriger, weil Hardy und Webb auf Überraschungen stießen, die sie nicht vorausgesehen hatten.

Schon bei der Freilegung der linken Lunge fanden sie so starke Verwachsungen zwischen Lunge und Rippenfell, daß sie fürchteten, den Eingriff aufgeben zu müssen. Neben dem Operationstisch stehend, berieten sie unter ungeheurer innerer Spannung alle Möglichkeiten, die ihnen blieben. Schließlich gelang es ihnen, eine Öffnung herzustellen, durch welche die Lunge erreichbar wurde.

Sie fanden Eiteransammlungen und zahlreiche Infektionsherde, und das Lungengewebe bewegte sich kaum, selbst wenn der Anästhesist unter Druck Sauerstoff einblies. Zwischen der Aorta und der Speiseröhre saßen Krebsmetastasen, die aus der Lunge in das benachbarte Gewebe eingedrungen waren. Sie machten es klar, daß die Entfernung des linken Lungenflügels Russells Leben nicht retten konnte. Der linke Bronchialstamm war so stark von Krebs befallen, daß es Mühe bereitete, eine noch freie Stelle für den Anschluß an die neue

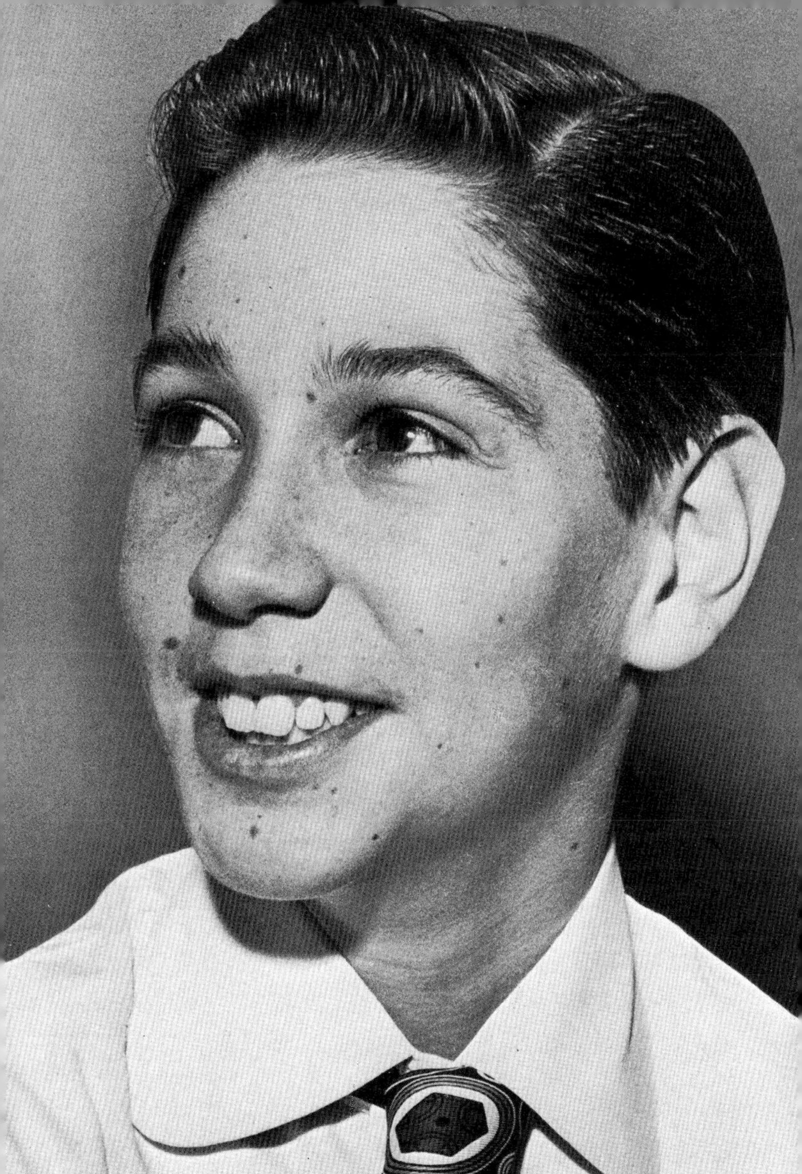

1 *Marvin Mason*

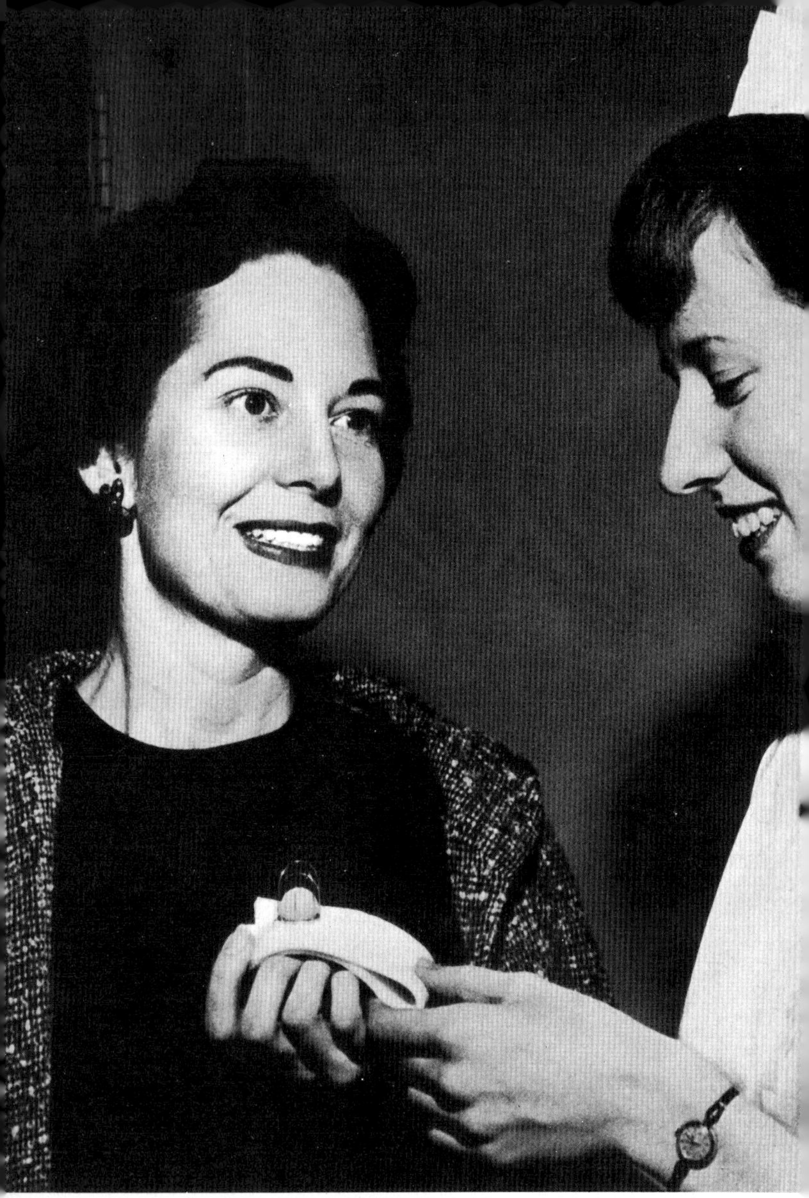

2 *Mary Richardson, 1963, nach der letzten von insgesamt vier Operationen. Die Krankenschwester zeigt ihr eine künstliche Aortenklappe.*

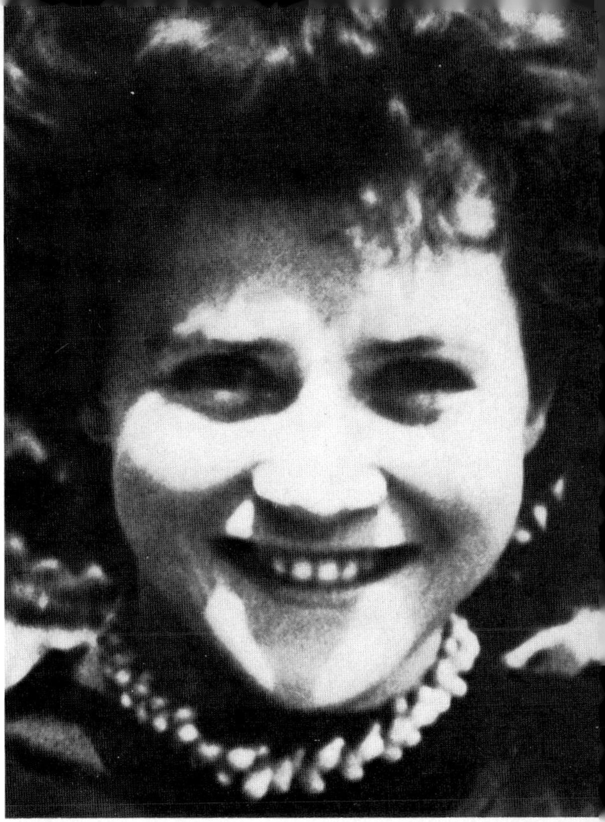

3–4 *Jacqueline Cado. Ihr wurde eine Niere des hingerichteten Mörders Jean-Louis Estingoy (unten, vor der Urteilsverkündung) eingepflanzt.*

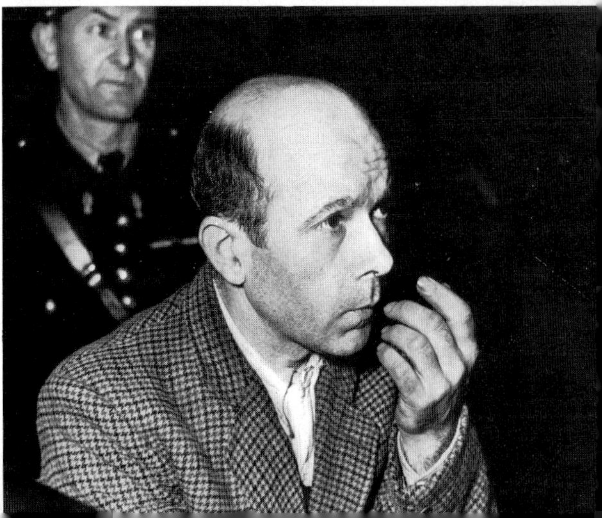

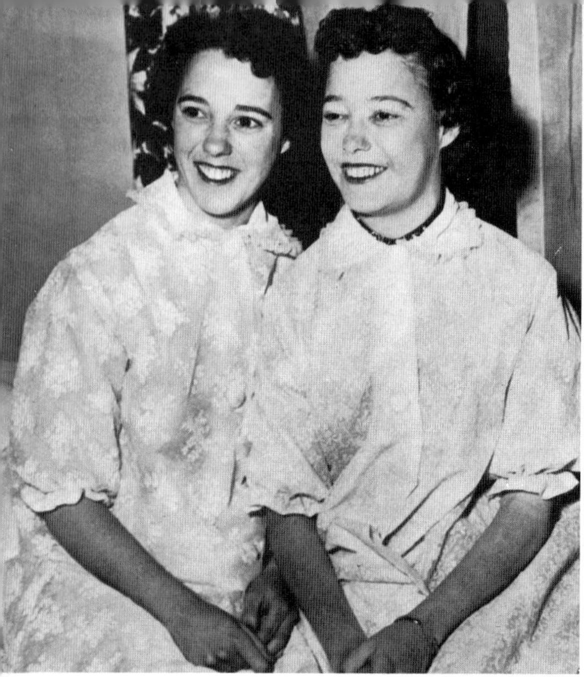

5–6 Die Zwillinge Edith Helm und Wanda Foster 1951 und (unten) 1971: Links Edith und Lee Helm, neben Edith ihre Schwester Wanda mit ihren vier Söhnen, ganz rechts Ediths Tochter Vicki (10) und, als dritter von rechts, ihr Sohn John (12).

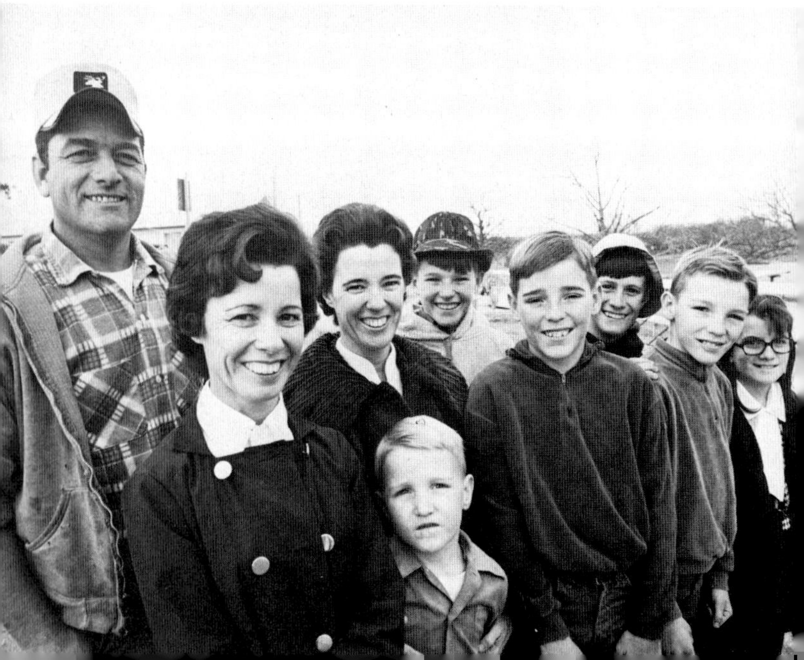

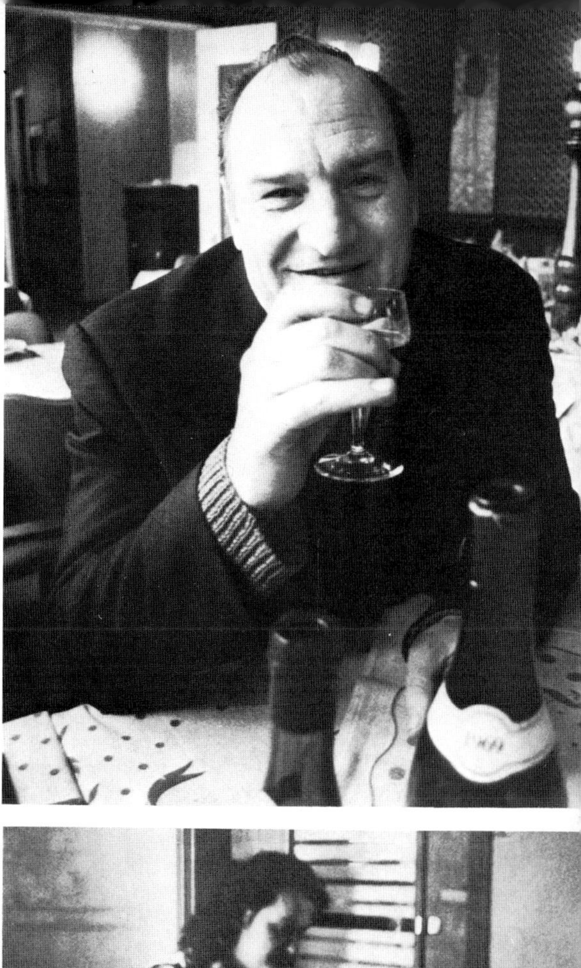

7–8 Georges Siméon (1970). Unten seine Frau Armande im Juli 1959 vor dem Isolierzimmer im Hospital »Necker«.

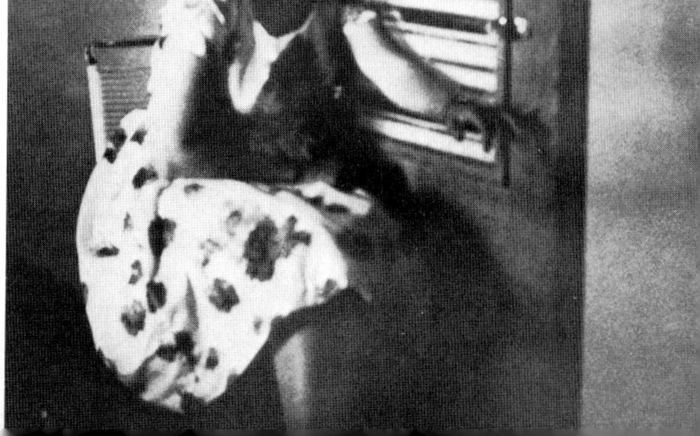

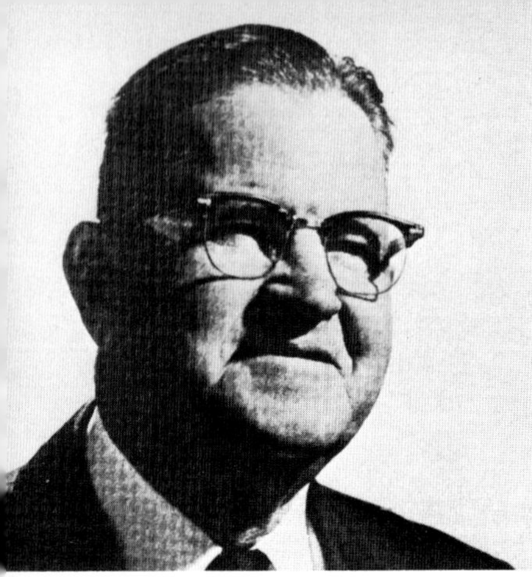

9–10 Boyd Rush (1963) und die von seiner Stiefschwester, Mrs. Thompson, unterschriebene Genehmigung der Herztransplantation.

OPERATIVE PERMIT

I hereby give full permission for left leg amputation and heart surgery on Boyd Rush. I understand that any clots present will be removed from the heart to stop them from going to still more arteries of his body. I further understand that his heart is in extremely poor condition. If for any unanticipated reason the heart should fail completely during either operation and it should be impossible to start it, I agree to the insertion of a suitable heart transplant if such should be available at the time. I further understand that hundreds of heart transplants have been performed in laboratories throughout the world but that any heart transplant would represent the initial transplant in man.

Signed (for family) Mrs. J. H. Thompson (sister)

Witnessed Maurice C. Fuess

Witnessed Ophelia Ann Ward R.N.

January 23, 1964

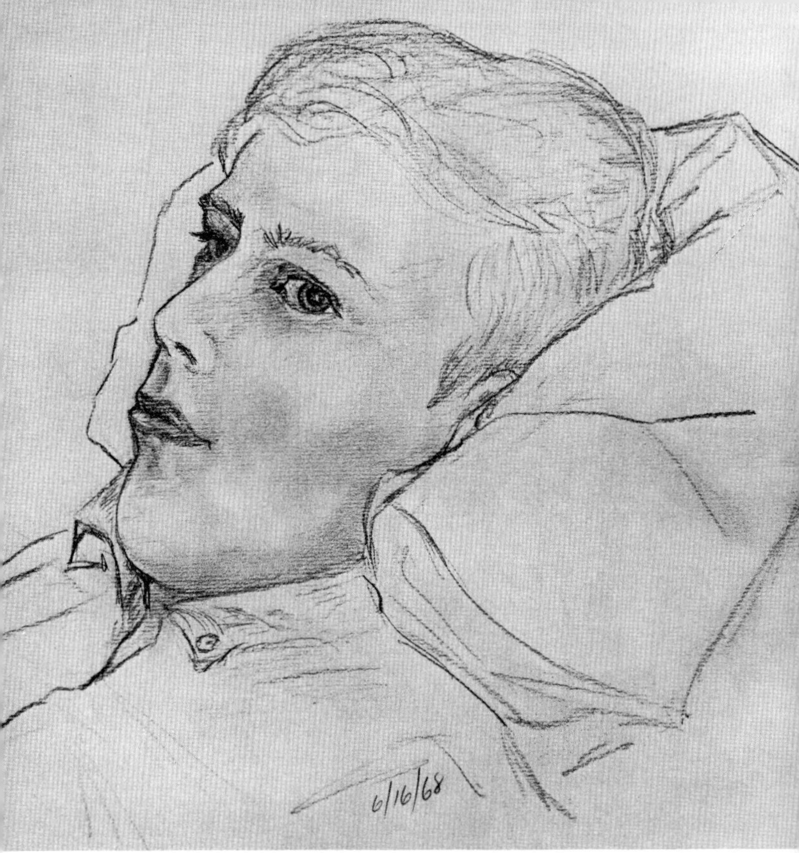

11–12 Tommy Gorence, 1968, nach der Lebertransplantation, gezeichnet von seiner Mutter (unten, Foto von 1970).

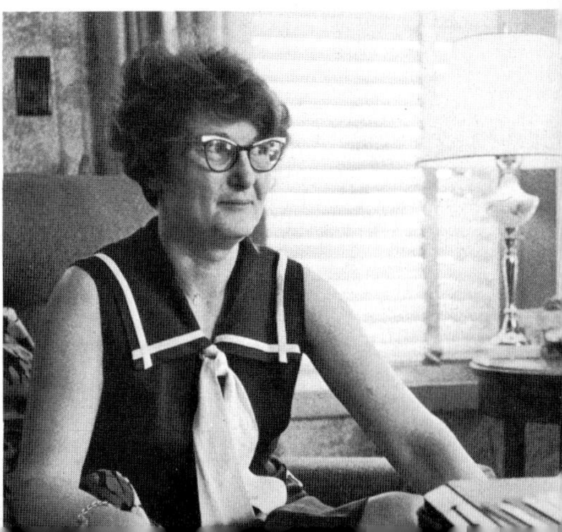

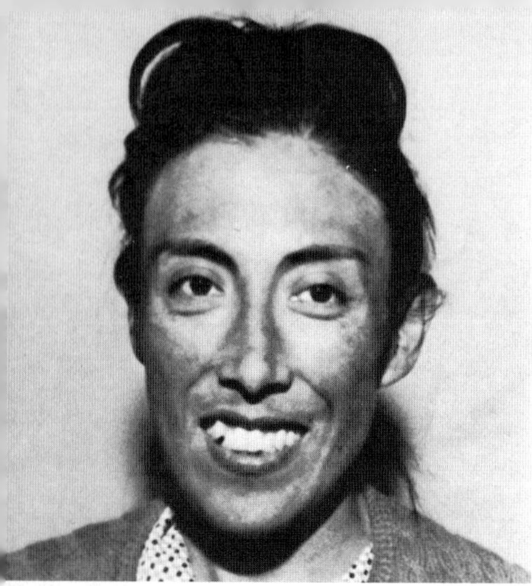

13–14 Esperanza del Valle Vasquez, 1960 (oben) und 1970, mit ihrem Sohn Pepe (unten).

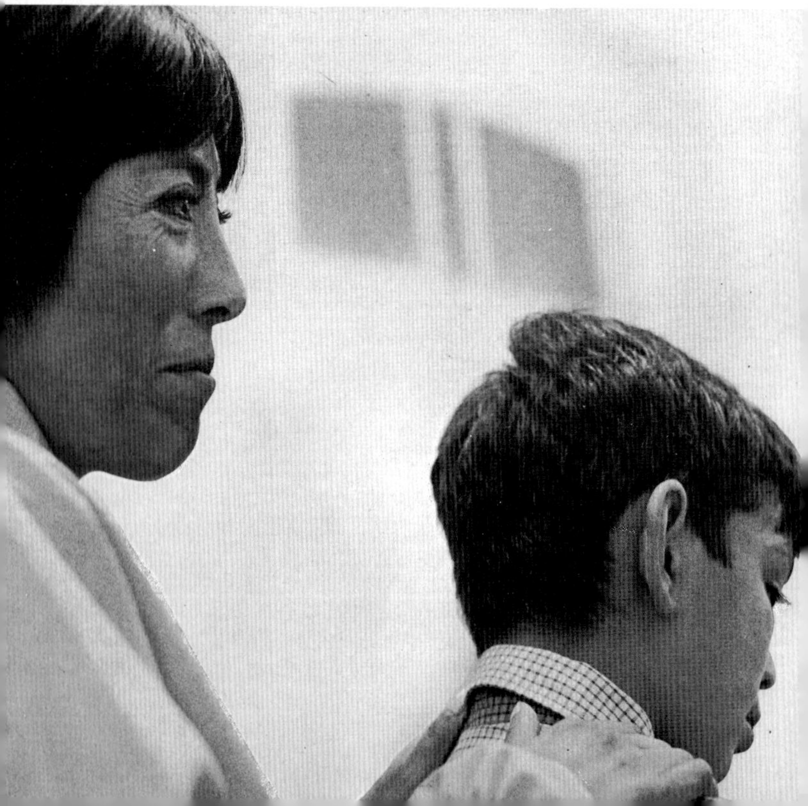

Lunge zu finden. Hardy und Webb beeilten sich, die Lungenvenen und die Bronchialverbindung abzuklemmen. Wegen der Eiteransammlungen wagte es Hardy aber nicht, mit den Venenenden einen Teil des Herzvorhofes zu entfernen, so wie er es bei seinen Versuchstieren getan hatte. Er befürchtete, daß dadurch den Eitererregern der Weg ins Herz geöffnet wurde. So durchtrennte er die Venen einzeln außerhalb des Herzens. Danach durchschnitt er Lungenarterie und Bronchialverbindung und hob den zerstörten Lungenflügel heraus.

Es war jetzt 9.30 Uhr. Auf ein Zeichen brachte Dr. Dalton die Spenderlunge aus dem benachbarten Operationsraum herüber. Aber schon wenige Minuten später sahen sich Hardy und Webb einer neuen Komplikation gegenüber, die sie ebenfalls nicht vorausgesehen hatten. John Richard Russell und der Spender der Lunge hatten zwar die gleiche Körpergröße, aber infolge der Zerstörung von Russells linker Lunge hatte sich die linke Brusthöhle verengt.

Es war ein Augenblick echter Verzweiflung. Wenn sich nicht genügend Raum für die Lunge fand, bedeutete das die endgültige Aufgabe aller Hoffnungen und Erwartungen. Zum zweiten Mal kam es zu einer Beratung am Operationstisch. Aber Hardy beschloß, weiterzumachen und die rechte Lunge zurückzudrängen, so daß Raum für die neue Lunge entstand. Die Maße der neuen Lunge machten es trotzdem außerordentlich schwer, die Gefäßnähte durchzuführen, und das um so mehr, als sie durch ihre Bronchialöffnung ununterbrochen mit dem Sauerstoffgerät in Verbindung bleiben mußte. Fünfundvierzig Minuten dauerte es, bis endlich die letzte Naht gelegt war. Der Sauerstoffschlauch wurde entfernt und die Lunge mit dem linken Bronchialstamm vernäht. Fünfzehn Minuten später übernahm der Anästhesist mit seinem Gerät die Beatmung der neuen linken Lunge; sie entfaltete sich so vollständig, daß alle Befürchtungen, sie könne wegen des Herzinfarktes ihres Spenders geschädigt sein, verflogen.

Hardy benötigte noch eine Stunde, um die Brusthöhle zu schließen und einen Luftröhrenschnitt durchzuführen, durch den Russell in den ersten Tagen beatmet werden konnte. Um 11.30 Uhr war die Operation beendet. John Richard Russell wurde in ein kleines Zimmer im fünften Stock gebracht, das mit den üblichen Einrichtungen für einen begrenzten Infektionsschutz versehen worden war. Er erwachte innerhalb einer Stunde und brauchte einige Zeit, um sich zurechtzufinden und zu verstehen, was man ihm sagte: nämlich daß er eine neue Lunge besaß. Daraufhin lächelte er und schlief wieder ein, während Hardy, Webb und das ganze Team jene plötzliche Er-

schöpfung verspürten, die jeden Menschen nach großen Leistungen überfällt. Aber sie hatten wenig Zeit, ihrer Erschöpfung nachzugeben. Zwar empfanden sie schon in diesem Augenblick die befreiende Erkenntnis, daß sie zum ersten Mal die technische Durchführbarkeit der Lungenverpflanzung am Menschen bewiesen hatten. Aber noch atmete die Lunge nicht selbständig, sondern durch das Atemgerät. Noch wußten sie nicht, ob sie – von Gehirnreflexen über die rechte Lunge mitgesteuert – weiteratmen würde, wenn man das Gerät ausschaltete. Am Tag nach der Operation ließ Hardy ein Angiokardiogramm anfertigen, um festzustellen, wie die neue Lunge durchblutet war. Die Durchblutung aber war so überraschend gut, daß er die ersten Versuche unternahm, die Lunge ohne Unterstützung atmen zu lassen – und ihn überkam ein Gefühl des Glücks, als sie ohne Schwierigkeiten funktionierte.
Russell ertrug die Anstrengungen und Schmerzen der Untersuchungen mit der wortlosen, leidgewohnten Geduld, die ihm eigen war. Aber dann, ganz plötzlich, wurde ihm bewußt, daß er selbst wieder atmete. Sein blasses, müdes, lethargisches Gesicht wurde lebendig. Seine Augen öffneten sich weit. Er versuchte seine Arme mit den Infusionsschläuchen zu bewegen, als wollte er nach seiner Brust fassen und fühlen, als sie sich hob und senkte.

James D. Hardy im Rückblick:
»Er war glücklich über sich selbst ... Er atmete so viel leichter ... Er hatte eine Tracheotomie, und wir versorgten ihn mit Sauerstoff, damit die Lunge mit Sicherheit gut bewegt wurde ... Aber er atmete auch ohne Sauerstoff ...«

Es war das größte Erlebnis in John Richard Russells dumpfem, vom Schicksal heimgesuchtem Dasein. Er spürte, wie die Luft wieder in seine Lungen drang. Es war bei weitem nicht der Atem eines gesunden Menschen. Aber er hatte längst vergessen, was wirklich gesundes Atmen war. Für ihn bedeutete schon die geringste Besserung ein unermeßliches Geschenk. Er begann an ein Wunder zu glauben, und auch Hardy verschloß sich der Hoffnung auf ein Wunder nicht.

James D. Hardy im Rückblick:
»Es ging ihm von Tag zu Tag besser, und wir dachten, wir hätten es für lange Zeit geschafft ...«

Die Untersuchungen, die Auskunft über die Anreicherung von Russells Blut mit Sauerstoff gaben, zeigten, daß die neue Lunge ihre Aufgabe wirklich von Tag zu Tag besser erfüllte. Das Fieber verschwand, weil mit der alten Lunge auch die Infektionsherde entfernt worden waren. Irgendwelche Anzeichen einer Abstoßung waren nicht zu entdecken.
Das einzige, was Hardy beunruhigte, war der Umstand, daß Russells Nieren schlechter arbeiteten, als die Nephrologen angenommen hatten. Der Harnstoffspiegel begann zu steigen. Es mutete wie eine Ironie des Schicksals an. Russell war der erste Mensch, der mit einer neuen Lunge atmete. Aber sein Leben wurde durch ein Nierenversagen bedroht, gegen das man mit der künstlichen Niere und mit verpflanzten Nieren längst die ersten wirksamen Mittel gefunden hatte. Hardy hoffte denn auch, er könne das Nierenversagen durch eine Peritoneal-Dialyse ausgleichen.

James D. Hardy im Rückblick:
»Wir begannen mit der Dialyse – aber das ist eine Schicksalsfrage. Mit der künstlichen Niere kann man fast garantieren, daß sie Erfolg hat; hingegen scheitern bei manchen Menschen alle Bemühungen mit der Peritoneal-Dialyse ... Wir hatten keine künstliche Niere und mußten es also mit der Peritoneal-Behandlung versuchen. Aber sie blieb bei ihm einfach wirkungslos ...«

Die neue Lunge atmete, die Wunden heilten, aber die Urämie ging unaufhaltsam ihren Weg. Die neue Lunge atmete – aber die Wasseransammlungen in Russells Beinen begannen von neuem. Die neue Lunge atmete – aber Darmverschlüsse machten es unmöglich, Russell zu ernähren. John Richard Russell lag hilflos da, und nur ein wenig entrahmte Milch tropfte durch einen Nährschlauch in seinen Körper, der von Tag zu Tag schwächer und weniger widerstandsfähig wurde. Das Gefühl, daß er atmen konnte, bewahrte ihn vor der Erkenntnis, daß sein Leben zu Ende ging. Am siebzehnten Tag funktionierte seine Lunge immer noch. Aber wenige Stunden später ließen ihn Urämie und Entkräftung in Bewußtlosigkeit versinken. Am 29. Juni tat er den letzten geschenkten Atemzug. Die Autopsie zeigte, daß die neue Lunge noch keine Anzeichen der Abstoßung aufwies.

James D. Hardy im Rückblick:
»Die Schlüsse, die wir aus dem Fall von 1963 zogen, lauteten: Erstens, daß die klinische Lungentransplantation technisch ohne weite-

res durchführbar war. Zweitens, daß die transplantierte Lunge sich in das Atmungssystem einfügte. Drittens, daß die Abstoßungsreaktion durch die verfügbaren Mittel einzudämmen war. Viertens, daß die Erfahrungen aus dem Fall positiv genug waren, um weitere Forschungen auf dem Gebiet der Lungenübertragung beim Menschen zu rechtfertigen ...«

John Richard Russell erfuhr nicht mehr, welche Erfahrungen er einer Welt hinterließ, die ihn von Kindheit an schlecht behandelt, in Armut und Unwissenheit geschunden und schließlich verstoßen hatte. Aber auch die Welt selbst erfuhr nur am Rande, was sich in Jackson ereignet hatte. An dem Tage, an dem das »University of Mississippi Medical Center« die Nachricht über die erste Lungentransplantation der Geschichte bekanntgab, wurde der Raum für die Schlagzeilen der Zeitungen durch Ereignisse beansprucht, die den Bewohnern Mississippis und auch seiner Nachbarstaaten wichtiger schienen als ein noch so ungewöhnliches medizinisches Experiment.

Am 12. Juni, an dem Tage, an dem John Richard Russell in seinem Hospitalzimmer zu begreifen begann, daß er wieder atmen konnte, ermordete ein unbekannter Weißer einen Negerführer von Jackson, Medgar Evers, aus dem Hinterhalt. Er ließ die Mordwaffe, ein Gewehr, zurück; eine der größten Menschenjagden in der Geschichte der Stadt Jackson begann. Nicht nur das FBI beteiligte sich daran, sondern auch die Bürger Mississippis und seiner Hauptstadt, denn sie suchten zu beweisen, daß alle Unruhe in ihrem Staat durch Agitatoren von außen entstand und daß der Mord an Evers das Werk eines Fremden war. Die Schlagzeilen der Zeitungen lauteten: »Die Ermordung: eine Provokation von außen« und »Behörden der Stadt und des Staates durch den Mord schockiert«.

Für Hardys erstmaliges Unternehmen blieben nur wenige Zeilen – sie gingen im Tumult der Rassenschlachten unter. Als aber der Tumult für kurze Zeit verklang und der Beweis erbracht war, daß tatsächlich ein Kalifornier Evers getötet hatte, lag John Richard Russell schon in der Erde des Friedhofs seiner Heimatstadt, und Hardys Unternehmen war keine Neuigkeit mehr.

Einige Monate später gab es noch einmal eine Nachricht, die dazu hätte dienen können, die Erinnerung an John Richard Russell aufzufrischen. Ross Barnett, der Gouverneur von Mississippi, unterzeichnete ein Dokument mit der Überschrift »Straferlaß für John Richard Russell«. Der umständliche Text des Schriftstückes lautete: »Das Subjekt dieses Erlasses – von dem Wunsch erfüllt, der

Menschheit zu dienen, im vollen Bewußtsein seiner Lage, im Glauben an die beruflichen Fähigkeiten der Chirurgen und überzeugt, daß besagte Chirurgen alles nur Mögliche zur Verlängerung seines Lebens tun würden – gab schriftlich seine Genehmigung, daß die Lunge einer anderen Person seine eigene kranke Lunge ersetzen solle. Durch sein großes Opfer, verbunden mit den Fähigkeiten der Chirurgen des Universitäts-Hospitals, wurde die beschriebene Operation möglich ... die zweifellos in kommenden Jahren dazu beitragen wird, menschliches Elend und menschliche Leiden zu erleichtern.«

Der Erlaß ließ Wirklichkeit werden, was Hardy sich vorgenommen hatte, als Russell sich bereit erklärte, sein Schicksal bedingungslos und nur mit dem Wunsch nach ein wenig mehr Atemluft in seine Hände zu legen. Aber nachträgliche Straferlasse gab es viele. Ihr Neuigkeitswert war gering, und so blieb John Richard Russells Geschichte für viele Jahre ebenso unbeachtet wie Hardys Vorstoß ins Unbekannte selbst.

Aus einem »Rivistascientifica«-Interview vom Juni 1968:
Moderator: Robert Hall
Interviewter: Dr. Seibert
Frage: »Die erste Lungentransplantation durch Hardy fand also am 11. Juni 1963 statt, die erste Herztransplantation am 23. Januar 1964. Traf Hardy seine Entscheidung, eine Verpflanzung des Herzens zu wagen, im Anschluß an die Lungentransplantation, oder war er zu diesem Zeitpunkt – zumindest geistig – bereits mit Vorbereitungen für sein nächstes Unternehmen beschäftigt?«
Antwort: »Hardy begann mit diesen Vorbereitungen zur gleichen Zeit wie mit den Laboratoriumsversuchen für die Lungentransplantation; und sie waren zur Zeit der letzteren schon sehr weit fortgeschritten. Der Operation an Russell kommt die Bedeutung zu, den Übergang vom Tierexperiment zum Menschenversuch auch bei der Herzverpflanzung beschleunigt zu haben.«
Frage: »Danach hätten die Laboratoriumsexperimente acht Jahre gedauert?«
Antwort: »Ungefähr. Wie im Falle der Lunge gab es eine längere Vorgeschichte. Um 1905 verpflanzte Guthrie Hundeherzen von einem Tier auf das andere. Nun ist das Herz ja zweifach mit dem Blutkreislauf verbunden. Einmal besteht eine Verbindung der Koronar-Arterien des Herzens mit dem allgemeinen Kreislauf. Sie dienen nur der Ernährung des Herzmuskels und der Erhaltung seiner Arbeitskraft. Zum anderen ist das Herz als Umwälzpumpe in den ganzen Kreislauf eingeschaltet. Guthrie verband zuerst den Koronar-Kreislauf der Herzen seiner Versuchshunde mit den Halsarterien und -venen anderer Tiere, um festzustellen, ob die Herzen auf diese Weise ernährt wurden. Erst als das erwiesen war, verband er in

weiteren Experimenten auch die Herzkammern und Vorhöfe auf kunstvolle Weise mit anderen Halsarterien und -venen. Es gelang ihm bei seinen Experimenten, die Herzen, die sich außerhalb der Tierkörper befanden, zum Schlagen zu bringen. Einige schlugen achtundachtzigmal pro Minute, zwei Stunden lang. Dann gerann das Blut in den Herzkammern, weil es noch kein Heparin gab. Die nächsten Experimente von größerer Bedeutung unternahm Wladimir Petrowitsch Demichow in der Sowjetunion. Sie begannen 1940.«

Frage: »Es handelt sich um den gleichen Demichow, der auch Versuche mit künstlichen Herzen unternahm?«

Antwort: »Ja, aber das steht auf einem anderen Blatt. Demichow verpflanzte Herzen direkt in andere Tierkörper, und zwar sozusagen als Zweitherz neben das natürliche Herz. Er entfernte Teile der Lunge, um Platz für dieses zweite Herz zu schaffen. Von 1946 bis 1958 unternahm er 2500 Versuche. Die meisten Tiere starben auf dem Operationstisch oder an Blutgerinnseln und Lungeninfektionen. Aber an den überlebenden wies er nach, daß man Herzen, die während der Überpflanzungszeit stillstanden, durch Anschluß an den neuen Blutkreislauf und durch elektrische Schocks wieder zum Schlagen bringen konnte. In seinem Hund Borsoi schlug ein Zweitherz zweiunddreißig Tage lang, bevor es unter Kammerflimmern versagte. Demichow fehlten noch technische Voraussetzungen, die notwendig waren, den wirklichen Ersatz eines Herzens durch ein anderes durchführen zu können, vor allem die Herz-Lungen-Maschine. Nur sie machte es möglich, den Empfänger für die Zeit, in der er ohne Herz war, am Leben zu erhalten. Zu den wirklich entscheidenden Experimenten kam es daher erst in England und in den Vereinigten Staaten, unter anderem durch Russell Brock in London, Adrian Kantrowitz in New York, Richard Lower und Norman Shumway an der Stanford-Universität in Palo Alto und eben James D. Hardy und Watts R. Webb in Mississippi.«

Frage: »Bewegten sie sich in gleicher Richtung?«

Antwort: »Grundsätzlich ja ... Nachdem man mit Hilfe der Herz-Lungen-Maschine einem Menschen ein ganzes Herz herausschneiden und ihn trotzdem für Stunden am Leben erhalten konnte, blieben drei Fragen zu lösen: a) Wie konnte man ein Herz, das man einem toten Spender entnehmen mußte, so lange lebensfähig erhalten, bis es mit den Blutgefäßen des Empfängers verbunden war? b) Wie und wie schnell schaffte man die vielen Nahtverbindungen zwischen dem neuen Herzen und diesen Gefäßen? Immerhin handelte es sich ja um nicht weniger als fünf Blutgefäße: Die große Körpervene, die beiden Lungenvenen, die Aorta und die Lungenarterie. c) Wie erreichte man, daß das neue Herz an die Nervenimpulse des Gehirns angeschlossen wurde, die auch das menschliche Herz, wie die Lunge, steuern und den wechselnden Körperbedürfnissen anpassen? Brock, Lower und Shumway wiesen schon 1959 den Weg zum Erfolg. Sie entfernten nicht das ganze Herz des Empfängers, sondern ließen einen Teil der Vorhöfe mit den Einmündungen der Körper- und der Lungenvenen zurück. Von dem Spenderherzen wurden die entsprechenden Vorhofteile abgetrennt und die Schnittflächen bei der Implantation verbunden. Danach war es dann nur noch nötig, die Verbindung mit Lungenarterie und Aorta herzustellen. Gleichzeitig zeigte sich, daß man bei dieser Methode in der Rückwand der Vorhöfe ein wichtiges Nervenzentrum erhielt und mit dem neuen Herzen verband.«

Frage: »Und Hardy?«

Antwort: »Hardys und Webbs Experimente gingen nach schweren Tierverlusten in den ersten Jahren nach 1956 in die gleiche Richtung. Um die übertragenen Herzen lebensfähig zu erhalten, bedienten sich Hardy und Webb anfangs der Tiefkühlung auf 4 Grad Celsius. Die so gekühlten Herzen begannen in zehn Hunden nach einem elektrischen Schock wieder zu schlagen, und zwar für die Dauer von dreißig Minuten bis zu siebeneinhalb Stunden. Aber bei Versuchen mit größeren Kälberherzen fand Hardy einen wirksameren Weg. Sofort nach der Abtrennung des Spenderherzens schob er ein Katheterrohr in die Koronar-Arterien ein und durchspülte sie mit gekühltem sauerstoffreichem Blut.«

Frage: »Also ähnlich wie bei den transplantierten Lungen?«

Antwort: »Ja. Insgesamt führten Hardy und sein engster Mitarbeiter Webb etwa dreihundert Tierversuche durch. Später übten sie die Transplantations-Technik auch an menschlichen Leichen, bis sie sicher waren, daß sie nicht mehr als eine Stunde benötigten, um die Gefäßnähte durchzuführen. Anfang 1963 waren sie soweit. Wie bei der Lungentransplantation schien jetzt auch das Problem der Abstoßung überwindbar. Genaugenommen hatten zu dieser Zeit nicht nur Hardy, sondern alle anderen Experimentatoren, zumindest in Amerika, die gleiche Stufe der technischen Vorbereitung erreicht. Bei der Entscheidung, wer zuerst eine Herztransplantation wagen würde, ging es nicht mehr um technische Fragen. Es war einfach die Frage, wer als erster den Mut hatte, gegen die zu dieser Zeit noch extrem hohen moralischen Schranken anzugehen, die das menschliche Herz in der öffentlichen Meinung, aber auch bei der Masse der Ärzteschaft umgab. Die heute akzeptierte Erkenntnis, daß nicht ein schlagendes Herz über Leben oder Tod entscheidet, sondern das Gehirn, war 1963 wohl einer Anzahl von Forschern vertraut, nicht aber der Mehrzahl der Ärzte. Mit dem Herzen verband sich seit Aristoteles die Vorstellung des Lebens und damit auch von etwas Seelischem oder Göttlichem, das sich nicht einfach wie eine Pumpe von einem Menschen auf einen anderen übertragen lassen konnte. Zur Niere hatte es niemals irgendwelche seelischen Assoziationen gegeben. Außerdem war sie ein paariges Organ. Mit dem Herzen war es anders. Da jeder Mensch nur ein Herz besitzt, war der Gedanke an eine Herzverpflanzung auch für nichtreligiöse Menschen mit der ungeheuerlichen Vorstellung verbunden, daß Chirurgen in ihrer Gier, ein lebensfähiges Herz zu verpflanzen, Menschen verstümmeln könnten, die noch gar nicht tot waren. Es steht heute außer Zweifel, daß Hardy in der Abgeschiedenheit von Jackson als erster alle seelischen und moralischen Skrupel durchlebt hat, die mit der Transplantation eines Herzens verbunden waren – und das geschah zwischen Juli 1963, also nach der Lungentransplantation, und Januar 1964, als Hardy in Boyd Rush den ersten geeigneten Herzpatienten fand . . .«

Der grüne Chevrolet, Baujahr 1956, stand am frühen Nachmittag immer noch unberührt und verschlossen neben dem Wohnwagen am Südrand des Trailer-Camps bei Hattiesburg. Jane Colansky, die mit ihrem Mann und einigen Kindern in einem benachbarten Wagen lebte, beobachtete das Auto schon seit dem vorangegangenen Tag. Es war Montag, der 22. Januar 1964, und es war ungewöhnlich, daß das Auto so unbenützt herumstand, denn sein Besitzer hielt sich sonst an seine Gewohnheiten.

Jeden Werktag, morgens um eine bestimmte Zeit, verließ er den Trailer, in dem er völlig einsam wohnte, säuberte sorgfältig die Fenster des Chevrolet, setzte sich nach der Art eines alten Mannes ein wenig steif ans Lenkrad und fuhr dann vorsichtig in Richtung Hattiesburg davon. Er war ein kräftiger Mann, der sich den Siebzig näherte; sein bebrilltes rötliches Gesicht hatte einen harmlos-gütigen Ausdruck. Wann immer er jemanden von den Männern, Frauen und Kindern erkannte, die wie er ihre Wohnwagen und Autos für ein paar Dollar in diesem Camp abgestellt hatten, grüßte er mit einer gewissen Feierlichkeit durch Heben seines Hutes und lächelte sie freundlich an. Aber er sprach nie ein Wort, denn er war stumm und taub und las nur von den Lippen anderer Menschen, was sie ihm sagen wollten.

Gegen 5 Uhr im Winter und 6 Uhr im Sommer kehrte er zurück, ging in seinen Trailer, legte den Anzug ab, den er auch in der glühenden Sommerhitze von Mississippi trug, kam in älterer Kleidung zurück und wusch sein Auto, bis kein Staub mehr darauf zu sehen war. Die Arbeit fiel ihm offenbar schwer, denn er atmete mühsam. Aber erst wenn sie beendet war, zog er sich in seinen Wagen zurück, bereitete sein Abendessen, wusch sein Geschirr, saß eine Weile lesend unter seiner Lampe und ging früh zu Bett. Nur der Sonntag brachte eine Änderung in diesen Tageslauf. Dann verließ er seinen Wohnwagen später, stets sorgfältig gekleidet, und fuhr in eine Kirche von Hattiesburg, die Gottesdienste für Taubstumme hielt – es gab dort einen Prediger, der die Fingersprache beherrschte.

Jane Colanski verbrachte jetzt den dritten Monat in diesem Camp. Aber sie hatte eigentlich niemals erlebt, daß der alte Mann von seinen Gewohnheiten abwich oder seine Fahrten nach Hattiesburg vergaß, auf denen er als Händler von Haustür zu Haustür zog. Er bot kleine Töpfe und Pfannen, Küchenmesser, Bürsten und Nähnadeln an, um die Rente, von der er lebte, ein wenig aufzubessern. Jane hatte, wenn sie zu Einkäufen nach Hattiesburg fuhr, gelegentlich beobachtet, wie er an Häusern klingelte oder klopfte, den Hut lüftete und eine Karte vorwies, auf der zu lesen war, daß er nicht hören und sprechen konnte. Sein Gesichtsausdruck war so freundlich, daß kaum jemand ihn abwies, sondern fast jedermann sein Angebot prüfte und eine Kleinigkeit erwarb. Jede seiner Waren trug ein Schildchen mit dem Preis, und sofern jemand eine Frage an ihn richtete, las er deren Sinn von den Lippen ab und schrieb die Antwort auf einen Papierblock, den er stets bei sich trug.

Als Jane Colanski um 4 Uhr nachmittags wieder einmal aus dem Fenster ihres Wagens blickte und den Chevrolet immer noch unberührt dastehen sah, kam ihr zum ersten Mal der Gedanke, dem alten Mann könne etwas zugestoßen sein. Sie wußte so gut wie nichts über ihn, es sei denn, daß er Rush hieß, Boyd Rush. Außerdem hatte sie von einer Verwandten, einer Schwester oder Stiefschwester irgendwo im Nordwesten Mississippis, gehört, die ihm geholfen hatte, den Trailer zu erwerben, in dem er nun lebte. Er hatte diese Schwester im vergangenen Sommer einmal besucht, und dies war, soweit sie sich erinnerte, das einzige Mal gewesen, daß er eine mehrtägige Reise unternahm.

Als sie an seine Tür trat und anklopfte, rührte sich innen nichts. Sie klopfte lauter und versuchte schließlich, die Tür zu öffnen. Aber sie war verschlossen. Die Vorhänge vor den Fenstern waren zugezogen, und so war es ihr unmöglich, hineinzusehen. Schließlich lief sie zum Manager des Camps hinüber und holte ihn zu Hilfe. Als er die Tür mit einem Nachschlüssel öffnete, fanden sie Boyd Rush auf dem Boden liegend. Er war – für Kirche und Sonntagspredigt gekleidet – auf einen Stuhl gestiegen, offensichtlich, um an der Wagendecke eine schadhafte Stelle zu reparieren, und war dabei gestürzt. Wahrscheinlich hatte er schon seit dem vergangenen Sonntagvormittag hilflos am Boden gelegen. Er atmete nur noch schwach, und er gab kein weiteres Lebenszeichen von sich.

»Er hat eine Schwester«, sagte Jane Colanski. Aber der Manager suchte vergebens nach der Adresse der Schwester oder nach irgendeinem Hinweis auf andere Verwandte. So tat er das einzige, was er in solchen Fällen tun konnte. Er rief das Wohlfahrtshospital von Süd-Mississippi in Laurel, einem fünfundzwanzig Meilen entfernten Ort, an. Dort konnte er sicher sein, daß sie wenigstens eine Ambulanz schickten. Die Leute in Laurel versprachen, einen Wagen zu schicken, und sie hielten Wort. Gegen 6 Uhr kam mit heulender Sirene der Krankenwagen, und der Fahrer und sein Begleiter luden Boyd Rush ein. Sie erkundigten sich, ob Verwandte oder Bekannte mitfahren wollten. Als niemand sich meldete, fuhren sie davon. Der Wohnwagen und der Chevrolet blieben verlassen zurück. Erst als das rote Alarmlicht in der Nacht verschwand, dachte Jane Colanski daran, daß sie in der Aufregung etwas vergessen hatte: Sie hätte sagen müssen, daß Boyd Rush ein Taubstummer war.

Am Abend des 20. Januar 1964, während die Ambulanz auf dem Highway Nr. 11 nach Laurel fuhr und seine Besatzung überzeugt war, daß sie nur noch einen Toten abliefern würde, waren beinahe sieben Monate seit James D. Hardys Lungentransplantation vergangen. Und seit wenigstens sieben Monaten war er entschlossen, den nächsten Schritt zu tun, den Schritt zur Transplantation eines Herzens in einen Menschen. Er wußte genau, daß es ein viel größeres, viel gewagteres Unternehmen sein würde, als es die Lungentransplantation gewesen war. Aber er glaubte an die Notwendigkeit und in die Zukunft weisende Bedeutung des neuen Schrittes, den er plante. Die sieben vergangenen Monate spiegelten sich in seiner Erinnerung so:

»Ich sprach auf einer Versammlung in Atlanta über die Möglichkeiten einer Herztransplantation. Dabei stand jemand auf und wies darauf hin, daß Hundeversuche teuer seien. Und er stellte die Frage, weshalb wir so viel Regierungsgeld und so viel Zeit auf eine Idee vergeudeten, die absolut sinnlos und phantastisch sei ... Ich wußte genau, daß es keine Antwort geben würde, die den Mann überzeugen könnte. Aber ich sagte: ›Haben Sie jemals die Fabel vom König und von dem Bürger seines Reiches gelesen, den der König hinrichten lassen wollte, weil er nicht imstande war, einem Pferd das Fliegen beizubringen? Ein Freund des verurteilten Bürgers begab sich zum König und bat um einen Strafaufschub. Und der König erwiderte: ‚Gut, ich gewähre ihm noch drei Monate Zeit. Aber wenn er in diesen drei Monaten dem Pferd nicht beibringt, wie es fliegen kann, wird er sterben.' Der Freund begab sich zu dem Bürger zurück und sagte: ‚Ich habe drei Monate Aufschub erwirkt. Aber wenn ich an deiner Stelle wäre, würde ich es fast vorziehen, gleich zu sterben. Ich könnte diese drei Monate weiteren hoffnungslosen Wartens auf den Tod nicht ertragen.' Doch der Bürger erwiderte: ‚Es ist gar nicht hoffnungslos. Erstens: Der König könnte sterben, und man darf annehmen, daß sein Sohn weniger grausam ist. Zweitens: Ich könnte sterben und der Hinrichtung entgehen. Und drittens: Das Pferd könnte doch noch das Fliegen lernen!'‹ – Ich weiß nicht, ob der Mann aus dem Publikum verstand, was ich meinte, nämlich daß nichts unmöglich ist und daß mein Pferd, die Transplantation des Herzens, fliegen könnte ..«
zu Jerry LeBlanc, 1970

»Als unsere Herztransplantationen im Tierlaboratorium die Zahl zweihundert überschritten, bedrängte uns mehr und mehr der Gedanke an die Möglichkeiten und Umstände, unter denen eine Herztransplantation an einem Menschen vom ethischen Standpunkt aus durchführbar sein würde. Wir gaben uns keinen Täuschungen darüber hin, daß die Herztransplantation im Gegensatz zu anderen Verpflanzungen, die inzwischen weithin akzeptiert wurden, grundlegende Gefühlswerte antastete ... So begannen wir das Problem mit vielen Ärzten wie Laien zu durchdenken.«
in »The Journal of the American Medical Association«, 29. Juni 1964

»Ich sagte zu meinen Mitarbeitern: ›Well, es wird eine Menge schweren Beschuß geben, wenn wir eine Herztransplantation versuchen. Die amerikanische Öffentlichkeit weiß nicht, daß sie an Hunden bereits möglich ist.‹ Und ich sagte: ›Der psychologische Schock wird groß sein, weil die Menschen das Herz als etwas ganz Besonderes betrachten, als den Sitz der Seele.‹«
zu Jerry LeBlanc, 1970

»Wir waren uns darüber einig, daß wir sehr strenge Regeln für unser Vorgehen aufstellen mußten. Das Spenderherz würde voraussichtlich von einem verhältnismäßig jungen Mann stammen, der an einer Gehirnverletzung starb. Der Empfänger müßte ein Patient sein, der sich im letzten Stadium einer schweren Herzmuskelerkrankung befand ... Aber wie schnell konnten wir das Herz eines Spenders nach seinem ›Tod‹ entfernen? Wenn dies nicht sofort geschah, würde seine Lebensfähigkeit unheilbaren Schaden erleiden. Um die Gefahr dieses Schadens zu verringern, dachten wir an folgenden Weg. Wir hofften, daß Verwandte, die sich mit der Spende eines Herzens einverstanden erklärten (aber eine zu schnelle Entnahme des Herzens ablehnen mochten), nichts dagegen einwenden würden, wenn wir vor dem Stillstand der Atmung und des Herzens schon an einer entfernten Körperstelle und unter örtlicher Betäubung Katheter einführten, durch die wir sofort nach der Todeserklärung Heparin geben und den ganzen Kreislauf bis zur Entnahme des Herzens in Gang halten konnten. So würde es wahrscheinlich möglich sein, die Sauerstoffversorgung des Körpers und damit des Herzens aufrechtzuerhalten, bis wir das Herz freilegen und mit der Durchspülung der Kranzgefäße beginnen konnten ...«
in »The Journal of the American Medical Association«, 29. Juni 1964

»Viele Leute sagten mir: ›Wenn Ihnen Ihre Herztransplantation mißlingt, sind Sie ein toter Mann ...‹«
zu Jerry LeBlanc, 1970

»Ich sprach mit dem Anwalt der State Medical Association. Er sagte, er glaube nicht, daß die Medizinische Gesellschaft von Mississippi empört sein werde. Aber er sagte auch, er an meiner Stelle würde die Saat der neuen Entwicklung langsam aussäen, damit die Ernte nicht als totale Überraschung käme. Das war im Sommer 1963 – Juni und Juli ... Ich fragte einen bedeutenden und sehr frommen Arzt ... was er davon halte. Ich bewunderte ihn und wünschte mir seine Zustimmung und Achtung zu erhalten ... Joseph Conrad hat einmal gesagt: ›Das wahre Leben eines Mannes ist dasjenige, das er in den Gedanken anderer Männer lebt.‹ Und es erleichterte mich, als dieser Arzt mir sagte, wenn genügend Tierversuche unternommen seien und der Patient ohnedies hoffnungslos sterben müsse, könne er keine ethischen Einwände erheben ...«
zu Jerry LeBlanc, 1970

»Wir nahmen an, daß Monate, vielleicht Jahre vergehen könnten, bis in unserem relativ kleinen Hospital ein geeigneter Spender und Empfänger im Sterben lägen ... Aber in schneller Folge wurden ... drei junge Männer mit tödlichen Schädelerkrankungen ... eingeliefert ... Nachforschungen ergaben, daß die Angehörigen in zwei dieser neurochirurgischen Fälle bereit waren, der Entnahme von Herz oder Niere zuzustimmen. Jeder der Patienten starb erst nach einer mehr oder weniger langen Periode künstlicher Beatmung. Das war ein neuer Umstand, der uns mit ebenso neuen und schweren moralischen Problemen belastete. Wann würde ein Arzt berechtigt sein, das Atemgerät bei einem Patienten abzuschalten, dessen eigener zentraler Atemreflex längst erloschen war und dessen Herz mit der Beendigung der künstlichen Beatmung aufhören würde zu schlagen? Wir waren nicht imstande, vorauszusagen, ob wir entschlossen genug wären, dies zu tun ...«
in »The Journal of the American Medical Association«, 29. Juni 1964

»Heute, sieben Jahre später, hat die Welt gelernt, den Gehirntod genau festzustellen. Gerade in den Fällen tödlicher Gehirnverletzungen, die für die Herzspende am wichtigsten sind, gibt es kaum noch moralische Einwände dagegen, die künstliche Beatmung und die Gabe von Herzmedikamenten einzustellen, wenn es nach einem

bestimmten Zeitraum keine Gehirnstromwellen und andere Lebenszeichen des Gehirns mehr gibt. Aber vor uns stand noch der weitverbreitete Glaube an die Lebensbedeutung des Herzschlages.«
zu Jerry LeBlanc, 1970

»Zu diesem Zeitpunkt wurde es uns unwiderleglich klar, daß es, sofern wir nicht bereit waren, die Beatmung einzustellen (und wir waren nicht bereit, dies zu tun), außerordentlich unwahrscheinlich sein würde, daß ein Spender genau zu dem Zeitpunkt für tot erklärt werden konnte, in dem ein Empfänger mit Herzmuskelversagen und Schock im Sterben lag.«
in »The Journal of the American Medical Association«, 29. Juni 1964

Der Fahrer der Ambulanz schaffte die fünfundzwanzig Meilen nach Laurel in einer Rekordzeit. Der Atem des Kranken war so unregelmäßig, wie er dies von vielen Sterbenden kurz vor deren Ende kannte. Aber sie brachten ihn noch lebend in den Notaufnahmeraum hinein, wo ein überbeschäftigter junger Arzt den bewußtlosen Alten untersuchte. Seine Fragen nach den Umständen des Unglücksfalles, nach einer Krankengeschichte und nach der Person konnten weder der Fahrer noch der Begleiter beantworten. Man fand in der Tasche einen Führerschein auf den Namen Boyd Rush, geboren 1896. Außerdem entdeckte man eine Flasche mit Digitalis-Tabletten, deren Aufklebezettel aber so abgenutzt war, daß sich weder der Name des Apothekers noch des Arztes entziffern ließ, der das Herzmittel verordnet hatte. Der junge Arzt stellte fest, daß Boyd Rushs Herz völlig unregelmäßig schlug und sein Blutdruck so niedrig war, daß er ihn nicht mehr messen konnte. Er ließ ihn in einen Saal legen, mit einer blutdrucksteigernden intravenösen Infusion von Norepinephrin versorgen und wandte sich anderen Kranken zu.
Zu seiner Überraschung hatte sich der alte Mann in der Frühe des 21. Januar, als der Arzt vom Nachtdienst abgelöst wurde, so weit erholt, daß sein Blutdruck mit neunzig wieder meßbar geworden war. Er übergab den Kranken seinem Nachfolger, einem älteren Assistenten, der ihn zum ersten Mal genauer untersuchte, seinen Brustkorb röntgen und ein Elektrokardiogramm anfertigen ließ. Das Herz befand sich in einem so desolaten Zustand, daß es rätselhaft erschien, wie er überhaupt so lange allein in seinem Wohnwagen hatte leben können. Die Koronargefäße wiesen schwerste Veränderungen auf. Der Herzmuskel hatte offenbar schon vor weiter

zurückliegender Zeit eine Anzahl von Infarkten erlitten. Solange man nicht wußte, welche Ärzte Boyd Rush vorher behandelt hatten oder ob er überhaupt behandelt worden war, ließ sich nicht feststellen, ob man diese Attacken bemerkt hatte oder ob es »stille Infarkte« gewesen waren.

Als der Arzt die Gliedmaßen und ihre Reflexe untersuchte, stellte er zwar fest, daß der Bewußtlose alle seine Glieder bewegen konnte, wenn man ihn sehr schmerzhaft durch Stechen oder Kneifen reizte; sein linker Unterschenkel jedoch war kalt und hatte sich verfärbt. Ohne Zweifel war er infolge einer Unterbrechung der Durchblutung von einer gangränösen Gewebszerstörung befallen, die zur Amputation des Beines führen mußte, wenn es nicht gelang, den Kreislauf wiederherzustellen. Der Arzt war überzeugt, daß sich im Herzen des Kranken Blutgerinnsel gebildet hatten, die in seine Beinarterie, möglicherweise aber auch in eine Gehirnarterie gelangt waren und dort ebenfalls Kreislaufunterbrechungen hervorgerufen hatten. Da er als Internist keine Möglichkeit sah, noch irgend etwas zu tun, verständigte er Dr. Sam L. Robinson, einen Chirurgen.

Robinson war ein junger Mann, der sein chirurgisches Handwerk unter James D. Hardy in Jackson gelernt und dabei auch einiges von Hardys geistiger Haltung angenommen hatte – darunter Entschlossenheit und Glauben an den Fortschritt der Medizin. An Hardys Laboratoriums-Experimenten für Lungen- und Herztransplantationen hatte er ebenfalls teilgenommen, bevor er nach Laurel übersiedelte. Als er sich mit Boyd Rush beschäftigte, wußte er sehr bald, daß dieser bestenfalls noch ein paar Tage zu leben hatte. Trotzdem unternahm er einen Versuch, sein Bein zu retten. Die Bewußtlosigkeit des Alten war so tief, daß eine leichte örtliche Betäubung genügte, um die Oberschenkel-Arterie freizulegen, zu sondieren und ein Blutgerinnsel zu entfernen, das vielleicht für die Gangrän verantwortlich war. Es war jetzt Mittag, am 21. Januar. Robinson beschloß, weitere Kreislaufmittel zu geben und abzuwarten, wie das Bein auf seinen Eingriff reagierte.

Um die gleiche Zeit lebte James D. Hardy, hundert Meilen entfernt, in einer Phase innerer Anspannung und Erwartung, wie er sie seit den Tagen seiner Lungentransplantation nicht mehr gekannt hatte. Der Grund dafür las sich, fünf Jahre später, in den Erinnerungen eines seiner Mitarbeiter so:

»Es war Oktober/November 1963, als wir alle mit einer gewissen Frustration erkannten, daß wir zuviel vom Schicksal erwarteten,

wenn wir hofften, es möge zur gleichen Zeit, in der ein Herzkranker in den letzten Zügen lag, einen Spender so pünktlich mit Herzstillstand sterben lassen, daß wir sein Herz verpflanzen konnten.
Die Stimmung wurde durch weitere Erfahrungen getrübt, die wir mit Herzkranken machten, welche als Empfänger geeignet schienen. Befreundete Ärzte aus der Notaufnahme meldeten uns zum Beispiel die Einlieferung eines Sterbenden nach Herzinfarkt und schlugen ihn als Empfänger vor. Aber der vermeintlich so gut wie Tote genas ... Wir lernten daraus, daß es sich bei einem Herzempfänger um einen Patienten mit einem jahrelangen schweren Herzleiden handeln mußte, das in ein allerletztes tödliches Stadium getreten war und keine überraschende Erholung mehr erlaubte.
In dieser Situation erhielt Hardy aus New Orleans die ... Nachricht, daß es dort Dr. Reemtsma von der ›Tulane Medical School‹ gelungen war, Nieren von Schimpansen auf Menschen zu übertragen, und daß einer seiner Patienten, Jefferson Davis, die Operation mit ausgezeichnetem Erfolg überstanden hatte. Reemtsma war ein Schüler Hardys aus der Zeit, in der dieser Dozent für Chirurgie in Pennsylvania gewesen war ... Am 18. November 1963 flog Hardy nach New Orleans, um Reemtsma persönlich aufzusuchen. Dabei sah er auch Jefferson Davis, der sich zu erholen schien, und kam tief beeindruckt nach Jackson zurück. Er trug uns am nächsten Tag einen neuen Gedankengang vor, der uns sehr beschäftigte. Er sagte: Wenn die Übertragung von Schimpansennieren auf einen Menschen möglich war, mußten sich auch Schimpansenherzen übertragen lassen. Schimpansenherzen waren zwar kleiner als Menschenherzen und hatten im günstigsten Falle einen Blutausstoß von etwa vier Liter pro Minute, aber die Herzleistung schwerkranker Patienten war so gering, daß die Übertragung eines Schimpansenherzens in jedem Fall zu einer Verbesserung des Kreislaufs führen mußte. Auf dem Ruckflug von New Orleans hatte sich Hardy mit dem Plan beschäftigt, einige Schimpansen für unser Hospital zu erwerben ... Er wollte in einem kommenden Fall von Herztransplantation, in dem der vorgesehene Spender nicht rechtzeitig starb, auf ein Schimpansenherz zurückgreifen und damit die Operation zu Ende führen. Wenn wir schon bei der Verpflanzung eines Menschenherzens heftige Reaktionen befürchteten, so konnte die Verwendung eines Affenherzens diese Reaktion natürlich noch verstärken. Aber Hardy beschloß, dieses Risiko auf sich zu nehmen. Da wir bis zum November 1963 nur kleine Hundekäfige besaßen, ließ er im Keller des alten Medical School-Gebäudes einige Schimpansenkäfige mit starkem Gittern aufstellen. Schon im Dezember kaufte er mit Hilfe des

Zoologischen Gartens von Jackson vier große Schimpansen. Sie kamen aus Texas, kosteten 500 bis 900 Dollar das Stück und waren so stark und unruhig, daß einer von ihnen aus einem Käfig ausbrach und mit einem Narkosegewehr angeschossen werden mußte . . . Die Dosis des Beruhigungsmittels war jedoch zu hoch, und so ging uns das wertvolle Tier verloren. Auf jeden Fall gab die Schimpansenplanung der Transplantations-Idee einen neuen Auftrieb.
Während des ganzen Dezember und Anfang Januar übten wir eine Art Transplantations-Alarm. Zwei Teams für Spender und Empfänger wurden zusammengestellt. Es gab dabei gewisse Schwierigkeiten, weil Dr. Webb, der seit 1956 Hardys engster Mitarbeiter gewesen war, als Professor an die ›Southwestern Medical School‹ ging und Dr. Carlos Chavez an seine Stelle trat. Das bedeutete für Hardy neue Lasten . . . Im Januar 1964 fingen wir ganz bewußt an, im ›Medical Center‹ über einen Plan für die Herztransplantation zu sprechen. Hardy wollte, daß die Idee so gründlich wie möglich diskutiert wurde. Er wollte die Mediziner und die Öffentlichkeit vorbereiten und sagte uns: ›Ich habe herausgefunden, daß Leute, die im voraus über ein überraschendes Ereignis informiert sind, viel weniger heftig reagieren. So ist es auch mit den Schicksalsschlägen. Nach einer Weile ist alles nicht mehr so wild.‹
Am 18. Januar hatten wir dann eine Art Generalprobe ganz besonderer Art. Sieben Tage vorher, am 11. Januar, schickte uns ein früherer Schüler Dr. Hardys, Dr. Robinson aus dem ›South Mississippi Charity Hospital‹ in Laurel, einen besonders tragischen Herzfall. Es handelte sich um einen sechsunddreißigjährigen schwarzen Kranken namens William H. Paige aus Lumberton. Paige war im Frühjahr 1963 in Houston (Texas) gewesen. Bei irgendeinem Kampf – ich weiß nicht, wie und wo – erhielt er einen Stich ins Herz. Im alten ›Jefferson Davis Hospital‹ in Houston hatte man ihn operiert, die Herzwunde genäht und ihn nach Hause geschickt. Aber dort begann die verletzte linke Herzkammer Blutgerinnsel zu bilden . . . Wie beim Russischen Roulett wurden sie wahllos in den Kreislauf gepumpt. Es war eine entsetzliche Sache. Ein Gerinnsel blockierte eine Gehirnarterie, so daß Paige rechtsseitig gelähmt wurde . . . und geistig verwirrt blieb. Dann starb sein linkes Bein ab und mußte amputiert werden. Ein paar Monate später passierte das gleiche mit dem rechten Bein. Danach verlegten Gerinnsel eine Darmarterie. Dies führte zu schweren Darmschäden . . . Paiges Mutter Ella brachte ihren Sohn in ihrer Verzweiflung nach Laurel. Dort erholte er sich, soweit man in seinem Zustand noch von Erholung sprechen konnte. Doch jeden Augenblick konnte es zu neuen Kata-

strophen kommen, wenn nicht die Gerinnselquelle im Herzen ausgeschaltet wurde.

Dr. Robinson rief daher um den 10. Januar bei Hardy an. Da er von unseren Herztransplantations-Plänen wußte, erkundigte er sich, ob Hardy nicht vielleicht den Versuch machen könne, Paige durch eine Transplantation von seinem kranken Herzen zu befreien. Und am 11. Januar wurde Paige, der nur noch der hilflose Torso eines Menschen war, nach Jackson gebracht.

Hardy war erwartungsvoll. Aber als er Paige sah, entschied er, daß er kein Fall für den ersten Versuch einer Herzübertragung war. Ich erinnere mich noch, wie er sagte: ›Es ist möglich, daß sich an der Herznarbe ein Aneurysma gebildet hat und daß wir weitere Embolien verhindern können, wenn wir die Naht reparieren.‹ Doch der Zufall wollte es, daß am 18. Januar, als wir operieren wollten, ein Patient eingeliefert wurde, der an einer schweren Gehirnverletzung starb. Sein Herz schlug nur noch unter künstlicher Beatmung ... Aber das Gehirn war tot, und er selbst war tot, und man wartete nur darauf, daß auch sein Herz aufhörte zu schlagen.

So erhielt Hardy die Gelegenheit zu einer Generalprobe, bei der alles für den unwahrscheinlichen Fall bereitstand, daß Paiges Herz bei der Operation versagte. Entweder sollte er das Herz des Hirnverletzten oder (wenn dies nicht rechtzeitig stehenblieb) das Herz unseres schwersten Schimpansen erhalten, der mit 96 Pfund schwerer war als der beinlose Körper von Paige.

Die Operation an Paige gelang. Hardy beseitigte die Quelle der Embolie. Paige erwachte aus der Narkose, ohne daß es einen Anlaß und damit eine Chance zur Transplantation gegeben hätte. Dabei war es eine Ironie des Schicksals, daß in diesem Fall das Herz des möglichen Spenders genau in dem Augenblick stehenblieb, in dem Paiges Herz freigelegt war und der Austausch der Herzen hätte stattfinden können. Paige erholte sich und kehrte später zu seiner Mutter zurück. Aber im ›Medical Center‹ entstand das Gerücht, Hardy habe eine Herztransplantation durchgeführt. Er war der Überzeugung, daß wir ... durch die Operation an Paige noch besser auf eine tatsächliche Herztransplantation vorbereitet waren. Was er jedoch keineswegs wünschte, waren sensationelle Zeitungsmeldungen. Aber es half nichts – das Gerücht drang nach draußen. Wir erhielten Anrufe von Zeitungsleuten, die uns beschuldigten, wir enthielten ihnen wichtige Nachrichten vor. Man telefonierte sogar aus der Tschechoslowakei und Japan. Doch das ließ sich nicht ändern. Wir waren froh, jetzt in einem solchen Stadium der inneren und äußeren Vorbereitungen zu sein. Aber damit wurde auch das

Warten fast zur Qual. Es klingt heute vielleicht nicht mehr verständlich. Aber es war so, wie wenn man Pferde, die zu einem Hürdensprung ansetzen, vor dem Absprung am Boden festhielte ... So war es, genauso.«

Am späten Nachmittag des 21. Januar erkannte Dr. Robinson in Laurel, daß die Entfernung des Gerinnsels aus Boyd Rushs Oberschenkel nicht ausgereicht hatte, den Kreislauf im Bein wiederherzustellen. Die Gangrän schritt fort, und es bestand keine Möglichkeit, die Amputation um mehr als vierundzwanzig Stunden hinauszuschieben. Mittlerweile aber hatte Robinson sich noch einmal mit dem allgemeinen Zustand des Kranken und seines Herzens beschäftigt. Je mehr er die Befunde studierte, um so stärker festigte sich in ihm die Überzeugung, daß Boyd Rush weit mehr als William H. Paige ein geeigneter Patient für seinen ehemaligen Lehrer in Jackson sei. Er war sehr genau über Hardys Vorstellungen unterrichtet, wonach nur ein Kranker im letzten Stadium eines langen chronischen Herzleidens für eine Transplantation in Frage kam. Ohne Zweifel hatte der alte bewußtlose Mann aus dem Trailer-Camp von Hattiesburg dieses Stadium erreicht.

Erzählung einer ehemaligen Angestellten des »South Mississippi Charity Hospital« in Laurel:

»Wissen Sie, Doktor Robinson hat später Laurel verlassen und ist in einen Nachbarstaat gezogen ... Aber ich erinnere mich, daß Doktor Robinson mit Doktor Hardy telefonierte und daß sie beschlossen, den Patienten aus Hattiesburg zur Amputation nach Jackson zu bringen, daß es aber vor allem um eine Herztransplantation ging. Dabei stellte sich dann heraus, daß wir außer dem Namen kaum etwas über Boyd Rush wußten und es deshalb unmöglich gewesen wäre, an einem Bewußtlosen und ohne Zustimmung der Angehörigen eine Operation vorzunehmen. Das hätte die wildesten Gerüchte wegen Mißbrauchs eines willenlosen Sterbenden erzeugt. Wir fingen also in Laurel am Nachmittag oder Abend – ich weiß es wirklich nicht mehr – an, nach Angehörigen zu fahnden. In dem Wohnwagen-Camp war nichts zu erfahren ... Aber dann fand sich in einem Winkel der Brieftasche von Boyd Rush ein Zettel oder ein Brief mit der Telefonnummer von Mrs. J. H. Thompson, irgendwo im Norden. Nun, Sie haben ja die Telefonnummer. Ja, Cleveland, Mississippi, 601–8 43 54 84. Und dann war alles einfach. Sie meldete sich, und sie war seine Stiefschwester, und vielleicht überhaupt die einzige Verwandte, die er besaß. Doktor Robinson sagte natürlich

noch nichts von einer möglichen Transplantation, sondern nur, daß man ihren Bruder oder Stiefbruder nach Jackson zu einer Amputation überführen müsse und daß man dazu ihre Einwilligung brauche. Sie antwortete, dann werde sie selbst kommen. Sie werde mit dem Auto nach Jackson fahren, um ihren Bruder zu sehen. Und dann kam die Überraschung, nämlich, daß Boyd Rush taubstumm war und daß sie deshalb auf jeden Fall bei ihm sein wollte...
Am 22. Januar wurde er dann nach Jackson gebracht.«

Cleveland lag im Nordwesten von Mississippi, 130 Meilen von Jackson und rund 230 Meilen von Laurel entfernt. Cleveland hatte nur den Namen mit der berühmten Stadt in Ohio gemeinsam – es war ein kleiner, ziemlich weltverlorener Ort. Mrs. J. H. Thompson lebte hier seit fünfundzwanzig Jahren, ein wenig außerhalb, in einem teils aus Ziegeln, teils aus Holz erbauten Haus unweit des Highway Nr. 8. Sie zählte jetzt siebenundfünfzig Jahre und war zur Welt gekommen, als ihr Stiefbruder Boyd bereits elf Jahre alt war und in einer Taubstummenschule in Jackson lebte. Aber obwohl sie nur Stiefgeschwister waren – sie hatten die gleiche Mutter – und Boyd während ihrer Kindheit nur in den Ferien nach Hause gekommen war, hatte sie schon damals ein Gefühl der Fürsorge für ihn. Vielleicht lag es daran, daß er so behindert zur Welt gekommen war, mit vier Jahren seinen Vater verloren hatte und seither in dem unfreundlichen Internat voller Tauber und Stummer leben mußte. Es war ihr aber auch niemals ein gütigerer Mensch begegnet, und sie hatte deshalb seine Fingersprache gelernt, um sich mit ihm auf die einzige Weise unterhalten zu können, die ihm geblieben war.

Später war er nach Baton Rouge in Louisiana gezogen, um als Polsterer im Autobus-Depot der Stadt zu arbeiten. Dort heiratete er seine Frau Nora. Beide hatten in einem kleinen Haus gewohnt, still und ohne Kinder. Sie waren ein friedliches Paar, das regelmäßig die Baptistenkirche für Taubstumme besuchte. Ja, beide sangen, so merkwürdig es klang, im Chor der Kirche. Ihr Gesang war eine stumme Folge von Bewegungen von Lippen und Fingern, mit denen sie die Musik begleiteten. Boyd hatte ein natürliches Gefühl für Noten und Töne und las die Klänge der Instrumente von den Bewegungen ihrer Spieler ab.

1961, als Boyd fünfundsechzig wurde, hatte er seinen Posten in Baton Rouge aufgegeben. Nora und er waren nach Grenada gezogen, einer kleinen Stadt von tausend Einwohnern sechzig Meilen östlich von Cleveland, weil Nora dort Verwandte hatte. Hier hatte Mrs.

Thompson die beiden öfter besucht. Aber Nora war schon nach zwei Jahren gestorben. Sie ließ Boyd einsam und bedrückt zurück. Ihn verlangte nach der Nähe einer Kirchengemeinde, und weil es in Grenada keinen Gottesdienst für Taubstumme gab, war er wieder nach dem Süden gezogen und schließlich nach Hattiesburg gelangt. Da er nicht genügend Geld besaß, um sich ein Haus oder ein Appartement zu mieten, hatte er den Trailer gekauft. Seine Stiefschwester hatte ihm geholfen, einen gebrauchten Wagen zu finden und das Camp, in dem er unter anderen wenig bemittelten Leuten lebte und mit seinem Handel verdiente, was er über seine Rente hinaus benötigte. In irgendeiner Phase verzweifelter Einsamkeit hatte er zum zweiten Mal geheiratet, aber die Stiefschwester hatte seine zweite Frau nie kennengelernt. Diese hatte nur wenige Wochen mit Boyd zusammengelebt, dann war sie gegangen und hatte Boyd wieder seinem Schicksal überlassen.

Niemals in seinem Leben hatte Boyd geklagt. Wenn er schon lange krank gewesen war, wie Dr. Robinson in Laurel sagte, dann hatte er ihr nichts darüber geschrieben und auch nichts mit seinen Händen erzählt. Sicherlich hatte er einmal Ärzte aufgesucht, und sie wußte auch, daß er an viel zu hohem Blutdruck litt. Zu Weihnachten hatte er ihr auch mitgeteilt, er fühle sich nicht sehr wohl. Aber mehr wußte sie nicht. Rund 250 Meilen hatten schließlich zwischen Boyd und ihr gelegen, und sie selbst war auch nicht jünger und beweglicher geworden.

Sie dachte daran, wie hilflos und allein er in diesem Augenblick sein mußte und daß, sofern er noch einmal zu Bewußtsein kam, vielleicht niemand da war, der ihn verstand und begriff, wo er Schmerzen litt. So packte sie die wenigen Sachen, die sie benötigte, und machte sich am Morgen des 22. Januar auf den Weg in die Hauptstadt, nach Süden.

James D. Hardy über das Eintreffen und die ersten Stunden Boyd Rushs in Jackson (in »The American Journal of Cardiology«, Dezember 1968):

»Als er« (am 22. Januar) »im Hospital eintraf, war er bewußtlos und atmete röchelnd . . . Der Kardiologe diagnostizierte Vorhofflimmern, Herzrasen, beginnendes Versagen der Atemtätigkeit. Das Herz war stark vergrößert, der Blutdruck niedrig . . . und es bestanden wassersüchtige Anschwellungen . . . Wir machten einen Luftröhrenschnitt und begannen mit künstlicher Beatmung . . .«

Als Mrs. J. H. Thompson in Jackson ankam und, nachdem sie eine Unterkunft gefunden hatte, zum Hospital des »Medical Center« hinausfuhr, führte man sie in ein kleines weißes Zimmer im fünften Stockwerk, in das man Boyd Rush nach seinem Eintreffen aus Laurel gelegt hatte.

Sie war nicht imstande, ihre Tränen zurückzuhalten, als sie ihn mit dem Atemschlauch in der Halswunde daliegen sah und sein eingefallenes Gesicht betrachtete, in dem trotz aller Entstellung noch etwas von den freundlichen Zügen geblieben war, die ihn während seines ganzen Lebens ausgezeichnet hatten. Ihr wurde schmerzlich bewußt, daß Boyd zwar noch lebte, aber weit, sehr weit von ihr entfernt war. Sie begriff unter Tränen, daß es keine Rolle mehr spielte, ob er stumm oder taub war und ob jemand neben seinem Bett wachte, der die Sprache seiner Hände oder seiner Lippen verstand. Seine Unfähigkeit zu hören und zu reden hatte während seines ganzen Lebens eine Mauer zwischen ihm und der Umwelt errichtet. Aber solange sein Geist noch wach gewesen war und seine dunklen, warmherzigen Augen umhergeblickt hatten, war diese Mauer nicht unüberwindbar gewesen. Jetzt sahen seine Augen sie nicht mehr.

Sie saß lange bei ihm und hoffte, daß er vielleicht doch noch erwachte, sie erkannte und ihr berichtete, was ihm in seinem Trailer in Hattiesburg zugestoßen war. Vergebens. Halb abwesend hörte sie die Erklärungen einiger Ärzte. Sie zweifelte nicht daran, daß diese Ärzte alles Menschenmögliche unternehmen würden, um Boyd am Leben zu erhalten. Sie verfügten gewiß über Möglichkeiten wie kein anderer Arzt in Mississippi. Und da sie die Ärzte in ihren Bemühungen nicht stören wollte, bat sie schließlich, man möge sie in ihrer Unterkunft verständigen, sobald Boyds Zustand sich ändere und sich ihr eine wenn auch noch so geringe Möglichkeit bot, auf seine Art mit ihm zu sprechen.

So verließ sie das Hospital, um zu warten. Sie wußte nicht, daß Boyds Unterbringung in einem Einzelzimmer ein Zeichen dafür war, daß ihm irgendeine besondere Bedeutung zukam. Und das Wort Herztransplantation war ihr ohnehin fremd und fern.

James D. Hardy über Boyd Rush in den Morgenstunden des 23. Januar (in »The American Journal of Cardiology«, Dezember 1968):

». . . Der Blutdruck blieb schwankend . . . kurze Pausen halben Bewußtseins wurden durch längere Phasen absoluter Bewußtlosigkeit abgelöst. Ohne mechanische Hilfe war die Atmung unregelmäßig . . .

Beide Beine waren wassersüchtig geschwollen. Der Kardiologe« (Dr. Thaddeus D. Labecki) »stellte Cheyne-Stokes-Atmung fest, und die Herztöne waren nur noch leise ... Wir führten eine Lumbalpunktion durch, um eine Blutung im Subarachnoidalraum des Gehirns als Ursache für die anhaltende Bewußtlosigkeit ausschalten zu können. Die Rückenmarkflüssigkeit war normal ... Es gab demnach folgende mögliche Gründe für die Bewußtlosigkeit: anhaltende Nachwirkungen eines Schocks; fortgesetzt niedriger Blutdruck bei einem Mann, dessen Blutdruck vorher zu hoch gewesen war; Gehirnthrombosen oder Blutgerinnsel aus dem linken Herzen, von der gleichen Art, welche die Gangrän im linken Unterschenkel verursacht hatte ... Der Blutausstoß des Herzens wurde durch die Färbemethode mit 3,6 Liter pro Minute gemessen ... Das Urteil des Kardiologen lautete: ... Auf jeden Fall kann die Lebenserwartung jetzt nur noch nach Stunden bemessen werden ...
Mittlerweile hatte sich der Zustand des gangränösen linken Unterschenkels weiter verschlechtert ...«

Hardy war nicht nur ein Mann des Glaubens an die Zukunft und gewagter Entscheidungen – er war auch ein Mensch, der vor dem Schritt in eine neue, ungeheuerliche Dimension sehr wohl noch einmal alle die Gefahren und Drohungen empfand, die in dieser Dimension lauerten.
Seit den ersten Untersuchungen Boyd Rushs wußte er, daß es keine Chance mehr gab, dem Kranken auf irgendeine internistische oder chirurgische Weise zu helfen. Er wußte, daß Boyd Rush alle Kriterien aufwies, die er für den ersten Patienten aufgestellt hatte, dem er ein Herz einpflanzen wollte. Trotzdem verspürte er für einen kurzen Augenblick fast ein Gefühl der Erleichterung darüber, daß es am 22. Januar und auch in der Frühe des 23. Januar im Hospital keinen Patienten gab, der als Spender eines Herzens in Frage kam. Irgendwie hatte er den Wunsch, daß jetzt das Schicksal dazu beitragen möge, ihn über die Schwelle zu stoßen, die ihn noch von der Herztransplantation trennte. Er entschloß sich, Boyd Rush so lange wie irgend möglich am Leben zu erhalten. Wenn das Schicksal innerhalb dieser Frist einen Spender lieferte, würde er handeln – entweder mit dem menschlichen Spenderherzen oder, falls der Spender nicht rechtzeitig starb, mit dem Herzen eines der Schimpansen. Wenig später erfuhr er, daß ein junger Mann mit tödlichen Gehirnverletzungen in die Intensiv-Pflegestation eingeliefert worden war. Man hatte den Versuch gemacht, ihn durch künstliche Beatmung am Leben zu erhalten. Aber die Gehirnfunktion war erloschen, und nur

die mechanische Atmung hielt sein Herz in Gang. Wie stets wußte man nicht, wie lange es noch schlagen werde. Aber die Nachricht aus der Intensiv-Pflegestation brachte die Entscheidung.

James D. Hardy im Rückblick:
»... Ich rief meine Mannschaft zusammen und sagte: ›Es kann sein, daß wir heute nacht den großen Schritt tun werden, und ich denke, es ist an der Zeit, daß ihr euch für alles bereit macht ...‹«

Dann ließ Hardy Mrs. J. H. Thompson zu sich bitten, um ihre Zustimmung zu einer Herztransplantation einzuholen. Während er auf Boyd Rushs Stiefschwester wartete, sah er besonders deutlich das von Geheimnissen umschleierte Bild des Herzens vor Augen, an das die Menschheit glaubte – und das er zerstören wollte. Er wußte nicht, wie sehr die Frau, die aus Cleveland gekommen war, an dieses Bild glaubte. Er wußte nicht, ob sie den Gedanken an ein fremdes Herz in der Brust ihres Stiefbruders würde ertragen können. Und noch weniger wußte er, welche Reaktion der Gedanke, im Notfall zu einem Schimpansenherzen Zuflucht zu nehmen, in ihr auslösen würde. Er konnte auf Unglauben, Fassungslosigkeit und Empörung stoßen, möglich war aber auch ruhige Erwägung oder die einfache Unterwerfung einer ebenso einfachen Frau unter das für überlegen gehaltene Urteil eines Professors der Chirurgie. Er wußte nur, daß der Vorschlag, den er zu machen hatte, noch niemals den Angehörigen von Kranken gemacht worden war.
Hardy beschloß, zunächst um die Genehmigung für eine Amputation und einen chirurgischen Versuch der Entfernung von Blutgerinnseln aus Boyds Herz zu bitten. Dann konnte er die Aussichtslosigkeit dieses Versuches darlegen und davon sprechen, daß es sonst nur noch eine äußerste Möglichkeit gäbe, Boyd zu retten oder wenigstens ins Bewußtsein zurückzurufen – ein neues Herz.

James D. Hardy in »Transplantation Proceeding«, Juni 1969:
»Die Probleme wurden im Detail mit den Verwandten diskutiert – einschließlich der Zusicherung, daß eine Herztransplantation nur dann in Erwägung gezogen würde, wenn alle anderen Maßnahmen scheiterten ...«
»Es wurde offen gesagt, daß wir und andere zwar viele Herztransplantationen an Tieren durchgeführt hatten, dies aber die erste Verpflanzung am Menschen sein werde ...«
»Die Möglichkeit der Verwendung eines Affenherzens wurde in den Erörterungen mit den Verwandten erwähnt – für den Fall, daß der

erwartete Tod des Spenders mit der schweren Hirnverletzung nicht eintreten sollte ...«
»Der Patient selbst blieb während der ganzen Zeit geistig nicht ansprechbar und unfähig, den Vorgängen um ihn zu folgen ...«

Die Verwandten – das war Mrs. J. H. Thompson allein. Aber weil sie daran glaubte, daß Männer, die so hoch an der Spitze der Chirurgie und der Medizin in Mississippi standen wie Dr. Hardy, richtig urteilen und handeln würden, unterzeichnete sie folgendes Schriftstück:
»Ich gebe hiermit die uneingeschränkte Genehmigung für die Durchführung einer linksseitigen Beinamputation und eines chirurgischen Eingriffs am Herzen von Boyd Rush. Ich verstehe, daß Blutgerinnsel aus seinem Herzen entfernt werden sollen, um ihre Ausbreitung in weiteren Arterien seines Körpers zu verhindern. Ich bin ferner darüber unterrichtet, daß sich sein Herz in sehr schlechtem Zustand befindet. Falls dieses Herz aus nicht voraussehbaren Gründen während der Operation versagen sollte und eine Wiederbelebung nicht möglich ist, stimme ich der Verwendung eines geeigneten Herztransplantats zu, sofern dies zur Zeit der Operation verfügbar ist. Ich bin darüber informiert, daß in den Laboratorien der ganzen Welt Hunderte von Herztransplantationen durchgeführt worden sind, aber die oben genannte die erste Transplantation am Menschen sein würde.
Unterzeichnet für die Familie: Mrs. J. H. Thompson (Schwester).«
Als Zeugen unterschrieben Maurine Twiss von der Public Relations-Abteilung des »Medical Center« und Phoebe Ward, eine Schwester. Die beiden Worte »geeignetes Herztransplantat« eröffneten den Weg für die Einpflanzung eines Menschen- sowohl wie eines Schimpansenherzens.
Die Amputation von Boyd Rushs Unterschenkel bildete nur ein unbedeutendes Vorspiel für das große Ereignis, das noch irgendwo in den Nachmittags-, Abend- oder Nachtstunden wartete. Eine leichte Narkose genügte, um die Operation blitzschnell durchzuführen.
Hardy hoffte, Rush so lange am Leben halten zu können, bis das Herz des Spenders nicht mehr schlug, um dann sofort mit der Verpflanzung zu beginnen. Während seine beiden Teams auf Abruf warteten, sandte er in regelmäßigen Abständen einen seiner Anästhesisten zur Intensiv-Pflegestation, um sich ein Bild von der Verfassung des Herzens zu machen. Stunde um Stunde kamen seine Abgesandten mit der Nachricht zurück, daß das Herz kräftig schlage und ein Ende noch nicht abzusehen sei.

Unterdessen verschlechterte sich Boyd Rushs Zustand. Seine schwächer werdende Atmung verriet den beginnenden Zusammenbruch des Herz-Lungen-Systems. Selbst große Medikamentenmengen genügten nicht mehr, einen Blutdruck von wenigstens neunzig aufrechtzuerhalten. Trotzdem hoffte Hardy immer noch, den »Anschluß« an den Tod des Spenders zu finden.
Da – gegen 6 Uhr nachmittags wurde er urplötzlich alarmiert. Boyd Rush war in einen Schock verfallen. Sein Blutdruck sank auf vierzig. Sobald man die mechanische Beatmung unterbrach, kam es zum Atemstillstand.

James D. Hardy im Rückblick:
»... Es war offensichtlich, daß Boyd Rushs Herz im nächsten Augenblick stillstehen konnte – und alle meine Energie konzentrierte sich darauf, ihn in Rekordzeit in Operationssaal 6 und an die Herz-Lungen-Maschine zu bringen. Andernfalls hätten wir keine Gelegenheit gehabt, noch irgend etwas zu transplantieren ...«

Hardy, Dr. Carlos M. Chavez, Dr. William A. Neely, Dr. Fred D. Kurrus, Dr. Allen U. Hollis, Dr. Robert D. Williams, Dr. Thaddeus D. Labecki, der Anästhesist, Dr. Leonard W. Fabian, Dr. Don Turner, der Physiologe, die Pumpen-Technikerin Helen W. Carr und Hardys Operationsschwestern Joyce F. Caracci und Ruby Nell Winters waren in kürzester Zeit im Operationssaal 6 versammelt. Innerhalb von zwanzig Minuten wurde Boyd Rushs schwach zuckendes Herz freigelegt. Es war ein Akt der letzten Minute, denn im gleichen Augenblick, in dem die Herz-Lungen-Maschine seinen Kreislauf übernahm, stand sein Herz endgültig still.
In großer Eile ließ Hardy noch einmal nachprüfen, wie es dem Spender erging. Aber der Anästhesist, der zur Intensiv-Pflegestation hinüberlief, meldete, daß immer noch mit keinem Versagen des Herzens zu rechnen war – es sei denn, man stelle die Beatmung ein. Da dies undenkbar war, blieben nur zwei Möglichkeiten: Entweder wurde die Herz-Lungen-Maschine ausgeschaltet, und Boyd Rush verließ tot den Operationsraum – oder man entschloß sich, das Herz eines Schimpansen zu implantieren.
Hardy gab die Anweisung, den größten seiner Schimpansen so weit zu betäuben, daß er in den Operationssaal 5 gebracht und narkotisiert werden konnte. Gleichzeitig versammelte er die wichtigsten Mitglieder seiner beiden Teams, Dr. Neely, Dr. Fabian, Dr. Chavez, Dr. Labecki, neben dem Operationstisch, auf dem Boyd Rush mit seinem bereits stummen Herzen lag. Er wußte, daß die kühn-

sten Gedanken und Pläne ins Wanken geraten konnten, wenn man plötzlich vor ihrer Verwirklichung stand. Und so wollte er wissen, wer ihm auf dem Weg ins Ungewisse folgen wollte und wer nicht. Er sagte: »Jetzt gibt es keinen Weg mehr außer dem Schimpansenherz oder dem Tod. Wir müssen fischen oder den Köder wegwerfen. Wir wissen, daß wir eine psychologische Festung angreifen, aber Sie sollten nicht beim ersten Granatfeuer davonlaufen . . .«
Dann stimmten sie ab, und vier sagten: Ja. Nur Neely enthielt sich der Stimme.
Die Mehrheit seiner engsten Mitarbeiter ging mit Hardy den Weg ins Unbekannte.

Es war 7.50 Uhr, als Hardy damit begann, die Gefäße, die Boyd Rushs Kreislauf mit seinem Herzen verbanden, abzuklemmen und sein Herz auf die gleiche Weise zu entfernen, wie er es so viele Male erprobt hatte. Um die gleiche Zeit lag der Schimpanse unter Narkose im Operationssaal 5. Hier leitete Chavez das Team. Innerhalb von fünfundzwanzig Minuten durchtrennte er Lungenarterie und Aorta und entfernte einen Teil des Herzvorhofs mit der großen Körpervene und den Lungenvenen. Alles verlief auch bei ihm so, wie es in Jahren geplant worden war. Ein Katheter wurde in die Koronargefäße eingeführt. Auf deren Spülung mit Ringer-Lösung folgte die Durchströmung mit sauerstoffreichem Blut, und Chavez trug das leicht flimmernde Herz in Raum 6 und zu Hardy hinüber.
Um 8.15 Uhr begann Hardy mit dem Einpflanzen des Schimpansenherzens in den leeren, von Blut durchsickerten Raum, in dem einmal Boyd Rushs eigenes Herz geschlagen hatte. Er verband die Schnittflächen der Vorhofteile, danach Pulmonal-Arterie und Aorta. Alles ging viel leichter, als er es sich vorgestellt hatte, weil Boyd Rushs Gefäße größer waren als die Gefäße aller Versuchstiere. Um 9 Uhr entfernte er den Katheter aus dem Koronarsystem und öffnete die Klemmen um Boyd Rushs Herzgefäße. Im nächsten Augenblick strömte das von der Herz-Lungen-Maschine angetriebene Blut in das neue Herz hinein.

James D. Hardy im Rückblick:
»Während der ganzen Zeit stand ich unter einer unbeschreiblichen Spannung. Während all der vergangenen Jahre hatten Dr. Webb und ich zusammengearbeitet. Und jetzt war er seit drei Wochen in der Southwestern University in Dallas, und ich war allein . . . Meine Furcht war, daß das neue Herz nicht schlagen würde . . .«

Aber Hardys Furcht war unbegründet. Wenige Sekunden, nachdem Boyd Rushs warmes Blut in das Schimpansenherz eindrang, begannen die Herzkammern heftig zu flimmern. Doch ein einziger Schock mit dem elektrischen Defibrillator genügte, um eine regelmäßige Herztätigkeit zu erzeugen. Mit achtzig Schlägen in der Minute pumpte Boyd Rushs neues Herz.
Es war ein schwer beschreiblicher Anblick: das erste fremde schlagende Herz in einer menschlichen Brust.

James D. Hardy im Rückblick:
»Es war ein . . . befreiendes Ereignis . . .«

Das Herz schlug regelmäßig weiter, und Hardy ließ die Unterstützung durch die Herz-Lungen-Maschine Zug um Zug verringern. Um 9.45 Uhr wurde der letzte Verbindungs-Katheter entfernt. Der erste Akt des unerhörten Abenteuers, des Vorstoßes in neue Dimensionen, schien überstanden.
Aber dann – nur Minuten später, begann das Herz anzuschwellen, und sein Schlag stockte. Hardy injizierte Digitalis, um die Herzleistung zu erhöhen. Beklommen fragte er sich: War das Schimpansenherz trotz seines Blutausstoßes von 4,2 Liter pro Minute zu schwach, den venösen Blutrückstrom aus Boyd Rushs Körper aufzunehmen und wieder in den Kreislauf zurückzugeben?
Um die Pulsfrequenz zu vergrößern, nähte Hardy die Elektroden eines Chardack-Herzschrittmachers in die Herzwand ein. Die Schlagfolge wurde auf 100 pro Minute eingestellt – das Schimpansenherz folgte willig den Impulsen. Aber auch bei hundert Schlägen war es nur fähig, einen Blutdruck zwischen sechzig und neunzig aufrechtzuerhalten. Zwischen 10 und 10.30 Uhr abends begann Hardy in verzweifelter Situation mit Herzmassagen. Doch eine halbe Stunde später zeigte sich unwiderruflich, daß das Schimpansenherz nicht Kraft genug besaß, den Kreislauf eines Menschen aufrechtzuerhalten. Um 11 Uhr gab Hardy erschöpft die Massagen auf. Das Herz schlug noch eine Weile – regelmäßig, aber immer schwächer –, bis es zum Stillstand kam. Das Imuran, das Boyd Rush zur Unterdrückung der Abstoßung seines neuen Herzens hätte erhalten sollen, blieb unbenutzt auf einem Instrumententisch zurück.
Als Hardy den Operationssaal verließ, sah er sich zwanzig Ärzten des Hospitals gegenüber, die sich auf das Gerücht von der Herztransplantation hin in dem Flur zwischen Saal 5 und 6 versammelt hatten. Ihre Haltung gab ihm einen Vorgeschmack dessen, was er,

wie er annahm, zu erwarten hatte – Neugier, Überraschung, Entsetzen, Zustimmung, Zweifel oder Nachdenklichkeit. Er konnte in diesem Augenblick noch nicht ahnen, daß ihm und seinem Unternehmen – was das Echo in der großen Öffentlichkeit anbetraf – das gleiche widerfahren würde wie im Falle seiner Lungentransplantation: Nichtbeachtung oder schnelles Vergessen. Als die Public Relations-Abteilung des »Medical Center« in der Frühe des 24. Januar eine Meldung über die Herzverpflanzung herausgab, vergaß sie ausdrücklich zu vermerken, daß nicht ein Menschen-, sondern ein Schimpansenherz übertragen worden war. Mitten in die ersten Meldungen der Zeitungen hinein schickte sie ihre Richtigstellung. Das aber war ganz und gar nichts für den zu hoch gespannten, schnell sich verflüchtigenden Enthusiasmus der Leute von Presse und Funk. Nur noch wenige Notizen erblickten das Licht der Welt, und so erlebte Hardy nichts von dem Aufruhr der Gefühle, den er aus der breiten Öffentlichkeit befürchtet hatte.

Wohl aber warteten auf ihn Stürme innerhalb der Ärzteschaft. Als er am 24. Januar nach New Orleans flog, um an einer Tagung der Southern Society of Clinical Investigation teilzunehmen, befand er sich mit Keith Reemtsma unter Gleichgesinnten. Reemtsma hatte zwar Jefferson Davis verloren, aber sein Optimismus stützte sich jetzt auf Edith Parker, seine nächste Patientin. Als Hardy mit Reemtsma und einigen Chirurgen vom »Tulane« bei einem gemeinsamen Essen über seine Transplantation sprach, sagte Reemtsma: »Wenn es für zwei Stunden geschlagen hat, wird es auch einmal für immer schlagen ...« Aber wenige Tage später, am 8. Februar, reiste Hardy nach New York, um vor dem 6. Internationalen Transplantations-Kongreß Rede und Antwort zu stehen. Die bis zur Verdammung ablehnende Haltung, auf die er bei den meisten Anwesenden stieß, war eine der heftigsten Reaktionen, die ein Chirurg aufgrund seines Handelns erleben mußte. Doch Hardy hatte den Angriff erwartet, und so erwiderte er: »Ja, mein Patient hat nicht lange gelebt. Er ist nicht wieder aufgewacht. Doch ich habe zum ersten Mal bewiesen, daß man Herzen in einen Menschen verpflanzen kann und daß ein Herz dort wieder zu schlagen beginnt. Wenn ein Tierherz im Menschen schlägt, dann wird ein Menschenherz erst recht schlagen. Es wird nur noch eine Frage der Zeit sein, bis ich oder Sie ein Menschenherz verpflanzen, und es wird nicht für kurze, sondern für längere Zeit schlagen. Wenn ich nur erreicht habe, daß wir alle uns stärker als bisher mit dem neuen Horizont der Verpflanzung eines Herzens beschäftigen, dann habe ich die Medizin näher an diesen Horizont herangebracht.«

Als er New York verließ und nach Jackson zurückflog, war er überzeugt, daß auch der Sturm der Ablehnung und die Entrüstung nur der weiteren Arbeit dienen und den Marsch in die Zukunft beschleunigen würden. Aber während er das Flugzeug bestieg, stand New York im Zeichen eines Skandals, der gerade in den Tagen, in denen Boyd Rush nach Jackson gekommen und gestorben war, die Zeitungen aufs lebhafteste beschäftigte.
Seinen Ausgang nahm der Skandal vom »Jewish Chronic Desease Hospital« in Brooklyn. Dort hatten im Juli 1963 Ärzte unter Leitung von Dr. Chester M. Southam Patienten, die nicht krebskrank waren, angeblich ohne deren Wissen mit Krebszellen geimpft. Während Hardy dem heimatlichen Süden entgegenflog, brandeten die Wogen des Skandals bis nach Washington. Die Folge war, daß eine mächtige Bewegung gegen die Förderung medizinischer Experimente, die Menschen-Versuche einschlossen, entstand. Sie lähmte auch die Weiterentwicklung der Herztransplantation. Noch ahnte niemand, wie sehr diese Lähmung dazu beitragen würde, daß die erste Transplantation eines Menschenherzens nicht in Amerika und nicht in dem Land stattfand, in dem das meiste an Forschung geleistet worden war. Auch Hardy ahnte dies nicht, als er wieder in Mississippi eintraf und dort einen einfachen Brief vorfand, der ihm anzeigte, daß Boyd Rush in aller Stille, unbekannt und unbeachtet, begraben worden war.

2 Louis Washkansky
Philip Blaiberg

»The Journal of the American Medical Association«, 20. November 1967: »Der Weg für eine Herztransplantation ist bereitet ... Warten auf einen idealen Kandidaten«

»Der Chirurg Norman E. Shumway (Stanford University, Palo Alto) erklärt: ›Wir denken, daß der Weg für die Herztransplantation von Mensch zu Mensch geebnet ist ... Wir haben jetzt im Laboratorium einen solchen Grad von Erfahrung mit Herztransplantationen erreicht, daß wir davon überzeugt sind, einen Patienten mit einem transplantierten Herzen sachgemäß behandeln zu können ... Viele gefühlsmäßige Probleme sind mit dem Herzen verbunden. Aber die Öffentlichkeit befindet sich auf dem Wege zu einer liberaleren Haltung ... Obwohl die Tierexperimente noch fortgesetzt werden ... stehen wir an der Schwelle zur ersten Herztransplantation von Mensch zu Mensch.‹«

Joseph Minskiewicz, 1960:
»O Amerika, du hast so viel Humanitas auf deinen Schild geschrieben, auch wenn die Realität deines Lebens voller Gewalt und Grausamkeiten ist. Immer wird dich die Humanitas in einer Umwelt benachteiligen, die weniger naive Menschlichkeitsträume mit sich trägt. Du wirst Verlierer oder Spätkömmling sein und nur unter Opfern wettmachen, was andere sich nahmen.«

»Newsweek«, 18. Dezember 1967:
»Das Herz-Wunder von Kapstadt«
»... Am frühen Morgen, Sonntag, den 3. Dezember, entfernten Dr. Christiaan Neethling Barnard und sein dreißig Mann starkes Chirurgenteam im ›Groote Schuur Hospital‹ in Kapstadt (Louis) Washkansky unheilbar krankes Herz und ersetzten es durch das gesunde Herz von Denise Ann Darvall, dem Opfer eines Automobil-Unfalles ...«

»Time-Magazine«, 15. Dezember 1967:
»Die Operation der Operationen«

Louis Washkansky war ein kleiner Junge, als die Soldaten des Zaren kamen, alle Einwohner von Slobodka zu Spionen der Deutschen erklärten, in Viehwagen verluden und sieben Tage lang durch Rußland transportierten.
Slobodka war das Judenviertel von Kowno im litauischen Teil des Zarenreiches, und die unberechenbare Duldung des Zaren hatte seine Bewohner in so viel Bedrängnis gebracht, daß Louis' Vater Anfang 1914 nach Südafrika aufgebrochen war, weil es hieß, dort könnten die Juden in Freiheit leben. Der Lebensmittelhändler Washkansky hatte sich nie für Politik interessiert, und so war es ihm nicht in den Sinn gekommen, daß ein Weltkrieg und eine Revolution ihn und seine Familie trennen würden.
Während die Viehwagen über endlose Ebenen rollten, fürchteten Louis' Mutter und die älteren Geschwister Tewje, Leah und Anna, die Fahrt werde in Sibirien enden. Um so glücklicher waren sie, als die Türen der Waggons in Melitopol auf der Krim wieder geöffnet wurden. Sie fanden ein Häuschen und eröffneten einen Laden, in dem sie Strümpfe verkauften, und so überstanden sie, einmal hungernd, einmal frierend, einmal gesund, einmal krank, vier Jahre Krieg und zwei Jahre Revolution. Sie überlebten Plünderung und Mißhandlung durch Weißgardisten oder Bolschewiken. Nach sechs Jahren machten sie sich auf den endlosen Heimweg nach Slobodka, wo sie nur noch ihr leeres Haus vorfanden. Noch einmal hielten sie zwei Jahre lang aus, bis sie endlich auf ein Schiff gelangten, das sie an das Kap der Guten Hoffnung trug.

Louis war jetzt neun Jahre alt. In diesen neun Jahren hatte er verlernt zu weinen, wenn man ihn schlug oder wenn er Hunger litt und fror. Er hatte mehr von der Unberechenbarkeit und Gemeinheit des Lebens gesehen als Millionen Älterer, und er hatte gelernt, so hart im Nehmen zu werden, daß ihn fast nichts mehr umwerfen konnte. Zugleich hatte er begriffen, daß man jede Chance nutzen und jeden guten Augenblick genießen mußte, als gäbe es kein Morgen.

Von dem Augenblick an, in dem er sein neues Zuhause im Gardens District von Kapstadt betrat, lernte Louis zwar, daß Armut und Hunger nicht unabänderliche Fakten des Lebens waren. Aber die Grundzüge seines Charakters waren fertig geprägt. Er wurde kein Mensch der Bücher. Dafür entwickelte er sich im Physical Culture Palace von Kapstadt zu einem Athleten, der nicht nur seelisch, sondern auch körperlich »nehmen« konnte und in der Lage war, notfalls auch mit den Fäusten zu kämpfen.

Er wurde ein großer, breitschultriger Bursche mit kräftiger Nase, breitem Mund und starken Händen – kein Beau, aber ein Mann, dessen braune Augen verrieten, daß er ein ungeschliffener Diamant war und unter dem rauhen Äußeren die »breite Natur« einer östlichen Seele verborgen lag. Wie sein Vater ging er in die Lebensmittelbranche, arbeitete für einen Großhändler, und seine Lebenskraft, seine Lebenslust und eine ausdauernde Beredsamkeit waren die allenthalben gern gesehenen Gefährten seiner Touren im Gebiet um Kapstadt. Bald hieß es, »Washy« werde niemals untergehen. Man könne ihn ohne Wasser in einer Wüste aussetzen – nach einer Weile werde er auf einem Kamel mit einer Ladung Bier dahergeritten kommen.

So ging er auch nicht unter, als er 1940 mit einer Einheit südafrikanischer Pioniere nach Kenia, Ägypten und Italien zog. Obwohl er in einigen Dreck und in heftige Kämpfe geriet, kehrte er ohne einen Kratzer nach Hause zurück. Dort lernte er die Schwester eines Kriegs- und Sportkameraden kennen, ein hübsches Mädchen von mütterlicher Wesensart namens Ann Sklar, und heiratete sie. Er eröffnete einen eigenen Betrieb und verlor ihn wieder, weil eine Großfirma ihn aufkaufte. Doch er hielt sich nicht mit Klagen auf, sondern fing von neuem an und rollte in einem roten Auto über die Straßen des Kaplandes. Er arbeitete wie ein Lastträger, schuf für Ann und seinen Sohn Michael in Sea Point ein ansehnliches Nest und genoß im übrigen jede Sekunde seines Lebens. In der Welt der Händler und Sportfreunde wurde eine Party erst dann eine Party, wenn »Washy« dabei war.

Mit einundvierzig aber, 1955, begann er plötzlich unter ungewöhnlichem Durst zu leiden. Als Ann ihn schließlich zu einem Arzt brachte, stellte sich heraus, daß er zuckerkrank war. Seitdem nahm er seine Pillen, aber er dachte nicht daran, mit der Arbeit nachzulassen. Mit fünfundvierzig, 1959, wurde ihm auf einer Fahrt zu einem Kunden hinter dem Steuer übel. Er hatte Schmerzen in der Brust. Aber er fuhr weiter, erledigte sein Tour, und erst ein Jahr später kam heraus, daß es ein erster Herzinfarkt gewesen war. Im Dezember 1960 erwischte es ihn zum zweiten Mal – diesmal nach einer Samstagabend-Party mit Steaks vom Holzkohlenfeuer. Um 7 Uhr morgens fand Ann ihn im Eßzimmer, wie er um den Tisch herumging und seine Arme hin und her schlug. Er sagte, ihm sitze ein Schmerz zwischen den Schulterblättern. Als er auf ihre Frage, ob sie einen Arzt rufen sollte, nickte, ahnte sie, daß etwas Ungewöhnliches geschehen sein mußte. Denn sonst hatte er mit den Ärzten nicht viel im Sinn.

Der Arzt sagte, er habe Angina pectoris und einen Herzinfarkt und müsse sofort in ein Hospital. Aber Louis war nur dazu bereit, im eigenen Bett ein bißchen auszuruhen. Nach einigen Wochen stand er auf, nahm neue Pillen und setzte sich wieder in sein Auto.

Er wollte es nicht wahrhaben, daß er schnell müde wurde, Schmerzen in der Brust hatte und zuweilen am Straßenrand halten mußte. So machte er fünf Jahre weiter. Dann, 1965, überfiel ihn auf einer Fahrt in Rondebosch ein so fürchterlicher Schmerz im linken Arm, daß seine Fähigkeit im »Nehmen« damit nicht mehr fertig wurde. Er stolperte in einen Laden an der Straße und ließ sich vom Inhaber zum nächsten Arzt bringen. Aber der war auf Patientenbesuch. Auch ein zweiter Doktor war nicht zu Hause. Erst nach einer Stunde kamen sie zum »Rondebosch Cottage Hospital«. Dort stieg Louis aus und wankte, wild entschlossen, auf seinen Füßen zu bleiben, eine Treppe hinauf. Dann aber fiel er um wie ein gefällter Baum. Er hatte einen dritten Infarkt erlitten und seinen Herzmuskel endgültig ruiniert.

Trotzdem war es unmöglich, ihn für länger als ein paar Wochen im Bett zu halten. Er meuterte und stand auf, wenn man ihn nicht beaufsichtigte. Am Ende der dritten oder vierten Woche wurde er entlassen, angeblich, weil das Hospital nicht mehr gewillt war, die Verantwortung für ihn zu übernehmen. Er war nun auch äußerlich verändert, kurzatmig und hatte manchmal geschwollene Füße. Aber innerlich weigerte er sich nach wie vor, zuzugeben, daß seinem Herzen etwas fehlte. Er schluckte neue Medikamente und kroch wieder hinter das Steuer seines Autos, um seine Kunden zu besuchen. Wenn

sie ihn nach seiner Krankheit fragten, gab er zur Antwort: »Einem Washkansky macht so ein Geschichtchen doch nichts aus. Trinken wir noch ein Gläschen und – was braucht ihr diese Woche . . .?«
1966 wurden die Nächte schrecklich für ihn. Ann wurde immer wieder durch sein Röcheln geweckt und dachte, er liege im Sterben. Nach Wochen erklärt er ihr: »Mir fehlt zwar nichts. Aber wenn es dich so sehr ängstigt, werden wir zum Doktor gehen«, und so fuhren sie zu Dr. Kaplan, einem Internisten.
Kaplan fand geschädigte Herzkranzgefäße und Anzeichen für mehrere überstandene Herzinfarkte, Nierenversagen, Lungenstauungen und beginnende Wassersucht. Er fürchtete, Louis Washkansky werde die nächsten Monate nicht überleben, wenn er sich nicht in eine Klinik begab. Aber Washkansky erwiderte auch ihm, er habe Besseres zu tun, als in einem Hospitalbett herumzuliegen. Er hatte nicht die mindeste Vorstellung von einer Herzkrankheit, und er hatte auch gar nicht die Absicht, sich damit zu befassen. Er ließ sich neue Medikamente aufschreiben und machte sich wieder an die Arbeit. Seine Touren dauerten immer länger, aber die Zahl der Kunden, die er aufsuchen konnte, wurde immer kleiner.
Ende 1966 war es so weit, daß Washkansky nicht mehr in sein Auto steigen konnte. Sein Herz versagte. Er spuckte Blut. Das Wasser stieg in seinen Beinen empor. Kaum aber war es mit einer mörderischen Menge von Lasix gelungen, das Wasser noch einmal zu vertreiben, war er schon wieder unterwegs oder ging mit Ann zum Fußball oder zu einer Party und erklärte: »Washkansky ist da, und Washkansky fühlt sich großartig . . .«
Im Februar 1967 war er mehrmals ohnmächtig zusammengebrochen und konnte seine Anfälle vor Ann nicht mehr verheimlichen. Er versprach Kaplan, zu einer Untersuchung ins »Groote Schuur Hospital« zu fahren. Ann brachte ihn zu dem gewaltigen rotbedachten »Bau der tausend Betten«, der die bewohnten Stadtviertel von Observatory, Salt River und Woodstock überragte. Louis legte sich in ein Bett der Kardiologischen Abteilung von Professor Val Schrire mit der rebellischen Ankündigung, er werde in ein paar Tagen wieder zu Hause sein.
Kaplan, der als beratender Arzt am »Groote Schuur Hospital« arbeitete, wußte, daß es dort seit einer Reihe von Jahren eine Gruppe für Herzchirurgie unter einem jungen Arzt namens Barnard gab, der nach Minneapolis in Amerika gereist war, um offene Herzchirurgie zu lernen, und von dort auch die erste Herz-Lungen-Maschine nach Kapstadt gebracht hatte. Der junge Mann hatte in den letzten Jahren eine große Anzahl von Herzoperationen, meist Herz-

klappen-Reparaturen, durchgeführt, mehrfach auch die Entfernung von Aneurysmen des Herzens. Da Kaplan annahm, daß sich bei Washkansky auch ein Herz-Aneurysma entwickelt hatte, hoffte er, der tüchtige »Herzmann« könne das Aneurysma beseitigen und etwas für Washkansky tun.

Schrires Assistenten ließen Washkansky keineswegs nach einigen Tagen heimfahren, obwohl er meuterte. Der Befund ihrer Angiokardiogramme war erschreckend. Der größte Teil des linken Herzkammermuskels war zerstört. Das Herz war nicht nur riesenhaft vergrößert, sondern auch durch ein Aneurysma ausgebeult; es pumpte statt einer normalen Menge von etwa 15 Litern nur noch 2,5 Liter Blut pro Minute. Zwei Herzkranzarterien waren völlig verschlossen, die dritte so verengt, daß der Herzmuskel kaum noch Blut und Sauerstoff erhielt. Der Herzchirurg Barnard selbst bekam Washkansky gar nicht zu Gesicht. Er lehnte, nachdem man ihm die Untersuchungsbefunde vorgelegt hatte, eine Operation ab, weil der Patient auf dem Operationstisch sterben würde. Da Schrire keine andere Möglichkeit sah, irgend etwas für Washkansky zu tun, schickte er ihn als unheilbar wieder nach Hause.

Doch kaum war Washkansky zu Hause, versuchte er schon wieder mit seinen Kunden zu telefonieren. Er versicherte überall, er sei völlig in Ordnung. Das einzige, was er seiner Krankheit wegen tat, war, daß er an die südafrikanische Polizei-Reserve schrieb, man möge ihn von der Liste der Reservisten streichen, weil er nicht ganz auf dem Posten sei. Aber am 14. September sammelte sich so ungeheuer viel Wasser in seinem Körper an, daß er glaubte, ersticken zu müssen. Diesmal wehrte er sich nicht, als Kaplan ihn wieder ins »Groote Schuur« bringen ließ. Schrires Leute versuchten alles, um ihn von den Wassermengen zu befreien. Schließlich griffen sie auf eine alte und brutale Behandlungsmethode zurück: Sie setzten Washkansky in einen Sessel, stellten seine geschwollenen Beine in Gefäße und stachen Kanülen durch die Haut. Fast eine Woche lang saß Washkansky da, während viele Liter Wasser aus seinen Beinen tropften. Aber er versicherte Ann: »Keine Angst. Ich werde wieder . . .« Er versuchte zu verbergen, daß eine seiner Hände hin und her zuckte – die Folge eines leichten Schlaganfalls. Es dauerte Tage, bis er die Gewalt über seine Hand zurückgewann.

Nachdem man ihn wieder in sein Bett gelegt hatte, verfiel er in eine Ohnmacht und delirierte. Die von den Kanülen verursachten Wunden an seinem linken Bein entzündeten sich; man erwartete jeden Augenblick seinen Tod. Aber er starb nicht. Anfang November lag er, vor sich hindämmernd, in einem Saal mit vielen anderen; Professor Schrire ließ Ann erklären, man müsse ihn in ein Heim für hoffnungslose Fälle überweisen, nach Hause könne er auf keinen Fall zurück. So unterschrieb Ann weinend die Genehmigung für Louis' Überführung in das »Conradie Nursing Home«. Als sie bei einem ihrer Besuche Louis in einer Verfassung antraf, die ihr erlaubte, mit ihm zu sprechen, gestand sie ihm, daß es keinen anderen Weg mehr gäbe. Er kannte das »Conradie« und wußte, daß es gegenüber dem jüdischen Friedhof lag. Aber als er Ann weinen sah, versuchte er zu lachen, obwohl daraus nur eine Grimasse wurde, und sagte: »Das ist doch fein, da habe ich's im Notfall nicht weit, bloß über die Straße rüber ...«

Das war um den 10. November 1967. Am folgenden Abend saß er halbaufgerichtet in seinem Bett, weil er so noch am besten Luft bekam, und rauchte eine Zigarette. Er sollte natürlich nicht rauchen, aber die Ärzte und Schwestern hatten es aufgegeben, ihm immer wieder die Zigaretten wegzunehmen. Das entzündete Bein lag außerhalb der Decke auf einem Stuhl. Er erwartete keinen Besuch mehr, denn Ann und seine Nichte Chavia waren schon dagewesen. Aber plötzlich öffnete sich die Tür, Dr. Kaplan kam herein, setzte sich neben das Bett und erklärte mit merkwürdigem Ernst, er habe etwas mit ihm zu besprechen.

Washkansky dachte müde: Um was kann es schon gehen – um das Invalidenheim? Das wußte er schon, man brauchte also nicht noch einmal darüber zu reden. Aber Kaplan sagte, er habe mit Professor Schrire gesprochen, und dieser habe ihm gesagt, daß es noch eine Chance für Washkansky gäbe. Aber sie sei mit einem gewaltigen Risiko verbunden. Washkansky könne dabei sterben ...

Wenn es das sei, erwiderte Washkansky mühsam, so werde man ihn auch im »Conradie« sterben lassen.

Nun, sagte Kaplan, Schrire habe ihm gesagt, man könne Washkanskys Herz durch das gesunde eines anderen Menschen ersetzen.

Washkansky blickte Kaplan unter seinen dichten Augenbrauen etwas schärfer, aber sonst ohne ein Zeichen innerer Bewegung an. Dann sagte er: »Wenn das eine Chance ist, dann sollen sie's machen ...« Er fragte nicht, um was es sich bei einem solchen Ersatz eigentlich handelte. Vielleicht interessierte es ihn genausowenig wie alles andere »Medizinische«, das sie mit ihm angestellt und das er hingenommen hatte wie die andern unvermeidlichen Schläge des Lebens. Vielleicht fragte er auch nicht, weil er mit natürlichem Instinkt begriff, daß ein anderer Mensch sterben mußte, damit man dieses neue Herz gewann, und weil er aus dem gleichen Instinkt heraus eine Mauer zwischen sich und der Herkunft dieses Herzens errichtete.

Kaplan beschwor ihn, sich die Sache zu überlegen.
Man habe eine solche Herzverpflanzung noch nie gemacht. Es sei das erste Mal . . .
Aber Washkanskys einzige Antwort war: »Sie haben gesagt, es ist eine Chance. Und jetzt *will* ich die Chance!«
Als Kaplan, immer noch verwundert, gegangen war, wandte sich Washkansky den anderen Kranken des Zimmers zu, die nicht zugehört oder nicht verstanden hatten, über was gesprochen worden war. »Habt ihr das gehört?« sagte er. »Sie geben mir ein neues Herz . . .«
Die anderen dachten, er habe Wahnvorstellungen, denn in der letzten Zeit hatte er öfter deliriert, und so nahmen sie ihn auch nicht ernst, als er fortfuhr: »Washkansky hat immer gesagt, man darf nie aufgeben. Und da kommen sie tatsächlich mit einem neuen Herzen daher . . .«
Am Tage darauf erschien Schrire, ein Mann mit einem hageren, bebrillten Gesicht, an Washkanskys Bett. Es war ihm anscheinend unbegreiflich, daß ein Patient, dem als ersten Menschen der Welt gesagt wurde, man wolle sein eigenes Herz herausschneiden und durch ein fremdes ersetzen, ohne Erschrecken vor dem Ungeheuerlichen, ohne angstvolle Fragen reagierte. Er wollte sich vergewissern, daß Kaplan ihn richtig informiert hatte. Aber Washkansky fragte nur, ob die Sache mit dem neuen Herzen richtig sei und setzte dann hinzu, er sei einverstanden und wolle das neue Herz haben.
Einige Stunden danach saß er in seinem Bett und versuchte zu lesen. Seit er sich damit hatte abfinden müssen, daß er zum Nichtstun verurteilt war, hatte Ann ihm Kriminalromane gebracht. Und die las er, wenn er sich nicht zu schwach fühlte. Da trat ein junger Mann im weißen Kittel in das Zimmer, den Washkansky noch nie zuvor gesehen hatte.
Er war sehr schlank und hatte ein mageres, etwas unregelmäßiges Gesicht. Das rechte Ohr saß höher als das linke, und auch sein Unterkiefer wirkte ein wenig schief. Eine Strähne des dunklen Haares fiel ihm ins Gesicht. Er strich sie mit einer Hand zurück, nachdem er die Tür hinter sich geschlossen hatte, und ging auf Washkanskys Bett zu. Dort sagte er, er sei Professor Barnard, der Herzchirurg. Soviel er wisse, hätten Professor Schrire und Dr. Kaplan ihn, Washkansky, bereits davon in Kenntnis gesetzt, um was es gehe. Er wolle eine Herzverpflanzung vornehmen, und wenn Washkansky bei seinem Einverständnis bleibe, werde er ihn auf seine eigene Station verlegen lassen.
Washkansky legte das Kriminalheft auf die Bettdecke und sah den

Fremden über den Rand seiner Hornbrille hinweg an. Für einen Professor kam er ihm sehr jung vor. Aber die neuen Sachen kamen ja wohl meistens von jungen Leuten. Dann sagte er mühsam: »Ich habe schon gesagt: Ich bin mit allem einverstanden ... Sie können mich holen lassen.«

Er bemerkte, daß der schlanke junge Mann ihn mit seinen hellen blauen Augen genauso verwundert betrachtete, wie es Schrire getan hatte. Er fühlte sich sehr erschöpft, während der junge Professor ihm anbot, er wolle gern alles erklären, was man bisher über die Verpflanzung eines neuen Herzens wisse, und jede Frage Washkanskys beantworten. Professor Schrire habe alles unternommen, um Washkansky zu helfen, aber es sei vergebens gewesen. Wenn er wieder normal leben wolle, gäbe es nur noch eine Chance: das ruinierte Herz herauszuoperieren und durch ein neues zu ersetzen.

Washkansky erwiderte, das habe er alles schon gehört. Wozu brauchte er Erklärungen? Es war logisch und verständlich. Wenn in einer Maschine ein Teil ruiniert war, halfen alle Reparaturversuche nichts. Die Maschine lief erst wieder, wenn man das schlechte Stück erneuerte. Das wußte doch jedermann, und er hatte es schließlich an sich selbst erfahren. Und so wiederholte er, er sei mit allem einverstanden. Es klang so endgültig, daß Barnard sich schließlich verabschiedete und so etwas sagte wie: »Auf Wiedersehen dann, auf meiner Station ...«

Als kurz darauf Ann zu Besuch erschien, empfing Washkansky sie mit den Worten: »Was glaubst du, wer hier war? Die großen Bosse ...« und meinte damit Schrire und Barnard. Dann fügte er hinzu: »Sie liefern mir ein nagelneues Herz.«

Auch Ann Washkansky glaubte im ersten Augenblick, daß er infolge seiner furchtbaren Schwäche und der vielen Medikamente, die er bekam, phantasiere. Ihr Zweifeln verärgerte ihn, und er rang nach Luft. Daraufhin tat sie so, als glaube sie jedes Wort, nur um ihn zu beruhigen. Aber am nächsten Tag erzählte er auch anderen Besuchern die gleiche Geschichte. Doch alle glaubten, daß er nicht mehr wisse, was er sage, und verabredeten miteinander, ihn einfach reden zu lassen.

Vierundzwanzig Stunden später fand Ann ihn nicht mehr in dem Zimmer, in dem er rund zwei Monate gelegen hatte. Voller Angst, er sei gestorben, suchte sie nach ihm und erfuhr, er sei »nach oben« in die Abteilung C 2 verlegt worden. Schließlich fand sie ihn in einem Einzelzimmer. Erst in diesem Augenblick begriff sie, daß er nicht phantasiert, sondern die Wahrheit gesagt hatte, und daß etwas Ungewöhnliches im Gange war. Bevor sie sich fassen konnte, trat ein junger Arzt ins Zimmer, den sie nicht kannte. Er kam auf sie zu und stellte sich als Dr. Barnard vor. Dann setzte er hinzu, er sei der Mann, der Louis ein neues Herz einpflanzen wolle. Während er sprach, befiel sie Entsetzen, nicht nur wegen seiner Worte, sondern auch weil er so jungenhaft aussah. Wie konnte dieser Junge an etwas so Unvorstellbares denken? Er bemerkte ihr Entsetzen und versuchte ihr zu erklären, was eine Herztransplantation sei. Aber sie unterbrach ihn mit der schreckerfüllten Frage, ob er denn eine solche Operation schon jemals gemacht habe.

Er antwortete »Nein«, sprach von Tierversuchen und davon, daß Louis keine andere Chance habe. Aufgeregt fragte sie: »Und wenn es mißlingt?« Seine Antwort war: »Auch eine Mandeloperation kann mißlingen . . .« Aber sie sagte: »Welche Chance gibt ihm diese Operation?« Er erwiderte: »Sie gibt ihm eine achtzigprozentige Chance des Erfolgs . . .«

Als Barnard gegangen war, beugte sie sich über Louis und beschwor ihn: »Weißt du wirklich, um was es bei alledem geht?« Er sprach nur sehr mühsam, aber er antwortete, sie solle sich keine Sorgen machen. Er wisse genau Bescheid. Und: »Ich will das neue Herz . . .«

Sie versuchte weiter in ihn zu dringen, aber sie wußte, wie schwer es immer gewesen war, ihm zu widersprechen. Jetzt aber, wo er langsam dahinstarb, würde es völlig fruchtlos sein.

Aus einer unveröffentlichten Besprechung des Buches von Christiaan Barnard: »One Life«, New York 1969.*

»Dies ist also die eigene Geschichte Christiaan (Chris) Barnards, der sich im November 1967 aufmachte, an Louis Washkansky die erste Herztransplantation von Mensch zu Mensch vorzunehmen.

Was die Fakten seines Lebens anbetrifft, könnte man leicht den Eindruck gewinnen, es werde uns in diesem Buch nichts Neues geboten. Wir erfahren noch einmal die seit 1967 in Tausenden von Artikeln ausgemalte Geschichte des armen Jungen Christiaan Barnard, der 1922 in einer Siedlung auf der südafrikanischen Trockensteppe Karru zur Welt kam. Wir begegnen Vater Adam Barnard, dem gebürtigen Buren, einem mittellosen Heilsarmee-Prediger, der nur zu Farbigen predigen durfte. Da ist Elizabeth Barnard, die harte Mutter, die von ihren vier barfüßigen Söhnen drei, Johannes, Christiaan und Marius, auf die höhere Schule schickt und Christiaan und Marius Chirurgen werden läßt. Und da ist schließlich Christiaan selbst,

* deutsch: »Mein Weg als Arzt und Mensch«, Scherz-Verlag, München.

Medizinstudent in Kapstadt, der niemals ein Kino besucht und täglich acht Kilometer zur Medizinschule läuft, um Fahrgeld zu sparen, 1946 Doktor wird, 1948 die Krankenschwester Louwtjie heiratet, Praktiker in dem Provinzstädtchen Ceres wird, 1950 seine Berufung als Chirurg und Forscher erkennt und bettelarm nach Kapstadt zurückkehrt. Wir erfahren, wie sein Forschereifer ihn dazu treibt, in einem Armenhospital eine neue Behandlung der Meningitis zu entwickeln, wie er 1954 im ›Groote Schuur Hospital‹ unterkommt, in einem jämmerlichen Tierlaboratorium die chirurgische Methode zur Heilung einer angeborenen Darmerkrankung entdeckt und endlich, 1955, ein amerikanisches Stipendium erringt. Wie in einem Roman von Cronin erleben wir, daß der einst barfüßige junge Mann aus der Karru in Minneapolis Böden schrubbt, um innerhalb von zwei Jahren ein US-Medizinstudium zu erledigen, das sonst sechs Jahre dauert. Bei C. Walton Lillehei lernt er offene Herzchirurgie, bekommt von den Minneapolis-Leuten bei seiner Rückkehr eine Herz-Lungen-Maschine geschenkt und führt damit in Kapstadt im Juli 1958 – ungenannt – die erste Herzklappen-Operation an der farbigen Südafrikanerin Joan Pick durch. Mit vierzig, 1962, wird er Professor, später Chef der Abteilung für Brustkorbchirurgie, und schließlich gelangen wir zum Gipfel, auf dem das Romanklischee vom armen Jungen, der Weltruhm erlangt, Wahrheit wird. Christiaan baut sein kleines Herzteam zum Transplantations-Team aus, weil er an Nierentransplantationen denkt. Noch einmal, 1966, bekommt er ein Stipendium aus Amerika, um Nierentransplantationen bei Dr. Hume in Richmond zu studieren. Dort begegnet er Dr. Richard Lower, der zehn Jahre lang zusammen mit Norman A. Shumway in Palo Alto die technische Methodik der Herztransplantation entwickelt hat und Christiaan lehrt, wie man ein Herz verpflanzen könnte, wenn es nicht so viele biologische und moralische Probleme gäbe. Der Rest – nun, der Rest ist die Erkenntnis des Helden, daß hier großes Neuland zum Segen der Menschheit vor ihm liegt. Er kehrt nach Kapstadt zurück und beginnt mit seinem Vorstoß auf eine erste Herztransplantation von Mensch zu Mensch.

So gesehen, scheinen wir aus ›One Life‹ nichts zu erfahren, was nicht durch die Gazetten längst breitgetreten wäre. Und doch wird dem aufmerksamen Leser Neues geboten, denn er erhält eine erste authentische Antwort auf die Frage, warum diese erste Herztransplantation von Mensch zu Mensch nicht in Amerika geschah, wo alle Vorarbeiten geleistet worden waren und Männer wie Shumway oder Lower oder auch Kantrowitz in New York wie Schwimmer um einen Pool herumstanden und es nur noch darauf ankam, wer als erster die letzten moralischen Skrupel überwand und hineinsprang.

Die Antwort, die der Leser in ›One Life‹ erfährt, ist ebenso eindeutig wie eindrucksvoll, denn ›One Life‹ ist die Geschichte vom verzehrenden Drang nach Erfolg. Es ist die Geschichte eines Jungen, dem schon die Mutter einhämmerte, der erste und niemals der zweite zu sein, und der nie verwunden hat, daß er Rabie, den besten Schnelläufer seiner Schule, nicht überholen konnte. Es ist die Geschichte vom Schüler, der, obwohl er sein Examen in Physik mit 45 Punkten besteht, von seinem Lehrer die zweimalige Wiederholung dieses Examens fordert, bis er es auf 73 Punkte bringt. Wir erfahren die Geschichte eines Studenten, der von seiner ersten Freundin Ninky verlassen wird, nicht weil er arm ist, sondern weil sie ihm vorwirft: ›Du planst dein Leben wie eine Maschine ...‹ Es ist die Geschichte des jungen Praktikers, der eine Zurückweisung in Ceres nicht verschmerzt und sich in die Welt der medizinischen Forschung stürzt, um sie wettzumachen. Es ist die Geschichte des Arztes, der an seinen Händen Arthritis diagnostiziert und dadurch zu noch größeren Anstrengungen getrieben wird, erfolgreich zu sein, bevor es zu spät ist. Und es ist die Geschichte eines Mannes, der, da er für sich selbst noch keinen ›Weg an die Spitze‹ vor sich sieht, seine Tochter Deirdre, die Talent zum Wasserski besitzt, in eine Weltmeister-Karriere hineinzuzwingen versucht und diesen Versuch ohne Rücksichten gegen sich selbst beschreibt:

›Ich war ganz sicher, daß sie einen Meisterschaftskampf bestehen konnte, und konzentrierte mich auf ihre Karriere. Ich wußte nicht, ob ich es in der Herzchirurgie weit bringen würde ... Vielleicht schaffte ich es, vielleicht auch nicht. Deirdres Bild war in allen Zeitungen. Ich sonnte mich in ihrem Ruhm ...‹ (Aber) ›sie hatte nicht den nötigen Killer-Instinkt ... Und die Gier, der Beste zu sein, kann man nicht auf jemand anderen übertragen ... Trotz aller Anstrengungen ... erreichte ich nicht, meinen Siegesdurst auf sie zu überpflanzen ... Es kam die Zeit, in der ich aufhören mußte, meine Tochter als Mittel zur Befriedigung meines eigenen Ehrgeizes zu nutzen ... Als ich nicht mehr gezwungen war, meine Instinkte auf die Karriere meiner Tochter zu überpflanzen, konnte ich mich auf etwas viel Größeres, die Transplantation, konzentrieren ...‹

Wir erfahren folgerichtig die Geschichte eines jungen Mannes, der mit dem, was er in Amerika lernte, nach nur wenigen eigenen Tier-

experimenten, nach einer Nierentransplantation und mit sehr begrenzter, heute naiv erscheinender Kenntnis der Abstoßungsprobleme im Oktober 1967 zu Professor Val Schrire geht, um einen Patienten für eine Herztransplantation ersucht und seine Diskussion mit dem Professor auf folgende Weise beschreibt:
‚Alles ist bereit', sagte ich. ‚Das Team steht da, und wir wissen, wie es gemacht wird.'
‚Wie wollen Sie das wissen, aus Ihren Hundeversuchen? ... Ihre Hunde haben nicht sehr lange gelebt. Bevor Sie sich an die Sache wagen, sollten Sie längere Überlebenszeiten erreicht haben ...'
‚Ich habe nicht die Absicht, bei Hunden längere Überlebenszeiten zu erreichen. Mit Hunden kann man nicht wie mit Menschen umgehen. Hunde kann man nicht mit Anti-Abstoßungsmitteln behandeln wie Menschen ...'
‚Ich weiß nicht recht ...'
‚Aber ich weiß es. In Richmond habe ich diese Sache studiert und bei unserer Nierentransplantation mit Erfolg angewandt. Ich kenne genau die Behandlung eines solchen Patienten. Alles, was wir jetzt benötigen, ist, daß Sie uns einen Patienten zur Verfügung stellen ...'
‚Ich glaube, daß wir noch alle Risiken genau erwägen müssen ...'
‚Von welchen Risiken sprechen Sie?' erkundigte ich mich und hatte Mühe, mich zu beherrschen. ‚Wir werden die Transplantation an einem Unheilbaren, einem hoffnungslos Kranken, vornehmen, der nur noch wenige Stunden oder Tage zu leben hat – und das bezeichnen Sie als Risiko?'
‚Viele Menschen werden es tun.'
‚Aber nicht der Patient, der im Sterben liegt – und das wissen Sie. Er wird Sie anbetteln. Er wird um die Chance betteln, denn es bedeutet für ihn eine Chance – und kein Risiko.'
...Während der letzten beiden Wochen im Oktober verfolgte ich ständig Professor Schrire und lag ihm Tag und Nacht in den Ohren ...

Am Ende bleibt die Geschichte des Mannes, dem ein zögernder Schrire in Louis Washkansky, dem sterbenden einfachen, aber stoischen Lebensmittelhändler, den Patienten gibt, den er verlangt und über den er selbst kühl sezierend schreibt:

›Später haben viele Leute gesagt, Louis Washkansky sei ein sehr mutiger Mann gewesen, weil er in eine Herztransplantation einwilligte ... In Wahrheit meinten sie damit, daß sie selbst allen Mut aufbringen müßten, um so zu handeln – nicht so bei Washkansky. Für einen zum Tode Verurteilten bedeutet es keine schwierige Entscheidung ... Wenn man von einem Löwen bis an einen Fluß verfolgt wird, der voller Krokodile ist, dann wird man in der Hoffnung ins Wasser springen, das andere Ufer zu erreichen. Niemand würde dieses Risiko eingehen, wenn ihm nicht ein Löwe auf den Fersen wäre.‹

Bedarf es nach diesem Selbstbildnis eines Mannes noch einer Antwort auf die Frage, warum er als erster in jenen Pool sprang, um den die Amerikaner wohlvorbereitet, aber zögernd standen? Er besaß eine geringere Kenntnis dessen, was ihn in jenem Pool an medizinischen und biologischen Überraschungen erwartete, aber er übertraf alle in dem verzehrenden Trieb zum Erfolg, in dem Willen, der erste zu sein und dafür auch die Tabus ganzer Generationen zu zerbrechen.«

Am 14. November 1967 begann Louis Washkanskys Warten auf »sein neues Herz«. Er wußte so gut, daß der Tod hinter der nächsten Ecke auf ihn lauerte, auch wenn er es leugnete, und daß das »neue Herz« (was immer es sein und wo immer es herkommen mochte) seine letzte und nahezu unglaubhafte Chance zum Leben war. Aber er war zu lange Washkansky, »der Mann, der nicht unterging«, gewesen, um zu verraten, daß ihn seit dem Morgen, an dem man ihn in sein neues Zimmer verlegt hatte, die Furcht erfüllte, er könne sterben, bevor dieser junge Professor, der sich Barnard nannte, ihm das neue Herz einsetzte. Als Barnard und ein anderer Arzt am zweiten Tage nach seiner Verlegung bei ihm erschienen, erklärte er kurzatmig mit kaum verständlicher Stimme, aber scheinbar unbekümmert scherzend: »Wo bleibt das Herz? Ich dachte, Sie hätten es schon dabei ...« Und hinter seiner nach Luft ringenden Unbekümmertheit versteckte er seine Furcht vor dem »zu spät« und die drängende Mahnung, sich zu beeilen und daran zu denken, daß er keine Zeit mehr habe.
Barnard kannte ihn noch nicht lange genug, um ihn zu durchschauen. Er versicherte Washkansky, daß man ihn zunächst für das neue Herz vorbereiten müsse. Die Vorbereitungen würden noch am gleichen Tage beginnen und Washkansky so sehr in Anspruch nehmen, daß er sich vielleicht noch darüber beklagen werde.
»Wenn es für das neue Herz ist«, antwortete Washkansky, »dann können Sie mich dreimal am Tag auf den Kopf stellen und werden keinen Pieps von Klage hören ...«

Die Ärzte versprachen ihm, keine Minute zu versäumen – die Suche nach dem neuen Herzen sei schon im Gange.
»Also gut«, sagte Washkansky, »ich gebe Ihnen acht Tage Zeit ...«
Und wieder versteckte sich hinter stolz scherzender Leichtfertigkeit sein verzweifeltes Drängen: Beeilt euch. Ich sterbe vor euren Augen! Seht ihr es nicht?!

Medizinische Notizen: 14. bis 22. November 1967:
Nach der Zustimmung des Patienten werden die Vorbereitungen für die Herztransplantation getroffen.

1. Vorbereitende Maßnahmen für Gewebe-Verträglichkeits-Bestimmungen.
   a) Washkanskys Blutgruppe ist null rhesus positiv.
   b) Dr. Botha, der Immunologe, hat die erst kürzlich entwickelten Methoden des Holländers van Rood und des Amerikaners Terasaki für den Gewebsvergleich zwischen Spendern und Empfängern an Ort und Stelle studiert. Bisher sind etwa fünf Faktoren im weißen Blut bekannt, deren Vorhandensein oder Nichtvorhandensein bei der Verträglichkeit verschiedener Gewebe eine Rolle spielen könnte.
   Das Verfahren steht noch in den Anfängen. Dr. Botha stellt mit Hilfe van Roodscher Seren die Faktoren in Washkanskys weißem Blut fest, um beim Vorhandensein eines Spenders entsprechende Vergleiche durchführen zu können.
2. Die internationalen Erfahrungen bei Nierentransplantationen zeigen, daß bei der Schwächung der Infektionsabwehr durch Anti-Abstoßungsmedikamente nicht nur die von außen herangetragenen, sondern auch die normalerweise harmlosen körpereigenen Bakterien des Empfängers zu tödlichen Infektionen führen. Dr. Forder, der Bakteriologe, führt bei Washkansky laufende Untersuchungen auf körpereigene Keime durch. Sie umfassen Abstriche von der Haut, aus Nase, Ohr, Rachen, Mund, Harnröhre, After und das nachfolgende Anlegen von Bakterienkulturen. Der ganze Körper wird mit antiseptischen Lösungen gewaschen. Eine Gefahr bildet die Infektion des linken Beines. Hier werden Klebsiella-Keime festgestellt. Behandlung mit Antibiotika bleibt ergebnislos. Es handelt sich um eine nicht auszuschaltende Gefahrenquelle.
3. Zimmer 274, Simonstown-Station, wird als aseptischer Raum für Washkanskys Unterbringung nach der Operation vorbereitet.
4. Untersuchung des vorgesehenen Betreuungspersonals auf Träger virulenter Keime.
5. Bau eines behelfsmäßigen fahrbaren Kobalt-Gerätes (durch Dr. Le-Roux). Zur Sicherheit soll jedes bisher bekannte Mittel gegen die Abstoßung, einschließlich der Kobalt-Bestrahlung, eingesetzt werden.
6. Überprüfung der Erfahrungsberichte aus Amerika und England über Symptome, die auf eine drohende Abstoßung hinweisen. Die Ergebnisse sind nach wie vor eher verwirrend als aufschlußreich. Shumway

glaubt, daß bestimmte Änderungen im EKG und in der Herzspannung eine beginnende Abstoßung anzeigen.

7. Aus diesem Grunde werden laufend Untersuchungen Washkanskys durchgeführt: Blutstatus, Elektrolyte, Enzyme, Leber, Niere, Lungenfunktion, EKG. Deren Veränderung nach der Transplantation könnte Hinweise auf beginnende Abstoßung liefern. Die Unterscheidung zwischen beginnender Abstoßung und Infektion ist nach wie vor ungeklärt.
8. Es wird ein tägliches Konsilium für die Zeit nach der Transplantation vorbereitet, an denen die Spezialisten des »Groote Schuur Hospital« teilnehmen, um den Zustand des Patienten und die Möglichkeit von Abstoßung und Infektion zu besprechen. Es handelt sich außer um Dr. Christiaan Barnard und sein Team sowie Dr. Botha, Dr. Forder, Professor Schrire, um Professor Palmer (Röntgenologie), Professor Kench (Biochemie), Dr. Misbashan (Hämatologie), Dr. Thatcher (Nephrologie), Dr. Jackson (Diabetes), Dr. Bank (Gastroentorologie).
9. Die Notaufnahme-Abteilung und die Abteilung für Neurochirurgie (Dr. Rose-Innes) werden ersucht, den nächsten als Herzspender geeigneten Patienten zu melden und nach Fühlungnahme mit den Angehörigen in die Station C 2 zu überführen.
10. Es wird beschlossen, den Spender nach der Feststellung des Gehirntodes in Operationssaal B (Charles Saint Operating Suite) und Washkansky in Operationssaal A zu überführen. Sobald Washkansky für die Implantation des Herzens vorbereitet ist, soll die künstliche Beatmung des Spenders unterbrochen werden. Daraufhin Entnahme des Herzens und Übertragung auf den Empfänger.

Operationsteam »Empfänger«: Professor Christiaan Barnard, Dr. Hewitson, Dr. Hitchcock, Dr. Bosman, Dr. Ozinsky (Anästhesie).
Operationsteam »Spender«: Dr. Marius Barnard, Dr. O'Donovan, Dr. Venter, Dr. Moss (Anästhesie).

Einige Tage lang dämpften die aufregenden Vorbereitungen Washkanskys Drängen nach dem neuen Herz. Er sah, daß etwas geschah. Ärzte, Techniker und Schwestern, die ihm nie zuvor begegnet waren, lösten sich an seinem Bett ab: Dr. Botha, Dr. Forder, Dr. Bosman, Dr. Venter, Dr. Hewitson, Dr. O'Donovan, Dr. Marius Barnard, der jüngere Bruder des Professors, der so zurückhaltend war wie sein Bruder rastlos und fordernd.

Aber dann kam Washkanskys heimlicher Kampf mit der Zeit von neuem in Sätzen zum Ausdruck, die ganz und gar seiner Wesensart entsprachen: »Weshalb stopft ihr noch so viel Pillen für das alte Herz in mich hinein, wenn ihr doch morgen ein neues einmontiert?« Oder: »Sobald die neue Pumpe funktioniert, gibt Washkansky ein Fest und zeigt euch, wie man tanzt.« Während sich an seinem entzündeten linken Bein gefährlich aussehende rote Streifen immer weiter auf seinen Unterleib zubewegten, drängte er lauter und lauter – aber immer auf seine stolze, indirekte Weise. Er rebellierte bei Ann, die insgeheim nie ihr unheimliches Gefühl gegenüber dem »neuen Herzen« verlor: »Jetzt lassen sie mich schon sechs Tage hier liegen und machen mir ein großes Theater vor.« Dann rebellierte er bei Barnard oder den anderen: »Das ist wohl ein Witz mit dem neuen Herzen«, sagte er. »Ihr wollt mir bloß was vormachen, damit Washkansky neue Hoffnung schöpft und wieder Dampf aufmacht. Aber Dampf habe ich auch so noch genug ...« Oder er sagte: »Jetzt habt ihr mich lange genug warten lassen. Wenn ihr nicht vorwärts macht, gehe ich nach Hause. Ich habe es satt ...«, obwohl er nicht einmal mehr auf seinen Beinen stehen konnte. Er rebellierte schließlich so heftig, daß die Assistenten vor der Tür seines Zimmers umkehrten, um nicht sein hilflos-stolzes Um-sich-Schlagen mit Worten anhören zu müssen und Mitleid zu zeigen, das für ihn schlimmer war als alles andere auf der Welt.

Washkansky ahnte nicht, daß Barnard selbst verzweifelt auf einen Spender wartete, weil der Verfall seines Patienten nicht zu übersehen war. Er ahnte auch nicht, wie sehr Barnard von dem Gefühl erfüllt war, seinem ehrgeizigen Ziel ganz nahe zu sein. Er wußte nicht, daß Barnard ihn, »seinen« Patienten, um keinen Preis verlieren und von neuem anfangen wollte. Und er wußte genausowenig, daß sich Barnards innere Spannung gegen seine Umgebung entlud und daß deshalb sein ganzes Team ungeheuer erleichtert war, als am 23. November ein siebzehnjähriger Junge namens Hendrick Tobias, der in Caledon von einem Auto überfahren worden war, sterbend im »Groote Schuur« eintraf. Dr. Rose-Innes erklärte Tobias für gehirntot. Barnard rief sein Team zusammen, und einer der Assistenten lief in Washkanskys Zimmer, um ihm zuzurufen: »Wir haben das Herz ...«

Washkansky wurde antiseptisch gewaschen. Brust und Bauch wurden rasiert – aber dann verrann Stunde um Stunde, ohne daß man ihn aus seinem Zimmer in den Operationssaal gebracht hätte. Botha hatte festgestellt, daß Blutgruppe und Gewebefaktoren von Washkansky und Tobias zu verschieden waren. Er erregte dadurch Barnards Zorn gegen sich und das Schicksal, das sich ihm in den Weg stellte. Aber es stellte sich außerdem heraus, daß die Eltern des Jungen viele Stunden lang nicht zu finden waren und nicht um ihre Zustimmung zu einer Herzspende gebeten werden konnten. Als man sie endlich erreichte, hatte sich der Zustand von Tobias' Herz trotz der künstlichen Beatmung so verschlechtert, daß es als Spenderherz nicht mehr zu gebrauchen war. Gegen 6 Uhr abends wurde die

Transplantation abgesagt. Niemand wollte Washkansky die Nachricht überbringen, und so tat Barnard (mühsam seine eigene Verbitterung und Erschöpfung verbergend) den notwendigen Gang. Als Ann kurz darauf das Zimmer 274 betrat, fand sie Louis weiß im Gesicht vor hilflosem Zorn. Er sagte: »Ich gehe, ich gehe ...« und war doch unfähig, sich zu bewegen. Eine Schwester brachte ihm sein Lieblingsgericht. Aber er aß es mit düsterem Gesicht »wie ein Mann in einer Todeszelle ...«

Es dauerte lange, bis er sich beruhigte. Am schlimmsten wurde es am folgenden Wochenende. Denn er wußte, daß die meisten Ärzte aufs Land fuhren, und war deshalb überzeugt, daß wiederum zwei Tage lang niemand an sein neues Herz denken würde. Es besänftigte ihn nicht im mindesten, daß man ihm erklärte, jeder Arzt sei sofort erreichbar und werde ins »Groote Schuur« eilen, sobald ein Herz zur Verfügung stehe.

Während der ganzen Woche, die am Montag, dem 28. November, begann, rebellierte Washkansky. Zeitweise war er »ohne Bewußtsein und ohne Verbindung mit der Umwelt«. Aber sobald sein Geist sich erholte, begann er mit der Wiederholung seiner Klage: »Wo ist mein Herz? Wo ist mein Herz?« oder er keuchte: »Was denkt ihr, was meine Kunden mir erzählen würden, wenn ich meine Versprechungen so hielte wie ihr ...«

Als das Wochenende vom 2. auf den 3. Dezember heranrückte, packte ihn eine neue Welle seiner so tief versteckten Verzweiflung. »Jetzt gehen sie wieder auf den Golfplatz«, flüsterte er. »Und Washkansky liegt hier und wartet ...« Als Barnard sich am Samstag verabschiedete, um nach Hause zu fahren und dort weiter auf einen Spender zu hoffen, war Washkansky kaum noch kräftig genug, ein Taschentuch gegen seinen Mund zu drücken. Trotzdem grollte er: »Alle sind schon weg. Sogar Frumilla vom Labor geht heute abend auf eine Party ... Und Sie gehen ja auch wohl segeln oder fischen oder sonst so was . . .« Er reagierte überhaupt nicht mehr auf den Hinweis, daß man Frumilla North wie alle anderen Techniker und Ärzte in kürzester Zeit alarmieren und daß ein »neues Herz« ja jeden Augenblick gefunden werden könne.

Als Ann und Washkanskys Schwester Anna Taibel zu Besuch kamen, hatten sie Mühe, überhaupt noch ein Wort aus ihm herauszubringen. »Ich sage dir«, flüsterte er, »nächste Woche lassen sie mich genauso warten. Aber nicht mit Washkansky. Nicht mit Washkansky ...« Ann brauchte lange, bis er sich so weit beruhigt hatte, daß sie nach Hause fahren konnte. An der Main Road in der Gegend von »Coppenbergs Wrench Town Bakery« beobachtete sie einen

Verkehrsunfall und zwei Frauen, die auf der Straße lagen. Sie fuhr vorüber, ohne daran zu denken, daß der Unfall in irgendeiner Beziehung zu dem Herzen stehen könnte, auf das Louis so ungeduldig wartete. Washkansky selbst dämmerte unterdessen nach einer Injektion dahin, wurde gelegentlich wach, schlief wieder ein, bis er irgendwann am späten Abend die Gestalt eines Arztes an seinem Bett sah und wie durch einen Geräuschfilter die Worte hörte: »Louis, wir haben das Herz ...« Er wurde wach und erwiderte, mühsam nach Atem ringend: »Ich glaube euch nicht mehr. Das habt ihr mir schon mal gesagt ... Ich will den Professor sehen ... Bildet euch nicht ein, daß ihr irgend etwas mit mir anstellen könnt, bevor ich den Professor gesehen habe ...«

Aber als eine Schwester kam, ihn rasierte und vorbereitete, wehrte er sich nicht. Erst als Barnard, blaß vor Anspannung, für einen Augenblick an sein Bett trat, begriff er, daß es ernst wurde. Gegen 1 Uhr nachts kam Dr. Ozinsky, der Anästhesist, zu ihm. Wegen seiner Atemnot mußte man ihn sitzend in den Operationssaal bringen.

So gelangte er in Saal A und wartete halb aufgerichtet, bis Barnard noch einmal zu ihm kam. Immer noch empfand er einen Rest von Mißtrauen, denn er fragte flüsternd, ob er jetzt das Herz bekomme. Erst als Barnard bejahte, ließ er sich zur Narkose zurücklegen und schlief um 1.30 Uhr ein.

Kapstadt, Samstag, 2. Dezember 1967, 15.20 Uhr, bis Sonntag, 3. Dezember 1967, 6.30 Uhr.:

Aus einer Bilanz der Fakten

2. Dezember 1967:

15.20 Uhr: Denise Darvall, 25, Bankangestellte in Kapstadt, unternimmt eine Autofahrt zu Bekannten. In ihrem Wagen befinden sich ihr Vater Edward George Darvall, 66, ihre Mutter Myrtle Ann Darvall, 53, und ihr Bruder Keith.

15.30 Uhr: Denise Darvall parkt in der Main Road und überquert mit ihrer Mutter die Straße, um in »Wrenchs Town Bakery« Gebäck zu kaufen.

15.40 Uhr: Auf dem Rückweg werden beide Frauen durch den Wagen des Angestellten Frederick Prins, 36, angefahren und schwer verletzt.

15.52 Uhr: Eintreffen der Ambulanz mit den Schwerverletzten und Edward Darvall in der Notaufnahme des »Groote Schuur«. Untersuchung durch Neurochirurg Dr. Rose-Innes. Feststellung des Todes von Myrtle Ann Darvall. Befund Denise Darvall: Knochenbrüche, schwere Schädelverletzung mit Austritt von Gehirnteilen. Künstliche Beatmung.

17.30 Uhr: Erlöschen der Reflexe, starre Pupillen, flaches Elektroenzephalogramm, Ende der Gehirntätigkeit bei Denise Darvall. Bei anhaltender künstlicher Beatmung noch normale Herzarbeit. Dr. Rose-Innes informiert die Herzchirurgische Station über potentiellen Herzspender.

Gegen 18 Uhr: Dr. Bosman und Dr. Venter überführen Denise Darvall in Zimmer 283 der Herzstation. Fortsetzung der künstlichen Beatmung. Anregung des Herzens durch Infusion von Aludrin und Überwachung durch elektrokardiographischen Monitor.

Gegen 19 Uhr: Benachrichtigung Dr. Bothas und Überführung von Blutproben Denise Darvalls zum Blutgruppen- und Gewebsvergleich. Mitteilung Dr. Bothas, daß im Rahmen der vorhandenen Untersuchungsmöglichkeiten eine Verträglichkeit vorliegt.

Gegen 20 Uhr: Dr. Bosman informiert Barnard über potentiellen Spender.

Gegen 22 Uhr: Dr. Bosman und Dr. Venter begeben sich zu Edward George Darvall, der nach einem Zusammenbruch in einem Ärztezimmer liegt. Hinweis auf die aussichtslose Situation seiner Tochter und auf »einen Mann«, dessen Leben erhalten werden könnte, sofern das Herz Denise Darvalls auf ihn übertragen wird.

22.04 Uhr: Edward George Darvall unterzeichnet Genehmigung der Operation.

23.10 Uhr: Eintreffen Barnards im »Groote Schuur«. Überprüfung des Elektrokardiogramms von Denise Darvall.

Kalium-Infusion zur Erhaltung der Herzkraft.

23.40 Uhr: Dr. Rose-Innes bestätigt Gehirntod.

23.45 Uhr: Telefonischer Alarm für das Herztransplantations-Team.

Erste Information Louis Washkanskys und Vorbereitung für die Operation.

3. Dezember 1967:

1.00 Uhr: Überführung Denise Darvalls mit tragbarem Beatmungsgerät in Operationssaal B.

Überführung Louis Washkanskys in Operationssaal A.

1.30 Uhr: Beginn der Anästhesie bei Louis Washkansky.

1.40 Uhr: Barnard, Dr. Moss, Dr. O'Donovan, Dr. Hitchcock, Dr. Marius Barnard in Saal B. Endgültiger Entschluß, die künstliche Beatmung Denise Darvalls abzuschalten und Herzstillstand herbeizuführen, sobald Washkanskys Herz freigelegt ist und der Austausch beginnen kann.

Gegen und nach 2 Uhr: Barnard in Saal A.

Assistent Dr. Hewitson öffnet Brusthöhle und Herzbeutel Washkanskys. Bestätigung der Diagnose: Irreparable Zerstörung der Koronargefäße und beider Herzkammern. Anschluß an Herz-Lungen-Maschine Nr. 1.

Gegen und nach 2.10 Uhr: Barnard in Saal B. Abschalten der künstlichen Beatmung. Beendigung der Unterstützung des Spenderherzens durch Aludrin, Kalium und Isoprenalin. Anhaltende Herztätigkeit. Auseinandersetzung über eine sofortige Eröffnung der Brusthöhle und Freilegung des Herzens oder Abwarten bis zum endgültigen Herzstillstand. Entscheidung für Abwarten. Erlahmen des Herzens nach zehn, Stillstand nach fünfzehn Minuten.

Injektion von Heparin. Eröffnung der Brusthöhle. Anschluß von Denise

Darvall an die Herz-Lungen-Maschine Nr. 2 zur Aufrechterhaltung der Blutversorgung des Herzmuskels und Abkühlung auf 28 Grad.

Gegen 2.36 Uhr und danach: Barnard in Saal A. Einschalten der Herz-Lungen-Maschine Nr. 1. Zwischenfall. Sklerotische Veränderungen in Washkanskys Beinarterie unterbrechen die Blutführung der Maschine. Beim Wechsel zum direkten Anschluß der Maschine an die Aorta Abreißen eines Blutschlauches. Neuanschluß der Maschine gelingt Sekunden vor dem endgültigen Zusammenbruch von Washkanskys Herz.

Barnard in Saal B. Entnahme des Herzens von Denise Darvall. Lagerung in Becken mit kalter Ringer-Lösung.

3.01 Uhr: Transport des Herzens nach Saal A. Anschluß an eine Spezialpumpe, die gekühltes Blut Washkanskys aus der Herz-Lungen-Maschine Nr. 1 durch die Koronargefäße strömen läßt. Entnahme von Washkanskys Herz nach der Shumway-Methode mit geringfügiger technischer Änderung. Einfügung des Spenderherzens nach der gleichen Methodik.

5.15 Uhr: Wegen Durchführung der letzten Verbindungsnähte an der Aorta Trennung des Spenderherzens von der Koronar-Durchblutung. Unterbrechung der Sauerstoff-Zufuhr des Herzens. Dauer der Naht: 19 Minuten.

5.34 Uhr: Öffnen der Aorta. Einströmen gewärmten Blutes in das neue Herz. Fibrillation, Infusion von Scoline, Aludrin, Kalium.

5.36 bis 6.13 Uhr: Schock mit Defibrillator. Aufbäumen Washkanskys. Beginnende Herztätigkeit. Puls 100. Blutdruck 85.

Abschalten der Herz-Lungen-Maschine Nr. 1. Versagen des Herzens. Abfall des Blutdrucks.

Erneutes Einschalten der Maschine. Verstärkte Infusion von Aludrin.

Zweites Ausschalten der Maschine. Nur zögernder Herzschlag, sinkender Blutdruck, Herzversagen.

Abermaliges Einschalten der Maschine. Langsame Erhöhung des Blutdrucks.

Befürchtung, es werde nicht gelingen, das neue Herz zur selbständigen Aktion zu bringen.

6.13 Uhr bis 6.24 Uhr: Dritter Versuch des Abschaltens der Maschine. Endlich Einpendeln des Herzens zu regelmäßigerem Schlag.

Ausruf Barnards: »Jesus – dit gaan werk« (Jesus, es arbeitet).

Infusion von Protamin und Hydro-Cortison.

6.36 Uhr: Mitteilung Barnards an den ärztlichen Hospital-Direktor Dr. Burger über durchgeführte Transplantation.

Ergebnisse der Bilanz:

1. Vom Chirurgisch-Technischen her gesehen, enthält die Herztransplantation an Louis Washkansky keine Neuerung von Bedeutung. Sie besteht in der Anwendung der in erster Linie in den USA erarbeiteten Grundlagen.
2. Neu ist das Vorgehen auf moralisch-philosophischem Gebiet.
   Barnard hat die Grenze überschritten, vor der James D. Hardy 1964 haltmachte und vor deren Überschreitung zur Zeit von Barnards Operation auch alle anderen Amerikaner zögerten:

Um 2.15 Uhr am Morgen des 3. Dezember schaltete er die künstliche Beatmung Denise Darvalls ab und führte damit den Stillstand ihres Herzens herbei. Er und sein Assistent O'Donovan schreckten dann zwar vor der letzten Konsequenz zurück, nämlich den Brustkorb der Spenderin zu öffnen, ohne den völligen Stillstand des Herzens abzuwarten und sich dadurch ein noch lebensfrischeres Herz zu sichern. Sie leisteten damit einen Rest von Tribut an die alten Vorstellungen über den Zusammenhang zwischen Herz und Tod. Aber grundsätzlich zerbrach Barnard die vom Gefühl gesetzten Tabus.

Louis Washkansky wußte nichts über Gehirntod, Herzstillstand und philosophisch-moralische Vorstellungen und Zwangsvorstellungen der Menschheit, als er am Morgen des 3. Dezember 1967 auf dem Operationstisch für kurze Zeit seine Augen öffnete. Aber er war noch weit von der ersten bewußten Begegnung mit seinem so sehnsüchtig und trotzig geforderten »neuen Herzen« entfernt. Als man ihn auf ein steriles Bett hob, bewegte er einmal sein bleiches Gesicht. Dann spannte Dr. Bosman ein Zelt über das Bett, um ihn auf der kurzen Fahrt zu dem neuen Zimmer 274 gegen Keime abzuschirmen. Dort eingetroffen, lag Washkansky weiß und unbeweglich auf dem Rücken. Durch einen Nasenschlauch preßte ein Atemgerät Sauerstoff in seine Lungen. Ein zweiter Nasenschlauch reichte bis in seinen Magen. Drei Plastikschläuche endeten in seinen Venen. Drainage-Schläuche verbanden seine Brusthöhle mit Absauggeräten. Kabel und Rohre führten zu Manometern, Urinsammlern, Thermometern und anderen Meßgeräten, und über Elektroden und Drähte wanderten die Impulse seines Herzens auf den Bildschirm des Elektrokardiographen.
Durch die Venenschläuche flossen Blut und Traubenzucker, dazu Hydro-Cortison, Prednison und Imuran, die Abwehrwaffen gegen die Nierenabstoßung, die nun auch die Abstoßung des Herzens bekämpfen sollten. Ferner tropften Aludrin, Isoprenalin, Lignocardin und Kalium zur Regulierung des neuen Herzens in Washkanskys Adern und vermehrten den Strom der Drogen, die nun schon seit Jahren seinen Leib überschwemmten.
Das neue Herz schlug unterdessen 120mal in der Minute. Manchmal flimmerten die Vorhöfe, und die Herzkammern gerieten aus dem Takt. Aber das Herz schlug.

»Washington Daily News«, 4. Dezember 1967:
»Es schlägt!«
»Sterbender in Südafrika erhielt das Herz eines Mädchens und lebt«

»Times«, London:
»Erste Transplantation eines Menschenherzens«
»Herz eines toten Mädchens verpflanzt«
»Nach einzigartiger Operation erhält Kranker neue Hoffnung«

»Medical Proceedings«
»Nähert sich der Tag, an dem kranke Herzen und Gehirne ersetzt werden und endlich eine Art Unsterblichkeit auf Erden verwirklicht werden kann?«

»Prawda«, Moskau
»Trotz Südafrikas Rückständigkeit in der Gemeinschaft der Völker scheint es, wie das gewaltige Unternehmen Dr. Christiaan Barnards beweist, schöpferische Kräfte zu beherbergen ... Was er vollbracht hat, müßte über alle Grenzen hinaus, die sonst bestehen, gepriesen werden.«

Aus den unveröffentlichten Erinnerungen eines Medizinjournalisten, Dezember 1967:
»Hardy hatte es 1964 erwartet und befürchtet: Öffentliches Aufsehen und moralische Zweifel und Anklagen. Aber niemals hätte er an einen Sturm gedacht, wie er am Montag, dem 4., und Dienstag, dem 5. Dezember, losbrach und über den größten Teil der bewohnten Erde hinwegbrauste. Als der Südafrikanische Rundfunk am Mittag des 3. Dezember die ersten Meldungen (ohne Einzelheiten und Namen) durchgab, leitete ein UPI-Korrespondent die Nachricht weiter, und am Nachmittag lag sie auf den Tischen sämtlicher Zeitungs-, Funk- und Fernsehredakteure der Welt. Wenn sie aus Boston, Palo Alto, New York oder Houston gekommen wäre, hätten die Redakteure sofort reagiert. Aber weil die ungeheuerlich klingende Nachricht aus Südafrika kam, zweifelten sie.
Es dauerte bis zum Montag, ehe sie die Meldung überprüfen konnten. Dann allerdings erhob sich der große Sturm. Er begann in Kapstadt mit der Landung eines Sonderflugzeuges der amerikanischen Fernsehgesellschaft CBS. Reporter aus aller Welt belagerten das ›Groote Schuur‹, eilten durch seine Korridore, und nur mit Mühe gelang es, das Zimmer 274, in dem Washkansky unter der Wirkung von Narkotika schlief, zu verteidigen. In Windeseile ermittelten sie Namen und Adresse von Denise Darvall. Sie überfielen ihren kranken Vater, der voller Zweifel daran war, ob er recht gehandelt hatte, als er sich in einem Augenblick der Verwirrung und der Verzweiflung dem Wunsch der Ärzte fügte. Genauso

schnell fanden sie heraus, daß der erste Mensch, der mit einem fremden Herzen lebte, Louis Washkansky hieß. Sie belagerten Ann Washkanskys Wohnung und fahndeten nach Louis' Lebensgeschichte. Mit Dr. Botha, Dr. Bosman und Dr. Marius Barnard begegneten ihnen – für ihre Begriffe – ›Provinzler‹, die noch niemals mit hartgesottenen Reportern konfrontiert worden waren und sich eine Auskunft, eine Erklärung, eine Inside-Geschichte nach der anderen entreißen ließen. In Christiaan Barnard selbst fanden sie zu ihrer großen Befriedigung einen Mann, den zu viele durch Nichtbeachtung verdorrte Jahre eines von Ehrgeiz erfüllten Lebens reif gemacht hatten für die Verlockungen der Publicity und des Ruhms. Binnen achtundvierzig Stunden war der Sturm entfacht, der Barnard zum ›größten Arzt der Zeit‹ und Louis Washkansky zur Weltberühmtheit machte. Frankreich hatte einmal für Marius Renard und seine Mutter gebetet, Oklahoma hatte Anteil an Edith Helms Schicksal genommen. Aber nie zuvor war der Name eines Patienten von einem Ende der Welt zum andern getragen worden. Was Hardy befürchtet hatte – die moralische Entrüstung oder die philosophisch begründete Empörung über ein verpflanztes Menschenherz –, meldete sich zwar auch. Aber Entrüstung und Empörung wurden auf die Hinterbänke der Weltarena gedrängt. Vorn saß der Mensch, dem bekannt war, daß jährlich Millionen seinesgleichen an ruinierten Herzen starben, daß ihn selbst morgen oder übermorgen das gleiche Schicksal ereilen konnte. Er horchte nur mit halbem Ohr auf die Einwände von Theologen, Juristen, Medizinern. Sein ganzes Ohr galt den Nachrichten über das neue Herz und das neue Dasein Louis Washkanskys, denn dieser war das Symbol eines längeren, vielleicht des ewigen Lebens.«

Querschnitt durch Äußerungen von »Menschen auf der Straße« bei Fernseh- und Radiobefragungen über die Herzverpflanzung in Südafrika:

Eine Verkäuferin in London: »Mein Gott, in ein paar Jahren wird es keine Herzkranken mehr geben ...« – Eine Sekretärin in New York: »Märchenhaft – bald werden alle Herzkranken ein neues Herz bekommen können ...« – Ein Arbeiter in Mailand: »Mein Herz macht mir schon lange zu schaffen. Aber jetzt habe ich keine Angst mehr vor der Zukunft ...« – Ein Lehrer in Chicago: »Alle Kirchen sollten zusammenhalten und verhindern, daß sich ein solches Spiel mit Gottes edelster Schöpfung wiederholt ...« – Eine Schülerin in Berlin: »Ich bin jung. Trotzdem denkt man manchmal an den Tod. Es ist beruhigend zu wissen, daß meine Generation einmal nicht an Herzkrankheiten sterben wird.« – Ein Professor in Athen: »Barnard ist ein schmutziger Leichenfledderer. Der Tod gehört zu den Gesetzen des Lebens. Diese Art künstliche Verlängerung des Lebens ist ein Frevel gegen die Natur ...« – Ein Hippie-Mädchen aus San Francisco: »Phantastisch, oh, so phantastisch! Das ist die einzige Tat, die uns noch bewegen kann, weil sie keinen Krieg, sondern nur Leben, Leben, Leben schafft ...« – Ein Busfahrer in Mexico City: »Ich habe an Louis Washkansky telegrafiert, daß er lange leben muß. Wenn er lebt, werden wir alle länger leben ...« – Ein Ingenieur in Frankfurt: »Die Reise zum Mond und ein neues Herz – es lohnt sich, in diesem Leben dabei zu sein.« – Ein Pop-Sänger in Los Angeles: »Ich komponiere den Song vom neuen Herzen und der Ewigkeit des Lebens.«

Am Montag, dem 4. Dezember, morgens gegen 6 Uhr, schlug Washkansky zum ersten Mal für mehrere Minuten seine Augen auf. Er bemerkte, daß zwei Wesen in Kitteln, Hauben und Masken wie Gespenster an seinem Bett standen. Er erwachte zum zweiten Mal, als ein anderes Gespenst ihn fragte: »Louis, geht es Ihnen gut?« Er wollte antworten und konnte nicht, weil Rohre in seinem Hals und seiner Nase ihn daran hinderten. Später wurde er zum dritten Mal wach, weil jemand Drähte oder Schläuche durch seine Nase zog und ihn mit einem durchsichtigen Zelt zudeckte. Irgendwo hörte er das leise Zischen von Luft, die sich gut atmen ließ, und wenige Sekunden später brachte er den ersten Laut hervor. In einem Gespenst erkannte er plötzlich Barnard, der sich von neuem erkundigte, wie er sich fühle.
Washkansky erwiderte leise: »Besser.« Während er mühsam das Wort formte, kehrte sein Erinnerungsvermögen zurück, und kurz darauf wußte er wieder alles und sagte – Wort um Wort: »Sie haben mir ein neues Herz versprochen ... Was haben Sie gemacht?«
Barnard beugte sich über ihn und antwortete: »Sie haben das neue Herz.« Es dauerte einen Augenblick, dann verzog sich Washkanskys Gesicht zu einem Lächeln oder Grinsen, und mit diesem Lächeln oder Grinsen dämmerte er wieder ein. Danach nahm er nur zeitweise wahr, daß die Mond-Gespenster alle fünfzehn Minuten seinen Blutdruck und seine Temperatur maßen, alle Stunden Blutproben für das Laboratorium aus seinem Arm, seinen Fingern oder seinem Ohrläppchen sogen, Insulin, Cortison, Prednison und andere Medikamente in die Infusionsflasche oder direkt in seine Venen oder Muskeln injizierten und ihn alle zwei Stunden nach rechts oder links wälzten, um einer Lungenentzündung vorzubeugen. Nur im

Halbschlaf bemerkte er auch, daß ein Mensch mit einer Kamera eines der Mond-Gespenster beschwor, bedrängte und schließlich dazu bewog, die Kamera zu nehmen, an Louis' Bett zu treten und die erste Fotografie des Mannes mit dem neuen Herzen zu schießen. Vielleicht weckte das gleißende Blitzlicht ihn auf. Aber er begriff sicher nicht, daß der Blitz einen Film belichtete, der über den Fremden mit der Kamera (der Jim McLagan hieß) an zahlreiche Zeitungen der Erde gelangen würde. Und er hörte auch nicht den Lärm anderer Fotografen und Reporter und bemerkte nichts von ihren Versuchen, Bäume zu erklimmen und Teleobjektive auf das Fenster seines Zimmers auszurichten.

Medizinische Notizen:
Erste Meldungen an die Presse über gut verbrachte Nacht und normale Herzarbeit von W.
Die Herztätigkeit ist seit dem Ende der Operation jedoch wechselvoll. Das EKG zeigt gleichzeitig den Rhythmus der zurückgebliebenen Vorhofstümpfe von Ws. altem Herzen und den Rhythmus des neuen Herzens. Puls mit zeitweise 140 beängstigend hoch. Andauerndes Flimmern der Vorhöfe und mehrfach Extrasystolie (unregelmäßiger Schlag) der neuen Herzkammern. Gleichzeitig Ansteigen der Transaminasen-Werte. Widersprüchliche Meinungen im Ärztestab hinsichtlich der Frage, ob es sich dabei um Abstoßungszeichen handelt oder nicht.

Louis Washkansky wußte nicht, was Worte wie Vorhofflimmern, Extrasystolen oder Transaminasen bedeuteten. Am Morgen des 5. Dezember erwachte er nach einer unruhigen Nacht zwischen den Gespenstern, die ihn auf die Seite rollten, an seinen Armen hantierten und Nadeln in seine Haut stachen. Aber nach dem Erwachen erinnerte er sich, daß er sein »neues Herz« besaß, daß es unter dem weißen Verband und den Kabeln, die seine Brust verdeckten, schlagen mußte. Gleichzeitig verspürte er ein Gefühl des Atmenkönnens, das ihm vorkam wie »Auferstehung«, obwohl er sonst unendlich schwach und müde war. Schließlich verspürte er Hunger. Eines der weiblichen Gespenster hinter dem Plastikzelt über seinem Bett (das sich später Inge-Marie Papendieck nannte) brachte Toast mit Butter und Milch, und während er den Toast auf seiner trockenen Zunge schmeckte, wurde ihm von neuem bewußt, daß er lebte. Dann dämmerte er wieder ein. Aber das ständige Messen und Rollen weckte ihn so häufig, daß schließlich wieder etwas vom alten Washkansky in ihm wach wurde. Er flüsterte: »Welch ein Hotel, in dem man keine fünf Minuten schlafen kann ...«, verlangte nach Ann und ließ ihr, als er hörte, daß sie mit ihrem ersten Besuch noch warten müsse, ausrichten, er sei wieder ganz neu. Dann bemerkte er, daß eine Maschine über ihn geschoben wurde; man zwang ihn, sehr lange Zeit völlig stillzuliegen. Er wußte noch nicht, daß man sein Herz bestrahlte. Später kämpfte sich ein Fotograf, der Stunde um Stunde um einen »Schuß« in Washkanskys Zimmer gebettelt und zunächst das alte in Alkohol gelegte Herz auf einem Film festgehalten hatte, bis zum Zimmer 274 durch. Er schoß ein Farbbild von Louis Washkansky »mit dem neuen Herzen«. Es wurde ein Bild, das Audrey Hepburn, den Filmstar, von der Titelseite der Zeitschrift »Life« verdrängte. Washkansky hatte bei der Aufnahme kurz seine Augen geöffnet. Aber er war immer noch viel zuweit von der Welt draußen entfernt, um auch nur ahnen zu können, daß diese Welt wie in einem Amoklauf der Lebenshoffnung nach seinem Bild verlangte und daß das »Life«-Titelbild seinen einfachen, grobgeschnittenen Zügen zu Weltruhm verhalf.

Medizinische Notizen:
Mitteilung an die immer zahlreicheren Reporter, daß das Herz von W. sich »beautiful« verhält.
Es gibt in Wahrheit jedoch Probleme. Erhebliches Vorhofflimmern am Abend. Unregelmäßige Kammerarbeit. Plötzliches Absinken der Pulsfrequenz. Anstieg des Harnstoffs und der Transaminasen. Die Ärztebesprechungen ergeben auch jetzt keine Klarheit, ob es sich um Abstoßung handelt. Sicherheitshalber wird die erste Bestrahlung des Herzens mit 100 Röntgen durchgeführt. Große Schwierigkeiten, weil die Kobaltquelle des fahrbaren Bestrahlungsgeräts zu schwach ist. Lange zweistündige Bestrahlungsdauer bedeutet bedenkliche Belastung für den Kranken.

Am Vormittag des 6. Dezember nahm Washkanskys Gesicht zum ersten Mal Farbe an. Er lag nach wie vor unter dem Sauerstoffzelt. Eine neue Bestrahlung von zwei Stunden Dauer setzte ihm sehr zu. Erst später erholte er sich, winkte der wachhabenden Schwester und flüsterte in einer Anspielung auf das Film-Monster Frankenstein: »Washkansky, der neue Frankenstein ...«

Medizinische Notizen:
Ansteigen der Pulsfrequenz auf über 130. Flimmern der Vorhöfe und weiteres Ansteigen der Transaminasen. Nach wie vor Unklarheit, ob Abstoßung oder nicht. Möglichkeit, daß Transaminasen-Vermehrung auf Röntgenbestrahlung zurückgeht. Trotzdem zweite Bestrahlung mit 85 Röntgen. Belastung für W. aber so stark, daß Entschluß gefaßt wird, eine weitere Bestrahlung trotz Infektionsgefahr in der Röntgenabteilung und nicht im Isolierzimmer durchzuführen.

Louis Washkansky bemerkte nichts von dem beängstigenden Galoppieren seines Herzens. Er spürte die Wundschmerzen aller Brustoperierten, litt unter den ständigen Störungen durch Messungen, Wälzungen, Blutentnahmen, Injektionen oder Infusionen. Aber weder das zu schnelle Pochen des Herzens noch sein Flimmern drangen bis zu den Empfindungszentren seines Gehirns.

Noch drang auch keine Rundfunk- oder Zeitungsnachricht in seine sterile Welt. Nach wie vor wußte er nicht, daß er zur Weltsensation geworden war; als Dr. Bosman ihm zum ersten Mal darüber berichtete, glaubte er ihm nicht. »Washy«, der Kolonialwarenhändler, und eine Weltsensation! Er begann erst zu begreifen, als man ihm einen Mundschutz umlegte, ein neues steriles Zelt über ihn breitete, den Sauerstofftank an sein Bett hing und ihn vierhundert Meter weit in die Röntgenabteilung fuhr. Diesmal dauerte die Bestrahlung mit 200 Röntgen nur vierzig Minuten. Aber es war unmöglich, ihn völlig abzuschirmen, und so sah er die Fotografen, die ihm auflauerten wie Straßenräuber einem Mann mit einem kostbaren Schatz.

Als er wieder sein Zimmer erreichte, erschien selbst dort, inmitten der Gespenster, ein erster Zeitungsmann, der medizinische Mitarbeiter des »France Soir«, der eigens von Paris nach Kapstadt geflogen war und als Mediziner bis an Washkanskys Bett gelangte. Ihn bewegte am meisten die Frage, ob Louis Washkansky das fremde Herz als sein eigenes empfinde. Louis wußte noch nichts von der Herkunft seines Herzens und vom Schicksal Denise Darvalls, die mittlerweile eingeäschert worden war, wobei Marius Barnard den auch hier versammelten Reportern gegenüber in die Worte ausbrach: »Können Sie sich wirklich schon vorstellen, was es bedeutet, daß sie tot ist, während ihr Herz in Washkansky weiterlebt . . .?«

Nein, Washkansky wußte davon noch nichts, und der Franzose erwähnte es nicht. Aber daraus, daß er in seiner Antwort auf eine Frage die Worte »mein neues Herz« benutzte, schloß der Mann vom »France Soir«, daß es keine Übertragung einer fremden Seele oder einer Gemütsbewegung mit dem transplantierten Herzen gab. Dies wäre ihm noch deutlicher geworden, hätte er Washkansky länger gekannt. Als er ihm sagte, alle Pariser verfolgten jede Nachricht über ihn mit Spannung, antwortete Washkansky mit brüchiger Stimme, aber mit einem Augenzwinkern: »Dann sollen sie eine Sammlung für die Reise machen und können Washkansky in Person besichtigen . . .« Das war Washkansky und nicht Denise Darvall.

Nur wenig später erschien Dr. Bosman mit einem sterilen Mikrophon. Er hatte dem Drängen des Südafrikanischen Rundfunks nach

einem direkten Interview mit Washkansky nicht länger widerstehen können. Während die Leute vom Funk draußen den Ton festhielten, fragte er: »Wie geht es Ihnen jetzt, Mr. Washkansky?« Und dann drang zum ersten Mal Washkanskys Stimme schwach, aber verständlich in die Außenwelt und bewies ihr, daß er wirklich lebte: »Ich fühle mich ganz gut.«
»Was möchten Sie heute abend essen?«
»Was Leichtes. Noch keine schweren Sachen ...«
»Wie kommen Sie sich als berühmter Mann vor?«
»Ich bin doch nicht berühmt«, gab Washkansky, immer noch ein wenig zweifelnd, zurück. »Berühmt ist der Doktor.« Dann fügte er in Anlehnung an den abgedroschenen Titel so vieler Ärztegeschichten, den er irgendwann einmal gelesen haben mochte, hinzu: »Der Mann mit den goldenen Händen.« Aber jedes Wort erschien der Welt wie eine Offenbarung.
Als kurz darauf Ann – selbst hinter den sterilen Masken unverkennbar, rund und mütterlich – zum ersten Mal für wenige Minuten zu Washkansky kam, fürchtete auch sie in einem Winkel ihres Innersten, das neue Herz könne Louis verändert haben. Sie fühlte große Erleichterung, als er sie durch das Zelt hindurch wie eh und je mit »Guten Tag, Kleine« anredete. Und sie wußte genau, daß er der alte war, als er auf ihre Berichte, wie berühmt er sei und wie Reporter aus der ganzen Welt nach Geschichten aus seinem Leben fahndeten, erwiderte: »So ein Zeug ... Was habe ich denn schon gemacht? Nichts habe ich gemacht.« Und dann: »Na schön, damit werden wir auch noch fertig werden ...«

Medizinische Notizen:
Das Verhalten des Herzens wird am späten Nachmittag alarmierend. Pulsfrequenz 160 und mehr. Entschluß, Digitalis zu geben, um das Herz zu dämpfen. Die Nierenausscheidung läßt trotz harntreibender Mittel nach. Transaminasen vervierfacht. Die Befürchtung einer Abstoßung wächst, obwohl in der Beurteilung nach wie vor keine Einigung zu erzielen ist.

Louis Washkansky ahnte nichts von den Ungewißheiten und Drohungen, die rings um ihn aufstiegen, als er am 8. Dezember, dem sechsten Tag seines neuen Lebens, erwachte. Er fühlte sich nur sehr erschöpft. Wenn er ein bißchen kräftiger gewesen wäre, hätte er wahrscheinlich Zuflucht bei der Redensart gesucht, die er so oft benutzt hatte, als er noch auf sein »neues Herz« warten mußte: »Ich gehe nach Hause, wenn ihr mich nicht endlich in Ruhe laßt ...« Aber er sagte, er habe es satt und drehte sich zur Seite, dem Monitor zu, auf dem die Rhythmen seines Herzens dahinhüpften. Er sah darin nicht, was Barnard oder Bosman sahen – die Veränderungen in den Zacken, die auf eine verringerte Spannung der Herzaktionsströme hinwies. Er drehte den Gespenstern in ohnmächtigem Zorn den Rücken zu, weil sie ihn mit den ewigen Kontrollen nicht in Ruhe ließen. Er beruhigte sich erst, als Barnard gerufen wurde und ihm versicherte, sie würden seinen Blutdruck nur noch alle Stunden messen, und im übrigen dürfe er erst einmal lange schlafen. Er bekam eine Injektion und schlief von 8 Uhr morgens bis 2 Uhr nachmittags. Dann erwachte er etwas frischer. Als Ann ihn besuchte, dachte sie, sein Aussehen sei besser als in den letzten vier Jahren. Dies sagte sie auch den wartenden Reportern – und ahnte nicht, daß die Wirklichkeit ganz anders aussah.

Medizinische Notizen:
EKG-Veränderungen und W.s Gereiztheit werden am Morgen in einer Art Selbstberuhigung auf W.s Erschöpfung durch die ständigen Tests zurückgeführt. Aber später jähe Verschlechterung. Puls über 160. Weiteres Sinken der Herzspannung. Nach den amerikanischen Experimenten ist dies als Anzeichen der Abstoßung zu werten. Meinungsverschiedenheiten. Aber Barnard entscheidet sich für Abstoßung und für eine massive Erhöhung der Anti-Abstoßungsdrogen, einschließlich Actinomycin. Bedenken des Bakteriologen wegen der danach zu erwartenden totalen Vernichtung der körpereigenen Infektionsabwehr. Hinweis auf soeben entdeckte Klebsiella-Bakterien in einigen Körperöffnungen W.s, die sich ausbreiten könnten. Entschluß, vorsichtshalber auch das Antibiotikum Gentamycin anzuwenden. Spannungsreiche Nacht vom 8. auf den 9. Dezember. Am frühen Morgen überraschende Veränderung. Beginnende Normalisierung des EKG. Weitgehende Normalisierung des Pulses. Überzeugung, daß tatsächlich ein Abstoßungsversuch vorlag, der jetzt überwunden wird. Fortsetzung der Überflutung mit Imuran, Actinomycin usw. Außerdem eine vierte Bestrahlung mit 200 Röntgen auf das Herz.

Der 9. Dezember war ein Tag der Wunder. Noch bevor Barnard Washkansky besuchte, verwickelte Louis sich in typische Washkansky-Geplänkel mit den Schwestern Hall und Papendieck und forderte sie zum ersten Tanz auf, sobald er nach Hause komme. Seine Stimme wurde klarer und kräftiger. Er verlangte, man solle das »Papier« (er meinte das Sauerstoffzelt) verschwinden lassen, und sagte, er kriege so viel Luft, wie er nur haben wolle.
Die Wandlung war so überraschend, daß Barnard zunächst zögerte, dann aber doch das Zelt und die letzten Infusionsschläuche entfernen ließ.
Am 10. Dezember verlangte Washkansky nach Zeitungen und einem Radio; wenige Stunden später erfuhr er zum ersten Mal aus

Zeitungsberichten die Geschichte von Denise Darvall. Er wurde für einige Zeit sehr schweigsam. Aber auf seine Weise verriet er, daß er sich mit dem Mädchenherzen beschäftigte, denn einmal erkundigte er sich, ob er jetzt vielleicht eine zarte Haut bekäme. Durch Radio und Zeitungen aber hörte er auch zum ersten Mal Näheres über die »Abstoßung«, die seinem Herzen drohte. Sein Gesicht wurde ein wenig grau, so daß die wachhabende Schwester ihm sagte: »Das brauchen Sie nicht ernst zu nehmen. Darüber schreiben die jeden Tag.« Aber er hatte den ersten Schreck schon überwunden und überspielte alles auf seine Weise: »Wenn die sich einbilden, daß ich das neue Herz wieder herausrücke, dann haben sie sich geirrt ...«

Schließlich aber erhielt er nun auch die direkten Beweise, daß die Welt seinetwegen tatsächlich Amok lief. Einmal verlangte er nach einem Spiegel, betrachtete sich und sagte: »Wenn man Washkansky ansieht, sollte man nicht glauben, daß er so bedeutend ist ...«

Später erkundigte er sich, ob er bald nach Hause fahren könne. Barnard versicherte ihm, daß er, sofern er so weitermache, zu Weihnachten daheim sein könne, und am Montag, dem 11. Dezember, fühlte er sich so wohl, daß Barnard und Bosman dem Ansturm der Reporter abermals nachgaben. Sie verlegten Washkansky jedoch in ein anderes steriles Zimmer, Nr. 284, an dem ein langer Balkon vorüberführte, dessen Passage besser zu kontrollieren war.

Als Gäste meldeten sich nicht nur Fotografen und immer neue Interviewer, sondern auch der Bürgermeister von Kapstadt und der südafrikanische Minister Karel De Wet, dessen Regierung inzwischen erkannt hatte, was der Chirurg Barnard und sein Patient Washkansky als Propaganda-Instrumente für Südafrika bedeuteten.

Medizinische Notizen:
Besserung hält an. Normalisierung des Herzens ist nicht zu bestreiten. Bemerkenswert ist auch die Besserung der Nierenfunktion. Die Zuckerkrankheit läßt sich trotz der Nebenwirkungen des Cortisons in Schach halten. Selbst falls W. stirbt, sind durch seinen Fall bereits erhebliche Erfahrungen gemacht worden. Barnard weist vor der Presse auf diesen Punkt hin, verlangt aber, daß diese Bemerkung nicht gedruckt wird, weil W. jetzt Zeitungen liest.

Neue Bilder wanderten um die Welt: Washkansky zum ersten Mal auf seinem Bett sitzend. Washkansky bei der Lektüre von »Die Rich, Die Happy«. Barnard, der erklärt, falls es nicht in den nächsten drei Monaten zu einer Abstoßung komme, werde diese wahrscheinlich niemals mehr eintreten.

Am 13. Dezember legte Louis Washkansky die neuesten Zeitungen mit der Bemerkung zur Seite: »Jetzt haben wir genug davon.« Der Umstand, daß selbst Minister ihn besuchten, machte ihn stolz. Aber sein stoisches »Nehmen der Dinge, wie sie kommen«, bewahrte ihn vor einer Überschätzung seiner selbst. Irgendwie spürte er in seiner einfachen Seele, daß der Ruhm nicht ihm persönlich galt, sondern dem »neuen Herzen«, denn er fragte einmal: »Wie viele wollen wohl so ein Herz haben wie ich?« Und ein andermal sagte er: »Es ist wohl wichtig für den Professor und das Herz, daß ich das Rennen mache . . . Na, an mir wird's nicht liegen . . .«

Am Donnerstag, dem 14. Dezember, ließ er sich langsam zur Balkontür führen und saß für kurze Zeit in der Sonne. Einem Rundfunkreporter erklärte er: »Ich fühle mich hundert Prozent.« Aber auf die Frage, welche Pläne er für die Zukunft habe, erwiderte er in plötzlicher Nachdenklichkeit, es sei noch zu früh, darüber zu sprechen.

Nur wenig später, als Verwandte ihn besuchten, klagte er plötzlich über Schmerzen im Magen und sagte, daß er sich schrecklich müde fühle.

*Aus einer unveröffentlichten Besprechung des Buches von Christiaan Barnard: »One Life«, New York 1969**

»So viel Kritik an diesem Buch geübt wird – so wenig zweifle ich daran, daß seine abschließenden Kapitel einmal zu den Klassikern der medizinischen Literatur zählen werden.

Sie beginnen mit dem Abend des 14. Dezember. Es ist beklemmend zu lesen, wie sich Barnard und die Spezialisten zusammenfinden. Sie sitzen über den zahllosen Untersuchungsbefunden des Tages, über Blutsenkung und Hämatokrit, Leukozyten und Lymphozyten, Kreatinin-Phosphokinase und Laktat-Dehydrogenase. Sie vergleichen Alkalische Phosphatase und Saure Phosphatase, Blutzucker und Urinzucker. Sie operieren mit Mineralstatus, Nierenstatus, Elektrophorese, Eiweißfraktionierung und Gesamteiweiß, Bakterienkulturen aus Urin und Darm, Röntgenbildern und Elektrokardiogrammen. Aber sie wissen nicht, weshalb Louis Washkansky so plötzlich über Magenschmerzen klagt und gleich darauf von lähmender Müdigkeit befallen wird.

Die Magenschmerzen können auf das Cortison zurückgehen, das häufig Magengeschwüre erzeugt. Aber sonst? Die Leukozyten zeigen sonderbare Zerfallserscheinungen. Was meint der Hämatologe? Nun, es kann sich um Anzeichen für eine Abstoßung handeln, aber

* deutsch: »Mein Weg als Arzt und Mensch«, Scherz-Verlag, München.

auch um eine beginnende Infektion. Die Werte der »Laktat-Dehydrogenase« sind auf das Doppelte hinaufgeschnellt. Was denkt der Biochemiker? Die Schuld kann auch nach seiner Meinung beim Cortison liegen. Es kann sich aber auch um eine Spätfolge der Herz-Lungen-Maschine handeln. Allerdings könnten Schmerzen und Müdigkeit auch darauf hinweisen, daß das Herz nun doch abgestoßen wird. Auch der »Koproporphyrin-Spiegel« in Washkanskys Urin ist krankhaft angestiegen. Der Nierenspezialist weiß nicht, warum. Verstecktes Herzversagen? Giftwirkung des Imuran? Oder Abstoßung? Sie alle wissen nicht, ob Abstoßung oder Infektion oder Giftwirkung vorliegt, und sie alle können nur hoffen, Washkansky möge von selbst seine Müdigkeit überwinden.
Der nächste Tag ist der 15. Dezember. Aber er bringt nicht die erhoffte Rückkehr zu den Tagen von Washkanskys Auferstehung. Louis spricht von Schmerzen in einer Schulter. Irgendwie vollzieht sich in ihm eine schleichende Veränderung. Er, der nie geklagt hat, spricht mit kaum hörbarer Stimme über Schmerzen und Schwäche.
Röntgenaufnahmen der Schulter zeigen nichts Auffälliges. Die neue Tagesflut der Testwerte verrät nichts, das Klarheit schaffen kann. Barnard rettet sich in den Gedanken, Louis Washkansky sei nur durch die vielen Besucher überanstrengt. Aber er untersagt nicht die Besuche, die für diesen 15. Dezember vorgesehen sind, darunter die Visite eines weiteren südafrikanischen Ministers und eines deutschen Reporters. Letzterer sieht Washkansky nur vom Balkon aus und vermag ihn kaum zu erkennen. Er fragte: ›Wie geht es Ihnen, Mr. Washkansky?‹ Und der Anblick des Reporters im Sonnenlicht des Balkons erweckt in Washkansky noch einmal das naiv-instinktive Bewußtsein der Bedeutung seiner ›Auferstehung‹ für Barnard und wohl auch für Millionen in der Welt. Er erwidert: ›Sagen Sie ihr, es geht mir prima, und sie soll heute nachmittag kommen . . .‹ Aber das Wort ›prima‹ klingt verzerrt, so, als sei es nur durch die Verpflichtung an ein herrschsüchtiges Image erzwungen.
Washkansky erholt sich auch im Laufe des Nachmittags nicht, obwohl Ann nach fünf Tagen ihren ersten Besuch macht. Als sie ihn sieht, erschrickt sie. Sie hat den triumphalen Widerhall seines neuen Lebens im Radio und in den Zeitungen miterlebt. Nun überkommt sie eine lähmende Angst. Sie hat das Empfinden, er habe eine Erklärung, obwohl er auch ihr gegenüber den Versuch unternimmt, sich an die Auferstehungs-Euphorie der vergangenen Woche zu klammern und sagt: ›Typisch Frau. Sofort dichten sie einem eine Krankheit an, damit sie einen verhätscheln können.‹ Aber all das ist nur ein gespenstisches Aufflackern.

Von neuem überfällt den Leser Beklemmung – Beklemmung ob der andauernden Ratlosigkeit der Ärzte. Wieder sitzen Barnard und die Spezialisten in ihrem Konferenzzimmer ratlos über ihren aus Washkanskys Körpersäften gefilterten, gemessenen, gezüchteten Zahlen, Phoresen und Kinasen. Etwas später entdeckt Barnards Assistent Bosman Schatten in einer Lungenaufnahme (auch die anderen Ärzte hatten die Aufnahme gesehen, ohne jedoch – infolge ihrer Konzentration auf die mögliche Abstoßung des Herzens – die Schatten in der Lunge zu beachten). Washkansky klagt jetzt auch über Schmerzen in der Brust. Er hat Fieber. Wie nahe liegt der Gedanke an die Lungenkomplikationen, denen so viele Nierentransplantierte zum Opfer gefallen waren. Aber Barnard flüchtet sich in die Vorstellung, bei den Schmerzen handle es sich um Operationsfolgen – Ausstrahlungen der Wunde im Brustbeingebiet. Vielleicht wehrt er sich gegen die dämmernde Erkenntnis, daß die Hoch-Zeit des Triumphes so schnell zu Ende gehen könne.

Am Morgen des 16. Dezember gibt es kein Ausweichen mehr. Washkansky hat hohes Fieber und Husten. Röntgenaufnahmen der Brust zeigen, daß die Schatten des Vortages sich jetzt über beide Lungen ausbreiten. Von neuem messen, filtern, mikroskopieren die Ärzte und vergessen nichts, was die Laboratoriums-Medizin des Jahres 1967 ihnen zu tun ermöglicht. Aber (erneute Beklemmung für den Leser) sie taumeln während des ganzen Tages von einer Unsicherheit in die andere. Handelt es sich um eine Lungeninfektion, also um eine Quittung dafür, daß sich Barnard auf den Kampf gegen die Abstoßung des Herzens konzentriert hat und neben der Bestrahlung immer neue Mengen Cortison, Imuran und Actinomycin in Louis Washkansky injizierte und infundierte? Ist die Phase der ›Auferstehung‹ nichts weiter gewesen als eine vorübergehende Wirkung des Cortisons und der trügerischen Euphorie, die dieses Mittel gerne erzeugt? Hat man die mühsam errungenen Erfahrungen der Nierentransplanteure im Schaukelspiel zwischen Abstoßung und Infektion vor lauter Herz-Besessenheit zu gering geachtet, oder gelten diese Erfahrungen für das Herz nicht? Hat man trotz der Warnung des Bakteriologen der Infektion Tür und Tor geöffnet?

Aber man kann sich nicht einmal darüber einigen, ob es überhaupt eine Lungeninfektion ist. Washkansky hustet, aber er wirft keinen Schleim aus, in dem Dr. Forder, der Bakteriologe, nach Bakterien, Viren oder Pilzen suchen könnte. Aus einigen von der Nasenschleimhaut genommenen Abstrichen züchtet er wieder die Klebsiella-Bakterien, die er schon länger beobachtet. Aber weder weiß er, ob sie in die wehrlosen Lungen eingedrungen sind oder ob es sich um eine gewöhnliche Pneumokokken-Infektion handelt, noch vermag er zu sagen, ob überhaupt eine Lungeninfektion vorliegt – solange er kein Lungensekret zur Untersuchung hat. Er kennt Himmel und Hölle der Antibiotika-Behandlung. Wenn man aufs Geratewohl Penicillin gibt, das gegen Pneumokokken, nicht aber gegen Klebsiella-Bakterien wirkt, und sich dann zeigt, daß keine Pneumokokken-Infektion vorliegt, wird man mehr Schaden anrichten als nützen. Penicillin könnte den Klebsiella-Keimen erst recht den Weg in die Lungen eröffnen. Noch komplizierter ist eine andere Frage. Falls es sich um eine Lungeninfektion handelt, dann ist es notwendig, sofort die Behandlung mit Imuran und Cortison abzusetzen, damit sich die Infektionsabwehr erholen kann. Ist es dagegen keine Infektion, so würde man durch die Einstellung der Cortison-Behandlung wieder die mysteriöse Gefahr der Abstoßung des Herzens erhöhen. Ungewißheiten türmen sich zu desillusionierenden Höhen. Sofern keine Infektion vorliegt, besteht die Möglichkeit, daß Lungenschatten, Schmerzen, Fieber und Husten durch Blutgerinnsel hervorgerufen werden, die sich an den Herznähten gebildet haben und in die Lunge eingedrungen sein könnten. Dagegen gibt es nur eine Waffe: Heparin.

Auch der Röntgenologe ist nicht imstande zu unterscheiden, ob es sich um eine Infektion oder einen Lungeninfarkt handelt. Die Ärzte neigen schließlich zu der Diagnose Infektion, können aber einen Infarkt nicht ausschließen. Barnard entscheidet sich am Ende für Infarkt. Vielleicht tut er es, weil unbewußt die Angst vor einer Abstoßung des von ihm verpflanzten ›neuen‹ Herzens übermächtig in ihm ist und er sich fürchtet, die Anti-Abstoßungs-Drogen abzusetzen. Er gibt Heparin und als Kompromiß weiter Gentamycin, um die Klebsiella-Keime in Washkanskys Nase in Schach zu halten.

Louis Washkansky weiß von all dem nichts. Er weiß nur, daß Kälte- und Hitzewellen ihn überfluten und daß seine Gedanken und Glieder ihm immer weniger gehorchen. Es gibt nur eines, das ihn noch, wenigstens für Stunden, an dem Glauben an seine Wiedergeburt festhalten läßt. Es steht nicht in ›One Life‹. Aber es wird woanders beschrieben, daß Barnard Louis Washkansky (und vielleicht auch sich selber) an diesem Tage erklärt: Es komme nur auf eines an, auf das neue Herz. Solange es durchhalte, sei alles andere von untergeordneter Wichtigkeit. Und Louis Washkansky kann auf dem Monitor sehen, daß sein Herz schlägt.

Gegen Nachmittag hustet Louis zum ersten Mal Schleim aus. Die Farbe deutet darauf hin, daß er eine Lungeninfektion hat, daß also der Gedanke an einen Infarkt eine Selbsttäuschung gewesen ist. Am späten Nachmittag ermittelt der Bakteriologe Pneumokokken. Daraufhin tropfen zwanzig Millionen Einheiten Penicillin in Washkanskys immer schneller atmenden Leib. Das Cortison wird abgesetzt, die Imuran-Dosis eingeschränkt. Aber welch bittere Illusion, wenn Barnard meint, nun sei ›die Situation unter Kontrolle‹.

Der 17. Dezember ist der vierzehnte Tag in Louis Washkanskys ›neuem Leben‹. Während die Welt sich noch in Hoffnungen und Illusionen ergeht, verliert er die Kontrolle über seine Blasenfunktion und erlebt, wenn auch vielleicht nur noch halb bewußt, eines der erniedrigendsten Anzeichen körperlichen Verfalls. Sein Atem fliegt mit mehr als dreißig Atemzügen in der Minute. Die Temperatur beträgt 40 Grad. Der Puls liegt bei 106. Barnard flüchtet sich in den Trost, daß Washkanskys altes Herz schon in den ersten Stunden dieser Lungeninfektion zusammengebrochen wäre, während das neue standhält. Er versucht, an diesem Trost auch Louis Washkansky teilhaben zu lassen. Aber er sieht sich nicht mehr jenem Louis gegenüber, den er in den Tagen vor der Operation und in den Tagen der ›Auferstehung‹ erlebt hat. Washkansky rebelliert nicht mehr. Er blickt Barnard (wie man anderen Berichten entnehmen muß) nur aus seinen tief eingesunkenen Augen an, als wollte er in seinem letzten Kampf um seinen alten Stolz inmitten des allgemeinen Zusammenbruches sagen: ›Das Spiel um das neue Herz haben wir verloren. Gib es zu. Du hast die achtzig Prozent nicht einhalten können. Aber so ist das Leben. Und so wird es immer sein. Man gewinnt und verliert . . .‹

Barnard aber hat nichts, womit er auf diese stumme Ansprache hätte antworten können. Das Penicillin zeigt unverständlicherweise keine Wirkung. Wohl stellt der Bakteriologe fest, daß die Zahl der Pneumokokken abnimmt – aber das Fieber und die Lungenerscheinungen bleiben bestehen. Wieder vertritt fast jeder der Spezialisten eine andere Meinung. Der Bakteriologe weist darauf hin, daß er jetzt auch im Lungenauswurf Klebsiella- und außerdem Pseudomonas-Keime entdeckt habe. Es ist möglich, daß diese Bakterien aus Nase und Mund nun in die Lunge eingewandert sind. Aber ihre Zahl ist sehr gering. Sie könnten deshalb auch erst im Mund in den Auswurf geraten sein. Natürlich kann es sich auch um eine Lungeninfektion durch Viren oder Pilze handeln, die sich gern dort ausbreiten, wo man durch Antibiotika ihre Kontrahenten, die Bakterien, vernichtet. Aber Viren lassen sich nicht nachweisen, und was die Pilze angeht, so finden sich solche auf Louis' Bauchhaut. Aber im Lungenauswurf findet der Bakteriologe sie nicht.

Barnard entschließt sich, außer Penicillin und Gentamycin auch noch das Antibiotikum Cephaloridin zu geben, das gegen die Pseudomonas-Keime wirksam ist – alles in allem eine Antibiotika-Flut, die Washkanskys mit Medikamenten überfütterten Verdauungstrakt an den Rand des Zusammenbruches bringen muß. Im übrigen beschließt Barnard, noch eine Nacht abzuwarten. Für den Fall, daß die Antibiotika keine Wirkung zeigen, ist er bereit, nun eine Diagnose ›Transplantations-Lunge‹, eine in England und Amerika nach Nierentransplantationen beobachtete schwere Lungenkomplikation, zu akzeptieren und von neuem eine Behandlung mit Imuran, Cortison und Actinomycin zu beginnen.
Tatsächlich bleiben die Antibiotika wirkungslos. Am 18. Dezember hält das Fieber an. Die Röntgenbilder der Lunge zeigen weitere Verschattungen. Der Kreislauf der Gliedmaßen versagt. Ihre Haut nimmt eine bläuliche Farbe an. So entschließt sich Barnard zu dem neuen Bombardement mit 100 Milligramm Cortison, 200 Milligramm Prednison, 250 Milligramm Imuran und 200 Milligramm Actinomycin.
Das wirkt auf den Leser wie ein Akt der Verzweiflung. Barnard bringt an einer Stelle seines Werkes zum Ausdruck, er habe Washkansky mit der Operation das Versprechen gegeben, alles für die Rettung seines Lebens zu unternehmen; er habe deshalb nichts unversucht lassen müssen, dieses Versprechen zu erfüllen. Und er berichtet, daß er bei Beginn des neuen Anti-Abstoßungs-Bombardements an Washkanskys Bett eilte, aus dessen Augen die Frage las: Habe ich noch eine Chance? und ihm versicherte: Ja, wir fangen jetzt mit einer neuen Behandlung an. Aber aus anderen Zeilen geht hervor, daß schon zu dieser Zeit einige engste Mitarbeiter daran zweifeln, ob Barnard noch rational handelte, sondern annehmen, daß er sich in einer Art Besessenheit auf ein Feld begibt, auf dem die Grenzen der Menschlichkeit und diejenigen des eigenen Nichtverlierenwollens sich unlösbar überschneiden.
Von neuem überfällt das Gefühl der Beklemmung den Leser, wenn er erfährt, daß Louis Washkanskys Lungen weniger und weniger in der Lage sind, Sauerstoff an das Blut weiterzugeben. Das Sauerstoffzelt wird geholt und trennt Washkansky wieder von seiner Umgebung. Die Beklemmung wird zur Betroffenheit, wenn man liest, daß die Zahl der weißen Blutkörperchen am Morgen des 19. Dezember von über 20 000 schlagartig auf 5000 fällt und Dr. Forder entdecken muß, daß die Lungen nun von Klebsiella- und Pseudomonas-Keimen überschwemmt sind, also mit Sicherheit doch eine Infektion vorliegt. Das Cortison-, Imuran-, Actinomycin-Bombar-

dement hat die letzten Abwehrkräfte zunichte gemacht. In neuen Konsilien der Spezialisten wiederholt sich das Spiel der Unsicherheit. Das Sauerstoffzelt reicht nicht mehr aus. Wieder wird Washkansky durch eine Luftröhren-Kanüle mit der Maschine verbunden, die Sauerstoff in seine Lungen pumpt und ihn endgültig seiner Sprache beraubt. Barnard läßt Ann rufen, um Washkansky aufzufordern, den Kampf nicht aufzugeben, sondern mit ihm, Barnard, weiterzukämpfen. Aber Washkansky hat nur noch die Kraft zu einem Händedruck für seine Frau.

Barnard pumpt Blut und Leukozyten-Konzentrate in den erlahmenden Blutkreislauf des Sterbenden, um die Zahl der weißen Blutkörperchen zur Abwehr der Lungeninfektion gewaltsam in die Höhe zu treiben. Alle Antibiotika, von denen bekannt ist, daß sie gegen Klebsiella- und Pseudomonas-Bakterien wirken, werden gleichzeitig in die Venen getropft: Gentamycin, Cephaloridin, Carbenicillin.

Washkanskys Körper ist jetzt blaurot. Es ist die Nacht vom 20. auf den 21. Dezember. Barnard klammert sich nach seinem eigenen Bekenntnis an den Glauben, es komme nur darauf an, Washkansky am Leben zu erhalten, bis die Antibiotika mit den Infektionskeimen in seinen Lungen fertig würden – und das, obwohl die Zahl der weißen Blutkörperchen immer weiter abnimmt und jede Abwehrfähigkeit endgültig erlischt. Gegen 3 Uhr nachts verstärkt sich die Verfärbung von Washkanskys gepeinigtem Körper, obwohl er jetzt reinen Sauerstoff erhält. Barnard wirkt, einem Zitat Ann Washkanskys zufolge, ›wie ein Wahnsinniger‹. Offenbar ist es der Umstand, daß das transplantierte Herz, wenn auch gestützt mit allen erdenklichen Hilfen, immer noch weiterschlägt, der es ihm unmöglich macht, aufzugeben. Er reagiert wie ein Chirurg, der nicht eingestehen will, daß sein technisch gelungenes Werk an unfaßbaren biologischen Reaktionen zerbrechen soll. Die engsten Vertrauten begreifen ihn nicht mehr, als er vorschlägt, er wolle Washkansky wieder an die Herz-Lungen-Maschine anschließen. Man könne Louis entweder im Operationssaal oder notfalls in Zimmer 284 nochmals die Brust öffnen und den Anschluß an die Maschine durchführen, um noch etwas Zeit für die Antibiotika zu gewinnen. Barnard teilt Professor Schrire, dem Kardiologen, diese seine Absicht mit und begreift Schrires offensichtliches Entsetzen nicht. Aber es ehrt ihn, wenn er seine Unterredung mit Schrire wörtlich wiedergibt:

Schrire: ›Chris, Sie haben keine Zeit mehr. Sie war schon gestern vorbei, vielleicht schon vorgestern. Es ist zu Ende . . .‹

Barnard: ›Mein Gott, wie können Sie so etwas sagen?‹

Schrire: ›Hören Sie, Chris, klinisch ist Washkansky ein verlorener Mann. Jeder weiß das, nur Sie nicht . . .‹
Barnard: ›Das weiß nicht jedermann. Heute nacht hatten wir noch eine Chance, und wir haben sie immer noch . . .‹
Schrire: ›. . . Ihn wieder an die Herz-Lungen-Maschine zu bringen – das ist Wahnwitz. Sie verlängern nur seine Agonie und quälen alle anderen . . .‹

Barnard berichtet, er habe nicht gewußt, was er erwidern solle. Er gesteht, er habe nicht mehr erkannt, ob seine Absicht wirklich darauf hinauslief, Washkanskys Todeskampf nur zu verlängern, um das Zugeständnis seines Mißerfolges hinauszuzögern, und weil er selbst nicht aufgeben wollte ... Auf jeden Fall ist es Schrire, der Barnard vor einem Schritt in den medizinischen Wahnwitz zurückhält. Barnard gibt zwar auch jetzt noch nicht jede Hoffnung auf, denn nach 5 Uhr spritzt er immer noch Kalium. Aber endlich, am 21. Dezember, gegen 6.30 Uhr morgens, versagt Louis Washkanskys ›neues Herz‹, nachdem es achtzehn Tage lang geschlagen hat.«

G. M. T., Korrespondentin in Kapstadt:
Notizen aus dem Jahre 1969/70
»Ich kam am 21. Dezember am Kap an. Mein Auftrag war, einen älteren Kollegen abzulösen, der bis dahin über Washkansky berichtet hatte. Ich hatte Verwandte in Kapstadt und ein paar Semester Medizin, und deswegen dachten sie, ich sei die Richtige für diese Sache. Außerdem war ich jung und glaubte so wie die ganze Welt und alle unsere Leser an das neue Herz, während mein Kollege ein Skeptiker war. Und Skepsis kann man einer Welt, die glauben will, nicht verkaufen.
Ich kam zu spät, denn Washkansky war am frühen Morgen gestorben. Es war eine bittere Enttäuschung, aber ich glaubte fest, daß dies nicht das Ende sein konnte. Wenn Washkansky achtzehn Tage lang gelebt hatte, dann würde der nächste länger leben, und ich hoffte, daß Barnard nicht aufgeben, sondern weitermachen würde.
Als ich meinen Kollegen in seiner Pension aufsuchte, gab er mir ein paar ›Abschieds-Erklärungen‹. ›Und ob es weitergehen wird . . .‹, sagte er. ›Sie kennen diesen Mann noch nicht‹ (er meinte Barnard). ›Er hat jetzt sein Leben und seine Karriere auf die Herztransplantation gesetzt, und er glaubt fest daran, daß eine Herzverpflanzung heute oder morgen gelingen muß wie ein Auswechseln der Benzinpumpe in einem alten Auto.‹
Er verpackte Schreibmaschine und Kamera und schloß: ›Der junge

Mann wird noch lernen, daß Menschen keine Autos und Herzen keine Benzinpumpen sind. Der Tod Washkanskys hat ihn offenbar nicht lange erschüttert, denn heute nachmittag hat er verkündet, daß Washkanskys Ende und die Ergebnisse der Autopsie in keiner Weise gegen die Fortsetzung der Herzverpflanzung sprechen und daß er die nächste Verpflanzung durchführen wird, sobald er einer Einladung nach Amerika gefolgt ist und ihm ein neuer Herz-Patient zur Verfügung steht. Wir wissen aber, daß das nächste Versuchsobjekt schon längst gefunden ist und auch schon im ›Groote Schuur Hospital‹ liegt. Sein Name: Blaiberg. Sie werden auf die nächste Transplantations-Schau nicht lange warten müssen . . .‹

So begann meine Begegnung mit der Herztransplantation, dem zweiten Barnard-Patienten Philip Blaiberg und den unvergleichlichen Ereignissen, die sich um ihn entspannen. Blaiberg, ein völlig unauffälliger, beleibter, rundgesichtiger, gutmütiger Alltagsmensch, der bis zum März 1967 als Zahnarzt in Kapstadt gearbeitet hatte, lag zur Zeit meiner Ankunft zusammen mit achtzehn anderen Patienten in einem Saal der ›Groote-Schuur‹-Station D 1.

Es war gewiß nur ein Zufall, daß er wie Washkansky ein Kind jüdischer Emigranten aus dem alten Rußland war. Seine Mutter stammte aus Russisch-Litauen. Sein Vater war zu Anfang des Jahrhunderts aus Krajewo in Russisch-Polen nach England und später nach Südafrika ausgewandert. Blaiberg hatte seine Jugend in einem kleinen Kaufladen an der ziemlich jämmerlichen Eisenbahnstation Uniondale Road und später in dem Provinznest Oudtshoorn zwischen Kapstadt und Port Elizabeth verbracht. Er war Apothekerlehrling gewesen, hatte später in Johannesburg und London Zahnheilkunde studiert, im Jahre 1936 Eileen Abel aus Oudtshoorn geheiratet und gerade seine zahnärztliche Praxis in Kapstadt eingerichtet, als der Zweite Weltkrieg ausbrach. Seine Dienstzeit als Militär-Zahnarzt in Südafrika und später in Italien, meistens in Lagern hinter den Fronten, war genauso ereignislos verlaufen wie sein sonstiges Leben; das Ungewöhnlichste, das man über ihn sagen konnte, war, er sei ›a good fellow‹ gewesen. Er kehrte nach Kapstadt zurück, eröffnete eine neue Praxis, kaufte später für Eileen, seinen Sohn Harris und seine Tochter Jill ein Haus in Rondebosch und lebte ein bürgerliches Leben zwischen Arbeit, gutem Essen, Bier, ein paar Freunden und ein wenig Leidenschaft für den Sport. Es gab da einige ›gloriose‹ Erinnerungen an seine Rugby-Zeit in England. Im übrigen schwamm er oder bestieg gelegentlich die Tafelberg-Höhen Lion's Head und Devil's Peak.

Kurze Zeit nach einer solchen Bergtour im Jahre 1955 hatte ihn als

Sechsundvierzigjähriger, der sich für einen zwar rundlichen, aber sportlich-gesunden Mann hielt, der erste Herzinfarkt überrascht. 1956 war er mit Angina pectoris-Schmerzen und Vorhofflimmern zum ersten Mal zu Professor Schrire ins ›Groote Schuur Hospital‹ gekommen. Schrire stellte Koronar-Veränderungen, Herzvergrößerung, ausgedehnte Infarkt-Schäden des Herzmuskels und Bluthochdruck fest und behandelte Blaiberg mit Blutverflüssigern und Digitalis. Aber jeder spätere Versuch, ihn wieder von Digitalis zu entwöhnen, war gescheitert. Jedesmal hatte sein Herz versagt; zwischen 1960 und Anfang 1967 war er trotz Digitalis und großer Dosen des Entwässerungsmittels Erosemide zum Herzkrüppel geworden, der kaum noch in der Lage war, an seinem Behandlungsstuhl zu stehen. Wahrscheinlich trug auch der Tod seines Sohnes Harris, der 1960 mit zweiundzwanzig Jahren unter ungeklärten Umständen durch einen Schuß im Hause seines Freundes ums Leben kam, zu der Verschlechterung bei. Das Ereignis, von manchen Bekannten als Selbstmord ausgelegt, hatte den bürgerlichen Gleichlauf seines Lebens aus dem Takt gebracht. Er hatte sich mehr und mehr in seine Praxis vergraben, während seine Frau Eileen Ablenkung in einer Stellung als Sekretärin suchte.

Am 5. April 1967 hatte ihn schließlich eine neue schwere Attacke mit Vorhofflimmern, Lungen-Ödem und Atemnot wieder ins ›Groote Schuur Hospital‹ geführt. An seinem Herzen hatte sich ein Aneurysma gebildet, mehrere Koronar-Arterien waren völlig verschlossen. Schrire hatte an eine Aneurysma-Operation gedacht und seine Untersuchungsbefunde an die ›Cleveland Clinic‹ in den USA zur Beurteilung geschickt. Aber die Antwort lautete: Aussichtslos! Schrire schickte Blaiberg also mit Rezepten für noch größere Mengen von Digoxin, Aminophyllin und Erosemide nach Hause und teilte Eileen mit, daß sein Fall hoffnungslos sei. Blaiberg hatte seine Praxis aufgegeben, das Haus verkauft und eine Mietwohnung in Wynberg bezogen. Anfang Dezember 1967 war er nicht mehr in der Lage, einen kurzen Satz ohne Atemnot zu Ende zu sprechen und brauchte eine Stunde, um sich von einem Gang zur Toilette zu erholen.

Nur halbwach, in seinen Kissen sitzend, hatte er am 3. Dezember 1967 die Radionachrichten über die Operation an Washkansky gehört und sich jäh und wie ein Ertrinkender an die Idee einer Herztransplantation auch bei sich geklammert. Er hörte überhaupt nicht mehr auf, mit abgehackter, von schnellen Atemzügen unterbrochener Stimme von der Operation zu reden. Dadurch verschlimmerte sich sein Zustand, so daß Eileen Blaiberg in den nächsten Tagen Schrire um Hilfe bat. Dieser erschien selbst in Wynberg und teilte Eileen mit, er habe bereits mit Dr. Kohn, dem Hausarzt der Blaibergs, gesprochen. Nach dem Erfolg, den Barnard soeben errungen habe, gebe es für Blaiberg noch eine Möglichkeit der Rettung: die Transplantation. Er habe Blaiberg als nächsten Patienten für Barnard vorgesehen, und es hänge jetzt alles von Blaibergs Entscheidung ab. Als Blaiberg davon hörte, gab er, ohne sich einen Augenblick zu besinnen, sein Einverständnis. Er verlangte die Operation ›je früher, desto besser‹. Von Eileen, die noch zögerte, ließ er sich versprechen, daß sie ebenfalls zustimmen werde, und beide steigerten sich in den folgenden Stunden in eine Art von Hoffnungstaumel hinein, in dem sie weinten und lachten, als stünde die Rettung schon vor der Tür.

Irgend jemand im ›Groote Schuur Hospital‹ (ich weiß nicht mehr, wer es war) machte gegenüber einem meiner Kollegen, die Tag und Nacht nach Neuigkeiten über Washkansky fahndeten, die unvorsichtige Andeutung, Barnards nächster Herztransplantations-Patient werde ein im Ruhestand lebender Zahnarzt aus Wynberg sein. Schon wenige Tage später hatten Fotoreporter Blaibergs Namen und Adresse aufgespürt und damit begonnen, seine Wohnung zu beobachten. Schrire hatte beabsichtigt, Blaiberg am 16. Dezember ins Hospital zu überführen, aber Blaibergs Zustand verschlechterte sich innerhalb weniger Tage so sehr, daß man ihn schon am 14. halb bewußtlos in die Station D 1 brachte, um ihn notfalls künstlich zu beatmen. Schon am 15. Dezember war er nicht mehr in der Lage, sich im Bett zu bewegen oder seine Nase zu putzen, und am selben Tage hatte ihn Barnard – zu dem Zeitpunkt, an dem die Wendung in Washkanskys Schicksal begann, aber für Barnard noch nicht sichtbar war – zum ersten Mal aufgesucht, um sich persönlich Blaibergs Einverständnis zu holen. Blaiberg wiederholte, kaum verständlich, sein ›Je schneller, desto besser ... ‹ Und diese Worte waren nicht nur für seine Verzweiflung kennzeichnend, sondern auch für die allgemeine naive, schrankenlos hoffnungsgeladene Stimmung jener Tage. Er wiederholte sein ›Ja‹ zum dritten Mal, als Barnard ihn am 21. Dezember abermals aufsuchte, ihm mitteilte, daß Washkansky nicht am Versagen des neuen Herzens, wohl aber an einer Lungenentzündung gestorben sei und anschließend fragte, ob Blaiberg trotzdem sein nächster Patient sein wolle. Blaiberg war kaum noch imstande, einzelne Worte herauszubringen. Aber er blieb bei seiner verzweifelten Entscheidung. Seine einzige Sorge war, daß Barnard nicht schnell genug von der Reise nach Amerika zurückkehren werde, die mein Vorgänger mir am Tage meiner Ankunft nicht ohne boshafte Bemerkungen angekündigt hatte.

Barnard war in den Hoch-Tagen von Washkanskys Rekonvaleszenz vom Columbia Broadcasting System nach den USA eingeladen worden, um in der von rund zwanzig Millionen Amerikanern gesehenen Interview-Fernsehsendung ›Face the Nation‹ zusammen mit den Professoren DeBakey aus Houston und Kantrowitz aus New York aufzutreten. Er hatte sofort akzeptiert, aber kurz vor dem Tode Washkanskys zu zögern begonnen, weil er nicht als »Chirurg mit einem toten Patienten« auftreten wollte. Als er jedoch noch am Tage von Washkanskys Ende bemerkte, daß die hohen Wogen der Hoffnung durch dieses Ende nicht gebrochen wurden, sondern ihn als Pionier der Medizin durch Amerika tragen würden, hatte er sich wieder besonnen und zugestimmt. Dabei war er sich bewußt, daß er bei seinen amerikanischen Kollegen nicht auf ungeteilte Zustimmung und Sympathie stoßen würde. Kantrowitz hatte ihm zwar ›Gratulationen‹ telegrafiert. Aber am 6. Dezember, drei Tage nach Barnard, hatte er selbst im ›Maimonides Hospital‹ in New York an einem siebzehn Monate alten Jungen die erste amerikanische Herztransplantation von Mensch zu Mensch versucht. Das eingepflanzte Herz eines anderen, an einem Gehirnschaden gestorbenen Kindes hatte nur wenige Stunden funktioniert. Es war nur zu natürlich, daß die amerikanische Medizin mit ihrem berechtigten Anspruch, das große Herz-Research geleistet zu haben, den Außenseiter aus Kapstadt mit Vorbehalt empfangen würde. Aber Barnard spürte, daß die begeisterten Massen hinter ihm standen, und sein eigener Glaube an die Herztransplantation und der Publicity-Rausch, der so schnell über ihn gekommen war, ließen anscheinend nicht zu, daß er auf diesen ersten großen Auftritt seines Lebens verzichtete.

Am Freitag, dem 23. Dezember, während Louis Washkansky auf dem jüdischen Friedhof Pinelands begraben wurde, versammelten sich Neugierige und Reporter auf dem Malan-Flugplatz, um Barnards Abflug nach Amerika zu erleben. Bei der Zwischenlandung in Johannesburg wartete eine Menge: Autogrammjäger, Händeküsser, Interviewer, Fotografen. In London harrten die nächsten. Die folgenden sechs Tage in Amerika waren eine Jubeltour. Barnards Gefühl für Publicity und sein messerscharf rechnender Intellekt ließen ihn gleich bei der Landung in New York erklären, daß er neunzig Prozent seines Wissens in Amerika erworben habe. Er erledigte damit die meisten seiner Gegner. Vorsichtige Hinweise von DeBakey und Kantrowitz auf die ungelöste Frage der Abstoßung überspielte er mit dialektischer Meisterschaft. Er wurde von New Yorks Oberbürgermeister Lindsay empfangen, besuchte den Jazz-Meister Wil-

bur de Paris in Greenwich Village und kündigte in Washington seine nächste Herztransplantation für den Januar an. Präsident Johnson lud ihn auf seine Ranch in Texas ein, und niemals versäumte Barnard Händeschütteln und Amerika-Lob (›Ich stehe auf den Schultern vieler amerikanischer Ärzte‹).
Unterdessen erfuhren wir, daß Blaibergs Zustand sich von Tag zu Tag verschlimmerte. Er wurde in die ›Intensive Coronary Unit‹ überführt, erhielt immer größere Mengen von Quecksilber-Präparaten und Sauerstoff, verfiel in Kollaps-Zustände mit nicht mehr meßbarem Blutdruck und begann Blut zu husten. Wir fürchteten, daß er sterben müsse, wenn Barnard sich nicht beeilte. Dieser wurde denn auch in New York alarmiert und erklärte vor der Presse: ›Ich hoffe sehr, daß er noch am Leben ist, wenn ich ankomme ...‹ Am 30. Dezember flog er ab, in London empfingen ihn Schlagzeilen: ›Barnard fliegt zum nächsten Herzaustausch.‹ Am 1. Januar erwarteten wir ihn wieder auf dem Malan-Flugplatz. Nach zwei Stunden Schlaf fuhr er zum ›Groote Schuur Hospital‹, wo wieder zahlreiche Menschen warteten.
Es war, als hätte eine höhere Regie alles zu seinen Gunsten eingerichtet. Am Neujahrstag, einem ganz besonderen Festtag für die Farbigen von Südafrika, fuhren viele farbige Familien zum Picknick ans Meer. Darunter befanden sich auch der vierundzwanzigjährige Clive Haupt, ein Spinnereiarbeiter, und seine Frau Dorothy. Kurz nach 9 Uhr brach Clive urplötzlich bewußtlos zusammen und wurde ins ›Viktoria Hospital‹ gebracht, wo Dr. Basil Sacks eine massive Gehirnblutung feststellte. Sacks begann mit künstlicher Beatmung, hatte aber wenig Hoffnung und benachrichtigte Dr. Venter im ›Groote Schuur Hospital‹, daß er wahrscheinlich einen Herzspender für Blaiberg habe. Venter beschwor ihn, den Farbigen am Leben zu erhalten, und ließ Haupt ins ›Groote Schuur Hospital‹ überführen, wo er gegen 17 Uhr mit Dorothy und seiner Mutter Muriel, einer Putzfrau, eintraf. Um 19 Uhr sprach Venter mit Dorothy und Muriel Haupt, sagte ihnen, daß es für Clive keine Hoffnung mehr gebe, und bat um sein Herz. Dorothy Haupt war viel zu verstört, als daß sie eine Entscheidung hätte treffen können. An ihrer Stelle entschied Clives Mutter mit dem für sie etwas zu pathetischen, wahrscheinlich von einem Reporter ausgeschmückten Satz: ›Wenn Sie das Leben eines anderen Menschen retten können, sollen Sie das Herz meines Sohnes nehmen.‹
Blaibergs Zustand war unterdessen moribund. Es scheint mir heute zweifelhaft, daß er, als man ihn über die bevorstehende Operation unterrichtete und fragte, ob er etwas gegen ein farbiges Herz einzu-

wenden habe, geantwortet haben soll: ›Endlich unternehmt ihr Halunken etwas. Ich dachte schon, es würde nie dazu kommen ...‹ Das klingt zu sehr nach einer Washkansky-Imitation. Aber damals nahmen wir alles begierig auf – auch das Klischeehafteste und Banalste.

Gleichviel, es dauerte bis zum Vormittag des 2. Januar, bis Haupts Gehirntod feststand, die Beatmung eingestellt wurde und sein Herz zum Stillstand kam. Während der ganzen Nacht war das ›Groote Schuur Hospital‹ von Neugierigen und Journalisten belagert. Polizisten standen bereit, um uns das Eindringen in das Haus zu verwehren. Gegen 11 Uhr vormittags wurde schließlich bekannt, daß die Operation im Gange war. Um 15 Uhr war sie beendet. Sie unterschied sich, wie wir heute wissen, in nichts von dem Eingriff an Washkansky – mit einer Ausnahme: Blaibergs neues Herz hatte im Gegensatz zu Washkanskys Herz nach einem einzigen Elektroschock sofort kräftig und regelmäßig geschlagen. Dies schien uns ein außerordentlich günstiges Omen, und so warteten wir nur noch darauf, daß Barnard das Hospital verließ. Als er um 18 Uhr aus einem Nebenausgang kam, schüttelte er Hände, küßte zwei kleine Mädchen auf den Mund, sagte uns, die Operation sei ein großer Erfolg, und Blaiberg befinde sich bereits wohlauf in einem Isolierzimmer. Von seinem Bruder Marius hörte man, das Team habe aus der Washkansky-Affäre gelernt. Man werde sich nicht wieder durch vermeintliche Abstoßungszeichen zu einer falschen Therapie verführen lassen. Kollegen, die unterdessen Eileen Blaiberg auf der Spur waren, berichteten, daß sie mit Freunden und Verwandten in Blaibergs Wohnung feiere und daß die Champagner-Korken knallten. Auch ich war sicher, daß Barnard es diesmal geschafft hatte und daß man bald in der ganzen Welt Tausende von Herzen verpflanzen werde.

Um Blaiberg besser als Washkansky vor Infektionen zu schützen, hatte man während Barnards Reise in aller Eile in einer Hals-Nasen-Ohren-Abteilung eine Isolierstation eingerichtet, deren Beschreibung schon in den nächsten Tagen durch die ganze Welt ging. Dabei handelte es sich um eine Station der gleichen Art, wie die Franzosen und die Amerikaner sie schon bei ihren frühen Nierentransplantationen angelegt hatten. Außer dem medizinischen Personal hatte jetzt niemand mehr Zutritt zu Blaiberg. Dies beschnitt natürlich unsere Informationsmöglichkeiten und machte den Kampf um neue Nachrichten noch skrupelloser, als er im Fall Louis Washkansky gewesen war. Nach wenigen Tagen wurde bekannt, daß während Barnards Visite in Amerika die amerikanische National Broad-

casting Corporation (NBC) mit Eileen Blaiberg oder beiden Blaibergs gegen Zahlung von 50 000 Dollar einen Ausschließlichkeitsvertrag geschlossen habe, der ihr allein das Recht zusicherte, die Operation an Blaiberg zu filmen sowie die Blaibergs in der Zeit nach der Operation zu interviewen. Das ›Groote Schuur Hospital‹ hatte jedoch – unter dem Eindruck der schlechten Wirkung der Washkansky-Publicity auf die medizinische Fachwelt – alle Filmaufnahmen während der Operation verboten. Die Vertragssumme war angeblich auf 25 000 Dollar gekürzt worden; das Abkommen sollte aber weiter für Fotos und Interviews gelten. Ein solcher Handel war in unserer Welt der Massenmedien nichts Neues, wohl aber, daß er mit einem Todkranken und seiner Frau abgeschlossen wurde. Auch wenn jetzt sterile Wände Blaiberg gefangenhielten, blieben Möglichkeiten genug, Pfleger, Schwestern, Ärzte, Angestellte auszufragen und vor allen Dingen Eileen Blaiberg zu hofieren, in die zahllosen Restaurants und Lokale von Kapstadt einzuladen und nach Neuigkeiten zu fahnden. Die unbekannte und unbeachtete Bürgersfrau, die so unerwartet zur Prominenz erhoben worden war, erlag den Verlockungen sehr bald.
Die Fragen, um die es immer wieder ging, lauteten: Würde Blaiberg länger überleben als Washkansky? Würde er die Hoffnungen der Welt erfüllen? Jeder überlebte Tag wurde zu einem Sieg. Blaiberg atmete im Sauerstoffzelt, dann ohne Zelt. Er begann zu essen, machte Bewegungs- und Atemübungen. Am zehnten Tage, nachdem wir über die Ergebnisse jedes Bluttests, über jeden Besuch Eileen Blaibergs an seinem Fenster und über jede seiner Mahlzeiten berichtet hatten, gab es einen ersten Alarm. Blaiberg bekam eine Halsentzündung. Sofort tauchte das Gespenst einer Ausbreitung der Infektion auf. Erst nach zwei Tagen der Spannung erhielten wir die Mitteilung, er befinde sich wieder wohl. Seine Schleimhaut sei nur durch ein scharfes Getränk gereizt gewesen. In Wahrheit hatte es sich um eine Pilzinfektion gehandelt, die aber durch ein Anti-Mykotikum überwunden worden war.
Der nächste dramatische Tag wurde der 20. Januar, weil es der achtzehnte Tag des Überlebens und somit jener achtzehnte Tag war, an dem Washkansky starb. Der Umstand, daß Blaiberg diesen Tag überlebte und ein Glas Bier, mit Limonade verdünnt, trank, gehörte zu den großen Storys des 21. Januar. Beinahe überwältigend war die Nachricht, daß Blaiberg seiner Frau über die Sprechanlage die Anweisung gab, sein Auto nicht, wie beabsichtigt, zu verkaufen, weil er jetzt sicher sei, daß er selbst wieder fahren werde.
Wir berichteten ausführlich über Blaibergs erste Versuche, seine

Füße auf den Boden zu setzen. Eileen übermittelte ihm im Auftrage von Journalisten Fragen. Auf die Frage, wann er wieder Lion's Head besteigen werde, antwortete er, in Kürze werde er nicht Lion's Head, sondern Devil's Peak (den höheren Gipfel) ersteigen (obwohl er noch nicht einmal imstande war, einige Schritte ohne Hilfe zu gehen). Vielleicht entwickelte sich damals schon in ihm das Gefühl einer Aufgabe, deren Erfüllung später zum Mittelpunkt seines Lebens wurde. Ich meine die Verpflichtung, eine Symbolfigur für die erfolgreiche Herztransplantation zu sein und durch jedes Wort und jede Geste ein neues, gesundes Leben mit dem zweiten Herzen zu repräsentieren.

Wir verfolgten seinen ersten Blick in den Spiegel, seinen ersten wankenden Gang durch das Zimmer (der bei den Zuschauern Tränen des Mitleids erzwang), seine ersten Bemühungen, zwei Stufen einer kleinen Übungstreppe zu erklimmen. Jeder Tag wurde jetzt zum ›einundzwanzigsten Tag‹, ›zweiundzwanzigsten Tag‹, als wäre Blaiberg am 2. Januar geboren worden. Am 27. Januar kam es nochmals zu einer Krise mit Temperatur, schnellem Puls und Schwäche. Die Frage ›Wird das Herz am fünfundzwanzigsten Tage abgestoßen?‹ erschien in den Rundfunkmeldungen ebenso wie in den Zeitungsnotizen. Nach den verhängnisvollen Folgen, welche die massive Anti-Abstoßungs-Behandlung bei Washkansky gehabt hatte, war Barnards Team diesmal vorsichtig. Röntgenaufnahmen zeigten eine Herzvergrößerung. Aber das konnte auch bedeuten, daß sich nur der Herzbeutel mit Wundsekreten gefüllt hatte. Man punktierte daraufhin den Beutel; dabei wurden vierhundert Gramm Flüssigkeit abgesaugt. Der ›sechsundzwanzigste Tag‹ in Blaibergs neuem Leben konnte beginnen.

Der Triumph war um so größer, als die Amerikaner mittlerweile zwei neue Versuche der Herztransplantation unternommen hatten und in beiden Fällen gescheitert waren. Shumway, der langjährige Erforscher und Pionier der Herzverpflanzung, hatte in Palo Alto am 6. Januar Mike Kasperak, einem vierundfünfzigjährigen invaliden Stahlarbeiter, das Herz von Virginia White, einer Hausfrau aus Santa Clara in Kalifornien, eingepflanzt. Die äußeren Umstände zeigten, daß der Publicity-Rausch um die Herztransplantation und seine Wirkung auf Spender und Empfänger in Kalifornien ähnliche Formen annahm wie in Südafrika. Virginia White war von einer plötzlichen Hirnblutung befallen worden, und ihr Hausarzt hatte sie Shumway als Spenderin empfohlen. Ihr Ehemann erklärte vor der Presse, er habe sich erst wenige Tage vorher mit Virginia über Herztransplantationen unterhalten, und sie habe dabei

geäußert: ›Wie wunderbar, jemand anderem eine Chance zum Leben schenken zu können.‹ Ferne Kasperak, die Frau des Empfängers, erklärte ihrem Mann auf die Frage, ob auch sie mit einer Verpflanzung einverstanden sei: ›Jawohl, nur los! Ich wünsche, daß du lebst und bei mir bleibst.‹ Aber unmittelbar nach der Operation war es zu schweren Komplikationen gekommen. Kasperaks Lungen waren durch das Herzleiden geschädigt. Der Sauerstoffhaushalt funktionierte nicht. Dann kam es zu inneren Blutungen. Die Leber war krank, die Blutgerinnung gestört. Kasperaks Gallengang wurde durch Gerinnsel blockiert und mußte bei einer zweiten Operation durch ein Plastikrohr ersetzt werden. Dann folgten Blutungen aus Magen- und Darmgeschwüren. Bei einer dritten Operation wurden Teile des Magens und die Milz entfernt. Als auch die Nieren versagten, verstarb Kasperak nach fünfzehn Tagen am 21. Januar.
Drei Tage nach Shumways Versuch, am 10. Januar, hatte auch Kantrowitz in New York eine zweite Transplantation unternommen, diesmal an einem Feuerwehrmann namens Louis Block. Block erhielt das Herz einer neunundzwanzigjährigen jungen Frau, Helen Krouch, die einige Tage vor ihrem Tod an einem Hirntumor zu ihren Eltern gesagt hatte: ›Wenn ich das Leben eines anderen durch mein Herz retten könnte, würde ich es tun. Wenn ich wüßte, daß ich sterben muß, möchte ich mit dieser Hinterlassenschaft sterben . . .‹
Kantrowitz und sein Patient Block hatten jedoch noch weniger Glück als Shumway und Kasperak. Schon acht Stunden nach der Operation war Block tot, und Kantrowitz erklärte bitter: ›Ich glaube nicht, daß irgendeine Herztransplantation als Erfolg betrachtet werden kann, bevor der Patient nach Hause geht . . .‹
Die Fehlschläge in Amerika erhöhten den Stolz über Blaibergs ›zweites Leben‹ und nährten auch eine gewisse Schadenfreude. Die Zuversicht in Kapstadt wuchs, als am 14. Februar einem ersten Fotografen erlaubt wurde, ein Bild Blaibergs zu schießen, während er sich vor seinem Waschbecken rasierte. Es wurde mit der Unterschrift ›Vierundvierzig Tage alt!‹ eine unbestreitbare Sensation. Am gleichen Tage erhielten TV-Teams aus Amerika und Deutschland die Möglichkeit, steril gemachte Scheinwerfer in Blaibergs Zimmer aufzustellen, Blaiberg von außen zu filmen und durch ein steriles Mikrophon zu interviewen. Seine Stimme war schwach. Aber er beantwortete alle Fragen mit Optimismus, verkündete, daß er bald zu Hause sein werde und sang brüchig, aber verständlich die Anfänge eines Liedes, um zu beweisen, daß sein neues Herz ihn wieder mit kräftigem Atem versorgte.
Barnard reiste unterdessen wie ein Missionar der Herztransplanta-

tion durch die Welt und geriet dabei in eine Publicity-Szenerie, die zum ersten Mal Stimmen der Abwehr in der internationalen Ärzteschaft laut werden ließ.
Ich hielt sie für Zeichen des Neides gegenüber einem jungen Revolutionär, der eine Umwälzung in der Herzmedizin heraufführte und auch persönlich mit alten Standestraditionen brach. In Paris erschien Barnard im Striptease-Lokal ›Crazy Horse‹. In Monaco zahlten neunhundert Millionäre erhebliche Eintrittspreise, nur um ihn zu sehen. Fürstin Gracia Patricia tanzte auf einem Ball mit ihm den ersten Tanz. In Rom wurde er vom Papst in Privataudienz empfangen und plauschte mit Gina Lollobrigida und Sophia Loren. Eine Privatbank in Wien prägte Goldmünzen mit seinem Bild. In London wählten ihn die Teilnehmerinnen der Miß-Universum-Wahl zum bedeutendsten Mann der Welt. Am 15. Februar, vor dem Abflug zu einer neuen Reise, besuchte er Blaiberg, um sich von dem lebenden Symbol seines Erfolgs zu verabschieden.
Schon zu Washkanskys Lebzeiten hatte Barnard einem Journalisten, wie ich erst jetzt erfuhr, erklärt: Das beste Pressebild werde Washkansky darstellen, der sein eigenes Herz betrachte. Nun, an diesem 15. Februar, machte er diese Vorstellung wahr. Er erschien bei Blaiberg mit einem Glas, in dem Blaibergs altes Herz in Alkohol lag. Blaiberg betrachtete (lächelnd wie zum Zeichen des Sieges über den Tod) sein Herz, während Barnard erklärte: ›Sind Sie sich bewußt, daß Sie der erste Mann in der Geschichte der Menschheit sind, der sein eigenes totes Herz betrachten kann?‹
Einen Tag später versuchte ein Inder, Dr. P. K. Sen in Bombay, eine Herztransplantation an einem jungen Bauern, Bodham Chittan. Nur Stunden später war der Patient bereits tot. Der Mißerfolg war wiederum geeignet, das anhaltende Überleben Blaibergs in noch strahlenderes Licht zu rücken. Am 29. Februar erschien Blaiberg zum ersten Mal hinter einem Fenster seiner Station. Dabei hielt er zwei Finger einer Hand in die Höhe und ahmte lachend das V-Zeichen nach, das durch Churchill einmal berühmt geworden war: Victory – Sieg!
Es war sein ›achtundfünfzigster Tag‹, und um den 10. März herum wurde bekannt, daß er in Kürze nach Hause entlassen werde. Man wartete nur auf Barnards Rückkehr, um diesen nicht um den Triumph der Verabschiedung Blaibergs vor dem Ausgang des Hospitals zu bringen. So kam der 16. März. Blaiberg war immer noch zu schwach, eine längere Strecke zu gehen. Man half ihm in Hosen, Schuhe, Hemd und Blazer hinein und setzte ihn in einen Rollstuhl. Doch beim Ausgang, bevor er erstmals ins freie Sonnenlicht und vor

eine Menge von Neugierigen und Reportern trat, richtete er sich auf. In diesem Augenblick erfüllte ihn wahrscheinlich das naive, aber echte Bewußtsein, nicht mehr Philip Blaiberg, der Zahnarzt, zu sein, sondern ein historisches Symbol, das nur aufrecht und sieghaft vor die Welt treten durfte. Er überstand die Szene des Abschieds von Barnard und den Gang bis zu einem Luxuswagen, der ihn nach Wynberg brachte, wo Journalisten unterdessen sogar den Stuhl fotografiert hatten, in dem er nach der Heimkehr sitzen sollte. Als Blaiberg im Eingang verschwunden war, meisterte er mit Hilfe einiger Polizisten die Stufen zum Fahrstuhl. Dann legte er, weil man ihn von draußen wieder sehen konnte, den längsten Weg zurück, den er bis dahin gegangen war – den Weg über eine Balkon-Passage bis zu seiner Wohnung. Am nächsten Tage lasen Millionen über Millionen die Beschreibung seiner Heimkehr, und wahre Fluten von Telegrammen und Briefen trafen in Wynberg ein. Kantrowitz' Wort, daß der Erfolg erst dann erreicht sei, wenn ein Patient nach Hause gehe, war Wirklichkeit geworden und damit der Glaube an die Herztransplantation größer als zuvor.

Blaiberg blieb zunächst zwar meist zu Hause. Aber der Strom von Nachrichten wurde jetzt reichhaltiger als je zuvor. Zwar schalteten sich Agenten ein, an die jedes Massenmedium Gebühren zu entrichten hatte, bevor es von Philip oder Eileen Blaiberg ein Interview bekam. Aber dafür gab es keine sterilen Mauern mehr. Besucher wurden nur verpflichtet, sich in einiger Distanz von Blaiberg aufzuhalten oder einen Mundschutz zu tragen. Wir erfuhren praktisch alles: Die Geschichte seines ersten Haarschnitts, die Art der Mahlzeiten, die ihm seine Haushälterin Katie bereitete, das Drama des ersten Bades, das er nahm, jedes nichtssagende Wort, das er über Tagesfragen äußerte, die Namen der zahllosen Medikamente, die er mit Milch herunterspülte, die Ergebnisse der Nachuntersuchungen, zu denen Eileen ihn ins ›Groote Schuur Hospital‹ brachte, die Einzelheiten eines Empfangs für Dorothy Haupt oder die Besuche von Prominenten wie des amerikanischen Kostüm-Pianisten Liberace. Anfangs April sah man Philip Blaiberg, von Eileen gefahren, zum ersten Mal an der Beach, und einige Tage später unternahm er den ersten Versuch, in sein Auto zu steigen. Sein Sendungsbewußtsein wuchs, er begehrte grollend auf, wenn irgendwo in der Welt an seiner wirklichen Gesundung und Lebenskraft gezweifelt wurde. Wer immer auch der Zweifler war – Blaiberg lud ihn ein, nach Kapstadt zu kommen. Er versicherte, er werde ihn selbst am Flughafen abholen und in seinem eigenen Auto in seine Wohnung fahren, und er setzte hinzu: ›Wir werden in meinem Salon sitzen, einen Drink nehmen, und Sie werden sich davon überzeugen, wie wohl ich mich befinde und wie phantastisch es ist, wieder zu leben ...‹

Das war Ende April 1968. Nur mit Verwunderung konnte ich an die Skepsis und die Prophezeiungen meines Vorgängers zurückdenken. Mir schien, daß er sich geirrt hatte und daß Blaiberg den größten Triumph verkörperte, der je der Medizingeschichte beschieden gewesen war.«

3 Everett C. Thomas

Aus einem Brief von Dr. Peter Messemer:

»Birmingham, 8. April 1968

... Das alles ist Hysterie, grenzenlose menschliche Hysterie. Sie ist verständlich, wenn man daran denkt, daß allein in den Vereinigten Staaten pro Jahr fünfhunderttausend Menschen an Herzkrankheiten sterben, die alle nicht sterben wollen. Sie klammern sich an die Illusion, Blaibergs werden zu können, falls ihr eigenes Herz einmal nicht mehr funktioniert. Aber selbst die größten Transplantations-Optimisten wissen, daß von jenen fünfhunderttausend in Amerika allein schon wegen der verschiedenen Arten von Herzleiden nur wenige Tausend für eine Herztransplantation überhaupt in Frage kämen. Aber wer sagt das schon – und wenn es gesagt wurde, hat es niemand gehört.

Die Zeitungen laufen Amok. Die Leser laufen Amok. Patienten in der ganzen Welt beginnen Amok zu laufen. In Kürze werden auch die Ärzte zu Amokläufern werden und eine internationale Herztransplantations-Olympiade veranstalten. Die öffentliche Meinung in ihren Ländern wird sie zwingen, ebenfalls zu transplantieren, weil nicht nur Amerika, Rußland, Frankreich, England oder Deutschland, sondern auch Kamerun oder Afghanistan ihren Barnard und ihren Blaiberg haben wollen.«

Aus einem Brief von Dr. Peter Messemer:

»Toronto, 6. Juni 1969

Lieber J.,

erinnern Sie sich an meine Zeilen von Anfang April über die Olympiade der Herztransplantationen? Wenn Sie die Meldungen verfolgen, die seit den ersten Mai-Tagen die Welt überschwemmen, wissen Sie, daß die ›Olympiade‹ begonnen hat.

Sie begann offenbar am 2. Mai in Palo Alto, und es lohnt sich, die Meldungen genau zu lesen. Sie geben Einblicke in die Empfindungen von Patienten, Spendern und Ärzten. Professor Shumway unternahm an dem genannten 2. Mai seine zweite Herztransplantation, diesmal an einem Zimmermann, Joseph Rizor aus Salinas in Kalifornien, der nach drei Herzinfarkten seit 1961 ans Bett gefesselt war und nach Barnards Operation an Washkansky (laut Mitteilung seiner Frau an die Presse) geäußert hatte:

›Ich wünschte, das wäre ich ...‹ Spender war ein Telefonarbeiter, Rudolph Anderson, der von einer tödlichen Hirnblutung betroffen wurde. Seine Frau Maggie erklärte den Zeitungsleuten: ›Ich weiß, er wäre stolz darauf, daß er an der Transplantation beteiligt ist...‹ Das Glück ließ Shumway auch dieses Mal im Stich, denn Rizor starb am 5. Mai.

Seit dem 3. Mai aber folgt eine Transplantation auf die andere. Ich habe innerhalb von vier Wochen dreizehn gezählt und möglicherweise einige weitere übersehen. Am 3. Mai versuchte es Dr. Ronald Ross vom ›National Heart Hospital‹ in London zum ersten Mal in England. Dies scheint besonders bemerkenswert, weil Ross vor Barnards Vorstoß die Äußerung getan hat, technisch sei die Transplantation gelöst, das Problem der Abstoßung aber in keiner Weise, und erst im Laufe eines Jahrzehnts sei mit erfolgreichen Transplantationen zu rechnen. Sein Patient war ein Kraftfahrer, Frederic West, fünfundvierzig Jahre alt. West lebt noch, aber offenbar in sehr krisenhaftem Zustand. Am 8. Mai versuchte es dann Professor Nègre in Montpellier an einem gewissen Elie Reynes, der schon zwei Tage später starb. Am 12. Mai machte sich Professor Dubost in Paris ans Werk. Er versah einen Dominikaner, Jean-Marie Boulogne, mit dem Herzen des vierzigjährigen Jean-Claude Gaugiraud. Am 25. Mai war Dr. Lower, Teilnehmer an Shumways langjährigen Herzstudien in Palo Alto und Barnards Lehrer, an der Reihe. Sein Patient, ein gewisser Joseph Klett, überlebte nur sechs Tage.

Am 26. Mai marschierten die Brasilianer ins »Olympiastadion« ein – mit Professor Zerbini aus Sao Paulo als Operateur und einem Viehtreiber, Joao Ferreira da Cunha als Empfänger. Wie man hört, ist die ›wissenschaftliche Tat ein Markstein für die Medizin in Südamerika‹. Wie man ferner erfährt, wußte da Cunha nicht, was ihm geschah, sondern hörte erst später, daß er ein neues Herz erhalten hatte. Am 31. Mai traten gleich zwei Olympia-Kämpfer an: Dr. Bellizzi in Buenos Aires implantierte dem Nudelverkäufer Antonio Serrano ein neues Herz. Serrano verschied am vierten Tag. Als erster Kanadier versuchte Dr. Grondin in Montreal sein Glück an einem achtundfünfzigjährigen Fleischer, Albert Murphy, dessen neues Herz zwei Tage später stillstand. Am 1. Juni schließlich operierte Walton Lillehei, der Pionier der offenen Herzchirurgie, in New York den schwarzen Polizisten Ronald Smith. Der Neger starb noch am gleichen Tag.

Alles in allem handelte es sich um eine eindrucksvolle makabre Serie. Aber sie wird noch durch die Ereignisse überboten, die sich zwischen dem 3. und 21. Mai in Houston abgespielt haben. In nicht mehr als achtzehn Tagen bewältigte dort Professor Denton A. Cooley viermal einen Herzaustausch. Am 3. Mai versorgte er einen Buchhalter aus Arizona, Everett Thomas, mit dem Herzen einer Sechzehnjährigen. Am 5. Mai operierte er einen gewissen James Cobb, am 7. Mai einen Sechziger mit Namen John Stuckwish, der das Herz eines zu Tode geprügelten Arbeiters bekam, und am 21. Mai schließlich einen Autohändler, Louis Fierro. Cobb und Stuckwish haben nur ein paar Tage überlebt. Aber Louis Fierro und Everett Thomas sind zur Zeit als einzige amerikanische Herztransplantierte am Leben.

Gleich, ob durch persönlichen, nationalistischen oder wissenschaftlichen Ehrgeiz – jedenfalls hat sich eine Operationswoge in Bewegung gesetzt, wie sie unsere Welt noch niemals sah.«

An dem Aprilmorgen 1968, an dem Everett Claire Thomas sein kleines grünes Haus im Nordosten von Phoenix im Staate Arizona verließ, wußte er nicht, ob er jemals wieder hierher zurückkehren würde.
Er war ein hochgewachsener, schlanker Mann von siebenundvierzig Jahren mit einem leidenden, bebrillten Gesicht unter dünnem Haar. Unter Tausenden von Angestellten, Handlungsreisenden, Verkäufern oder Buchhaltern wäre er schwerlich aufgefallen, es sei denn durch einen Gesichtsausdruck freundlich-gläubiger Gelassenheit, der einem scharfen Beobachter nicht entgehen konnte. Diese freundliche Gelassenheit war auch jetzt in seinem blassen Gesicht, während Helen, seine Frau, und seine drei Söhne ihn zum Auto begleiteten, das ihn zum Flughafen von Phoenix bringen sollte.
Helen und Mark, sein Ältester, der zwanzig Jahre alt war, wollten ihn bis zum Flugzeug begleiten, und so verabschiedete er sich von Paul, dem Siebzehnjährigen, und Karl, der erst zwölf Jahre alt war und mit seinem Bruder zu Hause blieb. Sie waren noch jung, aber sie wußten, wie es um ihren Vater stand und wohin er flog. Und sie wußten auch, was er meinte, als er ihnen seine Hand reichte und dazu sagte: »Vergeßt nicht, daß ihr jetzt mit Mom allein sein werdet und mich vertreten müßt . . .«
Die Straßen waren fast leer. Die warme Wüstensonne von Arizona stand schon am Himmel, und als der Wagen anfuhr, blickte Everett Thomas noch einmal zu seinen beiden Söhnen hinüber, die auf dem durch die Hitze etwas mageren Rasen vor dem Haus in der Nähe der Tafel mit der Hausnummer 4615 standen – ernst, nachdenklich und der Aufgabe, die auf sie wartete, bewußt. Während das Auto durch die ruhige N 43rd Street rollte, warf Everett Thomas auch noch einen letzten Blick auf sein Haus. Schlicht war es; er hatte selbst daran gearbeitet, als er und seine Frau mehr Platz für die Kinder benötigten. Aber das weitausladende Dach bedeutete ihm ein Symbol dafür, daß es ein gutes Zuhause einer guten, festgefügten Familie war, in dem alle an die Macht Gottes und die Richtigkeit Seiner Entscheidungen glaubten.
In den vergangenen fünfundzwanzig Jahren war sein Leben nicht leicht gewesen. Mit zweiundzwanzig Jahren, 1943, hatte ihn beim Militär das rheumatische Fieber befallen, und danach war er herzkrank geworden. Seit wenigstens fünfzehn Jahren wußte er, daß drei seiner Herzklappen verkalkt und verkrüppelt waren. Aber sei-

ne Eltern hatten ihn die Kraft positiven Denkens und die schlichte Fähigkeit gelehrt, in allem, was Gottes Hand ihm bescherte, zunächst das Gute zu sehen und das Beste daraus zu machen. So hatte er auch nie über das rheumatische Fieber geklagt. Da er Bombenschütze der Luftwaffe gewesen war, sagte er sich, daß er ohne jenes Fieber vielleicht nach Europa oder in den Pazifik geschickt worden wäre und dabei sein Leben in einem abgeschossenen oder brennenden Flugzeug verloren hätte. Sicherlich war es Gottes Wille gewesen, daß ihm das Leben durch seine Erkrankung erhalten blieb. Helen dachte nicht viel anders als er. Sie stammte aus Fall City, einer kleinen Stadt in Nebraska, und hatte ihn kurz nach dem Kriege, als man ihn wegen seiner Krankheit entließ, in Oakland in Kalifornien geheiratet. Sie waren beinahe gleichaltrig. Damals war sie ein hübsches, zartes, gertenschlankes Mädchen gewesen. Wenn man jetzt ihr ein wenig hager gewordenes Gesicht betrachtete, wußte man, daß die zweiundzwanzig Ehejahre, die hinter ihr lagen, auch für sie kein Spiel, sondern Arbeit, Mühe und Sorgen gewesen waren. Aber auch sie hatte nicht geklagt, sondern wie er »ihr Teil« getragen.
Kurz nach ihrer Hochzeit war sie mit Everett nach Phoenix, der damals noch kleinen Stadt am Salt River, gezogen – Darrel Duppa, einer der Gründer dieser Stadt, hatte ihr diesen Namen gegeben, weil er überzeugt war, sie werde in der Wüste von Arizona zu einer Metropole erblühen, so wie der Phönix aus der Asche entstanden war. Beide, Everett und Helen, waren dem Ruf des milden Klimas von Arizona gefolgt, das Everett vielleicht gut tat. Sie hatten sich aber auch den Zehntausenden anderer Amerikaner angeschlossen, die nach Kriegsende Arbeit suchten. Phoenix hatte sie angelockt, weil Duppas Prophezeiung Wahrheit zu werden schien: Die Stadt wurde durch Bewässerungsanlagen und den stürmischen Bau von Fabriken zu einer Metropole mit Hunderttausenden von Menschen. Erst 1947, mit siebenundzwanzig Jahren – Mark, der Älteste, war schon geboren –, hatte Everett begonnen, einen Beruf zu erlernen. Dabei hatte er auch von neuem begriffen, daß man an Gottes Vorsehung und die positiven Seiten des Lebens glauben mußte, weil sich ihm immer dann, wenn er in Not geriet, eine Arbeit anbot, die ihn ein paar zusätzliche Dollar verdienen ließ. Er hatte sein Examen als Buchhalter gemacht und fortan mit buchhalterischer Sorgfalt sein Dasein und das von Helen und Mark aufgebaut. Nie waren sie wohlhabend geworden. Aber Everett hatte einen Posten als Büro-Manager in der Vermögensverwaltung des Millionärs Waggoner im Adams-Hotel gefunden, und das war der richtige Job für ihn, denn er war ein Mensch, der auf seine redefreudige Weise An-

schluß an andere Menschen brauchte und auch fand, um ihnen zu helfen, sie zu belehren oder vom Positiven des Lebens zu überzeugen. Sie hatten ihr Haus erworben; Paul und Karl wurden geboren, und als Everett durch seinen Arzt, Dr. Joe Ehrlich an der Osborn Road, erfuhr, wie krank er wirklich war, hatte er das Leben seiner Familie darauf eingerichtet, daß Gott ihn jeden Tag abberufen konnte. Er hatte pünktlich seine Rechnungen, seine Versicherungen, seine Hypotheken bezahlt und zurückgelegt, was immer er zurücklegen konnte, damit seine Söhne so früh wie möglich gute Schulen besuchen und lernen konnten, für sich und ihre Mutter zu sorgen.

Während das Auto mit dem Kranken an zahlreichen Palmen, Weiden und Pfefferbäumen vorüberfuhr, dachte Everett an das Gebäude des »Osborn Medical Center«, in dem sich Dr. Ehrlichs Praxisräume befanden. Dort hatte er vor zwei Jahren gehört, daß die Kraft seines Herzens nach dreiundzwanzigjährigem Kampf mit seinen verkrüppelten Klappen am Ende sei und daß es für ihn – wenn überhaupt – nur noch eine Rettung gebe: eine Klappen-Operation. Dr. Ehrlich hatte ihm nicht verschwiegen, daß es sich auch im Jahre 1966 noch um ein Vabanque-Spiel handelte, wenn man drei Herzklappen gleichzeitig operieren mußte, und daß nur wenige Patienten diesen Eingriff überstanden. Everett Thomas war nach Hause gefahren und hatte beschlossen, die Operation zu verschieben, nicht weil er sich fürchtete, sondern weil er glaubte, daß noch nicht alles Nötige für seine Familie geschehen war. Er hatte gehofft, daß die Vorsehung Verständnis für ihn haben und ihm noch so viel Zeit lassen würde, damit er die Existenz der Seinen endgültig sichern konnte. Er hatte nicht nur Mark auf die Staats-Universität von Arizona geschickt, die für ihn erschwinglich war, sondern auch Helen überzeugt, daß sie billige Möglichkeiten des Studiums, wie die Universität sie für die Ausbildung von Lehrerinnen bot, nutzen müsse, um an einer Schule arbeiten zu können, falls er die Operation nicht überleben würde.

Aber im vergangenen Dezember, kurz vor Weihnachten, hatte er erfahren, daß ihm die Vorsehung nicht so viel Zeit einräumte, wie er erhofft hatte. Ein Blutgerinnsel, das sich an einer kranken Herzklappe bildete, war in eine seiner Gehirn-Arterien gelangt, und ein Schlaganfall hatte ihn so vollständig gelähmt, daß man ihn für drei Wochen in das »Good Samaritan Hospital« hatte bringen müssen. Dr. Ehrlich fürchtete, dies sei das Ende. Aber weil Everett wußte, daß er sein Ziel noch nicht ganz erreicht hatte, war er im Januar wieder aufgestanden. Seine Lähmungen hatten sich zurückgebildet, und er hatte sich bemüht, wieder auf die Beine zu kommen, wie selten ein Kranker vor ihm. Doch im März war auch ihm klargeworden, daß er nicht mehr imstande war, etwas Nützliches für seine Familie zu tun. Er war ein Krüppel, der sich zwar wieder bewegen konnte, dessen Herz aber so schwach war, daß es ihm jede Arbeit verbot. So hatte er sich entschieden, daß er in seiner Hilflosigkeit nicht zu einer Last für Helen und die Kinder werden durfte, sondern jetzt die Operation wählen mußte. Wenn Gott wollte, würde die Rettung durch diese Operation kommen. Wenn nicht, war es besser, sich Gottes Willen zu fügen, zu sterben und die Seinen von einer Bürde zu befreien.

Er hatte Ehrlich gebeten, ihm zu sagen, wohin er sich wenden müsse, um operiert zu werden; der Arzt hatte ihm um den 15. April mitgeteilt, nach seiner Überzeugung gebe es für ihn nur einen Weg: Dieser führte ins »St. Luke's Hospital« in Houston in Texas und zu Dr. Denton A. Cooley. Er werde mit Dr. Cooley telefonieren und, falls Cooley das Wagnis einer Operation an Everett übernehmen wolle, die nötigen Vorbereitungen treffen.

So war es geschehen, und Everett wurde an diesem Sonntag, dem 28. April 1968, im »St. Luke's« in Houston erwartet. Er hatte Helen klargemacht, daß er allein nach Houston fliegen werde, weil weder Mark noch sie ihre Studien unterbrechen dürften. So krank und schwach er auch war – er hatte doch nicht vergessen, daß Helen kurz vor einigen Examina stand, die sie nicht versäumen durfte. Diese Tatsache erlaubte ihm keinen Zweifel daran, wie er zu handeln hatte. Helen und seine Kinder hatten verstanden, daß tatsächlich nicht sie, sondern nur Dr. Denton A. Cooley ihm in Houston helfen konnten. Sie hatten sich seiner Entscheidung gebeugt und sich mit dem Versprechen begnügt, daß sie rechtzeitig den Tag erfahren würden, an dem die Operation stattfand.

So fuhr Everett Thomas dem Phoenix-Airport entgegen, um den Flug über New Mexico nach Texas und Houston anzutreten und sein Schicksal in die Hand Dr. Cooleys und die Hand Gottes zu legen.

Everett Claire Thomas' Reiseziel, das »St. Luke's Hospital« in Houston, gehörte zum »Texas Medical Center«, das sich mit dem zuweilen pompösen Drang der Texaner nach Überdimensionalem rühmte, eine »150-Millionen-Dollar-Schöpfung« und einer der größten Gehirntrusts der medizinischen Wissenschaft zu sein. Es bedeutete in gewissem Sinne die Erfüllung eines Texaner-Traumes. Sie wollten mit ihrem Land nicht nur die (nächst Alaska) größte Fläche unter den Bundesstaaten der USA bedecken, sie wollten nicht nur die gewaltigsten Rinderherden, die ergiebigsten Ölquellen und die meisten Millionäre beherbergen, sondern wollten nach rund hundertundfünfzig Jahren voller Mexiko-Kriege, Baumwollanbau, Rinderzucht, Ölbohren und Geldmachen sich auch ein Image des Geistes und der Wissenschaft schaffen. Es war allerdings zweifelhaft, ob es allem Drängen nach Größe gelungen wäre, dem »Texas Medical Center« Weltruf zu verschaffen, hätte es nicht zwei Männer namens Michael E. DeBakey und Denton A. Cooley für sich gewonnen.

Michael Ellis DeBakey war nicht einmal Texaner, sondern kam aus Louisiana. Sein Vater war aus dem Libanon nach Amerika eingewandert und hatte in einem Drugstore in Lake Charles nicht nur sechs Kinder aufgezogen, sondern ihnen auch beigebracht, daß Arbeit der wahre Kern des Lebens und jede Vergeudung von Zeit eine Sünde sei. DeBakey hatte seine Lehr- und frühen Meisterjahre von 1930 bis 1948 an der Tulane-Universität und am »Charity Hospital« in New Orleans verbracht, wo der Chirurg Rudolph Matas im Jahre 1902 zum ersten Mal das Wagnis unternommen hatte, ein Gefäß-Aneurysma mit dem Messer anzutasten. 1948, nach acht Jahren als Professor in New Orleans und vierzig Jahre alt, war er nach Houston gekommen, um die Leitung der Abteilung für Chirurgie am Baylor University College für Medizin, der wissenschaftlichen Zentrale des »Texas Medical Center« und seiner Hospitäler, zu übernehmen. Noch im gleichen Jahr hatte er zum ersten Mal ein Aneurysma entfernt und seither im »Methodist Hospital« an der Houstoner Fannin Street die Chirurgen Amerikas und der Welt gelehrt, krankhafte Veränderungen der Gefäße zu operieren, Arterien umzuleiten, auszuschneiden, durch tiefgekühlte Arterien von Toten und künstliches Dralon-Gewebe zu ersetzen. Er war der Meister der Kunststoff-Reparatur des Herzens und der Gefäße. Seine kleine, flinke Gestalt mit dem mageren, von einer mächtigen Hakennase beherrschten Gesicht unter schwerer Hornbrille und zurückweichendem Haar, war in allen Massenmedien der Erde abgebildet, beschrieben und bis zur Verzerrung popularisiert. Beinamen wie »Texas-Tornado« oder »Black Mike« versuchten, seine Arbeitskraft, seine Geringschätzung für Privatleben und Erholung, seinen Perfektionismus, seine unerbittlichen Anforderungen an die Mitarbeiter und seine Zornesausbrüche in Schlagworte umzumünzen. Die Schlagworte vergaßen, daß er mehr war als ein Chirurg und ein seine Umwelt beherrschender, gewaltiger »Ich-Mensch«, nämlich ein Wissenschaftler, dessen Träume weit über die Operationstische hinausreichten, an denen seine Assistenten arbeiteten und an denen er nur noch bei den entscheidenden Akten einer Operation Hand anlegte. Das Massensterben der Herz- und Gefäßkranken trieb ihn dazu, nach den Ursachen der Krankheiten zu forschen und die Entwicklung künstlicher Herzen aus Plastik zu versuchen. Er scheute sich nicht, dem nationalistischen Stolz jener Texaner zu nahe zu treten, die ihn nach Houston gerufen hatten, und Millionen Dollar Bundesmittel des National Heart Institute oder des National Institute of Heath in Washington nach Texas und in seine Baylor-Laboratorien zu schleusen. Unter den Neubauten, die wieder das »Methodist Hospital« vergrößerten, befand sich ein »20-Millionen-Dollar-Wunder«, ein Forschungszentrum für Kreislaufkrankheiten mit elektronisch-futuristischen Operationssälen und Labor-Fluchten. Und als ein Mann, der einst Armut hatte kennenlernen müssen, schreckte er auch nicht davor zurück, das Busineß-Denken amerikanischer und texanischer Mediziner anzugreifen und das Recht aller auf Gesundheit zu verfechten. Gleichviel, ob Chirurg, Forscher oder Sozialprediger, »Texas-Tornado« oder »Black Mike« – er war der hellste Stern, der über der Baylor University, über dem »Methodist Hospital« und dem »Texas Medical Center« erstrahlte.

Denton A. Cooley war von anderem Schlag. Er war nicht nur zwölf Jahre jünger. Er war auch Texaner, kam nicht aus einem Provinznest des Südens und hatte es als Sohn eines Houstoner Zahnarztes niemals nötig gehabt, um sein tägliches Brot zu kämpfen. Er war eine schlanke große Gestalt, dem jeder Filmregisseur die Rolle eines guten, verwegenen und siegreichen Texasreiters geben würde. Er war niemals ein Mann der Bücher und der Forschung gewesen. An der Universität von Texas in Austin hatte er zu den Stars des Baseball-Teams und zu einer Bande gehört, die sich »Cowboys« nannte und deren Mitglieder sich gegenseitig die Initialen TU mit Glüheisen in die Brusthaut brannten. Bei Alfred Blalock in Baltimore hatte er das Chirurgen-Handwerk gelernt. 1944 war er dabeigewesen, als Blalock die ersten Blue Baby-Herzen operierte. Abgesehen von zwei Dienstjahren als Captain und Chirurg der amerikanischen Armee in Europa, war er bis 1950 an Blalocks Seite geblieben und hatte im selben Jahr, ohne viel von DeBakey zu wissen, ebenfalls sein erstes Aneurysma operiert. Ein Jahr darauf war er nach Houston heimgekehrt und hatte als Dozent für Chirurgie und später als Professor in DeBakeys Abteilung für Chirurgie begonnen. Aber daß er und DeBakey einmal in der Leuchtkraft konkurrierende Sterne am medizinischen Himmel von Houston werden mußten, wurde schon an jenem Sommertage des Jahres 1951 deutlich, an dem Cooley die Operation eines riesigen Aorten-Aneurysmas an einem Neger bereits beendet hatte, als DeBakey im Operationssaal eintraf. Sobald die Herz-Lungen-Maschine erfunden war, führte Cooley die erste Operation am offenen Herzen in Texas aus. Seine angeborene Verwegenheit, sein draufgängerischer Mut und ein phänomenales handwerkliches Geschick trieben ihn, unbelastet durch DeBakeys wissenschaftliche Forscher-Ideen, neuen chirurgischen Zielen entgegen. Er trug auf seinem Rücken auch keine Riesenlast an Gedanken über eine sozialmedizinische Revolution. Er arbeitete mit immer größerer, immer mehr Staunen erweckender Schnelligkeit und erledigte fünf oder mehr Operationen an einem Tag. Er vergrub sich nicht allein in Laboratorien und Hospitälern, sondern man sah ihn beim Golf, beim Schwimmen und beim Wasserski. Er war ein blauäugiger Charmeur, dem die Herzen von Mitarbeitern und Patienten zuflogen.

Fast zwangsläufig hatten DeBakey und er sich im Jahre 1960 getrennt. Denton A. Cooley war nach wie vor Professor der Baylor Medical School. Aber er suchte seine eigenen Operationssäle und fand sie nur wenige Schritte vom »Methodist Hospital« entfernt im »St. Luke's Hospital« und im »Texas-Kinderhospital«. In den acht Jahren, die seither vergangen waren, hatte er die Höhe von DeBakeys Stern am Firmament der Medizin nicht erreicht. Aber er hatte sich seine eigene Chirurgen-Welt geschaffen, in der auch im Operationssaal gescherzt und gelacht wurde, Texas-Lieder und Jazz-Musik aus Stereo-Lautsprechern ertönten und Inschriften wie »Gestern ist vorüber, morgen könnte für dich niemals kommen – jetzt ist der Augenblick zum Handeln!« an den Wänden klebten. Ärzte und Studenten aus aller Welt suchten Einlaß in seinen Operationssaal, weniger, um hier Ergebnisse der Erforschung von Herzleiden vorzufinden, sondern um zu beobachten, was ihn von Jahr zu Jahr mehr auszeichnete: die Schnelligkeit seiner Eingriffe, das einzigartige Spiel seiner schlanken Hände, das ihn schließlich sogar die Herzen neugeborener Kinder mit Herzdefekten öffnen und korrigieren ließ. Er konnte sich rühmen, das schnellste Herz-Team der Welt mit tausend Operationen oder mehr pro Jahr zu leiten. Reporter schrieben über ihn auf ihre Art: »Denton schneidet sie auf, näht sie zu und schickt sie weiter«, und auf dem Gelände des »St. Luke's Hospital« wuchs ein achtundzwanzigstöckiger Neubau empor, der in wenigen Jahren sein eigenes, nur mit Texas-Geld errichtetes »Texas Heart Institute« mit Wundern an Operationssälen und dreihundert Betten für Herzkranke beherbergen würde.

Die Nachricht über Barnards erste Herztransplantation hatte Cooley am 3. Dezember sicher anders getroffen als Shumway oder Kantrowitz, die so unendliche Mühe dafür aufgewandt hatten, nicht nur die Technik der Herztransplantation, sondern vor allen Dingen die

Probleme der Abstoßung zu studieren. Cooley hatte keine Zeit auf Laboratoriumsarbeiten über die Abstoßung und die moralischen Aspekte der Operation verschwendet und auch noch nicht verschwenden können, weil er keine eigenen Laboratorien besaß. Er hatte beobachtet, daß DeBakey sich mit der Abstoßung befaßte, sie für unvermeidbar hielt und sich deshalb dem künstlichen Herzen zuwandte, das in irgendeiner fernen Zukunft vielleicht einmal Wirklichkeit werden mochte. Er aber war ein Mann des Jetzt. So mußte ihn die Nachricht aus Südafrika deshalb besonders treffen, weil Barnard, dem er an technischer Meisterschaft mit Sicherheit weit überlegen war, ihn an Wagemut und Schnelligkeit geschlagen hatte und sich durch das unfaßbare Phänomen der Abstoßung nicht hatte abhalten lassen, wie ein Chirurg zu handeln. Da er ein fairer Mann war, hatte er dem Südafrikaner seine Reverenz erwiesen. Aber als Barnards zweite Transplantation am 3. Januar gelang und Blaiberg am Leben blieb, war er entschlossen, keinen Augenblick länger zu zögern und das neue Feld der Herzverpflanzung für Texas zu erobern.

Nach wenigen Experimenten wußte er, daß es für ihn nicht das mindeste technische Problem gab. Er war so viel schneller als Barnard, daß es nicht einmal nötig sein würde, das Spenderherz zu kühlen oder zu durchbluten, um es lebensfähig zu erhalten. Er würde dem Herzen gar keine Zeit lassen, zugrunde zu gehen.

Das Unglück, das Shumway und Kantrowitz bei ihren ersten Versuchen verfolgte, verstärkte nur seine Entschlossenheit, Texas und das »Texas Heart Institute« zum Erfolg zu führen. Als er aus Denver in Colorado hörte, man habe dort ein Serum gegen Lymphozyten entwickelt, das sich bei Nieren- und Lebertransplantationen als neues wirksames Mittel gegen die Abstoßung erweise, sandte er einen seiner Mitarbeiter dorthin, um die Anwendung des Serums für eine Herztransplantation zu studieren. Seither war er bereit, die erste Herztransplantation in Texas zu unternehmen. Aber er hatte warten müssen, weil er wohl todkranke Patienten hatte, aber kein Herzspender in die Notaufnahme des »St. Luke's Hospital« gelangte.

Er wartete auch noch an jenem 15. April, an dem eine Schwester ihm sagte, daß Dr. Joe Ehrlich aus Phoenix am Telefon sei und ihn wegen eines Patienten sprechen wolle. Und so zwanglos, wie er alle Dinge erledigte, hatte er auf dem Drehstuhl, von dem aus er seinen wichtigsten Operationssaal beobachten konnte, den Telefonhörer zwischen Ohr und Schulter geklemmt, nach einem Papierblock gegriffen und in hellblauer Schrift den Namen Everett Claire Thomas und die Auskünfte notiert, die Dr. Ehrlich ihm über seinen Patienten gab.

Denton A. Cooley in seiner Erinnerung:
»Er wurde mir durch Dr. Joe Ehrlich aus Phoenix, Arizona, über das Telefon zugewiesen ... Er hatte nicht nur drei schlechte Klappen. Auch seine Herzkammern waren krank ... So war es zweifelhaft, ob er überhaupt einen chirurgischen Eingriff überleben würde ... Es gibt nichts, was man für die Kammern tun kann. Gott gibt einem ein paar davon und man muß damit auskommen, so wie sie sind ... Ich diskutierte mit Doktor Ehrlich und sagte ihm, vielleicht sei es ein Fall, in dem wir eine Transplantation machen sollten ... Ich sagte Doktor Ehrlich: ›Schicken Sie Mr. Thomas her zu uns, wir werden ihn beobachten, und vielleicht läuft uns ein Spender über den Weg ... Wenn nicht, dann können wir immer noch eine Verzweiflungs-Operation machen und versuchen, seine Klappen zu ersetzen, auch wenn fünfundsiebzig Prozent dafür sprechen, daß er uns dabei auf dem Operationstisch stirbt ...‹«

Everett Thomas war auf alles gefaßt, aber nicht auf eine Herztransplantation. Nicht daß er nicht täglich Zeitungen gelesen, Radio gehört, Sendungen der Fernseh-Stationen angeschaut und die Flut der Meldungen und Berichte über Barnard, Washkansky, Blaiberg, Kasperak oder Block beachtet hätte. Aber Dr. Ehrlich hatte ihm stets gesagt, er brauche eine Herzklappen-Reparatur und beim Abschiedsbesuch nichts von Cooleys telefonischen Andeutungen erwähnt, sondern nur bemerkt, er kenne außer Cooley niemanden, dem er die Entscheidung über alles, was Everett noch helfen könne, so bedingungslos anvertrauen würde. So sah Thomas der Untersuchung durch Cooley mit der Erwartung entgegen, einem ungewöhnlichen Arzt und einer letzten Instanz vor Gott zu begegnen.
Er mußte sich einige Tage gedulden, denn ein Kardiologe des »St. Luke's«, Dr. Robert D. Leachman, und andere Ärzte nahmen mit ihm Untersuchungen vor, wie er sie noch nicht erlebt hatte. Dann aber stand am 30. April plötzlich Cooley an seinem Bett, sehr groß, mit offenem Hemd, weißem Kittel, Tennisschuhen, mit jungem, unternehmungsfreudigem, offenem Gesicht und sehr menschlichen blauen Augen. Sein Anblick gab Everett Thomas vom ersten Augenblick an das Gefühl, daß die höhere Fügung es gut mit ihm gemeint hatte, als sie ihn durch Ehrlich nach Houston sandte.
Er ahnte noch nicht, wie sehr die Untersuchungen gezeigt hatten, daß eine Klappenoperation ihm nicht einmal fünfundzwanzig Pro-

zent Überlebenschance gab, sondern bestenfalls zehn oder auch nur fünf Prozent. Trotzdem war Cooley seinem ganzen Wesen nach entschlossen, die Operation zu wagen, statt Thomas hilflos in seinem Bett sterben zu lassen. Aber er wußte auch, daß mit Thomas ein Kranker vor ihm lag, der für die Herztransplantation geeignet war, die er seit so vielen Wochen plante, und ihn verfolgte der Gedanke, die Transplantation könne ein allerletzter Weg zur Rettung sein, wenn die Operation der Klappen scheiterte.

Denton A. Cooley in seiner Erinnerung:
»Er war am Ende seiner Kraft. Ein Lungenödem breitete sich aus, und es ist kein Problem, einen Patienten in dieser Verfassung davon zu überzeugen, daß er eine bestimmte Behandlung braucht ... Er sagte mir, er sei immer der Brotverdiener für seine Familie gewesen, und er wolle nicht, daß die nun für ihn sorgen und ihn pflegen müsse. Er hatte die Festigkeit zu sagen, daß er es in diesem Falle vorzöge, tot zu sein ... So begannen wir über die Herztransplantation zu sprechen ...«

Cooley bemerkte sehr schnell, welch gläubige Gefaßtheit von Thomas ausging. So erklärte er ihm zunächst, wie es um ihn stand und daß er nur die Wahl zwischen dem Tod und dem Versuch einer Klappenoperation hatte. Die Chancen der Operation seien allerdings sehr, sehr gering. Für den Fall des Scheiterns gebe es allerdings noch eine Chance: ein neues Herz. Er sagte, daß er selbst große Hoffnungen auf die neue Methode setze, die in Südafrika soviel Aufsehen erregt habe, aber eigentlich in Amerika entwickelt worden sei. Es komme darauf an, ob Thomas bereit sei, sein Leben notfalls auf ein neues Herz zu setzen, und ob sich in den nächsten Tagen ein Spender fände, denn länger könne er mit dem Versuch einer Herzklappenoperation nicht warten, ohne die letzte Erfolgschance zu verspielen.

Denton A. Cooley in seiner Erinnerung:
»Und er antwortete: ›Well, das müssen Sie beurteilen. Der Grund, weshalb ich nach Houston gekommen bin, ist, daß mein Doktor auf Ihr Urteil und Ihre Fähigkeiten mehr baut als auf irgendein anderes Urteil im ganzen Land ... So werden wir also sehen, ob das Schicksal einen Spender schickt oder nicht.‹«

Cooley empfand so etwas wie rührende Bewunderung für den unbekannten Mann aus Phoenix, der über Nacht in seine Hände gegeben worden war. Bevor er sich verabschiedete, sagte er: »Wissen Sie, daß Sie einer der tapfersten Leute sind, die ich kenne...« Er beschloß, die Klappenoperation am kommenden Freitag, dem 3. Mai, durchzuführen, und zwar am späten Nachmittag, wenn alle anderen leichteren Fälle erledigt waren. Es schien ihm unmöglich, den Eingriff noch länger hinauszuschieben, auch wenn die Aussicht, bis dahin einen Spender zu finden, zu einem Nichts zusammenschmolz.

Helen Thomas erfuhr – so wie Everett ihr versprochen hatte – rechtzeitig, daß die Operation am Freitag stattfinden sollte. Sie setzte sich mit Mark in eine der nächsten Maschinen, die nach Houston flog. Hier erfuhr sie durch Everett zum ersten Mal von einer möglichen Herztransplantation. Bei all ihrer sonstigen Gefaßtheit überfiel sie eine tiefinnere Angst. Sie dachte nicht nur an Blaiberg, sondern auch an die anderen, die bisher gestorben waren. Aber Everett versicherte ihr, sie müßten alles in Dr. Cooleys und in Gottes Hand legen. Trotzdem blieb Helen von einer ungewöhnlichen Unruhe erfüllt. Auch sie vertraute auf Gott. Aber sie handelte mehr als Everett aus dem Denken als aus dem Gefühl heraus. Die hochgehende Welle der Begeisterung über Barnard hatte in ihr niemals die blinde Hoffnung erweckt, hier habe man das Wundermittel gefunden, das Everetts Leben retten sollte. In ihren klar blickenden Augen war alles, was sich bisher ereignet hatte, noch ein abenteuerliches Experiment.

Sie wußte nicht, daß Cooley, der am Donnerstag zu einem Vortrag über Herzkrankheiten nach Shreveport in Louisiana flog, selbst kaum zu hoffen wagte, noch einen Spender zu finden. Als ein Reporter der »Shreveport Time« wissen wollte, ob er eine Transplantation unternehmen werde, erwiderte er, die Herzverpflanzung sei eine faszinierende Sache, aber er stehe vor keiner Verpflanzung, weil es zu große Spenderprobleme gebe. Doch nur kurze Zeit später, am frühen Nachmittag, als er auf dem Flughafen von Shreveport eintraf, um nach Houston zurückzukehren, wurde er ans Telefon gerufen und einer seiner Assistenten im »St. Luke's« teilte ihm mit, eine junge Frau in Houston habe sich gegen 15 Uhr in den Kopf geschossen. Man habe sie ins »Ben Taub Hospital« gebracht, aber ihre Familie verlange die Überführung ins »St. Luke's«, weil die Selbstmörderin früher einmal von Cooley operiert worden sei. Da ihr Zustand als hoffnungslos gelte, bestehe die Möglichkeit einer Herzspende.

Aus dem Bericht einer ehemaligen Mitarbeiterin des »St. Luke's Hospital«:

»Die junge Frau, die sich in den Kopf geschossen hatte, hieß Kathleen Martin. Sie war erst sechzehn Jahre alt und hatte vor fünf Monaten geheiratet. In ihrer frühesten Jugend hatte sie an einer Aortenstenose gelitten. Dr. Cooley hatte sie 1962, als Kathleen zehn Jahre alt war, erfolgreich operiert. Trotzdem war sie von sehr labiler Wesensart geblieben. Sie besuchte noch die ›Junior High School‹, als sie 1967 Charlie Lee Martin, den selbst erst siebzehnjährigen Sohn eines Sektenpredigers in Brunswick, kennengelernt hatte und gleich darauf heiratete. Charlie hatte keine feste Arbeit. Aber er fand schließlich einen Posten bei General Electric, und er und Kathleen waren in eine kleine Wohnung am Charrin Drive gezogen. Kathleen verließ die Schule, weil ihre Mitschülerinnen sie als Ehefrau hänselten. Danach wurde sie noch labiler als zuvor. Jede Hitzewelle oder auch nur ein Windstoß, der ihre Frisur durcheinanderbrachte, konnte sie in wilde Erregung versetzen.
So stritten sie und Charlie auch am frühen Nachmittag des 2. Mai. Als Charlie kurz darauf zur Arbeit fuhr, kehrte er unterwegs noch einmal um und begab sich nach Hause zurück, weil er ein ungutes Gefühl hatte. Im Badezimmer fand er Kathleen mit seinem Gewehr. Sie hatte die Mündung gegen ihren Kopf gerichtet und drohte, sich umzubringen. Als er nach der Waffe greifen wollte, drückte sie ab, und die Kugel zerschmetterte Teile ihres Gehirns. Ihr Herz schlug noch, als man sie ins ›Ben Taub Hospital‹ brachte. Gehirnströme waren jedoch nicht mehr meßbar. Ihr Vater glaubte jedoch, Doktor Cooley könne ihr noch einmal helfen, so wie er es 1962 getan hatte. Er verlangte, daß die Leute vom ›Ben Taub‹ sie zu uns ins ›St. Luke's‹ brachten. Das war gegen 6 Uhr nachmittags. Ihr Blutdruck fiel rapide, und nur die künstliche Atmung erhielt sie am Leben. Es war etwa die Zeit, als Doktor Cooley aus Shreveport eintraf . . .«

Die ersehnte Gelegenheit für die erste Herztransplantation kam für Cooley wie ein überraschendes Geschenk; er zögerte keinen Augenblick, die Chance zu nutzen und sich als erstes die Zustimmung des Ehemanns Charlie Lee Martin, der immer wieder weinend beteuerte, daß alles ein Unfall gewesen sei, und des Vaters von Kathleen zu sichern.

Denton A. Cooley in seiner Erinnerung:

». . . Wir mußten uns bei einer Einmischung in die Frage, ob Spender oder nicht, zurückhalten ... Aber bis zu einem gewissen Grade war ich natürlich beteiligt ... Die Tatsache, daß ich das Mädchen früher operiert hatte, half uns beträchtlich ... die Genehmigung für die Verwendung ihres Herzens zu bekommen ... Genau betrachtet, handelte es sich um ein Herz, das ich schon kannte, so daß man nachträglich fast sagen könnte, daß hier zwei meiner Patienten vereinigt werden sollten. Es war ein ungewöhnliches ... Erlebnis. Ich weiß nicht, ob ich jemals ein zweites Erlebnis dieser Art haben werde ...«

Sobald die Genehmigung vorlag, überzeugten Leachman und Cooley sich, daß Kathleen Martins Herz sich trotz der früheren Operation in gutem Zustand befand. Eine Herzvergrößerung, die infolge der Aortenstenose entstanden war, schien ihnen von Vorteil zu sein. Denn sie verringerte den natürlichen Größenunterschied zwischen dem Herzen eines Erwachsenen wie Thomas und eines Mädchens wie Kathleen. Dr. Nora, ein Immunologe vom »Texas-Kinderhospital«, führte einen groben Gewebevergleich durch, soweit dies in der Eile möglich war. Und während die Operationssäle 1 und 2 für alle Fälle vorbereitet wurden, begab Cooley sich zum zweiten Mal zu Everett Thomas, um ihm zu sagen, daß der Zufall ihnen einen Spender beschert habe. Wenn Thomas endgültig zustimme, werde er ihn am späten Abend oder in der Nacht operieren. Er werde sich dabei zuerst vergewissern, ob eine Klappenoperation noch irgendeinen Sinn habe. Wenn nicht, werde er ein neues Herz einpflanzen. Als er an Thomas' Bett kam, fand er auch Helen vor, und so konnte er mit beiden sprechen.

Denton A. Cooley in seiner Erinnerung:
»... ich glaube, daß die Nachricht ihn im ersten Augenblick doch überraschte. Aber er war ein gefaßter Mann ...«

Helen Thomas zu Jerry LeBlanc, 1970:
»Ich war besorgt, und ich sagte zu Doktor Cooley: ›Ich möchte, daß Sie mir versichern, daß Sie alles Menschenmögliche tun werden, um Everett mit der Klappenoperation am Leben zu erhalten und nicht mit einer Transplantation zu experimentieren, nur wegen der Schlagzeilen ...‹ Er antwortete mir: ›So etwas könnte ich keinem Menschen antun ...‹ Und ich glaube, daß er auf dem Operationstisch herausfand, daß die Klappen nicht repariert werden konnten und daß die Transplantation die einzige Chance war.«

Denton A. Cooley in »World Book Encyclopedia Science Service«, August 1968:
»Die Last vor der ersten Herztransplantation war die schwerste. Schließlich ging es darum, einen Patienten einer Sache zu unterwerfen, derer ich nicht völlig sicher war. Es war ein Glücksspiel ...«

Operations-Anmerkungen zur Herzüberpflanzung von Kathleen Martin auf Everett Claire Thomas:

2. Mai 1968:
23.00 Uhr: Überführung der Spenderin in Saal 2. Transport von Everett Claire Thomas nach Saal 1.
23.50 Uhr: Die Eröffnung von Thomas' Brust zeigt die hoffnungslose Zerstörung des Herzens.
23.55 Uhr: Herzstillstand der Spenderin.
3. Mai 1968:
0.45 Uhr: Dr. Cooley und Dr. Hallman entfernen Thomas' Herz. Dr. Bloodwell entnimmt Herz der Spenderin.
0.55 Uhr: Überführung des Spenderherzens in Saal 1.
1.01 Uhr: Einpassen des Herzens und Legen der Nähte durch Dr. Cooley.
1.36 Uhr: Vollendung der letzten Naht.
1.37 Uhr: Öffnung der Aorten-Klemme. Wilde unregelmäßige Herzschläge.
1.39 Uhr: Ein einziger elektrischer Schock reichte aus, den Herzrhythmus herbeizuführen.

Denton A. Cooley in seiner Erinnerung:
»Es herrschte natürlich eine ungewöhnliche Spannung. Jeder von uns war bereit, das Höchste zu leisten, ganz so, als ob wir in einen sportlichen Wettkampf gingen ... Es dauerte genau dreißig Minuten, um die Einpflanzung durchzuführen, während andere eineinhalb bis zwei Stunden dazu benötigt hatten ... Manche Leute fragen mich nach der größten persönlichen Sensation in meinem Leben. Well, ich glaube, es war ... der Anblick dieses Herzens eines sechzehnjährigen Mädchens, das so heftig, man könnte sagen mutig, schlug, um den Körper eines erwachsenen Mannes am Leben zu halten ... Es war die befriedigendste, die erregendste Sache, und jeder im Operationssaal spendete Beifall ...«

In der Morgenfrühe des 3. Mai trat Cooley strahlenden Gesichtes in den kleinen Hospitalraum, in dem Helen Thomas zusammen mit Armen D. Jorjorian, einem Kaplan des Hospitals, gewartet hatte. Trotz ihrer Ängste beherrschte sie sich so sehr, daß der Kaplan darüber nachdachte, wie viele oder wie wenig Frauen von so gefaßtem Charakter ihm in seinem Leben begegnet seien. Cooley sagte ihr, er habe Everett zwar ein neues Herz einpflanzen müssen. Aber alles sei glücklich vorüber, und das neue Herz schlage, als sei es nie in einen anderen Körper hineingeboren worden. Erst in diesem Augenblick ging etwas von Helen Thomas' Fassung verloren. Aber Cooleys Optimismus griff auf sie über, und sie nickte lächelnd, als er ihr sagte, sie möge jetzt schlafen. Dann eilte er in den Operationssaal 6, den man in eine provisorische Isolierstation umgewandelt hatte, welche Thomas für die ersten Tage aufnehmen sollte. Noch wußte er nicht, daß er soeben die erste erfolgreiche Herztransplantation der Vereinigten Staaten beendet hatte. Genausowenig wußte er, daß der erste Schritt auf eine Bahn getan war, die ihn binnen weniger Wochen nicht nur zum schnellsten Herzverpflanzer der Welt, sondern auch zum Chirurgen mit den meisten Herztransplantationen machen und seinen Namen vor der Weltöffentlichkeit heller strahlen lassen würde als je zuvor.

Denton A. Cooley in seiner Erinnerung:
»Ich verbrachte die Nacht mit ihm ... Er hatte noch den Luftröhren-Katheter und konnte nicht sprechen, als er wach wurde. Aber er lächelte mir zu. Und am nächsten Tag, als wir den Katheter herausnahmen, sprach er und saß schon auf dem Bettrand ... Es war einfach wunderbar. Er wirkte wie der glücklichste Mensch auf Erden. Ich habe vergessen, was er genau sagte, aber es war ... so etwas wie: ›Es sieht so aus, als hätten wir es geschafft ...‹«

Sicherlich war es doch nicht ganz so triumphal, wie es später in der Erinnerung erschien.
Am Vormittag des 4. Mai, an dem Helen zum ersten Mal in steriler Verhüllung und in Dr. Hallmans Begleitung an Thomas' Bett treten durfte, arbeitete noch das Atemgerät. Und Thomas kritzelte einen Zettel, auf dem er Helen schriftlich fragte, ob er neue Herzklappen habe oder eine Transplantation. Irgendwo hinter den Mauern seiner schlichten Gläubigkeit und Zuversicht hatte doch eine Spur der Furcht vor dem Ungewöhnlichen die Nacht der Operation überdauert. Aber sein Gesicht zeigte keinen Schrecken, als Helen ihm sagte, er trage jetzt das Herz eines jungen Mädchens in seiner Brust.
Es blieb dabei: Everett Thomas saß am 4. Mai bereits für kurze Zeit aufrecht auf seinem Bett, bekam seine erste flüssige Mahlzeit und sagte am späten Abend zu einer der Schwestern: »Mein Vertrauen in Doktor Cooley und Gott hat mich belohnt ... Ich weiß, daß Gott hinter ihm stand, während er mich operierte.«

Die ersten Meldungen über Cooleys Operation an Thomas und dessen ungewöhnlich gutes Befinden wurden nach dem Tod aller anderen Herzempfänger Amerikas zur Sensation. Sie brachten die Presse, die bis dahin meist auf das »Methodist Hospital« und DeBakey geblickt hatte, zu Cooley und ins »St. Luke's«. Obwohl die Angehörigen der South Western Bell-Telefongesellschaft gerade streikten, hielten einige höhere Angestellte eigens die Leitungen offen, um den ungeheuren Strom der Anrufe weiterzuleiten, der am Ende der Telefonzentrale des »St. Luke's« blockierte.
Thomas litt zwar wie jeder Brustoperierte an starken Schmerzen. Auch ein anormal hoher Druck im Lungenkreislauf wollte sich nicht normalisieren. Zudem hatte er ungewöhnlich hohe Blutzucker-Werte. Es sah fast so aus, als hätte die Operation eine Zuckerkrankheit bei ihm ausgelöst. Außer Imuran, Hydro-Cortison, Prednisolon und dem Anti-Lymphozyten-Serum, das er als erster Herztransplantations-Patient bekam, und Digitalis mußte man ihn auch mit Insulin versorgen. Trotzdem erholte er sich weiterhin, und seine Überzeugung, völlig gesund zu werden, war bereits so groß, daß er Helen erklärte, sie müsse so bald wie möglich mit Mark nach Phoenix zurückkehren. Da er die ungewöhnliche Operation überstanden habe, würden sie sehr große Hospitalrechnungen bekommen. Mark und sie dürften also seinetwegen keine unnötigen Ausgaben in Houston machen.

Helen Thomas zu Jerry LeBlanc, 1970:
». . . Seine Worte waren: ›Du mußt zu Hause bei den Kindern sein . . . Meine Sache ist es, hier im Hospital gesund zu werden. Und ich habe die Ärzte, die mir dabei helfen.‹ Er versprach mir, daß ich sofort erfahren würde, wenn sich irgend etwas Ungünstiges ereignete, und sonst würden wir ja über das Telefon in Verbindung bleiben. Aber ich sollte auch hierbei daran denken, daß . . . wir vorläufig sehr wirtschaften müßten und nicht unnötig telefonieren könnten . . .«

Nichts hätte deutlicher zeigen können, wie sehr Thomas schon am zweiten Tage nach der Operation wieder umsichtig zu denken begann und wie sehr er wieder die Sorge für seine Familie übernahm. Er ahnte in diesen Stunden hinter den sterilen Wänden nicht, daß Cooley nur wenige Räume von ihm entfernt bereits mit seiner zweiten Herztransplantation beschäftigt war. Die sensationellen Nachrichten von Everett Thomas hatten zwei neue Herzempfänger und einen Herzspender förmlich nach Houston getrieben. Eine

Frau aus Alexandria in Louisiana hatte, sobald sie über die Operation an Thomas las, Cooley telefonisch beschworen, ihren erst achtundvierzigjährigen Mann, James B. Cobb, zu retten, der, von ständigen Schmerzen gepeinigt, sterbend im »Alexandria Hospital« lag. Cooley hatte der Überführung Cobbs ins »St. Luke's« zugestimmt. Fast gleichzeitig traf ein anderer schwer Herzkranker, ein zweiundsechzigjähriger Hospitalverwalter, John Stuckwish aus Alpine in Texas, im »St. Luke's« ein. Auch seine letzte Hoffnung war eine Transplantation. Und schließlich – am Sonntagmittag – wurde Cooley inmitten hektischer Telefonanrufe aus aller Welt auch aus dem Ort Conroe in Texas verlangt. Eine Mutter, deren fünfzehnjähriger Sohn William Joseph Brannon bei einem Verkehrsunfall eine tödliche Gehirnverletzung erhalten hatte, bot Cooley das Herz ihres Jungen an. Sie versicherte, daß es ein gesundes Herz sei, denn William Joseph war ein großer Fußballspieler gewesen, und sie hatte den Wunsch, daß sein Herz irgendwo in einem Menschen weiterschlug. Brannon wurde sofort nach Houston transportiert, und Cooley mußte sich entscheiden, ob er dessen Herz in James B. Cobb oder in John Stuckwish verpflanzen sollte. Er entschied sich für Cobb, weil Cobb jünger war und wahrscheinlich mehr Widerstandskraft besaß. Als Cooley seine Entscheidung gefällt hatte, nahm er mit Sicherheit an, daß sie einem Todesurteil für Stuckwish gleichkomme. Man rechnete nicht damit, innerhalb so kurzer Zeit noch einen dritten Herzspender zu finden. Diesmal benötigte er zweiundvierzig Minuten für die Übertragung – und die Zahl der Berichterstatter und der Telefonanrufe im »St. Luke's« wuchs.
Am Montag, dem 6. Mai, jagte eine neue Meldung die andere. Es wurde bekannt, daß sich allen Erwartungen entgegen auch für Stuckwish ein Spender gefunden hatte. Am 28. April war Clarence Nicks, ein Arbeiter, in einer Bar des Houstoner Hafens halb zu Tode geprügelt worden. Mit schweren Schädelverletzungen hatte man ihn ins »St. Luke's« gebracht; dort lag er jetzt in den letzten Zügen, und sein Herz stand zur Verfügung. Stuckwishs Zustand hatte sich um diese Zeit so verschlechtert, daß er im Koma auf den Operationstisch kam. Cooley begann die Operation in so großer Eile, daß er auf die Narkose verzichten mußte. Stuckwishs Herz stand still, seine Gehirnströme waren erloschen. Es gelang ihn an die Herz-Lungen-Maschine zu bringen, sein Gehirn wieder zu durchbluten und Nicks' Herz auf ihn zu übertragen.
Die Nachrichten überschlugen sich: Cooley hatte Barnard eindeutig geschlagen. Niemand vor ihm hatte innerhalb von vier Tagen drei Herzen verpflanzt.

Schon am nächsten Tage, am 8. Mai, mußten die Reporter allerdings melden, daß auch Cooley nicht nur mit Erfolg gesegnet war. Nur achtundfünfzig Stunden nach der Operation an James B. Cobb starb dieser infolge einer überraschenden Allergie gegen das Anti-Lymphozyten-Serum. Erst nach Cobbs Tod stellte sich heraus, daß er vor zwanzig Jahren Tetanus-Injektionen mit einem Serum erhalten hatte, das wie das Anti-Lymphozyten-Serum aus Pferden gewonnen worden war. Wiederum einen Tag später begannen John Stuckwishs Leber und Nieren zu versagen. Ein Bein wurde brandig – er starb an akuter Gelbsucht, arteriosklerotischen Komplikationen und doppelseitiger Lungenentzündung.
Aber diese Todesmeldungen hatten genausowenig Einfluß auf die Transplantations-Woge, die über Texas dahinrollte, wie einst Louis Washkanskys Tod auf die Entwicklung in Kapstadt – denn Everett Thomas lebte. Er lebte, ahnungslos und von der Umwelt abgeschlossen. Über seine Erholung war nur Günstiges zu berichten.

Blick in Meldungen der Massenmedien vom 15. bis 30. Mai 1968:
15. Mai: Cooley sagt, Thomas sei gesund, glücklich und guten Mutes.
16. Mai: Cooley sagt, Thomas »genieße das ganze Abenteuer«. Er habe erklärt, sofern er gewußt hätte, wie leicht eine Herzverpflanzung sei, hätte er schon viel früher danach verlangt.
17. Mai: Die Familie Thomas ist nach Phoenix zurückgekehrt, da keine Gefahr für Thomas' Leben besteht. Thomas steht täglich für längere Zeit auf. Er scherzt mit Barbara Hurn, der rothaarigen Schwester, die für die Herztransplantierten sorgt.
Thomas verläßt die provisorische Isolierstation. Er wird in ein Privatzimmer an der Rückseite des »St. Luke's Hospital« verlegt, in dem nur noch eingeschränkte antiseptische Regeln befolgt werden.
Thomas: »Doktor Cooley ist ein Mann der Vorsehung. Sie hat ihn ausgewählt, um zahllose Leben so zu retten wie meines.«
18. Mai: Die Anti-Abstoßungs-Drogen, die Thomas erhält, werden täglich weiter verringert. Der Elektrokardiograph-Monitor und alle anderen regelmäßigen Tests zeigen keine Abstoßung.
Thomas, der noch nichts vom Tode Cobbs und Stuckwishs weiß: »Als ich mich für die Transplantation entschied, traf ich eine positive Entscheidung. Es wird nur darauf ankommen, daß in Zukunft jeder unheilbar Herzkranke diese positive Entscheidung trifft. Sicher wird es bald eine Welt geben, in der keine Herzkranken mehr existieren . . .«
19. Mai: Everett Thomas fühlt sich so wohl, daß er über die Baugerüste für den Neubau von Dr. Cooleys »Texas Heart Institute« klagt. Eine Verschalung versperrt den freien Blick aus seinem Fenster.
20. Mai: Bauarbeiter, die von Everetts Klage hörten, entfernten die Holzverschalung. Sie erscheinen auf dem Gerüst vor Everetts Zimmerfenster, um ihm Grüße zuzurufen.

Everett Thomas: »Ich habe mich seit fünfundzwanzig Jahren nicht so gesund gefühlt wie heute. Wenn ich diesen Raum verlasse, möchte ich durch das ganze Land reisen und für die Herztransplantation werben ...«

21. Mai: Vierte Herztransplantation Dr. Cooleys.

Heute erhielt im »St. Luke's Hospital« Louis Fierro, 54, Altwagenhändler aus Elmont/New York, das Herz von Hubert Brungardt, 17, aus Pasadena. Louis J. Fierro saß bereits zwei Stunden nach dem Erwachen aus der Narkose auf seinem Bettrand.

24. Mai: Die beiden lebenden Herzempfänger Amerikas, Everett Thomas und Louis Fierro, befinden sich in bester Verfassung. Cooley sagt, die Ergebnisse der Herztransplantation seien revolutionär für die Medizin. Es handele sich nicht mehr um Experimente, sondern um therapeutische Möglichkeiten, Leben zu retten ...

Das »St. Luke's Hospital« plant eine eigene Station für Herztransplantationen, die sich an der Vorderfront des Gebäudes befindet.

Auch die Fierro-Transplantation war ein Rekord an Schnelligkeit. Dr. Denton A. Cooley ist eindeutig der schnellste und erfolgreichste Herztransplantateur der Welt.

26. Mai: Louis Fierro erholt sich trotz des Auftretens einer Zuckerkrankheit, die als Folgeerscheinung der Cortison-Behandlung betrachtet wird, ebenso glänzend wie Everett Thomas. Das Anti-Lymphozyten-Serum erweist sich auch bei ihm als Wundermittel. Thomas und Fierro erhalten Briefe aus aller Welt.

29. Mai: Thomas bewegt sich frei und könnte bereits entlassen werden. Thomas: »Meine Dankbarkeit gegenüber Doktor Cooley und Gott ist grenzenlos. Sie legt mir die Verpflichtung auf, mein weiteres Leben dem Dienst an der Herztransplantation zu widmen.«

30. Mai: Wachsender Strom von Herzkranken zum »St. Luke's Hospital«. Immer mehr Herzkranke, die ihre letzte Rettung in einer Transplantation sehen, treffen in Houston ein. Ein augenblicklicher Mangel an Spendern verzögert Dr. Cooleys fünfte Transplantation. Sie kann jedoch jeden Tag erwartet werden.

Es war schwer, Everett Thomas in den ersten Juni-Tagen, vier Wochen nachdem er sein neues Herz erhalten hatte, zu beschreiben. Er war immer noch bleich und abgemagert. Sein neues Herz reagierte auf keinerlei nervöse Reize. Wenn er sich bewegte oder eine anstrengende Testübung durchführte, dauerte es drei Minuten, bis das Herz seine Pumpleistung erhöhte. Und diese verstärkte Tätigkeit wurde nicht durch Nervenreize, sondern durch eine vermehrte Hormon-Ausschüttung ins Blut erzeugt. Aber solche Beeinträchtigungen seiner Leistungsfähigkeit wurden Thomas nur undeutlich bewußt. Das ungeheure Erlebnis seines neuen Daseins beflügelte seinen Glauben an das positive Denken, das ihn sein ganzes Leben lang geleitet hatte. Stets hatte er das Bedürfnis gehabt, sich anderen Menschen mitzuteilen. Jetzt beherrschte ihn der Gedanke, das Erlebnis seines neuen Daseins auch seiner Umwelt mitzuteilen.

Sobald er die ersten Gänge außerhalb seines Zimmers unternahm, wurde er im »St. Luke's« zu einer vertrauten Gestalt. Groß, langsam, aber gerade aufgerichtet ging er daher. Er sprach mit jedermann, der ihm begegnete. Er konnte scherzen oder sogar lachen. Aber selten vergaß er ein Wort über den Segen des neuen Lebens oder über Cooley, der in seinen Augen zu einer Art Gottheit wurde. Als Fierro ebenfalls sein Zimmer verließ und sich, klein, dünn, mager und bebrillt, zu Thomas gesellte, trafen die beiden sich in dem Gefühl, Symbole der Werbung für die Herztransplantation zu sein. Fierro verfügte zwar nicht über Thomas' tiefinnere Gläubigkeit oder sein ehrliches Sendungsbewußtsein. Aber er war ein Händler, der den größten Teil seines Lebens im Umgang mit Kunden und mit dem Anpreisen seiner Autos verbracht hatte. Und so pries er jetzt sein neues Herz.

Als die Bauarbeiter sich entschlossen, Thomas zum Ehrenmitglied ihrer Kolonne zu ernennen und ihm zum Zeichen seiner Mitgliedschaft einen Schutzhelm zu verleihen, war auch Fierro dabei und wurde in die Ehrung eingeschlossen. Die Verleihung geschah vor Fotografen, die zum ersten Mal Gelegenheit hatten, die »Amerikaner mit dem zweiten Herzen« zu sehen.

Wenige Tage später, am 11. Juni, stand Thomas, wiederum von Fierro begleitet, im Mittelpunkt der ersten großen Pressekonferenz, die im Auditorium des »St. Luke's Hospital« stattfand. Ihm war kaum bewußt, wie gespenstergleich er noch immer aussah. Und Fierro erging es nicht anders. Sie waren von dem Willen erfüllt, ihre Zuhörer und Zuschauer zu überzeugen, daß sie wieder gesunde Menschen waren.

Auf die Frage, wie er sich fühle, erwiderte Fierro: »Wie ein Millionär.« Und Thomas fiel ihm ins Wort: »Ich bin der andere Millionär.« Fierro versicherte mit prahlerischer Redseligkeit: »Ich habe niemals Schmerzen gespürt. Ich wußte nicht mal, daß die Operation vorbei war ... Ich esse wie der Teufel. Ich genieße alles. Zum Training hüpfe ich auf einem Bein. Manchmal tanze ich. Vor der Transplantation konnte ich nicht mal vier oder fünf Schritte gehen. Jetzt warte ich darauf, daß ich wieder Peabody tanze. Das war mein Lieblingssport im Roseland-Tanzpavillon in New York.« Aber Everett Thomas übertraf noch seine Beredsamkeit, vor allem, wenn es darum ging, eine schlichte Philosophie zum Ausdruck zu bringen, die seine Zuversicht widerspiegelte. »Ein Herz«, erklärte er, »ist wie eine Benzinpumpe in einem Auto. Ich war ein verrostetes Auto.

Nun, nachdem ich eine neue Benzinpumpe habe, bin ich ein neues Auto. Ich bin sicher, daß ich alles wieder tun werde, was ich früher getan habe, vor allem fischen ...« An anderer Stelle verkündete er: »Ich plane, Hospitäler und Herzkranke zu besuchen und die Patienten aufzufordern, sich transplantieren zu lassen. Manche Leute haben Zweifel. Ich habe niemals Zweifel gehabt ... Für mich ist die Herztransplantation der größte Beitrag zur Erhaltung des menschlichen Lebens und die Spende eines Herzens die Gabe aller Gaben.« Und wiederum an anderer Stelle: »Wir wollen die Blaibergs Amerikas sein und für unser Land verkörpern, was er verkörpert: die Vorhut für eine neue Medizin.«
Das war am 11. Juni. Am folgenden Morgen trafen in Houston die ersten Nachrichten aus Kapstadt ein, denen zufolge Philip Blaiberg schwerkrank ins »Groote Schuur Hospital« gebracht worden sei und mit dem Tode kämpfe.

Zwischenakt: Philip Blaiberg

G. M. T., Korrespondentin in Kapstadt, Notizen aus dem Jahre 1969/70:
»Am 10. Juni, als ich Kapstadt wegen eines Besuchs bei meinen Eltern vorübergehend verlassen hatte, gab es gewisse alarmierende Meldungen, die in die allgemeine Überzeugung hineinplatzten, Blaiberg genieße sein neues Leben in vollen Zügen. Blaiberg war wegen einer Hepatitis aus seiner inzwischen berühmt gewordenen Wohnung in Wynberg ins ›Groote Schuur Hospital‹ gebracht worden. Barnard, der sich (von Dr. Botha begleitet) wieder auf einer seiner rastlosen Weltreisen befand, hatte am 7. oder 8. Juni nach einem Besuch in München vor zukunftsberauschten Heidelberger Studenten gesprochen und erklärt: ›In wenigen Jahren werden wir an ein- und demselben Patienten mehrfach Herztransplantationen durchführen können. Dann werden Patienten, deren erstverpflanztes Herz nicht mehr funktioniert, ein zweites oder sogar ein drittes Herz erhalten und weiterleben können.‹
Er war weiter nach London gereist, wo Reporter ihn am 10. Juni mit der Frage empfingen, ob es zutreffe, daß Blaiberg erkrankt sei. Kurz darauf wurde er selbst aus Kapstadt alarmiert und flog mit der ersten erreichbaren Maschine nach Südafrika zurück.
Ich traf etwa um die gleiche Zeit wieder in Kapstadt ein. Dort fand ich zwar nicht mehr das Journalistenlager vor wie in den ersten Wochen des Jahres. Aber es gab genügend Kollegen von Presse,

Funk und Fernsehen, die zum Teil sogar aus Asien eingeflogen waren, um als Vierundzwanzig-Stunden-Wache rings um das Hospital, um Barnard oder Eileen Blaiberg aufzuziehen. Es fiel natürlich auf, wie nahezu versiegt die gleichen Quellen waren, die zur Zeit meiner Abreise noch so überschäumend gesprudelt hatten. Das ›Groote Schuur‹ hatte aus der Vergangenheit und der Kritik der medizinischen Fachwelt an den Publicity-Ekzessen gelernt, wie man Türen verschließt und nichtssagende Kommuniqués veröffentlicht. Barnard bemühte sich, sein optimistischstes Gesicht hervorzukehren, wenn er einmal zu sehen war, verhielt sich aber sonst sehr zugeknöpft. Doch war meine eigene Haltung damals so, daß ich gar nicht tief graben wollte, um nicht vielleicht auf unangenehme Überraschungen zu stoßen. Die Welt wollte noch keine Zerstörung des Blaiberg-Mythos, sondern wollte seine Erhaltung und Bestätigung. Ich war daher zufrieden, als ich am 14. Juni melden konnte, die Bakteriologen des ›Groote Schuur‹ hätten ein Virus als Ursache für Blaibergs Hepatitis ermittelt und eine gezielte Behandlung habe begonnen. Ich gab Eileen Blaibergs Erklärungen vom 15. und 16. Juni, daß Blaiberg wieder reges Interesse an seiner Umwelt zeige, vergnügt sei und viel rede, weiter. Am 18. Juni äußerte sie: ›Sein Zustand ist nicht mehr kritisch. Ich bin sicher, er wird wieder völlig genesen ...‹ Als Barnard um den 26. Juni nach Amsterdam flog, um die Feier zur Eröffnung der neuen dortigen Universität nicht zu versäumen, nahm ich an, die Krise sei vorüber. Am 6. Juli gab es noch einmal eine Alarmmeldung, und aus einem Kommuniqué des Hospitals konnte man entnehmen, daß eine Verschlechterung in Blaibergs Befinden eingetreten war. Zur gleichen Zeit hörte man Gerüchte, wonach Barnard, der inzwischen wieder in Kapstadt eingetroffen war, eine zweite Herzverpflanzung an Blaiberg plane. Aber diese Gerüchte wurden durch Eileen Blaiberg bestritten, und zwei Tage später gab das Hospital bekannt, Blaiberg habe die Krise endgültig überwunden. Touristen versammelten sich zu Dankgebeten vor Blaibergs Wohnung. Ich konnte berichten, daß der amerikanische Tenor Tucker für den genesenen Blaiberg das jüdische Volkslied ›Rosinen und Mandeln‹ sang und daß Schiffsärzte eines sowjetischen Fischereidampfers die Erlaubnis erhielten, Blaiberg zu besuchen und sich selbst vom festen Schlag seines Herzens zu überzeugen.

Die Wirklichkeit sah offenbar anders aus. Barnard war nur um Haaresbreite dem Schicksal entronnen, seinen Patienten schon vier oder fünf Monate nach der Operation zu verlieren. Und Blaiberg wurde nur um Haaresbreite davor bewahrt, von der Bühne abtre-

ten zu müssen, auf der er seine Rolle als erster lange lebender Mensch mit einem fremden Herzen und als Erfolgssymbol mit soviel tragischem und manchmal tragikomischem, immer aber tiefinnerem Engagement spielte. Nach einer publicity-wirksamen fiktiven ›Teilnahme‹ an einem Rugby-Spiel am 21. Mai hatte er über ungewöhnliche Schwere in allen Gliedern geklagt. Am 24. Mai, seinem neunundfünfzigsten Geburtstag, wurde er ins ›Groote Schuur‹ gebracht, und zwar unter der scheinbar harmlosen Begründung einer der regelmäßigen Nachuntersuchungen. Man fand zahlreiche befremdliche Symptome, aber die Frage, ob es sich um Abstoßung, beginnende Infektion oder Giftwirkung der Anti-Abstoßungs-Drogen handelte, war nicht zu beantworten. Unterdessen entwickelte sich eine schwere Gelbsucht. Am 4. Juni wurde Blaiberg wieder in die sterilen Räume verlegt, in denen er die ersten Monate des Jahres verbracht hatte. Die Untersuchung des Herzens selbst zeigte verschiedene Störungen, aber alles in allem keines der Symptome, die man zu dieser Zeit noch für Vorboten einer Abstoßung hielt. Bei der Gelbsucht blieb unklar, ob eine Virus-Infektion oder eine Medikamenten-Vergiftung vorlag. Um den 10. Juni befand Blaiberg sich in so desolater Verfassung, daß er zeitweise das Bewußtsein verlor. Zu dieser Zeit wurde Barnard in London alarmiert. Da sich keine eindeutigen Beweise für eine Infektion der Leber finden ließen, beschloß man, das für die Leber besonders giftige Imuran abzusetzen, obwohl dadurch die Gefahr der Abstoßung wuchs. Als sich daraufhin die Leberbefunde sehr schnell besserten, schien sicher, daß Blaiberg an einer Imuran-Vergiftung litt. Damit aber war eines der wichtigsten Anti-Abstoßungs-Medikamente aus seiner Behandlung ausgeschlossen. Man hoffte, es werde gelingen, die Abstoßung durch erhöhte Gaben von Cortison-Präparaten und Actinomycin zu unterdrücken. Aber Ende des Monats begannen jedoch alarmierende Veränderungen in den Herzbefunden. Das Herz vergrößerte sich, der Blutdruck fiel. Wassersüchtige Schwellungen traten auf. Schrire und Barnard nahmen an, daß sie jetzt dem massiven Versuch einer Abstoßung des Herzens gegenüberstanden. Um den 6. Juli kam es unter hohem Fieber und zunehmender Bewußtlosigkeit wie einst bei Washkansky zu einer Infektion der Lungen.

Barnard war angesichts der Gefahr, daß das wichtigste Symbol seiner Arbeit vor seinen Augen starb, zu jedem Wagnis entschlossen. Aber der einzige Weg, der ihm als Chirurgen noch offenzubleiben schien, führte zum Ersatz des versagenden Herzens durch ein neues Transplantat. Am 6. Juli setzte Barnard sich mit Eileen Blaiberg in Verbindung, erklärte ihr, daß Blaibergs einzige Chance eine neue Transplantation sei, und erbat ihre Zustimmung. Sie gab ihm, was er verlangte, und noch in der gleichen Nacht begannen die notwendigen Vorbereitungen. Da aber noch kein Spender in Sicht war, entschloß man sich, einen Versuch mit einem Serum zu machen, das Botha, wie ich später hörte, in München durch den deutschen Professor Brendel zu Versuchszwecken übergeben worden war. Soweit bekannt, hatten sich weder Botha noch Barnard bis dahin mit den Anti-Lymphozyten-Seren beschäftigt, und sie hatten auch dem deutschen Serum keine besondere Beachtung geschenkt. Im Grunde beruhte dessen Entwicklung auf den gleichen Prinzipien wie bei den amerikanischen Seren. Nach Brendels Überzeugung besaß aber das deutsche Serum einen höheren Grad von Reinheit: Während die amerikanischen Seren nur intramuskulär gespritzt werden durften, konnte das deutsche Serum direkt in die Vene injiziert werden und erzielte dadurch eine weit schnellere und umfassendere Wirkung. In den verzweifelten Nacht- oder frühen Morgenstunden vom 6. auf den 7. Juli mit der sicherlich hektischen Suche nach einem Spender unternahm man einen ersten Versuch. Außer einem heftigen Schüttelfrost zeigte Blaiberg zunächst keine Reaktion, und am Nachmittag des 7. Juli erhielt Eileen Blaiberg zum ersten Mal die Erlaubnis, ihren Mann nicht nur durch die Fenster zu betrachten, sondern sein Zimmer zu betreten. Dies deutete darauf hin, daß man wenig Hoffnung hatte und ihr Gelegenheit geben wollte, sich zu verabschieden. Blaiberg öffnete nur noch kurz die Augen und flüsterte: »Das ist das Ende ...« Er reagierte auch nicht mehr auf Beschwörungen, daß er durchhalten müsse. Eileen Blaiberg fuhr schließlich nach Hause, jeden Augenblick darauf gefaßt, die Nachricht von seinem Ende zu erhalten. So war es für sie eine denkbar große Überraschung, als sich spät nachts Barnard selbst am Telefon meldete. Er verbarg seine Erleichterung nicht. Er sagte, er habe eine wunderbare Nachricht: Blaiberg werde leben. Das deutsche Anti-Lymphozyten-Serum hatte zum ersten Mal seine Wirkung gezeigt und hielt, was seine Hersteller erwartet hatten. Die Herz- und Lungen-Symptome bildeten sich langsam zurück, und die Abstoßung wurde ohne Imuran überwunden.

Doch damals wußte ich, wie gesagt, nichts von diesen Hintergründen. Ich hörte nur, daß Blaiberg sein neues Leben wieder genoß ...«

Everett Thomas erfuhr niemals die Wahrheit über Philip Blaibergs Begegnung mit dem Tod. Die Nachrichten über Blaibergs schnelle Genesung bestärkten ihn in seinem Glauben an das Wunder des neuen Herzens. Obwohl er nun Zeitungen las, verschloß er sich innerlich gegen alle Meldungen über neue Herztransplantationen, welche mit dem Tod der Empfänger endeten. Sein tiefer Glaube blieb unerschüttert, als Cooley am 14. Juni – als fünften Patienten – einen Versicherungsvertreter namens Sam Willoughby operierte, der aus Iowa nach Houston gekommen war. Da Willoughby in ein Koma verfiel, aber kein Spender vorhanden war, unternahm Cooley den verwegenen Versuch, ihm das Herz eines Schafes einzupflanzen. Es geschah in der draufgängerischen Hoffnung, Willoughby am Leben zu erhalten, bis ein Menschenherz für ihn gefunden war. Willoughby starb auf dem Operationstisch, kaum daß das Schafsherz in seiner Brust lag.

Sofern aber Willoughbys Ende Thomas doch in der verborgenen Tiefe seiner Seele getroffen haben sollte, dann gewann er neue Zuversicht, als Cooley am 2. Juli seine sechste Transplantation unternahm und das Leben des Kiesgrubenbesitzers George Henry DeBord aus Helotes bei San Antonio rettete. Sterbend kam DeBord nach Houston. Er erhielt das Herz eines Tankstellenwärters namens Maxie Anderson, wobei Andersons Mutter bewies, daß sich die Spenderbegeisterung des Frühjahrs noch keineswegs gelegt hatte. Sie erklärte den Journalisten: »Es ist wundervoll, daß sein Tod jemand anderem helfen kann. Er war immer ein so hilfsbereiter Junge . . .« Nur wenig später konnten die Reporter DeBord fotografieren, wie er ein Glas mit dem eigenen Herzen darin in seinen Händen hielt.

Einige Tage nach DeBords Operation begegnete Cooley seinem Musterpatienten Thomas, der langsam, aber aufrecht durch einen Hospitalkorridor schritt. Er teilte ihm mit, sein Herz befinde sich in so gutem Zustand, daß kein Grund mehr bestehe, ihn länger im »St. Luke's« festzuhalten. Nur dürfe er noch nicht nach Phoenix zurückkehren, sondern müsse vorerst in der Nähe des »St. Luke's« bleiben, damit er einige Male wöchentlich untersucht werden könne. Cooley setzte hinzu, Thomas werde sicher bald in der Lage sein, wieder in seinem Beruf zu arbeiten, und es werde sich auch in Houston Arbeit für ihn finden lassen. Aber dies war noch nicht alles, was Thomas an diesem Tage erfuhr. Er erhielt außerdem die Mitteilung, daß das »St. Luke's« und das »Texas Heart Institute«, weil er durch seine Entschlossenheit so viel zur Entwicklung der Herztransplantation beigetragen habe, alle Hospitalkosten tragen würden, die Everett Thomas' eigene Krankenversicherung nicht übernahm.*

* Die Gesamtkosten betrugen 38 179 Dollar, von denen Everett Thomas' eigene Versicherung 9709 Dollar übernahm.

Dies war der bis dahin glücklichste Tag in Thomas' zweitem Leben. Eine gewaltige Last, die Vorstellung, daß Helen das Haus in Phoenix würde verkaufen müssen, um seine Lebensrettung zu bezahlen, fiel von ihm ab. Als er kurze Zeit später erfuhr, daß William Harrell, der Präsident der Medical Center National Bank, sich erboten hatte, ihn zum 1. August als Bearbeiter von Wertpapier-Einlagen anzustellen, kannte seine Zuversicht keine Grenzen. Die Bank – ein ziemlich neues, imponierendes Gebäude, in dessen Architektur sich die Moderne mit griechischen Vorbildern verband – lag, nur wenig vom »St. Luke's« entfernt, auf der anderen Seite der Fannin Street. Thomas konnte seine zukünftige Arbeitsstätte vom Hospitalgelände aus sehen. Die Aussicht, wieder zu arbeiten, zu verdienen und seine Familie erhalten zu können, ließ ihn an die Zeit zurückdenken, in der er das Leben seiner Familie leitete und ordnete. Niemals, so hatte er gefürchtet, werde diese Zeit wiederkehren. Jetzt also kehrte sie zurück, und er mußte daran denken, seine Verhältnisse neu zu ordnen. So telefonierte er mit Helen in Phoenix; sie wurden sich einig, daß sie sich ein Heim in Houston suchen mußten, in dem die Familie wieder beisammen sein konnte – mit Ausnahme von Mark, der in Phoenix bleiben und studieren sollte. In Sharptown, nicht weit vom »St. Luke's« entfernt, fand sich eine Wohnung für eine Miete, die dem Gehalt entsprach, das die Medical Center National Bank angeboten hatte. Barbara Hurn, die für die Transplantierten zuständige Oberschwester, wohnte im gleichen Gebäude; Thomas mußte ihr versprechen, daß er oder Helen sie jederzeit, auch bei Nacht, anrufen würde, falls er sich nicht wohl fühlte oder irgendeine Hilfe benötigte. Stillschweigend spannte Cooley ein schützendes Netz über seinen ersten Patienten, dessen Leben für ihn genauso wichtig war wie das Leben Philip Blaibergs für Barnard.

Kurze Zeit später übersiedelten Helen, Paul und Karl aus Arizona nach Sharptown. Und dann kam der Tag, an dem Dr. Leachman Everett Thomas entließ. Er gab ihm zahlreiche Vorschriften und Medikamente mit auf den Weg. Aber wenn Leachman bei irgendeinem seiner Patienten überzeugt war, daß er jede Verordnung mit dem Gefühl der Verpflichtung einem Höheren gegenüber einhalten würde, dann war er es bei Everett Thomas. Everett mußte von jetzt an dreimal wöchentlich bei Dr. Leachman und Dr. Nora erscheinen, um seinen Herz- und Blutstatus kontrollieren zu lassen. Je nach dem Ergebnis sollte die Menge von Imuran berechnet werden, die er täglich einzunehmen hatte. An jedem dritten Tag erhielt er eine intramuskuläre Injektion von Anti-Lymphozyten-Serum, außerdem täglich Prednisolon und einmal wöchentlich einen besonders hohen

Prednisolon-»Stoß«. Außerdem bekam er täglich Digitalis, Kreislaufmittel, Entwässerungsmittel, Präparate gegen Knochenschäden durch Cortison, Säuredämpfer für den Magen und Insulin. Aber das änderte nichts an Everett Thomas' Vorstellung, ein neuer Mensch zu sein, und an seiner Verehrung für Cooley. Den Journalisten, die ihn anläßlich des Einzugs in seine Wohnung befragten, erklärte er: »Wenn Sie Doktor Cooleys Hand ergreifen, gibt er Ihnen Vertrauen. Wenn er in den Operationssaal tritt, ist er nicht allein. Gottes Hand liegt auf seiner Schulter.« Und: »Ich fühle mich wunderbar ...«

Seine innere Verpflichtung zum »normalen Leben« verbot es ihm, sich zum Hospital oder zu seiner zukünftigen Arbeitsstätte fahren zu lassen. Am 24. Juli setzte er sich selbst ans Steuer seines einfachen Autos und fuhr zum Parkplatz des »St. Luke's«. Einige Reporter waren sofort zur Stelle; er sagte ihnen: »Ja, ich bin den ganzen Weg gefahren. Und vom 1. August an werde ich jeden Tag zu meinem neuen Job fahren und von dort zu Fuß zu meinen Tests ins Hospital gehen.« Auf die Frage, ob ihn das Gehen nicht ermüde, erwiderte er (obwohl er wußte, daß er nicht imstande war, allzuweit zu gehen): »Im Laufen nehme ich es mit jedem von euch auf.«

Anfang August nahm er zum ersten Mal seinen Platz an einem Schreibtisch der Medical Center National Bank ein. Der Tisch stand auf einer Art Balkon, der in die hohe Bankhalle hineinragte. Wenn er dort oben saß, konnte man ihn von der Halle aus sehen. Es entging ihm sicherlich nicht, daß die Bank ihn nicht eingestellt hatte, weil sie dringend einen Buchhalter benötigte. Sie benutzte ihn, dessen Name fast jeden Tag in irgendeiner Zeitung erschien, als Aushängeschild – er sollte die öffentliche Aufmerksamkeit, die ihm galt, auch der Bank zugute kommen lassen. Wer immer mit dem ersten überlebenden Amerikaner, der ein fremdes Herz in sich trug, sprechen wollte, wurde zu ihm hinaufgeführt. Was aber begehrte er mehr? Wenn er schon nicht die Möglichkeit besaß, die Aufgabe zu erfüllen, die er sich am Tage der ersten Pressekonferenz selbst gestellt hatte, nämlich als lebendes Zeugnis der Herztransplantation durch Amerika zu reisen, so hatte er jetzt einen Platz, von dem aus er wirken und werben konnte. Sofern er keine Tests zu absolvieren hatte oder in den Mittagspausen zur Cafeteria des »St. Luke's« hinüberging, um ein zucker-, fett- und salzarmes Essen zu sich zu nehmen, saß er an seinem Tisch, in tadellosem Geschäftsanzug, immer aufrecht, mit einem langsam breiter und mondförmiger werdenden Cortison-Gesicht, aber freundlich und für jeden Besucher bereit.

Seine Erklärungen (schlicht, immer aber aus der Seele kommend)

fanden durch die Journalisten ihren Weg zu Millionen. Er predigte seine positive Einstellung zur Welt: »Ich hatte niemals die leisesten Zweifel, daß die Transplantation gelingen wird ... weil ich nicht negativ denke. Wenn Sie an eine Wegegabelung kommen, müssen Sie sich positiv entscheiden, den einen Weg einzuschlagen, und nicht negativ, den anderen nicht zu gehen. Wenn Sie an einen Wendepunkt Ihres Lebens kommen, müssen Sie sich positiv für eine Richtung entscheiden und überzeugt sein, daß es die beste Richtung ist...« Oder: »Die Transplantation hat mein Vertrauen in Gott und meine Beziehung zu Ihm gefestigt. Sie hat mich gelehrt, meine Frau und meine Familie noch mehr zu lieben und zu schätzen als vorher... Wenn man davorsteht, etwas zu verlieren, erkennt man, wie wertvoll es ist. Die Transplantation ist ein Geschenk Gottes...«
Er ließ sich nach wie vor nicht durch Meldungen über Transplantations-Todesfälle in Amerika und der übrigen Welt beeinflussen. In Houston überlebten die Transplantation Fred Everman, ein Friseur aus Arlington, den Cooley am 20. Juli operierte, und der Dreher Henry Jurgens, der am 23. Juli sein »neues Herz« bekommen hatte. Aber die Hausfrau Beth Brunk, die am 30. Juli als Cooleys neunte Patientin auf dem Operationstisch lag, starb nur fünfundfünfzig Tage später an Darmblutungen und Infektionen. Und auf seine nächste Patientin Maria Giannaris, ein fünfjähriges Mädchen, wartete ein noch schnellerer Tod. Maria kam aus dem »Johns Hopkins Hospital« in Baltimore, wo man ihr nicht helfen konnte, nach Houston. Ihr Vater, ein Restaurateur, hoffte, Cooley könne ihr Leben durch ein neues Herz erhalten. Cooley gab ihr das Herz eines gehirnverletzten kleinen Jungen namens James Dudley Herron aus Lafayette in Indiana. Cooleys Ruhm war jetzt so groß, daß ein Flugzeug der amerikanischen Luftwaffe den Jungen gehirntot, aber mit schlagendem Herzen 1500 Meilen weit nach Houston brachte. Als die Operation vorüber war, am 19. August, bezeichnete Cooley sie als »einen bedeutenden medizinischen Durchbruch« und fügte hinzu: »Wir haben nun die Möglichkeit, die Entwicklung eines transplantierten Herzens in einem Kinde zu beobachten ...« Marias Vater meinte: »Doktor Cooley und seine Helfer haben durch Gott eine besondere Gabe verliehen bekommen ...« Noch am gleichen 19. August wurde Cooley gemeldet, daß die Verwandten einer sterbenden Frau, Gasper B. Geaccone, deren Herz zur Verfügung stellten. Er verpflanzte dieses Herz am selben Tage in seinen elften Patienten, den Schuhhändler Carl van Bates. Van Bates überstand die Operation. Aber Maria Giannaris' Herz schlug nur sieben Tage lang. Dann stieß ihr Körper es auf geradezu brutale Weise ab.

Es schien so, als ob Thomas die bitteren Ereignisse gar nicht mehr zur Kenntnis nehme. Er verfolgte mit Genugtuung jeden Pressebericht, der Cooleys Transplantations-Serie als den bedeutendsten Beitrag der amerikanischen Medizin betrachtete. Aber er empfand Schmerz oder Verständnislosigkeit, wenn er Stimmen der Kritik vernahm, die im Laufe des August plötzlich die Frage stellten, ob es medizinisch vertretbar sei, weitere Transplantationen durchzuführen, während die Zahl der Todesfälle die der Erfolge mehr und mehr in den Schatten stelle. Sie fragten, ob es richtig sei, für eine einzige Herztransplantation 20 000 oder mehr Dollar aufzuwenden, während man um den gleichen Preis zahlreiche andere erprobte Operationen durchführen und mit ihnen das Leben von Menschen retten könne, die jetzt infolge Geldmangels zugrunde gingen. Sie wollten wissen, ob Männer wie Cooley nicht erkennen müßten, daß ihre eigenen Mißerfolge danach verlangten, zunächst eine zuverlässigere Lösung des Abstoßungsproblems zu finden, statt sich an chirurgischer Schnelligkeit und an Transplantationszahlen zu berauschen?!

Die Antwort, die Everett Thomas auf solche Zweifelsfragen gab, lautete: »Lebe ich nicht ein nützliches Leben? In der Geschichte der Medizin hat es immer Menschen gegeben, die sterben mußten, damit der richtige Weg gefunden wurde. Doktor Cooleys wunderbare Arbeit bedeutet lebensrettende Chirurgie. Bin ich nicht ein lebender Beweis?« Er fuhr auf die Bolivar-Insel hinaus, um zu fischen und damit einen neuen sichtbaren Beweis dafür anzutreten, wie schön sein neues Leben war. Er traf sich mit Louis Fierro, der mittlerweile auch aus dem »St. Luke's« entlassen worden war. Fierro hatte einen Posten bei der Gebrauchtwagenfirma Jacobe & Pearson gefunden, die, ebenso wie die Medical Center National Bank, danach trachtete, einen »Mann mit neuem Herzen« als Attraktion zu beschäftigen. Er erhielt einen Chrysler-Imperial-Geschäftswagen und genügend Geld, um in »Tidelands Motor-Inn« zu wohnen und (entgegen allen Regeln für Herzkranke) am Swimming-pool in der Sonne zu bräunen, damit er das Aussehen eines blühend Gesunden bekam. Seit seiner Entlassung besuchte Fierro anläßlich jeder seiner Nachuntersuchungen im »St. Luke's« die Herzkranken, die dort auf eine Transplantation warteten, um sie zu ermutigen und ihnen zu zeigen, welch ein Leben voller Kraft und Gesundheit sie zu erwarten hatten.

Als der August sich seinem Ende zuneigte, dachte Everett Thomas daran, für immer in Houston zu bleiben. Er war sicher, daß er nirgendwo anders einen so guten Platz für sein Werk im Dienste der

Transplantation finden würde. Er hatte Gelegenheit gefunden, auf einem medizinischen Kongreß einen Stand zu eröffnen, in dem er mit Bildern, Zeichnungen und Gesprächen für das »neue Herz« warb. Mehr und mehr Besucher betrachteten sein Tun als befremdlichen Auswuchs naiven Eifers. Aber er sprach vor Klubs, Schulen und Besuchergruppen aus anderen Staaten. Als in Phoenix geschäftliche Dinge, darunter der eventuelle Verkauf seines Hauses, zu erledigen waren, entschloß er sich zu dem bis dahin spektakulärsten Beweis seiner Lebenskraft: Allein, ohne jede Begleitung, nur mit seinen Medikamentenflaschen in der Tasche, bestieg er ein Linienflugzeug.

In Phoenix spürten ihn sofort Reporter der lokalen »Gazette« auf, und er sagte sein zutiefst überzeugtes »Ich fühle mich wunderbar« oder wiederholte seine Worte von Gottes Händen auf Cooleys Schultern. Er besuchte die Valley National Bank und flog wieder nach Houston zurück, während die »Gazette« verkündete: »Neues Herz schlägt voller Glück.«

Dann saß er wieder pünktlich an seinem Schreibtisch, ging ebenso pünktlich zu seinen Kontrolluntersuchungen und verdrängte oder bewältigte die Tatsache, daß Cooley am 16. September auch seinen zwölften Patienten, ein zwei Monate altes Kind, Debra Lee, nach einem Versuch, ihm Herz und Lungen eines nur einen Tag alten Säuglings einzupflanzen, verlor. Er verdrängte die Kritik an Cooleys Vorgehen, die sich in seine Lobpreisung als »unbestrittener Herztransplantations-Champion der Welt« zu mischen begann. Am 22. September äußerte er sich ausführlich gegenüber Jim Curran vom »Houston Chronicle«: »Wenn Gott nicht mit der Herztransplantation einverstanden wäre, würde Er Männern« (wie Cooley) »nicht die Fähigkeit verleihen, sie durchzuführen ... Ich glaube, daß Gott und Sie sowie Gott und ich eins sind ... Wenn wir ein mit Gott paralleles Leben führen und wir alle Teile eines Ganzen sind, das durch Gott auf dem Weg über verschiedene Mütter geschaffen wurde, weshalb sollen dann unsere körperlichen Teile nicht ... austauschbar sein? ... Wenn das Herz aus dem Spender herausgenommen wird, hat die Seele ihn bereits verlassen ... Der Körper ist nur ein Taxi, das die Seele durch das Leben trägt ...«

Denton A. Cooley in seiner Erinnerung:

»Er behandelte mich, als ob ich eine Art Gottheit wäre ... Er hörte niemals auf, mich auf diese Weise zu behandeln. Es ist klar, daß ich als vielbeschäftigter Chirurg gar nicht die Zeit hatte, mich mit ihm zu befassen. Er sah mich nur selten und wurde durch die Immunologen und Kardiologen betreut. Trotzdem bezog er sich immer und überall auf mich als seinen Arzt ...«

Anfang Oktober fuhr Thomas wie immer zu seiner Bank und sprach mit einem Reporter aus Washington, der einen Artikel über Herztransplantationen vorbereitete und sehr genau wissen wollte, wie es Everett Thomas ging. Er war in New York, Palo Alto, Richmond und anderen Städten gewesen und hatte sich jetzt in Houston sorgfältig umgesehen. Offenbar war er zu einer sehr kritischen Einstellung gelangt. Er wußte, daß von mehr als fünfzig Patienten mit transplantierten Herzen über dreißig gestorben waren.
Er wollte von Everett Thomas wissen, ob es sich wirklich lohne, eine Herztransplantation durchzumachen. Aber Thomas forderte ihn auf, mit ihm zur Cafeteria des »St. Luke's« hinüberzugehen und sich zu überzeugen, wie sehr er in Form sei. Er strengte sich auf dem Wege sehr an, um den Fremden aus Washington zu überzeugen.
In den folgenden Tagen begab er sich zu einer seiner üblichen Nachuntersuchungen ins »St. Luke's« und zeigte bei den Belastungsübungen großen Eifer – fast so, als trieben ihn die Zweifel seines letzten Besuchers zu besonderen Leistungen an.

Denton A. Cooley in seiner Erinnerung:
»Wir hatten ihn immer auf die verschiedenste Weise sehr sorgfältig beobachtet, nicht nur, um Hinweise auf eine Abstoßung zu finden. Wir waren auch an der Leistungsfähigkeit seines ... Herzens interessiert, und es war, soweit ich mich erinnere, nach einem solchen Test, bei dem er verschiedene Belastungsübungen durchführte, daß Symptome von Herzversagen auftraten. Diese Symptome hätten sich wahrscheinlich innerhalb einiger Tage von selbst eingestellt. Aber ich hatte den Eindruck, daß sie durch die Tests ausgelöst worden waren. Wahrscheinlich strengte er sich zu sehr an, um uns zu helfen.«

Am 9. Oktober blieb Everett Thomas' Tisch auf der Empore der Medical Center National Bank leer. Thomas fühlte sich nicht wohl. Heftige Übelkeit plagte ihn und sein Puls raste. Er nahm an, er habe sich erkältet. Aber als Leachman und Cooley über seine Symptome unterrichtet wurden, befiel sie eine böse Ahnung. Die Symptome ähnelten jenen, über die aus Kapstadt, Palo Alto, New York berichtet worden war und die selbst beobachtet hatten, wann immer es zu einer akuten Abstoßung gekommen war. Sie ließen Thomas sofort in die Transplantations-Abteilung überführen. Als er dort eintraf, war er sehr verändert. Sein rundliches Cortison-Gesicht wirkte ein wenig eingefallen. Aber er zweifelte nicht daran, daß Cooley ihm helfen werde. Als er merkte, daß es sich um eine Abstoßungsreaktion handelte, versicherte er mit der freundlichen Gefaßtheit, die für ihn so typisch war: »Sie werden damit fertig werden. Ich werde erst tot sein, wenn einmal der Sargdeckel auf mir liegt.«

Er erfuhr nicht, daß nur zwei Tage später, am 11. Oktober, auch Louis Fierro, sein Begleiter aus den ersten Wochen des Triumphes, über Nacht von Erbrechen und Herzjagen befallen wurde und in einem anderen Zimmer des »St. Luke's« lag. Fierros Gesicht zeigte noch die sonnenbraune Färbung, die er so sorgfältig gepflegt hatte. Drei Tage später, am 14. Oktober, war er bereits tot. Jeder Versuch, die akute Abstoßung seines Herzens durch Anti-Lymphozyten-Serum, Cortison und Actinomycin aufzuhalten, war gescheitert. Sein Herz blieb einfach stehen. Die Autopsie zeigte, daß die Koronargefäße des gesunden Herzens, das man ihm gegeben hatte, binnen fünf Monaten so entartet waren wie die Gefäße eines alten sklerotischen Mannes. Unterdessen glaubte und kämpfte Everett Thomas weiter. Auch in seinem Fall versagten alle Drogen. Das Anti-Lymphozyten-Serum blieb wirkungslos. Schlimmer noch: Es sah so aus, als habe Thomas eine Allergie gegen dieses Serum entwickelt.

Cooley war über den Tod Fierros, des zweiten unter seinen ersten Überlebenden, sehr betroffen – möglicherweise stieg in ihm die Vorahnung eines kommenden Niedergangs der Herztransplantation auf. Zwar lebten von seinen Transplantierten noch Everman, DeBord und van Bates. Thomas aber war und blieb sein erster Patient mit der längsten Lebenszeit, und so bot er alle Mittel auf, um ihn am Leben zu erhalten. Doch es gelang zwar, einen plötzlichen Herztod wie bei Fierro zu verhindern, aber die langsame Zerstörung des Herzens schritt unaufhaltsam fort. Ein Lungenödem führte zu Atemnot, Leber- und Nierenversagen ließen wassersüchtige Anschwellungen entstehen. Während Thomas verfiel, aber immer noch an ein Überleben glaubte, operierte Cooley am 25. Oktober seinen dreizehnten Patienten: Jerome Decker, einen zum Skelett abgemagerten Versicherungskaufmann aus Los Angeles, der schon seit acht Wochen in einem Zimmer im sechsten Stock des »St. Luke's« auf ein neues Herz wartete. Decker hatte seinen Anteil an einem Versicherungsbüro verkaufen müssen, um die Hospitalrechnungen zu bezahlen. Aber es war einfach nicht gelungen, einen Spender aufzu-

treiben. War die Zeit, in der bereitwillig Spender gemeldet wurden und Angehörige begeistert bereit gewesen waren, ihre Zustimmung zu Herzopfern zu geben, wirklich vorüber? Cooley begann mit Aufrufen nach Spendern. Wie Thomas wehrte er sich dagegen, daß die aufsehenerregendste chirurgische Phase seines bisherigen Lebens vielleicht als ein Traum ohne Erfüllung enden könnte. Nur zwei Tage nach dem Eingriff an Decker, der lebend vom Operationstisch kam, aber einer sehr ungewissen Rekonvaleszenz entgegensah, starb Carl van Bates nach nur achtundsechzig Tagen. Er starb infolge einer Infektion durch ein Virus, das im normalen Leben als harmlos gilt und meist nur Lippenbläschen, zum Beispiel nach Erkältungen, erzeugt: das Virus des Herpes simplex. In Bates' geschwächtem Körper aber wurde es zu einem brutalen, hemmungslosen Mörder.
Everett Thomas kämpfte unterdessen immer noch. Rings um ihn, in anderen Zimmern des »St. Luke's«, warteten zahlreiche Kranke zwischen Hoffnung und Verzweiflung darauf, ob er, der so lange den Erfolg der Transplantation in Houston verkörpert hatte, leben oder sterben werde. Als sich am 14. Oktober die Nachricht von Louis Fierros Tod verbreitete, hatten die ersten den Mut verloren und waren nach Hause zurückgekehrt, um dort zu sterben. Zu oft hatte Fierro sie besucht, um ihnen klarzumachen, daß es sich lohnte, das Warten und die Opfer auf sich zu nehmen. Fünfunddreißig Herzkranke hatten noch am 10. Oktober im Hospital oder in Hotels und Privatzimmern in der Nähe auf Spender gewartet und (da sich nicht ein einziger Wohlhabender unter ihnen befand) ihre Ersparnisse verbraucht. Einige von ihnen, wie Sidney Lebowitz, Mitglied des Stadtrats von Queens im Bundesstaat New York, die nicht aufgeben wollten, erließen verzweifelte eigene Aufrufe, in denen es hieß: »Wir appellieren direkt an die Öffentlichkeit, uns zu helfen ... Jede Familie und jeder Arzt, die Kenntnis erhalten von Opfern eines Unfalls oder eines Mordes, mögen bitte daran denken, die Organe der Toten Dr. Cooley zu geben ...« Am 5. November wurde ein Spender für Lebowitz gefunden. Aber schon vier Tage später befiel auch ihn eine Infektion, und am 12. November war er tot. Auch Andrew Perhacs, ein fünfundfünfzigjähriger Korbmacher, harrte unter den Wartenden aus, bis sich am 9. November ein Spender fand. Aber sein Leben zerrann schnell. Am 17. November erhielt Leo Boyd, ein Eisenbahnarbeiter aus Kanada, noch das Herz einer Frau, die an einer Geburt verstarb. Aber sie gehörten zu den letzten, denen Denton A. Cooley noch ein Herz verpflanzte, denn unterdessen ging der Lebensweg Everett Thomas', des großen Vorbildes, zu Ende.

Um den 18. November war er nur noch ein menschliches Wrack, von Drogen vergiftet und durch Ödeme entstellt. Leachman wußte, daß seine medizinischen Mittel erschöpft waren, und so entschloß sich Cooley zu dem einzigen Weg, den er als Chirurg noch sah: zur Einpflanzung eines zweiten neuen Herzens. Ihm war bekannt, daß Barnard den Versuch einer solchen Zweit-Transplantation zwar im Sommer geplant hatte, daß dieser Versuch aber noch niemals durchgeführt worden war, daß er damit also vor einem neuen verwegenen Schritt in unbekanntes Gelände stand. Aber er konnte sich nicht entschließen, Thomas sterben zu lassen.

Denton A. Cooley in seiner Erinnerung:
»Ich sprach mit ihm und sagte ihm, daß ich den Versuch machen wollte, ihm ein zweites neues Herz zu geben, und daß es bis dahin noch nie versucht worden war, einem Menschen ein zweites Herz zu verpflanzen ... Er war so furchtbar krank. Er wußte, daß er am Ende war. Aber es war möglich, daß das neue Herz ihm die Chance für sieben weitere Monate Leben gab. Wenn er das erste Mal beinahe sieben Monate gelebt hatte, so dachte er, könnte er vielleicht noch einmal sechs Monate bekommen, und unterdessen würde es irgendeine medizinische Erfindung geben. Everett war überzeugt ... so wie wir, daß wir irgendwie Fortschritte in der Abstoßungsfrage erzielen und, wenn er lange genug lebte, mit der Abstoßung fertig werden könnten ...«

Es war Everett Thomas' letzte Entscheidung und das letzte Aufflackern seiner Gläubigkeit an ein günstig gestimmtes Schicksal. Er war kaum noch imstande, seine Worte zu formen. Aber er sagte: »Ja.«
Cooley versuchte daraufhin verzweifelt, ein Spenderherz zu finden. Aber bevor es ihm gelang, traf ihn am 20. November ein neuer schwerer Schlag. Er erhielt die Nachricht, daß auch George DeBord, der erst kürzlich Zeitungsleuten erzählt hatte, er habe wieder an einer Jagd teilgenommen, von den gleichen Symptomen befallen worden war wie Thomas. In höchster Eile wurde DeBord von San Antonio nach Houston zurückgebracht. Cooley mußte erkennen, daß es auch in seinem Fall nur noch eine Möglichkeit gab, das Leben vielleicht zu verlängern: eine neue Transplantation. Als ihm am Nachmittag des 21. November endlich der Tod einer siebenundvierzigjährigen Frau gemeldet wurde und ihre Verwandten der Entnahme ihres Herzens zustimmten, sah Cooley sich zwei Sterbenden gegenüber, die beide ein Herz benötigten ...

Denton A. Cooley in seiner Erinnerung:
»Es war eines der wenigen Male während unserer ganzen Serie von Herztransplantationen, daß wir eine Wahl« (zwischen zwei Kranken) »treffen mußten ... Und ich traf die Entscheidung. Ich glaube, wir waren zu dem Versuch verpflichtet, Everett Thomas' Leben zu retten. Er war so tapfer gewesen und hatte uns so sehr geholfen. So traf ich die Entscheidung, daß er das Herz bekommen würde ... Wir begannen mit der Operation in einem Augenblick, in dem er schon moribund war. Sein Blutdruck war kaum noch meßbar – er selbst ein aufgeschwollenes Wesen voller Ödeme. Aber wir handelten an jenem 21. November und gaben ihm das Zweit-Transplantat ... Er war so krank, daß es ein Wunder gewesen wäre, wenn wir ihn über die Runden brachten ...«

Es wäre tatsächlich ein Wunder gewesen. Thomas bemerkte nichts mehr von seinem zweiten und letzten Weg auf den Operationstisch. Der Eingriff dauerte ungewöhnlich lange, weil Cooley auf umfangreiche Vernarbungen stieß. Um 5.45 Uhr nachmittags waren die Nähte beendet. Doch das neue Herz wollte nicht schlagen. Erst nach mehrfachen Elektroschocks nahm es schließlich seine Arbeit auf. Es war schon spät am Nachmittag, als man endlich die Brustwunde versorgte. Cooley wußte nicht, daß um die gleiche Zeit Norman E. Shumway in Palo Alto in einem ähnlichen Verzweiflungsakt ebenfalls ein Zweitherz implantierte. Sein Versuch einer Herztransplantation bei einem Piloten namens Darrell Hammarley war schon nach sechs Stunden gescheitert, und Shumway verpflanzte sofort ein anderes Herz, weil gerade ein Spender vorhanden war.
Cooley war viel zu sehr mit dem Kampf um Thomas' Leben beschäftigt, um nach Palo Alto zu blicken. Aber sein Kampf war hoffnungslos. In der Nacht vom 22. auf den 23. November, um 4 Uhr, tat Thomas' drittes Herz den letzten schwachen Schlag. Dann stand es für immer still.

Denton A. Cooley in seiner Erinnerung:
»Die Ursache« (seines Todes) »war, so glaube ich, die akute Abstoßung des neuen Herzens. Patienten wie er entwickelten etwas, was wir heute ›vorgeformte Antikörper‹ nennen.« (Sie entstehen nach der Einpflanzung eines ersten Herzens und sind so aktiv, daß sie ein zweites Herz weit schneller als das erste attackieren.) »Ich denke, daß es diese Antikörper waren, die das neue Herz schneller abstießen, als es unter normalen Umständen geschieht.«

So ging Everett Claire Thomas' Leben zu Ende. Das Herz, das ihn nicht retten konnte, hätte auch George DeBord keine zweite Lebensfrist gewährt. Am 28. November glitt er nach einem bitteren letzten Kampf in den Tod hinüber. Unterdessen schloß sich auf dem St. Francis-Friedhof in Phoenix Everett Claire Thomas' Grab. Die Erde, die seinen Sarg bedeckte, begrub auch seinen Traum vom Leben als Symbol des »neuen Herzens«, und Helen übernahm nun doch, was er ihr im April übertragen und dann noch einmal in seine Hand genommen hatte: die Sorge für die Familie, für Mark und Paul und Karl.

Aus unveröffentlichten Tonband-Aufzeichnungen eines Medizinjournalisten:
»Ich bin sicher, daß Denton A. Cooley am Tage von Thomas' Tod innerlich wußte, daß die Herztransplantations-Woge von Houston gebrochen war. Aber der Absturz von den Wogenkämmen der Hoffnung war nicht nur ein texanisches Problem. Es war ein Problem der Welt.
Ich befand mich am 24. November in Paris, um einen Bericht über Pater Boulogne vorzubereiten, der neun Tage nach Thomas im ›Hôpital Broussais‹ herztransplantiert worden war. Die Franzosen Dubost und Cachera, die den Dominikaner am 12. Mai operiert hatten, waren immer zurückhaltender gewesen als Barnard oder Cooley.
Auch sie betrachteten Boulogne, der im November 1968 ungefähr so lange überlebt hatte wie Thomas in Houston, als ihr Paradestück. Boulogne, der jetzt kleinere Spaziergänge in Paris unternahm, erregte in seiner weißen Kutte unter schwarzem Umhang auch ein gewisses Aufsehen. Passanten sagten: ›Das ist er ...‹ und verrieten dadurch, daß die medizinische Sensation von 1967/68 noch in ihnen nachwirkte. Aber sie wären schwerlich, so wie noch vor sechs oder acht Monaten, bereit gewesen, begeistert einer Herzspende zuzustimmen oder gläubig an eine mögliche Herztransplantation an sich selbst zu denken. Jean Marie Boulogne selbst war unter allen Herzempfängern, die ich kannte, der einzige, dessen höhere Intelligenz einfach nicht zuließ, daß er sich Täuschungen oder tragischer Clownerie hingab. Er konstatierte: ›Ich bin hier ihr erster Fall. Sie möchten nicht, daß er fehlschlägt ... Ich spiele das Spiel mit ...‹ und ›Es ist fürchterlich, zu sehen, wie der Überlebensinstinkt Illusionen schafft ...‹ Als die Zeitungsmeldung über Thomas' Tod eintraf, unterhielt ich mich gerade mit einem jungen Immunologen des Broussais, den ich aus gemeinsamen Studientagen kannte. Wir saßen

in einem Café; er warf einen Blick auf die Meldung und legte die Zeitung still zur Seite. ›Das ist der zehnte‹, sagte er, ›der in diesem Monat stirbt.‹ Er verriet mir nicht, daß Dubost an dem Tage, an dem wir beisammensaßen, eine neue Transplantation versuchte, die mit dem schnellen Tod des Empfängers endete. Aber auch ohne diesen neuen Mißerfolg war seine Resignation spürbar und tief.

Am gleichen 24. November starb in Lyon Noel Moissonier, an dem Professor Michaud erst am 11. November die vierte Herztransplantation auf französischem Boden vorgenommen hatte. In Toronto in Kanada waren kurz vorher Henry Taylor und Alfred Gagnier zugrunde gegangen, denen erst Ende Oktober bzw. Mitte November ein Herz implantiert wurde. Ein paar Tage später folgte ihnen Gaetan Paris, der es in Montreal immerhin auf fünf Monate Überlebenszeit gebracht hat. In Ankara und Istanbul verschieden Maviz Karagoz und Ali Akgul, in Valparaiso Maria Penaloza und Luis Roa. In Melbourne brachte es George Whittler, ein Rentner, der am 12. November das Herz eines Taxifahrers bekam, auf vierzehn Stunden Überlebenszeit. Die Russen, die am 4. November mit großer Verspätung ins Rennen gingen, verloren ihre erste Patientin, eine Frau aus Leningrad, schon zwei Tage danach. Darrell Hammarley, dem Shumway kurz vor Cooleys Verzweiflungsakt an Thomas im Abstand von nur sechs Stunden zwei fremde Herzen eingepflanzt hatte, befand sich einer privaten Nachricht aus Palo Alto zufolge in hoffnungslosem Zustand. (In der Tat tötete ihn am 13. November ein Blutgerinnsel im Gehirn.)

›Es wird dunkel‹, sagte mein Gegenüber. ›Mag sein, daß wir Boulogne noch eine Weile am Leben erhalten. Aber wenn es gelingt, werden wir am Ende nicht genau wissen, warum er länger gelebt hat. Es ist zwecklos, es leugnen zu wollen. Wir haben einmal genauso wie Shumway oder Barnard geglaubt, das Herz werde weniger immunologische Probleme aufwerfen als die Niere. In Wahrheit sind die Probleme größer. Das Anti-Lymphozyten-Serum ist auch nur ein Hilfsmittel mit begrenzter Wirkung. Überleben oder Nicht-Überleben ist genaugenommen eine Frage unbekannter günstiger oder ungünstiger Umstände. Es hilft nur wenig, daß wir die Monate, Wochen oder Tage im Überleben von Pater Boulogne zählen. Und es wird auch Barnard nichts helfen, daß er sich im Augenblick noch auf Blaiberg beruft und rechnet, er lebe nun schon elf Monate und halte damit den Rekord im Überleben. Auch Blaiberg wird sterben, weil alle chirurgische Meisterschaft nichts hilft, solange wir nicht die Abstoßung und andere Anpassungsprobleme ohne die zerstörerische Wirkung von Medikamenten überwinden.‹«

G. M. T., Korrespondentin in Kapstadt, Notizen aus dem Jahre 1969/70:

»Für das, was ich im Frühjahr und Sommer 1968 über den vermeintlich ausgezeichneten Zustand Philip Blaibergs berichtete, gab es die Entschuldigung der Unwissenheit. Für alles, was ich nach seiner zweiten Entlassung aus dem ›Groote Schuur‹ am 27. September 1968 an Optimismus von mir gegeben habe, gibt es wahrscheinlich nur die Entschuldigung eigener Wunschbereitschaft und Illusion. Die Wahrheit ist, daß sich Blaiberg, als er nach der ersten Behandlung mit Anti-Lymphozyten-Serum die beinahe tödliche Krise des Mai und Juni 1968 überwand, allen Bildern eines lächelnden Blaiberg zum Trotz in einem desolaten Zustand befand.

Er war unfähig, zu gehen. Im August und September 1968 erlernte er zum zweiten Mal die einfachsten Bewegungen und war schließlich so weit, daß Barnard oder Bosman oder beide (ich weiß es nicht) ihn nach Hause bringen lassen wollten.

Aber er weigerte sich. Sein Symbol-Bewußtsein, die tiefinnere Vorstellung, das lebende Sinnbild der erfolgreichen Herztransplantation zu sein, verbot ihm, als Krüppel vor die Öffentlichkeit zu treten. Er wollte so sieghaft entlassen werden wie im März. Aber dazu kam es nicht.

Nach vielwöchigen Übungen war er in der Lage, an einem Stock zu gehen, und wurde deshalb insgeheim nach Hause gebracht. Nicht einmal seine Frau kannte das Datum der Heimkehr. Sie befand sich auf einer Party und erfuhr erst durch einen Anruf ihres Mannes am Abend des 27. September, daß er bereits zu Hause sei. Man hörte nachher von seiner Heimkehr, und zwar mit dem Zusatz, daß Blaiberg sich zwar noch erholen müsse, aber völlig genesen sei. In Wirklichkeit bedeutete es für ihn ein Ereignis, als er zum ersten Mal wieder imstande war, sich anzuziehen. Schrire, Marius Barnard, Bosman und Botha, welche die eigentliche Behandlung Blaibergs durchführten, waren sich darüber klar geworden, daß es nach wie vor keine sichere Möglichkeit gab, eine Herzabstoßung rechtzeitig zu erkennen. Sie vermuteten sogar, daß sich eine ständige schleichende Abstoßung vollzog, die durch laufende Maßnahmen unterdrückt werden mußte.

Sie unternahmen den Versuch, diese laufende ›Unterdrückung‹ auf der einen Seite durch fortgesetzte intravenöse Gaben von Anti-Lymphozyten-Serum (dreimal wöchentlich) zu erreichen. Hinzu kam ein an Stärke wechselndes, aber ununterbrochenes Bombardement mit Cortison (Prednison). Dabei erhielt Blaiberg außer einer täglichen Grunddosis in bestimmten Abständen massive Stöße von 200 Milligramm Prednison. Diese Behandlung (gepaart mit der Anwendung zahlreicher anderer Medikamente von Digitalis bis zu dem Entwässerungsmittel Lasix) versetzte Blaiberg – so berichteten mir mehrere Ärzte häufig – in einen Zustand der Euphorie, wie er durch Cortison und Cortison-Abkömmlinge oft herbeigeführt wird. Er sah die Realitäten der eigenen Situation nicht mehr und glaubte gelegentlich, an sich selbst Fortschritte zu erkennen, die es gar nicht gab.

Die heute so optimistisch wirkenden Berichte, die während des Winters (also des südafrikanischen Sommers) 1968/69 in die Weltpresse gelangten, sind für mich nur dadurch erklärlich, daß Blaiberg auf dieser und jener Party erschien, bei Interviews euphorische Worte sprach und wieder mehrfach am Strand auftauchte. Um zu verbergen, daß er nicht ohne Hilfe gehen konnte, spielten er und Eileen das liebende Paar, das eng umschlungen daherging. Zu Hause brauchte er viele Stunden, um einige Autogramme oder Unterschriften für seine Post zu erledigen.

Die Aufrechterhaltung seines Image als normal lebender Mann mit einem neuen Herzen war zweifellos ein Meisterstück an unbewußter Show, in der sich Symbol-Bewußtsein und das Gefühl, die Idee der Herztransplantation durch ein Image der Gesundheit weitertragen zu müssen, auf eigenartige Weise mit Medikamenten-Euphorie und Freude am Ruhm verbanden.

Die Wahrheit blieb hinter den Wänden der Wohnung in Wynberg verborgen – zumindest bis zum März 1969. Einladungen europäischer Fans hatten mittlerweile zu Vorbereitungen für eine Europa-Tournee für Philip, Eileen und Jill Blaiberg geführt. Aber die ›Groote Schuur‹-Gruppe war sich klar darüber, daß eine solche Reise für Blaiberg mit einer Katastrophe enden konnte. Die Befunde der laufenden Untersuchungen zeigten zunehmende Schäden der verschiedenen Organe, die zum Teil auf die Überflutung mit Medikamenten zurückgingen. Hierzu gehörten neben Nierenstörungen auch Schädigungen des Knochengerüsts. Bedrohlicher noch waren Hinweise auf Veränderungen der Kranzgefäße des neuen Herzens. Auch Blaiberg spürte – wie andere Herztransplantierte – wegen der fehlenden Nervenverbindungen seines neuen Herzens keine lokalen Symptome. Aber den Ärzten drängte sich der Verdacht auf, daß man es nicht mehr nur mit Abstoßungsproblemen des neuen Herzens zu tun hatte. Vielmehr sah man sich mit einem anderen Phäno-

men konfrontiert: mit dem Befall des in gesundem Zustand verpflanzten jungen Herzens durch die gleiche Erkrankung, die Blaiberg auf Barnards Operationstisch gebrachte hatte – der Koronarsklerose.

Da Barnard selbst, soviel ich mich erinnere, wieder auf Reisen war, unternahm einer seiner Mitarbeiter es, Blaiberg davon zu überzeugen, daß es besser sei, vorerst auf eine Europa-Reise zu verzichten. Soviel ich weiß, bat er Blaiberg, Barnard einen persönlichen Gefallen zu erweisen und ihm all die schlaflosen Nächte zu ersparen, die ihm bevorstanden, wenn Blaiberg wirklich auf Reisen ginge. Es war offenbar ein Appell an Blaibergs tiefe seelische Bindung an seinen Retter. So blieb Blaiberg in seiner Wohnung und wurde von seiner Haushälterin Katie und den Ärzten betreut, während Eileen Blaiberg mit ihrer Tochter im April nach Europa flog. Sie vertrat mit teils natürlichem, teils erlerntem Geschick den Blaiberg-Mythos und kehrte im Mai nach Kapstadt zurück.

Das Barnard-Team benutzte die Zwischenzeit, um Blaiberg, der schnell wieder verfiel, zahlreichen Tests zu unterziehen. Die Ergebnisse dieser Studien waren ziemlich eindeutig: Die Veränderungen der Herzkranzgefäße waren bereits so ausgeprägt, daß Blaiberg ohne die Unterbrechung der Nervenverbindungen unter schweren Anfällen von Angina pectoris hätte leiden müssen.

Als Eileen Blaiberg zurückkehrte, fand sie den Kranken immer noch euphorisch, aber körperlich verfallen vor. Am 17. Mai wurde er ins ›Groote Schuur‹ gebracht. Als mit dem 24. Mai sein Geburtstag heranrückte, bei dem mit Pressenachfragen zu rechnen war, schaffte man ihn in seine Wohnung zurück. Man mußte ihn jedoch die Treppe hinauftragen und sofort zu Bett bringen. Er überstand die Geburtstags-Show und auch die Übersiedlung in ein neues eigenes Haus Lady Anne Avenue 35, das Eileen Blaiberg unterdessen aus den Einkünften des Blaiberg-Mythos erworben hatte. Mir erschien diese Übersiedlung als ein Zeichen der Bestätigung für den ›unzerstörbaren Blaiberg‹, der jetzt rund fünfzehn Monate mit seinem neuen Herzen lebte. In Wirklichkeit war es der Anfang vom Ende. Sofern Blaiberg sich überhaupt noch von seinem Lager, einer Couch außerhalb des ehelichen Schlafzimmers, erhob, benötigte er Stunden, um sich zu rasieren. Gleichzeitig stellten sich wieder alle Erscheinungen der Atemnot ein.

Ende Mai wurden insgeheim Sauerstoffflaschen und Atemgerät in das Haus an der Lady Anne Avenue gebracht. Im Juli zeigten die laufenden Tests, daß gewisse Hoffnungen, die arteriosklerotische Veränderung von Blaibergs neuem Herzen werde sich nur schritt-

weise vollziehen, trogen. Sie entwickelte sich vielmehr mit brutaler Gewalt, und so sah Barnard sich der unausweichlichen Tatsache gegenüber, daß sein Symbol-Patient, auf dem sein Ruhm und ein so großer Teil seiner Argumentation für eine weltweite Fortsetzung der Herztransplantation ohne Rücksicht auf so viele Mißerfolge beruhten, zugrunde ging. Wie im Juni 1968 sah er nur eine Rettungsmöglichkeit: eine zweite Herztransplantation.

Er gestand Eileen Blaiberg die Aussichtslosigkeit der Situation und erbat ihre Zustimmung. Aber diesmal zögerte sie. Gleich aus welchen Motiven, ob aus eigener Erschöpfung oder aus Einsicht in die Tatsache, daß Blaibergs Überleben nur noch durch mehr Leiden erkauft worden war als durch echtes Leben – jedenfalls verschob sie die Entscheidung. Ohne daß die Welt etwas davon ahnte, übernahm eine Krankenschwester Blaibergs Betreuung. In der Nacht vom Sonntag, dem 10., auf Montag, dem 11. August, wurde seine Atemnot so stark, daß er fast ununterbrochen Sauerstoff bekommen mußte. Barnard wurde arlarmiert.

*Eindringlich wiederholte er, daß der Kranke nur durch eine neue Transplantation gerettet werden könne. Aber Eileen Blaiberg blieb unschlüssig. Schließlich besprach sie sich, wie es hieß, mit Katie, der Farbigen, die den Kranken so lange betreut hatte und deren menschliches Empfinden weder durch persönliche oder medizinische Interessen noch durch Ruhm oder Gewinn angetastet worden war. Katies Antwort soll gelautet haben: ›Er war jetzt lange genug für die Doktoren da.‹ Gleichviel – Eileen Blaiberg lehnte Barnards Vorschlag ab.**

Am Dienstag wurde Blaiberg, wieder in aller Stille, ins ›Groote Schuur‹ überführt. Zu diesem Zeitpunkt erfuhr man endlich, wie krank er war. Er verbrachte die folgenden fünf Tage mehr oder weniger dahindämmernd und mit Sauerstoff beatmet – ganz so, als wäre er auf dem Umweg über ein geliehenes und oft mühevolles Leben nach dort zurückgekehrt, wo er schon einmal dem Tod gegenübergestanden war. Am Sonntag, dem 17. August, starb er. Als der Pathologe des ›Groote Schuur Hospital‹ und Barnard sein zweites Herz entfernten, fanden sie bestätigt, was die Untersuchungen des letzten halben Jahres ergeben hatten. Das neue, gesunde

* Vergleiche hierzu eine Darstellung Eileen Blaibergs in »Daily Sketch« vom 6. April 1970 (Auszüge aus einem Manuskript »My life with Phil«), wo genauer geschildert wird, wie Blaibergs Frau bei der farbigen Angestellten Rat gesucht hat. Deren Antwort lautete danach: »Bitte erlauben Sie es nicht. Die Doktoren haben jetzt genug von ihm gehabt. Lassen Sie ihn in Frieden ruhen.«

Herz war in neunzehn Monaten nicht nur chronischen Abstoßungs-Attacken ausgesetzt gewesen, sondern auch demselben arteriosklerotischen Prozeß zum Opfer gefallen, der vorher ein ganzes Leben gebraucht hatte, um Blaibergs eigenes Herz zu zerstören . . .«

Hatte es Sinn?

Aus einem Brief von Dr. Manfred Kyber-Visconti, 1971:
»Nun sind zwei Jahre vergangen, seit Dr. Philip Blaiberg in Kapstadt starb. Er nahm die Hoffnung von Millionen, daß die Herztransplantation mehr sein könne als ein Augenblicksfeuer, mit ins Grab. Wenn 1968 nicht weniger als 99 Herztransplantationen durchgeführt wurden, waren es 1969 noch 48, 1970 noch 17 und 1971 nur noch 9. Von 58 »Herztransplantations-Teams«, die in der ganzen Welt wetteiferten, stellten 56 ihre Arbeit ein.
Alles in allem handelte es sich um die ungeheuerlichste und sensationellste Erprobung einer neuen Operation am Menschen, welche die Geschichte kennt.
Und wir stehen vor der Frage: Hatte sie Sinn? Lieferte sie nur einigen wenigen eine kurze Verlängerung ihres Lebens und die Erhebung aus der Obskurität in den Status einer neuartigen Patienten-Prominenz? Nur einige jener 56 Chirurgen-Teams waren geeignet, wissenschaftliche Arbeit zu leisten und Erkenntnisse zu gewinnen, und zu viele der Patienten starben für nationalistische oder ehrgeizige Träume. Aber diejenigen – die Toten und die für mehr oder weniger lange Zeit Überlebenden –, die in wissenschaftlichen Zentren das Abenteuer eines neuen Herzens durchwanderten, lieferten Erfahrung. Und keine Erfahrung auf dieser Erde – im Negativen wie im Positiven – ist ohne Sinn.«

Norman E. Shumway et al. in »California Medicine«, August 1970:
»Die anfängliche bis zur Hysterie gesteigerte Begeisterung über die erste klinische Herztransplantation scheint jetzt einem grundsätzlichen Pessimismus Platz gemacht zu haben. Beide Reaktionen sind wahrscheinlich falsch. Der sogenannte ›medizinische Durchbruch‹ der Journalisten bedeutet sehr selten einen wirklichen Fortschritt für die Kranken. Es ist vielmehr die vorsichtige klinische Anwendung im Laboratorium, die schließlich zu neuen Behandlungsmethoden führt . . . In solchem Rahmen bleibt die Herztransplantation nach meiner Überzeugung ein Glied weiterer klinischer Forschungen.«

Dr. Herbert Thom in einem Brief aus Palo Alto, 1971:
»Vielleicht ist es nicht ohne Ironie. Heute, vier Jahre nach dem Beginn der großen weltbewegenden Herztransplantationswoge, gibt es noch eine Stätte in ganz Amerika, in der die Transplantation des Herzens – ohne Schlagzeilen und Sensationen und ohne alle sonstigen lauten Attribute jener Woge – weiterlebt. Dies aber ist die gleiche Stätte, an der viele Jahre lang die Grundlagen der Herztransplantation gelegt und – ebenfalls ohne Schlagzeilen und Sensation – erarbeitet wurden, bevor Christiaan Barnard

– gewollt oder ungewollt – den lärmenden und schließlich in Enttäuschung verlöschenden Transplantationsbrand entfachte. Sie heißt Stanford-Universität, und ihr Meister ist Norman E. Shumway, der, auch als die Strohfeuer erloschen, niemals aufhörte, zäh den Weg zu beschreiten, dessen Fundament er einmal legte.
Sieht man von Kapstadt ab, wo Barnard ab und zu noch eine Anstrengung unternimmt, die Fackel, die auch sein Leben erhellte, nicht erlöschen zu lassen, so sind Shumways Hospital und seine Laboratorien sogar die einzigen Plätze in der ganzen Welt, an denen in diesen Tagen noch Herzen transplantiert werden. Aber es geschieht in solcher Stille, mit solch wissenschaftlicher Strenge, daß niemand darum weiß. Von den zehn Menschen, die hier im vergangenen Jahr ein fremdes Herz erhielten, leben im Augenblick acht, und Shumways Patient Carl P. Shåffer gehört zu den vier Menschen unserer Welt, die eine Herztransplantation um drei Jahre überlebten. Jeder von ihnen weiß, daß er keine Wunder zu erwarten hat und daß sein Überleben jeden Tag zu Ende gehen kann. Aber er weiß auch, daß er einen Teil des stillen Bemühens bildet, die Barriere zu zerbrechen, die nach wie vor den Weg zum wirklichen Erfolg versperrt – die Abstoßung und all ihre Mysterien.«

4 Tommy Gorence

»New York, 21. November 1964
Lieber Harold!
Verzeih mir, wenn ich Dir erst heute den Bericht sende, den ich bereits nach der Tagung der Amerikanischen Gesellschaft der Universitäts-Chirurgen hätte schreiben sollen. Ich gebe ihm wunschgemäß den Titel ›Lebertransplantation – ein Brief aus Amerika‹.
Es scheint, daß es bis heute in Europa — abgesehen von Großbritannien — noch keine ernsthaften Experimente auf dem Gebiet der Lebertransplantation gegeben hat. So darf man feststellen, daß die bisherigen Bemühungen um die Lebertransplantation fast eine amerikanische Angelegenheit ist.
Es gibt hier zwei Schwerpunkte. Der eine befindet sich im ›Peter Bent Brigham Hospital‹ in Boston, der andere in Denver, in der Medical School der Universität von Colorado. Die treibende Persönlichkeit in Boston ist Francis Daniels Moore, der heute fünfzigjährige Chef der Chirurgischen Abteilung des ›Peter Bent Brigham‹. In Denver ist es Thomas E. Starzl, ein jüngerer Chirurg, der sich nach Erfahrungen mit Nierentransplantationen der Leberverpflanzung zugewandt hat.
Die Zahl der unheilbaren Lebererkrankungen ist auch in den Vereinigten Staaten erheblich. An der Spitze stehen die Leberzirrhosen, der Primärkrebs der Leber und die Gallengangs-Atresie der Kinder, jene Mißbildung, bei der die Kinder ohne Gallengang zur Welt kommen und somit zum Tode verurteilt sind. In all diesen Fällen kann es nur eine Hilfe geben: den kompletten Ersatz des zerstörten oder nicht funktionsfähigen Organs.

Moore und Starzl sind sich darüber im klaren gewesen, daß sie sich auf ein Gebiet vorwagten, das noch weit mehr Schwierigkeiten anzubieten hat als die Nierentransplantation. Chirurgisch gesehen gibt es erhebliche Probleme, die ich selbst auf die Gefahr hin, medizinisches Gemeinwissen zu wiederholen, berühren muß. Bei der Nierentransplantation ist es bekanntlich möglich, das neue Organ in jedem geeigneten Teil der Bauchhöhle mit einer Arterie und einer Vene zu verbinden. Der Bau der Leber schließt ein solches Verfahren aus. Sie ist zu vielfältig mit dem Körperkreislauf verbunden: 1. durch die ›Pfortader‹, in welche verschiedene Venen aus den Eingeweiden und dem Magen einmünden, um der Leber die im Verdauungsprozeß gewonnenen Stoffe zur weiteren Verarbeitung zuzuführen; 2. durch die Leber-Arterie, welche die Leber mit sauerstoffhaltigem Blut versorgt; 3. durch die große Körpervene, in welche die Leber alles Blut nach der Verarbeitung zurückfließen läßt. Schließlich existiert noch eine vierte Verbindung zwischen Leber und Körper, der Gallengang, durch den die Leber ein Nebenprodukt ihrer chemischen Blutauswertung, die Galle, als Verdauungshilfsmittel in den Zwölffingerdarm leitet. Die Implantation einer neuen Leber wäre ohne die Wiederherstellung all dieser Anschlüsse unmöglich.

Moore und Starzl waren sich nicht nur über diese technischen Schwierigkeiten im klaren, sondern auch über die physiologischen. Von den zahllosen Funktionen der Leber kennen wir heute etwa fünfhundert. Es ist dabei für eine Transplantation nicht so wichtig, daß die Leber Kohlehydrate, Eiweiß (Proteine) und Vitamine speichert oder Milchzucker in Glukose umsetzt. Wohl aber ist es wichtig, daß sie eine bedeutende Rolle bei der Regulierung der Blutgerinnung spielt. Es liegt auf der Hand, daß es deshalb während einer Lebertransplantation zu gefährlichen Überraschungen durch Blutungen (im Falle einer Herabsetzung der Gerinnungsfähigkeit) oder durch Blutgerinnsel (bei einer Erhöhung der Gerinnungsfähigkeit) kommen kann. Wenn man bedenkt, wie giftig Imuran und die anderen abstoßungsfeindlichen Drogen sind und welch hohe Anforderungen ihre Giftigkeit gerade an die Entgiftungsfunktion der Leber stellt, wird ein weiteres Problem sichtbar. Leber-Medizin ist immer noch eine Art Maulwurfsarbeit im Dunkeln.

2. Dezember 1964

Ich muß zum zweiten Mal um Verzeihung dafür bitten, daß ich mein Wort nicht gehalten und die Schreiberei unterbrochen habe. Aber vielleicht war dies von Nutzen. Auf dem Rückflug von einer Biologentagung in Los Angeles blieb ich für einige Tage in Denver und hatte Gelegenheit, interessante Gespräche zu führen. Doch zunächst möchte ich fortfahren, wo ich meinen Bericht im November abbrach.

Francis D. Moore und Thomas E. Starzl haben zwischen 1958 und 1960 ihre ersten Lebertransplantationen an Tieren unternommen. Moore und seine Leute experimentierten an einunddreißig Tieren. Achtzehn davon starben nach vierundzwanzig Stunden. Acht Tiere blieben vier Tage am Leben und einige wenige sechs, acht oder zwölf Tage lang. Starzl probte sogar achtzigmal eine Transplantation. Aber keines seiner Tiere lebte länger als vier Tage.

Es stellte sich heraus, daß es viel schwieriger ist, eine Spenderleber bis zu ihrer Wiedereinpflanzung am Leben zu erhalten als eine Niere. Zwanzig Minuten ohne Körperverbindung genügten, eine Leber so schwer zu schädigen, daß sie unbrauchbar wurde. Auf der anderen Seite dauerte die Einpflanzung einer Leber wegen der vielen Gefäßnähte sechs Stunden und länger. Gleichzeitig ergaben sich Probleme für den Kreislauf des Empfängers. Während des Leberaustausches mußte zum Beispiel die große Körpervene des Empfängers unterhalb und oberhalb der Leber abgeklemmt und durchtrennt werden. Um trotzdem den venösen Blutkreislauf bis zum Ende der Einpflanzung sicherzustellen, verband Starzl Venen im Hinterkörper seiner Tiere mit Venen im Vorderkörper durch einen langen Plastikschlauch.

Zwischen 1960 und 1963 fand man einen Weg, um die Leber eines Spendertieres noch in dessen Körper mit kalter Traubenzuckerlösung zu durchspülen, auf 15 Grad abzukühlen und diesen Durchströmungsprozeß während der Übertragung in den Körper des Empfängers fortzusetzen. Dadurch wurde ihre Lebensfähigkeit schließlich so weit verlängert, wie es für die Verpflanzung nötig war.

Im Laufe der Experimente erhöhte sich die Überlebenszeit der Tiere von Tagen auf Wochen. Dadurch erreichte man Zeitspannen, in denen normalerweise die Abstoßung beginnt – und diese ließ auch nicht auf sich warten. Als das Imuran 1962/63 seine Wirksamkeit bei Nierentransplantationen erwies, wandten Moore und Starzl die Droge auch bei ihren Leber-Experimenten an. Die Erfolge schienen so vielversprechend, daß Starzl Anfang 1963, also im vergangenen Jahr, glaubte, er sei nun weit genug, um eine erste Transplantation an einem leberkranken Patienten zu unternehmen. Dieser erste Menschenversuch fand im ›Colorado General Hospital‹ am 1. März 1963 statt.

Patient war ein dreijähriges Kind, das wegen einer Gallengangs-Atresie im Sterben lag. Nach hohen (wie wir jetzt wissen: zu hohen) Gaben von Imuran verpflanzte Starzl die Leber eines Mädchens, das während der Operation eines Gehirntumors gestorben war. Das Kind verblutete auf dem Operationstisch. Während des Austausches der Leber hatte der Blutgerinnungsmechanismus versagt.

Zwei Monate später versuchte Starzl es zum zweiten Mal an William Grigsby, einem Neger mit Leberkrebs. Der Spender war Alkoholiker gewesen, seine Leber also sicher nicht die beste. Aber ein anderer Spender war nicht zu finden. Die Durchspülung der Leber funktionierte, bis die letzte Verbindungsnaht gelegt war und die Öffnung der Gefäßklemmen Grigsbys eigenes Blut in die neue Leber strömen ließ. Grigsby erhielt Imuran, und obwohl er während achtundvierzig Stunden an Atemnot litt, schien er sich zu erholen. Aber dann bekam er eine heftige Venenentzündung mit hohem Fieber. Am 27. Mai, zweiundzwanzig Tage nach der Operation, war er tot. Bei der Autopsie fanden sich zahlreiche Blutgerinnsel in seinen Lungen, in der Leber und in der großen Körpervene. Eines

der Gerinnsel war nicht weniger als vier Zentimeter lang und eineinhalb Zentimeter dick.
Schon am 10. Juni folgte Starzls dritter Versuch, diesmal an einem sechsundsechzigjährigen Mann, dem früher schon beide Beine amputiert worden waren und der jetzt auch noch an Leberkrebs litt. Aber während die Leber des Kranken für die Transplantation freigelegt wurde, erholte sich der Spender, dessen Tod man erwartet hatte. Es dauerte vierzehn Tage, bis sich ein neuer Spender fand. Dann verlief die Transplantation zwar ohne neue Störung, doch nach zweiundsiebzig Stunden litt der Kranke an schwerer Atemnot. Künstlich beatmet, lebte er noch viereinhalb Tage. Dann starb er; die Leichenöffnung ergab Darmblutungen und Blutgerinnsel in den Lungen.
Trotzdem gingen auch Francis D. Moore und sein Mitarbeiter Nathan P. Couch drei Monate später vom Tierexperiment zum ersten Versuch am Menschen über. Im ›Peter Bent Brigham Hospital‹ lag Joseph J. Bingel, ein älterer Bauarbeiter, im letzten Stadium seiner Erkrankung an Leberkrebs. Als am 14. September ein Polizeibeamter namens Callahan bei einem Raubüberfall auf einen Supermarkt in der Nähe von Boston angeschossen wurde und zwei Tage später starb, übertrugen Moore und Couch seine Leber auf Bingel. Funktionsprüfungen der neuen Leber zeigten während der ersten Tage, daß sie, nach einer kurzen Erholungspause, normal zu arbeiten begann. Aber kurz darauf wurde Bingel urplötzlich von einer schweren fieberhaften Gelbsucht und Anzeichen einer Abstoßungskrise befallen. Weder Imuran noch Cortison hielten die Krise auf, und am 22. September tat auch Bingel seinen letzten Atemzug.
Moore verzichtete daraufhin sofort auf weitere Lebertransplantationen an Menschen. Starzl dagegen versuchte es weiter, und zwar an einer neunundzwanzigjährigen Frau, Jeanine Goodfellow aus Colorado, deren Leber durch ein Karzinom so ungeheuer vergrößert war, daß sie zwanzig Pfund wog. Die Operation dauerte zehn Stunden; Jeanine Goodfellow war die erste Patientin, die nicht nur drei Wochen überlebte, sondern auch das Bett verlassen konnte. Aber dann kam es auch bei ihr völlig überraschend zu einer Abstoßungskrise, und sie starb am dreiundzwanzigsten Tag nach der Operation. Immerhin erreichte sie die längste Überlebensdauer unter allen Patienten. Starzl leitete daraus den Entschluß her, seine Versuchsserie fortzusetzen. Er ließ noch drei Lebertransplantationen folgen. Erst als sie sämtlich mit dem schnellen Tod der Operierten endeten, gab er auf.
Auf der zu Beginn meines Briefes erwähnten diesjährigen Tagung der Amerikanischen Universitäts-Chirurgen teilte er mit, daß er keine Lebertransplantation am Menschen mehr versuchen werde, solange nicht neue Tierversuche die Aussicht eröffneten, die wichtigsten Ursachen der Todesfälle – Blutgerinnungsstörungen und Abstoßung – zu überwinden.
Seitdem herrscht Schweigen. Aber das bedeutet nicht, daß das Thema »Lebertransplantation« zu den Akten gelegt wäre. In Boston machen Moore und seine Mitarbeiter wieder Tierexperimente. Und mein Besuch in Denver hat gezeigt, daß auch Starzl nicht daran denkt, aufzugeben. Neue Experimente an Hunden scheinen zu zeigen, daß es gar nicht notwendig ge-

wesen wäre, eine künstliche Plastikverbindung zwischen den Venen des Unter- und des Oberkörpers herzustellen, sondern daß man die große Körpervene an der Leber für längere Zeit abklemmen kann, ohne daß es zu gefährlichen Blutstauungen kommt. Da die Möglichkeit besteht, daß die Plastikschläuche zu der Entstehung von Blutgerinnseln in den verstorbenen Patienten beitrugen, ist diese Entdeckung von Bedeutung. Gleichzeitig bemüht man sich in Denver um die Herstellung eines Anti-Lymphozyten-Präparates aus Pferdeserum, das die Abstoßung der Leber wirkungsvoller bekämpfen soll als Imuran und das nicht dessen Giftigkeit besitzt.
Falls sich an der Lebertransplantations-Front wieder etwas rührt, melde ich mich. Das ist ein Versprechen! Allerdings ist man in Denver der Meinung, daß es bis dahin noch drei oder vier oder vielleicht auch fünf Jahre dauern wird.
Dein Oswald.«

Zu Anfang des Jahres 1968 schrieb Tommy Gorence zwei Briefe an seine Mutter Joan Gorence in Oneonta im Staat New York.
Er schrieb: »Liebe Momsie, wie geht es Dir? Ich hoffe: gut. Wir hatten heute keinen Appell. Gott sei Dank ... Wenn wir Appell gehabt hätten, hätte ich ihn glatt verschlafen ... Die Kuchenschachtel könnte Nachschub gebrauchen (nur ein kleiner Vorschlag), und ich bräuchte auch ein Bild von mir aus der Zeit, bevor ich hier zur Sommerschule heraufkam. Du weißt schon, mit den langen Haaren. Okay, wie geht's dem Auggie-Hund und, klar, wie geht es Dir? ... Ich habe zwei Verwarnungen gekriegt. Aber ich mache dafür Nachhilfestunden und solche Sachen. Einfacher Fall ... Das wär's – Love, Tom.
P. S. Ich habe nicht alle geraucht. Aber ich kann Zigaretten (und Streichhölzer) für meine Sammlung gebrauchen. (Nur ein kleiner Vorschlag.)«
In seinem zweiten Brief schrieb er: »Liebe Darling-Mama. Würdest Du mir noch ein Paket mit folgenden Sachen schicken: 1. Keks. 2. Bonbons. 3. Zeitschriften, ›Mad‹ und so. 4. Ein bißchen Geld. 5. Paar weiße Hemden. So was haben sie hier immer noch nicht. 6. Erdnußbutter und Gelee. 7. Streichhölzer. Das wär's, und Dankeschön. Was macht der Auggie-Hund? Sag ihm, daß ich ihn mit auf die Jagd nehme, wenn ich nächstes Mal nach Hause komme ... Alles in Ordnung hier oben. Love, Tom.«
Thomas B. Gorence, genannt Tommy, war, als er diese Briefe schrieb, gerade sechzehn Jahre alt geworden. Seit einigen Monaten gehörte er zu den Kadetten der Militärakademie in Manlius, südöstlich des Universitäts-Städtchens Syracuse im Bundesstaat New York. Wenn man ihn in seiner dunkelblauen, rotbetreßten Uniform

mit hellblauen Hosen und hoher Schirmmütze sah, wirkte er wie der gesündeste Bursche der Welt. Er war mehr als 1,80 Meter groß, 200 Pfund schwer, breitschultrig, mit kräftigen Muskeln und einem sehr langen, gutmütigen Jungengesicht. Genaugenommen war er so, wie seine Briefe ihn zeigten: Noch ein bißchen kindlich, aber ein guter Schüler, liebenswürdig, vergnügt und gelegentlich auch für einen Streich zu haben, heimlicher Raucher und lärmender Spieler auf einer elektrischen Gitarre. Alles in allem war er wohlerzogen, höflich und unberührt von den ersten Wellen jugendlicher Rebellion gegen bürgerliche Ideale, gegen Soldaten, gegen Polizisten und auch gegen Institutionen wie die hundert Jahre alte Manlius-Akademie, die eigentlich ein ziviles High School-Institut war, aber auch dreihundert Jungen als Anwärter für den Dienst in der Armee oder der Polizei erzog. Tommy wollte Militärflieger werden oder zumindest einmal zur Staatspolizei gehören, so wie sein Vater Johnny Gorence, der 1966 nach einem Flugzeugunfall auf schreckliche Weise ums Leben gekommen war.
Tommy Gorences ganzes Leben änderte sich am Samstag, dem 17. Februar 1968, als er mit Charley Newton, Mikel Brown, John Ashbaugh, Mikel Raymond und anderen Kadetten von der Unterkunft seiner Kompanie, einem Backsteinbau, zur Sporthalle hinüberging. Es war kalt. Die Bäume des Parks rings um die Schulgebäude waren kahl, der Wind blies um die Kanonen, die als Denkmäler der Vergangenheit im Park standen.
Aber Tommy und die anderen waren vergnügt. Sie waren, was Gesundheit und Wohlbefinden betraf, eine ausgesuchte Gesellschaft. Tommy konnte sich nicht erinnern, daß er außer den Kinderkrankheiten, von denen er nur eine einzige ausgelassen hatte, ferner dem Biß eines tollwütigen Hundes und einer kleinen Mandel- und Lipom-Operation jemals ernsthaft krank gewesen war. Bei der Einstellungsuntersuchung für die Akademie hatte er ein erstklassiges Gesundheitszeugnis erhalten. Er war stolz auf die vergoldete Statue eines Baseball-Spielers, die er als Zwölfjähriger in der Little League-Mannschaft von Oneonta gewonnen hatte. Er war stolz auf die ersten Flugstunden, die hinter ihm lagen. Was Basketball anbelangte, so gehörte er zu den zähesten Spielern. Als sie in die gewölbte Sporthalle einmarschierten, ihre Sportkluft mit der Aufschrift »Manlius« und einer großen Nummer auf Brust und Rücken anlegten, verschwand er so schnell im Getümmel, daß man nur hier und da die große »30« auf weißem Untergrund sah.
Doch kurze Zeit später ging er plötzlich zu Boden. Der Ellenbogen eines Mitspielers hatte ihn unbeabsichtigt in der Lebergegend ge-

troffen. Tommy wurde bleich, richtete sich aber wieder auf und spielte weiter. Kurze Zeit darauf erhielt er jedoch einen zweiten Stoß und blieb, nach vorn gebeugt, beide Hände gegen den Leib gepreßt, stehen. Weil er ein zäher Bursche war, gab er den anderen mit der Hand ein Zeichen, er werde bald wieder in Ordnung sein. Aber John Ashbaugh, Charly Newton und einige andere bekamen Angst, als sie ihn so verändert dastehen sahen. Sie halfen ihm in seinen Anzug. Tommy fühlte sich so schlecht, daß er sich nicht mehr dagegen wehrte. Dann führten sie ihn zum Bau der C-Kompanie und durch den kahlen, grünlich gestrichenen Gang im Erdgeschoß mit seinem Pepsi-Cola-Automaten in das Zimmer 315. Dort legten sie ihn auf das unterste der beiden übereinanderstehenden Betten. Sie erinnerten sich jetzt, daß er schon vor acht oder zehn Tagen einmal über Bauchschmerzen geklagt und das Krankenrevier aufgesucht hatte. Aber dort war nichts gefunden worden. Die Kameraden meinten, er werde wohl irgend etwas gegessen haben, das ihm nicht bekommen war, und daß sich schon alles beruhigen würde. Aber es beruhigte sich nicht. Die Schmerzen verschlimmerten sich. Tommys Gesicht wurde weiß. Der billige braune Kleiderschrank, der ebenso billige Blechtisch, die zerbeulte Blechverkleidung der Heizung und schließlich sogar die roten Vorhänge am Fenster verschwammen vor seinen Augen. So rief man den Arzt der Akademie. Als er Tommy Gorence sah und seine Bauchdecke abtastete, kam ihm der Verdacht auf eine innere Verletzung. Er verständigte Leibert Sedgwick, den Dekan, und das Krankenhaus der Universität Syracuse. Dann wurde das Fahrschulauto der Akademie geholt, und man setzte Tommy hinein; Sedgwick begleitete Tommy auf der Fahrt über die Staatsstraße nach Syracuse.

Dr. Chamberlain, Chirurg am Universitäts-Krankenhaus Syracuse, in einem Brief über Tommy Gorence am 26. Februar 1968:
»Zu der Zeit, als ich ihn im Hospital sah, schien sein Blutdruck stabil. Aber sein Puls war etwas weich, und er sah so bleich aus, als ob er Blut verloren hätte. Die folgende Inspektion zeigte Blut in seiner Bauchhöhle ... Ich entschloß mich, ihn zu operieren, weil die Möglichkeit eines Zerreißens der Leber oder der Milz bestand.«

Joan Gorence war am frühen Nachmittag des 17. Februar allein in ihrem stillen Holzhaus an der Hudson Street von Oneonta, einer kleinen Stadt am Ufer des Susquehanna-Flusses. Vor hundert Jahren hatte es einmal einen Gipfel nationalen Ruhms erklommen, als sein Name gleichbedeutend war mit dem Bau moderner Eisenbahnen und täglich zweiundsiebzig Passagierzüge in dem kleinen Nest hielten. An diesem Februartag 1968 lebte Oneonta nicht mehr von Eisenbahnen, sondern von Plastik, Elektronik und Landwirtschaft; seinen Ruf als schöne Stadt stützte es auf seine Villenviertel, seine Parks und »vierzig Meilen baumbeschatteter Straßen«.

Joan Gorence wohnte nicht im westlichen Teil der Stadt mit seinen Herrschaftshäusern, sondern im Osten. Aber Oneontas berühmte Bäume beschatteten im Sommer auch die Hudson Street. Und jetzt, im Winter, hielten die entlaubten Kronen der Ahorne und Ulmen immer noch so viel Licht zurück, daß es in der verglasten Vorveranda, durch die man Joan Gorences Haus betrat, dämmerig und in dem dahinter gelegenen Wohnraum sogar ein wenig dunkel war.

Joan Gorence war eine gesunde, lebhafte Frau in den Vierzig. Seit sie Witwe geworden, Tommy in die Manlius-Akademie übergesiedelt und ihr zweiter, um drei Jahre älterer Sohn Bill Soldat in Arizona geworden war, bereitete sie sich auf ihre Abschlußprüfung als Lehrerin vor. Sie hatte zwar die Absicht, Francis B. Knapp, einen Glaser und früheren Freund ihres Mannes, zu heiraten. Aber sie war eine viel zu rührige Frau und glaubte viel zu sehr an die Bedeutung eigener Aktivität, als daß sie sich mit der Rolle einer Ehefrau hätte begnügen können.

So saß sie über ihren Büchern, während der Hund Auggie in ihrer Nähe auf dem Boden schlief, als das Telefon läutete. Sie nahm an, es sei ihre Freundin Margaret oder Sue Shearer, deren Tochter Kathy mit Bill ging. Aber eine unbekannte weibliche Stimme teilte ihr mit, sie werde aus Syracuse verlangt, und ein Arzt vom Universitäts-Hospital wünsche sie zu sprechen. Ihr blieb keine Zeit, den jähen Gedanken, daß es doch wohl nicht um Tommy gehen möge, zu Ende zu denken. Dann war eine zweite, ebenso unbekannte männliche Stimme in der Leitung. Der Fremde fragte, ob er mit Mrs. Gorence, der Mutter von Tommy Gorence, spreche.

Als sie bejahte, fuhr er fort: »Ihr Sohn hat bei einem Sportunfall einen Stoß in die Lebergegend bekommen und ist zu uns gebracht worden. Er hat eine innere Blutung, die wir durch eine Operation zum Stehen bringen müssen. Wir bitten Sie daher um die Genehmigung ... Es besteht die Möglichkeit, daß die Milz verletzt worden ist ... In diesem Fall müßten wir die Milz entfernen ...«

Obwohl Joan Gorence eine resolute Frau war, hatte sie nicht die Kraft, sofort zu antworten. Während ein Gewirr von Fragen über sie herstürzte (Wie ist das möglich? Wie ist das bei Tommy möglich? Er ist doch so stark und gesund! Wie kann so etwas bei ihm geschehen?), hörte sie von neuem die Stimme am anderen Ende der

Leitung: »Hören Sie mich noch? Seien Sie unbesorgt, die Milz ist ein Organ, das nicht unbedingt lebenswichtig ist und dessen Entfernung keine Gefahr für Ihren Sohn bedeutet ...«
Sie fand endlich ihre Sprache wieder (obwohl sie sich immer noch sagte: Es kann nicht sein! Es kann wirklich nicht sein! Mein Mann ist noch nicht zwei Jahre tot, und sein Tod im Hospital in Albany war so unsagbar schrecklich. Jetzt kann Tommy nicht in irgendeinem anderen Hospital zugrunde gehen. Das kann mir niemand antun. Das darf einfach nicht sein!). Sie sagte: »Ich werde mich sofort ins Auto setzen, ich komme sofort nach Syracuse. Ich möchte ihn sehen ...«
Aber die fremde Stimme erwiderte: »Das sind hundert Meilen Fahrt. So lange können wir nicht warten, wenn wir nicht das Risiko eingehen wollen, daß er innerlich verblutet. Wir müssen sofort operieren ...« Sie zögerte noch einmal. Dann sagte sie: »Gut, ich gebe die Genehmigung, und Sie werden alles tun, um ihn zu retten und gesund zu machen ...«
»Wir werden alles tun. Und wir erwarten Sie ...«, lautete die Antwort. Dann war die Verbindung beendet wie durch einen kalten, unbarmherzigen Schnitt. Joan Gorence zögerte keinen Augenblick, sondern handelte klar und entschlossen. Während sie sich anzog, rief sie das Rote Kreuz an und bat, man möge dafür sorgen, daß Bill in Arizona benachrichtigt wurde und einen Sonderurlaub nach Oneonta bekam. Dann verständigte sie Francis B. Knapp, den sie »Fran« nannte, und Freunde, damit sie sich um Auggie kümmerten. Wenig später fuhr sie in den Winter hinaus, in der Hoffnung, daß kein Schnee und kein anderes Hindernis die Straßen nach Syracuse blockierten.
Die Main Street von Oneonta war voller Autos, denn am Wochenende kamen die Leute aus dem weiten Hügelland mit seinen Rinderfarmen in die Stadt, um hier ihre Einkäufe zu erledigen. Sie war froh, als sie auf die Staatsstraße kam. Von den leicht verschneiten Wäldern sah sie kaum etwas. Sie hatte nur den einen Wunsch, schnell vorwärtszukommen, und sie erinnerte sich dabei (ob sie wollte oder nicht) an jenen 26. September 1965, an dem sie auf ähnliche Weise zu einem Hospital gefahren war, um ihren abgestürzten Mann zu sehen. Damals war sie nicht nach Nordwesten gefahren, sondern nach Binghamton im Süden, und sie war nicht allein gewesen. Zwei Staatspolizisten, Freunde ihres Mannes, hatten sie in Oneonta abgeholt und ihr auf der Fahrt nur die halbe Wahrheit gesagt, um sie nicht zu Tode zu erschrecken. Aber keine noch so tröstliche Lüge hatte sie vor der Wirklichkeit bewahrt, der sie in

Binghamton hatte entgegentreten müssen: einem gelähmten, seiner Sprache beraubten menschlichen Wesen, das in nichts mehr dem Manne glich, der ihr Idol gewesen war, seit sie ihn zwanzig Jahre vorher als siebzehnjähriges Mädchen in einem Ferienlager in Cooperstown kennengelernt hatte.

Cooperstown lag nordöstlich der Straße, auf der sie jetzt dahineilte, zwischen den winterkalten Hügeln. John M. Gorence war nichts weiter gewesen als ein entlassener Soldat des Zweiten Weltkriegs, ohne High School-Diplom und ohne erlernten Beruf. Drüben bei Cooperstown stand wahrscheinlich immer noch das alte Farmhaus, in das sie 1948 nach ihrer Hochzeit gezogen waren, um sich eine eigene Existenz aufzubauen. Das Wasser hatten sie aus einem Brunnen auf freiem Feld geholt, ihre Möbel sich selber gezimmert. Und in Cooperstown hatte sie zuerst Bill und, drei Jahre später, am 18. Januar 1952 Tommy zur Welt gebracht. Als Johnny in Cooperstown nach vierjähriger Mühe immer noch keine Arbeit fand, hatten sie ihre Habseligkeiten auf ein altes Auto geladen. Joan war mit den Kindern zu ihren Eltern nach New York gezogen, während Johnny in Kalifornien auf die Suche nach einer Stellung ging. Aber auch Kalifornien war nicht das gelobte Land gewesen. Johnny hatte keine Arbeit gefunden und war zurückgekehrt, und so waren sie froh gewesen, als er schließlich in einer Schreinerei in New York City unterkam. Aber sie hatte ihn geliebt . . .

Vom Osten her wehte ein kalter Wind und stieß böig gegen die rechten Seitenfenster. Sie mußte langsamer fahren. Von Medizin verstand Joan Gorence nicht viel mehr als die meisten anderen Menschen. Sie wußte, daß eine innere Blutung ein Vorgang war, bei dem man aus einer Verletzung innerhalb des Körpers blutet. Aber sie wußte nicht, welche Bedeutung die Milz hatte und ob sie wirklich überflüssig war, oder ob der Arzt in Syracuse ihr nur die halbe Wahrheit gesagt hatte – so wie man ihr damals tröstliche Halbwahrheiten aufdrängte, als Johnny mit zerbrochenem Rückgrat vor ihr lag und man ihr sagte, er könne sich wieder erholen, während alle wußten, daß es für ihn keine Chance mehr gab. Sie begann die Meilen zu zählen, denn sie wußte, daß sie nicht eher Klarheit über Tommy gewinnen würde, bis sie Syracuse erreicht und diesmal die volle Wahrheit gefordert hatte.

Der Wind ließ für eine Weile nach, und sie konnte wieder schneller fahren. Sie wußte nicht genau, wer von ihren Söhnen sie am meisten an ihren toten Mann erinnerte. Immer war Johnny ihr wie eine Personifizierung von »Mr. America« erschienen – groß, mit mächtiger Brust und der schmalen Taille eines Reiters. Und niemals hatte er auf sie stärker wie »Mr. America« gewirkt als an jenem Tag des Jahres 1953, an dem er Beamter der Polizei des Staates New York geworden war und zum ersten Mal seine Uniform getragen hatte. Sie wußte jetzt nicht mehr, ob sie den Tag verdammen sollte. Wäre er nicht »State-Trooper« in Margaretville und später in Oneonta geworden, vielleicht wäre er auch nicht auf den Gedanken verfallen, Flieger zu werden und damit sein Ziel zu erreichen, das er in der Armee verfehlt hatte, weil bei seinem ersten Flug das Schulflugzeug zu Bruch gegangen war.

So sehr ihr in der Bibel das Buch Hiob mißfiel, weil Hiob duldsam so viele Leiden auf sich häufen ließ, und so sehr sie daran glaubte, daß man sein Leben selbst bestimmen könne – manchmal schlich sich in ihre Lebensphilosophie der Gedanke ein, daß es so etwas wie eine Vorbestimmung gebe ... Aber sie wußte wirklich nicht, ob es Vorbestimmung gewesen war, als Johnny an jenem Septembertag 1965 in Binghamton abstürzte – und schuldlos dazu, denn nicht er, sondern ein Freund hatte die Maschine gesteuert. Sie wußte nur eines: daß sie niemandem die Art von Sterben wünschte, die ihm zuteil geworden war – beinahe acht Monate hatte es gedauert, acht unbeschreibliche Monate. Jeden Tag war sie sechzig Meilen weit von Oneonta nach Binghamton gefahren, um neben dem Bett zu sitzen, in dem doch nur ein lebender Toter lag. Als Johnny nach vielen Wochen auf Kommando die Augen bewegte und ein paar Worte stammeln konnte, hatte er sie gebeten: »Hilf mir sterben.« Sie hatte sich mit dem Gedanken vertraut gemacht, daß sie ihn, wenn überhaupt, nur als lebenden Leichnam zurückbekommen würde, daß sie also arbeiten mußte, um ihre Familie zu erhalten. So war sie zu dem Entschluß gekommen, Lehrerin zu werden, und hatte mit ihrem Studium bereits begonnen – hin- und hergerissen zwischen dem Beinahe-Toten, der nicht sterben konnte, und ihrer Arbeit. Als man Johnny in das Veteranen-Hospital nach Albany verlegte und er dort in einen Saal mit anderen lebenden Leichnamen kam, waren ihre Besuche zu Alpträumen geworden: Lärmende Besucher redeten ununterbrochen auf die anderen Kranken ein, obwohl diese sie nicht mehr verstanden. John M. Gorence war zu seiner eigenen (und wenn es noch Ehrlichkeit in der Welt gab, auch zu ihrer) Erlösung an einem Tag gestorben, an dem sie ihn besuchen wollte, aber zu spät gekommen war. Und sie hatte für immer die Erkenntnis gewonnen, daß Leben nicht mehr Leben bedeutet, wenn man hilflos und ohne Hoffnung war – mochten die Ärzte es auch tausendmal noch Leben nennen.

Jedesmal, wenn sie ein Waldstück entlang der Straße hinter sich brachte, prallten neue heftige Windstöße gegen ihren Wagen. Aber sie achtete nicht darauf, sondern hielt nur das Steuerrad fester. Der kleine Friedhof von Hartwick Seminary, den man im Süden von Cooperstown von der Straße aus sehen konnte und auf dem Johnny nun seit fast zwei Jahren neben seiner Mutter lag, versank im Winter so tief im Schnee, daß Besuche an Johnnys Grab für viele Wochen unmöglich wurden ... Während sie mit dem Wind kämpfte, dachte sie an diesen Schnee und hoffte von neuem, daß es nicht schneien und nichts sie auf dem Wege nach Syracuse aufhalten möge. Dann konzentrierten sich alle ihre Gedanken auf Tommy, seine große Gestalt, sein halb kindliches, halb männliches Gesicht.

Dr. Chamberlain in einem Brief über Tommy Gorence am 26. Februar 1968:
»Ich war völlig überrascht, als ich entdeckte, daß er einen großen zentralen Tumor der Leber hatte, von dem ... die Blutungen ausgingen. Diese Blutungen selbst wurden unter erheblichen Schwierigkeiten unter Kontrolle gebracht. Damit war die Operation beendet. Es schien unmöglich, irgendeinen Teil des Tumors ... zu entfernen ... Nach der Operation zeigte die pathologische Untersuchung, daß es sich um einen weiterentwickelten, hochgradigen Krebs der Leber handelte.«

In dem gleichen Augenblick, in dem Leibert Sedgwick, der Dekan der Manlius-Akademie, in einem Raum des Universitäts-Hospitals von Syracuse auf sie zutrat, fühlte Joan Gorence, daß etwas Ungewöhnliches geschehen sein mußte. Sedgwick, ein gesetzter, ruhiger Mann mit kurzgeschnittenem Haar und großer Brille, hatte offenbar Mühe, seine Fassung zu bewahren. Im ersten Augenblick glaubte sie, Tommy sei gestorben und sie sei zu spät gekommen, um ihn noch einmal lebend zu sehen und seine Stimme zu hören. So resolut und tapfer sie war – sie glaubte, ihr Herz bleibe stehen. Es kostete sie Mühe zu fragen, ob Tommy bei der Operation etwas zugestoßen sei.
Sedgwick beruhigte sie, indem er ihr versicherte, Tommy sei am Leben, und der Doktor werde ihr gleich selbst Bericht erstatten. Für ein paar Sekunden empfand sie ein Gefühl der Beruhigung. Aber Sedgwicks Stimme klang so ernst, daß alle Ängste in ihr von neuem lebendig wurden. Darüber kam Dr. Chamberlain. Als sie den Arzt erblickte und den tiefen Ernst auch hinter der Maske seines Gesichtsausdrucks spürte, ahnte sie, daß irgend etwas noch nicht Greifbares, in jedem Fall aber Furchtbares, auf sie wartete.

Niemand hat die Worte aufgezeichnet, die in der folgenden halben Stunde gesprochen wurden; sie blieben nur ungefähr in der Erinnerung haften. Der Arzt sagte: »Mrs. Gorence, die Operation war schwierig, weil es sich um eine Blutung der Leber handelte, die man nicht entfernen kann. Wir mußten die blutenden Risse nähen. Aber Tommy ist jetzt außer unmittelbarer Gefahr ...«
Sie merkte den doppelten Sinn des Wortes: unmittelbar. Wenn Tommy sich nicht in unmittelbarer Gefahr befand, welche Gefahr wartete dann auf ihn? Was – um Gottes willen – verstanden sie unter einer mittelbaren Gefahr?
Chamberlain begann von neuem: »Das, was ich Ihnen jetzt sagen muß, hat mich selbst als eine ungeahnte Überraschung getroffen. Tommy ist von so robuster Gesundheit, daß ich nicht eine Sekunde daran gedacht habe, bis wir die Bauchdecke öffneten und die Leber freilegten. Was wir entdeckt haben, findet sich bei Menschen in Tommys Alter tatsächlich nur sehr selten. Aber es ist leider eine bittere Wahrheit. Wir haben in Tommys Leber eine große Geschwulst entdeckt ... es handelt sich um Krebs ...«
Das letzte seiner Worte traf Joan Gorence trotz ihrer Befürchtungen und obwohl Chamberlain versucht hatte, sie mit einigen Sätzen vorzubereiten, so jählings und so hart, daß sie glaubte, der Boden müsse ihr unter den Füßen verschwinden. Sie hörte nur noch dieses eine: Krebs, und immer wieder: Krebs, Krebs, Krebs ... Es gab keinen Menschen, der nicht wußte, daß es mit einigen Ausnahmen früheren oder späteren Tod bedeutete. Aber es gab wenige, die wußten, daß Krebs nicht nur eine Krankheit der Älteren und Alten, sondern auch ein Leiden der Kinder und der Jungen war. Joan hatte, bevor Chamberlain das fürchterliche Wort aussprach, an eine besonders schwere innere Verletzung gedacht, die vielleicht irgendwelche Folgen für Tommys zukünftiges Leben hätte. Aber die Vorstellung, daß Tommy an Krebs leiden könnte, war zu unvorstellbar, als daß sie auch nur in ihre Nähe gerückt wäre.
Sie könne es nicht glauben, brach es aus ihr heraus. Tommy sei sechzehn Jahre alt. Hatte man ihn in der Manlius-Akademie nicht untersucht und ihr geschrieben, wie gesund er sei ...
Es gäbe leider keinen Zweifel, antwortete Chamberlain. Es handele sich um ein Hepatom, das meistens bei jüngeren Kindern auftrete, aber manchmal eben auch bei Fünfzehn- oder Sechzehnjährigen. Ein Hepatom sei ein Primärkrebs. Viele Leberkrebse entwickeln sich von anderen Organen aus, und wenn man bei einer Operation eine Krebsgeschwulst der Leber fände, handle es sich meist um Metastasen, um Ableger der ursprünglichen Krebsgeschwulst. Bei Tommy

aber handele es sich um einen Tumor, der in der Leber selbst entstanden sei ...

Aber Joan stand erst am Anfang ihrer Auflehnung gegen das Urteil, das sie gehört hatte. Sie erwiderte, wenn es so gewesen sei, daß Tommy bis zu dem Unfall nichts gemerkt habe und die Einstellungsärzte in Manlius nichts festgestellt hätten, dann müßte es sich doch um einen frühen Krebs handeln. Und in jeder Zeitung könne man lesen, daß ein Krebs sich operieren und heilen lasse, wenn man ihn rechtzeitig entdecke ...

Das treffe in zahlreichen Fällen zu, erwiderte Chamberlain, aber leider nicht für den Primärkrebs der Leber. Bei Sekundärkrebsen, die aus anderen Organen in die Leber eindringen, würden nur Teile der Leber erfaßt. Und man könne mit Erfolg versuchen, solche Stücke zu entfernen. Der Primärkrebs aber erfasse alle Teile der Leber. Es sei unmöglich, ein Stück zu entfernen. Man müßte die ganze Leber exstirpieren. Aber kein Mensch könne ohne Leber länger als sechsunddreißig Stunden existieren ...

Doch Joan Gorence gab auch jetzt nicht auf. »Und eine Bestrahlung?« sagte sie. Hatte man nicht gelesen, wie oft sich ein Krebs durch Bestrahlung behandeln und heilen ließ? Warum sollte eine Bestrahlung Tommy nicht helfen und heilen können?

Sie erhielt zur Antwort, die Geschwulst, die man bei Tommy gefunden habe, sei so weit über die Leber verteilt, daß eine Bestrahlung keinen Nutzen bringen könne. Aber sie solle sich keineswegs allein auf ein Urteil verlassen. In ein oder zwei Wochen könne man Tommy ins ›Fox Memorial Hospital‹ nach Oneonta verlegen, und sie könne die dortigen Ärzte nach ihrer Meinung fragen.

Aber während Joan Gorence diese Worte hörte, eilten ihre Gedanken, wie während der Fahrt nach Syracuse, zu ihrem Mann und zu der Tragödie seines Endes zurück. War es nicht genug, daß er ohne jede Chance langsam hatte zugrunde gehen müssen? Sollte Tommy das gleiche widerfahren? Sie hatte das Gefühl, als müsse sie Nein rufen. Und wenn sie alles, was sie besaß, opfern mußte – es konnte und durfte sich nicht an Tommy wiederholen, während sie wie damals tatenlos dastand und nur noch auf das Ende wartete.

»Wie lange kann er leben?« fragte sie. »Wie lange kann er noch leben, wenn nichts geschieht und wenn man nichts unternimmt ...?«

Vielleicht ein halbes Jahr. Vielleicht sogar etwas länger, lautete die Antwort. Wenn die erste Phase der Heilung der Lebernähte abgeklungen sei, könne man ihn, wie gesagt, nach Oneonta bringen. Nach einiger Zeit im dortigen Hospital könne er zu ihr nach Hause

kommen und, wenn er sich erholt habe, wieder eine Schule besuchen, damit er nicht das Gefühl gewinne, todkrank zu sein. Er ahnte nichts, und er solle auch nichts ahnen, solange sich dies vermeiden lasse.
Joan Gorence wußte in diesem Augenblick schon, daß sie um Tommys Leben kämpfen werde (auch wenn sie noch keine Vorstellung davon hatte, wie und womit). Erst einmal aber wollte sie wissen, wie in seinem Fall das Ende aussehen würde, auf das sie schon einmal bei Johnny für viele Monate gewartet hatte.
Und sie erfuhr, daß Tommy sich, dank seiner sonstigen guten Konstitution, erholen und zumindest eine Zeitlang beschwerdefrei sein werde, daß aber die Geschwulst unaufhaltsam weiterwachse und schließlich Metastasen in anderen Organen bilde.
Das also war es, was vor Tommy und vor ihr liegen sollte. Ein neues langes Warten auf den Tod. Joan Gorence spürte unwiderruflich, daß sie dieses Warten nicht hinnehmen konnte. Und sie spürte auch, daß es sinnlos war, weiterzusprechen, und daß sie zuerst Tommy zu Hause in Oneonta haben mußte, um zu entscheiden, was sie für ihn unternehmen konnte. Sie nahm all ihre Kraft zusammen und erklärte sich damit einverstanden, daß Tommy sobald wie möglich ins »Fox Memorial Hospital« nach Oneonta und dort in die Behandlung von Dr. Richard Haines überführt wurde. Dann wartete sie, bis Tommy sich von den ersten Folgen der Operation erholt hatte, und sagte zu ihm: »Tommy, du bist nicht der erste Sportler, dem so etwas passiert. In acht oder zehn Tagen kommst du nach Oneonta, und dort wirst du wieder gesund. Bill und Kathy und Karen und alle anderen warten schon auf dich . . .«

Dr. Chamberlain an Dr. Richard Haines, Oneonta:
»Nach der Operation war der Zustand des Patienten im allgemeinen und mit Ausnahme längerer Fieberschübe gut. Das Fieber geht meiner Meinung nach zum Teil auf Nekrosen durch die Nähte zurück, die zur Blutstillung notwendig waren . . . Es gibt noch eitrige Ausscheidungen aus der Wunde . . . Trotzdem senkt sich das Fieber. Während der Operation erhielt der Patient insgesamt vierdreiviertel Liter Blut. Ich habe alles für seinen Transport und zur Übergabe in Ihre Betreuung für Montag, den 26. Februar, vorbereitet . . .«

Als Tommy mit einem Krankenwagen in Oneonta eintraf, hatte er sich äußerlich verändert. Er war nicht mehr der große, frischgesichtige Junge, als der er auf die Manlius-Akademie gegangen war. Innerhalb von neun Tagen hatte er erheblich an Gewicht verloren.

Blaß und mit einem Drain in der Bauchwunde lag er auf der Bahre, auf der man ihn in den ockerfarbenen Bau des »Fox Memorial Hospital« – nur wenige hundert Meter von seinem Elternhaus entfernt – trug.

Die plötzliche Operation, das Fieber und eine Schwäche, die er nie zuvor gekannt hatte, verwirrten Tommy genauso wie jeden gesunden Jungen, der zum ersten Mal bemerkt, daß Gesundheit keine Selbstverständlichkeit des Lebens ist. Einige Behandlungsmethoden, die er in Syracuse zum ersten Mal erlebt hatte, insbesondere Packungen mit Eiskissen zur Senkung des Fiebers, hatten sogar eine Art Schock in ihm hinterlassen. Er begann erst, sich zu erholen, als sein Bruder Bill, ein paar alte Schulfreunde und Freundinnen aus Oneonta und vor allem die hübsche Karen ihn besuchten. Karen, die als eine der ersten erfuhr, wie es wirklich um Tommy stand, hatte ihre eigene Mutter durch eine Krebskrankheit verloren. Bis zu ihrem Tode hatte man ihr niemals etwas über den hoffnungslosen Zustand der Mutter gesagt. Obwohl Karen noch sehr jung war, hatte sie sich immer wieder gefragt, wieviel mehr Freude sie ihrer Mutter vor ihrem Tod hätte bereiten können, wenn sie gewußt hätte, daß sie sterben mußte. Jetzt hatte sie das Empfinden, sie könne Tommy gegenüber ein wenig von dem nachholen, was sie versäumt hatte, und besuchte ihn deshalb fast jeden Tag. So gewann er, da er nichts von seinem wirklichen Zustand wußte, langsam seinen alten jungenhaften Optimismus zurück und war überzeugt, daß er wieder nach Manlius zurückkehren konnte, wenn die Operationswunde sich endlich schloß.

Unterdessen aber begann Joan Gorence den Entschluß wahrzumachen, den sie in Syracuse gefaßt hatte, nämlich Tommy nicht dem Schicksal zu überlassen, sondern um sein Leben zu kämpfen. Sie meldete sich bei Dr. Richard Haines, sobald dieser die Behandlung übernommen hatte. Als er ihr die gleichen Auskünfte gab wie Dr. Chamberlain in Syracuse, wandte sie sich an ihre Freundinnen, Bekannten und Verwandten, an Tommys Großvater in Cooperstown, an ihre Mutter in Florida und bat sie, sich zu erkundigen, ob es irgendwo Möglichkeiten gab, Krebs zu heilen, von denen Dr. Chamberlain oder Dr. Haines vielleicht nichts wußten. Sie machte sich auch selbst auf die Suche; in Zeitungen und Zeitschriften las sie alles, was über Krebs berichtet wurde, und dabei stieß sie, schon wenige Tage nachdem Tommy in Oneonta angekommen war, auf die Ankündigung eines Taschenbuches mit dem Titel »Laetrile – Control for Cancer. Die wichtigste medizinische Neuigkeit unserer Zeit«. Sie beschaffte es sich und las darin, Laetrile sei ein neuartiges

Mittel, das Krebs, sofern man es regelmäßig injiziere, zum Stillstand bringen könne. Es war die Rede von Institutionen mit eindrucksvollen Namen wie »John Beard Memorial Foundation, San Francisco« oder »McNaughton Foundation, Montreal, Kanada«, welche die Entwicklung des Medikaments seit 1963 gefördert hatten. Auch wurden Wissenschaftler mit vielen Titeln zitiert, wie Professor Dr. R. N. Bouziane, Biochemiker an der Universität Montreal, Dekan des American College of Bio-Analysts, Spezialist für Chemotherapie der Geschwulstkommission des »Hospital Jeanne d'Arc«.

Als Joan Gorence das Buch zu Ende gelesen hatte, glaubte sie einen Weg gefunden zu haben, der vielleicht zu Tommys Rettung führte. Sie trug das Buch ins Hospital und bat Dr. Haines, es zu lesen, sich zu überzeugen und an Tommy einen Versuch mit Laetrile zu machen, bevor es zu spät war.

Joan Gorence zu Lothar Reinbacher, 1970:
»Ich weiß nicht, ob er das Buch gelesen hat. Aber er sagte mir: ›Mrs. Gorence, wir müssen uns unter das beugen, was uns nun einmal auferlegt wird . . .‹ Doch ich gab nicht auf. Ich sagte mir, wenn wir untergehen, dann werden wir kämpfend untergehen.«

Dr. Haines' Ansicht entsprach in ihren Augen der Auffassung Hiobs, die sie nicht anerkennen wollte. Sie versuchte daher selbst Laetrile zu kaufen. Aber sie erfuhr, daß sein Verkauf in den Vereinigten Staaten durch die Food and Drug Administration, die höchste für Medikamente zuständige Behörde, verboten war. Ein Apotheker erklärte sogar, das Mittel bestehe lediglich aus gemahlenen Aprikosenkernen. Aber Joan Gorence ließ sich nicht den ersten Rettungsanker entreißen, den sie gefunden zu haben glaubte. Am 4. März rief sie selbst die Food and Drug Administration in Washington an und erkundigte sich, ob sie wirklich nicht ein Mittel erwerben könne, das vielleicht das Leben ihres Kindes retten würde.

In Washington sagte man ihr eine schriftliche Antwort zu. Tatsächlich fand sie schon am 8. März in ihrem Briefkasten ein Schreiben. Klopfenden Herzens öffnete sie es. Aber die Behörde in Washington verwies sie auf die Canadian Medical Association, die Laetrile im Jahre 1965 genau untersucht hatte. Ihr Urteil lautete, daß nicht einmal die Zusammensetzung des Mittels, das in den USA als Laetrile angeboten worden war, mit dem kanadischen Laetrile übereinstimmte und daß keines der Präparate als Krebsmittel geeignet sei. Laetrile war, dem Brief aus Washington zufolge, auch durch das

National Cancer Institute ausgiebig an Tieren erprobt worden – wiederum mit dem Ergebnis, daß es keinerlei Wert besitze. Das Schreiben schloß mit den Worten: »Wir empfinden tiefe Sympathie für die Opfer des Krebses und ihre Familien, die auf irgendeine wissenschaftliche Entdeckung hoffen und damit auf jede Möglichkeit der Krebsheilung, die es heute noch nicht gibt ... Unglücklicherweise erscheinen immer wieder Veröffentlichungen über Krebsmittel ... ohne jeden Beweis für ihren wissenschaftlichen Wert. Laetrile gehörte in diese Kategorie ...«

Joan Gorence fühlte die Bitterkeit tiefer Enttäuschung. Aber sie hatte zu oft gelesen, daß Menschen durch Mittel geheilt wurden, welche die offizielle Medizin verdammte. Und – war nicht Professor Bouziane ein echter Forscher mit allen Titeln und Ehren? So beschloß sie, in Montreal anzurufen und Bouziane selbst um Hilfe für Tommy zu bitten. Sie hatte nach Johnnys Absturz eine Versicherungssumme bekommen. Wenn der Teil des Geldes, den sie noch besaß, ihr dazu verhalf, Tommy nach Montreal zu bringen, war das nach ihrer Überzeugung die beste Verwendung für das Geld, für das Tommys Vater mit seinem Leben bezahlt hatte.

Bei ihren Versuchen, Bouziane telefonisch zu sprechen, trieb ein Erlebnis an Tommys Bett sie zu noch größerer Eile an. Tommy hatte sich so gut erholt, daß Dr. Haines ihr sagte, er könne in kurzer Zeit nach Hause entlassen werden. Sie hatte alles darauf vorbereitet, ihm seinen Aufenthalt zu Hause zu einer unbeschwerten Zeit werden zu lassen, während sie sich um seine Heilung bemühte. Doch als sie sein Zimmer betrat, fand sie ihn bedrückt und mit einer kaum verborgenen Angst in den Augen vor.

Joan Gorence zu Lothar Reinbacher, 1970:

»Tommy hatte immer noch nichts über seine Krankheit erfahren ... Aber auf irgendeine Weise hatten einige seiner Schulkameraden in Manlius von dem Ergebnis der Operation in Syracuse gehört. Gedankenlos hatten sie im Hospital angerufen und Tommy gesagt: ›He, Tommy – stimmt das, daß du Krebs hast?‹ Oder: ›O Boy, wir haben gehört, was dir fehlt – du hast ja Krebs.‹ Tommy fragte voller Angst: ›Mom, sag mir, stimmt es, was sie sagen?‹ Ich versuchte, ihm jeden Gedanken daran auszureden, und es gelang mir schließlich auch, weil er sich schon ganz wohl fühlte ... Aber sobald ich das Hospital verlassen hatte, rief ich alle seine Freunde an und bat sie, Tommy zuliebe niemals mehr das Wort Krebs zu gebrauchen – und sie alle hielten Wort ... Und ein paar Tage später kam er nach Hause ...«

Zu dieser Zeit hatte Joan eine Verbindung mit Dr. Bouziane in Montreal zustande gebracht. Bouziane bestätigte ihr, daß er sich mit Laetrile beschäftigt hatte. Sie erfuhr, daß die McNaughton Foundation in Kanada noch existiere, daß ihr Präsident der Sohn eines so ehrenwerten Mannes wie des Generals McNaughton sei, des Befehlshabers der kanadischen Streitkräfte im Krieg, und daß die Foundation viele Amerikaner mit Laetrile behandelte. Aber Bouziane schlug ihr nicht vor, mit Tommy nach Montreal zu kommen, sondern erklärte, daß es in Tihuana in Mexiko Krebskliniken gebe, die auf Laetrile spezialisiert seien und fast nur Amerikaner behandelten, die in ihrem eigenen Land wegen der bestehenden Verbote nicht behandelt werden könnten.

Nach diesem Gespräch fühlte sie zum ersten Mal, wie Zweifel in ihr aufstiegen. Sie war nie in Mexiko gewesen. Aber sie hatte gelesen, daß Tihuana heiß und schmutzig sei, eine Stadt der Schnellscheidungen, Stierkämpfe, Bordelle, Nackttänzerinnen, Marihuana-Händler und Abtreibungsärzte. Und auch alles andere, was sie in den nächsten Tagen über Tihuana und die Krebskliniken dort erfuhr, schien nur dazu bestimmt, ihre Hoffnung zunichte zu machen. Eine Zeitschrift »Parade« schrieb über die Krebskliniken und über Dr. Ernesto Contreras, der Amerikaner für zehn Dollar pro Tag in seiner Klinik »Zum guten Samariter« aufnahm und für jede Laetrile-Spritze drei bis sechs Dollar berechnete. Sie berichtete auch über ein »Bio-Medical Center«, in dem eine ehemalige amerikanische Krankenschwester für 500 Dollar Krebskuren mit einem anderen Mittel durchführte, das Hoxsey hieß und ebenfalls in Amerika verboten war. Je mehr Auskünfte sie mit dem Gefühl zusammentrug, sie müsse sich beeilen und dürfe keine Zeit verlieren, um so mehr beschlich sie eine Angst, die ihr verhaßt war, die sie aber nicht besiegen konnte. Zu Hause versuchte sie, ihre Bemühungen und Zweifel zu verheimlichen. Sie erfüllte Tommy jeden Wunsch, um ihn glücklich zu machen. Obwohl Dr. Haines abriet, kaufte sie ihm ein Motorrad, das er sich schon in Manlius gewünscht hatte und das ihm noch mehr bedeutete als Fliegen oder Baseball. Aber während Tommy Ende März mit Karen und seinen Freunden ahnungslos durch die Straßen von Oneonta brauste, quälte sie sich weiter mit dem Gedanken an seine mögliche Rettung in Tihuana und gleichzeitig mit ihren Zweifeln und ihrer Verzweiflung.

Von der Furcht getrieben, weitere Zeit zu verlieren, erbat sie den Rat ihrer Mutter, den Rat ihrer Freundinnen und den Rat von Fran. Sie schrieb an ärztliche Berater von Zeitschriften. Aber jeder, der das Wort Tihuana hörte, warnte sie. Jeder sagte ihr, es sei

Wahnsinn, einen todkranken Jungen in diese Stadt der Huren und Abtreiber zu bringen und ihn, statt zu helfen, in der Fremde sterben zu sehen. Und ihre eigenen Zweifel an Tihuana wurden schließlich so groß, daß auch ihr Wille zum Handeln um jeden Preis sie nicht mehr überwinden konnte.

Am 31. März heiratete sie, erhielt den Namen Knapp, und Fran zog in ihr Haus. Aber ihre Gedanken blieben bei dem Jungen, der jetzt für einige Stunden zur Schule ging. Er träumte sogar davon, mit dem Motorrad und Karen auf dem Rücksitz nach Manlius zu fahren und rings um die Schule seine Runden zu drehen. Um so mehr erschrak Joan, als er im April über starke Schmerzen in der Lebergegend klagte. Sie hatte das quälende Gefühl, daß Oneonta zu klein war, um zu erfahren, was in der Krebsforschung vorging.

Anfang Mai wurden die Schmerzen so heftig, daß sie Tommy Schmerzmittel geben mußte, die sie von Dr. Haines erhalten hatte. Der Junge bekam hohes Fieber und fühlte sich schwerkrank. Aber er erholte sich und bestieg auch wieder sein Motorrad. Stolz trug er einen neuen Pullover, den sie ihm geschenkt hatte, und fuhr mit Freunden und Freundinnen umher. Sie glaubte, eine neue Frist erhalten zu haben, in der sie vielleicht erfolgreicher handeln konnte, als es ihr bisher gelungen war. Und sie atmete auf, als sie einen Zeitungsausschnitt aus New York bekam, in dem darüber berichtet wurde, daß eine dortige Klinik erfolgreiche Versuche mit einem ganz neu entwickelten Krebsmittel Asparaginase unternahm. Als ihr am 14. Mai ein Mädchen erzählte, daß sie Tommys neuen Pullover bewundert und daraufhin von ihm die Antwort erhalten hatte: »Wenn du ihn schön findest, dann werde ich ihn dir vererben ...« glaubte sie, Tommy wisse, wie es um ihn stehe, und fuhr ins »Fox Memorial«,

Sie war entschlossen, Dr. Haines den Zeitungsausschnitt aus New York zu zeigen und ihn zu bitten, Tommy mit dem neuen New Yorker Mittel zu behandeln.

Joan Gorence-Knapp in einem Brief an ihre Mutter vom 29. Mai 1968:

»Dr. Haines ... erwiderte so etwas wie: ›Sie arbeiten dauernd an neuen Mitteln. Aber glauben Sie mir, es ist nichts darunter, das Tommy jetzt schon helfen könnte. Das erleben wir dauernd in der Medizin, und es bleibt nichts anderes übrig, als sich mit dem Schicksal abzufinden ...‹ Ich erwiderte jedoch, daß ich gerade das nicht tun werde und tun könnte und daß er selbst, genauso wie ich, keine Chance versäumen würde, wenn Tommy sein eigenes Kind wäre ...

Und ich sagte, daß ich nicht eine Frau sei, die für eine schöne Beerdigung sorgen werde und es dabei bewenden ließe . . . Irgendwie machte das Eindruck auf ihn. Und schließlich sagte er mir, wenn ich wirklich derartige neue Drogen ausprobieren wolle, dann werde er mich zu Dr. John Olsen in Cooperstown schicken, der sich mit Krebsforschung beschäftige . . .«

Am 17. Mai machte sich Joan mit Tommy auf den Weg zu der Stadt, in der er geboren worden war. Sie sagte Tommy, Dr. Haines wünsche, daß Dr. Olsen ihn auch untersuche. Dr. Haines glaube nämlich, Tommys Schmerzen kämen von einer Rippenfellentzündung, und Dr. Olsen sei ein Fachmann auf diesem Gebiet.
Es war jetzt Frühling. Sie fuhren durch endlose Wiesen mit braunschwarzem Vieh hinter hellen Zäunen. Die ganze Schönheit des Lebens wurde Joan bewußt, und dies spornte sie von neuem an, um dieses Leben für Tommy zu kämpfen. Sie fand Dr. Olsen im »Mary Imogene Bassett Hospital«. Er war ein freundlicher Mann, der Tommy so geschickt untersuchte, daß bei ihm gar nicht erst der Gedanke aufkommen konnte, diese Untersuchung habe eine besondere Bedeutung. Danach brachte sie Tommy zu seinem Großvater in der River Road und kehrte noch einmal zu dem Arzt zurück, um sich voll kaum noch zu ertragender Erwartung sein Urteil anzuhören.
Aber zu ihrer grenzenlosen Enttäuschung erklärte Olsen ihr, daß alle Versuche, Krebs durch Medikamente zu beeinflussen, bisher keine Erfolge gezeigt hätten.

Joan Gorence-Knapp in dem Brief an ihre Mutter:
»Er machte mir nicht viel Hoffnung und wiederholte alles, was Doktor Chamberlain und Doktor Haines mir schon gesagt hatten . . . Er sagte: ›Das einzige, was Tom helfen könnte, wäre eine neue Leber . . .‹«

Joan faßte, von ihrer Enttäuschung überwältigt, seine letzten Worte nur wie eine Floskel auf, sozusagen als eine Bekräftigung seiner Ansicht, daß auch er für Tommy keine Hilfe wisse. Sie dachte deswegen nicht weiter darüber nach. Und sie erfuhr erst einige Tage später, daß sich in seinen Worten die Andeutung einer Operation verbarg, die sie nicht kannte und von der sie noch nie gehört hatte: einer Lebertransplantation.

»Boston, 26. April 1968
Lieber Harold!

Diesmal will ich meine Berichterstatterpflicht pünktlicher erfüllen. Der in meinem Brief vom 2. Dezember 1964 angekündigte Augenblick ist nämlich da. Die Lebertransplantation ist wieder aktuell.

Auf der gestern zu Ende gegangenen Tagung der American Surgical Association hier in Boston hat Thomas E. Starzl mitgeteilt, daß die Resignation von 1963/64 überwunden ist und man in Denver einen neuen ›Großangriff‹ auf die Leber eröffnet hat. Die Einleitung seiner Rede lautete: ›Bis zum letzten Jahre war die Niere das einzige Organ, dessen Transplantation zu einer erkennbaren Verlängerung des Lebens führte. Es hat nur neun Versuche von Lebertransplantationen gegeben, sieben in Denver und je einen in Boston und Paris. Zwei der Patienten gingen wenige Stunden nach der Operation zugrunde, keiner lebte länger als dreiundzwanzig Tage. Dieses unerfreuliche Bild hat sich innerhalb der letzten neun Monate insofern geändert, als alle sieben Patienten, die zwischen dem 23. Juli 1967 und dem 17. März 1968 operiert wurden, die einst kurze, tödlich endende nachoperative Phase überlebt haben. Drei der Empfänger sind nach neun, zweieindrittel und einem Monat noch am Leben. Die anderen starben nach zwei, dreieinhalb, viereindrittel und sechs Monaten.‹

Hört man diese Ergebnisse, so könnten sie einem Laien nicht so eindrucksvoll erscheinen, daß er Starzls neuen Optimismus begreift. Wer aber weiß, daß viele später erfolgreiche Schritte in der Medizin mit dem Zählen nicht von Jahren des Überlebens, sondern von Tagen und Stunden begannen, der denkt natürlich anders darüber. Auf jeden Fall scheinen mir die Einzelheiten von Starzls neuem Frontalangriff auf die Festung Lebertransplantation erwähnenswert.

Anfang 1967, also vergangenes Jahr, wurde ein Kind, Julie Cherie Rodriguez aus der Stadt Pueblo in Colorado, in die Kinderabteilung des ›General Hospital‹ in Denver eingeliefert. Obwohl erst dreizehn Monate alt, litt das Mädchen an einem Primärkrebs der Leber. Die Mutter, Mrs. John Rodriguez, wurde darauf vorbereitet, daß es keine Hoffnung mehr für ihre Tochter gab.

Um diese Zeit hatte Starzl in seinen Bemühungen, die Methodik der Lebertransplantation zu verbessern, weitere Fortschritte gemacht. Als wichtigstes stand ihm jetzt eine Operationstechnik zur Verfügung, die ohne jede Plastik-Umleitung (siehe meinen Brief vom Dezember 1964) auskam. Vor allem aber war die Entwicklung des Anti-Lymphozyten-Serums abgeschlossen. Bei Hundeversuchen

hatte es die Abstoßung eingepflanzter Lebern zum Stehen gebracht, ohne die Leber so zu belasten, wie Imuran dies tut.
Als Starzl die Klinische Forschungsgruppe der Kinderabteilung des ›General Hospital‹ aufsuchte und von dem hoffnungslosen Zustand der Julie Cherie Rodriguez hörte, beschloß er, seine seit vier Jahren unterbrochenen Transplantationsversuche an Patienten wieder aufzunehmen. Außer Julie, die jetzt achtzehn Monate alt war, befanden sich in der Abteilung mehrere andere Kinder, von denen die meisten an Gallengangs-Atresie litten. Darunter waren Paula Kay Hansen, ein zwanzigeinhalb Monate altes Mädchen aus Texas, Kerri Lynn Brown, vierzehn Monate alt und aus Long Beach in Kalifornien, sowie Carol Lynne MacCourt, ebenfalls vierzehn Monate alt und aus Salt Lake City in Utah. Die Eltern, die keine andere Chance sahen, ihre Kinder zu retten, waren mit jedem Experiment einverstanden. Starzl überzeugte den United States Public Health Service von der Rechtfertigung eines neuen Versuchsprogramms für die Weiterentwicklung der Lebertransplantation und erhielt alle notwendigen Mittel, um eine größere Anzahl von Kranken kostenlos zu operieren und auf unbestimmte Zeit zu behandeln.
Da es sich bei den Versuchspatienten vorwiegend um Kinder handeln sollte, wurde eine eigene sterile Kinderabteilung eingerichtet. Die Mütter sollten während der Zeit der Behandlung im Hospital in der Nähe ihrer Kinder leben können. Für jedes Kind wurden Spezialschwestern ausgesucht, die während schmerzhafter Behandlungen der Kinder nicht anwesend sein durften. Man wollte dadurch vermeiden, daß bei den kleinen Patienten psychische Hemmungen ihren Pflegerinnen gegenüber entstanden. Starzl dachte dabei insbesondere an das Anti-Lymphozyten-Serum, dessen Injektion sehr schmerzhaft ist.
Julie Cherie Rodriguez wurde am 23. Juli 1967 operiert. Starzl entfernte die krebskranke Leber und gewann den Eindruck, daß in den umliegenden Organen keine Metastasen vorhanden waren. Dann ersetzte er das kranke Organ durch die Leber eines achtzehnmonatigen Kindes, das an einer Lungenentzündung gestorben war. Die Operation an Paula Kay Hansen folgte am 1. August, die Operation an Kerri Lynn Brown am 5. September, die Operation an Carol Lynne MacCourt am 8. Oktober. Anschließend unternahm Starzl noch drei weitere Transplantationen, unter anderem an Randell Wayne Bennett, einem zweijährigen Jungen aus Texas, der an Gallengangs-Atresie litt. Schon während der Operationen begann, neben der Behandlung mit kleinsten Imuran-Mengen, die Injektion des Anti-Lymphozyten-Serums. Julie Rodriguez wurde außerdem

bestrahlt. Dann wurden die Kinder in den sterilen Räumen untergebracht und regelmäßigen Kontrollen, Lebertests, Leberpunktionen und Untersuchungen auf Bakterien, Viren und Pilze unterzogen.
Wenn man die Krankengeschichten im einzelnen verfolgt, lesen sie sich natürlich wie Berichte über einen makabren Kampf um die Erhaltung der transplantierten Leber in Kindern, die noch nicht imstande waren, sich auszudrücken, die zwangsläufig nicht wußten, um was es ging, und ihre Schmerzen und Beschwerden nicht beschreiben, sondern höchstens lächeln oder weinen konnten. Julie Rodriguez litt zehn Wochen lang unter einer Lähmung des rechten Teils ihres Zwerchfells, der bei der Operation eingeklemmt worden war; Starzl lernte daraus, wie man solche Unfälle vermeiden konnte. Er lernte auch, daß die Hauptgefahr für Störungen der Blutgerinnung während der ersten vierundzwanzig Stunden nach der Operation bestand. Später erholte sich die neue Leber. Er versorgte das Kind zuerst täglich, dann mehrmals wöchentlich mit Anti-Lymphozyten-Serum und erkannte im Laufe der Zeit, daß es unmöglich war, die Serumgaben auch nur ein einziges Mal zu unterbrechen, ohne nach mehr oder weniger kurzer Zeit eine Abstoßungsreaktion der Leber zu riskieren, die dann nicht mehr auf das Medikament reagierte. Sonst führte er den üblichen Zweifrontenkrieg gegen Abstoßung hier und Infektion da und mußte Julie dabei mit jedem nur erdenklichen Antibiotikum, vom Methicillin bis zum Chloramphenicol, behandeln. Als Pilzinfektionen auftraten, war ihm nichts anderes übriggeblieben, als zu dem für die Nieren giftigen Amphotericin B zu greifen. Als dann tatsächlich Nierenschäden auftraten, mußte er Zuflucht zu noch unerprobten, aber nicht so nierenzerstörenden Drogen wie Fluorocytosine nehmen. Doch schon im August, vier Wochen nach der Operation, hatten sich Krebsmetastasen in Julies rechtem Lungenflügel gezeigt. Der Augenschein während der Operation hatte also getäuscht. Sie wurden in einer neuen Operation entfernt. Kurz darauf entwickelten sich Krebsgeschwülste auch in der Bauchhöhle. Sie blockierten den Dickdarm und später die Harnleiter. In weiteren Operationen im Oktober 1967 und im März 1968, also vor ungefähr vier Wochen, mußte Starzl auch diese Geschwülste entfernen, nachdem der verzweifelte Versuch, das Krebswachstum durch angeblich geschwulsthemmende Mittel wie Oncovin aufzuhalten, gescheitert war. Schließlich entstanden in der neuen Leber Verhärtungen, bei deren Untersuchung sich glücklicherweise ergab, daß sie nicht krebsiger Natur waren. Es stellte sich heraus, daß Größenunterschiede zwischen der ursprünglichen und der neuen Leber und damit auch den alten und den neuen Lebergefäßen

zu Durchblutungsstörungen in einzelnen Leberabschnitten führen konnten. Diese Störungen hatten das Absterben solcher Leberpartien zur Folge. In den toten Gebieten siedelten sich Bakterien an und führten zu Abszessen, die sich auch durch Drainage und tägliche Spülungen nicht beseitigen ließen. Zu der Zeit, als Starzl in Boston seine Rede hielt, hatte Julie Rodriguez immer noch offene Drainage-Wunden in der Lebergegend, von denen aus Bakterien in ihren Blutstrom einwanderten und schwere Fieberschübe erzeugten. Aber während ich dies schreibe, *lebt* das Kind im neunten Monat mit seiner neuen Leber, und alle Tests scheinen zu zeigen, daß diese Leber, um deren Verpflanzung und Erhaltung ja der ganze Kampf geht, in dem vom Krebs heimgesuchten und mit Medikamenten überschwemmten kleinen Körper weitgehend normal funktioniert.
Auch die anderen kleinen Patienten haben ausnahmslos die längste Überlebenszeit von 1963, also dreiundzwanzig Tage, ohne die damals tödlichen Blutungen, Thrombosen oder Abstoßungsreaktionen überboten – wenn auch nicht so lange wie Julie Cherie Rodriguez. Carol Lynne MacCourt starb am 7. Dezember 1967, nur zwei Monate nach ihrer Operation, Paula Kay Hansen viereinhalb Monate nach der Transplantation am 12. Dezember 1967, Kerri Lynn Brown nicht ganz sechs Monate nach dem Eingriff am 9. März, also vor ungefähr sechs Wochen. Außer Julie Rodriguez sind im Augenblick noch zwei Patienten, Eddie Miller und Randell Wayne Bennett, am Leben – letzterer mit einer Gelbsucht nach einer schweren Abstoßungsreaktion, die nach einer Unterbrechung der Behandlung mit Anti-Lymphozyten-Serum einsetzte.
Carol Lynne MacCourt wurde das Opfer einer Infektion durch einen unbekannten Pilz. Nach ihrem Tod fanden sich Pilzabszesse sogar in ihrem Kleinhirn. Paula Kay Hansen zeigte zwei Monate nach der Transplantation plötzlich Anzeichen eines langsamen Leberversagens. Ihre Leber wurde wie die von Julie Rodriguez infolge von Durchblutungsstörungen von Infarkten befallen. Nur hatten sie schwerere Folgen. Durch die Infarkte entstanden nicht nur Infektionen, sondern auch weitere Durchblutungsstörungen und Blutgerinnsel. Die Nieren hörten auf zu funktionieren, und Paula mußte mit Peritoneal-Dialysen behandelt werden. Herzmassagen halfen ihr über einen Herzstillstand hinweg. Blutgerinnsel drangen in die Darmgefäße ein und zerstörten Teile des Dünndarms. Vierundzwanzig Stunden nach einer Notoperation in der Bauchhöhle starb das Mädchen. Die Autopsie zeigte das volle Ausmaß der Infarktzerstörungen in ihrer Leber. Kerri Lynn Brown ging auf ähnliche Weise mit einem Lebertransplantat zugrunde, das sich durch In-

farkte wie bei einer Zirrhose veränderte. Eine schleichende Lungenentzündung durch ein unbekanntes Virus beschleunigte ihr Ende. Starzl glaubt aber, daß sich diese Todesfälle in Zukunft durch sorgfältigere Auswahl der Spenderlebern vermeiden lassen.
Mit einem Wort: Aus Denver kommt zum ersten Mal eine Stimmung des Optimismus.
Während der Diskussion, die auf seinen Vortrag folgte, erklärte Starzl: ›Das Überleben in den hier berichteten sieben Fällen dauerte länger als in allen vorangegangenen Versuchen an Menschen. Die Ergebnisse zeigen, daß der chirurgische Eingriff am Menschen mit relativer Sicherheit durchgeführt werden kann und daß ein Überleben von wenigstens neun Monaten möglich ist . . .‹ Francis D. Moore sagte am gleichen Tag: ›Die Arbeit Doktor Starzls auf diesem Gebiet ist absolut außergewöhnlich. Für diejenigen unter uns, die sich für Lebertransplantationen interessieren, bedeutet es einen Freudentag, wenn wir von drei Patienten sprechen können, die sich nach dem Austausch einer tödlich erkrankten Leber durch eine neue am Leben und wohl befinden . . .‹
Ich halte es für durchaus denkbar, daß Starzls Vorgehen Francis D. Moore in Boston dazu anregen wird, auch hier wieder vom Laboratoriumsexperiment zur Transplantation an Menschen überzugehen, sobald ihm ein geeigneter Patient zur Verfügung steht.
Bis dahin und so viel für heute
Dein Oswald.«

Joan Gorence-Knapp hatte niemals den Namen Francis Daniels Moore gehört. Und während alle Zeitungen seit dem vorangegangenen September und seit Barnards Operation an Washkansky und Blaiberg vor Berichten über Herztransplantationen geradezu überquollen, hatte sie auch nichts über Lebertransplantationen gelesen, bis sie um den 20. Mai einen Brief ihrer Mutter Elise aus Florida erhielt. Beigelegt war ein Ausschnitt aus der Zeitung »Sunday Telegraph«. Joans Mutter hatte ihn von ihrem Hauswirt bekommen, dem sie von der tödlichen Krankheit ihres Enkels in Oneonta erzählt hatte. Der ausgeschnittene Artikel berichtete über eine erstmalige »Lebertransplantation«, die ein englischer Chirurg namens Roy Calne in Cambridge unternommen hatte. Einem Patienten, der an Leberkrebs litt, war die kranke Leber herausoperiert und durch die gesunde Leber eines Toten ersetzt worden.
Joan las den Bericht mit angehaltenem Atem. Bei den Worten »neues Leben« glaubte sie plötzlich Dr. Olsens Satz zu hören: »Das einzige, was Tom helfen könnte, wäre eine neue Leber . . .«

Joan Gorence-Knapp zu Lothar Reinbacher, 1970:
»Da fiel es mir wie Schuppen von den Augen. Ich dachte: Ja, das ist eine Möglichkeit, die ich mir nicht in meinen kühnsten Träumen vorgestellt hatte . . .«

Im nächsten Augenblick wußte sie, was sie zu tun hatte: nämlich so schnell wie möglich nach Cooperstown und zu Olsen zu fahren. Er mußte den Zeitungsausschnitt sehen und ihr helfen, eine Möglichkeit zu finden, wie Tommy eine neue Leber erhielt, und wenn sie mit Tommy nach England würde reisen müssen. Da sie zur gleichen Zeit einen Brief von Bill aus Arizona bekam, in dem er darum bat, ihm eine Geburtsurkunde aus Cooperstown zu beschaffen, benutzte sie die Urkunde als Vorwand, um schon am nächsten Tag zu fahren.

Sie wußte nichts von Beziehungen zwischen dem »Mary Imogene Bassett Hospital« in Cooperstown und dem »Peter Bent Brigham Hospital« in Boston. Sie wußte nicht, daß man in Cooperstown schon vor vielen Jahren begonnen hatte, die verschiedensten Organe zwischen Tieren zu übertragen, und daß es hier schon 1963 gelungen war, Hunde mit transplantierten Lungen zwei Jahre lang am Leben zu halten. Und sie ahnte daher auch nichts von Verbindungen zwischen Dr. John Olsen und Dr. Francis D. Moore. Sie fuhr in der Erwartung nach Cooperstown, daß sie Dr. Olsen dazu überreden müsse, ihr auf einem Weg weiterzuhelfen, über den – wie über Asparaginase – in einer Tageszeitung berichtet worden war. Und sie hoffte nur, daß es diesmal leichter sein würde, weil er selbst von einer »neuen« Leber gesprochen hatte.

Ihr kam gar nicht der Gedanke, Dr. Olsen könne vielleicht schon bei ihrem vergangenen Besuch erwogen haben, daß Tommy ein geeigneter Fall für Francis D. Moore und für einen neuen Versuch der Lebertransplantation am Menschen sei.

Sie verspürte nichts als Erleichterung, als Olsen alles, was sie ihm sagte, ohne abweisende Skepsis aufgriff. Und ihr wurde es noch leichter ums Herz, als sie hörte, daß der englische Chirurg, über den in der Zeitung berichtet worden war, zwar die erste Leberverpflanzung in England durchgeführt hatte, daß in Amerika aber schon seit 1963 an dieser Operation gearbeitet wurde und allein seit 1967 sieben Lebertransplantationen stattgefunden hatten. Sie erfuhr, daß gar keine Notwendigkeit bestand, eine Reise nach England zu unternehmen, und daß von den amerikanischen Kranken, die eine neue Leber erhalten hatten, drei lebten, darunter zwei Kinder – eines davon schon mehr als zehn Monate. Sie erfuhr ferner, daß ge-

rade dieses Kind an der gleichen Krankheit gelitten hatte, an der Tommy sterben sollte – an einem Leberkrebs.
Dann hörte sie zu, wie Olsen ihr erklärte, die Lebertransplantation sei noch ein großes Wagnis, niemand wisse, wie der einzelne Fall ausgehe. Sie hörte auch zu, während er ihr beschrieb, daß man erst dabei sei, aus jedem Fall neue Erfahrungen zu gewinnen, daß also auch eine Operation an Tommy unter Umständen zukünftigen Kranken mehr helfen könne als ihm. Aber sie dachte unterdessen nur daran, daß, wenn es bis zum vergangenen Tage überhaupt keine Chance gegeben hatte, auch die verwegenste Operation zu einer großen Chance wurde.

Joan Gorence-Knapp in einem Brief an ihre Mutter vom 29. Mai 1968:
»Dr. Olsen sagte mir, er stünde schon in Verbindung mit ... einem gewissen Dr. Moore in Boston ... Er sprach über eine Stunde mit mir und erörterte die Verdienste verschiedener Hospitäler in ... Colorado und Boston auf diesem Gebiet. Er ließ erkennen, daß er ... das ›Peter Bent Brigham Hospital‹ in Boston für das nächste und beste hielt. Er sagte, er kenne Dr. Moore persönlich, und Dr. Moore habe Cooperstown schon einmal aufgesucht und, was das wichtigste sei, Dr. Moore sei an dem Fall interessiert.
Er erklärte mir, daß der Krebs ohne einen solchen Eingriff weiterwachsen würde, und da Toms übriger Körper so sehr gesund sei, werde es ein langer und schmerzensreicher Kampf werden ohne Hoffnung auf ein gnädiges Ende ... Falls die Transplantation fehlschlüge, bedeute das ein vergleichsweise schnelles und schmerzfreies Ende. Und wenn die neue Leber abgestoßen würde oder aber nicht funktioniere, sei das Ende ebenfalls relativ gnädig ABER« (und diese Worte tippte sie auf der Maschine, auf der sie schrieb, in großen Buchstaben) »WENN ES GUTGEHT – WIRD TOM GESUND SEIN!
Die Operation muß also so schnell wie möglich vorgenommen werden, solange Tommy noch bei Kräften ist. Es könnte natürlich bedeuten, daß sie sein Leben verkürzt. Aber während der sieben Monate, in denen Johnny« (nach dem Flugzeugabsturz) »lebte, habe ich genug gesehen, um zu wissen, daß das Leben nichts wert ist, wenn es im Warten auf die nächste Spritze besteht, die ein wenig Erleichterung von den Schmerzen bringt oder wenn es ... nichts anderes mehr ist als Hoffnungslosigkeit und Beten um eine Erlösung durch den Tod.
Dr. Olsen empfahl mir, nach Hause zu fahren und über alles sorg-

fältig nachzudenken. Er empfahl mir ferner für den Fall, daß meine Entscheidung Ja lautete, nicht lange zu zögern, sondern Tommy zu sagen, daß er Krebs hat, und ihm darzulegen, welche Operation wir im Auge hätten. Danach sollte ich am Freitag, dem 24. Mai, zusammen mit Tommy wieder zu ihm kommen ...«

Joan hatte ihre Entscheidung im Innersten schon getroffen, als sie Olsens Zimmer verließ, sich in ihr Auto setzte und gedankenverloren die Route 28 zurückfuhr. Als sie nach drei Meilen am Hartwick Cemetery vorüberkam und von der Straße aus den Friedhof und den Grabstein ihres ersten Mannes sehen konnte, wurde sie noch einmal an sein Ende erinnert, und diese Erinnerung bestärkte sie in ihrem Entschluß. So traf sie in der Hudson Street ein. In der folgenden Nacht verbrachte sie viele Stunden ohne Schlaf. Immer wieder überlegte sie, welche Worte sie wählen sollte, wenn sie mit Tommy sprach.

Joan Gorence-Knapp in einem Brief an ihre Mutter vom 29. Mai 1968:

»Am nächsten Morgen sagte ich Tommy alles, damit er ein bißchen (aber auch nicht zuviel) Zeit behielt, um nachzudenken und sich Fragen zu überlegen, die er vielleicht an den Doktor stellen wollte. Tatsächlich hatte er nicht einmal geahnt, daß er Krebs haben könnte.

Ich erinnere mich nicht mehr genau, was ich ihm gesagt habe – ich sagte ungefähr: ›Ich möchte, daß du eine zweite Operation durchmachst. Du hast Leberkrebs, und die Ärzte wollen dir eine neue gesunde Leber einpflanzen.‹ Ich redete und redete, damit er gar nicht erst Gelegenheit hatte, zuviel über den Krebs nachzudenken, sondern sich ganz auf die Hoffnung konzentrieren sollte, die ihm hier geboten wurde. Ich erzählte ihm alles ... was seit Februar geschehen war. Zuerst war er furchtbar aufgeregt, aber später sagte er, er wolle operiert werden. Er war sehr tapfer. Er sagte, er könne die Schmerzen nach der Operation aushalten, wenn sie nicht schlimmer wären als nach seiner ersten Operation, und auch all die Rohre – wenn sie ihn nur von den Eiskissen verschonten ... (Es muß so sein, als wenn man für Stunden auf einer *Eis*torte liegt.)«

Joan Gorence-Knapp zu Lothar Reinbacher, 1970:

»Tommy hatte Philip Blaiberg auf dem Fernsehschirm gesehen und er sagte: ›Wenn der es geschafft hat, dann schaffe ich es auch ...‹«

Joan Gorence-Knapp in dem Brief an ihre Mutter:
»Wir sprachen eine lange, lange Zeit ... Er konnte es nicht fassen, daß alle es gewußt hatten außer ihm ... Schließlich lachten wir fast ein bißchen, weil er erkannte, warum es so leicht für ihn gewesen war, das Motorrad zu bekommen ...«

Am nächsten Tag, dem 24. Mai, fuhren Joan und Tommy zum zweiten Mal nach Cooperstown. Auch während der ganzen Fahrt sprach Joan viel und hörte nicht auf zu reden, sobald sie glaubte, Tommy könne nachgrübeln.

Joan Gorence-Knapp in dem Brief an ihre Mutter:
»Dr. Olsen sprach mit uns fast eine Stunde lang. Tommy hatte viele Fragen, und ich glaube, der Doktor beantwortete sie so ehrlich wie möglich. Er erklärte ihm, daß er zunächst nur zu Tests nach Boston gehen müsse und daß wir dann wieder nach Hause kommen würden, um auf eine Leber zu warten ... Später würde Tommy ungefähr drei Monate im Hospital bleiben ... Danach bräuchte er nur noch zu Nachuntersuchungen dorthin zu fahren. Tom fragte ihn, ob er später eine Chance hätte, zur Luftwaffe oder zu den Troopers zu kommen ... Dr. Olsen antwortete, die Armee nehme nicht einmal jemanden, der Hautkrebs habe. Aber er sei ziemlich sicher, daß Tom nach fünf Jahren jeden zivilen Beruf ausüben könne, den er sich wünsche ...«

Dr. Olsen versicherte, daß er alles Nötige in Boston regeln werde, und Joan Gorence-Knapp und Tommy brauchten tatsächlich nur acht Tage lang zu warten. Es waren schmerzvolle Tage, denn der Krebs breitete sich jetzt in Tommys Leber aus und bestärkte auch ihn (obwohl er große Angst verspürte) in dem Wunsch, nach Boston zu fahren. Schon in den letzten Mai-Tagen erhielt Joan die Nachricht, das »Peter Bent Brigham Hospital« sei bereit, Tommy am 3. Juni aufzunehmen, Dr. Francis D. Moore werde ihn selbst operieren, und sie müsse wahrscheinlich für die Operation nichts bezahlen, weil diese der Wissenschaft dienen könne.
So rüstete sich Joan am 2. Juni, um ihren Sohn nach Boston zu begleiten. Sie erreichte, daß Bill einen neuen Sonderurlaub bekam. Sie charterte sogar ein Flugzeug, das Tommy und sie nach Boston bringen sollte. Am Morgen des 3. Juni frühstückte Tommy zum letzten Mal in der Küche des Hauses an der Hudson Street, während Auggie zu seinen Füßen lag. Bill brachte ihn und seine Mutter nach Cooperstown; eineinhalb Stunden später landeten sie in Boston.

Joan hatte erfahren, daß in der Nähe des Hospitals Zimmer für Angehörige von Kranken vermietet wurden. Sie machte sich sofort auf die Suche, während Tommy in einem Taxi sitzenblieb. Jetzt, so dicht vor dem Ziel, wurde er immer schweigsamer und klagte über Magenschmerzen und große Angst.
Als Joan schließlich ein kleines Zimmer bei einer alten Frau in der Sachem Street gefunden hatte, mußte sich Tommy zuerst auf das Bett legen, bis er sich erholt hatte. Dann gingen sie einen langen Hügelweg hinunter zum Hospital. Tommys Angst wurde erst geringer, als sie dort eintrafen und er in seinem Krankenhausbett lag, während Joan zunächst einen Fernsehapparat für ihn besorgte und später dann noch ein paar Stunden mit ihm Karten spielte.

Joan Gorence-Knapp in einem Brief an ihre Mutter vom 3. Juli 1968:
»Wir lernten Dr. Allen Birtch« (Mitarbeiter von Dr. Moore) »kennen, der sich in erster Linie um Tommy kümmern soll ... und ein paar Tage darauf Dr. Francis Moore, den Chefchirurgen ... Und es versammelte sich eine so große Batterie von Ärzten – ich könnte nicht einmal sagen, wie sie sich alle schreiben ... Sie beschlossen, eine Probeeröffnung von Tommys Bauchhöhle zu machen, um den Zustand der Leber zu prüfen. Sie wurde für Freitag, den 7. Juni, festgesetzt ... Die Ärzte bezeichneten den Krebs als ›gigantisch‹ ... Aber er ist nicht über die Leber hinausgewachsen ... und sie sind zuversichtlich, daß die Transplantation gelingen wird ...«

Francis D. Moore war ein schlanker, hochgewachsener, eindrucksvoll wirkender Mann mit einem ebenmäßigen, scharfgeschnittenen Gesicht und braunmeliertem Haar, das sich an den Schläfen weiß zu färben begann. Sein Auftreten im weißen Kittel, mit schnellem, sicherem Schritt und einer knappen, bestimmten Art der Sprache war das eines Mannes, der sich der Bedeutung seiner Position als Chef der Chirurgischen Abteilung des »Peter Bent Brigham«, Harvard-Professor für Chirurgie und Herr über viele medizinische Forschungsprogramme wohl bewußt war. In den dreißiger Jahren hatte er sich entschlossen, Chirurg zu werden, obwohl er über mancherlei künstlerische Talente verfügte. Er war ein Mann des direkten Handelns, und nur die Chirurgie hatte seiner Vorstellung vom direkten medizinischen Handeln entsprochen. Er war kein »einfacher« praktizierender Chirurg geworden, sondern ein wissenschaftlich arbeitender Chirurg, dessen Publikationen sich mit Fragen wie der Reaktion des menschlichen Stoffwechsels auf chirurgische Eingriffe, der Immunitätsreaktion bei Transplantationen oder mit allgemeinen Problemen des medizinischen Fortschritts, etwa der Notwendigkeit und der Moral des Experiments am Menschen, beschäftigten. Von ihm stammten Sätze wie: »Ohne Experimente würde die Medizin in Tradition erstarren, weil sie sich nicht mehr auf der Basis der Beobachtung und Erfahrung vorwärtsbewegen könnte« oder »Diejenigen, die niemals zuvor mit verzweifelten Patienten zu tun hatten, mag es überraschen zu beobachten, mit welchem Enthusiasmus Patienten mit Krebs im letzten Stadium oder die Angehörigen von Kindern mit schweren Herzleiden völlig neuen, unerprobten Eingriffen zustimmen« oder »Wenn es um so verzweifelte Maßnahmen wie Nieren- oder Lebertransplantationen ... und ihre Alternativen geht, dann verbünden sich die Hoffnungen des Chirurgen, die Lebensängste des Patienten und optimistischer wissenschaftlicher Vorwärtsdrang miteinander, um den Patienten vorwärtszutreiben«. Nichts von den Experimenten und Fortschritten des »Peter Bent Brigham« auf dem Gebiet der Nierentransplantation wäre ohne Moore möglich gewesen. Die sogenannte »Bartlett Unit«, jene besondere Intensiv-Pflege- und Forschungsabteilung, in der auch Melbourne Doucette die letzten Monate seines Lebens verbracht hatte, war ein Produkt seiner Aktivität und der finanziellen Hilfe seiner Schwiegereltern, nach denen sie ihren Namen »Bartlett Unit« trug. Was die Organ-Transplantationen anbelangte, so hatte er erst 1964 in seinem Buch »Give and Take« gezeigt, wie vielfältig seine Interessen waren. Aber die Transplantation der Leber hatte ihn in besonderem Maße fasziniert.

Thomas E. Starzls neuer Angriff auf dem Schlachtfeld der Leberverpflanzung, für den er ihm Lob gespendet hatte, war mit seinen eigenen Forschungsergebnissen zusammengetroffen. Auch er hielt die Stunde für neue Versuche am Menschen für gekommen, und Tommy Gorence und die verzweifelte Entschlossenheit seiner Mutter waren für ihn Faktoren, die in dieser Stunde die Brücke zwischen Menschenschicksalen und wissenschaftlichem Erkenntnisdrang schlugen.

Schon seine Erscheinung verfehlte nicht ihre Wirkung auf Joan Gorence-Knapp. Er wurde für sie eine der rettenden Gestalten ganz hoch oben auf dem Gipfel der Medizin – der Mann, der den rechten Weg für Tommy finden würde. Und sie war entschlossen, dieses ihr Vertrauen auch auf Tommy zu übertragen, wann immer ihn Zweifel oder Angst überfallen sollten.

Als sich herausstellte, daß die vorgesehene Untersuchung mehr Zeit in Anspruch nehmen würde als jene drei Tage, von denen in

Cooperstown die Rede gewesen war, fuhr sie nach Oneonta, um alles für einen längeren Aufenthalt Notwendige zu holen. Für die Rückfahrt brauchte sie zehn Stunden mit dem Bus. Danach suchte sie ein Zimmer, das dem Hospital näher lag. Sie fand es in dem mit Klinkern verblendeten Haus Tremont Street 1627/29, das Francis L. Fabiano, einem Amerikaner italienischer Abstammung, gehörte; er vermietete Zimmer an die Angehörigen von Patienten des »Peter Bent Brigham«, die von weither nach Boston kamen. Hier trennten sie nur noch zwei andere Häuser von dem rondellartigen Platz vor dem Eingang des Hospitals. Als sich herausstellte, daß Tommy überhaupt nicht, wie anfangs vorgesehen, nach Oneonta zurückkehren würde, sondern in Boston auf seine neue Leber warten sollte, brachte Fran in seinem Auto Geschirr und Bügeleisen, Bilder, Staubsauger und sogar einen Teppich. Damit richtete sie sich ein, um auch für viele Monate vor und nach der Operation in Tommys Nähe zu sein.

Fabiano hatte selten eine zuverlässigere Mieterin gehabt. Sie unterschied sich so sehr von den anderen, daß er sie auch später nicht vergaß. Er hatte so viele grausame Schicksale von Patienten erlebt, daß er überzeugt war, die Grenzen der Medizin und der – wie er grollend sagte – »Geld machenden medizinischen Götter von nebenan« zu kennen. Und er war niemals zuvor einem Menschen begegnet, der so sehr wie Joan Gorence-Knapp an die Kunst dieser »Götter« glaubte. Er verstand nicht, daß sie auf eine Operation vertrauen, ja ungeduldig warten konnte, die für ihn nur ein eiskaltes Experiment bedeutete.

Wenn Joan Gorence-Knapp ungeduldig war, dann wurde ihre Geduld auf eine weniger lange Probe gestellt, als sie vielleicht befürchtet hatte. Sie wußte nicht, daß Moore und Birtch selbst mit der Zeit geizten, weil der Lebertumor des Kranken wegen seiner außerordentlichen Größe einen starken Druck auf die Blutgefäße ausübte und den Anschluß einer Spenderleber bei weiterem Wachstum fragwürdig machen konnte. Alle anderen Hospitäler der Harvard Medical School waren gebeten, auf einen geeigneten Spender zu achten. Und während Tommy immer noch im stillen hoffte, doch noch einmal nach Oneonta, zu seinem Motorrad, seinen Freunden und Auggie zurückzukehren, wurde Moore am 14. Juni davon unterrichtet, daß im Kinderhospital ein zwölfjähriger Junge nach einem Autounfall im Sterben lag und seine Eltern bereit waren, der Verpflanzung seiner Leber zuzustimmen.

Joan Gorence-Knapp in einem Brief an ihre Mutter vom 26. Juni 1968:

»Wir hörten, daß Dr. Moore einen Flug nach Kalifornien abgesagt hatte, und waren ziemlich sicher, daß ein Spender zur Verfügung stehen mußte. Tommy war nicht sehr glücklich darüber – er wollte noch so gern ein paar Tage in Oneonta sein. Aber wir alle fühlten, daß wir nicht auf einen anderen Spender warten durften, der sich vielleicht erst viel später anbot ... Am 17. Juni, ungefähr um 3 Uhr nachmittags, sagten sie uns, daß sie bereit seien ... Um 3.45 Uhr brachten sie Tommy in den Operationssaal hinunter und zeigten mir einen stillen Raum zum Warten ... Dr. Francis Moore operierte ... Einige junge Ärzte kamen zu mir, während ich so endlos wartete, und sagten, es ginge alles gut ... Erst später erfuhr ich, daß der Krebs die Arterie, welche die Leber mit Blut versorgt, beschädigt hatte, so daß sie eine von Tommys Nieren herausschneiden und deren Ader benutzen mußten, um sie« (die Leber) »mit Blut zu versorgen ...«

Es stimmte genau, was sie erfuhr. Moore und Birtch waren nicht unvorbereitet, als sie feststellten, daß die Leberarterie des Kranken, an die sie die neue Leber anschließen mußten, durch den Druck des Karzinoms schon so sehr geschädigt war, daß sie die Blutversorgung der neuen Leber nicht mehr übernehmen konnte.

Das Kind, dem die Spenderleber entnommen wurde, hatte ein Gewicht von 80 Pfund gehabt, während Tommy Gorence trotz seiner Erkrankung noch mehr als das Doppelte wog. Die Gefäße der Spenderleber an die Gefäße des Kranken anzuschließen, war also schon schwierig genug. Die Veränderung der Leberarterie brachte nun ein zusätzliches Problem. Die einzig mögliche Lösung bestand nämlich darin, die neue Leber an eine andere Arterie anzuschließen. Dafür kam nur die rechte Nierenarterie in Frage. Ihre Verwendung aber setzte voraus, daß die rechte Niere des Kranken entfernt wurde. Abgesehen von der komplizierten Technik dieses neuartigen Anschlusses war die Nierenentfernung selbst nicht ohne Risiko. Die linke Niere war zwar gesund. Aber der Gedanke, daß der Junge die bei der Nachbehandlung notwendige Belastung durch Drogen mit nur einer Niere bewältigen sollte, mußte Besorgnis erregen. Doch Moore und Birtch blieb keine andere Wahl – sie mußten hoffen, daß Tommy Gorences Jugend ihm helfen würde, diese Belastung zu ertragen.

Statt der sechs Stunden, welche die bisherigen Lebertransplantationen mit wenigen Ausnahmen gedauert hatten, benötigten sie mehr als acht Stunden, um die neue Leber einzupflanzen. Als es zum Anschluß des Gallengangs der neuen Leber an den Zwölffingerdarm kam, verzichtete Moore schließlich auf eine komplizierte und zeitraubende Verbindung und vernähte einfach eine Öffnung in der neuen Gallenblase mit einer Öffnung im Zwölffingerdarm. Mitternacht war vorbei, als Tommy Gorence endlich in die Intensiv-Pflegestation gefahren wurde.

Joan Gorence-Knapp in einem Brief an ihre Mutter vom 26. Juni 1968:
»Dr. Birtch kam um 0.45 Uhr und sagte mir, alles sei in Ordnung ... Er sagte, Tommy sei in der Intensiv-Pflegestation, und er sagte mir, daß ich nach Hause gehen und schlafen solle ...«

Joan Gorence-Knapp wußte zu wenig über die Entwicklung der Lebertransplantation, als daß sie hinter die Kulissen des Kampfes um Tommys Überleben hätte blicken können. Wie Starzls Ringen um seine sieben Patienten begann auch dieser Kampf schon während der Operation und vollzog sich unter einem ähnlichen Aufwand an Tests und Kontrollen, Anti-Abstoßungsdrogen, Anti-Lymphozyten-Serum, Antibiotika, Infusionen, Punktionen und Injektionen. Er war im Gange, während Joan durch die Nacht in die Tremont Street und in ihr Zimmer zurückkehrte. Sie vertraute darauf, daß Tommy nun, nachdem die Operation glücklich überstanden war, leben würde – so wie das kleine Mädchen in Denver. Und wenn es nur zehn Monate waren oder ein Jahr – bis dahin blieb viel Zeit, die sie gewonnen hatte. Ärzte konnten neue Entdeckungen machen, und auch sie selbst konnte neue Möglichkeiten finden, so wie sie auch diesen Weg nach Boston gefunden hatte, weil sie ihn hatte finden wollen ...
Sie ging durch die folgenden Tage, in denen Tommy in ein Zimmer der »Bartlett Unit« gebracht wurde und sie ihn nur kurz und in steriler Kleidung sehen durfte, wie durch einen Traum. Sie sah, daß er von künstlicher Nahrung und künstlicher Atemluft lebte – und sie sah auch, daß er litt. Aber er lebte und wußte, daß er alles nur zu ertragen hatte, um wieder wirklich zu leben. Ihr Glaube und ihr Optimismus waren unendlich.

Joan Gorence-Knapp zu Lothar Reinbacher, 1970:
»Tommy erholte sich sehr rasch. Alle Schwestern liebten ihn, und schon nach kurzer Zeit wünschte er sich ein großes Motorradbild. Ich fand ein Motorradplakat und heftete es an seine Tür, damit er

es immer vor Augen hatte. Er glaubte jetzt fest daran, daß er sicher wieder nach Hause kommen werde und mit seinem Motorrad fahren könne ...«

Joan Gorence-Knapp in einem Brief an ihre Mutter vom 3. Juli 1968:
»Mit Ausnahme einer leichten Diät braucht Tommy jetzt keine Einschränkungen mehr zu beachten. Er kann aufstehen und sich auf den Sonnenveranden oder in dem schönen Garten des Kinderhospitals nebenan aufhalten. Aber er bleibt lieber in seinem Zimmer mit der Klimaanlage, weil Boston draußen heiß und feucht ist ... Er ist zufrieden in der ›Bartlett Unit‹ ... Wir brauchen keine Kittel, Masken und Handschuhe mehr ... und alles sieht wundervoll aus. Die Ärzte und Schwestern gehen mit lachenden Gesichtern umher – und ihr Lachen wird nur noch durch das Lachen in Tommys und meinem Gesicht übertroffen ... Das Hospital gab die Nachricht heute an die Zeitungen ... Tommy wurde als sechzehnjähriger Baseball-Spieler bezeichnet. Er kicherte darüber und sagte: ›Warte, wenn die Jungens in Manlius das lesen ...‹ Ich bin sicher, daß es ihm lieber gewesen wäre, wenn man ihn einen Motorradfahrer genannt hätte.«

Sie sah alles in rosigem Licht. Aber selbst Moore und Birtch zeigten vor den Presseleuten, zu denen sie sich äußerten, einen spürbaren Optimismus.

Dr. Birtch in »Oneonta Star« vom 5. Juli 1968:
»Die Rekonvaleszenz ist keine einfache Angelegenheit. Aber bisher ist die Entwicklung sehr gut. Unsere Erfahrungen reichen nicht aus, um zu sagen, wo die kritische Periode liegt. Aber es geht ihm so gut, wie es überhaupt nur erwartet werden konnte ...«

Dr. Moore in »Binghamton Press« vom 6. Juli 1968:
»Er ist auf und geht umher. Er fühlt sich wohl, ißt gut und liest Zeitungen ...«

Bis zum 8. oder 9. Juli hielt diese Erholung an, und es schien, als ob Thomas E. Starzls Optimismus sich nach dieser schwierigsten aller bisher durchgeführten Lebertransplantationen bestätigen sollte. Vielleicht spielte es eine Rolle, daß Tommy Gorence noch in kräftigem Zustand in die Operation hineingegangen war und sich im besten jugendlichen Alter befand. Oder es lag an der Sorgfalt der

Operation und der Nachbehandlung, welche die Gefahrenquellen vermied, die Starzl bei seinen Patienten beobachtet hatte: die Blutungen, die Zirkulationsstörungen und Infarkte der Leber, die nachfolgenden Infektionen oder die Unterbrechung der Behandlung mit dem Anti-Lymphozyten-Serum. Es sah so aus, als könnte sich am Beispiel Tommy Gorence zeigen, daß tatsächlich eine neue Etappe der Lebertransplantation begonnen hatte und daß es richtig war, diese Transplantation auch in Boston wieder aufzugreifen.

Doch am 9. Juli bekam Tommy plötzlich Fieber. Die Ursache schien nicht klar, und so beschloß man, die Operationswunde über der Leber wieder zu öffnen. Der plötzliche Fieberanfall erschütterte das Gefühl des Jungen, gesund zu werden, und er stürzte geradezu in Zweifel und Angst, als er hörte, daß ein neuer Eingriff nötig sei. Er wehrte sich dagegen und bat, nicht noch einmal operiert zu werden. Aber seine Mutter war überzeugt, daß die Operation notwendig sei, wenn Dr. Moore sie für notwendig erklärte – sie beschwor Tommy, er müsse ein Kämpfer bleiben und auch den neuen Eingriff auf sich nehmen. So wurde er am 10. Juli operiert. Es fand sich ein Leberabzeß, der an die Krankengeschichten der von Starzl operierten Kinder erinnerte. Die Operation verlief ohne besondere Schwierigkeiten, und der Abszeß brauchte nicht unbedingt Gefahren anzukündigen. Bei Julie Rodriguez in Denver hatte sich ebenfalls ein Abszeß entwickelt, und doch war sie noch am Leben. Aber im Verlauf der folgenden Tage zeigten sich Zug um Zug die gleichen oder ähnliche Komplikationen, wie sie Kerri Lynn Brown oder Carol Lynne MacCourt heimgesucht und getötet hatten – Infektionen, Versagen der Niere und schließlich Versagen der Lunge.

Joan Gorence-Knapp wollte es nicht glauben. Alle ihre Hoffnungen hatte sie auf die neue Leber gesetzt. Sie war schon so sicher gewesen, daß Tommy leben würde. Als sie sich den Tatsachen nicht länger verschließen konnte, klammerte sie sich an ihre alte Entschlossenheit, nicht zu kapitulieren und nicht zuzulassen, daß Tommy sich selbst aufgab. Nur Fabiano sah sie müde oder mit einem Ausdruck der Verzweiflung im Gesicht, wenn sie abends aus dem Hospital in ihr gemietetes Zimmer kam. Er fühlte sich versucht zu sagen, was er über die »Götter von nebenan« dachte. Aber er ahnte, daß sie ihm niemals zustimmen würde. Und am Morgen verließ sie wieder mit neuen Hoffnungen das Haus und ging die Straße entlang zum Hospital.

Joan Gorence-Knapp zu Lothar Reinbacher, 1970:
»Tom sagte mehrmals, als es ihm so schlecht ging: ›Mutter, laß mich sterben.‹ Ich antwortete: ›Tommy, wir müssen weiterkämpfen ...‹ Tommys Körper war schließlich überall mit Kanülen, Nadeln und Schläuchen bespickt, er wurde künstlich beatmet und mit Hilfe einer künstlichen Niere dialysiert. Das ganze Zimmer stand zuletzt so voller Apparate, daß ich kaum noch zu ihm gelangen konnte, und ich wollte die Ärzte auch nicht bei ihren Bemühungen stören und ihnen im Wege sein ... Seine letzten Worte waren: ›Ich liebe dich ...‹ Am Ende war er bewußtlos ... Er starb am 31. Juli ...«

Sie war nicht in seinem Zimmer, als er starb, und sie sah ihn auch nach seinem Tode nicht mehr. Sie wollte ein Bild des Lebens vor Augen behalten, auch wenn es am Ende nur noch ein Abglanz des Lebens war. Sie mochte verzweifelt sein, aber sie war nicht schwach. Sie klagte niemanden an, weder Francis D. Moore noch Allen Birtch, weder John Olsen noch sich selbst. Sie hatte Tommy verloren. Aber sie hatte erreicht, daß er nicht wie sein Vater hilflos, sondern kämpfend gestorben war. Und sie hatte, nachdem der Kampf nicht mehr gewonnen werden konnte, erreicht, daß Tommy nicht unter langen Qualen zugrunde ging, sondern zwar unter Schmerzen, aber schnell und ohne eine nicht endenwollenden Agonie.
Sie, Fran und Bill begruben Tommys Asche am Samstag, dem 3. August 1968, im Hartwick Cemetery, auf dem gleichen Friedhof, auf dem sein Vater etwas mehr als zwei Jahre vorher beerdigt worden war.

»New York, 20. Oktober 1968
Lieber Harold!
Es ist eine alte Binsenweisheit, daß jeder echte Fortschritt in der Medizin nur selten einem einmaligen gloriosen Durchbruch gleichkommt. Meistens handelt es sich um ein langes, nicht immer sehr humanes, mit Leiden und Tod verbundenes Wechselspiel zwischen Erkenntnis, Enttäuschung, neuer Erkenntnis, Irrtümern, wieder neuer Erkenntnis, Rückschlägen, weiterer Erkenntnis und so fort.
Nichts erinnert mich so sehr an diese Wahrheit wie die Entwicklung der Lebertransplantation, so wie sie sich seit meinem letzten Bericht vom April dieses Jahres vollzogen hat. Wenn ich damals über Thomas E. Starzls optimistische Schlüsse aus seinen Erfahrungen an sieben Patienten sowie über Francis D. Moores lobende Worte berichtete und ankündigte, daß auch Moore aufgrund dieser optimisti-

schen Schlüsse wieder die Lebertransplantation am Menschen aufgreifen werde, so stehen die Lebertransplanteure heute, sechs Monate später, in einer Phase der Rückschläge und der Einsicht, daß sie zu optimistisch waren. Die Einsicht begann, als Moore im Juni meine Voraussage wahrmachte und eine Lebertransplantation an einem Jungen namens Thomas B. Gorence durchführte, bei der er alle echten oder vermeintlichen Erkenntnisse Starzls und eigene Forschungsergebnisse beachtete. Aber der Junge starb nach sechs Wochen und enttäuschte alle Hoffnungen, die mit einem Überleben verbunden waren. Vier Wochen nach Gorences Tod am 26. August starb auch Julie Rodriguez, Starzls Patientin mit der längsten Überlebensdauer, die so viel zu seinem Optimismus beigetragen hatte. Das Deprimierende an ihrem Tod aber war, daß sich nicht nur Krebsmetastasen in ihrem Gehirn fanden, sondern daß ihre neue, gesund eingepflanzte Leber sich nach der Leichenöffnung auch wieder von Krebs, also der gleichen Krankheit befallen zeigte, derentwegen Julies eigene Leber am 23. Juli 1967 entfernt worden war.
Vorgestern stand Starzl vor dem jüngsten Kongreß des ›American College of Surgeons‹. Er sprach das Wort ›entmutigend‹. Und all die Zweifel, die ihn nach diesem Ende erneut quälten, wurden offenbar, als er fragte, ob vielleicht die Anti-Abstoßungsmittel, gleich, ob Imuran oder das Anti-Lymphozyten-Serum, ohne die eine Transplantation unmöglich ist, die Krebsausbreitung anregen? Nach der Aussprache allerdings ließen Starzl und Moore erkennen, daß sie nicht aufgeben, sondern weiterarbeiten werden, bis die Rätsel, die kaum, daß einige von ihnen gelöst erscheinen, wieder neue Rätsel entstehen lassen, gelöst sind.
Sofern man nicht die Idee der Lebertransplantation grundsätzlich verwerfen will, bleibt auch gar keine andere Wahl. Im Falle der unheilbar kranken Leber gibt es nicht, wie bei der Niere oder auch beim Herzen, ein Ausweichen auf künstliche Ersatzorgane oder wenigstens den Traum davon. Auch die Fortschrittsgläubigsten geben sich nicht der Illusion hin, daß es jemals so etwas wie eine künstliche Leber geben wird. Dazu ist das natürliche Organ ein zu großartiges, unnachahmliches Meisterstück.
Dein Oswald.
P. S.
Wie ich Informationen aus England entnehme, ist in den letzten Monaten auch dort die Entwicklung ausgesprochener Lebertransplantations-Teams in Gang gekommen – nicht nur durch Professor Roy Calne in Cambridge, sondern auch durch Roger Williams in London. Auch in Frankreich, durch Garnier, und bei euch in

Deutschland durch Gütgemann beginnen anscheinend Vorbereitungen. Sie scheinen mir zu beweisen, was ich oben sagte: Es gibt kein Zurück. Einmal geborene Ideen haben in der Wissenschaft eine unwiderstehliche Anziehungskraft...«

»Lebertransplantations-Probleme ungelöst«
»Deutsches Ärzteblatt«
5. April 1969

»... aber sie werden gelöst werden«
»Rivista scientifica«
10. November 1970

Die Ersatzteilträger

1 Marcel DeRudder

The Dick Cavett-Show (WABC/TV and ABC Television Network, New York), 21. Mai 1970:

Cavett (zu DeBakey):
»... Nun zu Doktor Barnard! Er hat einige Dinge gesagt, von denen ich glaube, daß sie interessanter, wenn auch widersprüchlicher Natur sind ... Liegt die Zukunft der Herz-Chirurgie in der Transplantation eines echten Herzens? Sie hingegen glauben, daß man alle Anstrengungen auf ein künstliches Herz richten muß.«
DeBakey: »Nun, natürlich hat er das Recht zu seiner eigenen Meinung ... Doch er weiß, was ich denke. Zunächst einmal ist es wichtig zu wissen, daß die Herztransplantation mit zwei ernsten Problemen verknüpft ist. Das eine ist das Problem der Abstoßung, das wir immer noch zu lösen haben. Was unsere eigene Erfahrung anbelangt – und wir haben ... ich habe zwölf Herztransplantationen durchgeführt –, so sind nur noch zwei unserer Patienten am Leben ... Das zweite Problem betrifft die Spender. Es ist nicht allgemein bekannt, daß wir dazu nicht einfach einen Toten brauchen. Wir benötigen eine ganz besondere Art von Toten. Der Spender muß jung und gesund sein. Und es gibt nicht viele Leute, die mit einem gesunden, normalen Herzen sterben, es sei denn, man würde sie ermorden.
Nun – was das Umbringen anbetrifft, so leisten wir auf unseren Straßen vortreffliche Arbeit. Aber die Umgebrachten müßten auf eine ganz besondere Weise umgebracht werden. Sie müssen so umgebracht werden, daß das Gehirn zerstört, das Herz aber unverletzt ist und daß man sie mit noch schlagendem Herzen in ein Hospital bringen kann ...
Dies alles beschränkt die Zahl der Spenderherzen, die uns jemals zur Verfügung stehen können.
Wenn Sie sich unter solchen Umständen vor Augen halten, daß in unserem Land jährlich mehr als eine Million Menschen an Herzkrankheiten sterben und daß davon etwa dreißig-, vierzig- oder fünfzigtausend ein neues Herz benötigen, dann werden Sie erkennen, daß die Transplantation schwerlich der Weg sein kann, wie man in Zukunft Herzen behandelt.
Das Herz ist eine Pumpe, und dies ist die einzige Funktion, die es besitzt. Aber es ist eine wunderbare, hoch wirksame Pumpe, und wir müssen erst noch den Weg finden, sie mechanisch nachzuahmen ... Und das ist einer der Gründe, weshalb wir soviel Forschung betreiben, um ein Kunstherz zu entwickeln.
Es würde ungeheuren Wert besitzen. Es – könnte überall benutzt werden, wo ein neues Herz benötigt wird. Das Abstoßungsproblem würde keine Rolle mehr spielen, und sie müßten sich nicht den Tod eines Menschen

wünschen, um ein Spenderherz zu bekommen. Ich denke, daß dies ein sinnvoller Weg ist, um mit dem Problem fertig zu werden. Und ich glaube, daß die Zukunft in dieser Richtung liegt ...«

*Gerald Leach in »The Ethics of Medical Progress«**
»Das menschliche Herz ist ein außergewöhnliches Organ. Von der Größe einer menschlichen Faust, etwa 300 Gramm schwer, schlägt es vierzigmillionenmal im Jahr und pumpt etwa 3,5 Millionen Liter Blut durch ein fast 100 000 Kilometer langes Gefäßsystem. Es erzeugt zu diesem Zweck einen Strom von etwa 20 Watt, und zwar erzeugt es diese Energie aus sich selbst. Es kann seine Frequenz zwischen 60 und 200 Schlägen und sein Schlagvolumen zwischen 2 und 12 Litern pro Minute sehr schnell ändern ... Das Vorhaben, diese Pumpe durch eine in den Körper implantierte Maschine zu ersetzen, ist eines der schwierigsten Ziele, die sich die Technik je gesetzt hat.«

»Houston Chronicle«, 21. April 1966:
»Künstliches Herz hält Menschen am Leben
Heute wurde während einer Sechsdreiviertel-Stunden-Operation im ›Methodist Hospital‹ zum ersten Mal einem fünfundsechzigjährigen Mann ein künstliches Herz eingepflanzt. Das Herz bekam Marcel DeRudder aus Westville/Illinois ... Dr. Michael DeBakey und ein Chirurgenteam implantierten das Herz, während sie eine kranke Klappe am eigenen Herzen des Patienten korrigierten.«

Die Anrufe kamen an einem März-Abend 1966. Die Anrufer waren Freunde der DeRudders in dem kleinen Zweieinhalbtausend-Einwohner-Städtchen Westville an der Ostgrenze des Staates Illinois. »Edna«, sagten sie, »Ihr solltet um neun Uhr einschalten. Sie bringen eine TV-Story über eine Herzklappen-Operation durch Doktor DeBakey, der letztes Jahr den Herzog von Windsor operiert hat und über den so viel geschrieben wird. Vielleicht könnte er etwas für Marcel tun ...«
Marcel und Edna DeRudder bewohnten seit vielen Jahren ein bescheidenes Holzhaus im südlichen Teil von Westville, dort, wo der Ort in die scheinbar endlose Landschaft von Maisfarmen überging. Marcel DeRudder war an diesem Märzabend fünfundsechzig Jahre alt und ein gesetzter Mann mit einem rötlichen Gesicht unter kurzgeschnittenem Haar. Doch seine vermeintlich gesunde Gesichtsfarbe trog, denn er hatte fast den ganzen Winter wegen seines Herzens und eines Blutgerinnsels im linken Bein das Bett hüten müssen.
Marcel stammte aus Cuesne, einem Ort in Belgien. Augustine und

* deutsch: »Medizin ohne Gewissen?«, Droemer Knaur, München und Zürich, 1970.

Desirée DeRudder, seine Eltern, hatten ihn als Zweijährigen mit nach Amerika genommen, als sie 1902 zusammen mit anderen belgischen Bergleuten auswanderten und Augustine Arbeit in den Kohlengruben von Illinois fand. Marcel war in einem Ort nicht weit von Westville aufgewachsen, dem die Bergleute zur Erinnerung an ihre Heimat den Namen Belgium gegeben hatten. Er war wie sein Vater Grubenarbeiter geworden, der stolz darauf war, einen Beruf für harte Männer auszuüben und auch beim Tanz im Französisch-Belgischen Klub nicht leicht zu überbieten war. 1923 hatte er Edna geheiratet und runde fünfundzwanzig Jahre lang die schwere Arbeit in den Kohlenschächten von Georgetown geleistet, bis man ihn eines Tages krank nach Hause brachte und sagte, daß sein Herz erledigt sei.

Die jungen Leute von Westville kannten die Zeit nach der Jahrhundertwende, in der Marcel DeRudder aufgewachsen war, nur noch vom Hörensagen. Wenn Bergleute krank wurden, starben oder überlebten sie, möglichst ohne einen Arzt zu rufen. Auch wer rheumatisches Fieber bekam (und viele bekamen es in nassen Schächten und feuchten Häusern), starb oder überlebte. Marcel hatte das rheumatische Fieber überlebt, aber niemand hatte auch nur einen Gedanken darauf verschwendet, daß seine Herzklappen sich entzünden und die Arbeit im Stollen zu einem tödlichen Abenteuer machen könnten. Er hatte, nachdem das Fieber überstanden war, noch mehr als zwanzig Jahre unter Tage ausgehalten, während seine Mitral-Herzklappe, ohne daß er es wußte, allmählich vernarbte und verkalkte. Als etwa 1940 der Zusammenbruch kam, zeigten die Herzklappengeräusche schon eine so schwere Schädigung an, daß der erste Arzt der United Mine Workers, der ihn zu Gesicht bekam, ihm Digitalis und bestenfalls noch ein paar Jahre zum Leben gab.

Einige Zeit darauf war er mit 54 Dollar Monatsrente zu den Kranken und Invaliden abgeschoben worden. Seither bewohnte er mit Edna das weißgestrichene, graubedachte Häuschen mit etwas Rasen und ein paar Bäumen rundum. Und da die beiden niemals Kinder gehabt hatten, von denen sie Unterstützung hätten erwarten können, arbeitete Edna, eine schlichte, fleißige, an Kümmernisse gewöhnte Frau, an der Kasse des IGA-Lebensmittelgeschäfts an der Main Street von Westville und verdiente 45 Dollar die Woche, damit sie leben konnten.

Ein Bürger von Westville, Illinois, 1970:

»Unsere Stadt ist eine kleine Stadt, und wenn auch nicht jeder jeden kennt, so kennt doch fast jeder jeden. Manche kannten DeRud-

der vom Sehen, wenn er langsam auf der Hauptstraße an der Ford-Vertretung, der Niederlage von John Deeres Fabrik für landwirtschaftliche Maschinen oder dem Viehfutter-Store vorüber bis zum IGA-Gebäude ging und in der Veteranenkneipe gegenüber Karten spielte und wartete, bis Edna Feierabend hatte und mit ihm nach Hause ging.
Weil er stämmig gebaut war und eine gesunde Gesichtsfarbe hatte, hielten manche ihn für einen eingebildeten Kranken, der sich eine Pension gesichert hatte und seine Frau für sich arbeiten ließ. Aber sie taten ihm bitter Unrecht.«

In den fünfundzwanzig Jahren seit dem Ende seiner Arbeit in der Grube hatte Marcel DeRudder immer wieder versucht, eine Stellung zu finden. Eine Zeitlang war er in Springfield, rund 150 Meilen entfernt, Aufseher im Staatsmuseum von Illinois gewesen. Jeden Montag früh war er mehrere Stunden lang mit dem Bus nach Springfield gefahren, hatte bis zum Freitag in einer billigen Unterkunft gehaust und seine Arbeit getan, um dann, schwach und todmüde, für zwei Tage nach Hause zu fahren. Als er auch für diesen Posten nicht mehr kräftig genug war, hatte er in seiner Garage begonnen, alte Möbel aufzupolstern, die Bekannte aus Westville ihm brachten. Ein paar andere Invaliden, die weniger leidend waren als er, waren von Zeit zu Zeit bei ihm vorbeigekommen und hatten die Möbel, an denen er arbeitete, angehoben oder umgedreht – denn er selbst war dazu nicht mehr imstande. Als er schließlich nicht einmal mehr ein Stück Stoff spannen oder eine Naht festziehen konnte, hatte er sich damit begnügen müssen, ein wenig Hausarbeit zu tun und, vor der Tür sitzend, in einem Arbeitshemd mit einem Filzhut auf dem Kopf, auf Ednas Heimkehr am Abend zu warten.

Ein Bekannter Marcel DeRudders aus Westville, Illinois, 1970:
»Er war wohl das, was man einen einfachen, ungebildeten Mann nennt. Aber er spürte genau, daß manche ihn für einen Nichtstuer hielten, und das verletzte ihn tief. Er wünschte sich gewiß nichts mehr, als gesund zu sein und die Arbeit tun zu können, an die er gewöhnt gewesen war. Und so klammerte er sich viele Jahre lang wie eine Bulldogge mit Zähnen und Klauen an die Hoffnung, daß die Ärzte ihn wieder gesund machen müßten ...«

DeRudders Bekannte hatten in den letzten zehn oder fünfzehn Jahren oft den Kopf darüber geschüttelt, daß Marcel sich jede medizinische TV-Schau ansah und daß er, der nie ein großer Leser gewesen war, Zeitungsartikel las, in dem etwas über Herzkrankheiten stand. Genauso hatten sie den Kopf darüber geschüttelt, daß er, sobald er glaubte, etwas über eine neue Medizin oder eine neue Operation erfahren zu haben, nach Champaign-Urbana, fünfzig Meilen westlich, gefahren war, um Dr. Ensrud, den Vertrauensarzt der United Mine Workers-Gewerkschaft aufzusuchen, die ihren Invaliden kostenlose Behandlung für ihre Leiden versprach. Manchmal, in freien Stunden, hatte Edna selbst ihn in ihrem Ford zur »Carle Clinic« in Champaign gefahren und erlebt, wie er seine Zeitungsartikel vor Dr. Ensrud ausbreitete und bat, daß der Arzt ihm eine neue Medizin verschrieb oder ihn zu Spezialisten oder gar in weit entfernte Kliniken überwies, über die er gelesen hatte. Seit die »Chicago Daily News« zum ersten Mal über Operationen an Herzklappen und am offenen Herzen berichtet hatte, wußte Marcel über vieles Bescheid, was sich auf diesem Gebiet in Boston, Philadelphia, Maryland oder Portland ereignete. Er verstand nicht alles, was er las, viele medizinische Ausdrücke blieben ihm fremd. Aber er hatte unerschütterlich geglaubt, daß er Heilung finden würde, wenn er nur zu den richtigen Ärzten kam. Und er hatte erreicht, daß Dr. Ensrud ihn nach Rochester, in die Mayo-Klinik, und dann nach Chicago, nach Boston und sogar ins National Health Institute in Maryland überwies.

Da die United Mine Workers wohl eine Behandlung, nicht immer aber die Reisen zu entfernt wohnenden Ärzten bezahlten, war er mit dem Bus oder mit hilfsbereiten Verwandten über weite Strecken gefahren, auch wenn er völlig erschöpft an so fernen Zielen wie Boston oder New York anlangte. Edna hatte ihm oft stillschweigend seinen Verdienst als Aufseher und als Polsterer gelassen, damit er sich Flugkarten kaufen und dort, wo er nicht in einem Hospital aufgenommen und betreut wurde, ein möbliertes Zimmer mieten konnte, bis die Ärzte ihn untersucht hatten oder von ihren Assistenten hatten untersuchen lassen.

Meist war er erschöpft oder bitter enttäuscht nach Hause gekommen. Überall hatte man ihm gesagt, es seien zwar große Fortschritte in der Operation von Herzklappenfehlern gemacht worden und man habe wunderbare künstliche Herzklappen einoperiert. Aber sein Herz sei nach so vielen Jahren der Krankheit zu schwach, als daß es noch eine Operation überstehen könnte. Selbst nach einer erfolgreichen Herzklappenoperation werde er auf dem Operationstisch sterben.

Doch jedesmal, wenn Marcel wieder etwas Neues über Medizinen oder Spezialisten las, hatte er seine Enttäuschung überwunden und sich hartnäckig wieder auf den Weg nach Champaign gemacht. Edna argwöhnte, daß Dr. Ensrud einige seiner Wünsche nur erfüllt hatte, um für eine Weile Ruhe vor Marcel zu haben.

Ein Bekannter Marcel DeRudders aus Westville, Illinois, 1970:
»In den letzten Jahren begann er in der Kneipe, wo viele Alte Billard spielten, auf der Straße oder am Sonntag nach der Kirche jedem, mit dem er ins Gespräch kam, von seiner Krankheit und seinen Reisen zur Mayo-Klinik und anderen Krankenhäusern zu erzählen und zu betonen, daß die Ärzte ihn für einen ganz ungewöhnlichen Fall hielten. Er hatte die Hoffnung auf eine Heilung aufgegeben. Nachdem er nicht mehr imstande war, sich Achtung und Selbstachtung durch Männlichkeit, Kraft und Arbeit zu verschaffen, bekam die Krankheit für ihn eine neue Bedeutung: Vielleicht wurde sie jetzt für ihn zum Symbol männlicher Zähigkeit. Hatten die Ärzte ihm nicht schon vor fünfundzwanzig Jahren gesagt, er werde bald sterben? Er aber lebte immer noch, weil er ein so zäher Kämpfer war, und alle berühmten Spezialisten, die sonst nichts für ihn tun konnten, hatten ihm bestätigt, daß sein Überleben einmalig und unerklärlich sei.
Das erzählte er, aber ich glaube manch einer hörte ihm nicht zu oder hielt ihn noch mehr als vorher für einen eingebildeten Kranken, der seine Symptome zu Markte trug ...«

Es war zweifelhaft, ob Edna solche Motive hinter Marcels plötzlicher Redseligkeit erkannte. Aber sicher hatte sie Verständnis aufgebracht für seine verzweifelten Versuche, wenn nicht Heilung, so doch Besserung bei Wunderdoktoren zu finden. Da Dr. Ensrud ihn nicht zu solchen Außenseitern der Medizin überwies, hatte Marcel deren Honorare selbst bezahlen und Geld ausgeben müssen, das sie zum Leben brauchten. Zuletzt war er zu einem Chiropraktiker bis nach St. Louis gefahren und hatte nach seiner Rückkehr für kurze Zeit geglaubt, es ginge ihm besser. Aber dann hatte der schreckliche letzte Winter mit dem Thrombus in seinem Bein und einem fast völligen Zusammenbruch seines Herzens begonnen, und er hatte aufgehört, nicht nur auf Heilung oder Besserung, sondern auch auf die Einsicht der Umwelt zu hoffen ...
Kurz vor 9 Uhr – Marcel DeRudder hatte sich müde, verschlossen und schweigsam in seinen Stuhl vor dem Fernsehschirm gesetzt – rief als letzter der Bekannten aus Westville Cyrill Urbas an, dem Urbas' Beerdigungsinstitut gehörte. Urbas war ein alter Mann, der selbst einen Herzanfall überstanden hatte. Vielleicht verstand er

Marcel aus diesem Grunde besser als die anderen, vielleicht hatte er ihm deshalb stets geduldig zugehört, wenn DeRudder von seinen Reisen zu den Ärzten und von deren Urteilen sprach. Viele Jahre lang hatte auch er miterlebt, wie Marcel sich wie eine Bulldogge an die Hoffnung, wieder gesund zu werden, klammerte. Um so mehr war er von seiner Verwandlung im letzten Winter betroffen gewesen. Urbas hatte einmal ein Gespräch über Flüge zum Mond begonnen, und da hatte Marcel erwidert: »Das werde ich nicht mehr erleben ...« Und: »Ich weiß nicht, was ich jetzt noch tun werde. Wahrscheinlich bleibt mir nichts anderes übrig, als meinen Körper den Wissenschaftlern zu vermachen ...«
Urbas hatte nicht genau gewußt, was diesmal hinter Marcels Stirn vorging. Aber er argwöhnte, daß DeRudder sich einer letzten bohrenden Hoffnung hingab, er könne wenigstens als Versuchs- oder Studienobjekt für die Forschung seinem Leben einen Sinn geben, den jedermann anerkennen mußte. Jedenfalls hatten ihn Marcels dumpf-dunkle Andeutungen so erschreckt, daß er hoffte, Marcel könne wieder Mut schöpfen, wenn er zu Dr. DeBakey käme, von dem es hieß, daß er Herzkranke rettete, die von jedem anderen aufgegeben worden waren.

Edna DeRudder zu Jerry LeBlanc, 1970:
»Es war ein so langer Kampf. Er war überall gewesen, in der Mayo-Klinik, in der Klinik in Maryland, in Boston, Chicago, St. Louis, und nirgendwo hatte er eine Ermutigung bekommen. Niemand hatte gewagt, ihn zu operieren. Er hatte die Hoffnung aufgegeben, daß es ihm noch jemals besser gehen würde ... Er glaubte, daß er nur noch eine nutzlose Last war ... Und da, eines Abends, sahen wir im Fernsehen, wie Doktor DeBakey eine Operation am offenen Herzen machte. Ein paar Freunde hatten uns angerufen und uns Bescheid gesagt ...«

Houston in Texas war rund achthundert Meilen von Westville entfernt. Niemand ahnte an diesem März-Abend 1966, welch unwahrscheinliche Schicksalsfäden sich in dem Augenblick anknüpften, in dem Michael DeBakey auf dem Bildschirm in dem kleinen Wohnzimmer von Marcel und Edna DeRudder erschien.
Was der kleingewachsene, hakennasige Mann im zerknitterten grünen Chirurgenkittel vor den Fernsehkameras an Operationskunst zeigte, war für ihn Routine – eine der Tausende von Herzoperationen, wie er sie seit Jahren vornahm. Der Sprecher der Sendung sprach von DeBakeys Virtuosität. Er sprach davon, daß jährlich

Hunderttausende von Amerikanern an Herzleiden starben und es deshalb notwendig sei, größere Mittel für die Erforschung der Herzkrankheiten aufzuwenden. Aber er sprach nicht über irgendwelche *neuen* chirurgischen Ideen oder Pläne DeBakeys zur Behandlung und Bekämpfung dieser Leiden, und so erfuhr auch niemand unter den Zuschauern dieses Abends, was den Mann aus Houston wirklich bewegte, während sich die Kameras auf ihn richteten. Seine innersten Gedanken aber waren von ungeheurer, weit in eine noch dunkle Zukunft reichenden Abenteuerlichkeit.

Schon Jahre bevor James D. Hardy seinen ersten Versuch einer Herztransplantation am Menschen unternahm und Barnard den beispiellosen Wettlauf der Herztransplantationen entfesselte, hatte DeBakey sich einer anderen Vorstellung darüber zugewandt, wie man unheilbar kranke Herzen ersetzen könne: Er hatte den Bau eines künstlichen, mechanischen Herzens, einer Maschine, einer Gipfelleistung medizinischer Ingenieurkunst geplant. Der Vater dieses Gedankens war er nicht. Genau betrachtet hatte der Russe Wladimir Petrowitsch Demichow schon 1937 den Versuch unternommen, die Herzen lebender Tiere durch Metallpumpen zu ersetzen. Die Pumpen wurden durch einen Elektromotor über eine Stahlwelle angetrieben, die von außen in den Brustraum der Tiere führte. Nach dem Zweiten Weltkrieg hatte Demichow weitere Experimente durchgeführt, die aber stets mit dem sofortigen Tod seiner Tiere endeten. Andere Chirurgen und Techniker hatten die Idee aufgegriffen, unter anderem Willem Kolff. Schon während seiner letzten Jahre in Kampen, nach dem ersten Erfolg mit seiner künstlichen Niere, hatte er eine primitive Herzpumpe entworfen und mit nach Cleveland genommen. Zwischen 1950 und 1960 hatte er mit Hilfe von Ingenieuren der Thompson-Ramo-Wooldridge-Corporation neue Pumpen konstruiert, die nach seiner Vorstellung in die Brust von Tieren und später von Menschen eingesetzt werden und dort ohne Verbindung mit der Außenwelt das Herz ersetzen sollten.

Eine Zeitlang hatte Kolff versucht, die rechte und die linke Herzkammer aus Plastik nachzubilden. Um das natürliche Zusammenziehen, Erweitern und erneute Zusammenziehen nachzuahmen, hatte er Ventrikel aus elastischem Silastic in ein herzförmiges starres Plastikgehäuse gelegt und den Zwischenraum zwischen beweglicher Silastic- und starrer Außenschicht mit Öl gefüllt. Kleine Elektromagnete schoben im Takt des Herzschlags Zylinder in diese Ölfüllung hinein, komprimierten sie und preßten dadurch die Silastic-Kammern zusammen. Wenn sich die Zylinder aus der Ölfüllung zurückbewegten, erweiterten sich die Kammern. Diese Gebilde hatte Kolff in Tiere eingepflanzt, die an Herz-Lungen-Maschinen angeschlossen waren. Er hatte die Tierherzen bis auf die Vorhöfe und ihre vier Klappensysteme entfernt und die Plastikkammern mit den Vorhöfen verbunden oder die künstlichen Kammern selbst mit Plastikherzklappen und Ansatzschläuchen für einen direkten Anschluß an die Blutgefäße versehen. Der schnelle Tod aller Versuchstiere hatte ihn jedoch belehrt, daß seine Maschinenträume diesmal den Realitäten davonliefen. Später hatte er mit kleinen Elektromotoren experimentiert, die sich wie Pendel zwischen dem rechten und linken künstlichen Ventrikel hin und her bewegten und einmal die eine, dann die andere Kammer komprimierten. Den Traum, auf Anhieb ein völlig einpflanzbares Kunstherz zu schaffen, hatte er damit zunächst aufgegeben, denn die Elektromotoren benötigten eine Kabelverbindung mit einer Stromquelle außerhalb der Tierkörper. Auch die Motoren hatten versagt – entweder waren sie zu schwer oder zu schwach gewesen. Sie entwickelten außerdem eine gewebezerstörende Hitze, und Kolffs Versuche, den Blutstrom selbst zur Kühlung der Motoren zu benutzen, endeten mit bitterer Enttäuschung. Er war erst einen Schritt weitergekommen, als Ingenieure der National Aeronautics and Space Administration in Cleveland ihm vorschlugen, Preßgas als Antriebsmittel zu benutzen. Zunächst hatte selbst ihn, der vor keiner Zukunftsvision zurückwich, die Vorstellung erschreckt, eines Tages Menschen umhergehen zu sehen, aus deren Brustwand Schläuche herausragten, die ihre künstlichen Herzen mit Preßluftflaschen verbanden. Aber dann hatte er trotzdem Pumpkammern gebaut, bei denen sich der Raum zwischen elastischer Innen- und starrer Außenwand mit Gas füllen und durch das Ein- und Ausströmen dieses Gases eine Pumpbewegung erzeugen ließ. Ein dünner Schlauch hatte als Verbindung zwischen den Kammern und einem Gasgenerator genügt, und es war auch möglich, das Ein- und Ausströmen des Gases durch elektronische Steuerung einem bestimmten Herztakt anzupassen. Nach unzähligen gescheiterten Versuchen war es Kolff 1960 zum ersten Mal gelungen, Hunde mit seiner mechanischen Pumpe mehrere Stunden lang am Leben zu halten.

Aber auch dieser Erfolg hatte bald sein trügerisches Doppelgesicht gezeigt: Die Tiere starben nicht, weil die Pumpen versagten, sondern weil sich selbst unter Heparin-Behandlung in ihrem Blut Unmengen von Gerinnseln bildeten und weil ihre roten Blutkörperchen so weit zerstört wurden, daß es zum Zusammenbruch anderer Organe, vor allem der Nieren, kam. Die gleichen Probleme, die sich bei der Herz-Lungen-Maschine und beim Einsatz künstlicher

Herzklappen gezeigt hatten, waren vervielfacht aufgetreten. Sobald das Blut für längere Zeit durch Plastikkammern bewegt wurde, zeigte es Gerinnselbildung und Verfall. Seitdem war Kolff in einen erbitterten Kampf um die Verhinderung von Blutgerinnung und Blutzerstörung verstrickt.

Mittlerweile hatten aber auch andere Chirurgen und Techniker den Grundgedanken aufgegriffen und sich mit dem Bau von Herzpumpen befaßt, darunter Richard Parks in Pennsylvania, K. E. Woodward von den Harry Diamond Laboratories in Washington oder Adrian Kantrowitz vom »Maimonides Hospital« in New York. Besonders bedeutungsvoll war, daß DeBakey die Idee vom »Kunstherzen« zu seiner eigenen gemacht hatte. Mit all seinem Elan, seinem Ehrgeiz, seiner Fortschrittsgläubigkeit und seiner Hingabe an die Kunststoff-Chirurgie hatte er 1960 an der Baylor-Universität in Houston ein Entwicklungsteam aufgestellt; zu diesem gehörten unter anderem ein junger Chirurg aus Argentinien namens Domingo Liotta, der eine Zeitlang unter Kolff in Cleveland gearbeitet hatte, aber auch Dr. William Akers von der Technischen Fakultät der benachbarten Rice-Universität. DeBakey hatte nicht wie Kolff sofort ins volle zu greifen versucht, sondern seinem Team eine begrenzte Aufgabe gestellt, deren Lösung für seine Arbeit am dringlichsten schien.

Immer wieder hatte er wie alle anderen Herzchirurgen bei schweren Herzklappenfehlern erlebt, daß es zwar gelang, eine oder mehrere Klappen zu ersetzen, daß aber das Herz und insbesondere die linke Herzkammer so geschwächt waren, daß nach dem Ende der Operation alle Versuche, die Herztätigkeit wieder in Gang zu setzen, scheiterten. Verschiedentlich hatte er aber auch die Erfahrung gemacht, daß ein solches Herz wieder funktionierte, wenn man ihm Zeit gab, sich zu erholen. Zu diesem Zweck hatte er gelegentlich die Herz-Lungen-Maschine nicht sofort nach einer Operation abgeschaltet, sondern noch eine Weile laufen lassen. Nach einigen Stunden Entlastung hatte dann das operierte Herz wieder aus eigener Kraft geschlagen. Meist aber hatten einige Stunden nicht genügt. Eine längere Entlastungszeit hätte vielleicht zum Erfolg geführt, aber sie war nicht möglich, weil die Verwendung der Herz-Lungen-Maschine nun einmal auf wenige Stunden begrenzt war und danach die unvermeidliche Zerstörung der roten Blutkörperchen tödliche Ausmaße annahm.

DeBakeys Auftrag an sein Team hatte daher gelautet, Hilfspumpen zu konstruieren, die für längere Zeit, für Tage, vielleicht für Wochen, in den Brustraum eines Operierten eingepflanzt werden konnten. Sie sollten nicht das ganze Herz ersetzen, wohl aber die Tätigkeit des linken Herzventrikels so lange übernehmen können, bis er wieder imstande war, die Last seiner Arbeit selbst zu tragen. War dies erreicht, sollte die Pumpe wieder entfernt werden. DeBakey hatte dabei gehofft, die außergewöhnlichen Erfahrungen verwenden zu können, die er bei seinen Arterien-Operationen mit Dacron-Geflechten gemacht hatte, welche sich mit einer natürlichen, blutfreundlichen Fibrinschicht bedeckten und dadurch die Bildung von Gerinnseln und die Zerstörung von Blutkörperchen in engen Grenzen hielten.

Bis zum Jahre 1963 hatten Akers, Liotta und andere Mitarbeiter eine erste Pumpe entwickelt, die DeBakeys Wünsche erfüllen sollte. Sie gaben ihr den Namen »Left Ventricular Bypass«. Die Pumpe hatte die Form einer kleinen Banane und bestand aus einer starren Außen- und einer elastischen Innenwand aus Silastic und Dacron. Der innere Teil enthielt an beiden Enden künstliche Herzklappen. Der Außenteil war nach dem Preßgas-System durch einen Schlauch mit dem Aggregat verbunden, das in regelmäßigem Takt Gas einströmen ließ und wieder absog, so daß die Innenwand Pumpbewegungen ausführte. Um den linken Herzventrikel ihrer Versuchstiere zu entlasten, hatten Akers und Liotta das obere Ende ihrer Pumpe in den linken Herzvorhof, das andere Ende in die Aorta eingenäht. Sobald sie die Pumpe in Gang setzten, saugte sie frisches, mit Sauerstoff gesättigtes Blut direkt aus dem Vorhof und pumpte es unter Umgehung des linken Herzventrikels direkt in die Aorta und damit in den großen Körperkreislauf. Sie übernahm also die Arbeit der linken Herzkammer. Zahl und Folge der Pumpbewegungen wurden durch ein Relais geregelt, das mit einem Elektrokardiographen verbunden war, der die Herztätigkeit der Versuchstiere registrierte.

Nach nahezu hundert Tierversuchen hatten Akers und Liotta geglaubt, es sei keine tödliche Störung durch Blutgerinnsel oder Blutzerstörung mehr zu befürchten, weil sich die Innenwände ihrer Pumpen genauso wie DeBakeys Arterien-Prothesen mit einer Fibrinschicht bedeckt hatten.

Mitte 1963 hatte DeBakey sich entschlossen, die Pumpe zum ersten Mal bei einem Menschen anzuwenden, sobald sich die Gelegenheit dazu ergab. Diese Gelegenheit war im Juli 1963 gekommen, als ein todkranker zweiundvierzigjähriger Neger mit völlig verkrüppelter Aortenklappe in das »Methodist Hospital« gebracht wurde. Am 18. Juli war es DeBakey gelungen, die Aortenklappe zu ersetzen und auch das Herz wieder in Gang zu bringen. Aber schon einen Tag

später kam es zu einem Herzstillstand. In einer Alarm-Operation hatte DeBakey die Brusthöhle zum zweiten Mal geöffnet und das Herz durch Massage wieder zum Schlagen gebracht. Aber der Kranke blieb bewußtlos. Seine Reflexe erloschen, seine Nierentätigkeit versiegte. Flüssigkeitsansammlungen in den Lungen drohten ihn zu ersticken, und jeden Augenblick konnte es zu einem neuen Herzstillstand kommen. In dieser Lage hatte DeBakey sich am 19. Juli entschlossen, die Pumpe zu erproben. Zum dritten Mal innerhalb weniger Tage wurde das Herz des Negers freigelegt, der Kranke an die Herz-Lungen-Maschine angeschlossen und die Pumpe auf die gleiche Weise eingepflanzt, wie Liotta und Akers es bei den Versuchstieren getan hatten. Als die Herz-Lungen-Maschine abgeschaltet wurde und die weißliche Plastikpumpe mit leisem Zischen des ein- und ausströmenden Gases und dem Klicken der Ventile ihre Arbeit aufnahm, hatte selbst ihn, der so viele Plastikprothesen in menschliche Körper eingepflanzt hatte, ein Gefühl der Beklemmung befallen. Vor ihm hatte zum ersten Mal ein menschliches Wesen gelegen, das nur noch existierte, weil ein Aggregat Gas durch einen Schlauch einer Maschine in seiner Brusthöhle zuführte.
Der erweiterte linke Ventrikel hatte fast unmittelbar auf die Entlastung reagiert und sich verkleinert. DeBakey hatte die Brustwand bis auf die Stelle, an welcher der Gasschlauch austrat, geschlossen. Das Elektrokardiogramm verbesserte sich zusehends, und Röntenaufnahmen zeigten, daß auch das Lungenödem sich zurückbildete. Aber dann waren der ersten Genugtuung über den Erfolg tiefe Enttäuschungen gefolgt. Die Nieren nahmen ihre Tätigkeit nicht wieder auf, der Kranke versank am 20. Juli in völlige Bewußtlosigkeit. Am 21. Juli reagierte er auf keine Reize mehr. Er bot einen Anblick, wie ihn nie zuvor ein Arzt erlebt hatte. Tief in seiner Brust arbeitete die Pumpe und preßte das Blut durch seinen Körper, der nur noch eine leblose Hülle war. Aber der Gehalt an rotem Farbstoff im Blutserum stieg auffallend und zeigte damit an, daß auch in der Dacron-Pumpe die roten Blutkörperchen zerfielen. Der Verlust der Reflexe deutete darauf hin, daß sich Blutgerinnsel bildeten und jeder Pumpenstoß neue Thromben in die Gehirnarterien trieb. Am 22. Juli war der Neger gestorben, während die Pumpe immer noch saugend und klickend in seiner Brust arbeitete, bis Akers, der Ingenieur, den Schalter bediente, der auch sie stillstehen ließ. Die Autopsie des Toten hatte die Schädigung des Blutes bestätigt und Blutgerinnsel und Infarkte in allen Teilen seines Gehirns bloßgelegt. Die Fibrin-Anlagerung an den Dacron-Wänden der Pumpe hatte nicht genügt, die Blutgerinnung und -zerstörung zu verhin-

dern. Was in unbeweglichen Ersatzstücken für kranke Arterienteile möglich war, galt nicht für eine Pumpe, deren Wände und Ventile in ständiger Bewegung waren.
Aber DeBakey hatte nicht aufgegeben. Seinem tiefen Glauben an die Lösbarkeit aller technischen Probleme hatte die Tatsache genügt, daß die Pumpe selbst gearbeitet und das Herz entlastet hatte. So waren Akers und Liotta beauftragt worden, weiterzuarbeiten, bessere Pumpen zu bauen und neue Materialien zu finden, die keine Schädigung des Blutes verursachten. Gleichzeitig aber hatte er sein Prestige, seine politischen Beziehungen und seine Bekanntschaft mit L. B. Johnson, dem Texaner und (selbst vom Herzinfarkt betroffenen) kommenden Präsidenten, dazu verwandt, Geldmittel für ein umfangreiches Entwicklungsprogramm »Künstliches Herz« zu beschaffen.

Michael DeBakey in »Time-Magazine« vom 28. Mai 1965:
»Es sind Unzulänglichkeiten des Materials, die uns aufhalten ... Die Materialien, über die wir verfügen, sind bereits gut. Aber sie schädigen immer noch das Blut ... Doch ich bin sicher, daß wenn wir heute fünfzig Millionen Dollar für entsprechende Forschungen bekämen, in drei bis fünf Jahren ein künstliches Herz oder seine lebenswichtigen Teile für die ständige Einpflanzung bereit wären ...«

Er hatte erreicht, daß das National Heart Institute in Maryland 1964 acht Millionen Dollar für Forschungen auf dem Gebiet des »künstlichen Herzens« aussetzte und daß sein eigenes Team davon zwei Millionen erhielt. Bis Anfang 1966 hatten Akers und Liotta mehr als sechzig neue Pumpen entwickelt. Die letzte mit der Nummer 66, die sie im Frühjahr 1966 an Kälbern erprobten, wies zwei, wie sie glaubten, entscheidende Veränderungen auf. Sie hatten ihre Neukonstruktion so angelegt, daß die Pumpe nicht mehr in die Brust selbst, sondern nur noch in die Brustwand eingepflanzt werden sollte. Die Pumpe hatte die Form einer kleinen Grapefruit und wurde durch zwei Plastikschläuche mit dem linken Herzvorhof und der Aorta verbunden. Ihr Funktionieren ließ sich jetzt direkt beobachten, ohne daß man bei einer Störung die Brusthöhle wieder öffnen mußte. Außerdem konnte man sie ohne großen Eingriff entfernen, sobald ihre Arbeit getan war und das Herz ohne Unterstützung weiter arbeitete. Man löste sie von den Plastikschläuchen, die in der Brust zurückblieben. Der entscheidendste Fortschritt lag jedoch in der Verwendung eines neuen Plastikmaterials. Akers und Liotta hatten alle Innenteile der Pumpe mit einem Dacron-Gewebe von so weicher

Beschaffenheit ausgekleidet, daß es den Namen »Dacron-Samt« erhielt. Selbst in länger dauernden Tierversuchen hatten beide keine Gerinnselbildung von Bedeutung und keine ernsthaften Blutschäden mehr beobachtet.

DeBakey, der zu dieser Zeit in jedem freien Augenblick, der ihm zur Verfügung stand, in den Laboratorien auftauchte, um sich über die Fortschritte zu unterrichten, hatte von Woche zu Woche größere Zuversicht gezeigt. Im Februar 1966 war aus New York die Nachricht eingetroffen, daß Adrian Kantrowitz im »Maimonides Hospital« eine Bypass-Pumpe entwickelt hatte, die große Ähnlichkeit mit dem Gerät aufwies, das DeBakey 1963 erfolglos implantiert hatte. Am 4. Februar hatte Kantrowitz seine Pumpe einem dreiunddreißigjährigen Herzkranken eingepflanzt. Aber bei dem Kranken waren bald heftige Blutungen aufgetreten, die auf Blutschädigungen zurückgingen. Kurz darauf hatte trotz der Pumpenunterstützung ein unerklärliches Herzjagen eingesetzt, das nach zwanzig Stunden zum Tode führte. Diese Nachricht hatte DeBakey in dem Entschluß bestärkt, mit dem jüngsten Modell seiner eigenen Pumpe einen neuen Versuch am Menschen zu unternehmen und zu beweisen, daß die »Bypass-Idee« trotz Kantrowitz' Mißerfolg ebenso richtig war wie die grundsätzliche Vorstellung von einem künstlichen Herzen. Ende Februar hatte er die Anweisung gegeben, eine Pumpe ständig so in Bereitschaft zu halten, daß sie innerhalb von dreißig Minuten implantiert werden konnte, sobald ein Patient auf seinen Tisch kam, bei dem sich während der Operation zeigte, daß es ohne mechanische Unterstützung zum Herzstillstand kommen würde. DeBakeys Überzeugung vom Erfolg und von der Notwendigkeit einer Großentwicklung von Herzpumpen war jetzt so tief, daß er sogar daran dachte, etwas zu tun, was niemals zuvor ein Arzt gewagt hatte: Er wollte seinen nächsten Versuch, einen Menschen durch Unterstützung seines Herzens mit der künstlichen Pumpe am Leben zu erhalten, durch Film, Fernsehen und Presse der gesamten amerikanischen Öffentlichkeit bekanntgeben, und zwar in jeder Einzelheit und so, daß jeder Amerikaner die zukunftsträchtige Bedeutung dessen, was in Houston geschah, einschließlich der finanziellen Investitionen, begriff.

Diese Entschlossenheit zum Handeln beflügelte ihn, als er vor die Kamera trat für die Fernsehsendung, die von Houston aus ihren Weg auch bis nach Illinois und Westville und in Marcel DeRudders Holzhaus fand.

Ein Bekannter Marcel DeRudders aus Westville, Illinois:
»Später konnte man mancherlei Geschichten in den Zeitungen lesen. So hieß es: Edna DeRudder habe sich nach der Fernsehsendung hingesetzt, an Doktor DeBakey geschrieben und ihn gebeten, Marcel zu helfen. Aber das war wohl kaum richtig. Edna war eine gute, einfache Frau. Damals, als sie Doktor DeBakey noch nicht selbst kannte, hätte sie bestimmt nicht gewagt, ihm einen Brief zu schreiben. Soweit ich mich erinnere, war es anders. Edna hatte niemals zuvor eine Herzoperation gesehen, und die Heilung des Patienten, den Doktor DeBakey operierte, machte großen Eindruck auf sie. Als alles vorbei war, fragte sie Marcel, ob er es nicht doch noch einmal versuchen wolle. Er hatte so vieles versucht, aber an Doktor DeBakey hatte er noch nie gedacht. Vielleicht konnte Doktor DeBakey wirklich mehr als all die anderen ... Nun, Marcel hatte aufgegeben ... Aber sie gab nicht nach ... Vielleicht hatte sie auch Angst, er würde bei ihr sterben und sie müßte völlig hilflos zusehen ... Was weiß man schon ... Jedenfalls, nach ein paar Tagen nickte er, als wollte er sagen: Na schön, dann werde ich auch das noch tun.
Sie fuhren noch einmal zu Doktor Ensrud. Marcel berichtete von DeBakey. Er drängte nicht mehr so wie früher. Ensrud versprach trotzdem, Doktor DeBakey zu schreiben ... Ich bin sicher, daß er sah, daß es mit Marcels Kraft zu Ende ging und daß er eigentlich gar nicht mehr damit rechnete, daß Marcel noch jemals nach Houston kommen würde ...
Es vergingen vier oder fünf Wochen, ohne daß eine Reaktion aus Houston kam. Marcel winkte nur müde mit der Hand, wenn ich mich erkundigte. Ich meine, er glaubte, Doktor DeBakey sei schon so berühmt, daß er sich nicht mehr um kleine Leute kümmern konnte ...
Aber dann ganz plötzlich, im April, kam ein Brief aus Houston. Er war, soweit ich mich erinnere, von Doktor DeBakeys Sekretariat. Sie forderten Marcel auf, am 14. April in Houston zu sein. Früher hätte Marcel auf so eine Nachricht hin mit Erwartung reagiert, und vielleicht dachte er für einen Augenblick sogar: Begreift ihr nun, wie ernst mein Fall ist, wenn sogar ein Mann wie DeBakey mich nach Texas kommen läßt? Aber sonst blieb er in sich gekehrt. Unserem Pastor Seiler, der ihn besuchte, verriet er vielleicht, was jetzt in ihm vorging. Er sagte etwa: ›Helfen können sie mir auch da unten nicht. Aber vielleicht können sie, wenn sie mich aufmachen, etwas lernen. Das können sie dann bei anderen anwenden ...‹ Er setzte hinzu: ›Dann bin ich am Ende doch noch zu etwas zu gebrauchen,

und die Leute werden dahinterkommen, daß ich kein unnützer Invalide bin ...‹ Am 14. April fuhren ihn Edna oder ihre Schwester Catherine mit ihrem Mann Charles zum Flugplatz, und er stieg mühselig in die Maschine nach Chicago und von da nach Houston. Vielleicht denken Sie, weshalb ließ man ihn in seinem Zustand allein fliegen ... Er bekam wohl nur einen Flug von der Gewerkschaft oder irgendeinem Forschungsstipendium von Doktor DeBakey bezahlt oder was weiß ich. Vor allem aber wollte er wohl nicht, daß Edna mitkam, weil sie ihren Posten bei Al Davis im IGA-Laden nicht verlieren sollte. Sie war ja auch schon sechzig, und eine neue Stellung gab es in dem Alter nicht. Das ist so die Geschichte mit den Armen ... Bevor er ins Flugzeug einstieg, sah er sich noch einmal um, und ein Zuschauer sagte mir später, er hätte zurückgeblickt, als wollte er sagen: Ich komme nicht mehr zurück ...«

Der 14. April 1966 war ein Donnerstag. Am Nachmittag oder Abend dieses Tages traf Marcel DeRudder auf dem Hobby-Flughafen von Houston ein. Er hatte auf seiner Odyssee nach Gesundheit einige Großstädte gesehen, und so erschrak er nicht mehr vor der riesigen Ausdehnung der Texas-Stadt. Die heiße Luft des Südens ließ ihn schwer atmen. Aber er fand schließlich ein Auto, das ihn vor der neunstöckigen fensterlosen Front des »Methodist Hospital« absetzte. Für einen Augenblick schaute er auf das orange getönte Wandgemälde über der Eingangshalle, auf dem Jesus Christus seine Arme wie schützend über zwölf Mosaiken hält, die mit Darstellungen von großen Ärzten wie von Hippokrates, Galen, Vesalius oder Harvey den Fortschritt der Medizin symbolisieren sollten. Er wußte nicht, wer Galen oder Vesalius gewesen waren. Aber er blickte, bevor er durch die Pforte ging, hinauf in das Gesicht Jesu Christi, dessen Arme so ausgebreitet waren, als wollten sie auch ihn empfangen.
Mit der Art und Weise, wie die großen medizinischen Maschinerien Kranke in sich aufnahmen und verarbeiteten, war er vertraut. Man befestigte ein Namensschildchen an seinem Handgelenk. Dann wies man ihn in ein Zimmer in einem hochgelegenen Stockwerk. Er zog sich aus, legte sich zu Bett, beantwortete erschöpft die Fragen einer Schwester, blickte zur Decke und wartete auf die jüngeren Ärzte, die, wie er aus Erfahrung wußte, die Vorarbeit zu leisten hatten. Marcel DeRudder hatte zwar die Fernsehsendung gesehen, wußte aber in diesem Augenblick so gut wie nichts von einem »künstlichen Herzen« oder von Bypass-Pumpen. Er wußte nur eines: daß er

nicht wieder nach Hause geschickt werden wollte wie so oft zuvor und daß er verlangen würde, operiert zu werden, auch wenn man ihm wieder sagte, daß es seinen sicheren Tod bedeute.

Michael DeBakey zu Jerry LeBlanc, 1970:
»Es war einfach so, daß die Entwicklung unserer Pumpe und die Entwicklung von Mr. DeRudders Krankheit zur gleichen Zeit in einem schicksalhaften Punkt gipfelten, an dem wir bereit waren, diese Pumpe am Menschen zu erproben, und Mr. DeRudder bereit war, das Wagnis der Pumpe zu akzeptieren.«

Ein ehemaliger Mitarbeiter des »Methodist Hospital«, 1970:
»Wahrscheinlich ist dies die zutreffendste Darstellung dessen, was in den Tagen zwischen dem 14. und dem 21. April 1966 geschah. Es wäre wohl unrichtig zu sagen, daß Doktor DeBakey von Anfang an, das heißt nach Einsicht in die Mitteilungen von Doktor Ensrud, Marcel DeRudder als Kandidaten für die erstmalige Einpflanzung des Bypass-Modells 66 ausersehen hätte. Die Mitteilungen des Arztes aus Champaign hatten zwar gezeigt, daß DeRudder zu den Fällen von Mitralklappen-Zerstörung gehörte, bei denen man fast sicher mit dem Tod auf dem Operationstisch rechnen mußte, und der Bypass eine einzige Chance für sein Überleben bieten konnte. Möglicherweise war dies der Grund, weshalb DeBakey DeRudder überhaupt noch nach Houston kommen ließ. Aber vom 15. bis 20. April wurde DeRudder zunächst durch die Kardiologen, unter anderem Doktor Lancaster, Tests unterzogen, um ein klares diagnostisches Bild zu bekommen. Das Ergebnis war dann allerdings so schwerwiegend, daß man sich fragen mußte, mit welcher Lebenskraft dieser Mann es fertiggebracht hatte, so lange zu existieren und ob er überhaupt noch lebend auf einen Operationstisch kommen würde...«

Eine Krankenschwester konnte sich später nicht erinnern, im Jahre 1966 einen anderen so ruhigen und gefaßten Patienten erlebt zu haben wie DeRudder.
Schweigsam und ohne zu klagen ließ er alles über sich ergehen – alle Tests, die er von seiner Odyssee her schon kannte, und andere, die ihm noch nicht vertraut waren. Er blickte zur Decke, wenn man ihn zum Röntgen fuhr oder Blutproben nahm. Ab und zu wandte er seinen Blick von der Decke zu den – im Gegensatz zu den grünbekittelten Chirurgen – meist dunkelblau gekleideten Kardiologen und Internisten, die ihn untersuchten. Er beantwortete ihre Fragen

nach seiner Krankengeschichte viel weniger berührt, als er es früher getan hätte. Aber er fragte, ob man ihn operieren werde, und blickte wieder zur Decke, wenn man ihm Geduld empfahl. Er blieb auch unberührt, als man ihm mitteilte, man werde am Montag, dem 18., eine Angiographie durchführen, einen Eingriff also, den viele andere fürchteten. Statt ihn zu fürchten, wartete er eher darauf. Er schrieb Edna einen Brief, in dem er ihr mitteilte, daß man am Montag Testrohre in sein Herz schieben und danach sicher eine Entscheidung fällen werde. Am Montag schob ihn eine Schwester auf einem Rollbett durch die endlosen Korridore des zweiten Stockwerks. Er schwieg, als ein Arzt mit maskenverdecktem Gesicht eine Arterie an seinem Arm öffnete und den Herzkatheter hineinschob. Er gab nicht einmal einen Laut von sich, als das Röntgenkontrastmittel jene Hitzewelle durch seine Brust, seinen Kopf und seine Füße jagte, die andere Kranke so erschreckte. Erst einen Tag später, am Dienstag, wurde er zum ersten Mal erregt, als ihn eine Schwester aus einer Art Halbschlaf weckte, ihm und den anderen Kranken zurief: »Er kommt!« und gleich darauf DeBakey mit anderen Ärzten neben seinem Bett stand.

Ein ehemaliger Mitarbeiter des »Methodist Hospital«, 1970:
»Soweit ich mich erinnere, rief Doktor DeBakey am Nachmittag des 20. April sein Ärzte-Team und die Pumpen-Konstrukteure Doktor Hall, Doktor Liotta und Doktor Akers zusammen. Im Operationssaal 3 besprach er die Mitralklappenoperation an DeRudder unter Einsatz der Bypass-Pumpe Nr. 66. Er hatte sich also entschlossen, an DeRudder das große Experiment durchzuführen, durch das er ganz Amerika auf die Bedeutung des künstlichen Herzens und die Notwendigkeit großer finanzieller Investitionen aufmerksam machen wollte. Er veränderte seinen ursprünglichen Plan, wonach die Pumpe erst benutzt werden sollte, wenn sich während einer Operation herausstellte, daß ein Herzstillstand drohte ... Er ging gerade auf sein Ziel los ...«

Eine ehemalige Mitarbeiterin des »Methodist Hospital«, 1970:
»Als Doktor DeBakey nach den Tests – ich glaube am 19. – selbst an DeRudders Bett ging, tat er es, um sich ein persönliches Bild zu machen und auch, um einen Eindruck davon zu bekommen, ob DeRudder ein Mann war, der dem Eingriff mit der Pumpe zustimmen würde. Es war, wenn meine Erinnerung mich nicht täuscht, nur ein kurzer Besuch, sozusagen ein Augenblick, wie meistens, weil DeBakey gar nicht die Zeit hatte, einem einzelnen Patienten mehr als ein

paar Minuten zu widmen. Aber es war ein wichtiger Augenblick. Über DeBakey wird seit vielen Jahren ununterbrochen geschrieben. Man nennt ihn ›Texas-Tornado‹ oder ›Black Mike‹, weil er angeblich wie ein Tornado von Operation zu Operation und von Ärztetagung zu Ärztetagung braust oder weil er über seine Mitarbeiter mit der Faust eines Tyrannen regiert. Was soll's? Er ist ein von seiner Arbeit besessener, aber im Grunde warmherziger Mann. DeBakey kam zu DeRudder herein, gab ihm seine abgeschrubbte, mit schwarzem Haar bedeckte Hand und sagte etwas wie: ›Ich bin Doktor DeBakey, und ich freue mich, daß Sie hier sind. Wir werden alles für Sie tun ... In ein paar Tagen werden wir operieren, aber vorher werde ich noch mit Ihnen sprechen ...‹ Das war eigentlich alles. Aber in DeRudder, der immer ziemlich teilnahmslos dagelegen hatte, ging etwas Besonderes vor. Sein Gesicht sah für mich so aus, als hätte er etwas erreicht, worauf er wer weiß wie lange gewartet hatte, und am nächsten Abend sagte er, ohne zu zögern, ja, als man ihm die Sache mit der Pumpe erklärte und ihm sagte, daß er nur eine Chance hätte – eben die Pumpe.«

Michael DeBakey zu Ronald Bailey und Alix Kerr, 1966:
»Es gab für diesen Mann keinen Zweifel – er wünschte sich die Bypass-Pumpe.«

Marcel DeRudder wirkte danach wie erlöst ... Als man ihn fragte, ob man seine Familie davon verständigen solle, daß er am folgenden Tag operiert werde, schüttelte er den Kopf. Nein, er wollte Edna nicht aufregen. Sie sollte es erst wissen, wenn alles vorüber war. Dann ließ er die Routine chirurgischer Vorbereitungen über sich ergehen: die große Rasur, den Einlauf, den Besuch des Anästhesisten. Und genauso ruhig ließ er sich am Morgen des 21. April auf eine Bahre heben und in den Operationstrakt im zweiten Stockwerk hinunterfahren. Andere wartende Kranke lagen neben ihm, einer redete vor Nervosität auf ihn ein. Aber DeRudder schwieg, beobachtete das Getriebe ringsum und blickte schließlich, je näher der Augenblick der Operation heranrückte, voll inneren Friedens zur Decke empor.

Am 21. April, gegen 7.30 Uhr, war im Operationssaal Nr. 3 die Bühne für ein historisches Ereignis bereit. Auf erhöhtem Podest über dem für einen Laien verwirrenden Bild von Ärzten, Schwestern, Tischen, Maschinen und Instrumenten wartete Ralph Morse, Fotograf der Zeitschrift »Life«, der dazu ausersehen war, farbige Bilder aufzunehmen, die für immer von der erstmaligen Einpflan-

zung der neuen Herzpumpe Zeugnis ablegen sollten. Nicht weit davon, auf einer Metallschiene sitzend, mit chirurgischer Haube und Maske vor dem Gesicht, richtete ein Filmkameramann seinen Apparat auf den Operationstisch und das einzige Stück von DeRudders Leib, das während der Narkose nicht unter der Decke steriler Tücher verborgen war – seine von langem Leiden eingefallene Brust. Die leise Musik, die wie stets in DeBakeys Operationsräumen auch an diesem Morgen aus einer Stereoanlage klang, war nicht in der Lage, die stumme Spannung zu lösen, die alle Anwesenden ergriff; in den beiden Männern hinter den Kameras erweckte allein der Begriff »Künstliches Herz« die erregende Vorstellung eines weltbewegenden Vorstoßes in die Zukunft einer sensationellen Berichterstattung über die ganze Welt.
Um 7.30 Uhr führte DeBakey seinen ersten Schnitt. Dr. Jimmy Frank Howell assistierte ihm, und Dr. William Akers wartete mit dem Bypass Nr. 66 auf den entscheidenden Augenblick. Gegen 7.50 Uhr war DeRudders Brust geöffnet. Die Herz-Lungen-Maschine übernahm die Arbeit seines Herzens. Als es frei dalag, zeigte es sich als ein geschwollenes, mißfarbenes, mühsam zuckendes Gebilde, das gleich danach zu schlagen aufhörte. Dann öffnete ein Schnitt in die linke Herzkammer den Blick auf die Mitralklappe, deren Zerstörung DeRudders Schicksal eingeleitet hatte. Sie war mit Kalkablagerungen und Blutgerinnseln behaftet und so erbarmungslos verkrüppelt wie nur wenige unter den zahllosen Herzklappen, die DeBakey im Laufe seines Lebens zu Gesicht bekommen hatte. Er entfernte die Gerinnsel und das Klappengewebe, streckte seine Hand nach der Starr-Edwards-Kugelklappe aus, welche eine Schwester bereithielt, paßte sie ein, knüpfte die Fäden, die sie mit ihrer neuen Umgebung verbanden, und schloß die Herzkammer, von der er sicher war, daß sie aus eigener Kraft nie wieder schlagen würde, wenn die Pumpe ihr nicht half.
Mehr als drei Stunden waren vergangen, als um 10.14 Uhr DeBakey das entscheidende Wort sprach. Er verlangte die »Pumpe«. Akers besetzte den Platz gegenüber DeBakey und hielt den ersten Plastikschlauch bereit, der die Pumpenkammer mit DeRudders Aorta verbinden sollte. DeBakey öffnete die Aorta oberhalb der Stelle, an der sie das Herz verließ, und fügte das untere Ende des Plastikrohres in die Öffnung ein. Dann folgte der nächste Schnitt, der den linken Vorhof des Herzens öffnete. DeBakey griff nach dem zweiten Pumpenschlauch und stellte eine Verbindung zwischen ihm und dem Vorhof her. Es ging auf 11 Uhr, als er die Naht beendet hatte. Akers legte die Pumpenkammer mit ihrem hellen gewölbten

Deckel, einer dunklen Umrandung und einem größeren weißen Unterteil mit Ansatzstutzen für die Schläuche bereit. DeBakey entfernte ein Stück von DeRudders vierter rechter Rippe, verband die Pumpe mit den Schläuchen und paßte sie in die Rippenlücke ein. Um 11.14 Uhr saß sie an ihrem vorbestimmten Platz – ein runder, aus DeRudders Brust hervorragender Topf, ein Stück glattgeschliffener kalter Technik in lebendem Fleisch. Akers befestigte den Preßgasschlauch an der Pumpe und wandte sich dem Motor und dem Schaltwerk zu, das die Pumpe in Gang setzen und das Tempo ihrer Schläge steuern sollte. Sekunden später entfernte DeBakey die Verbindungen zur Herz-Lungen-Maschine, und im gleichen Augenblick schaltete Akers die Pumpe mit einem Tempo von 40 Schlägen je Minute ein. Man hörte ein leises Zischen, dann saugte sie zum ersten Mal Blut aus dem Herzvorhof an. Dunkel plätscherte es unter ihrem Plastikdach und wurde durch den ersten pressenden Schlag in die Aorta gedrückt. Gleichzeitig begann DeRudders Herz, begann insbesondere seine linke entstellte und erschöpfte Herzkammer zu schlagen.

Es war gegen 11.18 Uhr und – es war Wirklichkeit. Die Pumpe arbeitete. DeRudders Herz arbeitete. DeRudders Blutdruck stieg. Sein Blut durchströmte den Körper.

Niemand sprach ein Wort. Nur Morses Kamera klickte und klickte und klickte – er durfte sich nichts entgehen lassen, was die ganze Welt erfahren mußte und wie die unerwartete Erfüllung eines kaum gewagten Traumes begrüßen würde.

DeBakey wartete. Seine Hand lag leicht auf DeRudders schlagendem Herzen. Akers meldete, daß die Pumpe jetzt 60 Prozent der Leistung der linken Herzkammer übernommen hatte und daß DeRudders linke Kammer selbst in der Lage war, 40 Prozent zu schaffen. Um 11.34 Uhr glaubte DeBakey sicher zu sein, daß die Pumpe erfüllte, was er von ihr erwartet hatte, und wollte beginnen, DeRudders Brusthöhle zu schließen.

Da – genau in diesem Augenblick stieß Akers hinter seiner Maske hervor: »Ich bekomme kein Blut mehr...« Er starrte auf den Deckel der Pumpe. Im gleichen Augenblick fühlte DeBakeys Hand, daß DeRudders rechte Herzkammer zu schwellen begann und sich mit einer so großen Menge Blut füllte, daß sie stillzustehen drohte. DeRudders Blutdruck fiel jäh ab. Die Zacken des Elektrokardiogramms wurden flach. DeBakeys an ungezählte Kämpfe mit versagenden Herzen gewöhnte Hand griff zu. Sie begann das Herz zu massieren und die zum Bersten gefüllte rechte Kammer gewaltsam zu entleeren. »Was ist geschehen?« rief er einem der Anästhesisten zu. Der antwortete mit bleichem Gesicht: »Ich weiß es nicht. Es ging zu schnell . . .«

Dr. William Akers am 1. Mai 966:
»Es gab nur eine Erklärung . . . Auch DeRudders rechte Herzkammer war so geschwächt und so sehr an das schlechte Funktionieren der linken Kammer gewöhnt, daß sie den plötzlichen Blutstrom, den die Pumpe ihr zuführte, nicht bewältigen konnte.«

Ronald Bailey und Alix Kerr in einem Zeugenbericht vom 6. Mai 1966:
»DeBakey sah sich zwei Möglichkeiten gegenüber. Entweder schaltete er die Pumpe ab. Aber dadurch wurde sie unbrauchbar, weil das darin befindliche Blut gerann, und das ganze Experiment wäre gescheitert. Oder er unternahm einen ganz ungewöhnlichen Schritt, indem er DeRudder wieder an die Herz-Lungen-Maschine anschloß, die schon abgebaut worden war . . . DeBakey entschloß sich ohne zu zögern und rief seine Befehle: Herabsetzen der Schlagzahl der Pumpe bis zur untersten Grenze, ohne sie abzuschalten . . . Erneutes Anschließen an die Herz-Lungen-Maschine. In weniger als drei Minuten war der Anschluß durchgeführt, und das Blut des Patienten wurde jetzt gleichzeitig durch drei verschiedene Kraftquellen angetrieben, durch sein eigenes Herz, die Herz-Lungen-Maschine und die Pumpe.«

Dr. William Akers am 1. Mai 1966:
»In allen unseren Tierexperimenten hatten wir immer mit gesunden Herzen gearbeitet. Den Umstand, daß wir es jetzt mit einem kranken Herzen an der untersten Grenze der Leistungsfähigkeit zu tun hatten, hatten wir nicht bedacht. Wir mußten erkennen, daß es notwendig war, den ganzen Körper des Kranken ständig zu kontrollieren und den Blutstrom durch die Pumpe allen Organteilen anzupassen. Wenn das Herz des Patienten nur für einen Augenblick schwächer wurde, mußten wir sofort die Arbeit der Pumpe verstärken oder umgekehrt. Es zeigte sich, daß es unmöglich war, die Pumpenarbeit einfach automatisch zu regulieren . . . Dazu hätte es eines völlig künstlichen Menschen bedurft.«

Ein anderer Zeuge der Operation in seiner Erinnerung:
»Zwischen 11.14 Uhr und 11.34 Uhr schien alles einfach und klar. Selbst für jemanden, dem die Vorstellung einer künstlichen Herzhilfe in einer lebenden Menschenbrust ungeheuerlich vorkam, mußte

das, was er sah, wie eine Offenbarung der Möglichkeiten unserer Technik erscheinen ... Aber in dem Augenblick, in dem es passierte, war mir so, als ob uns eine unbekannte Stimme zuriefe: ›Seid nicht zu vermessen! Zwischen eurer Maschine und dem natürlichen Leben liegt eine ganze Welt, und die habt ihr noch lange nicht durchschritten ...‹ Die Blutdruckwerte wurden zwar wieder normal, ebenso die Zacken des Elektrokardiographen. DeBakey ließ sich den Schweiß von der Stirn wischen und wartete längere Zeit, nachdem die Herz-Lungen-Maschine wieder abgeschaltet worden war und Akers die Pumpe so eingerichtet hatte, daß sie nicht mehr Blut pumpte, als die rechte Herzkammer vertrug. Erst dann schloß er die Brust. Doch für mich war nichts mehr so, wie es kurz nach 11 Uhr gewesen war ... Wir hofften alle, daß es trotzdem gelingen würde. Aber ich hatte in die Kluft zwischen Mensch und Technik geblickt.«

Die Stimmung war gedämpft, als DeRudder in einen Raum der Intensiv-Pflegestation gefahren wurde. Er lebte und atmete. Aus einem offenen Spalt in der langen, durch dunkle Nahtfäden geschlossenen Brustwunde ragte der Deckel der Pumpe mit dem Gasschlauch hervor. Unter dem Deckel wirbelte das Blut mit jedem Pumpenschlag, und neben DeRudder stand das Aggregat mit dem Motor, der das Gas in die Pumpe trieb.
Trotzdem – es war, als wenn das Gefühl eines historischen Ereignisses und der Erwartung eines überzeugenden Erfolgs einen Schlag erlitten hätte. Kurz darauf erfolgte ein zweiter Schlag.

Der erwähnte Zeuge der Operation in seiner Erinnerung:
»DeRudder erwachte nicht aus der Bewußtlosigkeit der Narkose. Stunden vergingen. Aber er blieb bewußtlos. Er reagierte auf keine Anrufe, keine Reize. Es gab keinen Zweifel – er hatte irgendeine Gehirnschädigung erlitten, und mir wurde klar, daß sich DeBakeys Experiment, von dem er so Großes erhoffte, vor aller Welt von einem ersten Triumph in einen Fehlschlag verwandeln konnte.«

Ein Bekannter Marcel DeRudders aus Westville, Illinois, 1970:
»Edna DeRudder erfuhr von der Operation erst am Mittag des 21. April, und zwar nicht aus Houston, sondern weil ein Reporter der ›Chicago Daily News‹ anrief. In den Zeitungsredaktionen machte die Geschichte vom Kunstherzen und von Marcel bereits die Runde. Edna reagierte so, wie eine Frau ihres Wesens reagiert. Sie sagte, Marcel habe sicher gewußt, weshalb er ihr keine Nachricht gegeben

habe. Er werde sie sicherlich rufen, wenn er sie brauche. ... Aber ein paar Stunden später waren schon mehrere Reporter auf ihrer Spur und taten so aufgeregt, als ob man das Kunstherz schon bald in einem Supermarkt in Houston würde kaufen können.«

Edna DeRudder, 1970:
»Das Telefon hörte nicht mehr auf zu klingeln und vor dem Haus stand alles voller Autos ... Niemals zuvor hatten wir so viel Aufregung gehabt.«

Ein Bekannter Marcel DeRudders aus Westville, Illinois, 1970:
»Die Reporter wollten soviel wie möglich über Marcel, den ersten Menschen mit einem künstlichen Herzen, wissen. Sie fragten überall herum, und mit einem Male fiel allen Leuten ein, welch ein fabelhafter Mensch Marcel gewesen war. Aber vor allen Dingen wollten sie Edna dazu bringen, auf Kosten eines dieser Blätter nach Houston zu fliegen und dem Blatt als Gegenleistung zu berichten, was an Marcels Krankenbett geschah. Sie dachten ja alle, es wird ein sensationeller Sieg des Roboters ... Die ›Daily News‹ machte dann das Rennen, und am 22. April flog Edna vom Vermillion-Flugplatz nach Chicago und von da nach Texas. Schon in Chicago wurde sie interviewt, und sie sagte, was Marcel zuletzt gesagt hatte. Jedenfalls kam sie nach Houston und zog in ein Motel und von dort ging sie ins Hospital. Doktor DeBakey hatte alle Hände voll zu tun, um Marcel überhaupt am Leben zu erhalten. Er fuhr, soweit ich weiß, überhaupt nicht mehr nach Hause, sondern blieb auch nachts in der Nähe von Marcel ... Man kann sich die Sache ja vorstellen. Er hatte alles auf den Erfolg mit Marcel gesetzt. Die Zeitungen taten so, als würden schon bald Tausende von Menschen künstliche Herzen haben ... Und in Wirklichkeit lag Marcel da und war nicht mal bei Bewußtsein. Trotzdem brachte Doktor DeBakey Edna selbst an Marcels Bett und erklärte ihr, daß Marcel überhaupt nicht mehr am Leben wäre, wenn sie nicht die Pumpe hätten. Marcels Gesicht war verschwollen, er war mit Kabeln bedeckt und ohne Bewußtsein, und dazu dieser Topf, der aus seiner Brust herausstand ... Es war ein Schock, aber Edna meinte, Marcel hätte leichter geatmet als früher, und sie glaubte DeBakey, daß Marcel Chancen für ein neues Leben hatte ... Das war am 22. April. Und sie blieb vier oder fünf Tage, und manchmal saß sie stundenlang an Marcels Bett, obwohl er seine Augen niemals aufschlug. Ich glaube, daß Doktor DeBakey echtes Mitgefühl mit ihr hatte, weil er selbst in einer Krise war. Sie bewunderte ihn jedenfalls und betete in der Kapelle des Hospitals

nicht nur für Marcel, sondern auch für ihn, und erzählte den Reportern, wie fest er glaube, daß Marcel gesund werden würde...«

Ein ehemaliger Mitarbeiter des »Methodist Hospital« in seiner Erinnerung:

»Alle hofften verzweifelt, daß sie ihn durchbringen würden. Sie entfernten Lumbalflüssigkeit, um das Gehirn DeRudders zu entlasten. Das hatte zuweilen gewirkt, wenn es nach Herzoperationen zu Gehirnschäden kam. Aber diesmal half es nichts. Man kam nicht an dem Verdacht vorbei, daß sich während der Operation ein Blutgerinnsel in DeRudders Gehirn festgesetzt hatte, daß also auch die neue Pumpe keine Sicherheit gegen Blutgerinnsel bot. DeRudders Nieren hörten auf zu arbeiten. Einer der Ärzte meinte, DeRudder hätte bis zur Operation einen hohen Blutdruck gehabt. Die Nieren seien auf hohen Blutdruck eingestellt, und sie funktionierten nicht mehr, weil der Blutdruck gesunken sei. Man ließ die Pumpe stärker laufen, um den Blutdruck zu erhöhen, und die Nieren schieden tatsächlich etwas aus. Es war wie bei einer Maschine, die man mit einem Knopf reguliert. Aber es reichte nicht aus... Es mußte noch etwas anderes geschehen sein, vielleicht doch irgendwelche Blutveränderungen, von denen man noch nichts wußte. Vieles erinnerte so sehr an den Tod des Negers vor drei Jahren. Das einzige, das funktionierte, war die Pumpe... Vielleicht war es gut, daß DeRudder nichts spürte. Wahrscheinlich hätte er sonst böse Schmerzen gehabt, denn die Brustwand ist sehr empfindlich, und die Pumpe war doch ziemlich groß... Sie lief und lief... und man ließ sie keinen Augenblick aus dem Auge. Jede feststellbare Veränderung in DeRudders Kreislauf mußte durch Steuerung der Pumpe berücksichtigt werden. So ging es am 23., 24. und 25., und die Bulletins für die Presse versuchten herauszustellen, was auch nur den geringsten Anlaß zum Optimismus gab. Aber am 25. begannen Blutungen in DeRudders Brusthöhle. Möglicherweise lag auch das an unbekannten Blutveränderungen durch die Pumpe. Jedenfalls kam es zu einer schweren Lungenstauung mit Erstickungsgefahr. Sie machten einen Luftröhrenschnitt und beatmeten DeRudder mit Sauerstoff... Dabei kam es in der Nacht auf den 26. April schlagartig zu einer Zerreißung der linken Lunge, die ebenfalls durch die lange Krankheit geschädigt war. Der Sauerstoff strömte in die Brusthöhle, komprimierte die rechte Lunge, so daß auch sie keinen Sauerstoff mehr aufnehmen konnte, und DeRudder erstickte in Sekunden. Das war vier Minuten nach 3 Uhr nachts. Das Gespenstische war, daß, als DeBakey sich völlig erschöpft von dem Toten abwandte, die Pumpe selbst –

nach 111 Stunden und 44 Minuten – immer noch lief und Blut pumpte, bis Akers sie ausschaltete und der Motor aufhörte zu laufen.«

Ein Bekannter Marcel DeRudders aus Westville, Illinois, 1970:
»Edna erfuhr von Marcels Tod in ihrem Motel. Der methodistische Geistliche aus dem Hospital brachte ihr die Nachricht und fuhr sie noch einmal zu dem Toten. Ein paar Stunden später schrieb sie Doktor DeBakey einen Brief, in dem sie ihm für alle seine Mühe dankte. Sie erzählte uns, daß er ihr gesagt hat, ihr Brief bedeute für ihn mehr als die Briefe, die er von Präsident Johnson bekommen hatte. Ich weiß nicht, ob es die Wahrheit war – aber jedenfalls gab es Edna Trost.«

Einen Tag später, am Mittwoch, dem 27. April, brachte Edna DeRudder den Toten nach Hause zurück. Journalisten folgten ihr und dem Sarg bis zum Flughafen. Und in Chicago warteten andere Presseleute und Cyril Urbas, der Bestattungsunternehmer aus Westville, auf sie. Den Reportern wiederholte sie, was sie vorher schon gesagt hatte: »Er wollte ein Versuchskaninchen sein, weil er nicht länger so leben wollte, wie er leben mußte. Er wollte anderen dienen.« Aber sie fügte in ihrer frischen Erinnerung an DeBakey hinzu: »Doktor DeBakey tut mir leid. Er hat sich so sehr bemüht. Alle haben so hart gearbeitet.«
Urbas lud den Sarg in seinen Wagen, setzte Edna neben sich und fuhr mit ihr die 150 Meilen nach Westville. Während der Fahrt bereitete er sie darauf vor, daß Westville den Toten wie einen Märtyrer und Helden ehren würde. Sie schüttelte müde und zweifelnd den Kopf.
Am Donnerstag und Freitag, an denen DeRudder in Urbas' Institut aufgebahrt lag, zogen zweitausend Neugierige an dem Toten vorüber. Als der Sarg in die Trinity United Church überführt wurde, mußten sechs Beamte der Staatspolizei von Illinois den Autoverkehr regeln. Aus Houston kam Akers, um DeBakey bei der Beerdigung zu vertreten; er saß an Edna DeRudders Seite, während Pastor Joseph E. Seiler die Leichenpredigt hielt.
Er knüpfte an ein Wort aus dem Johannes-Evangelium an: »Niemand hat größere Liebe denn die, daß er sein Leben läßt für seine Freunde ...« Die Welt, so führte er aus, habe in den letzten Tagen Haß und Vorurteile zwischen Rassen und Nationen vergessen, nur um auf die neuesten Meldungen aus Houston zu hören ... Die Gebete darum, daß der Kranke noch einmal aus seiner Ohnmacht erwa-

chen möge, seien von Gott nicht erhört worden. Aber so wie DeRudder habe Gott auch Jesus Christus geopfert – Er allein kenne den Sinn Seines Tuns. Mit erhobener Stimme fuhr er fort: »Wir sind heute hier versammelt, um eines Mannes zu gedenken, der sein Leben hingab ... Er gab sein Leben, damit die medizinische Wissenschaft einmal andere Leben retten kann ... Alles, was uns zu tun bleibt, ist, für sein Opfer zu danken und für die begnadeten Chirurgen von Houston zu beten ... Nur Doktor DeBakey und sein Stab kennen die Bedeutung von Marcel DeRudders Opfer. Aber wir wissen, sein Opfer war nicht umsonst. Sein Erbe ist größer als Geld und irdische Güter, weil es Tausenden neue Hoffnungen gibt ...«
Urbas' Leute trugen den Sarg auf den Wagen, der DeRudder zum Friedhof von Georgetown fuhr. Wieder folgten Hunderte von Menschen und Autos dem Toten, dem endlich, im Tode, zuteil wurde, was ihm trotz seines verzweifelten Mühens im Leben nicht beschieden worden war: Verständnis, Anerkennung und Achtung seiner Mitbürger von Westville.

2 Esperanza del Valle Vasquez

Dr. Emmerich K. X. bei einem Physiologentreffen am 27. April 1966:
»Die Lektüre der letzten Ausgabe von ›Life‹ mit ihrem ungewöhnlichen Farbbildbericht über die mißglückte Verwendung einer ›künstlichen Herzpumpe‹ habe ich nicht ohne inneres Frösteln hinter mich gebracht. Der Umstand, daß eine so große Zeitschrift dem Houstoner Experiment so viele Seiten widmet, zeigt die Bereitschaft einer von Lebensangst erfüllten Massen-Leserschaft, sich auf alles zu stürzen, was auch nur den Funken einer Illusion längeren Lebens verspricht. Es zeigt aber auch mit besonderer Deutlichkeit die Einwirkung der Technologie auf die Medizin. Was mich betrifft, so glaube ich nicht eine Sekunde daran, daß es jemals gelingen wird, das menschliche Herz mit all seinen physiologischen Wechselwirkungen durch technische Konstruktionen zu ersetzen. Aber geborene Ingenieur-Chirurgen wie Kolff und im Operationssaal gewachsene Ingenieur-Chirurgen wie DeBakey werden den Weg, den sie einmal betreten haben, sobald nicht wieder verlassen.«

»Houston Chronicle«, 27. April 1966:
»Dr. Michael DeBakey erklärt: ›Die künstliche Herzpumpe, die Marcel DeRudder für vier und einen halben Tag half, wird verbessert und wahrscheinlich in einigen Wochen von neuem benutzt werden. Ich denke, wir

haben beträchtliche Erfahrungen gemacht, und deshalb war die Pumpe ein Erfolg ... Wir sind damit beschäftigt, die Verbesserungen so schnell wie möglich durchzuführen ...‹«

»Newsweek«, 30. Mai 1966:
»In Houston unternahm Dr. Michael DeBakey eine ›neue‹ Operation ... Dieses Mal wurde der Herzkammer-Ersatz bei Walter L. McCans, einem einundsechzigjährigen pensionierten Marineoffizier mit Herzversagen, durchgeführt ... McCans ... war dreieinhalb Stunden später wach und ansprechbar. Am nächsten Tage kam es jedoch zu Lungenkomplikationen. Die Chirurgen entfernten den Herzkammer-Ersatz wieder ... Und am Freitagmorgen war McCans tot.«

Aus einem Brief von Dr. P. M. nach einem Besuch in Houston im Juni 1966:
»Das Schicksal meint es mit DeBakey, was sein Kunstherzprojekt anbelangt, anscheinend nicht gut. Nachdem sein zweiter Versuchspatient McCans Mitte Mai wegen unkontrollierbarer Blutungen in der Brusthöhle starb, sah es bis vor ein paar Tagen so aus, als würde ihm ein zweiter amerikanischer Kunstherz-Chirurg, Adrian Kantrowitz in New York, mit einem ersten Erfolg zuvorkommen. Kantrowitz' Herz-Bypass besteht aus einem einfachen Plastikbogen an der Aorta mit einer Pumpmembran, die durch einen Schlauch von außen bewegt wird. Am 18. Mai pflanzte er den Bypass einer seit Jahren bettlägerigen Patientin namens Louise Ceraso ein und hielt sie elf Tage lang am Leben. Sein Wunschtraum war, er könne Louise Ceraso mit erholtem Herzen von der Preßluftmaschine trennen und sie – mit dem eingenähten Bypass – nach Hause schicken, um sie wieder an das Preßluft-Relais anzuhängen, falls neue Herzschwächen auftraten. Aber Louise Ceraso starb vor drei Tagen durch ein Blutgerinnsel, das mit einiger Wahrscheinlichkeit in der Bypass-Pumpe entstanden ist.
Das mit amerikanischen Bundesmitteln (man spricht jetzt von zwei bis vier Millionen Dollar) finanzierte Kunstherz-Team DeBakeys, das unter Gesamtleitung von Dr. William Hall zum Teil in Laboratorien der Baylor Medical School, zum Teil in technischen Laboratorien der Rice University von Houston arbeitet, ist jetzt unter Hochdruck mit Verbesserungen der DeBakey-Pumpe beschäftigt. Ich besuchte Dr. Liotta, einen besessenen Ingenieur-Chirurgen, der meinem Gefühl nach über seiner Begeisterung für den Pumpenmechanismus die Probleme der menschlichen Physiologie fast schon vergessen hat. Ich sah auch Dr. Akers, Dr. Hellums und den Ingenieur O'Bannon, der mit dem Pumpenrelais und dessen Steueranlage beschäftigt ist. Das jüngste Modell des Bypass sieht nicht mehr den Einbau der Pumpenkammer in die Brustwand vor, sondern beläßt diese Kammer außerhalb der Brust. Nur ein Dacron-Schlauch führt ins Brustinnere zum linken Herzvorhof. Der zweite Schlauch wird in die rechte Schlüsselbein-Arterie eingeführt, um die ganze Anlage besser kontrollieren zu können. Gleichzeitig macht man Versuche, um den Dacron-Samt an der Innenseite

noch feiner zu gestalten und die Blutschäden, die entgegen früherer Hoffnungen eben doch bei DeRudder und McCans auftraten, vermeiden zu können ...«

»Newsweek«, 29. August 1966:
»Herzpumpen-Erfolg?
Es besteht der Eindruck, als hätte Dr. Michael E. DeBakeys Chirurgenteam in Houston einen ersten Erfolg errungen. Die Patientin ist Esperanza del Valle Vasquez, eine Siebenunddreißigjährige mit einer rheumatischen Herzkrankheit.«

Die ersten bleibenden Erinnerungen an Amerika, die sich Esperanza am 18. Juli 1966 einprägten, waren (wie sie später sagte) ein Mord und ein großer brauner Kakerlak mit scheußlichem Kopf und stachligen Beinen. Das Tier saß auf einem Sitz des Taxis, das Esperanza und ihre Schwester Rosa Maria am späten Abend dieses Tages vom Flughafen Houston zum »Methodist Hospital« fuhr.
Esperanza del Valle Vasquez kam aus Mexico City und war ein gebrechliches kleines Wesen. Mit ihrem indianisch eckigen, von starken Backenknochen gezeichneten Gesicht mit den schwarzen Augen unter ebenso schwarzem Haar war sie einmal ein apart aussehendes willensstarkes Mädchen gewesen, voll naiver katholischer Gläubigkeit und indianischem Aberglauben und zugleich voller leicht erregbarer Phantasie, voller Gefühl und Enthusiasmus. Jetzt, an diesem 18. Juli, war sie trotz ihrer erst siebenunddreißig Jahre eine abgemagerte, kurzatmige, verwelkte Frau, die am Arm ihrer Schwester Halt suchte, um in diesem fremden Land nicht völlig in Furcht und Verlorenheit zu versinken. Nur ihre emotionale Erregbarkeit und ein Funke ihre Lebenswillens waren ihr geblieben.
Da sie niemals vorher Mexiko verlassen hatte und kein Wort Englisch verstand, war der Flug nach Texas allein schon ein nervenzerreißendes Abenteuer, das sie nur auf sich nahm, weil ihr Arzt ihr erklärt hatte, sie habe nun keine andere Wahl mehr als an ihrem Herzleiden sterben oder die Reise nach Houston und ins »Methodist Hospital« anzutreten. Aber der Umstand, daß sie gerade zur Zeit ihrer Abreise mexikanische Zeitungsberichte über einen entsetzlichen Massenmord in Amerika zu Gesicht bekam, hatte in ihrer so leicht erregbaren Gefühlswelt das Empfinden der Abenteuerlichkeit noch erhöht.
Die Meldung, wonach in Chicago ein Seemann namens Richard Speck in der Nacht zum 14. Juli mit Revolver und Schlachtmesser in ein Heim für Lernkrankenschwestern eingedrungen war, acht von ihnen abgeschlachtet hatte und danach entkommen war, hatte in

Esperanza die Vorstellung entstehen lassen, Speck oder andere amerikanische Mörder könnten ihre Mordlust bevorzugt auf Hospitäler richten und vielleicht auch in das »Methodist Hospital« in Houston eindringen. Mit dieser Furcht im Herzen war sie, begleitet von Rosa Maria, der Zweitältesten unter ihren sieben noch lebenden Geschwistern, nach Houston aufgebrochen. Esperanzas Mutter Herlinda und ihre anderen Geschwister, die vor vielen Jahren aus ihrem Geburts- und Heimatort Texcoco nach Mexico City gezogen und meistens Lehrerinnen geworden waren, hatten Rosa Maria den Auftrag gegeben, Esperanza in der Fremde zu behüten. Sie alle waren seit Jahren darüber unterrichtet, daß Esperanza verloren war, daß kein irdisches Mittel ihr mehr helfen konnte, wenn Gott nicht ein Wunder verrichtete. Die Reise nach Texas kam ihnen vor wie eine letzte verzweifelte Wallfahrt, auf der vielleicht ein solches Wunder geschehen könnte. Aber gleichgültig, ob ein solches Wunder geschah oder nicht – sie hatten Rosa Maria, die alle Härten des Lebens kannte und schon als Sechzehnjährige jeden Tag viele Stunden weit gelaufen war, um den Kindern eines Nachbardorfes mit Kieselsteinen das Rechnen und mit Schreibstiften aus Baumzweigen das Schreiben beizubringen, dazu ausersehen, Esperanza zu begleiten und nach Hause zurückzubringen – lebend, wenn das Wunder geschah, oder tot, wenn es dem berühmten Arzt in Houston versagt wurde, das Wunder zu tun.

Trotz Rosa Marias Begleitung und der Willensstärke, die sie ausstrahlte, war Esperanza am Ende ihrer Kraft, als sie nach vielen Stunden in Houston anlangten. Der Anblick der stachelbeinigen Kakerlak auf dem Taxisitz – gemeinhin jedem Bewohner tropischer Länder und somit auch Esperanza vertraut – reichte aus, sie so sehr in Schrecken zu versetzen, daß Rosa Maria sie beruhigen mußte, bevor sie den langen Weg bis zur Fannin Street und zum »Methodist Hospital« zurücklegen konnten.

Esperanza del Valle Vasquez in ihrer Erinnerung:

»Es war schon Mitternacht, als wir zum Hospital kamen. Niemand war da. Schließlich hörte ich ein Geräusch, so, als ob Möbel bewegt würden, und ich hatte Angst, daß irgend jemand stehlen wollte: vielleicht die Patienten. Dann fanden wir jemand, der uns sagte, wo das Büro war. Dort fragten sie viele Fragen. Dann befestigten sie ein Plastikarmband mit meinem Namen darauf an meinem Handgelenk, und ich begriff, daß dies der Paß zu der Operation war, die ich haben mußte und haben wollte, und daß ich jetzt mit Sicherheit operiert werden würde und daß es keinen Weg mehr zurück gab ... Ich kann nicht alle Gefühle beschreiben, die ich hatte. Es war eine große Verwirrung von Gefühlen. Es war eine unendliche Verwirrung ... Ich wurde in ein Zimmer im neunten Stock gebracht. Es war schön, modern und sehr, sehr sauber ... Aber meine Schwester hatte kein Hotelzimmer bestellt, und so mußte sie im Fernsehraum des neunten Stocks auf einem Sofa schlafen.«

Die erste Nacht war lang und scheinbar ohne Ende. Esperanza konnte sich nicht erinnern, je zuvor ein so schönes Krankenzimmer gesehen zu haben, groß, mit Bad und einem Bett, das sich automatisch bewegen ließ, wenn man auf Knöpfe drückte, ferner mit einer Sprechanlage, durch die man direkt mit den Schwestern im Schwesternzimmer verbunden war. Sie verstand nicht, weshalb sie in ein so elegantes Zimmer gelegt wurde, denn sie wußte, daß sie nicht das Geld besaß, ein solches Zimmer zu bezahlen – Dr. Cesarman, ihr Arzt in Mexico City, hatte auf irgendeine wunderbare Weise erreicht, daß Dr. DeBakey sie umsonst operieren und auch das Hospital sie kostenlos aufnehmen wollte.

Niemand hatte ihr erklärt, daß sie in eine neue Station des Hospitals kommen würde, die den Namen »Moody Research Unit« trug, weil ein verstorbener Millionär namens Moody die Mittel für die Einrichtung dieser »Einheit« gestiftet und sich dadurch einen Schimmer von Unsterblichkeit erworben hatte. Die Zimmer dieser Station waren ausschließlich dazu bestimmt, interessante Fälle aufzunehmen, um sie zu erforschen oder mit neuen, noch unerprobten Methoden zu behandeln. Der Lohn für die Kranken, die bereit waren, sich Neuem, Unerforschtem zu unterwerfen, war die Kostenlosigkeit.

Esperanza blieb, obwohl man ihr Tranquilizer gab und sie unsagbar erschöpft war, unruhig und wach und horchte im Dunkeln in sich hinein oder in das Hospital hinaus. Von Zeit zu Zeit wanderten ihre Gedanken zu dem Mörder-Speck – sie blickte auf die Tür ihres Zimmers, als könnte durch sie irgend etwas Furchtbares zu ihr eindringen. Dann wieder fühlte sie das unregelmäßige Pochen ihres Herzens, das sie seit so vielen Jahren kannte und das immer mühsamer geworden war, bis sie kaum noch stehen und nur unter Atemnot und mit dem Gefühl vernichtender Schwäche ihre Arbeit in einem Schönheitssalon hatte leisten können.

Schließlich lag sie da, das Gesicht wie ein Kind hinter der schützenden Bettdecke versteckt, und horchte auf die Flugzeuge, die von Zeit zu Zeit am Himmel zu hören waren – vielleicht flog das eine oder andere von ihnen nach Mexiko. Ihre Gedanken wanderten nach Hause, zur Mutter, zu den Schwestern und zu ihrem kleinen Sohn

José Mineles, der sieben Jahre alt war und den sie »Pepe« nannte. Im April 1959 hatte sie ihn zur Welt gebracht, obwohl sie schon sehr krank gewesen war. Sie hatte nicht geheiratet, und sie nannte José Mineles daher »mi veda«, »mein Leben«. Esperanza begann zu weinen, wenn sie sich vorstellte, daß er jetzt ganz allein war. Vielleicht lag auch er wach und blickte aus seinen schwarzen Augen ins Dunkle, weil er fürchtete, sie könnte nicht zurückkommen. Aber sie hatte ihm erklärt, sie werde von der Reise nach Houston und zu dem berühmten amerikanischen Arzt gesund heimkehren und dann zum ersten Mal mit ihm springen, laufen und spielen können. Sie hoffte, daß er ihr glaubte.

Dann sprangen ihre Gedanken in ihre eigene Kinderzeit vor dreißig Jahren und nach Texcoco zurück, dem alten, kleinen und stillen Texcoco, vierzig Kilometer nordöstlich von Mexico City, wo sie und alle ihre Geschwister geboren worden waren und wo vor Hunderten von Jahren einmal Netzahuacoyotl, der kluge König von Tezcucan, geherrscht hatte, bis die Spanier kamen und sein Reich zerstörten. Sie kannte die Geschichte von Texcoco von ihren Schwestern, den Lehrerinnen, und aus Büchern, denn sie hatte viel gelesen, wenn sie wegen ihres Herzens ruhen mußte. In Texcoco war sie noch ein gesundes glückliches Kind gewesen – trotz einer Tragödie, von der die ganze Familie heimgesucht wurde, als sie selbst etwa acht Jahre alt gewesen war. Bis dahin hatten sie zwar ein bescheidenes Leben geführt, denn ihre Mutter hatte fast jedes Jahr ein neues Kind geboren; aber ihr Vater Odilon hatte immer hart gearbeitet, und so brauchten sie keine Not zu leiden. Ihr Vater war ein einfacher Mann aus einer armen Familie gewesen, und der Vater ihrer Mutter und ihre Brüder, die als vermögende Familie ein großes Haus führten, hatten ihr nie verziehen, daß sie einen Armen heiratete. Nach vielen Jahren der Feindseligkeit hatten sie schließlich einen Mörder gedungen, der Esperanzas Vater tötete. Es hatte ihrer Mutter nichts geholfen, daß die Brüder zu zwanzig Jahren Haft verurteilt wurden. Fortan hatte sie allein für ihre neun Kinder sorgen müssen. Esperanza erinnerte sich an die Nächte, in denen die Mutter an der Nähmaschine gearbeitet hatte, während sie und ihre Schwestern versuchten, wach zu bleiben, um die Mutter nicht allein zu lassen, und wie sie dann doch rings um die Maschine eingeschlafen waren. Sie erinnerte sich auch daran, daß sie zu arm gewesen waren, Schulhefte zu kaufen, daß sie ihre Hefte aus Packpapier genäht und mit Holzstückchen, die sie anstelle von Tinte in Lehmpfützen tauchten, auf Steine geschrieben hatten. Der Weg zur Schule war weit gewesen, Regen und Gewitter hatten sie oft bis auf die

Haut durchnäßt. Und trotzdem war sie zwölf Jahre lang ein gesundes Kind gewesen, das niemals eine Erkältung kannte – bis das rheumatische Fieber kam.
Esperanza selbst wußte nicht mehr, wann dies geschehen war. Aber Rosa Maria konnte sich erinnern, daß es sich 1941 ereignet hatte. Sie selbst erinnerte sich nur, welch entsetzliche Schmerzen sie erduldet hatte – so sehr, daß man sie in einer Decke zu einem Arzt hatte tragen müssen, damit sie sich auf dem Weg nicht stieß. Sie hatte sich dann aber doch erholt und mit vierzehn Jahren, wie alle ihre Geschwister, zu arbeiten begonnen. Sie war mit dem Bus von Texcoco nach Mexico City, in die Hauptstadt gefahren, hatte gelernt, was eine Friseuse zu lernen hatte, und schon viele Jahre gearbeitet, bevor sie erfuhr, daß das rheumatische Fieber ihr Herz verkrüppelt hatte und daß sie in jungen Jahren würde sterben müssen.
Esperanza lag immer noch wach, als der Stundenzeiger der kleinen Uhr auf die Zahl 3 vorrückte. Von neuem vernahm sie das Geräusch eines Flugzeuges, das über Houston durch den nächtlichen Himmel zog. Sie hörte auch leise Schritte auf dem Gang; noch einmal überfiel sie die Furcht vor dem Mörder aus Chicago, und sie dachte an die Zeitungsberichte, in denen die Tätowierung seines Arms beschrieben war: »Geboren, um die Hölle anzuheizen«. Sie dachte daran, eine Schwester zu rufen. Aber die fremden Apparate an ihrem Bett ängstigten sie, und noch mehr ängstigte sie der Gedanke an die fremde Sprache, die sie nicht verstand. Schließlich beruhigte sie sich wieder, und ihre Gedanken wanderten erneut nach Hause und zu ihrer alten Mutter. Auch sie würde in diesem Augenblick für sie beten. Ihre Mutter hatte nicht eingesehen, daß sie zu den Amerikanern reisen mußte, statt auf den Himmel und die heilige Jungfrau zu hoffen. Sie hatte nicht einmal das Wort Operation hören wollen, weil sie fürchtete, solche Vermessenheit könne nur mit dem Tod enden.
Aber sie versuchte ihre Mutter zu verstehen. Wie lange hatte sie selbst gezögert, die Reise zu unternehmen, deren erstes Stück nun hinter ihr lag. Sie war sicher, daß sie auch jetzt noch nicht in diesem Bett liegen würde, wenn Dr. Cesarman nicht gewesen wäre. In dem Augenblick, in dem sie an ihn dachte, verspürte sie ihre ganze Verehrung für ihn. Sie sah ihn vor sich – in seiner Praxis, neun Stockwerke hoch über Mexico City an der Avenida Hamburgo und mit einem wundervollen Blick über die Stadt. Er war ein so bedeutender Mann, dessen Sprechzimmer Salons glichen, an deren Wänden blaue Samttapeten schimmerten, voller Gemälde, kostbarer Kunstwerke und frischer Blumen, die ihm seine Patienten aus den reichsten

Kreisen von Mexico City schickten. Schon daß sie zu ihm gekommen war, war ein wahres Märchen, denn niemals hätte sie gewagt, ihn aus eigenem Antrieb aufzusuchen. Viele Jahre lang hatte Esperanza versucht, Hilfe bei einfacheren Ärzten oder im »Instituto Nacional de Cardiologia« zu finden, und dort hatte Dr. Patricio Benavides sie auch im Januar 1956 zum ersten Mal operiert. Aber sie wußte nicht einmal, um welche Art von Herzoperation es sich handelte. Das einzige, was sie wußte, war, daß es eine schnelle Operation gewesen war – schnell und ohne Nutzen. Immer mühseliger hatte sich Esperanza zu ihrer Arbeit geschleppt, und es war ein Wunder gewesen, daß sie Pepe geboren hatte, ohne dabei zu sterben. Dann, eines Tages, hatte sie eine elegante Dame frisiert, die in den Salon gekommen war, in dem sie arbeitete. Sie war Dr. Teodoro Cesarmans Frau. Nachdem Esperanza sie öfter bedient und ihre Schwäche nicht hatte verbergen können, war Esperanza von Frau Cesarman zu ihrem Mann gebracht worden. Sieben oder acht Jahre waren seitdem vergangen, seit jenem Tag, an dem sie in eine andere Welt geraten war und zu einem Arzt, von dem sie fest überzeugt war, daß er der sorgsamste und menschlichste Arzt der Welt sei. Denn in all den Jahren hatte er sich um sie gekümmert, sie mit teuren Medikamenten behandelt und so gut wie nichts dafür gefordert. Sie war sicher, daß er sich für seine Patienten aufopferte, weil er nur von Schokolade und Kaffee lebte und eine Zigarette nach der anderen rauchte, um bei seiner Arbeit nicht müde zu werden. Und sie war ebenso sicher, daß Dr. Cesarman auch der tüchtigste Arzt der Welt war, denn er hatte ihr schon vor Jahren vorausgesagt, daß ihr nur eine neue Operation helfen könne, daß sie aber noch warten müsse, bis die richtige Methode gefunden sei; wenn es soweit sei, werde er es ihr sagen.

Am Anfang hatte sie ihm nicht glauben wollen, weil die erste Operation ja nichts geholfen hatte. Nach zwei oder drei Jahren aber hatte er ihr mitgeteilt, jetzt sei es soweit – in den Vereinigten Staaten behandle man auch ihre Krankheit mit einer neuen Art von Operation. Sie dürfe nun nicht mehr länger warten, denn seine Medikamente könnten ihr nicht mehr lange helfen. Doch Esperanza hatte sich vor der Operation gefürchtet, hatte gebetet und gebetet, daß dieser Kelch an ihr vorübergehen möge. Dr. Cesarman hatte dies durchaus verstanden und sie nicht einfach nach Amerika geschickt. Vielmehr hatte er ihr gesagt, daß die Operation nicht gelingen könne, wenn sie in ihrem Innersten und damit auch in ihrem Herzen nicht selbst bereit dazu war. Und an dem Tag vor einigen Wochen, an dem sie nur noch siebzig Pfund gewogen hatte und so schwach geworden war, daß selbst das Kämmen des Haares zu einer

Anstrengung wurde, die über ihre Kräfte ging, hatte sie gesagt: »Ja, ich werde es tun. Ich muß es tun ...«
Sie war über ihren eigenen Entschluß so glücklich und erleichtert gewesen, daß sie sich dofort zu Dr. Cesarman hatte fahren lassen, um ihm ihr Ja zu sagen. Im Fahrstuhl zu seiner Praxis hatte sie ein paar andere Ärzte getroffen und ihnen, weil sie sich so bereit fühlte, zugerufen, sie sei entschlossen, sich operieren zu lassen. Die Ärzte hatten sie ganz entsetzt angeblickt – Esperanza spürte sofort, daß keiner von ihnen an den Erfolg der Operation glaubte. Doch sie mochte krank sein und schwach und voller Angst – wenn sie sich einmal zu etwas entschloß, dann blieb sie auch dabei. Sie hatte gespürt, wie stark das Leben war, und daß es sie zwang, ja zu sagen, weil sie leben und bei Pepe bleiben wollte. So hatte sie Dr. Cesarman ihr Ja gesagt und auch, daß es nun aber auch gleich sein sollte, damit nicht neue Zweifel aufkommen konnten. Aber dann hatte sie zu ihrem Entsetzen erfahren, daß die Operation in Houston dreitausend Dollar kosten würde, die sie natürlich nicht besaß, und daß Dr. Cesarman erst versuchen müsse, einen Weg zu finden, um sie trotzdem nach Texas und zu Dr. DeBakey zu schicken.
Daraufhin hatte sie viele Tage am Fenster gesessen und auf die Straße hinausgeblickt. Wenn ein elegantes Auto vorüberfuhr, hatte sie gedacht: Dieses Auto wird dreitausend Dollar kosten – es könnte mir neue Jahre meines Lebens erkaufen. Und wenn sie elegante Damen mit reichem Schmuck sah, hatte sie sich gesagt: Für dieses Geld könnte ich mir in Amerika ein neues Leben kaufen. Aber nach ein paar Wochen hatte sie diese bitteren Gedanken vergessen. Dr. Cesarman hatte eine ihrer Schwestern zu sich gerufen, sein rundes freundliches Gesicht hatte gelächelt, und er hatte gesagt, daß Esperanza nach Houston kommen könne – man werde keinen Dollar von ihr verlangen. Esperanza hatte, als sie davon hörte, vor Aufregung und Dankbarkeit geweint und gebetet.

Dr. Teodoro Cesarman:
»Als Esperanza zu mir kam, litt sie an einer Herzkrankheit, die durch rheumatisches Fieber entstanden war. Es handelte sich um eine besonders ernste Form. Sowohl die Aorten- wie die Mitralklappe waren betroffen; sie hätte eigentlich schon als Achtzehnjährige operiert werden müssen. Aber zu jener Zeit waren die dazu notwendigen chirurgischen Methoden noch nicht entwickelt, und auch als man 1956 den Versuch einer Klappenkorrektur machte, kamen nur die damals noch unvollkommenen Mittel der Chirurgie am geschlossenen Herzen zur Anwendung. Kurz darauf verschlimmerte

sich ihr Zustand, und diese Verschlimmerung erreichte schließlich den Punkt, an dem die medikamentöse Behandlung keine Wirkung mehr zeigte. Trotzdem konnte ich nicht sofort eine Operation empfehlen, weil die Chirurgie der Herzklappen jetzt zwar Erfolge zeigte, der Eingriff an zwei Herzklappen gleichzeitig aber noch mit einer hohen Zahl von Todesfällen belastet war. Die Operation wurde ihr erst empfohlen, als sich die Erfolge bei diesem Eingriff mehrten. Aber Esperanza selbst war ein so leicht erregbares Wesen, daß jede Operation, zu der sie sich nicht selbst entschloß, sie umgebracht hätte. Sie zögerte lange; unterdessen vergrößerte sich ihr Herz so stark, daß eine Operation fast aussichtslos wurde. Zu dieser Zeit wurde die Entwicklung der Bypass-Pumpe in Houston durch Doktor DeBakey bekannt. Diese Pumpe gab die Chance für ein Überleben, das es sonst für Esperanza nicht mehr gab, und so berichtete ich Doktor DeBakey über ihren Fall.«

Dr. Michael E. DeBakey zu Jerry LeBlanc, 1970:
»Esperanza Vasquez' Fall fiel in die gleiche Kategorie wie der Fall von Mr. DeRudder ... Sie befand sich in einem ständigen Zustand des Herzversagens, und es war unmöglich, sie aus diesem Zustand herauszubringen ... Ihr Arzt in Mexico City hatte Verbindung mit mir aufgenommen und mir die Details des Falles dargelegt. Er kannte mich und fragte, ob ich etwas für sie tun könnte ...«

Dr. Michael E. DeBakey in »Gazzetta Sanitaria«, 1968:
»Der Herzkatheter bestätigte die Diagnose einer schweren Mitral-Insuffizienz und Aorten-Stenose. Es war also nötig, sowohl die Mitralklappe als auch die Aortenklappe zu ersetzen. Unter Berücksichtigung der Schwere des Eingriffs wurde beschlossen, einen linken Kammer-Bypass mit Pumpe zu verwenden.«

Ein ehemaliger Mitarbeiter des »Methodisten Hospital«, 1970:
»Als Esperanza nach Houston kam, ein vor Herzschwäche förmlich geschrumpftes Wesen, das von Anbeginn an ein Fall für die Pumpe war. Man hoffte, daß ihre relative Jugend ihr Vorteile gegenüber DeRudder und McCans gab und es deshalb vielleicht zu einem Erfolg der Pumpe kommen könnte.
DeBakey wartete bis Anfang August, um ihr Gelegenheit zu geben, sich an die fremde Umgebung zu gewöhnen. Er war sich nach den ersten Mißerfolgen bewußt, wie sehr es, schon mit Rücksicht auf die Bundesunterstützung, darauf ankam, endlich einen greifbaren Erfolg zu erzielen. Es durfte also keine Vorsicht versäumt werden.

Schwestern, die spanisch sprachen, kümmerten sich um Esperanza. DeBakeys Frau, die ebenfalls spanisch spricht und (da sie DeBakey bekanntlich zu Hause kaum zu Gesicht bekommt) häufig ins Hospital fuhr, um – nicht immer zur Begeisterung des Personals – eine Art persönliche Betreuung von Kranken durchzuführen, besuchte Esperanza mehrfach. Deren eigene Schwester hatte unbeschränkten Zutritt, um sie aufzumuntern, wenn Heimweh sie überfiel. Nur der Wunsch, ein Radio zu bekommen und mexikanische Sendungen zu hören, wurde nicht erfüllt. Man wollte von vornherein verhindern, daß sie nach der Operation, wenn das Hospital möglicherweise Bulletins herausgab, Nachrichten über ihren eigenen Zustand hörte.

Doktor DeBakey hatte bei seinem ersten kurzen Besuch die übliche Wirkung auf die Kranke. Schnell betrachtete sie ihn, nächst ihrem mexikanischen Arzt, als eine Hand Gottes, die sie retten sollte. Trotzdem kam es zu mehreren Krisen. An der Medical School und im Hospital bestand erhebliche Opposition gegen die Experimente mit dem künstlichen Herzen und der Bypass-Pumpe. Sie ging auch von namhaften Ärzten aus. Gegenüber der übermächtigen Gestalt DeBakeys trat sie zwar kaum offen hervor, aber indirekt machte sie sich sehr wohl bemerkbar. Als die Schwester der Patientin, die nach ihrer Ankunft in Houston zum ersten Mal Genaueres über das Bypass-Verfahren erfuhr, einem Arzt erklärte, sie kenne jetzt die Operation und sie wüßte gern, was er tun würde, wenn er an ihrer Stelle wäre, erhielt sie zu ihrer Überraschung die Antwort: ›Wollen Sie, daß ich Ihnen die Wahrheit sage . . .?‹ Und als sie nickte, erklärte er: ›Wenn es sich um meine Schwester handelte, würde ich sie sofort zusammenpacken und wieder nach Hause bringen . . .‹ Mrs. del Valle Vasquez behielt solche Warnungen für sich, weil sie, wahrscheinlich mit Recht, glaubte, daß ihre Schwester zu viele Kämpfe durchgestanden hatte, bis sie nach Houston kam, und daß eine plötzliche Fahrt nach Hause sie umbringen würde. Für sie gab es nur noch eine Flucht nach vorn. Aber auch Esperanza selbst fragte einmal in der sicheren Erwartung einer ermutigenden, vom Vertrauen zu DeBakey erfüllten Auskunft zwei Ärzte, wie ihre Chancen stünden, und erhielt die erschütternde Antwort: ›Eins zu neunundneunzig.‹ Ich denke, daß nur ihre schwärmerische Verehrung für DeBakey oder der Einfluß ihrer Schwester den nachfolgenden Schock überwanden. Vielleicht wirkte der Schock aber auch noch nach, als wir Anfang August die übliche schriftliche Genehmigung der Kranken für die Operation einholten. Es wurde versucht, ihr zu erklären, um welche risikoreiche Art von Operation es sich handelte und daß DeRudder und McCans danach gestorben seien. Aber sie wollte keine näheren Erklärungen hören. Sie ließ eine beinahe panische Abwehrreaktion erkennen. Ich bin sicher, daß sie unterschrieb, ohne das Bypass-Problem zu kennen – einfach weil sie nicht mehr wissen und denken und zweifeln, sondern nur noch glauben wollte.«

Esperanza del Valle Vasquez in ihrer Erinnerung:
»Ich unterschrieb, und meine Schwester unterschrieb das Papier ... Aber als ich unterschrieb, fühlte ich eine ungeheuere Leere in mir, und ich war ganz überwältigt. Die Leute sprachen noch zu mir, aber ich hörte gar nicht mehr, was sie sagten. Meine Tränen begannen zu fließen ...
Ich flehte meine Schwester an, einen Priester für mich zu holen und ihm zu sagen, daß er ein Kruzifix und eine geweihte Medaille mitbringen sollte, damit ich mich daran festhalten und mit Gott sprechen konnte ... Und ich flehte auch um eine Telefonverbindung zu Doktor Cesarman in Mexico City, damit ich auch mit ihm sprechen konnte ... Aber sie erreichten ihn nicht.«

Sie wußte nicht, daß Cesarman sich verleugnen ließ, weil er es vermeiden wollte, lange Gespräche zu führen, die, nachdem sie ihre Unterschrift geleistet hatte, neue Zweifel und Skrupel hätten erwecken können. Dafür fand Rosa Maria den Pfarrer der katholischen St.-Vinzenz-von-Paul-Kirche, Antonio Morales, einen runden bebrillten Mann, der erst vier Monate zuvor aus Spanien nach Houston gekommen war und mit Esperanza in ihrer Muttersprache sprechen konnte.

Esperanza del Valle Vasquez in ihrer Erinnerung:
»Aber der Priester kam mit leeren Händen, und ich fragte: ›Wo ist das Kruzifix?‹ Aber er sagte: ›Meine Hände sind leer, weil du kein Kruzifix benötigst. Du brauchst nur Vertrauen, das in dir selbst liegt. Du wirst stark sein, wenn das Vertrauen in deinem Herzen ist ...‹ Aber ich sagte: ›Padre, ich fühle mich so allein und verlassen in meinem Herzen ...‹ Er versprach, bei mir zu bleiben ... und nach einer Weile kam ein großer Friede über mich ... Ich fühlte keine Schmerzen und keine Angst mehr ... und ich dachte an die Sonnenaufgänge in Acapulco und daß ich viele Wochen nach dort reisen wollte, wenn ich wieder nach Hause kam ...«

Ein ehemaliger Mitarbeiter des »Methodist Hospitals«, 1970:
»Der Einfluß von Morales war um so wichtiger, als es vor der Operation zu unvorhergesehenen Zwischenfällen kam. Esperanza wurde

zweimal vollständig für den Eingriff vorbereitet und zweimal aus dem Operationstrakt wieder in ihr Zimmer zurückgebracht, ohne daß die Operation begonnen wurde. Beim ersten Mal wurde sie aus der schon eingeleiteten Narkose wieder aufgeweckt. Beim zweiten Mal wurde sie vor Beginn der Anästhesie wieder in den neunten Stock gerollt. Es war dies das einzige Mal, daß ihre Schwester ihre Zurückhaltung und Beherrschung verlor und ausrief: ›Sind es die Reichen, die hier Vortritt im Operationssaal haben? Und sind es die Armen, die warten müssen ...?‹ Die Gründe lagen, soweit ich mich erinnere, in technischen Schwierigkeiten mit der Pumpe, die sich im letzten Augenblick herausstellten und der Kranken nicht mitgeteilt werden konnten ... Erst am Montag, dem 8. August 1966, kam es dann zur Operation.«

Der Eingriff begann am Morgen des 8. August um 9.30 Uhr. Obwohl ein Kameramann zugegen war, blieb die Operation bis zum letzten Augenblick geheim. Die Filmaufnahmen waren nicht für die Öffentlichkeit, sondern für wissenschaftliche Zwecke bestimmt.

Wie bei Marcel DeRudder verlief der Ersatz der kranken Herzklappen ohne Zwischenfall. Der erste Verbindungsschlauch des neuen Pumpentyps wurde in den linken Vorhof des Herzens eingepflanzt und aus der Brusthöhle herausgeführt, der zweite Plastikschlauch im Schulterbereich mit der Schlüsselbein-Arterie verbunden. Schließlich wurde die Pumpe, die außerhalb der Brust in einem Spezialverband lag, mit den Schläuchen gekoppelt. Als die Leistung der Pumpe auf etwa 80 Prozent der gewünschten Herzarbeit eingestellt war und gegen 12.10 Uhr ihre Arbeit aufnahm, begann auch Esperanzas eigenes Herz zu arbeiten. Fast programmgemäß schaltete DeBakey die Herz-Lungen-Maschine ab. Damit begann die Zeitspanne, in der es bei Marcel DeRudder zur ersten Katastrophe gekommen war. Doch nichts Ungewöhnliches geschah. Ohne jede Störung arbeiteten Pumpe und Herz gleichzeitig, und das Herz schlug auch regelmäßig weiter, als DeBakey die Pumpenleistung vorsichtig auf 60 Prozent herabsetzen ließ und damit die Anforderungen an Esperanzas Herz steigerte. Nach einiger Beobachtungszeit schloß er die Brustwand bis auf die kleine Wunde, aus welcher der Vorhofschlauch herausragte. Um 1 Uhr mittags war alles vorüber.

Die erste Woge der Spannung ebbte ab, allerdings nur, um von einer zweiten gefolgt zu werden. Unvergessen war der vergebliche Versuch, Marcel DeRudder wieder ins Bewußtsein zurückzubringen. Graciella, eine spanisch sprechende Krankenschwester, rief der Kranken zu, sie solle ihre Hände bewegen. Erwartungsvoll beob-

achteten DeBakey und sein ganzes Team die mageren weißen, beinahe durchsichtigen Hände an den Seiten des Operationstisches. Doch es dauerte nur Sekunden, dann bewegten sich die Finger. Graciella forderte die Kranke auf, mit dem Kopf zu nicken – und Esperanza nickte! Das Schicksal DeRudders hatte sich also auch in diesem Punkt nicht wiederholt. Die Gehirnzentren der Operierten funktionierten. Sie hatten keinen Schaden erlitten.
Als Esperanza del Valle Vasquez kurz darauf in der Intensiv-Pflegestation eintraf und, noch halb schlummernd, in ein Bett gehoben wurde, glaubte sie eine Stimme dicht an ihrem Ohr zu hören. »Esperanza, ich bin es, Graciella.« Und sie dachte mühsam: »O Gott im Himmel, sie haben mich wieder nicht operiert . . .« Irgendwo in ihrem Innersten hatte sich doch ein Stück Erinnerung an DeRudders Schicksal festgesetzt und sie fürchten lassen, auch sie werde nicht wieder erwachen. Da sie dennoch erwachte, glaubte sie, man habe sie zum dritten Mal unoperiert in ihr Zimmer zurückgebracht. Aber Graciella sagte: »Esperanza, die Operation ist vorbei . . .«
Darüber wurde sie wach, fühlte Schläuche im Mund und an den Armen und etwas Pochendes in der Brust. Sie konnte wegen der Schläuche nicht sprechen und nicht fragen, was sie eigentlich fragen wollte: »Sagen Sie mir, daß ich am Leben bin . . . Sagen Sie mir, daß ich nicht gestorben bin . . .« Statt dessen schlief sie wieder ein, um erst einige Stunden später zum zweiten Mal zu erwachen. Sie bemerkte, daß sie in einem Raum lag, in dem viele Maschinen blinkten und merkwürdige Geräusche machten, wo es keine Fenster, sondern nur künstliches Licht gab und viele Ärzte umherstanden, die auf sie herabblickten oder an einem Gerät hantierten, von dem viele Drähte zu ihrem Kopf führten. Esperanza war jetzt sicher, daß sie lebte. Sie betete still vor sich hin und leistete ein Gelübde: »Lieber Gott, ich opfere dir meine Schmerzen. Alle meine Schmerzen. Und ich gelobe: Ich werde über kein Leiden klagen und alles schweigend ertragen, bis ich gesund sein werde . . .« Danach verwandelten sich die Gestalten ringsum zu verzerrten Gebilden, und sie versank von neuem in Schlaf.

»DeBakey-Team pflanzt drittes mechanisches Herz ein«
»DeBakey erprobt künstliches Herz. Patientin ist eine mexikanische Frau«
(Houston, 9. August 1966)

Die Operation hatte sich nicht geheimhalten lassen, auch wenn diesmal Spezialwächter darauf achteten, daß kein Unbefugter sich dem

Teil der Intensiv-Pflegestation näherte, in dem Esperanza del Valle Vasquez lag. Vom Morgen des 9. August an machte sich das faszinierende Wort vom »künstlichen Herzen« wieder in den Schlagzeilen breit, und es ritt auf den Rundfunkwellen wie ein lärmender, heilverkündender Bote aus einer gloriosen technologischen Zukunftswelt. Immerhin entstellen die Berichte nichts.

Esperanza del Valle Vasquez litt zwar, was fast alle Herz- und Brustoperierten litten: die Schmerzen der Brustkorbwunde, die Pein der Schläuche, Drains und Katheter, die nicht endenden Blutentnahmen, Messungen und Injektionen. Jeder Hustenstoß wurde zu einer Qual, und irgendwo klickten die fremden künstlichen Herzklappen und bewegte sich der Strom ihres Blutes durch eine ebenso fremde Maschine. Sie litt unter der sonnen- und zeitlosen elektronischen Kälte der Intensiv-Pflegestation, die von DeBakeys eigenen Ärzten nicht selten »Hölle« genannt und von Kranken, die lange Zeit darin verbrachten, als »Schlangengrube« bezeichnet wurde. Doch sie vergaß das Gelübde nicht, das sie Gott gegeben hatte, als sie zum zweiten Mal aufwachte, und sie duldete, ohne zu klagen, was ihr auferlegt wurde. Und das war viel. Die Pumpe selbst tat dieses Mal ganz offensichtlich ihre Pflicht, so wie DeBakey sie erhofft hatte. Am 9. August wagte er, ihre Hilfeleistung zuerst auf 50, dann auf 40 Prozent herabzusetzen. Am 10. August ergaben Bluntuntersuchungen, daß anscheinend keine Blutschädigungen vorhanden waren. Röntgenbilder zeigten, daß das vor Beginn der Operation unnatürlich erweiterte Herz sich zu verkleinern begann. Die meisten Schläuche wurden entfernt, Esperanza konnte sprechen und die erste Nahrung zu sich nehmen. Am Donnerstag, dem 11. August, schien die Herzleistung so gut, daß man die Kranke aufrichtete und für einige Minuten auf dem Rand ihres Bettes sitzen ließ. Kurz darauf wurde sie zum ersten Mal auf ihre Füße gestellt und zu einem Stuhl geführt.

Winzig, mit gebeugten, knochigen Schultern, die Pumpe vor der Brust, setzte sie mit vor Anstrengung verzerrtem, schweißüberströmtem Gesicht Fuß vor Fuß, während der Preßgas-Schlauch der Pumpe sie mit dem Kompressor und der Steuerungsmaschinerie neben ihrem Bett verbunden hielt. Sie wußte in diesem Augenblick halber Qual und halben Triumphes nicht, daß sie das erste menschliche Wesen war, das sich auf seinen eigenen Füßen bewegte, während ein Kabel es mit einer Maschine verband, die sein Herz am Schlagen hielt. Für einige Minuten saß sie schnell atmend auf einem Stuhl und blickte die Ärzte mit ihren schwarzen Augen an, als wollte sie fragen: Habe ich es gut gemacht? Werde ich leben?

Nachdem sie wieder in ihr Bett zurückgebracht war und sich erholt hatte, entschloß DeBakey sich, die Pumpenarbeit weiter zu drosseln, so daß sie nur noch 30 Prozent der Herzarbeit leistete. Alle Kontrollen ergaben günstige Werte. Selbst die Funktion der Nieren war normal und ließ keine der Störungen vermuten, die sowohl DeRudder wie McCans getroffen und den bedrückenden Verdacht hatten entstehen lassen, daß die Pumpe auf eine noch ungeklärte, geheimnisvolle Weise dafür verantwortlich sei.

Am Nachmittag des vierten Tages nach der Operation herrschte zum ersten Mal der Eindruck, daß DeBakeys Idee, schwer geschädigte linke Herzkammern durch eine Pumpe zu stützen und langsam zu normaler Leistung zurückzuführen, richtig war: Die Aussicht auf die Entwicklung eines wirklichen künstlichen Herzens erschien in optimistischem Licht.

»Houston Chronicle«, 13. August 1966:

»Um 3.45 Uhr heute nachmittag schlief Mrs. Esperanza del Valle Vasquez aus Mexico City friedlich in ihrem Bett, ohne zu wissen, daß sie Medizingeschichte gemacht hat. An der Seite ihres Bettes setzt eine revolutionäre Herzpumpe leise ihre Arbeit fort.«

Da – nur wenig später, am Abend des gleichen 12. August, veränderte sich innerhalb weniger Stunden das Bild. Urplötzlich begann Esperanzas Blutdruck zu fallen, und kurz darauf verringerte sich die Ausscheidung ihrer Nieren. DeBakey, der sich immer in der Nähe aufhielt, wurde alarmiert. Plötzlich war es also wieder da – das rätselhafte mörderische Gespenst der Nierenschäden.

Sofort nach den ersten Anzeichen erhielt die noch ahnungslose Kranke Hydrodiuril, um die Nierentätigkeit anzuregen. Aber das Mittel zeigte nicht die geringste Wirkung. Fünf Stunden später, in der Nacht, war der Blutdruck noch weiter abgefallen, während der Druck in der linken Herzkammer anstieg und damit anzeigte, daß diese Kammer, die sich bereits so gut erholt zu haben schien, an Kraft verlor. Die Nieren stellten praktisch ihre Arbeit ein.

Esperanza, die aus dem Dahindämmern eines Halbschlafs erwachte, sah erschreckt die vielen weiß, blau und grün gekleideten Gestalten, die um ihr Bett standen. Sie war außerstande, auch nur ein einziges Wort zu sprechen. DeBakey wußte keinen anderen Rat, als die Pumpenleistung wieder zu verstärken und so einen erneuten Versuch zu machen, die Herzarbeit zu normalisieren und dadurch auch die Nierenfunktion anzuregen. Kurz entschlossen wurde die Pumpe auf doppelte Leistung eingestellt – wenige Augenblicke später pumpte sie anstelle von 400 Kubikzentimetern 800 Kubikzentimeter Blut pro Minute ... Esperanza ahnte nur, daß irgend etwas Schlimmes geschehen sein mußte. Sie war wie erstarrt, nur ihre schwarzen Augen verfolgten jede Bewegung ringsum und auch jede Veränderung in DeBakeys Gesicht, aus dessen Blässe für einen Augenblick das Bewußtsein um die Grenzen allen ärztlichen Wissens zum Ausdruck kam. Alles, was nun folgte, vollzog sich jedoch so überraschend und schnell, daß der Kranken niemals zum Bewußtsein kam, welche Befürchtungen DeBakey tatsächlich erfüllten und wie brennend deutlich die Erinnerung an DeRudders und McCans' Schicksal vor ihm stand. Nach dem Umschalten der Pumpe vergingen nur Augenblicke, dann fiel der unnatürlich hohe Kammerdruck, während der Blutdruck auf normale Höhe kletterte. Fast schlagartig kam es zur Harnausscheidung: Die Nieren hatten ihre Arbeit wieder aufgenommen.

Ein ehemaliger Mitarbeiter des »Methodist Hospital«, 1970:
»Wenn ich heute an diesen Tag zurückdenke, scheint mir, daß er für das Kunstherz-Team der glücklichste und zugleich verführerischste Tag seit Beginn seiner Arbeit war. Wenn man mit einem einzigen Griff zum Schalter über den Funktionsgrad von Herz und Nieren eines Menschen entscheiden konnte – war das nicht ein Beweis für die Möglichkeiten der technologischen Medizin und eines künstlichen Herzens? Ein Griff, eine Pumpenschaltung – und ein Herz, ein ganzer, eben noch gestörter Körper kehrte zur normalen Funktion zurück. Und noch mehr: Anscheinend traf es nicht zu, daß die Pumpe auf geheimnisvolle Weise zu Nierenschäden führte. Es kam nur darauf an, ihre Leistung richtig einzustellen ...«

Die Krise war tatsächlich so schnell vorüber und die Wirkung der Pumpe so eindeutig, daß sich bei allen Anwesenden das Gefühl eines – und sei es noch so vorsichtigen – Triumphes einstellen mußte. Es schien nicht einmal notwendig, den Zwischenfall in den der Presse gegebenen Bulletins über den Zustand der Kranken mehr als flüchtig anzudeuten. Schon am folgenden Tage, dem 13. August, wurde die Pumpenleistung langsam wieder herabgesetzt. Am 14. August betrug sie nur noch 40 Prozent. Esperanzas Herz hatte seinen Schwächezustand überwunden und sich nach vorübergehender stärkerer Hilfe durch die Pumpe wieder erholt.

»Houston Post«, 14. August 1966:
»Mrs. Vasquez ... erreichte am Samstag um 3.10 Uhr morgens einen Rekord. Sie überlebte die 111. Stunde, seit sie am Montag um 12.10 Uhr die Pumpe eingebaut bekam ...«

Am 15. August nahm die Erholung anscheinend ihren Fortgang. Esperanza richtete sich wieder im Bett auf und aß zum ersten Mal Roastbeef und Gemüse. Doch dann – nur wenige Stunden später – wurde DeBakey erneut und diesmal noch dringender alarmiert. Als er eintraf, fand er Esperanza auf dramatische Weise verändert vor. Sie rang nach Atem. Ein quälender Husten warf rötlich verfärbte Schleimmassen aus. Rasselnde Geräusche drangen aus ihrer eingefallenen Brust mit der Pumpe, die bei jedem Hustenstoß geschüttelt wurde. Esperanza war halb bewußtlos. Ihre dunklen Augen sahen hilfesuchend umher.

Esperanza del Valle Vasquez in ihrer Erinnerung:
»Ich hatte das Gefühl, daß ich starb. Ich hörte nur weit entfernt eine Stimme, die sagte: ›Gib mir deine Hand, Esperanza, und fürchte dich nicht.‹ Aber ich sah nicht mehr, was sie taten.«

Dr. Michael E. DeBakey zu Jerry LeBlanc, 1970:
»An jenem Abend ... entwickelten sich bei Mrs. Vasquez akutes Herzversagen und ein schweres Lungenödem, und sie war am Rande des Todes. Wir hatten immer noch nicht allzuviel Erfahrungen mit der Bypass-Pumpe und wußten nicht genau, wieviel Pumparbeit sie tatsächlich leisten sollte, während wir sie benutzten, um das Herz langsam zur normalen Leistung zurückzuführen ... In diesem verzweifelten Augenblick erhöhten wir die Pumpenleistung von 450 Kubikzentimeter daher einfach auf 1400 Kubikzentimeter pro Minute, also auf mehr als das Dreifache, und, sehen Sie, es dauerte danach nur zehn bis fünfzehn Minuten, bis der Kreislauf auf erstaunliche Weise wieder normal und die Lunge frei wurde.«

Ein ehemaliger Mitarbeiter des »Methodist Hospital«, 1970:
»Alles erweckte wirklich den Eindruck eines Wunders ... Wer war schon jemals imstande gewesen, ein totales Herzversagen mit Lungenödem in wenigen Minuten und mit einem Handgriff zu überwinden? Wohl blieb noch die Frage, wie oft sich solche Herzschwächen noch einstellten und ob sich Esperanzas Herz trotz der Klappenreparatur und der Stützung durch die Pumpe so weit erholen würde, daß man die Pumpe wie geplant entfernen konnte. Aber eines war sicher: Ohne

die Pumpe wäre sie gestorben, und die Pumpe selbst funktionierte erstaunlich und griff in ihr Leben ein.«

Dr. Michael E. DeBakey in »Gazzetta Sanitaria«, 1968:
»Der Zustand der Patientin begann sich rasch zu bessern. Am neunten Tag wurde die Pumpenleistung wieder auf 350 Kubikzentimeter pro Minute herabgesetzt ... eine weitere Senkung der Hilfeleistung der Pumpe führte zu keinem Ansteigen des Herzkammerdruckes mehr.«

Ein ehemaliger Mitarbeiter des »Methodist Hospital«, 1970:
»Es war so, als ob sich das Herz nach dem mächtigen Anstoß durch die Pumpe ein für allemal an die neuen, leichteren Arbeitsverhältnisse gewöhnte, die durch die Klappenoperation hergestellt worden waren. Am Nachmittag des 18. August wurde die Pumpenleistung für fünf Stunden fast auf Null reduziert. Als dies keine ungünstigen Folgen hatte, beschloß DeBakey, die Unterstützungsarbeit durch die Pumpe zu beenden und das Gerät noch am gleichen Tag zu entfernen. Dies geschah unter örtlicher Betäubung innerhalb von kaum zwanzig Minuten. Der Herzvorhofschlauch blieb in der Brust zurück, damit man im Notfall die Pumpe wieder anschließen konnte. Die Haut wurde darüber geschlossen. Der Verbindungsschlauch zur Schlüsselbein-Arterie und die Pumpe selbst wurden entfernt und die Patientin aus der Intensiv-Pflegestation in ihr Zimmer zurückgebracht. Dort wurde sie unter ständige Beobachtung gestellt, um die ersten Anzeichen eines Herzversagens feststellen zu können ...«

An dem Tage, an dem Esperanza in ihr Zimmer im neunten Stockwerk zurückkehrte, trug sie die feste Überzeugung in sich, daß Gott die Hände DeBakeys gesegnet hatte. Sie litt noch Schmerzen und war schließlich von Injektionen so zerstochen, daß sich keine brauchbare Vene mehr an ihrem ganzen Körper fand. Nachdem sie so lange ihr Gelübde eingehalten und niemals geklagt hatte, brach sie nun, als alles vorüber schien, zum ersten Mal zusammen und weinte. Weil sie sich darüber schämte, daß sie ihr Gelübde gebrochen hatte, flehte sie die Schwestern, die sie bewachten, an, sie allein zu lassen. Sie weinte lange Zeit. Als sie sich endlich gefaßt hatte und immer noch allein war, entdeckte sie zum ersten Mal die Schalter für eine Radioanlage an ihrem Bett, und als sie einen Knopf drückte, hörte sie zufällig die Stimme eines Sprechers und ihren Namen und dazu ein paar Sätze, die sie nicht ganz verstand, aus denen sie aber entnahm, daß von einem neuen künstlichen Herzen und einem Wunder gesprochen wurde, das an ihr geschehen war.

Von diesem Augenblick an wußte sie, daß man draußen in der Welt über sie sprach. Es war ein neues, unbeschreibliches Gefühl. Und dieses Gefühl verstärkte sich, als eine Schwester ihr erklärte, daß Dr. DeBakey jede Nacht in ihrer Nähe geschlafen habe und daß Königin Elizabeth von England sich täglich berichten lasse, wie es ihr gehe.

Am 20. August stand Esperanza zweimal auf. Sie aß alles, was man ihr gab, obwohl es kein mexikanisches Essen war und sie deshalb Heimweh bekam. Am 22. August ging sie zum ersten Mal ohne Hilfe um ihr Bett herum.

Und an diesem Tage erlebte sie unmittelbar, wie berühmt sie tatsächlich war und daß es viele Mexikaner in anderen Abteilungen des Hospitals gab, die nur darauf warteten, sie zu sehen, weil sie hofften, an ihrem Wunder teilnehmen zu können und selbst geheilt zu werden.

Esperanza del Valle Vasquez in ihrer Erinnerung:

»Die Schwester, die auf mich aufpaßte, sagte: ›Ich bin sehr hungrig. Ich möchte für einige Sekunden hinausgehen und mir etwas zu essen besorgen . . .‹ Und kaum daß sie gegangen war, öffnete sich die Tür und ein Mann, den ich nie zuvor gesehen hatte, lief herein und rief auf spanisch: ›Sie sind ein Wunder. Ich bin glücklich, daß ich Sie gesehen und gesprochen habe . . .‹ Dann eilte er wieder hinaus . . .

Und ein paar Tage später, als man mir Besuch erlaubte, kamen fremde Leute herein, um mich anzusehen und zu befühlen, ob ich wirklich lebte. Einer kam und sagte: ›Bitte schreiben Sie mir ein Wort auf dieses Stück Papier. Mein Vater ist krank. Wenn Sie ihm etwas auf den Zettel schreiben, wird es ihm neuen Glauben geben, daß er auch gesund wird, weil Sie ein Wunder sind . . .‹«

Am 23. August fuhr sie zum ersten Mal selbst im Rollstuhl zur Röntgenabteilung. Unterwegs warteten Kranke, die ihr Blumen überreichten. Am 27. August stand sie allein auf, ging umher, und ein Friseur kam, um ihr Haar zu richten. Und als sie sich im Spiegel betrachtete, sah sie, daß sie ein anderer Mensch geworden war – ein lebender junger Mensch. Zwei Tage später erfuhr sie, daß sie am 6. September das Hospital verlassen und nach Hause fahren könne.

Gleichzeitig sagte man ihr, sie sei so berühmt geworden, daß Romulo O'Farrill, Millionär und Verleger der mexikanischen Zeitung »Novedades«, der ebenfalls krank im »Methodist Hospital« lag, sie und Rosa Maria in seinem eigenen Flugzeug nach Mexico City zurückfliegen lasse. Sein Sohn werde das Flugzeug steuern.

Esperanza del Valle Vasquez in ihrer Erinnerung:
»Ich war so unendlich glücklich. Ich bat um ein Telefongespräch zu meiner Mutter. Und ich rief: ›Mutter, ich kann dich hören, und ich bin wieder gesund . . .‹
Danach ging ich von einem Krankenzimmer zum anderen und rief allen zu: ›Ich gehe nach Hause, ich gehe nach Hause . . .‹«

Am Morgen des 6. September zog sie sich zum ersten Mal richtig an – ein kirschrotes Kostüm, das Rosa Maria für sie gekauft hatte. Als Esperanza sich wieder im Spiegel betrachtete, stellte sie von neuem fest, wie sehr sie sich verändert hatte. Bevor sie und Rosa Maria in ein Auto steigen konnten, das sie zum Flughafen bringen sollte, wurde sie von Journalisten umdrängt. Noch nie hatte sie eine Pressekonferenz erlebt. Während sie die Fragen der Reporter zu beantworten versuchte, umklammerte sie mit einer Hand das Plastikarmband des Hospitals, auf dem ihr Name stand. Sie trug es wie einen glücksbringenden Talisman und sagte: »Ich werde es immer tragen. Es ist wichtiger für mich als das teuerste Brillantenarmband der Welt.« Auch auf dem Flughafen entkam sie den Journalisten nicht. Sie flüchtete sich schließlich zu Antonio Morales, dem Priester, der ebenfalls hinausgefahren war. Er erteilte ihr und Rosa Maria seinen Segen, bevor sie die Treppe zum Flugzeug hinaufstiegen, so, als wäre sie nicht wenige Wochen zuvor außerstande gewesen, auch nur wenige Stufen zu bewältigen.

»Houston Chronicle«, 6. September 1966:
»Mrs. Vascquez, die, soweit die Medizingeschichte reicht, die erste Patientin ist, welche die Anwendung eines mechanischen Herzens überlebte, flog heute nach Mexiko zurück. Sie fühlte sich wohl und sehr glücklich.«

Dr. Michael E. DeBakey:
»Mit der Schaffung des linken Ventrikel-Bypass mit Pumpe haben wir bewiesen, daß es möglich ist, durch Tage und Wochen Blut zu pumpen, so daß dem kranken Herzen die Hälfte seiner Arbeit abgenommen wird. Und wenn die künstliche Pumpe Tage und Wochen ihre Arbeit tun kann, müssen wir sie so entwickeln können, daß ihre Lebensdauer praktisch ohne Grenzen ist.«

Der Triumph blieb nicht auf Houston beschränkt. Im Triumph wurde Esperanza del Valle Vasquez auch zu Hause empfangen. Zuweilen hatte sie das Gefühl, als habe sie für Mexiko eine Weltmei-

sterschaft im Fußball gewonnen. Journalisten umarmten sie und erklärten ihr, wie stolz es sie mache, daß es eine Mexikanerin sei, die als erste eine Operation mit dem mechanischen Herzen überlebt habe. Eine Zeitlang berichteten amerikanische und mexikanische Reporter über jeden Schritt, den sie tat. Man las, daß sie im September eine Wallfahrt zur Kirche der heiligen Jungfrau von Guadalupe in Tepayac unternommen habe. Man erfuhr, daß ihr Gewicht sich von siebzig auf neunzig und schließlich auf hundert Pfund erhöhte und daß sie mit ihrem Sohn Pepe zum ersten Mal drei Häuserblocks weit gehen und den Markt besuchen konnte. Zeitungen berichteten über Interviews, in denen sie sagte: »Ich fühle mich, als wäre ich neu geboren.« Oder: »Menschen, die nicht durch eine schwere Krankheit hindurchgegangen sind, wissen nicht, was das Leben wirklich bedeutet« und: »Leidende Menschen verstehen ihre Mitmenschen. Wenn jeder ein bißchen litte, würde es in der Welt besser aussehen. Für mich ist jedes Stück Leben, auch das kleinste, wunderbar.«
Bildreporter fotografierten sie, während sie zweimal wöchentlich zu Dr. Cesarman in die Avenida Hamburgo fuhr, und schrieben dazu, daß ihre Besuche ohne medizinische Bedeutung seien, sondern lediglich dem Bedürfnis entsprängen, den Mann zu sehen, der sie nach Houston geschickt hatte. Sie schilderten, wie Esperanza wieder zu arbeiten begann und mit ihrer Schwester Guadalupe einen Frisiersalon »Chata« betrieb. Und sie meldeten auch, daß Esperanzas Beispiel in vielen dahinsiechenden Herzkranken Mexikos den Wunsch erweckte, von Dr. DeBakey in Houston operiert zu werden. Schließlich konnten sie berichten, daß Benjamin Flores, ein sechsundzwanzigjähriger Bauer aus der mexikanischen Provinz Sonora, am 19. Oktober wegen einer Erkrankung der Aortenklappe von Dr. DeBakey operiert wurde und als erster nach Esperanza die Herzpumpe erhielt, die ihr Leben gerettet hatte.
Man hörte, daß Esperanza voller Schmerz weinte, als die Nachricht eintraf, Flores sei schon am Tage nach der Operation, am 20. Oktober, unter Nierenversagen und im Koma gestorben, und daß sie für DeBakey betete, damit seine Hand beim nächsten Mal wieder gesegnet sein möge. Schließlich wurde gemeldet, daß sie am 7. Februar 1967 – wieder mit Rosa Maria – noch einmal nach Houston und ins »Methodist Hospital« zurückkehrte, um ein halbes Jahr nach ihrer Operation untersucht zu werden. Man konnte nachlesen, daß sie immer noch jenes Hospital-Armband trug, das man ihr am 18. Juli 1966 gegeben hatte, und daß sie sich weigerte, ein neues anzunehmen, weil das alte das Sinnbild ihres zweiten Lebens war. Es wurde

beschrieben, wie sie Dr. DeBakey umarmte und daß DeBakey ihr Herz mit seinen neuen Klappen und dem zurückgebliebenen Pumpenteil in tadellosem Zustand vorfand. Texanische Journalisten folgten Esperanza, als sie in einem rotleuchtenden Jumper an der Seite ihrer Schwester durch Houstons Kaufhäuser ging, als »unsere berühmte Patientin« begrüßt wurde und Geschenke für ihre Mutter und ihre Schwestern, für Pepe und ihre Nichten und Neffen einkaufte. Im »Texas Magazine« stand: »Eines der Wunder der modernen Medizin wird durch eine gesunde Mexikanerin namens Esperanza del Valle Vasquez verkörpert.« Nur in wenigen Zeilen wurde dagegen gemeldet, daß an dem gleichen Februar-Tag, an dem Esperanza das »Methodist Hospital« wieder verließ, Arces Hector Fernandez, ein achtunddreißig Jahre alter herzkranker Mexikaner, als zweiter Patient nach Esperanza den »Bypass« erhielt, aber unter ähnlichen Erscheinungen starb wie Benjamin Flores vier Monate zuvor, und daß von allen sechs Menschen, die bis zu diesem Tage die mechanische Herzpumpe erhalten hatten, Esperanza die einzige Überlebende blieb.

Danach wurde es stiller um sie – bis zum August 1967, als sich ihre Operation erstmals jährte. Noch einmal schilderten Reporter, wie sie am ersten Jahrestag ihres neuen Lebens zur heiligen Messe ging, neben Pepe kniete und von ihrer Familie eine Torte mit einer einzigen Kerze, dem Sinnbild des ersten Geburtstages, erhielt. Sie berichteten auch, daß sie aus Houston ein Telegramm bekam, in dem DeBakey ihr Glückwünsche zum ersten vollendeten Lebensjahr nach der Operation entbot und viele weitere Jahre wünschte.

Danach wurde es endgültig still um sie. Aber sie lebte weiter. Sie lebte nicht jenes Leben unbeschränkter Gesundheit, über das die Zeitungen geschrieben hatten, sondern das Leben, das einem Menschen mit zwei künstlichen Herzklappen beschieden ist – mit regelmäßigen Kontrollen, mit dauernder Vorsorge gegen Blutgerinnsel und Schädigungen des Blutes und unter ständigen Gaben von Medikamenten mit all ihren Nebenwirkungen. Aber sie lebte, und sie arbeitete, und sie wußte, was auch ein eingeschränktes Leben bedeutete, denn sie hatte so oft und so lange die Nähe des Todes gespürt.

Aus einem Brief von Dr. P. M. nach einem zweiten Besuch in Houston, Ende 1967:

»Das glückliche Überleben der Esperanza del Valle Vasquez wirkt hier immer noch als Stimulanz für die Weiterentwicklung der ›linken Herzpumpe‹. Dieser unbestreitbare Erfolg verdeckt völlig die Tatsache, daß die beiden nachfolgenden Bypass-Operationen DeBakeys an den Mexikanern Flores und Fernandez wieder tödlich endeten. Umfangreiche Tierversuche, die DeBakey nach diesen beiden Todesfällen durchführen ließ, scheinen zu zeigen, worauf das tödliche Nierenversagen zurückzuführen war. Auch das Modell der Pumpe, so wie es bei der del Valle zum ersten Mal angewandt wurde, wies Fehler auf. An der Innenseite kam es zu unregelmäßig starken Fibrin-Ansammlungen. Dadurch wurde der Blutstrom gestört. Im Juli 1967 wurde daher ein neuer Bypass erprobt und am 26. Oktober in ein schwerkrankes junges Mädchen namens Marta Acman aus einem kleinen Ort in der Nähe von Laibach in Jugoslawien eingepflanzt. Sie litt an so schweren Herzklappenschäden, daß niemand in Europa eine Klappenreparatur wagte. Der Eingriff durch DeBakey verlief dagegen, wie dieser sich selbst ausdrückte, ›beautifully‹. Also ein neuer Erfolg für den Bypass, der als weitere Ermunterung zur Fortsetzung der Arbeit aufgefaßt wird.«

Aus einem Brief von Dr. P. M. nach einem dritten Besuch in Houston im Frühjahr 1969:

»Daß ein einmaliger großer Erfolg zu gefährlichen Täuschungen führen kann, ist auf allen Gebieten der Wissenschaft bekannt. Leider hat sich diese alte Erfahrung nun auch hier bestätigt.

Ich schrieb Ihnen 1967 über den großen Einfluß, den die Fälle Esperanza del Valle Vasquez und Marta Acman auf die Entwicklung eines Kunstherzens durch DeBakey gewannen.

Der vermeintliche Erfolg bei der Jugoslawin Acman hat mittlerweile jedoch sich in eine ernüchternde Enttäuschung verkehrt. Nach einer günstigen Anfangsphase kam es zu schweren Nierenschäden. Erst im April 1968, also rund sechs Monate nach der Operation, konnte sie nach Hause entlassen werden. Die weiteren Nachrichten aus ihrem Heimatort Skorno zeigen, daß die Nierenstörungen anhalten. Man gibt der Kranken eine nur noch kurze Lebenszeit. Auch sie ist also von einer Nebenwirkung der Herzpumpe ereilt worden, die sich zum ersten Mal bei DeRudder bemerkbar machte und sich, mit Ausnahme von Esperanza del Valle, bei allen anderen Operierten zeigte. Um die Zahl der Mißerfolge noch zu vergrößern, ist wenige Monate nach der Acman-Operation, im März 1968, auch DeBakeys nächster Bypass-Patient, ein Kaufmann namens Ralph Thiers aus Pennsylvania, an Leber- und Nierenversagen gestorben. Die Pumpe arbeitete zwar dreizehn Tage lang, aber am 2. April war auch Thiers tot. Er ist der letzte Patient dieser Art geblieben.

Die Tatsache, daß von den sieben mit Bypass operierten Kranken

nur eine, Esperanza del Valle, überlebte, hat bei DeBakey offenbar zu einigem Umdenken geführt. Das geht nicht nur auf das ständig wiederkehrende Nierenversagen zurück, das mit teilweise noch mysteriösen Blutschäden durch die Pumpe zusammenhängen muß. Ich habe den Eindruck, daß auch der Grundgedanke, schwer geschädigte Herzen durch zeitweise Pumpenunterstützung der linken Herzkammer zu heilen, nicht mehr als absolut richtig gilt. Bei schwerkranken Herzen ist nämlich auch die rechte Kammer meistens so angegriffen, daß eine Unterstützung der linken Seite allein nicht genügt.
Die erste Konsequenz, die DeBakey gezogen hat, ist der Entschluß, keine weiteren Versuche mit künstlichen Herzpumpen an Menschen zu unternehmen, solange das Problem der Blutschädigung nicht gelöst ist. Die zweite Konsequenz betrifft die Abwendung von der linksseitigen Herzpumpe und die Konstruktion einer neuen Pumpe, die zwei Herzkammern enthält und dem menschlichen Herzen damit wesentlich näherkommt. In den Baylor-Rice-Laboratorien wird daher an einer Ganzherz-Pumpe gearbeitet, die zwar noch durch Preßgas von außerhalb des Körpers angetrieben werden muß, sonst aber anstelle des natürlichen Herzens in die Brust eingepflanzt werden soll. Das Kunstherz-Team hat bereits erste Ganzherz-Pumpen aus Silastic und Dacron hergestellt. Sie bestehen aus zwei getrennten Herzkammern, in denen jeweils eine durch Gasdruck hin und her bewegte Membrane die Pumparbeit besorgt. Jede Kammer mündet in ihrem oberen Ende in einen Plastikschlauch und zwei Plastiktrichter. Sowohl an der Einmündung in den Schlauch wie in den Trichter befinden sich künstliche Herzklappen-Ventile. Die Implantation dieser Ganzherz-Pumpen vollzieht sich bei Versuchstieren auf folgende Weise: Das tierische Herz wird so weit entfernt, daß zwei Stümpfe des Vorhofs mit den Einmündungen der großen Körpervenen und der Lungenvenen erhalten bleiben. Dann werden Aorta und Lungenarterie durchtrennt. Man vernäht die Trichter der Kunstherzpumpe mit den Stümpfen der Herzvorhöfe und die Schläuche mit den Stümpfen von Aorta und Lungenarterie. Die schon von den Bypass-Pumpen her bekannten Preßgas-Schläuche verbinden die Kunstherzkammern mit einem Kompressionsgerät außerhalb des Tierkörpers. Die Pumpgeschwindigkeit kann an einem besonderen Steuergerät reguliert werden ... Die Innenseiten der Pumpkammern sind mit Dacron-Samt ausgekleidet, da man noch keinen besseren Weg zur Bekämpfung der Blutschäden gefunden hat. Alles in allem ahmen die Pumpen die natürliche Herztätigkeit auf zunächst noch grobe Weise nach.
DeBakey läßt keinen Zweifel daran, daß bis zu einer praktischen

Anwendung der Ganzherz-Pumpen am Menschen noch lange Zeit vergehen muß. Seit seinem eigenen Vorpreschen im Fall DeRudder hat er sich mehr und mehr einem schrittweisen Vorgehen ohne spektakuläre Experimente verschrieben.
Er rechnet mit vielen Jahren, vielleicht einem Jahrzehnt der Tierexperimente, bis eine ausreichende Sicherheit nicht nur hinsichtlich der technischen Langzeitfunktion, sondern auch in bezug auf die Vermeidung von Gerinnselbildung, Blutschäden und anderen physiologischen Störungen erreicht ist. Erst dann scheint ihm ein Experiment an unheilbar Herzkranken vertretbar.
Ich habe allerdings den Eindruck, daß diese Haltung von einigen Technologen seiner Kunstherzgruppe nicht geteilt wird. Unter ihnen herrscht das Gefühl, DeBakey habe nach den Rückschlägen Interesse, Elan und Wagemut verloren. Wahrscheinlich verwechseln sie in ehrgeiziger jugendlicher Ungeduld und mit technologischer Unterbewertung des Menschen als nicht technischem sondern biologischem Wesen DeBakeys heutige Vorsicht und Zurückhaltung mit Interesselosigkeit oder Resignation. Das gilt besonders für Liotta. Er hat Ende Januar – wie vertraulich behauptet wird, ohne Wissen DeBakeys – dem Chairman der ›American Society for Artificial Internal Organs‹ ein Referat über die vorhandenen Kunstherz-Modelle übersandt, und zwar mit dem Wunsch, es bei der April-Tagung der Gesellschaft in Atlantic City vorzulegen. Unter dem Titel ›Orthotopic Cardiac Prosthesis‹ verweist er auf Versuche an zehn stehenden Kälbern, in welche die Ganzherz- oder Doppelkammer-Pumpen für 24 bis 44 Stunden eingepflanzt und dann den toten Tieren wieder entnommen wurden.
In offensichtlichem Gegensatz zu DeBakey genügt ihm der Umstand, daß die Innenwände der Pumpe sich mit einer blutfreundlichen Schicht bedeckten und die Zellschäden des Blutes unbedeutend waren, um eine erste Anwendung während der offenen Herzchirurgie beim Menschen vorzuschlagen. Auffallend ist, daß er dabei den Gedanken anklingen läßt, die Pumpen in Fällen einzupflanzen, in denen es auf dem Operationstisch zu einem so totalen Zusammenbruch des Herzens kommt, daß – wenn überhaupt – nur eine Herztransplantation das Leben des Patienten verlängern könnte. Die Ganzherz-Pumpe sollte dann sozusagen als Überbrückung dienen, bis ein Spenderherz beschafft ist.
Angesichts des Niedergangs der Herztransplantation könnte diese Idee etwas befremdlich klingen. Aber es ist ziemlich offensichtlich, daß sie zur Rechtfertigung von baldigen, kurzfristigen Experimenten mit den vorhandenen Herzmodellen am Menschen dienen könn-

te. Die Rechtfertigung läge – zumindest für den medizinischen Technologen – in der Erklärung, daß das Leben von Versuchspatienten ja kaum durch den vorübergehenden Einbau einer Pumpe bedroht würde, weil dahinter die Transplantation eines lebenden Herzens warte. Ein Kenner der Verhältnisse versicherte mir, daß DeBakey niemals derartige Ideen hinnehmen will, geschweige ihre Verwirklichung dulden würde. Ich hatte fast den Eindruck, als röche das alles nach einer kleinen Palastrevolution einer ungeduldigen Technokraten-Garde.«

Domingo Liotta u. a. in seinem Referat »Orthotopic Cardiac Prosthesis«, Januar 1969:
»Für jeden Fall unheilbaren Herzversagens sollte eine Blutpumpe zur Verfügung stehen, um das Leben zu erhalten, entweder bis zur Heilung« (gemeint sind hier offenbar Bypass-Pumpen) »oder bis zu einer Herztransplantation. Deshalb haben wir in unseren Laboratorien ein orthotopisches Kunstherz entwickelt, das für den klinischen Gebrauch bestimmt ist ... Die Pumpe aus Dacron besitzt ein Membranen-Pumpgerät für beide Herzkammern ... In zehn stehenden Kälbern wurden in 22–24-Stunden-Versuchen beide Herzkammern vollständig ersetzt ... Die Experimente ergaben ausgezeichnete Verhältnisse an den Innenflächen der Pumpe und nur unbedeutende Zellschäden des Blutes ... Die erste klinische Anwendung ist in Fällen von offener Herzchirurgie geplant, in denen das Herz nicht wieder zum Schlagen gebracht werden kann ...«

Bericht von Michael E. DeBakey, C. William Hall, J. David Hellums u. a. über die Erprobung einer Doppelkammer-Herzpumpe an sieben Kälbern vom 30. Januar bis 20. März 1969.
»Am 30. Januar 1969 wurde mit Experimenten dieser Doppelkammer-Pumpe an Kälbern begonnen ...
Kalb Nr. 4578 (30. 1. 1969): Dauer 59 Minuten. Tod wegen technischer Störung.
Kalb Nr. 4576 (3. 2. 1969): Dauer 67 Minuten. Tod wegen technischer Störung.
Kalb Nr. 4582 (13. 2. 1969): Dauer 47 Minuten. Tod wegen technischer Störung.
Kalb Nr. 4583 (20. 2. 1969): Dauer 50 Minuten. Tod wegen technischer Störung.
Kalb Nr. 4584 (24. 2. 1969): Dauer 12,5 Stunden. Einige Reflexe ... Zerreißen der Pumpen-Membrane. Nierenversagen.
Kalb Nr. 4587 (17. 3. 1969): Dauer 8,25 Stunden ... Nierenversagen ... Sauerstoff-Ausfall in den Geweben trotz reiner Sauerstoff-Beatmung.

Kalb Nr. 4596 (20. 3. 1969): Dauer 44 Stunden. Keine Reflexbewegungen. Keine Urinausscheidung ... Künstliche Beatmung ...
Das letzte Kalb zeigte von der Einpflanzung des künstlichen Herzens bis zum Ende des Experiments nach 44 Stunden keine Lebensfähigkeit der Organe mehr. Es war praktisch ein Kadaver, in dem die Pumpe Blut durch das Kreislaufsystem trieb, um ihre technische Funktion zu erproben ...
Die Ergebnisse der Experimente zeigen, daß es möglich ist, eine Doppelkammer-Pumpe zu entwickeln und die Funktionen der beiden natürlichen Herzkammern nachzuahmen. Aber erhebliche weitere Arbeit ist nötig, bevor es möglich sein wird, einen Mechanismus zu schaffen, der auch die Lebensfähigkeit der Gewebe garantiert ... Experimente an Menschen können erst durchgeführt werden, wenn die unumstößlichen Beweise für die Sicherheit eines solchen Gerätes an Tieren erbracht sind.«
(Aus »Cardiovascular Research Center Bulletin«, April–Juni 1969)

3 Haskell Karp

»Los Angeles Herald Examiner«, 5. April 1969:
»Künstliches Herz implantiert
Vor sechs Monaten sagte Dr. Denton A. Cooley, es werde noch drei bis fünf Jahre dauern, bis ein künstliches Herz für die Einpflanzung beim Menschen verfügbar sei. Freitagabend verpflanzte Cooley ein solches Gerät in einen siebenundvierzig Jahre alten Mann aus Illinois.«

»New York Times«, 5. April 1969:
»Künstliches Herz für den Menschen
Houston, 4. April.
Heute wurde hier zum ersten Mal in der Welt in einer dreistündigen Operation die Implantation eines Kunstherzen durchgeführt. Der siebenundvierzigjährige Empfänger, Haskell Karp aus Skokie/Ill., befindet sich den Berichten zufolge ... in zufriedenstellender Verfassung.«

Thomas Thompson in »Life«, 10. April 1970:
»Am Morgen des 5. April 1969 befand sich DeBakey in Washington auf einem Treffen des ›National Heart Institute‹ ... Da er stets gleichzeitig mit hundert Dingen beschäftigt ist, las er weder die Morgenzeitungen noch hörte er Radio. Als er den Konferenzraum betrat, wurde er sofort von Kollegen umringt. Sie verlangten Informationen über die Pionieroperation, die Denton A. Cooley den Meldungen zufolge am Abend vorher durchgeführt hatte.
›Welche Operation?‹ sagte DeBakey dem Sinne nach. Er erfuhr erst jetzt, daß Denton Cooley das Herz eines Schwerkranken durch ein zeitweiliges

Kunstorgan ersetzt hatte, dessen Entwicklung DeBakey selbst seit Jahren plante und erforschte.«

Der Druckereiangestellte Haskell Karp aus dem kleinen Ort Skokie bei Chicago hatte mancherlei über Michael E. DeBakey und Denton A. Cooley gelesen. (In den Zeitungen fand man ja genug.) Aber er wußte wenig über die medizinische Welt von Houston, als er sich auf den Weg nach Texas machte, um einen letzten Versuch zur Rettung seines Lebens zu unternehmen.
Haskell Karp war ein unauffälliger siebenundvierzigjähriger Mann mit Schnurrbart und Hornbrille, der mit seiner um sieben Jahre jüngeren Frau Shirley und seinen drei Söhnen Michael, Joel und Martin in einem Appartement am Skokie Boulevard wohnte. Sein Vater war im Alter von siebenundfünfzig Jahren an einer Krankheit verstorben, die man damals Herzschlag nannte. Er selbst hatte mehrere Jahrzehnte lang das aufreibende Leben eines Handelsvertreters geführt, bis ihn 1959 mit siebenunddreißig Jahren ein erster Herzinfarkt ereilte. Karp hatte sich einigermaßen erholt, aber seinen Beruf aufgeben und sich einen weniger anstrengenden Posten gesucht. Bei der Druckerei Crewdson Printing Company fand er ihn. Sein neuer Arbeitgeber hatte Haskells Leiden gegenüber mehr Rücksichten gezeigt, als im Geschäftsleben gemeinhin üblich war. Doch dies hatte nicht verhindert, daß Haskell 1966 einen zweiten Infarkt bekam, von dem er sich niemals erholte.
Seither hatte man ihn ein halbes dutzendmal wegen akuten Herzversagens in verschiedene Hospitäler eingeliefert und ihm schließlich im Mai 1968 einen Herzschrittmacher implantiert, weil nicht nur der größte Teil seines Herzmuskels zerstört war, sondern auch das Reizleitungssystem, das den Herzschlag regulierte. Die Schrittmacherbatterie steckte seither in seiner rechten Brustwand. Shirley Karp hatte während vieler Nächte keinen Schlaf gefunden; sie vermochte die Furcht nicht abzuschütteln, die Batterie könne sich entleeren und Haskells Herz werde dann plötzlich stillstehen. Tatsächlich wurde Haskell immer schwächer, die Zerstörung seines Herzmuskels war offenbar nicht aufzuhalten. Und sein Arzt hatte sich schließlich (das sichere Ende seines Patienten vor Augen) mit Denton A. Cooley in Houston in Verbindung gesetzt und ihm den Fall Haskell Karp geschildert.

Denton A. Cooley zu Jerry LeBlanc, 1970:
»Anfang März 1969 erhielt ich einen Anruf von Dr. Albert J. Levine aus Skokie ... Er erzählte mir, wie krank dieser Mann sei ... Er

war so geschwächt, daß schon das Zähneputzen genügte, um Angina-pectoris-Anfälle oder Herzjagen hervorzurufen und seinen ganzen Körper kalt und klamm werden zu lassen... Doktor Levine hatte den Wunsch, daß er zu uns kam und daß wir eine Herztransplantation an ihm machten...«

Es war am 5. März 1969, als Haskell und Shirley Karp, eine kleine, rundlich-mütterliche Frau, sich von ihren drei Söhnen in Skokie verabschiedeten und die Reise nach Houston antraten. Dr. Levine hatte seinen Patienten zwar durch hohe Digitalis-Gaben so gut wie möglich auf die Reise vorbereitet, doch litt Karp während des Fluges nach dem Süden sehr. Wegen einer merkwürdig rosigen Gesichtsfarbe sah man ihm seine Krankheit nicht an. Wer jedoch sein mühevolles Atmen hörte, begriff, daß er ein schwerkranker Mann war, und mehrmals fragte eine der Stewardessen Shirley Karp, ob sie etwas für ihren Mann tun könne. Aber Shirley dankte freundlich, denn sie wußte, daß es keine Erleichterung und keine Hilfe für ihn gab, außer vielleicht derjenigen, die er sich in Houston noch erhoffte.
Tatsächlich gab es in den Stunden, in denen das Flugzeug über die endlosen Weiten von Missouri, Arkansas und Texas nach Süden und Südwesten dahinzog, im wesentlichen zwei Punkte, um die Karps Gedanken kreisten: die chirurgische Reparatur des Herzens und die Herztransplantation, die noch vor vier Monaten in aller Welt wie ein Symbol des Triumphes menschlicher Macht über Krankheit und Natur angebetet worden war – und deren Weg nun von Toten, Enttäuschten, Ratlosen oder Anklägern gesäumt wurde. Wie Zehntausende anderer hatte Haskell Karp in sich selbst die Flamme der Hoffnung auf ein neues Leben entzündet, während er die lärmenden Berichte über Louis Fierro oder Everett Thomas, Virginia Asche, Pater Jean-Marie Boulogne oder Philip Blaiberg las. Aber nach den Nachrichten vom Tode Fierros, Thomas' oder Virginia Asches und nach den Meldungen über das langsame Sterben Blaibergs und des Paters Boulogne war diese Hoffnungsflamme zu einem winzigen, nur noch mühsam brennenden Licht geschrumpft.
Haskell Karp folgte zwar Dr. Levines Rat und reiste nach Texas, weil hinter ihm, in Skokie, ohnedies nur noch das Sterben auf ihn wartete. Aber er glaubte nicht mehr daran, daß eine Transplantation sein Leben leichter und erträglicher machen könne. Er hatte zu tief in die Schatten des Lebens und Vergehens hineingeblickt.
Wann immer ihm in den letzten Monaten erklärt worden war, daß

die Wirkung aller Herzmedikamente und des Schrittmachers erschöpft sei und nur eine Transplantation ihm noch helfen könne, hatte er sich innerlich zur Wehr gesetzt. Auf dem Tiefpunkt, als er fast bereit war, nachzugeben, hatte er einen Zeitungsartikel gelesen, in dem über die chirurgische Reparatur selbst schwerkranker Herzmuskeln berichtet wurde. Der Artikel schilderte unter anderem, daß auch Chirurgen wie Cooley diese Reparatur schon durchgeführt hatten, noch bevor die Transplantations-Epidemie über die Welt gegangen war. Cooley war es gelungen, Teile von Herzmuskeln, die durch Herzinfarkte vernarbt waren, herauszuoperieren und geschwächte Stellen in den Wänden der Herzkammern durch Plastikteile zu reparieren. Da auch Haskell Karp nur ein Mensch war, der nicht ohne Hoffnung leben konnte, hatte er sich eine neue Welt der Hoffnung auf eine Reparatur seines Herzens durch Cooley aufgebaut. Diese Welt trug er in sich, während er tiefer und tiefer in seinem Flugzeugsitz zusammensank und jeder Atemzug für ihn einem Kampf um die nächste Minute oder auch nur um die nächsten Sekunden seines Lebens gleichkam.

Man mochte ihm hundertmal erklären, daß eine Herzmuskelreparatur schwieriger und gefährlicher sei als eine Transplantation. Für ihn blieb sie eine Operation an seinem eigenen Herzen. Sie beließ ihm sein Herz. Sie verstieß ihn nicht in die unheimliche Welt des Lebens mit einem fremden Herzen und der ständigen Furcht vor der Abstoßung – eine Welt, aus der es kein Zurück mehr gab. Er wollte ja nur noch ein wenig länger und mit weniger Qualen leben. Er wollte im September noch die Hochzeit seines Ältesten, Michael, erleben, der nun zweiundzwanzig Jahre alt war. Er wollte auch seinen Jüngsten, Martin, der ihm viel Freude machte, noch ein wenig länger aufwachsen sehen. Und er wollte glauben, daß auch eine Reparatur seines Herzens durch Cooleys so weltberühmte Hände ihm die wenige Zeit schenken würde, die er noch begehrte.

Nach der Landung in Houston war der Weg durch den Flughafen für Haskell Karp wie ein Weg durch die Vorhölle. Und die Ankunft im »St. Luke's Hospital« bedeutete eine Erleichterung, obwohl es vielleicht ein Weg ohne Wiederkehr war, als er sich dem Eingang näherte und zu dem mächtigen Baugerüst des »Texas Heart Institute« hinaufblickte, das Stockwerk um Stockwerk weiter in die Höhe wuchs und in Houston bereits den Namen »Cooley-Turm« trug.

Denton A. Cooley zu Jerry LeBlanc, 1970:
»Als Karp bei uns ankam ... hatte er ... schlechte Nachrichten über Herztransplantationen gelesen ... Zu dieser Zeit war sogar Everett Thomas bereits tot, und der Mann hatte den Kopf voll von einigen dieser Nachrichten. Er wollte die Operation nicht akzeptieren, die für ihn notwendig war ... In Zeitungen hatte er Berichte über Reparatur-Operationen an linken Herzkammern gelesen; er wollte deshalb sein eigenes Herz behalten und wünschte, daß wir eine solche Reparatur versuchten ...«

Denton A. Cooley in »The American Journal of Cardiology«, 1969:
»Es bestand ein totaler Herzblock; der Herzschlag wurde ausschließlich durch den Schrittmacher erhalten ... Angiogramme der Herzkranzgefäße zeigten eine hochgradige Verengung der rechten Koronar-Arterie und einen völligen Verschluß der hinteren Arterien. Der Herzmuskel wurde nur noch durch kleine Nebenarterien versorgt ...«

Ein Pressekorrespondent aus Houston in seiner Erinnerung:
»Als Haskell Karp im ›St. Luke's‹ eintraf, hatte er keine Ahnung, daß Cooley sich in einer gewissen Art innerer Wandlung befand und sich darauf vorbereitete, ein neues chirurgisches Abenteuer – noch größer als die Herztransplantation – zu wagen. Und es gab nachher natürlich Leute, die Karp für einen mißbrauchten armen Teufel hielten, der in ein Räderwerk skrupellosen Chirurgenehrgeizes geriet.
Seit die Woge der Herztransplantationen, die Cooley aus dem Schatten DeBakeys ins hellste Licht der Welt getragen hatte, in Enttäuschungen umschlug, beschäftigte ihn ein neuer Vorstoß ins Unbekannte.
Wir wissen heute aus Publikationen ziemlich genau, was sich von Ende 1968 bis zum März 1969, als Haskell Karp ins ›St. Luke's Hospital‹ kam, in und um Cooley und seinen Wunsch der Verwendung von Kunstherzen abspielte. Er wußte, daß es mit der Herztransplantation abwärts ging. Er sah, daß DeBakey mit seinem Glauben an ein künstliches Herz als die wahrscheinlichere Zukunftslösung möglicherweise recht behielt. Im November 1968 hatte er auf einem Chirurgentreffen in Chicago Worte gesprochen, die jeden hätten aufhorchen lassen müssen. Auf die Frage des Chirurgen Musselman nach Cooleys Ansicht über die Zukunft der Herztransplantation hatte er erwidert: In Zukunft werde man bessere Erfol-

ge im Kampf gegen die Abstoßung erleben. Aber dann hatte er hinzugefügt: ›Obwohl ich die Herztransplantation gegenwärtig als eine Möglichkeit ansehe, hoffnungslos kranke Patienten zu retten, erscheint es mir richtiger, sie als einen Schritt auf dem Weg zu einer praktischeren zukünftigen Lösung zu betrachten – nämlich zu einem künstlichen Herzen ...‹

Er suchte also Anschluß an die vielleicht aussichtsreichere Entwicklung. Aber er hatte sich niemals mit der Herstellung eines künstlichen Herzens befaßt. Er baute zwar an seinem ›Texas Heart Institute‹. Aber er hatte noch keine Laboratorien, keine geschulten und erfahrenen Mitarbeiter. Mit anderen Worten: Er hatte nichts, um so schnell in die Kunstherz-Entwicklung einzutreten, wie es seiner Natur entsprach. Auf der anderen Seite stand DeBakey. Er beschäftigte an der Baylor- und der Rice-Universität ein Team, das nun seit neun oder zehn Jahren an der Entwicklung von Pumpen arbeitete, die einen Teil der Arbeit des Herzens übernehmen konnten, und die ersten Muster von Pumpen, die in Zukunft einmal das gesamte Herz ersetzen sollten, waren fertig.

Cooley mochte sich sagen, daß das Entwicklungsteam für künstliche Herzen kein Privatbesitz von DeBakey sei, sondern eine Institution der Baylor- und der Rice-Universität, und daß er selbst ebenfalls Professor an diesen Universitäten sei, also eigentlich das Recht haben sollte, die Plastikherzen des Teams zu benutzen. Doch er wußte, daß dies Theorie war. Die Gelder für das Team kamen vom ›National Heart Institute‹, und dessen Vertrauen hatte sich DeBakey in vieljähriger Forschungsarbeit erworben. Als Spätkömmling hatte er wenig Chancen, einzusteigen, ohne sich DeBakey und seinem zunehmend vorsichtigeren, zögernden wissenschaftlichen Programm zu unterwerfen. Für ihn und sein Teampersonal konnte es nur eine Lösung geben: künstliche Herzen, über deren Verwendung er selbst entscheiden konnte ...

In dem Augenblick erfuhr er, daß einzelne Leute aus DeBakeys Team, mit Liotta an der Spitze, unzufrieden und ungeduldig waren, weil DeBakey ihnen zu vorsichtig schien. Um die Jahreswende 1968/69 setzte sich Cooley also mit Liotta in Verbindung. Er machte ihm das Angebot, für ihn zu arbeiten, ihm Kunstherzen zur klinischen Erprobung zu bauen, und versprach ihm die Chancen schnellerer praktischer Anwendung des Kunstherzens, als sie bei DeBakey bestanden.

Liotta kannte Cooleys Neigung zu schnellem, wagemutigem Handeln. Er sah eine Chance, dem hemmenden Schatten DeBakeys zu entkommen, und sagte in seinem ehrgeizigen Wunsch, die praktische

Erprobung des Kunstherzens schneller voranzutreiben, zu. Es ist heute müßig, darüber zu streiten, wer dabei wen hinterging. Aber es ist unwidersprochen publiziert worden, daß Liotta in Ermangelung geeigneter Werkstätten auf Cooleys Seite insgeheim und ohne jede Information DeBakeys die Laboratorien des DeBakey-Teams, die durch das National Heart-Institut finanzierten Vorarbeiten eines Jahrzehnts und mehrere Mitarbeiter benutzte, um drei Pumpenmodelle für Cooley herzustellen. Was Cooley dabei finanzierte, waren japanische Kunstherzklappen, die ihm günstiger erschienen als bis dahin benutzte Klappen. Außerdem überredete Liotta einen Ingenieur des DeBakey-Teams, William O'Bannon, das Kompressions- und Steuergerät des Kunstherzens, welches das Team für die Tierversuche benutzte, zu kopieren und für Cooley ein Duplikat zu bauen. In Heimarbeit, angeblich in seiner Garage, stellte O'Bannon die Maschine für rund 20 000 Dollar her. Als er sie Anfang April ablieferte, verfaßte er vorsichtshalber ein Begleitschreiben, in dem er darauf hinwies, daß sie nur für Tierversuche gebaut sei.«

»The Sunday Star«, Washington, 17. August 1969:
»Im März stellten Baylor-Techniker drei Doppelkammer-Pumpen zusammen. Miß Susanne Anderson, eine Plastik-Spezialistin ... wurde von Liotta zu großer Eile aufgefordert. Sie sagte: ›... Ich war ahnungslos, aber einmal dachte ich mir, daß die letzten drei Pumpen, die ich machte, nicht für Tierversuche bestimmt sein könnten, weil Liotta mich immer wieder auf sorgfältigste Arbeit hinwies und mir sagte, ich könnte jemanden töten, wenn die Pumpen nicht perfekt seien ...‹«

Ein Pressekorrespondent aus Houston in seiner Erinnerung:
»Wenn man sich vorstellt, daß, wie wir heute wissen, das letzte Experiment an einem Kalb in den Baylor-Laboratorien am 20. März 1969 stattfand und das Kalb während der ganzen vierundvierzig Stunden, in denen die Herzpumpe arbeitete, nur noch ein Kadaver war, dann erhebt sich die Frage, was, um Gottes willen, einen draufgängerischen, wagemutigen, ja verwegenen, aber niemals gefühl- oder gewissenlosen Chirurgen wie Colley auf den Gedanken verfallen ließ, eine Pumpe des bei den Versuchen benützten Typs in einen Menschen einzupflanzen.
Man hat Liotta vorgeworfen, er habe Cooley, in einer hemmungslosen Begeisterung für die Pumpe, zu optimistisch informiert. Nach dem Niedergang der Herztransplantation habe Cooley der erste sein wollen, der einem Menschen ein künstliches Herz einpflanzte.

Er wollte die Tür zu einem chirurgischen Neuland aufstoßen und DeBakey zuvorkommen. Liotta habe ihm dazu nicht nur das Herz geliefert, sondern auch den Vorschlag gemacht, das Kunstherz als ›Überbrückungsglied‹ zwischen dem totalen Herzversagen eines Patienten auf dem Operationstisch und der Transplantation eines Spenderherzens einzupflanzen. Liotta habe Cooley dargelegt, daß damit die Anklagen skrupellosen Experimentierens vermieden werden könnten, die mit Sicherheit zu erwarten waren, wenn er einem Patienten, selbst einem Sterbenden, das Herz herausnahm und dafür eine so reichlich neue Plastikpumpe einbaute, um deren Funktionieren so lange zu studieren, bis der Patient endgültig starb. Ich persönlich kann darüber nicht urteilen. Nur Liotta und Cooley wissen, was geschah.«

Denton A. Cooley in seiner Erinnerung, 1970:
»Well, das Herz ... Dr. Domingo Liotta und ich hatten damit gearbeitet – wir hatten es entwickelt, neue Klappen eingebaut, und wir dachten, es hatte die bestmögliche Funktion erreicht ... Wir hatten es an vier oder fünf Kälbern erprobt; die längste Überlebenszeit, die wir erreichten, betrug vierundvierzig Stunden ... Wir waren überzeugt, daß es in einem Menschen länger funktionieren werde ... Wir hatten die Erfahrung, daß oft Dinge, die im Laboratorium fehlschlagen, im Operationssaal gelingen ... Dies gilt für die offene Herzchirurgie. Bei Hunden und Katzen sind ihre Ergebnisse immer noch schlecht. Beim Menschen sind sie großartig ... Wir rechneten also aus, daß wir einen Menschen mit der Pumpe wenigstens für achtundvierzig Stunden am Leben halten könnten ... In sechsunddreißig Stunden sollte es möglich sein, einen Herzspender zu finden ... Die Herztransplantation verlor an Ansehen ... Wenn wir die Pumpe jemals ausprobieren wollten, dann mußte es jetzt sein. Mir schien, daß die Rechtfertigung für die Durchführung der Operation zu dieser Zeit ... darin lag, daß wir eine Rückversicherung hatten. Wir pflanzten das künstliche Herz nicht einfach ein, um herauszufinden, wie lange es arbeiten würde. Dies wäre ein Vorgehen gewesen, das sich schwer rechtfertigen ließe. Aber wir hatten die Herztransplantation im Hintergrund ... und immerhin hatten Transplantations-Patienten bis zu neun Monaten überlebt. Denken Sie nur nicht, daß ich nicht über alles nachgedacht und mich immer wieder geprüft hätte ... Aber ich kam zu der Entscheidung, daß wir unter den bestehenden Umständen handeln sollten ...
Wir mußten es so oder so einmal versuchen, und hier hatten wir den idealen Patienten ...«

Der ideale Patient mußte ein Mensch sein, der an einer nahezu mit Sicherheit irreparablen Herzkrankheit litt. Wenn Cooley an ihm eine konservative chirurgische Reparatur versuchte und scheiterte, blieb nur eine Chance, das Leben des Operierten (und sei es nur für kurze Zeit) zu erhalten: eine Herztransplantation. Aber ein Spender war, wie die Erfahrung gelehrt hatte, nicht auf Anhieb zu beschaffen. Also konnte Cooley sich auf einen Akt der Not berufen, wenn er das Kunstherz einpflanzte, um das Leben seines Kranken zu erhalten und unterdessen nach einem Spender zu suchen. Er mochte hoffen, einen solchen Spender in kurzer Zeit zu finden, denn er durfte mit einer sensationellen Berichterstattung über die Implantation des Kunstherzens rechnen. Wenn diese Berichterstattung mit Suchmeldungen nach einem Spender verbunden wurde – so nahm er an –, müßte sehr bald ein geeigneter Spender auftauchen und ihm Gelegenheit geben, das künstliche Herz gegen das Spenderherz einzutauschen und so den Kranken (wenigstens chirurgisch) zu retten. Wenn er diese Idee verwirklichte, hätte er die künstliche Pumpen also nicht um ihrer selbst willen eingepflanzt, sondern er konnte erklären, es sei geschehen, um ein Menschenleben bis zu einer Herztransplantation zu erhalten.

Der ideale Patient wurde auf jeden Fall Haskell Karp.
Ein Märztag nach dem anderen verging für Karp damit, daß Cooleys Mitarbeiter, Kardiologen und andere Spezialisten, ihn den üblichen Tests von der Angiographie bis zur Koronar-Arteriographie unterzogen. Seine Versuche, nicht nur Fragen nach seinem Leben und Befinden zu beantworten, sondern sein innerstes Anliegen, die Reparatur seines Herzens und seine Ablehnung einer Transplantation, zur Sprache zu bringen, begegneten dem Hinweis, Denton A. Cooley werde selbst zu ihm kommen und alles mit ihm besprechen. So erschien ihm der Tag, an dem Cooley – sympathisch, aufgeschlossen und freundlich wie stets – zum ersten Mal an seinem Krankenbett erschien, wie ein Tag des Gerichts. Und er sah Cooley wie einem obersten Richter entgegen, der zwar das letzte Wort zu sprechen hatte, mit dem er aber diskutieren mußte, damit dieses letzte Wort nicht »Transplantation« hieß.
Haskell Karp hat kein Wort über die Stunde des 3. April berichtet, in der Denton A. Cooley in sein Zimmer trat und Haskell nicht nur seinen Widerstand gegen eine Transplantation aufgab, sondern auch einem verzweifelten Versuch mit dem Kunstherzen zustimmte.

Denton A. Cooley zu Jerry LeBlanc, 1970:
»Er war ein Ertrinkender ... Ein ertrinkender Mensch kann nicht zu wählerisch bei dem Griff nach den Mitteln sein, die ihm als Rettungsring dienen. Es war eine verzweifelte Sache, und er wußte es ...«

H. C. Reinhard jr., Verwaltungsassistent d. »St. Luke's Hospital«, 1970:
»Ich sah Karp ein oder zwei Tage, bevor anzunehmen war, daß wir ihn operieren würden ... Meine Hauptaufgabe war, eine schriftliche Bestätigung dafür zu bekommen, daß er die Art der Operation, der er sich unterziehen sollte, mit den möglichen Alternativen verstand ... Doktor Cooley als Chirurg war natürlich der erste, der ihm die Dinge erklären mußte ... Doktor Cooley versprach schließlich, eine Reparatur zu versuchen. Aber aus meiner Unterredung mit Karp gewann ich die Überzeugung, daß er wohl wußte, daß er auf dem Operationstisch sterben würde, wenn Doktor Cooleys Versuch einer Reparatur mißlang und kein anderer Schritt unternommen, das heißt das Kunstherz in Ermangelung eines Herzspenders eingesetzt würde.«

Reinhard verbrachte an jenem 3. April zwanzig Minuten mit Haskell Karp. Er fand ihn auf dem Rand seines Bettes sitzend und versuchte ein wenig über die rosige Farbe seines Gesichtes zu scherzen. Aber Karp erwiderte: »Ich weiß, ich habe äußerlich eine gute Farbe. Aber hier drinnen bin ich ein zerstörter Mensch.« Dann sprach er von seiner festen Hoffnung, daß es Cooley gelingen werde, sein Herz zu reparieren. Und Reinhard versicherte ihm, Cooley werde bei dem Versuch der Reparatur alles tun, was in seiner Macht stehe, und schließlich setzte Karp seinen Namen unter folgende Sätze: »Für den Fall, daß die Funktion meines Herzens nicht durch die Entfernung zerstörter Herzmuskelteile und die plastische Rekonstruktion meiner Herzkammer wiederhergestellt werden kann und mein Tod unvermeidlich werden sollte, bevollmächtige ich Dr. Cooley, mein krankes Herz zu entfernen und durch eine mechanische Herzpumpe zu ersetzen. Ich verstehe, daß diese Herzpumpe nicht für dauernd eingepflanzt, sondern schließlich durch ein Herztransplantat abgelöst werden soll ... Ich verstehe, daß die Pumpe im Laboratorium getestet, aber bisher noch nicht eingesetzt worden ist, um das Leben eines Menschen zu erhalten, und daß kein Erfolg garantiert werden kann. Ich erwarte, daß die Chirurgen jede Anstrengung unternehmen werden, mein Leben auf die eine oder andere Weise zu erhalten. Niemand hat mir irgendwelche Zusicherungen über das mögliche Ergebnis gemacht ...«

Denton A. Cooley zu Jerry LeBlanc, 1970:
»Hier hatten wir den richtigen Patienten. Es war der richtige Zeit punkt, weil wir eine Rückversicherung haben konnten – wie in un serem Raumfahrtprogramm. Dort haben sie immer eine technisch Rückversicherung. Gott sei Dank, sonst wären unsere Jungens nich vom Mond zurückgekommen. Unsere Rückversicherung war di Herztransplantation.«

So verschrieb Haskell Karp sich dem großen ersten Abenteuer de Kunstherz-Implantation. Karfreitag, der 4. April 1969, wurde al Tag des Eingriffs festgelegt. Die Vorbereitungen nahmen sofort ih ren Anfang – sie waren ungewöhnlicher Natur.
Nicht daß Cooley das sonstige Operationsprogramm für jenen 4 April eingeschränkt hätte. Der Eingriff an Karp war die sechst Herzoperation des Tages, als Zeit für den Operationsbeginn war : Uhr nachmittags angesetzt. Liotta war bereit, drei verschieden gro ße Herzpumpen, die in einem Baylor-Laboratorium lagen, am Vor mittag ins »St. Luke's« hinüberzutragen und im Operationssaal Nr 1 bereitzumachen. Unterdessen ließ er dort das Kompressor- un Steuergarät aufstellen. Da er einen erfahrenen Ingenieur zur Über wachung der Anlage benötigte, wandte er sich an O'Bannon mi dem Vorschlag, diese Überwachung zu übernehmen. Die Zeit wa günstig. DeBakey war zu einer mehrtägigen Konferenz des »Natio nal Heart Institute« nach Washington geflogen. Aber O'Bannor lehnte ab, sobald er endgültige Gewißheit darüber erhalten hatte daß es um einen Versuch an einem Menschen ging. Schließlich fan Liotta die Hilfe anderer Ingenieure, unter anderem die von San Calvin, den er zum strengsten Stillschweigen verpflichtete.
Reinhard traf unterdessen andere Vorbereitungen. Um Haskel Karp nach der Einpflanzung der Pumpe nicht unnötig bewegen z müssen, wurde der Operationssaal Nr. 1 als Intensiv-Pflegestation eingerichtet. Reinhard engagierte neun pensionierte Polizeibeamte zum Absperren der Zugänge. Außerdem sorgte er dafür, daß drei unddreißig Laboranten und Laborantinnen, drei Elektrokardiogra phie-Assistenten, fünf Röntgen-Techniker und zwanzig ausgesuchte Oberschwestern und Schwestern für Tag- und Nachtschichten bereit standen. Um sicher zu sein, daß keine Stromausfälle die Herzpum pe lahmlegten, wurde das Notstrom-Aggregat des »St. Luke's« ir Alarmbereitschaft versetzt und drei Elektriker für Tag- und Nacht dienst bestimmt. Cooley wünschte, daß der Eingriff fotografisch ge nauestens festgehalten wurde. So erhielten zwei Fotografen von der Baylor-Universität den Auftrag, sich im Operationssaal einzufin-

den. Reinhard vergaß auch nicht die Fahndung nach einem Herzspender vorzubereiten. Sechs Verwaltungsangestellte und zwei Angehörige der Public Relations-Abteilung wurden dazu bestimmt, Pressekonferenzen durchzuführen, Anrufe mit Spender-Angeboten zu überprüfen und den Transport von Spendern zu organisieren.

Haskell Karp erfuhr nichts von der Maschinerie, die rings um ihn angelaufen war. Er verbrachte die letzten Stunden mit seiner Frau und seinem Sohn Michael, der, als die Entscheidung gefallen war, von Skokie nach Houston flog. Später sprach Haskell Karp mit Nathan Witkin, einem Rabbiner des »St. Luke's«, und berichtete ihm, welch ungewöhnliches Schriftstück er unterzeichnet hatte. Und aus jedem seiner Worte sprach die Hoffnung, daß es Cooley gelingen möge, zu vollbringen, was er sich allein erhoffte: die Bewahrung seines Herzens. Er bat Witkin, dafür zu beten.

Dann geriet er in die Maschinerie der Operationsvorbereitungen – sie ließ ihn nicht mehr frei, bis man ihn kurz vor 2 Uhr in den Operationssaal rollte. Wenige Minuten später verlor er das Bewußtsein, und Cooley, Liotta und die anderen begannen unter dem Klicken der Kameras ihr Werk. In der ersten Dreiviertelstunde bis zur Freilegung des Herzens war es nichts weiter als Routine. Erst dann mündete es in das Drama des Erstmaligen, Neuen, noch von keinem Menschen Gewagten ein.

Vor Cooleys Augen lag in der Tat ein Herz, dessen Muskel zu zwei Dritteln durch Narben verhärtet und das bis in die Zwischenwand der Herzkammern hinein durch Aneurysma-artige Veränderungen verkrüppelt war. Cooley tat, was er Haskell Karp versprochen hatte. Aber es war vom ersten Einschnitt an ein aussichtsloses Unterfangen. Zuviel von der Muskelsubstanz war zerstört, um ausgeschnitten, zu wenig war noch gesund, um wieder zusammengefügt zu werden. Cooley versuchte es trotzdem. Nach einer Stunde begann er mit dem Versuch, den mit Nähten bedeckten Torso des Herzens wieder zum Schlagen zu bringen, so wie Tausende von Herzen zuvor. Aber Haskell Karps Herz regte sich nicht mehr. Es flimmerte nicht einmal mehr. Nur die Herz-Lungen-Maschine hielt Karp am Leben. Und der geplante und erhoffte Weg zum Einbau der künstlichen Herzpumpe war frei.

Was immer Chirurgen, die sich an zahllose Herzoperationen und zwanzig Transplantationen gewöhnt hatten, noch an Gefühlskräften oder Fähigkeiten zu innerer Erregung besaßen, das wurde in der folgenden Stunde frei. Es übertrug sich auf alle anderen Beteiligten, sobald Cooley Karps Aorta, die Pulmonal-Arterie und schließlich die Wände der Herzvorhöfe durchtrennte und das zerstörte, blutende Herz aus der Brusthöhle hob. Noch unterschied sich sein Tun kaum von dem, was er an seinen Transplantations-Patienten von Thomas bis zu Willoughby, von Fierro bis Everman unternommen hatte. Aber es war das Vorspiel zu dem entscheidenden Akt, der wenige Augenblicke später begann.

Liotta reichte ihm den linken Kammerteil einer seiner Plastikpumpen, die der Größe von Karps Herz am nächsten kam. Cooley paßte das Stück ein, vereinigte es mit dem linken Vorhof, griff nach der rechten Kunstherzkammer in Liottas Hand, schnitt ihren Trichter mit gewohnter Schnelligkeit zurecht und vollendete auch hier die Naht. Im Operationsprotokoll klang alles nach kühlem Gewohnheitswerk: »Die Nahtverbindung mit der Pulmonal-Arterie, dann der Aorta wurde hergestellt ...« Und »Das Preßgas strömte in die Pumpkammern ein, die Herz-Lungen-Maschine wurde abgestellt« und »Die Preßgas-Schläuche wurden durch die Brustwand geführt ...« Und dann: »Ein stabiler Kreislauf begann ...« Sätze, Worte – kalt und ohne Emotion. Aber in Wirklichkeit wuchs die Spannung aller Beteiligten gerade in der Phase des Eingriffs, die der letzte Satz beschrieb, bis zu einem kaum noch erträglichen Grad. Auch in dem Versuchskalb Nr. 4596 hatte die Pumpe einen stabilen Kreislauf mit der Kraft ihrer Schläge gewaltsam erzwungen. Aber niemals hatte sie wieder echtes Leben und eine einzige Reaktion im Gehirn des Tieres entstehen lassen.

Würde Haskell Karp ins Leben zurückkehren? Würde sein Gehirn durch einen Reflex, durch eine einzige Bewegung verraten, daß ihm die Pumpe genügend Blut zum Leben gab?

Denton A. Cooley zu Jerry LeBlanc, 1970:

»... Dann kam ein neuer erregender Höhepunkt in meiner beruflichen Karriere, als Haskell Karp, noch auf dem Operationstisch ... seine Augen aufschlug ... Er ... blickte im Raum umher ... und das war überwältigend ... Niemals zuvor war jemandem das ganze Herz herausgeschnitten und durch eine künstliche Pumpe ersetzt worden. Und ja – das erste, was wir wissen, wenn ein Operierter seine Augen aufmacht, ist, daß sein Gehirn funktioniert ... das schließlich das Leben eines Menschen ausmacht.«

Nicht nur Cooley empfand das Erstmalige dieses Augenblicks. Liotta erlebte den Augenblick wahrscheinlich mit dem Triumphgefühl des Technologen, dessen Gewissen zugleich nichts so sehr benötigen mochte wie einen Erfolg. Der Mann am Steuergerät empfand ihn mit der beängstigenden, aber gleichwohl unwiderstehlichen Befriedigung des Ingenieurs, der als erster Mensch eine künstliche Herzpumpe in einem anderen Menschen mit seinen Händen regulierte. Er erlebte, daß dieser Mensch nicht auf der Stelle starb, sondern Zurufe hörte und unter dem Gewirr der Kabel, die an ihm hingen, seine Hände hob und mit dem Kopf nickte. Hallman, Bloodwell, Reinhard, alle Begleiter Cooleys auf so manchem Vorstoß in chirurgisches Neuland, hatten Tausende von Menschengesichtern nach Operationen gesehen. Die meisten waren gelblich-bleich oder grau gewesen. Karps Gesichtsfarbe aber war besser als die Farbe zahlloser Operierter, die mit einem eigenen Herzen in der Brust aus der Narkose erwachten. Die Fotografen arbeiteten so eifrig, wie Morse drei Jahre zuvor über dem Operationstisch mit DeRudder gearbeitet hatte. Und sie taten es, wie damals Morse, in dem Gefühl, einen verwegenen oder großen, skrupellosen oder historischen, auf jeden Fall alle Rahmen sprengenden Akt der Medizingeschichte festzuhalten.

Henry C. Reinhard jr., 1970:
»Es war beinahe unfaßbar, daß man ihn dort liegen sah und wußte, daß sich sein eigenes Herz nicht mehr in seinem Körper befand, sondern daß sein Leben von der technischen Apparatur abhing ... Dabei kamen die Polyäthylen-Schläuche aus seiner Brust heraus und führten zu den pneumatischen Maschinen ... Wenn Sie jemals in einer modernen Milchfarm waren und die Melkmaschinen gehört haben, dann können Sie sich das Geräusch vorstellen, das die Pumpmaschine erzeugt ...«

Die Nachricht über die erfolgreiche Operation verbreitete sich wie ein Lauffeuer. Der Rabbiner Witkin überbrachte sie Shirley Karp und Michael, der bei seiner vor Unruhe völlig erschöpften Mutter wartete. Ein Zufall wollte es, daß in dem gleichen Augenblick ein Houstoner Fernsehteam vor der Polizeisperre eintraf. Mehrere Tage zuvor hatte Cooley – nicht in seiner Eigenschaft als Chirurg, sondern als Sportsmann – dem Sender ein Interview zu einem Wettkampf zugesagt und nicht mehr rechtzeitig aufgekündigt. So wurden die Fernsehleute die ersten Reporter, die von der Einpflanzung einer Plastik-Herzpumpe erfuhren. Kurz darauf begann der allgemeine Ansturm der Fotografen und der Journalisten.

Ein Pressekorrespondent aus Houston in seiner Erinnerung:
»Cooley kam zu einer Konferenz heraus, zwanglos wie immer. Liotta kam hinterher. Und dann ließ Cooley die Bombe platzen –

und er wußte genau, daß es eine dicke Bombe war. Er erklärte, Liotta und er hätten in den letzten Monaten ein Kunstherz entwickelt, und ließ Bilder davon verteilen. Er sagte weiter, Liotta und er hätten es an Tieren ausprobiert und ein Kalb damit vierundvierzig Stunden am Leben gehalten. (Dies kam mir sonderbar vor, denn ich kannte Liotta nur als Angestellten einer Abteilung, die DeBakey unterstellt war.) Cooley sagte uns dann, er habe die ganze Sache nicht etwa als ein gewaltsames medizinisches Stoßtrupp-Unternehmen für das Kunstherz geplant. Nein, er sei mit der Absicht in den Operationssaal gegangen, an Haskell Karp eine Herzmuskel-Reparatur durchzuführen. Während der Operation hätten sie einsehen müssen, daß die Schäden an Karps Herz so groß waren, daß sie das Herz nicht wieder in Gang brachten. Nur eine Herztransplantation hätte Karp retten können. Aber, fuhr Cooley fort, wir wüßten ja, wie es mit Herzspendern aussehe. Er habe keinen einzigen. So hätten sie in einem Akt der Verzweiflung zu der künstlichen Pumpe gegriffen, um Karp am Leben zu erhalten, bis sie einen Spender auftreiben könnten. Die Pumpe arbeite erstaunlich. Karp sei erwacht wie ein Mensch mit seinem eigenen Herzen, und er, Cooley, hoffe, daß das Kunstherz noch viele Stunden weiterarbeiten werde. Niemand könne natürlich voraussagen, wie viele Stunden es sein würden, und deswegen gebe es jetzt nur eine einzige wichtige Aufgabe: einen Herzspender für Karp zu finden. Er bitte uns, alles zu tun, um den dringenden Ruf nach einem Herzspender mit Karps Blutgruppe Null rhesus positiv zu verbreiten.
Nun schön, so ist die Geschichte in den Zeitungen erschienen, und am Karfreitagabend und am Samstagmorgen hatten wir die medizinische Sensation des Jahres: Der erste Mensch mit einer Pumpmaschine in der Brust anstelle seines eigenen Herzens! Cooley war wieder ein Spitzenreiter, und es war klar, daß wir alles taten, um nach einem Herzspender für Haskell Karp zu fahnden. Wir bekamen auch Bilder von Karp auf dem Krankenbett.«

Mittlerweile kehrte Haskell Karp weiter ins volle Bewußtsein zurück, verspürte einen auf- und abschwellenden, pochenden fremden Druck in seiner Brust und versuchte, sich in dem Raum voller Maschinen, Ärzte und Schwestern zurechtzufinden. Der Trachealtubus, der zur Narkose benutzt worden war, steckte noch in seiner Luftröhre, um schnellstens eine künstliche Beatmung durchführen zu können, falls es zu einer Atemstörung kommen sollte. Als Karp nach einer Weile zu sprechen versuchte, brachte er nur undeutliche Laute hervor. Hilfesuchend machte er Zeichen mit einer Hand, bis man ihm Papier und einen Stift brachte. Dann schrieb er unsicher, aber leserlich die Frage: *»Welche Art von Operation?«*

Er wußte nicht, was außerhalb des Operationssaales vor sich ging – daß er gerade mit Cooley und dessen Team in den Mittelpunkt sensationeller Meldungen, Funk- und Fernsehberichte geriet, die um den ganzen Erdball jagten. Und hätte er es gewußt, so hätte es ihn nicht berührt, weil es für ihn in diesem Augenblick nur eine Frage von Bedeutung gab – die Frage: ob er sein eigenes Herz behalten hatte oder der anderen Möglichkeit ausgeliefert war, deren verzweifelte Abenteuerlichkeit er so gut und so bedrückend kannte.

Einer der anwesenden Ärzte erklärte ihm, daß die geplante Reparatur seines Herzens unmöglich gewesen sei und nur die künstliche Herzpumpe sein Leben gerettet habe. Mit optimistischem Lächeln setzte er hinzu, daß die Pumpe großartig arbeite und bereits alle Vorbereitungen im Gange seien, einen Herzspender nach Houston zu bringen und Karp das versprochene Herz zu geben.

Karps Gesichtsfarbe veränderte sich, er schloß die Augen, als wehre er sich dagegen, die Wahrheit zu sehen, die auf ihn einstürmte und ihm, dem Hilflosen, keinen Fluchtweg mehr ließ. Als er seine Augen lange Zeit später wieder aufschlug, hatte er sich mit der schmerzgewohnten Resignation dessen, der so oft eine weitere Stufe im Verfall seines Körpers ertragen hatte, ein wenig gefaßt. Er versuchte seinen müden und ohne Brille verschleierten Blick auf seine Brust zu richten, in der er nun einen stärkeren, schlagenden Schmerz verspürte. Dadurch wurde ihm noch deutlicher, daß er sein Herz nicht mehr besaß, sondern nur noch eine Maschine, die dort pumpte und ihn mit der Frage erschreckte, ob sie immer solche Schmerzen bereitete. Wenn sie es tat, dann konnte sie sein Herz nicht ersetzen, ohne ihn zu töten. Er hatte unendlich viele Schmerzen ertragen, aber diese Schmerzen waren anders als die Schmerzen, die er kannte. Und er dachte, daß sie sich mit dem neuen Herzen, das sie ihm versprochen hatten, beeilen müßten, damit dieser harte, kalte, unerträgliche Schmerz vorüberging. Darüber hörte er eine Stimme, die fragte, ob er Schmerzen habe. Er nickte, spürte einen Einstich – die Schmerzen schwanden und mit ihnen die Gedanken. Er wachte erst wieder auf, als eine Stimme ihm sagte, seine Frau dürfe ihn jetzt besuchen. Dann wurde Shirley, in steriler Kleidung und eine sterile Haube auf dem dunklen Haar, hereingelassen; kurz darauf erschien Michaels schmales Gesicht auf der Zuschauergalerie über dem Operationssaal, um den Vater wenigstens aus der Entfernung zu sehen. Da der Tubus in Karps Kehle ihn stumm machte, mußte er auch jetzt für sich behalten, was ihn als ersten Menschen mit einer Herzpumpe bewegte. Er deutete nur auf seine Augen, um anzuzeigen, daß man ihm seine Brille geben möge, damit er Shirley und Michael besser sehen konnte. Man reichte sie ihm. Schwach winkte er zu seinem Sohn hinauf, wortlos hielt er die Hand seiner Frau, und jetzt sah er zum ersten Mal klar die Schläuche, die Leitungen, die Gasflasche, die Pumpmaschinerie zur Linken seines Bettes und den Techniker, der – das Gesicht halb hinter einer Chirurgenmaske verborgen – vor dieser Maschine saß, Bildschirme und Signallampen beobachtete und Schaltknöpfe bewegte. Später ließ er erkennen, daß er wieder Schmerzen in seiner Brust verspürte, bekam eine neue Injektion und ergab sich, von neuem eindämmernd, der Maschine, an die er nun gekettet war.

Denton A. Cooley in seiner Erinnerung, 1970:
»Wir ahnten leider nicht die Schwierigkeiten voraus, in die wir bei der Beschaffung eines Spenderherzens geraten würden. Am Anfang sah es ganz hoffnungsvoll aus. Wir erhielten einen Anruf aus Cleveland, einer kleinen Stadt in Ost-Texas, so etwa fünfundsiebzig Meilen von hier . . . und wir dachten, nun hätten wir schon einen Spender . . . Tatsächlich aber war dieser Spender bereits tot, als sie uns anriefen. . . . Der betreffende Patient war an zahlreichen Blutgerinnseln gestorben, und wahrscheinlich hatte er Gerinnsel auch im Herzen und im Gehirn . . . Wir konnten ihn nicht verwenden. Es war ein Augenblick . . . schrecklicher Enttäuschung . . .«

Um auf die beabsichtigte Herztransplantation vorbereitet zu sein, ordnete Cooley an, daß Karp hohe Dosen Imuran erhielt. Er wollte einer Abstoßung so früh wie möglich entgegenwirken, selbst wenn es vielleicht *zu früh* geschah und er damit auch Haskell Karps Abwehrkräfte gegen Infektionen zu früh zerstörte.
Die Telefonistinnen und Sekretärinnen, die auf Meldungen über Herzspender warteten, erhielten unterdessen alle vier bis fünf Minuten einen Anruf, darunter solche aus Kanada, Argentinien, England, Frankreich und Australien. Doch entweder handelte es sich um Anfragen von Zeitungen, Funk- und Fernsehstationen oder um neue Angebote von Spendern, die nicht zu gebrauchen waren. Unter anderem telefonierten Hysteriker und Geisteskranke, die Cooley anboten, er könne ihr lebendes Herz aus ihrer Brust schneiden und in Karp verpflanzen.
Die Lage wurde zum ersten Mal beunruhigend, als die laufenden Kontrolluntersuchungen von Karps Kreislauf und Blutchemie zunächst schleichend, dann deutlicher verdächtige Änderungen ankün-

digten. Wenn Cooley den Operationsraum betrat, hörte er zwar das regelmäßige, äußerlich beruhigend klingende Geräusch der Pumpe; aber die Techniker, die das Steuergerät bedienten, meldeten, daß die Pumpleistung periodisch nachließ, weil sich in Karps Gefäßsystem irgendwelche Widerstände gegen den Blutstrom bildeten. Diese Widerstände waren auch nicht zu überwinden, wenn man größere Mengen Kohlensäure in die Pumpkammern des Herzens preßte. Karps Blutgefäße hatten sich auf geheimnisvolle Weise verengt. Die Verengung ging so weit, daß sich sein ganzes Gefäßsystem in ein Netz erstarrter, verhärteter Röhren verwandelte.
Die Kardiologen, die Cooley befragte, befürchteten, daß Arterien und Venen den ungewohnten, harten, mechanischen Rhythmus der Plastikpumpe nicht vertrügen und sich durch Krampfzustände dagegen wehrten. Es war auch denkbar, daß sich hinter der Gefäßerstarrung andere, weniger mechanische Ursachen verbargen. Vielleicht führte die Pumpe, die bei den Kälbern so viele rätselhafte Veränderungen hervorgerufen hatte, auch beim Menschen zu noch unbekannten Blutstörungen, die eine unnatürlich große Ausscheidung von gefäßverengenden Hormonen zur Folge hatten?
Die Kardiologen empfahlen Versuche mit dem gefäßerweiternden Mittel Arfomad. Während Haskell Karp, halb wach, unbeweglich, zum Schweigen verurteilt und mit eingesperrter Gedankenwelt dalag, maßen Röntgentechniker mit einem fahrbaren Gerät die Ausstoßleistung der Herzpumpe, nachdem sie Kontrastmittel in seine Gefäße gespritzt hatten. Es zeigte sich schließlich, daß die Gefäßstarre unter Arfomad-Wirkung überwunden wurde.
Währenddessen kündigten sich weitere Komplikationen an. Der Gehalt an Blutfarbstoff in Karps Blutserum, der den Grad der Zerstörung der roten Blutkörperchen verriet, stieg seit dem Beginn der Pumparbeit so sehr an, daß Karp blutigen Urin ausschied. Liotta vertrat die Überzeugung, dieser Zustand werde sich bessern, sobald sich die Innenwände der Pumpe mit Fibrin bedeckten. Er behielt damit auch recht. Aber dadurch änderte sich nichts an der Erkenntnis, daß die Gesamt-Herzpumpe auch beim Menschen Zerstörungen von Blutkörperchen verursachte. Die Frage, welche Folge diese Veränderung in Haskell Karps Nieren heraufbeschwören würde, ließ sich nicht mehr beiseite wischen. Meldeten sich die Bilder der Kälber, die unter totalem Nierenversagen gestorben waren? Vielleicht mußte Cooley sich fragen, ob seine optimistische Hoffnung, der Mensch werde, so wie bei der offenen Herzchirurgie, auch beim Kunstherzen besser reagieren als die Versuchstiere im Laboratorium, Selbsttäuschung war.

Denton A. Cooley zu Jerry LeBlanc, 1970:
»Ich glaube nicht, daß das mechanische Herz ein sehr schmerzhaftes Erlebnis für ihn war, denn wir hielten ihn ständig unter betäubenden Mitteln ...«

Doch dann – am Abend und in der Nacht vom 4. auf den 5. April (noch immer lag keine Meldung über einen brauchbaren Spender vor) – kam er bei Karp zu Atembeschwerden, die ihn aus seinem Dämmerzustand aufwachen und nach Atemluft ringen ließen. Der Anschluß an das Atemgerät besserte zwar seinen Zustand. Aber die Laboratoriumstechniker meldeten, daß sich in seinem Körper Sauerstoffdiffusions-Störungen entwickelten: Der Sauerstoff der Atemluft verband sich nur noch teilweise mit dem Blut. Damit klopfte ein neues Gespenst an die Tür. Vielleicht – vielleicht erinnerten sie Liotta an die Versuchskälber Nr. 6 und Nr. 7, bei denen es notwendig gewesen war, sie bis zu ihrem Ende künstlich zu beatmen, deren Gewebe aber ihre Lebensfähigkeit trotzdem verloren hatten und zugrunde gegangen waren, weil selbst der reine Sauerstoff, den die Tiere atmeten, nicht mehr seinen Weg zu ihren Zellen fand. Nur wenig später meldete sich mahnend das nächste Gespenst: Karps Nierenausscheidung nahm von Stunde zu Stunde weiter ab.
Da war sie also, die alte Drohung des Nierentodes und der geheimnisvoll zerstörerischen Wirkung künstlicher Herzpumpen auf das Nierensystem, die DeBakey schon bei seinen Bypass-Pumpen erlebt hatte. Sie kümmerte sich nicht um Liottas Begeisterung über die zuverlässige Mechanik des Kunstherzens. Sie ließ sich nicht durch Cooleys Virtuosenhände oder seinen Optimismus beeindrucken. Sie war einfach da, und sie behauptete sich.

Denton A. Cooley zu Jerry LeBlanc, 1970:
»Well, die ... Tage waren einigermaßen qualvoll – wir hofften ... wir warteten weiter darauf, einen Spender zu bekommen, aber nichts geschah ...«

Auch am frühen Morgen des 5. April arbeitete die Pumpe selbst regelmäßig weiter. Haskell Karp lag meist bewegungslos auf dem Rücken, war lethargisch oder blickte, wenn er wach war, durch seine große dunkle Hornbrille zur Decke empor. Wenn man zeitweise das Atemgerät und den Luftröhrentubus entfernte, sprach er ein paar Worte und trank auch aus einem Glas, das seine Frau ihm reichte. Wäre es ihm gegeben gewesen, wirklich in Worte zu fassen, was ein Mensch mit einer Pumpe in der Brust empfand, dann tat er

dies entweder unter der Wirkung der Opiate nicht, oder das, was er sagte, gelangte niemals durch die Mauern des Operationssaales in die Außenwelt. Die Schwierigkeiten der Sauerstoffdiffusion hielten an, die Nierenausscheidung nahm weiter ab: Als man Dr. Robert O. Morgan als Urologen zu Rate zog, konstatierte er fast vollständige Harnsperre. Intravenöse Gaben des harntreibenden Mittels Mannitol blieben wirkungslos. Das Klopfen der Gespenster an die Tür wurde lauter und lauter.
Shirley Karp, die nichts von Nierenversagen, Anurie, Sauerstoffdiffusion und Gefäßverhärtung wußte und deshalb nicht das drohende Klopfen der Gespenster hören konnte, aber mit dem Instinkt einer mütterlichen Frau fühlte, daß Haskell irgendwo innerlich Schaden nahm, richtete ihre Hoffnungen immer wieder an seiner vermeintlich guten Gesichtsfarbe auf. Sie bedeutete ihr soviel wie: leben. Aber sie war eine gläubige Frau, und wenn auch sie – nach Haskell – die Genehmigung zur Verwendung des Kunstherzens unterzeichnet hatte, so war es auch bei ihr in der Hoffnung geschehen, daß es niemals wirklich dazu kommen würde. Je länger sie das schrecklich monotone, seelenlose Geräusch der Maschine hörte, desto mehr empfand sie, daß in Haskells Brust kein von Gott geschaffenes Organ arbeitete, sondern ein totes Menschenwerk, dessen Geräusch sie mit Angst erfüllte. Als Stunde um Stunde kein Spender gefunden wurde, bat sie, man möge sie selbst über Funk oder durch die Zeitungen zu den Menschen ganz Amerikas sprechen und um ein Herz für Haskell bitten lassen. Sie schrieb schließlich ein paar flehentliche Sätze nieder. Und Reinhards Public Relations-Leute sorgten dafür, daß diese Sätze noch in den Morgenzeitungen des 5. April erschienen.

»Haskell Karps Frau bittet um ein Herz
Irgend jemand irgendwo möge diesen meinen Ruf vernehmen. Es ist der Ruf nach einem Herzen für meinen Mann. Ich sehe ihn daliegen und höre ihn atmen und weiß, daß in seiner Brust, dort, wo das von Gott geschaffene Herz schlagen sollte, eine von Menschen gebaute Maschine schlägt. Niemand weiß genau, wie lange er damit leben kann.
Ich weine ohne Tränen, und ich warte voller Hoffnung. Auch meine Kinder warten, und wir beten ...
Gott der Herr gibt und Gott der Herr nimmt. Aber Gott der Herr gab uns auch begnadete Männer wie Dr. Denton Cooley und Dr. Domingo Liotta, die ein Leben verlängern können. Vielleicht gibt es irgendwo das Geschenk eines Herzens für meinen Mann ...«

Millionen lasen oder hörten diesen Aufruf. Aber weiter verging Stunde um Stunde, ohne daß Cooley seinem Ziel nähergekommen wäre. Die Herzpumpe arbeitete zwar weiter. Keine technische Störung zeichnete sich ab, kein Versagen der Meßgeräte, die den Druck in Karps Herzkammer maßen. Keine Störung der Monitore. Und auch kein Zerreißen von Pumpen-Membranen, wie es mindestens eines der Kälber getötet hatte. Das klang wie technischer Triumph. Aber es besagte nichts darüber, wieviel von Haskell Karps Lebenskraft weiter einer versteckten, nicht zu fassenden, allen Beeinflussungen durch die Technik entzogenen Zerstörung entgegenging.

Denton A. Cooley zu Jerry LeBlanc, 1970:
»Karp wußte nichts von den Schwierigkeiten bei der Suche nach einem Spender ... Wir erzählten ihm, daß wir die nächste Etappe seiner Behandlung vorbereiteten und daß die Rettung für ihn unterwegs sei ...«

Die Public Relations-Leute gaben verzweifelt neue Mitteilungen Cooleys und Shirley Karps an die Presse:
Cooley: »Ich bin enttäuscht und alarmiert darüber, daß wir noch keinen Spender haben.«
Shirley Karp: »Wenn ich selbst mein Herz hergeben könnte, würde ich es tun. Mein Mann ist noch jung. Er leidet seit zehn Jahren. Er hat doch ein Recht, noch etwas Gutes zu sehen und zu erleben ...«

Aber statt der erhofften Nachricht über einen Spender empfing Reinhard nur den Anruf eines Hysterikers, der sich an der Vorstellung eines in Schlagzeilen gefeierten Opfertodes für die Menschheit berauschte. Der Anruf kam aus Atlanta: »Was würden Sie tun, wenn ich einfach nach Houston komme, mich neben Mr. Karp stelle und mir das Hirn aus dem Schädel schieße ...«
Reinhard erwiderte: »Wir würden Sie in die Leichenhalle bringen ...«
»Sie meinen, Sie würden mein Herz nicht benutzen?«
»Nein, wir würden es nicht benutzen ...«
»Warum nicht?«
»Weil wir das nicht ohne Ihre nächsten Anverwandten tun dürften!«
»Well, die kümmern sich einen Dreck darum, was mir passiert. Das braucht Sie nichts anzugehen ... Es ist *mein* Herz. Und, verdammt – ich kann damit verdammt machen, was mir gefällt ...«
»Es tut mir leid, ich kann nicht länger sprechen ...«

»In Ordnung ... Dann komme ich nach Houston ... Verlassen Sie sich drauf ...«
Reinhard forderte den Posten vor dem Operationssaal zu erhöhter Wachsamkeit auf. Unterdessen begann die Nacht auf Sonntag, den 6. April. Die Ingenieure, Ärzte, Schwestern und Techniker der Nachtschicht gingen an ihre Plätze. In der Notstromzentrale verbrachte man die zweite Nacht im Bereitschaftsdienst. Reporter aus Chicago erfuhren von einem Informanten aus dem Hospital, daß Karp Witze mache und erklärt habe: »Ich war immer ein lausiger Golfspieler. Aber wenn ich das hinter mir habe, möchte ich es noch einmal probieren ...« Das war genau der Stoff, den sie, wie in der Transplantations-Ära, benötigten, um die Geschichte vom Wunder des ersten Kunstherzens noch wunderbarer und glaubhafter erzählen zu können.
Haskell Karp aber befand sich jetzt in einer Welt zwischen Leben und Tod, die keine Scherze gestattete. Seine Nieren stellten unwiderruflich ihre Arbeit ein. Neue Blutuntersuchungen verrieten zum ersten Mal eine fortschreitende Abnahme der Blutplättchen, welche die Blutgerinnung regulieren. Hinzu kam ein starkes Abfallen der Zahl der weißen Blutkörperchen, der Hauptträger der Infektionsabwehr. In den Röntgenaufnahmen, die bis dahin freie Lungenfelder gezeigt hatten, erschienen plötzlich dunkle Verschattungen des rechten unteren Lungenflügels.

Ein Pressekorrespondent aus Houston in seiner Erinnerung:
»Cooley hätte blind sein müssen, wenn ihm am Sonntag nicht bewußt geworden wäre, daß er mit jeder Stunde, die verstrich, ohne daß er ein Herz kriegte, einem Debakel entgegenging. Wenn Karp mit der Pumpe in der Brust starb, wenn Cooley ihn nicht mit einem Spenderherzen wenigstens noch lebend vom Operationstisch brachte, dann war das Ziel, dessentwegen er das Kunstherz nach seiner eigenen Behauptung eingepflanzt haben wollte, nicht erreicht. Er konnte dann zwar immer noch erklären, daß eben niemand in ganz Nordamerika bereit gewesen wäre, das Herz eines Toten für Haskell Karp zu opfern, und daß Karp nur deswegen gestorben sei. Er hätte auch versuchen können, Karps Überleben, das ja nun schon mehr als vierzig Stunden währte, als Triumph seines künstlichen Herzens auszudeuten.
Aber – um diese Zeit, am Sonntagvormittag, rief mich ein Freund aus Washington an, der über die dortige Tagung des ›National Heart Institute‹ berichtete. DeBakey hatte in Washington völlig überraschend durch Kollegen von den Berichten über Cooleys Unterneh-

mung erfahren. Noch bevor die Nachricht bekannt wurde, hatte er sich über die Arbeitsergebnisse seines Kunstherz-Teams geäußert. Er hatte dabei nicht verschwiegen, daß die Ergebnisse aller Tierexperimente zu so katastrophalen Ergebnissen geführt hatten, daß noch umfassende Entwicklungsarbeiten notwendig seien, bevor man an eine erste Erprobung am Menschen denken könne. Und in diese Atmosphäre war dann schließlich die Nachricht von der Karp-Geschichte geplatzt.

Niemand hatte jemals über Cooleys Forschungsarbeiten auf dem Gebiet des Kunstherzens gehört. Alle kannten ihn nur als Verfechter der Herztransplantation, und so hielt man es für ausgeschlossen, daß er, wie er behauptete, in den letzten Monaten plötzlich ein Plastikherz entwickelt habe. Die Zeitungsabbildungen des Herzens, das jetzt in Karps Körper arbeitete, glichen haargenau Bildern der Kunstherzen, die von DeBakeys Team gebaut waren, und die Erwähnung Dr. Liottas in unseren Meldungen hatte den Verdacht aufkommen lassen, daß Cooley auf nicht ganz legale Weise in den Besitz eines Kunstherzens geraten sei. Damit hätte er Karp einen Kunstherztyp eingepflanzt, der in Tieren versagt hatte. Und man sprach über ein ehrgeizig-leichtfertiges Unternehmen, das die ganze Kunstherz-Entwicklung in Mißkredit bringen würde.

Mein Freund berichtete, daß man von einer Untersuchung gegen Cooley munkelte. Wenn Cooley wirklich ein Herz verwendet hatte, das von DeBakeys Team mit Hilfe von Geldern des ›National Heart Institute‹ entwickelt worden war, hätte er sich an die Regeln dieses Instituts halten müssen, die erfolgreiche Tierversuche fordern, bevor Menschenversuche angestellt werden dürfen. Außerdem hätte der Menschenversuch durch eine unabhängige Ärztekommission genehmigt werden müssen. Eines war sicher: Cooley hatte um keine Genehmigung ersucht, und man argwöhnte, daß er dies vermieden hatte, um die sichere Ablehnung seines Vorhabens zu umgehen. DeBakey selbst verweigerte noch jede Stellungnahme ...

Dieser Anruf machte die Sache noch mysteriöser. Aber ich fand keine Gelegenheit, eine Stellungnahme zu bekommen, denn kurz darauf begannen die Ereignisse sich zu überschlagen. Am frühen Nachmittag hieß es, Cooley sei außergewöhnlich deprimiert. Die Pumpe lief jetzt runde achtundvierzig Stunden, aber angeblich stimmte etwas mit dem Patienten nicht. Kurz darauf sickerte urplötzlich die Nachricht durch, es bestehe die Aussicht auf einen Spender. Angeblich befand er sich in Massachusetts, 1500 Meilen entfernt. Aber es hieß, Cooley werde ein Düsenflugzeug chartern und den Spender nach Houston zu holen.«

Barbara Ewan hatte niemals von Haskell Karp, von Denton A. Cooley und vom künstlichen Herzen gehört. Seit Sonntag, dem 6. April, morgens 10 Uhr, lag sie im »General Hospital« des kleinen Massachusetts-Städtchens Lawrence im Koma. Sie wurde künstlich beatmet. Nur ihr Herz schlug noch, aber es war lediglich eine Frage der Zeit, wann auch dieses Herz stillstehen würde.
Sie war eine kräftig gebaute Frau von vierzig Jahren, deren Gesicht auch noch in der Bewußtlosigkeit verriet, daß ein schweres Leben sie zu Ausdauer und Härte erzogen hatte und daß sie, wie die Leute sagten, eine »Tigerin« gewesen war. Es war ihr gar nichts anderes übriggeblieben, denn ihr Mann Robert O. Ewan war 1952, als sie selbst erst zweiundzwanzig Jahre zählte, gestorben, und sie hatte allein und ohne jede Hilfe ihre drei Töchter, Carol, Gail und Sharon, großgezogen und durchs Leben gebracht.
Möglicherweise hatte dieses Leben am Ende doch zuviel von ihr gefordert. Jedenfalls war sie am 9. März ins »Lawrence General Hospital« gebracht worden, weil sie unter Depressionen litt, die mit Elektroschocks behandelt werden sollten. Aus einem solchen Schock war sie nicht mehr aufgewacht. Alle Versuche, sie aus der Bewußtlosigkeit zurückzuholen, waren gescheitert, und Dr. Robert Lennon, der leitende Anästhesist des Hospitals, wußte, daß sie hoffnungslos verloren und der Gehirntod eingetreten war, wenn auch ihr Herz noch schlug.
Schon am Samstag hatte Lennon Cooleys Aufrufe nach einem Herzspender im Radio gehört, aber keinen Augenblick lang an Barbara Ewan gedacht. Die Aufrufe waren ihm wie eine »dramatische News Story« vorgekommen. Als sie in der Nacht zum Sonntag wiederholt wurden, hatte er mit einer gewissen Verwunderung gedacht, daß irgend etwas in Amerika nicht mehr stimmen könne, wenn sich im ganzen Land kein Spender finden ließ. Erst als er am Sonntagvormittag, während Barbara Ewan ins Koma versank, im Funk eine Wiederholung von Shirley Karps flehender Bitte um ein Herz hörte, war in ihm eine Gedankenverbindung zu der Sterbenden in seiner Intensiv-Pflegestation entstanden.
Eine halbe Stunde später hatte er das »St. Luke's Hospital« angerufen. Cooley selbst hatte sich mit fühlbarer Erregung in der Stimme gemeldet, Lennons Beschreibung des Zustandes seiner Patientin angehört und dringend nach Barbara Ewans Blutgruppe gefragt. Da Lennon die Blutgruppe erst im Krankenblatt nachschlagen mußte, war es zu einem zweiten Gespräch gekommen. Als feststand, daß Barbara Ewan die gleiche Gruppe besaß wie Haskell Karp, hatte Cooleys Erregung sich noch verstärkt. Er bat Lennon, alles zu

tun, um die Zustimmung der Angehörigen von Barbara Ewan für eine Herztransplantation zu beschaffen und das Herz seiner Patientin in Gang zu halten. Er werde, sobald er eine Nachricht über die Zustimmung erhalte, ein schnelles Düsenflugzeug mit einem Ärzte-Team nach Lawrence schicken. Selbstverständlich könne Lennon seine Patientin nach Houston begleiten. Außerdem werde in dem Flugzeug Platz für einen der nächsten Angehörigen sein. Er fügte hinzu: Es klinge vielleicht unglaubwürdig, aber sie stünden in Houston unter ungewöhnlichem Druck, die Zeit verrinne mit tödlicher Eile.

Es war begreiflich, daß die Verbindung mit Cooley und die Aussicht, Teilnehmer am vielleicht bedeutendsten medizinischen Ereignis des Jahres 1969 sein zu können, für einen Provinzarzt Verlockung und Ansporn zugleich bedeuteten. Lennon alarmierte die Kollegen, die Barbara Ewan als Hausärzte behandelt hatten und ihre Familienverhältnisse kannten. Dann sprach er mit Carol, Barbara Ewans ältester Tochter, die zweiundzwanzig Jahre und somit alt genug war, ihre Zustimmung zur Verwendung ihrer Mutter als Spenderin zu geben. Er überredete oder überzeugte sie ... Jedenfalls rief er gegen 5 Uhr Cooley von neuem an und teilte ihm mit, er sei im Besitz der Zustimmung.

Der Anruf bedeutete für Cooley die Erlösung von einem kaum noch zu ertragenden Druck. Um keine Zeit zu verlieren, hatte Reinhard schon vorher Verbindung mit der privaten VIP-Fluglinie aufgenommen, die gemeinhin Charterflüge für Industrielle und Manager durchführte. Ihr Chefpilot Charlie Smith hatte während der Blütezeit der Transplantationen mehrfach im Auftrag und auf Rechnung Cooleys, des »St. Luke's Hospital« oder des »Texas Heart Institute« Spender und Empfänger transportiert – aber niemals über eine so große Entfernung wie jetzt. Doch der Auftrag war so dringlich, daß ein achtsitziger Lear-Jet mit Smith und seinem Copiloten schon um 7 Uhr startbereit war. Wegen der Ungewöhnlichkeit des Falles erhielten sie von der Federal Aviation Agency eine Flugroute, die fast gradlinig über New York nach Lawrence führte. Wenige Minuten später trafen Hudkins Landes und Carol Martinshek, zwei Spezialisten des »St. Luke's« für Intensivpflege, ein, um Barbara Ewan während des Fluges in ihre Obhut zu nehmen. Um 7.12 Uhr kam eine letzte Meldung, wonach Barbara Ewans Herz noch schlug und die Maschine planmäßig starten solle. So hob sie drei Minuten später ab und nahm direkten Kurs nach Norden.

Unterdessen waren Lennon und einige andere Ärzte und Techniker um Barbara Ewan versammelt – nicht um, wie es wenige Stunden vorher noch geschehen war, auf das Erlöschen ihrer Herztöne zu warten, sondern um das Herz mit allen Mitteln am Schlagen zu erhalten. Sie erfuhren, daß die Flugdauer zwischen Houston und Lawrence drei bis vier Stunden betrage. Wenn sie für den Rückflug die gleiche Zeit veranschlagten, mußte Barbara Ewans Herz noch für wenigstens neun Stunden schlagen. Carol und ihre jüngeren Schwestern Gail und Sharon warteten in einem Nebenraum. Carol fröstelte, nicht nur, weil sie vor Erregung vergessen hatte, einen Mantel umzulegen, sondern weil sie die Frage peinigte, ob sie die richtige Entscheidung getroffen hatte, als sie die Erlaubnis gab, ihre sterbende oder, wie Dr. Lennon sagte, schon tote Mutter fünfzehnhundert Meilen weit nach Süden fliegen zu lassen, um ihr Herz herauszuschneiden und das Leben Haskell Karps zu retten, über den sie am Morgen zum ersten Mal in einer Zeitung gelesen hatte. Draußen drehten sich unentwegt die roten Lichter einer Feuerwehr-Ambulanz, die ihre Mutter zum Flughafen fahren sollte, und auf dem Flugplatz selbst waren bereits die Lichter der Landebahn für das Flugzeug aus Texas bereit. Carol war schon im technologischen Zeitalter aufgewachsen. Trotzdem hatte sie das Gefühl, in einer unwirklichen Welt zu leben, in der Düsenflugzeuge Tote mit noch schlagenden Herzen transportierten, um diese Herzen medizinisch verwenden zu lassen, und die ihres Herzens beraubten Toten wieder nach Hause brachten, damit man sie bestatten konnte.

Um 10.30 Uhr abends meldete die Federal Aviation Agency das Eintreffen des Flugzeuges aus Texas über New York. Die Maschine hatte bei günstigen Rückenwinden 500 Meilen pro Stunde zurückgelegt und sollte gegen 11 Uhr in Lawrence landen. So trug man Barbara Ewan in die Nacht und in die Ambulanz hinaus. Nur ihr Kopf ragte aus den weißen Hüllen. Das Haar hing herab, ihr starres Gesicht war durch Schläuche, Binden und Heftpflaster verdeckt. Carol folgte der Ambulanz in ihrem Auto. Später wartete sie, immer noch fröstelnd und von Zweifeln gequält, im Abfertigungsgebäude in der Nähe der Bahre, nebe der die Ärzte und Techniker knieten, während das Düsengeräusch der landenden Maschine lauter und lauter wurde.

Eine Stimme meldete, daß Haskell Karp noch am Leben sei und daß Barbara Ewan verladen und planmäßig überführt werden solle. Um 12.35 Uhr saß Carol auf einem der roten Sitze. Die Bahre mit ihrer Mutter hatte man über drei Sitze hinweg festgeschnallt. Dr. Lennon und die beiden Fremden aus Houston waren über ihre leblose Gestalt gebeugt oder hantierten an Geräten, deren Bedeutung Carol nicht kannte. Jetzt rollte das Flugzeug über die Bahn –

Carol glaubte mitzufühlen, wie der hilflose Leib ihrer Mutter au
und ab geschüttelt wurde. Aber dann waren sie in der Luft – di
Maschine hatte abgehoben. Carol war so erschöpft, daß sie in sic
zusammengesunken und eingeschlafen wäre, hätte die Erregung si
nicht wachgehalten. Vor sich sah sie den Piloten und den Copiloten
die mit Houston sprachen; während sie die Wortfetzen aufnahm
wurde ihr endgültig bewußt, daß sie sich auf einem Wettflug mi
dem Tod befand und daß dieser Flug in dem gleichen Augenblic
nutzlos war, in dem das Herz ihrer Mutter oder das Plastikher
Haskell Karps in Houston stehenblieb.
Sie wußte nicht, wie lange sie schon unterwegs waren, als der Chef
pilot plötzlich seinen Kopf nach hinten wendete. Er sagte: »Es tu
uns leid. Aber wir haben eine technische Störung. Unsere Hydraulil
ist ausgefallen . . . Wir sind über Louisiana, und wir werden versu-
chen, auf einem Stützpunkt der Luftwaffe zu landen.«
Sie war zu müde, um sofort die volle Bedeutung dieser Worte z
erfassen. Erst Sekunden später verstand sie: Sie mußten notlande
– mit ihrer Mutter notlanden, und alles war vielleicht umsonst. De
Pilot setzte hinzu: »Wir brauchen eine sehr lange Piste, weil wi
ohne Bremsen landen müssen. Wir werden in Barksdale-Shrevepor
landen. Aber wir haben aus Houston schon eine zweite Maschin
angefordert, die nach Barksdale kommt, Sie alle übernimmt un
nach Houston bringt . . .«
Was er sagte, sollte beruhigend klingen. Aber es beruhigte wede
Lennon noch die Techniker aus Houston. Keiner dachte an eine Ge-
fahr für sich selbst, aber alle fragten sich, ob Barbara Ewans Her
eine harte Landung schlagend überstehen würden und wieviel Zei
durch die Notlandung verlorenging. Es war jetzt kurz vor 2 Uh
nachts. Wie lange würde es, wenn die Landung ohne Störung ver-
lief, dauern, bis die Reservemaschine eintraf? Wie lange?
Niemand von ihnen wußte in diesem Augenblick, daß Barksdal
ein Stützpunkt des Strategischen Bomber-Kommandos war, au
dem voll betankte und munitionierte B-52-Bomber Tag und Nacht
in Startbereitschaft standen – ein Stützpunkt, der als militärisches
Sicherheitsobjekt ersten Ranges galt. Aber es blieb ihnen auch nicht
viel Zeit, weiter über die Notlandung nachzudenken, denn sie muß-
ten sich auf die Erhaltung der Atmung und des Herzschlages von
Barbara Ewan konzentrieren, während der Pilot die Maschine nach
unten zog und irgendwo aufsetzte. Sie spürten das Rumpeln über
eine Bahn, die kein Ende nehmen wollte. Dann war die Maschine in
Scheinwerferlicht getaucht und von Posten mit Maschinenpistolen
umstellt. Es mochte irrsinnig anmuten, aber für einen Augenblick

dachten sie alle, sie seien auf Kuba gelandet. Der Pilot versuchte den Posten zu erklären, woher sie kamen und welch gespenstische Fracht sie mit sich führten. Aber die Posten kletterten selbst in das Flugzeug hinein, und erst als sie Barbara Ewan und das Beatmungsgerät sahen, glaubten sie, daß es sich bei der Landung nicht um einen ausgeklügelten Spionageversuch handelte, sondern tatsächlich um den Transport einer Sterbenden für Denton A. Cooley.
Von diesem Augenblick an versuchten sie zu helfen, soweit sie helfen konnten. Aber diese Hilfe beschränkte sich darauf, die Maschine von der Landebahn zum Abstellen auf einen »Taxiway« zu bringen. Dann folgte ein Warten ohne Ende. Lennon bemerkte, daß die Kraft von Barbara Ewans Herz trotz Infusionen und Injektionen nachließ und die Möglichkeit eines Herzstillstandes immer näherrückte. Es war deshalb für ihn eine unendliche Erleichterung, als er über die Flughafen-Zentrale hörte, das Ersatzflugzeug sei schon im Anflug auf Barksdale, es werde in den nächsten Minuten landen, und Haskell Karp, nach rund sechzig Stunden mit der Plastikpumpe in der Brust, lebe noch ... Aber selbst die Minuten, die noch vergingen, kamen ihm endlos vor.
Endlich, gegen 3 Uhr, tauchte der zweite Lear-Jet im Scheinwerferlicht dicht neben der havarierten Maschine auf. Soldaten trugen Barbara Ewan hinüber. Sie waren alle so erregt, daß ihnen das Gespenstische dieser Zwischenlandung in Barksdale erst viel später, auf dem Weiterflug, voll zum Bewußtsein kam. Dann zählten sie von neuem die Minuten, bis der Hobby-Flughafen von Houston gegen 4 Uhr unter ihnen auftauchte und nach der Landung drei heulende Ambulanzen auf sie zufuhren. Noch einmal verluden sie die Tote mit dem noch schlagenden Herzen – diesmal in einen der Wagen. Dann rasten sie über die letzte Etappe ihrer Odyssee. Aber als sie nur noch einen Häuserblock vom »St. Luke's Hospital« entfernt waren, mußten sie erkennen, daß es immer noch nicht die letzte Etappe war. Barbara Ewans Herz begann zu flimmern – gleich darauf setzte es aus und stand still. Landes griff mit einem Gefühl frustrierter Verzweiflung zu und begann das Herz zu massieren, während der Fahrer sein Tempo noch mehr beschleunigte. So erreichten sie die Einfahrt des »St. Luke's«.

Denton A. Cooley zu Jerry LeBlanc, 1970:
»Wir hatten gerade noch Zeit, den elektrischen Defibrillator einzusetzen und das Herz wieder in Gang zu bringen. Beinahe hätten wir auch diese Spenderin nach einer Reise über rund dreitausend Meilen verloren ... Nach all den unbeschreiblichen Erlebnissen, die

hinter uns lagen, verloren wir die Spenderin fast auf den letzten Metern vor dem Ziel ... Es war in den frühen Morgenstunden gegen 5 Uhr am 7. April ...«

Als man die Bahre mit Barbara Ewan in den Operationstrakt fuhr, beendete die Herzpumpe in Haskell Karp die dreiundsechzigste Stunde ihrer Arbeit. Wenn man sie nur als mechanisches Gerät bewertete, hatten Cooley und Liotta in ihrem optimistischen Glauben, sie werde in einem Menschen länger arbeiten als in einem Tier, recht behalten. Wenn man aber an Haskell Karp als ein Lebewesen dachte, das sich diesem großen Abenteuer unterworfen hatte, um am Leben zu bleiben und weiterleben zu können, dann hatte die Pumpe ihn von Stunde zu Stunde dem Tode nähergebracht. Nicht nur seine Nieren waren tot, sondern auch in seinen anderen Körpergeweben gingen Zug um Zug jene geheimnisvollen biologischen Kräfte verloren, die ihr wirkliches Leben ausmachten. Und es spielte keine Rolle mehr, ob Haskell Karp seine Augen aufschlug und nickte, als Cooley zu ihm eilte, um ihm mitzuteilen, daß ein Herzspender soeben ins Hospital gebracht werde und man ihm jetzt ein neues, natürliches Herz geben könne.

Denton A. Cooley zu Jerry LeBlanc, 1970:
»Als alles im Gange war, sagte ich ihm, daß wir nun mit dem zweiten Akt beginnen. Er nickte mit dem Kopf und schien dankbar dafür zu sein ...«

Kurz vor 7 Uhr morgens lag Haskell Karp zum zweiten Mal innerhalb von drei Tagen auf dem Operationstisch, um den zweiten Austausch seines Herzens zu erdulden. Es geschah nach dreiundsechzig Stunden regungsloser Fesselung an die Maschine, nach dreiundsechzig Stunden mit der stoßenden Pumpe in der Brust, nach dreiundsechzig Stunden, in denen sein Körper nur noch eine unbewegliche Hülle war und sein von Opiaten betäubtes oder gedämpftes Gehirn den Spielraum seiner Gedanken eingeengt hatte. Aber in wachen und halbwachen Momenten *hatte* er gedacht und gefühlt. Er hatte Angst empfunden und stumme Resignation, den Schmerz des Erwachens nach einer betäubenden Injektion, Augenblicke der Hoffnungslosigkeit und gleich darauf wieder Vertrauen in Cooley, der ihn mit der Pumpe am Leben oder an einer Art Zwischen-Leben hielt, so wie er es vorausgesagt hatte. Ob er früher an den Sinn einer Transplantation geglaubt hatte oder nicht – Cooley hatte ihn in dieses Stadium halben Lebens hineingerettet, und vielleicht würde er auch mit der Transplantation recht behalten und ihn in ein wirkliches Leben zurückführen.

Es war 7 Uhr, als er seine Augen schloß und die Narkose ihn umfing.

Denton A. Cooley in »Transactions of the American Society for Artificial Internal Organs«, 1969:

»Am 7. April 1969, als das Herz eines Spenders verfügbar wurde, leiteten wir die Anästhesie ein und öffneten die Brustwunde. Von der Außenseite der Herzpumpe wurden Blutgerinnsel entfernt. Die Plastikpumpe selbst lag unbeschädigt da. Nach dem Anschluß des Patienten an die Herz-Lungen-Maschine wurde der Preßgas-Generator der Herzpumpe ausgeschaltet. Die beiden Kammern des künstlichen Herzens wurden unter Durchtrennung der Nähte entfernt. Dann wurde das Spenderherz auf die gleiche Weise eingenäht wie die Pumpe ... Ein rhythmischer Herzschlag begann nach elektrischem Schock ... Die künstliche Beatmung wurde fortgesetzt, während der Patient sich von der Narkose erholte ...«

Die Operation dauerte bis 9.15 Uhr. Diesmal verging eine quälende ganze Stunde, bis Haskell Karp erste Merkmale eines zurückkehrenden Bewußtseins zeigte. Dann wurde er halbwach und schien zuzuhören, während man ihm Wort für Wort berichtete, daß alles vorüber sei und er jetzt ein neues menschliches Herz in seiner Brust habe. Als Shirley Karp die Nachricht erhielt, fühlte sie sich wie von einer Woge der Erleichterung erfaßt. Sie glaubte, nun sei alles überstanden. Den Journalisten, die seit Tagen auf jede erreichbare Information warteten, erklärte sie: »Jetzt hat er wieder ein menschliches Herz. Ich fühle es – ich fühle, daß er von den Toten zurückgekommen ist ...« Sie dankte Dr. Lennon, der die Operation beobachtet hatte, sie dankte Carol, der Tochter der Spenderin, die mit Tränen in den Augen in der Nähe wartete und sich nun darauf vorbereitete, mit dem Herz-losen Leichnam ihrer Mutter nach dem Norden zurückzufliegen. Sie dankte Cooley und sie dankte Liotta ...

Ein Pressekorrespondent aus Houston in seiner Erinnerung:

»Es war ein Tumult, dem man äußerlich nicht anmerkte, daß im Hintergrund bereits die Totenglocken läuteten. Liotta erweckte den Eindruck, als habe er einen Sieg errungen. Er gab Erklärungen über den hervorragenden Zustand des Plastikherzens nach seiner Entfernung aus Haskell Karps Brust ab. Einem Kollegen der ›New York

Times‹ sagte er: ›Es sieht wunderbar aus. Es hat eine völlig saubere Innenseite. Ich glaube, er könnte viele Monate damit gelebt haben. Ich glaube, das wäre möglich gewesen. Eine längere Zeit? Für zwei oder drei Jahre? Nun, ich weiß nicht, ob das Herz so widerstandsfähig gewesen wäre ...‹ Wenn er die Worte so sprach, wie mein Kollege sie wiedergab, bedeuteten sie Hybris – die Hybris des medizinischen Technologen, der über einem Stück Plastik anscheinend gar nicht die Frage stellte, ob Haskell Karp dieses Stück Plastik zwei oder drei Jahre lang ertragen hätte. Cooley wirkte, soweit ich mich erinnere, gefaßter. Wahrscheinlich war er sich bei all seinem sonstigen Optimismus klar darüber, daß Haskell Karp ein verlorener Mann war und wie glücklich er sich selbst preisen konnte, daß es ihm gerade noch gelungen war, das Transplantat in seine Brust zu bringen ... Mittlerweile hatte er wohl auch von den Reaktionen nicht nur in Washington, sondern auch unter den Chirurgen in ganz Amerika gehört. Neue Nachrichten über scharfe Kritik trafen jetzt Stunde um Stunde ein. Es war nun sicher zu erwarten, daß eine Untersuchungskommission der Baylor-Universität die Vorgänge um die Einpflanzung der Herzpumpe untersuchen würde. Die Wahrheit von Cooleys Erklärung, die Einpflanzung der Kunstpumpe sei ein reiner Akt der Not gewesen, wurde immer stärker angezweifelt, ebenso der Sinn und der Wert der ganzen Unternehmung selbst. Verschiedene Ärzte stellten die Frage, warum Cooley – wenn er davon überzeugt gewesen sei, daß die Herzreparatur im Falle Karps mißlingen und nur eine Transplantation ihn retten könne – nicht von vornherein alle Anstrengungen darauf verwandt habe, einen Spender zu finden – ohne das Abenteuer des Vabanque-Spiels mit dem künstlichen Herzen. Die Wolken, die heraufzogen, waren düster – und es waren Wolken, wie Cooley sie in seiner vom Glück begünstigten Laufbahn noch niemals erlebt hatte. DeBakey war, dem Vernehmen nach, auf der Rückreise nach Houston. Im ›Methodist Hospital‹ sprach man von Cooleys Aktion als einem ›Mordanschlag auf die Wissenschaft‹, und während Shirley Karp noch an ein gutes Ende glaubte, gab niemand dort drüben Haskell Karp noch eine Chance. Und so kam es auch ...«

Denton A. Cooley zu Jerry LeBlanc, 1970:
»Er kam nach der Operation noch einmal zu sich und sprach zu uns, aber dann übermannten ihn die Auswirkungen der Lungenentzündung und einer allgemeinen Blutinfektion ...«

Denton A. Cooley und seine Mitarbeiter wußten nicht, was sich in Haskell Karps Körper während der letzten Stunden seines Lebens vom Morgen des 3. April 1969, 9.15 Uhr, bis zum Morgen des 7. April 1969, abspielte. Die Tests, Röntgenbilder und Beobachtungen zeigten ihnen nur, daß die Lungenentzündung, die sich schon vorher angekündigt hatte, sich auf brutale Weise ausbreitete. Sie zeigten, daß es zu keiner Wiederaufnahme der vernichteten Nierenfunktion kam und daß Karp schließlich fiebernd, am Atemgerät hängend, endgültig in Bewußtlosigkeit versank. Es mochte sein, daß die frühen Imuran-Gaben seine Infektionsabwehr vorzeitig vernichtet hatten. Aber dies konnte nur ein Rädchen in einem Geschehen sein, das – so gerne man es auch leugnen mochte – mit der künstlichen Herzpumpe in Zusammenhang stand und die bittere Lehre erteilte: daß erfolgreiche Technik allein noch nicht Leben schuf oder erhielt.

Am Morgen des 8. April, um 2 Uhr, fast um die gleiche Zeit, in welcher der Leichnam Barbara Ewans mit dem Eastern Airelines-Flug Nr. 544 wieder in Massachusetts eintraf, tat Haskell Karp seinen letzten – künstlichen – Atemzug.

Ein Pressekorrespondent aus Houston in seiner Erinnerung:

»Shirley Karp brachte ihren Mann nach Skokie zurück. Man beerdigte ihn am Donnerstag, dem 10. April. Es waren wie immer Journalisten da. Shirley Karp sagte ihnen: ›Mein Mann war schon tot, als wir nach Houston reisten ... Er wäre sofort gestorben, wenn sie das künstliche Herz nicht verwendet hätten ...‹ – ›Es war der Wunsch meines Mannes. Er hat an einem medizinischen Fortschritt teilgenommen und dafür einen großen Beitrag geleistet. Vielleicht wird man in Zukunft ganz allgemein künstliche Herzen verwenden ...‹

Möglicherweise gaben solche Worte ihr und ihren Kindern in diesem Augenblick Trost, auch wenn sie nicht ganz der Wirklichkeit entsprachen. Aber sie selbst kannte nur einen Teil der Wirklichkeit. Sie stand noch unter dem unmittelbaren Eindruck des Dramas, das hinter ihr lag. Sie befand sich noch im Banne Cooleys, seiner Persönlichkeit, seiner Vorstellungen und Erklärungen. Sicherlich begriff sie noch nicht die scharfe Ablehnung, die Cooleys Handeln von seiten eines großen Teils der medizinischen Profession erfuhr. Sicher verstand sie nicht die Entschiedenheit, mit der DeBakey die Aktion Cooleys verdammte, als er erklärte: ›Die Verwendung eines unerprobten Gerätes in einem Menschen, bevor dieses Gerät seine Wirksamkeit an Tieren erwiesen hat, ist eine Verletzung der medizinischen Ethik ...‹ oder ›Unser Ziel ist es, Leben zu verlängern. Was Doktor Cooley tat, war nichts anderes als eine Verlängerung des Sterbens ...‹

Unterdessen enthüllte die Untersuchungskommission der Baylor-Universität die Vorgänge um Cooley, Liotta und das Kunstherz. Sie tat es hinter verschlossenen Türen, um dem Ruf der Hochschule nicht zu schaden und die Geldquellen des ›National Heart Institute‹ nicht zu gefährden. Aber es drang genug an die Öffentlichkeit, um Cooley in eine Verteidigungsstellung zu drängen, in der er nicht immer geschickt agierte und einmal sogar äußerte, er habe handeln müssen, wie er gehandelt habe, um einem sowjetischen Erfolg mit dem Kunstherzen zuvorzukommen. Er trat von seiner Baylor-Professur zurück und konzentrierte sich auf den Aufbau seines eigenen ›Texas Heart Institute‹, das keinem auswärtigen Einfluß unterworfen war. Doch das bittere Ende Haskell Karps bedeutete nicht das Ende seines Entschlusses, einmal künstliche Herzen zu verwenden. Er übernahm Liotta, der das Baylor-Rice-Team verlassen mußte, in die Dienste des ›Texas Heart Institute‹, um ein eigenes Kunstherz zu entwickeln. Die Neugier und der Kampf um ein Stückchen mehr Leben durch ein künstliches Herz waren stärker als der Schock eines technisch-chirurgischen Parforce-Rittes und stärker als das Debakel um das Ende Haskell Karps. Abgesehen von Cooleys eigenem Team arbeitete auch DeBakeys Team mit neuen Technikern weiter. In Salt Lake City, in New York und vielen anderen Städten in und außerhalb Amerikas hörte das Bemühen um eine Verwirklichung des Traumes vom künstlichen Herzen ebenfalls nicht auf. Aus Salt Lake City meldete Willem Kolff in Juni 1970, etwas mehr als ein Jahr nach dem Ende Haskell Karps: ›Wir haben soeben den Weltrekord hinsichtlich der Arbeitsdauer eines künstlichen Herzens ... errungen. Wir haben ein Kalb für siebenundsechzig Stunden am Leben gehalten. Drei Stunden länger als Cooleys Patienten Karp ...‹«

Spätes Nachspiel

»New York Times«, 17. April 1971:

»Die Witwe des ersten Menschen, der ein mechanisches Herz erhielt, erhebt im Zusammenhang mit dem Tode ihres Mannes vor zwei Jahren vor einem Bundesgericht Anklage auf 4,5 Millionen Dollar Schadenersatz. Zu den Angeklagten gehört Dr. Denton A. Cooley, der Houstoner Chirurg, der einundzwanzig Herztransplantationen durchführte ... Außer gegen

Dr. Cooley richtet sich die Klage gegen Dr. Domingo Liotta, Sam Calvin, der die Kraftanlage des mechanischen Herzens bediente, sowie gegen das ›St. Luke's Episcopal Hospital‹.«

Dr. Wilhelm B. in einer Zuschrift zu den Meldungen über die Klage Shirley Karps:

»Z. Z. Brüssel, 29. April 1971.

Die Klage Shirley Karps gegen Dr. Cooley und Dr. Liotta mag Europäer überraschen, die mit der Neigung zahlreicher amerikanischer Anwälte, jede Gelegenheit zu enormen Schadenersatzklagen zu nutzen, nicht vertraut sind. Hier klagt eine Frau, die 1969 die Operationsgenehmigung für ihren Mann gegenzeichnete und nach dem unglücklichen Ende der Operation noch positive Worte über dieses Experiment und die Zukunft des künstlichen Herzens sprach, zwei Jahre später gegen den Chirurgen, der dieses Herz implantierte. Wankelmütigkeit der menschlichen Natur? Trauer, die sich in Gewinnsucht wandelte? Die menschliche Natur hat viele Gesichter. Aber so einfach liegen die Dinge sicher nicht. Ohne jeden Zweifel hat auch Shirley Karp erst nach dem Ende ihres Mannes die Hintergründe von Dr. Cooleys Aktion erfahren, die ihr – einer schlichten, medizinisch ahnungslosen und vertrauensvollen Frau – nicht bekannt sein konnten und ihr unbegreiflich scheinen mögen.

Niemand, der das amerikanische Rechtssystem kennt, weiß, ob und wie die Klage zu einem Ergebnis führen wird. In jedem Fall aber sollte sie dazu beitragen, eine Wiederholung voreiliger Menschenversuche mit künstlichen Herzen zu verhindern und die noch von tausend Problemen belastete Entwicklung eines künstlichen Herzens auf jene langfristige, vorsichtige Bahn zu lenken, die ihr angemessen ist.«

Das vorliegende Buch stützt sich, wie alle anderen Arbeiten des Autors, auf ein außergewöhnlich umfangreiches internationales Quellenmaterial. Der Einzelnachweis all der gedruckten, geschriebenen und gesprochenen Quellen würde an die achtzig Buchseiten erfordern und damit den Rahmen eines erzählenden Werkes, das keine wissenschaftlichen Ziele im engeren Sinne des Wortes anstrebt, sprengen. Aus diesem Grunde haben Autor und Verlag auf den Abdruck verzichtet.

Bildnachweis

AP-Foto: 13; Deutsche Presse-Agentur, Frankfurt: 4; Manfred Kreiner, »Quick«, New York: 2, 14; Privatfotos: 5, 8; Dr. Lothar Reinbacher, »Quick«, München: 11, 12; »Stern«, Hamburg: 3; »Stern«, Hamburg, Foto Heggemann: 7; »Stern«, Hamburg, Foto Seeliger: 6; F. Tate, Sun Papers, Baltimore (Md.), USA: 1; J. H. Thompson, Cleveland (Miss.), USA: 9; The University of Mississippi, Medical Center, Jackson (Miss.), USA: 10.

Die Zahlen beziehen sich auf die Numerierung des Bildteils.

Personenregister